支原体学

第3版

主　编　吴移谋　邵国青

副主编　孙红妹　朱翠明　辛德莉　田国忠

人民卫生出版社
·北京·

图书在版编目（CIP）数据

支原体学/吴移谋，邵国青主编. —3 版. —北京：
人民卫生出版社，2022.11
ISBN 978-7-117-33394-8

Ⅰ.①支… Ⅱ.①吴…②邵… Ⅲ.①支原体病－研
究 Ⅳ.①R518.9

中国版本图书馆 CIP 数据核字（2022）第 132952 号

人卫智网	www.ipmph.com	医学教育、学术、考试、健康，购书智慧智能综合服务平台
人卫官网	www.pmph.com	人卫官方资讯发布平台

支 原 体 学
Zhiyuantixue
第 3 版

主　　编：吴移谋　邵国青
出版发行：人民卫生出版社（中继线 010-59780011）
地　　址：北京市朝阳区潘家园南里 19 号
邮　　编：100021
E - mail：pmph @ pmph.com
购书热线：010-59787592　010-59787584　010-65264830
印　　刷：北京顶佳世纪印刷有限公司
经　　销：新华书店
开　　本：889×1194　1/16　印张：30　插页：4
字　　数：847 千字
版　　次：2000 年 5 月第 1 版　2022 年 11 月第 3 版
印　　次：2022 年 12 月第 1 次印刷
标准书号：ISBN 978-7-117-33394-8
定　　价：198.00 元
打击盗版举报电话：010-59787491　E-mail：WQ @ pmph.com
质量问题联系电话：010-59787234　E-mail：zhiliang @ pmph.com
数字融合服务电话：4001118166　E-mail：zengzhi @ pmph.com

编　委（按姓氏笔画排序）

编　委

序　言

由支原体引起的人和动植物感染性疾病严重威胁着人类的生命与健康，影响畜牧业、农业和水产业的生产和发展。我国对支原体的研究始于 20 世纪 30 年代，在几代人的共同努力下，取得了一些原创性的科技成果，涌现出一批具有亚洲乃至国际影响力的创新团队与青年人才，得到了国际同行的高度认可。然而，我国对支原体的研究在整体水平及冲击国际前沿领域也面临着巨大挑战。如何前瞻未来、把握机遇，推动我国支原体研究走向世界，是每位支原体学工作者应该积极思考的问题。在此背景下，修订能较全面并及时反映全球支原体领域的研究热点与发展动态的《支原体学（第 2 版）》，对指导我国支原体领域的研究具有积极、重要意义。

支原体是一类缺乏细胞壁、呈高度多形性、能通过细菌过滤器、在无生命培养基中生长繁殖的最小原核细胞型微生物。该微生物由 Noccard 等于 1898 年首次分离，1967 年被正式命名为支原体。作为基因组最小的原核细胞型模式生物，对支原体的研究越来越受到相关学科的重视。研究支原体的基本性状、致病性与致病机制、免疫机制、实验室诊断以及研发防治支原体感染的生物制品，是从事支原体学、流行病学、感染病学研究和其他有关临床医学工作者的首要任务。鉴于此，吴移谋教授与邵国青研究员组织国内诸多从事支原体研究的学者，结合自己长期的教学与科研实践，对第 2 版《支原体学》进行修订和再版。

该专著分为理论与技术两大部分，内容新颖，涵盖了近年来对支原体研究的新进展，对诸如基因组学、蛋白质组学、感染与免疫分子机制、耐药性与抗支原体药物等做了重点叙述；全书内容坚持基础研究和应用的紧密结合，使基础研究真正为应用服务。

深信第 3 版《支原体学》的出版，将很好地指导和帮助我国从事支原体学基础和临床研究的工作者，并对我国支原体病防治事业的进一步发展起到积极的推动作用。

中国工程院院士

2022 年 11 月

前　言

我国对支原体的研究起步较晚，但发展速度令人瞩目。1991年成立了中华医学会微生物学与免疫学分会支原体学组。《支原体学》第2版由赵季文教授担任荣誉主编，吴移谋与叶元康教授担任主编，于2008年出版，书中对支原体的介绍已无法满足广大学者对支原体领域前沿知识的需求。为此，应国内专家同仁以及广大读者的建议，我们启动了修订工作。

本书力求触及支原体学发展的前沿，系统全面地介绍了支原体学的基础以及引起人类、动物与植物常见支原体病的病原学、生物学特性、致病性和致病机制、流行特征、实验室诊断及防治方法等。本版编排的大体框架延续了第2版的内容，但根据学科的发展和现状对内容进行了重新编排，第3版共五篇四十二章，其中增加了近年发展较快领域的章节，如第一篇增加了"支原体蛋白质组学"和"支原体感染的疫苗和防治"两章，删除了"支原体与L型细菌及其他微生物的区别"和"支原体感染与肿瘤发生"两章。第二篇增加了"嗜精子支原体与疾病"。在第四篇和第五篇中对一些内容的编排也进行了相应调整。另外，为满足研究人员的科研需要，在各章节后附有参考文献以供查阅。全书各章节主题明确、思路清晰、信息丰富、实用性强，适合从事支原体研究、临床检验、性病防治和动/植物检验检疫等相关人员参阅。

值本书出版之际，我们谨向为本书赐序的中国工程院院士徐建国研究员表示诚挚的敬意和谢意。同时本书也得到国家自然科学基金委员会(31670177、81871256、31970177等20多项)、特殊病原体防控湖南省重点实验室、湖南省分子靶标新药研究协同创新中心的大力资助，在此一并致谢。由于支原体学领域的研究发展极为迅速，限于作者水平，本书虽然经编者们反复修正，必定还存在诸多错漏之处，恳请同行专家及广大读者在使用实践中批评指正。

吴移谋　邵国青

2022年10月

目　录

第三篇　动物支原体病

第一篇 支原体学基础

第一章
概　　述

支原体（Mycoplasma），旧称分枝原体、枝原体、霉形体、霉浆菌，是一类缺乏细胞壁、呈高度多形性、能通过细菌过滤器、多数可在无生命培养基中生长繁殖的最小原核细胞型微生物。已故微生物学家盛彤笙院士考证，Mycoplasma 一词来源于希腊，myco- 意为 fungus，意为真菌、霉菌，蕈状的，plasma 意为形体，含义包括胚浆、血浆（除淋巴细胞、红细胞）和原生质、原浆，两者均称为"体"，myco- 并无分支之意，Nowak 1929据此使用 Mycoplasma 这一名称，动物医学界一度广泛翻译为霉形体。支原体隶属于柔膜体纲（Mollicutes），虽然个体微小，但具有增殖、遗传、变异等一般生物具有的生命特征，已发现 240 多个种，在人类、动物、植物、昆虫、土壤和污物中广泛分布，可对人、动物、植物、昆虫等致病，造成极大危害。

第一节　支原体的特征

支原体的发现是从探索家畜的传染性疾病病原体开始的。牛传染性胸膜肺炎（CBPP）致病性最强，与口蹄疫和牛瘟并称世界三大历史牛病，于 1693 年在德国首次确认，20 世纪初在欧亚大陆大流行，造成牛类大量死亡。早在 1898 年，法国巴斯德研究所 Nocard 和 Roux 首先用含动物血清的人工培养基自患有肺炎和关节炎的病灶中分离出此种微生物并命名为胸膜肺炎微生物（pleuropneumonia organism，PPO）。随后研究者从各种动物物种中发现其他支原体，这些支原体被称为类胸膜肺炎生物（pleuropneumonia like

organism，PPLO）。支原体曾经在最初发现后的很多年中都被认为是一种病毒。随后人们发现了 L 型细菌，这种细菌和支原体形态相似，也能形成典型的"油煎蛋"样菌落，很容易混淆。第一个人支原体是 Dienes 和 Edsall 等于 1937 年分离的，当时报道为 L 型细菌。Chanock 等于 1962 年用含有马血清和新鲜酵母提取物的培养基，从卵黄囊培养出假定为病毒的伊顿因子（Eaton agent），这种源自原发性非典型肺炎的病原体可以感染鸡胚，后来被命名为肺炎支原体。1956 年 Edward 和 Freundt 提出了第一个分类建议，名称为 PPLO，1967 年国际分类学委员会正式用 Mycoplasma 命名支原体种，在细菌学分类中建立了一个新的独立的门和纲，即柔膜体门（Tenericutes）和柔膜体纲（Mollicutes），并发展成为独立的学科，即支原体学。

支原体的特征如下：

（一）无细胞壁，呈高度多形性

支原体不同于其他原核生物的一个非常重要的特点是缺乏细胞壁，故而具有多形性、可塑性、可滤过性、易溶解性及对青霉素等干扰细胞壁形成的抗菌药物的天然抵抗性等生物学特性。由于无细胞壁，多数支原体在固体培养基上可形成"油煎蛋"样菌落。支原体与原生质体相似，但对渗透性溶胞作用有较强的抵抗力，并且在原生质体溶解的条件下还能够存活。支原体的细胞膜比其他原核生物的细胞膜更为稳定，可分为三层，细胞膜基本上由蛋白质（60%～70%）和类脂（20%～30%）组成，非常适合作为细胞生物学特别是生物膜的研究模型。

（二）基因组小、DNA G+C（%）含量低

支原体基因组比多数原核生物小，为环状双股 DNA，大小一般为 500～2 220kb，为大肠埃希菌的 1/5～1/4，其中植原体基因组大小为 530～1 350kb；生殖支原体的基因组最小，为 577kb；螺原体属中的硬蜱螺原体基因组最大，为 2 220kb。支原体的 DNA G+C（%）含量低，一般为 23%～40%，肺炎支原体的含量最高，为 40%，而大多数细菌为 30%～50%。

（三）生物合成及代谢能力有限

支原体基因组中编码氨基酸和辅助因子生物合成的基因极少，缺乏能量代谢途径中所需的许多重要基因，如厌氧代谢途径、电子传递链、ED 途径、糖发酵、糖异生和三羧酸循环等相关基因。另外，支原体脂肪酸和磷脂代谢基因及调控基因较少。因此，支原体是氨基酸、脂类和某些辅助因子营养缺陷型微生物，很难对环境变化做出调整，仅在特定环境中生存。

第二节　支原体学发展简史

被命名为 PPLO 后，有学者曾认为此类微生物仅是动物的寄生菌或致病菌，这种观点持续长达 40 年之久。1937 年，Dienes 自妇女生殖道巴氏腺炎的脓汁中分离出第一株人系支原体，使人们对支原体的宿主有了新的认识。但在研究过程中，标本中常混有杂菌，给支原体的分离造成很大困难，通过对培养基进行了多方面的改进，如加入抑菌剂、加大动物血清量及其他促生长因子，能从多种宿主及不同组织中分离出多种支原体。自人体先后分离出人型支原体（*Mycoplasma hominis*）、发酵支原体（*M. fermentans*）及解脲脲原体（*Ureaplasma urealyticum*）。1941 年，Sabin 等从污水、腐殖物和土壤中分离出莱氏无胆甾原体（*Acholeplasma laidlawii*）。1962 年，Chanock 用无细胞的人工培养基分离肺炎支原体（*M. pneumoniae*）获得成功，并通过动物实验及人体试验，第一次证实了人类有支原体病，并发现非典型肺炎的病原是 PPLO，从此开展了实验感染、临床检验、血清流行病学及免疫学等方面的研究，大大推动了支原体学的研究进展。根据 DNA G+C（%）含量、基因组大小、胆甾需求及其他生物学特性进行了门、纲、目、科、属的分类。通过培养技术的不断改进、电镜及诊断新技术的应用，一些难培养的支原体被陆续分离出来。1967 年，日本土居养二等用电镜从植物萎黄病的筛管中发现了支原体样微生物（植原体 *Phytoplasma*）；1971 年，Salgio 自柑橘中分离出螺原体（*Spiroplasma*）；1973 年，Robinson 和 Hungate 自牛、羊瘤胃中分离出厌氧原体（*Anaeroplasma*）；1981 年，Tully 自非淋菌性尿道炎患者尿中分离出生殖支原体（*M. genitalium*）；1984 年，McCoy 等从柠檬树花表面分离出花中间原体（*Mesoplasma florum*）；1986 年，Lo 自 AIDS 患者尸体中分离出发酵支原体株（*M. incognitus*）；1989 年，Tully 从萤火虫血液中分离出埃氏虫原体（*Entomoplasma ellychniae*）；1990 年，Lo 自 AIDS 患者尿道中分离出穿透支原体（*M. penetrans*）；1990 年，Montagnier 自 AIDS 患者原代淋巴细胞培养中分离出梨支原体（*M. pirum*）；1991 年，Hill 从患不育不孕的男性精液和女性宫颈分泌物中分离出嗜精子支原体（*M. spermatophilum*）。迄今已分离出的支原体达 240 多种，尚有些新种正在鉴定中。已知支原体的宿主包括人、灵长类、畜类、野生动物、禽、植物和昆虫等。它们甚至存在于污水、腐生物中，多数为寄生菌或共生菌，少部分为致病菌。

1995 年 10 月，人类完成了生殖支原体 G37 株基因组的测序。截至目前，已完成了 158 个种属的支原体全基因组测序，其中包括人与动物的支原体种属有 84 个、红细胞体 4 个、血巴尔通体 3 个、虫原体 6 个、中间原体 11 个、螺原体 34 个、无胆甾原体 10 个、植原体 6 个。全基因组序列的测定带给研究者有关支原体详尽的遗传学和生物学信息，从根本上揭示了支原体的全部基因，不仅可发现新的基因，还可发现新基因间的相互作用、新的调控因子等，这将使人类从更高层次上阐明支原体的致病机制及其规律，从而得以研发新的诊断、预防及治疗支原体感染的制剂、疫苗与药品。

第三节　支原体感染造成的危害

支原体感染造成的危害非常广泛，其影响涉及人、动物、植物、昆虫及组织培养的细胞，应当引起高度重视。

一、人支原体病的危害

从人体分离出的 16 种支原体中 9 种对人类有致病性，即肺炎支原体、人型支原体、生殖支原体、发酵支原体、穿透支原体、梨支原体、解脲脲原体、微小脲原体和嗜精子支原体。肺炎支原体除引起原发性非典型肺炎外，还可引起上呼吸道感染、支气管炎、肺脓肿及严重的肺外并发症，如免疫性溶血性贫血、脑膜脑炎、心肌炎、心包炎、肾炎等。解脲脲原体和微小脲原体可引起尿道炎、子宫内膜炎、绒毛膜羊膜炎、自然流产、早产、低体重新生儿及新生儿肺炎、脑膜炎、败血症。人型支原体可引起盆腔感染、产后热、肾盂肾炎及新生儿脑膜炎、脑脓肿等。生殖支原体主要引起尿道炎及盆腔感染。发酵支原体 Incognitus 株有很强的致病力，能引起人全身感染、多器官功能衰竭及急性呼吸窘迫综合征，病死率很高。穿透支原体及梨支原体具有较强的细胞毒作用，在 AIDS 的发展过程中起辅助因子或促进因子的作用。嗜精子支原体感染男性精子，可引起不育。

一些有致病性的支原体具有特殊的尖端结构（terminal organelle），此结构中有大量的黏附素，可介导其对宿主细胞的黏附并引起细胞损伤。有些支原体感染时能引起宿主广泛的异常免疫反应，包括多克隆激活 B 淋巴细胞和 T 淋巴细胞、活化巨噬细胞和 NK 细胞，并刺激免疫活性细胞产生促炎细胞因子（proinflammatory cytokines），造成组织损伤。多数支原体具有丝裂原，能刺激免疫细胞引起母细胞转化、细胞增殖及过度的免疫反应。支原体与宿主细胞膜相互作用，引起膜抗原结构改变，刺激机体产生自身抗体而引起组织损伤。有些支原体具有超抗原（superantigen，SAg），其不需抗原呈递细胞（antigen presenting cell，APC）处理，一端直接和 T 淋巴细胞表面的 T 细胞受体（TCR）的 Vβ 链结合，另一端与 APC 表面的 MHC Ⅱ 类分子 α 螺旋的外侧结合，最终激活 T 淋巴细胞，诱导其释放大量炎症性细胞因子，同时增强 B 淋巴细胞分泌抗体的能力，引起 T 淋巴细胞介导的自身免疫病。

支原体与人类肿瘤发生的关系目前尚不明确，但已有的研究结果提示支原体感染与肿瘤发生有关。HIV 阳性患者中，支原体与霍奇金淋巴瘤、前列腺癌、口腔细胞瘤发生有关。免疫缺陷鼠模型中穿透支原体的持续性感染能抑制胃黏膜细胞 p53 和 p21 的表达。发酵支原体亚型 incognitus 株能诱导人前列腺和鼠胚胎细胞系染色体改变，导致人和鼠细胞的恶性转化。Zella 等人证实：①支原体在小鼠体内能促进淋巴瘤的生成；②支原体热休克伴侣蛋白 DnaK 可能通过干扰与 DNA 损伤控制/修复和细胞周期/凋亡相关的重要通路，参与转化过程和抗癌药物的耐药性；③支原体感染小鼠早期，在其肿瘤组织中出现低拷贝数的 DnaK DNA 序列。上述研究说明支原体可以通过 DnaK 介导的 p53 功能异常影响细胞的生物学行为以及对抗癌药物的敏感性。

二、动物支原体病的危害

从动物体内分离并鉴定出了 127 种支原体，大部分对动物不致病，仅少部分引起不同程度的疾病，其中能造成严重危害的主要有 4 种：①丝状支原体丝状亚种引起牛传染性胸膜肺炎，以肺小叶淋巴管浆液-渗出性纤维素性炎和浆液纤维素性胸膜炎为特征；②丝状支原体山羊亚种引起山羊传染性胸膜肺炎，病程多为急性或亚急性，主要侵害肺和胸膜，引起纤维素性肺炎和浆液-纤维素性胸膜炎；③猪肺炎支原体引起猪喘气病，患猪主要表现为咳嗽、气喘、生长迟缓，以肺部病变为主，尤以两肺心叶、中间叶和尖叶出现胰样变和肉样变为其特征；④鸡毒支原体引起家禽慢性呼吸道疾病，感染的鸡群常表现为咳嗽、打喷嚏、气管啰音、流泪等明显呼吸道疾病症状。牛传染性胸膜肺炎给畜牧业造成过极严重的经济损失；鸡毒支原体引起的鸡和火鸡慢性呼吸道疾病及猪肺炎支原体引起的猪喘气病给养鸡业和养猪业造成的直接经济损失每年可达 10 亿元以上。尚有其他支原体引起的畜禽疾病，也不同程度地影响着畜牧、家禽养殖业的健康发展。实验动物中主要有鼠肺炎支原体，引起小鼠肺炎及生殖系统疾病；鼠关节炎支原体能引起大鼠多发性关节炎；溶神经支原体能侵害小鼠脑和中枢神经，表现为旋转病。此外，豚鼠支原体也可引起大鼠关节炎。实验动物的支原体感染给科研工作造成不利影响。

三、植物与昆虫支原体病的危害

植原体的宿主范围广，危害严重，受害植物近千种。在我国报道的植原体病害有 100 多种，危害严重的有枣疯病、泡桐丛枝病、苦楝丛枝病和桑萎缩病等，给我国经济作物和绿化树种造成了巨大损失。引起植物和昆虫病害的支原体有植物菌原体（Phytoplasma）及螺原体（Spiroplasma）两大类，均寄生于植物韧皮部筛管细胞中。植物菌原体，简称植原体，目前还不能在人工培养基上生长，电镜中观察其形态结构及大小与引起人及动物疾病的支原体类似，但营养和生理、生化性状研究十分困难。近 30 年来，分子生物学技术的广泛应用为研究其 DNA 分子结构提供了便利，极大地促进了植原体的研究。植物感染植原体后的主要表现为叶片黄化、发育畸形、花器变绿、果实小而畸形、品质变劣等。植物中以桑树、泡桐、柑橘、马铃薯、葡萄、椰子、苹果、梨、榆树、桃树、翠菊、胡萝卜、番茄等受害最为严重。农作物、菜蔬及果树发育、桑蚕事业及木材生长均受影响。植物植原体与昆虫有密切关系，几乎所有的植物植原体病均由昆虫媒介传播，且病菌能在昆虫体内繁殖和终生携带。螺原体基本特性与植原体相同，但螺原体能人工培养，目前认为，螺原体为植物（农作物）、昆虫（蚊、蝇、蜜蜂、黄蜂、叶蝉、壁虱）和虾蟹等的主要致病菌之一，在陆地上的传播途径主要通过昆虫与植物交互感染。柑橘螺原体（S. citri）和玉米螺原体（S. kunkelii）寄生于植物筛管部和吸食植物汁液的昆虫体内，导致僵化、矮缩等病症。蜜蜂螺原体（S. melliferum）能穿过蜜蜂的中肠屏障到达淋巴组织，在淋巴组织内大量繁殖从而使其死亡。河蟹螺原体（S. eriocheiris）通过鳃或体表进入体内，大量增殖，随血液和淋巴将该菌带至机体各器官的结缔组织中，形成系统性感染，最终导致河蟹死亡。螺原体病在农作物和甲壳动物中广泛传播、危害大，给农业和甲壳养殖业带来巨大的经济损失。

四、支原体对细胞培养的危害

细胞培养过程中遭遇支原体污染的问题也很严重，传代细胞支原体污染率可达 85%。受支原体污染的细胞可产生病变，形成空斑，常被误认为是病毒所致而得出错误结论，并可影响细胞内病毒繁殖。支原体可阻碍杂交瘤细胞的融合，给科研及生物制品工作带来很多麻烦。到目前为止，已发现的污染细胞的支原体有 30 余种，主要包括精氨酸支原体（M. arginini）、猪鼻支原体（M. hyorhinis）、口腔支原体（M. orale）、发酵支原体、莱氏无胆甾原体（Acholeplasma laidlawii）等。这些污染细胞的支原体常用的检测方法主要有培养法、荧光法、PCR 法（见第四十二章）。

第四节　国内支原体学研究情况

一、人支原体的研究

我国对人支原体的研究起步较晚。1979 年，我国著名支原体学家曹玉璞教授等首次用自制的盐酸消化猪胃胨和牛肉浸液自肺炎患儿咽部分离出肺炎支原体，同时还分离出唾液支原体及口腔支原体，建立了生长抑制试验、代谢抑制试验、间接血凝试验、间接免疫荧光试验及 ELISA 等抗原抗体血清学诊断技术。通过血清流行病学调查，证明肺炎支原体感染在我国普遍存在，而且是我国急性呼吸道感染的常见病原体之一。1983 年，叶元康教授等首次自妇女生殖道分泌物中分离出解脲脲原体，开展了解脲脲原体与泌尿生殖道感染、不育症及低体重新生儿相关的研究。1985 年，曹玉璞教授等自妇女生殖道分离出人型支原体。1990 年，吴移谋教授等对泌尿生殖道支原体的培养基与培养方法进行了改进并将其应用于临床，普遍开展了泌尿生殖道支原体的临床诊断。1996 年，赵季文团队开展了生殖支原体分离培养及应用 PCR 技术进行流行病学调查与快速诊断的研究。随后王蓓等对梨支原体与 AIDS 的相关性进行了分析。通过以上研究发现，解脲脲原体在我国已婚妇女宫颈或阴道携带率相当高，为 33%～80%，生殖支原体在非淋球菌性尿道炎患者中的感染率为 15%～25%，人型支原体携带率为 2%～10%。生殖支原体与穿透支原体培养的难度较大，但通过培养技术的改进，赵季文团队从尿道及呼吸道中成功分离到生殖支原体，并首次完成梨支原体标准株的全基因组序列测定，获得了基因组草图。近 30 年来，一批年轻科学工作者利用生物信息与分子生物学、基因组学与蛋白质组学、细胞生物学与免疫学等技术对人支原体的流行病学、致病因素、致病性与致病机制、免疫逃逸机制、快速诊断与防治进行了深入研究，其中有些研究领域，如支原体致病机制及流行规律、基因分型与基因诊断、耐药与耐药机制等研究处于国际先进水平。

二、动物支原体的研究

我国对动物支原体方面的研究始于 1934 年，主要进行牛肺疫分离培养、抗血清生产、疫苗培育和诊断技术的建立。通过克服重重困难高密度全面免疫，终于消灭了危害久远的牛传染性胸膜肺炎，控制了山羊传染性胸膜肺炎的流行。并且在世界上第一个培育出猪肺炎支原体弱毒株，研制改进鸡毒支原体弱毒疫苗和灭活疫苗。我国一批中青年动物支原体学专家，采用分子生物学与免疫学、基因组学与蛋白质组学等技术在猪支原体病、禽支原体病、牛羊支原体病等的病原学、基因组学、致病与致病机制、流行预测及疾病防控方面取得了较多进展，尤其在导致牛肺疫、猪气喘病及鸡败血的支原体等的研究领域成果突出。

三、植物与昆虫支原体的研究

我国对植物支原体方面的研究始于 20 世纪 50 年代。1957 年，造成桑树严重病害的桑萎缩病被列入农业部和国家科技攻关计划。20 世纪 70 年代初期，中国农业科学院、中国科学院、中国林业科学研究院以及各省市的有关科研单位联合进行植物黄化病的研究。历经 50 多年，在泡桐丛枝病、枣疯病、桑萎缩病以及其他植物黄化病的诊断方法和防治措施方面进行了系统研究，发现了引起我国樱桃黄化病的病原体是一种国际上尚未报道的植原体新种。近 30 年来，我国对植原体的病原学、分类进化与基因组 / 转录组 / 蛋白学、危害与致病机制以及防控等方面进行了深入研究，发现了我国植原体主要属于 16Sr Ⅰ、Ⅱ、Ⅴ 和 XⅨ 组，其中 16Sr Ⅰ、Ⅱ、Ⅴ 组分布范围广、危害宿主多，造成了严重的经济损失；证实细胞分裂素与生长素比值（C/A）变化与丛枝症状产生有联系；建立了针对泡桐丛枝、枣疯和甘薯丛枝等病害的组培脱毒快繁技术；开展了枣树和桑树等抗病品种的筛选

与鉴定。2002 年，廖永兰和朱水芳等率先研发了植原体实时荧光定量 PCR 技术；2011 年，林彩丽等鉴定出北京和河北地区板栗黄化皱缩病病原为之前我国未报到过的 16Sr XⅨ 植原体；2016 年，赖帆和宋传生等报道了我国重阳木丛枝植原体被鉴定为 16Sr Ⅴ 组的一个新的亚组 H；2017 年，王圣洁等建立基于蛋白延伸因子基因 tuf 为靶标的环介导等温扩增检测植原体技术；2018 年，王洁等完成对枣疯植原体全基因组的测序工作。此外，在农作物与昆虫等体内均有植原体或螺原体病的存在。于汉寿等首次从牛虻体内分离到两个螺原体菌株（NM1108-1 和 NM1108-5），通过形态学特性、生理生化特性以及系统发育学分析初步确定其分类地位，为进一步研究螺原体与宿主间相互作用提供信息。王文等首次从患有"颤抖病"的中华绒螯蟹（俗称河蟹）中分离到的螺原体是首次从水生甲壳动物中发现的新型病原体，命名为中华绒螯蟹螺原体，应用分子生物学、免疫学分析、交叉感染实验以及超微病理学特征比较等技术进行研究，证实了该种螺原体可以在不同的水生甲壳动物物种之间进行交叉感染和传播，给水生甲壳动物养殖业的健康发展带来巨大危害。近 20 年来，经过许多科技工作者的努力，大大减少了农林业和水产业生产的损失，获得许多重大成果，不少成果和论文是国内外首次报道，处在国际先进水平。

第五节　支原体学研究的展望

近 30 年来，生物化学、遗传学、细胞生物学、分子生物学等学科的发展，显微镜技术、细胞与组织培养技术、标记技术、色谱技术、医学信息技术、基因组与蛋白质组学技术等的发明和改进，极大地促进了支原体学的发展，但尚有诸多方面问题有待进一步探索与研究。

一、支原体的病原学与致病机制研究

进一步开展支原体新种的分离和鉴定，通过信息生物学、计算生物学方法进行比较支原体学研究。通过开展支原体基因结构与功能的研究，逐渐揭示支原体的致病基因与致病相关基因。截至 2019 年，已完成支原体全基因测序 157 种，其中对人与动物致病的多数支原体已完成全基因测序。

支原体全基因测序有利于进一步揭示支原体的致病基因、变异规律、致病物质及致病机制，也为进一步深入研究支原体与宿主细胞相互作用所涉及的基因与蛋白质分子、信号转导途径、调控作用及其机制奠定了实验基础。这些将为支原体感染性疾病的诊断、预防和治疗提供科学依据。3D 细胞平台和遗传操作平台，对于支原体的致病机制研究意义重大，CRISPR 基因编辑技术有潜力通过改变遗传密码制备新型疫苗，为动植物和人类健康带来突破。合成生物学不仅可以用于致病机制研究，还可为药物制造、新能源开发和人造食品带来前景。

二、开发新型诊断方法及技术

支原体种类繁多，非特异性抗原蛋白广泛存在，需要建立新的检测、鉴定方法，提高诊断技术的特异性、敏感性、检测速度和检测方法适用范围的灵活性。基于 Taqman 探针的实时定量 PCR 方法和通用探针库定量 PCR 方法具有较高的敏感性（10～100 个拷贝），是值得借鉴的方法。一些可适合现场快速检测的高新技术，如等温扩增、侧向流层析和微流控芯片等已用于支原体检测。近年来将支原体种特异性和多型高度保守的表位编码基因重组以制备重组抗原，用家兔等高免疫应答的动物替代小鼠研制高效价单克隆抗体，提高试纸条、ELISA 的敏感性，支原体检验的微量化、大规模自动化是诊断发展的方向。

三、新型药物的研究与开发

过去 30 年内，抗生素已经广泛用于各种支原体感染的治疗。抗生素的广泛使用导致新的抗生素耐药形式不断出现，给治疗带来很大困难。基因组学的发展揭示了潜在药物的靶标，使简单直接的抗生素筛选转向合理的基于靶标策略。目前广泛使用的抗生素以支原体细胞不同代谢环节为靶标，如蛋白质、DNA 的合成等。随着基因组测序工作的发展，从支原体基因组得到的信息也能加强对靶标的选择，将会大大推动药物开发进程。另外，新的抗支原体药物除了继续重点研发化学治疗剂和抗生素这两大类以外，天然药物（包括中草药、微生物的次级代谢产物、海洋生物中的活性物质等）和生物制剂（包括细胞因子、单克隆抗体等）也是未来发展的两个重要方向。

四、下一代新型支原体疫苗研发

疫苗是预防和控制支原体感染疾病最有效、最经济的手段，目前能够有效预防支原体感染的疫苗种类还不够多，人用疫苗缺乏，亟须研制开发更多、更有效的疫苗。抗支原体感染免疫基础理论的研究不仅能够进一步阐明机体对支原体感染固有免疫应答和适应性免疫应答，而且有关支原体的抗原结构及其表位、抗原提呈的机制、免疫应答的规律及其调控等研究还可为疫苗的研发奠定坚实的理论基础。亚单位疫苗是下一代安全高效疫苗的理想选择，开发中和表位和 MHC I 类分子抗原肽的筛选方法，结合反向疫苗学，筛选出保守的免疫保护性抗原，选择表达系统，鉴定保护性抗原的正确折叠方式，同时筛选适合黏膜途径给药的佐剂与递送系统，制备可经不同免疫途径接种的亚单位疫苗新剂型，激活免疫动物的细胞免疫和黏膜免疫系统，提高亚单位疫苗的免疫保护效力。支原体疫苗研究应从以下几个方面拓展：①从单一表位合成肽向组合 T/B 淋巴细胞表位嵌合肽疫苗发展；②将特异和多型高度保守表位和中和表位基因片段重组向 DNA 疫苗发展；③将针对易变异或本身有促癌基因的支原体，如穿透支原体和发酵支原体等向多抗原表位支原体疫苗研究发展；④加强有关疫苗接种次数、诱导免疫持续时间、不同菌株的交叉保护、有效疫苗制备、佐剂选择和优化等方面的研究，以实现对支原体感染的免疫保护应答。

尽管支原体学的发展已取得巨大成绩，但仍有许多问题亟须进一步研究和解决。例如，至今仍有一些支原体的致病性尚未完全认识；有些支原体的致病机制和免疫机制有待阐明；有些支原体还缺乏简便特异的检测手段和有效防治措施；大量抗生素的滥用造成了强大的选择压力，使许多支原体发生变异，导致耐药性的产生。因此，继续进行支原体的致病因子、致病机制和免疫机制及安全、有效的疫苗研究尤为重要；运用分子生物学和免疫学手段，创建特异、灵敏、快速、简便的诊断方法；深入研究支原体的耐药机制，探讨防止和逆转耐药性措施，并积极开发防治支原体的新型疫苗和药物是支原体学研究的主要方向。

（吴移谋　邵国青）

参 考 文 献

1. Xiao D, Zhao F, Zhang H, et al. Novel strategy for typing *Mycoplasma pneumoniae* isolates by use of matrix-assisted laser desorption ionization-time of flight mass spectrometry coupled with Clin Pro Tools. J Clin Microbiol, 2014, 52 (8): 3038-3043.

2. Zhao F, Liu G, Wu J, et al. Surveillance of macrolide-resistant *Mycoplasma pneumoniae* in Beijing, China, from 2008 to 2012. Antimicrob Agents Chemother, 2013, 57 (3): 1521-1523.

3. Yan C, Sun H, Zhao H. Latest Surveillance Data on *Mycoplasma pneumoniae* Infections in Children, suggesting a New Epidemic Occurring in Beijing. J Clin Microbiol, 2016, 54 (5): 1400-1401.

4. Yan C, Sun H, Xue G, et al. A single-tube multiple-locus variable-number tandem-repeat analysis of *Mycoplasma pneumoniae* clinical specimens by use of multiplex PCR-capillary electrophoresis. J Clin Microbiol, 2014, 52 (12): 4168-4171

5. Chen L S, Li C, You X X, et al. The mpn668 gene of *Mycoplasma pneumoniae* encodes a novel organic hydroperoxide resistance protein. Int J Med Microbiol, 2018, 308 (7): 776-783.

6. Deng X, Dai P, Yu M, et al. Cyclophilin A is the potential receptor of the *Mycoplasma genitalium* adhesion protein. Int J Med Microbiol, 2018, 308 (3): 405-412.

7. Zella D, Curreli S, Benedetti F, et al. Mycoplasma promotes malignant transformation in vivo, and its DnaK, a bacterial chaperone protein, has broad oncogenic properties. Proc Natl Acad Sci U S A, 2018, 115 (51): E12005-E12014.

8. 鸿翔, 殷玥琪, 连大帅. 支原体感染与生殖系统肿瘤关联性研究的系统评价. 中国人兽共患病学报, 2017, 33 (12): 1082-1088.

9. Wang Y, Ye Q, Yang D, et al. Study of Two Separate Types of Macrolide-Resistant *Mycoplasma pneumoniae* Outbreaks. Antimicrob Agents Chemother, 2016, 60 (7): 4310-4314.

10. Gao M, Wang K, Yang M, et al. Transcriptome Analysis of Bronchoalveolar Lavage Fluid From Children With *Mycoplasma pneumoniae* Pneumonia Reveals Natural Killer and T Cell-Proliferation Responses. Front Immunol, 2018, 9: 1403.

11. Xiong Q, Wei Y, Xie H, et al. Effect of different adjuvant formulations on the immunogenicity and protective effect of a live *Mycoplasma hyopneumoniae* vaccine after intramuscular inoculation.Vaccine, 2014, 32 (27): 3445-3451.

12. 俞徐斌, 于汉寿, 史明乐. 牛虻螺原体的基本生物学特性. 微生物学报, 2013, 40 (5): 829-838.

13. Lai F, Song C S, Ren Z G et al. Molecular characterization of a new member of the 16Sr V group of phytoplasma associated with *Bischofia polycarpa* (Level) Airy Shaw witchesc broom disease in China by a multiple gene-based analysis. Australasian Plant Pathology, 2014, 43 (5): 557-569.

14. Lin C L, Li H F, Zhang G Z, et al. Molecular identification and characterization of a new phytoplasma strain associated with Chinese chestnut yellow crinkle disease in China. Forest Pathology, 2011, 41: 233-236.

15. 蒯元璋. 桑树病原原核生物及其病害的研究进展(Ⅱ). 蚕业科学, 2012, 38 (5): 898-913.

16. 廖晓兰, 朱水芳, 陈红运, 等. 植原体 TaqMan 探针实时荧光 PCR 检测鉴定方法的建立. 植物病理学报, 2002, 32 (4): 361-367.

17. Wang J, Song L, Jiao Q, et al. Comparative genome analysis of jujube witches'-broom phytoplasma, an obligate pathogen that causes jujube witches'-broom disease. BMC Genomics, 2018, 19: 689.

18. Sugio A, Maclean AM, Kingdom HN, et al. Diverse targets of phytoplasma effectors: from plant development to defense against insects. Annual Review of Phytopathology, 2011, 49 (1): 175-195.

19. 王圣洁, 王胜坤, 林彩丽, 等. 以 *tuf* 基因为靶标的 5 种 16Sr I 组植原体环介导恒温扩增技术. 林业科学, 2017, 53 (8): 54-63.

20. Liu P, Du J, Zhang J, et al. The structural and proteomic analysis of *Spiroplasma eriocheiris* in response to colchicine.Sci Rep, 2018, 8 (1): 8577.

21. Xu X, Liu Y, Tang M, et al. The function of Eriocheir sinensis transferrin and iron in *Spiroplasma eriocheiris* infection.Fish Shellfish Immunol, 2018, 79: 79-85.

22. Qin L, Chen Y, You X. Subversion of the Immune Response by Human Pathogenic Mycoplasmas. Front Microbiol, 2019, 10: 1934.

23. Namba S. Molecular and biological properties of phytoplasmas. Proc Jpn Acad Ser B Phys Biol Sci, 2019, 95 (7): 401-418.

24. Benedetti F, Cocchi F, Latinovic OS, et al. Role of Mycoplasma Chaperone DnaK in Cellular Transformation. Int J Mol Sci, 2020, 21 (4). pii: E1311.

第二章
支原体的分类与鉴定

支原体分类学（taxonomy）的内容一般包括支原体的鉴定（identification）、分类（classification）、命名（nomenclature）和保存（conservation）。随着分子生物学技术的发展，群体遗传学（population genetics）在分类学中的作用越来越受到重视。鉴定、分类和命名是识别一种支原体的连续过程，命名和分类是鉴定的结论。由于如果没有菌种也就丧失了承认和验证鉴定和分类结果的凭据，因此，支原体的保存也作为分类学的一个内容。

第一节 分 类

分类学中的分类等级由高到低分为：界（kingdom）、门（phylum）、纲（class）、目（order）、科（family）、属（genus）和种（species）。种是微生物分类的基本单位。种以下的分类单位（如血清型和生物型等）在分类学上没有合法的分类地位。界的分类变动较大，从开始认识的动、植物两界到六界分类系统，发展为目前的三域理论。六界分类法包括病毒界（vira）、原核生物界（procaryotae）、原生生物界（protista）、真菌界（fungi）、植物界（plantae）和动物界（animalia）。支原体在分类学上属于原核生物界。随着分子生物学技术尤其是细菌"16S rRNA 工程"的不断发展，人们接受了 Woese 提出的三原界（urkingdom）理论，即将生物分成真细菌原界（eubacteria）、古细菌原界（archaeobacteria）和真核生物原界（eucaryote）。后来人们又以"域（domain）"代替了"原界"的称谓，继而认为生物是由细菌域（bacteria）、古生菌域（archia）和真核生物域（eucaria）组成。尽管对分类单位——"域"是否能凌驾于"界"之上仍有不同的认识，但三域理论已被学者们广为接受。按目前的认识，支原体应属于细菌域。

根据双命名法原则，支原体有属名和种名。支原体的属名通常可以缩写为一个大写字母，种名则不能缩写，如肺炎支原体（*Mycoplasma pneumoniae*）通常写成 *M. pneumoniae*。属名和种名是描述该种支原体一些最适特征的拉丁文或希腊文，为斜体。如支原体属（*Mycoplasma*）的几个种描述如下：人型支原体（*M. hominis*）、生殖支原体（*M. genitalium*）和穿透支原体（*M. penetrans*）。这些种的含义分别表示"人型""生殖"和"穿透"，而且它们都是指各种支原体最主要的形态、生理或生态学特征。支原体命名的原则必须符合《国际细菌命名法则》，该法则详细说明了将新分离的支原体定名到新属或新种的规则。

当分离到一株支原体并认为它是一种新菌时，人们必须确认该菌与其他的种有明显的差异，从而可将其描述为一个新种，或者甚至与所有描述过的属有明显的差异，从而可将其描述为一个新属。为了使新属或新种获得正式的分类地位，要将分离株的描述和拟定的名称发表，并将该支原体种的纯培养物保存在公认的菌种保藏机构，通常是美国菌种保藏中心（ATCC）或德国菌种保藏中心（DSM）。保藏菌株作为新种和新属的模式菌株，并将其作为标准以供被认为与其相同的菌株进行比较。

International Journal of Systematic Bacteriology（《国际系统细菌学杂志》，*IJSB*）是对微生物进行分类和鉴定所发表的官方记录，若新菌株的描述发表在 *IJSB* 外的杂志上，则发表文章的复印件必须呈交 *IJSB*，而且文中名称在被正式确认为新的分类单位之前有效。*IJSB* 定期发表支原体名称的批准目录，该目录承认任何新名称并为其进入 *Bergey's Manual of Systematic Bacteriology*（《伯杰

氏系统细菌学手册》）做好准备，该手册纳入了原核生物主要的分类方法。

菌种保藏机构通常用冷冻或冷冻干燥的方法保存菌种，这种方法与植物或动物标本的保存方法有很大区别，后者保存的标本（死的，或干燥的植物材料，或化学固定的动物标本）作为拟定新种比较的基础。微生物学家依靠活的菌体研究其生物学性状、致病性与致病机制等。

从《伯杰氏系统细菌学手册》第二版开始，菌种的编排遵循种系发育树，大部分是基于核糖体小亚基RNA的核苷酸序列而不是根据表型数据。原核生物中具有一整套种系发育树。然而，和其他实验衍生的假设一样，种系发育树不是静止的，当出现新的数据和/或改进分析方法时，种系发育树也会做出相应的改动。因此，在分类学提纲中进行修改和赋予新的解释。

界的下一级分类单位是门，目前国际系统细菌学委员会认定的门有12个，即拟杆菌门（Bacteroidetes）、螺旋体门（Spirochaetes）、柔膜菌门（Tenericutes）、酸杆菌门（Acidobacteria）、纤维杆菌门（Fibrobacteres）、梭杆菌门（Fusobacteria）、网团菌门（Dictyoglomi）、芽单胞菌门（Gemmatimonadetes）、黏胶球形菌门（Lentisphaerae）、疣微菌门（Verrucomicrobia）、衣原体门（Chlamydiae）和浮霉菌门（Planctomycetes）。

柔膜菌门包括一个柔膜体纲，柔膜体纲包含4个目、7个科和11个属（图2-1）。4个目即：支原体目（Mycoplasmatales）、虫原体目（Entomoplasmatales）、无胆甾原体目（Acholeplasmatales）和厌氧原体目（Anaeroplasmatales）；7个科：支原体科（Mycoplasmataceae）、未定科（Incertae sedis）、虫原体科（Entomoplasmataceae）、螺原体科（Spiroplasmataceae）、无胆甾原体科（Acholeplasmataceae）、植原体科（Phytoplasmataceae）和厌氧原体科（Anaeroplasmataceae）；11个属：支原体属（Mycoplasma）、脲原体属（Ureaplasma）、红细胞体属（Eperythrozoon）、血巴尔通体属（Haemobartonella）、虫原体属（Entomoplasma）、中间原体属（Mesoplasma）、螺原体属（Spiroplasma）、无胆甾原体属（Acholeplasma）、植原体属（Phytoplasma）、厌氧原体属（Anaeroplasma）和无甾醇原体属（Asteroleplasma）。

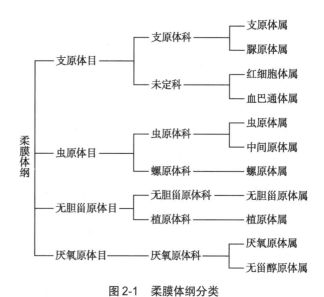

图2-1 柔膜体纲分类

第二节 鉴 定

支原体（Mycoplasma）是一泛称，一般泛指柔膜体纲中的任何一个种。国际上由"柔膜体纲分类分委会"负责对柔膜体纲的分类与描述进行修订。

柔膜体纲中的支原体仅由一层细胞膜包裹，无细胞壁，也不能合成细胞壁前体（如胞壁酸和二氨基庚二酸）。支原体微小，某些活的球状支原体直径在300nm内，活螺旋原体直径小于200nm，形态呈球形、螺旋形或线形。某些种是多形的，少数呈线形的支原体可产生分支呈丝状。多数情况下，支原体的形态与培养基的营养质量、渗透压及培养时间相关。某些种有专门的顶端结构，其上有黏附素，介导对真核细胞和组织的黏附。

柔膜体纲的基因组在530～2 200kb之间，DNA G+C（%）含量在23%～35%之间，少数种可达40%。基因组复制不一定与细胞分裂同步进行，因此，可见线形支原体的发芽和分段结构及传统二分裂状态。由于缺乏细胞壁，支原体对青霉素及其类似物具有天然的抗性。

多数可培养柔膜体菌为兼性厌氧，但少数为专性厌氧。在固体培养基上形成1～2mm的菌落，有的可小至0.01mm，生长时有穿透固体培养基生长的趋势。部分支原体可有运动功能，不形成芽孢。在适宜条件下，许多缺乏运动功能的菌种常形成"油煎蛋"样菌落,具有运动性的支原体形成的菌落常常呈扩散状,附近有卫星菌落。到目前为止,除了植原体尚不能人工培养外,其他有描述的种都能在人工培养基上生长。

支原体可能是共生菌,也可能是直接或间接的致病菌,某些种是脊椎动物、无脊椎动物或植物的致病菌,植物致病菌一般在昆虫体内繁殖和传播。

以前将对植物致病的大量柔膜体纲菌称为"支原体"样生物,现冠之以"植原体属(*Phytoplasma*)"。一些螺原体种也对植物致病,这些菌在宿主植物硬皮组织和同翅昆虫生物内生存。柔膜体纲的分类及其主要特征如表 2-1 所示。

一、柔膜体纲、目和科水平上的鉴定

(一)纲水平上的鉴定

柔膜体纲的鉴定,主要依据有无细胞壁、有无回复突变型、滤过性和核酸检测来确定。

1. 无回复突变型　菌落在合适条件下(无抗生素等致 L 型细菌突变的因素存在)不会回复成有细胞壁菌,用于回复试验的培养基应为标准的细菌肉汤、半固体或传统的血琼脂。如为 L 型细菌,则克隆自行回复突变为有细胞壁的细菌。

2. 细胞膜的超微结构　电镜超薄切片显示其仅为一层有细胞膜但无细胞壁的包膜。应注意的

表 2-1　目前柔膜体纲的分类情况及其主要特性

分类	已承认种数	G+C(%)	基因大小/kb	胆甾醇需求	宿主	其他明显特征
支原体目						
支原体科						
支原体属	117	23～40	580～1 350	+	人、动物	最适生长温度 37℃
脲原体属	7	27～30	760～1 140	+	人、动物	水解尿素
未定科						
红细胞体属	4	nr	nr	nr	动物	亲红细胞
血巴尔通体属	1	nr	nr	nr	动物	亲红细胞
虫原体目						
虫原体科						
虫原体属	6	27～29	870～900	+	昆虫、植物	最适生长温度 30℃
中间原体属	12	27～30	825～930	+	昆虫、植物	最适温度 30℃,只有在 0.04% Tween-80 存在时,于无血清培养基中生长才受抑制
螺原体科						
螺原体属	37	25～30	780～2 220	++	昆虫、植物	螺旋线状,最适生长温度 30～37℃
无胆甾原体目						
无胆甾原体科						
无胆甾原体属	18	26～36	1 500～1 650	−	动物,某些植物,昆虫	最适生长温度 30～37℃
植原体科						
植原体属	27	nr	530～1 350	nr	动物、植物	不能人工培养
厌氧原体目						
厌氧原体科						
厌氧原体属	4	29～34	1 500～1 600	+	动物	严格厌氧
无甾醇支原体属	1	40	1 500	−	动物	严格厌氧

注:nr. 未报道;+. 阳性;−. 阴性。

是，自然生态系统中存在着大量不可培养的无细胞壁细菌，因此有可能发现一种无细胞壁（但不是古生菌）但遗传发育上与柔膜体纲无关的细菌。

3. 滤过性 柔膜体纲细菌均可通过 450nm 孔径的滤膜（用液体培养基培养菌试验），多数加压能通过 200～300nm 孔径的滤膜，但通过此孔径后，菌数量明显减少，而 L 型细菌一般不能通过这种孔径的滤器。

4. 核酸检测 柔膜体纲基因检测包括：

（1）基因组大小：一般为 580～2 200kb，若基因组 >3 000kb，可能为 L 型细菌。

（2）DNA G+C（%）含量测定：若 DNA G+C（%）含量 >40%，则此菌很可能不属此纲。

（3）16S rRNA 测序：可通过细菌保守引物测序，并与基因库中 16S rRNA 序列比较其同源性，从而提供确凿的证据。

（二）目和科水平的鉴定

柔膜体纲的主要特征如下：①缺乏细胞壁，能在固体培养基上形成"油煎蛋样"菌落；②可通过 220～450nm 微孔滤膜；③基因组较小，碱基富含 A 和 T；④在合适条件下无细胞壁菌株不能回复成有细胞壁菌。在鉴定目、科和属中的位置时，主要依赖形态、宿主来源、最适生长温度、培养和生化特征。在描述新的菌种时，需进行详尽的血清学分析以及培养和生化特征的描述，主要要求有：①命名合适的模式株；②指定其在该纲内目、科和属的位置，并选定合适的种加词进行种的命名；③列出模式株及近缘株与以前发表种不同的特征；④将模式株培养物保藏到国际认可的菌种保藏所。

柔膜体纲内目和科的鉴定需通过甾醇需求试验、细胞形态、菌落特征、最适生长温度、基因组大小和对氧的需求等来确定。

1. 甾醇需求 柔膜体纲对胆固醇的需求常通过比较在含或不含胆固醇的培养基中的生长情况而获得。这些试验要求含不同脂肪酸和白蛋白的无血清培养基，增加浓度时应逐渐增加可溶性胆固醇（1～20μg/ml）的量，生长反应则通过测出总细胞蛋白或在固体培养基上菌落生长情况而测定：支原体科、虫原体科和螺旋体科的多数成员在无血清培养基中极少生长，但随培养基中胆固醇量增加，其生长量亦增加。无胆甾原体属、中间原体属、无甾醇支原体及某些螺原体可于无血清培养基中

生长良好，在另加 Tween-80 的培养基中生长更好。

2. 细胞形态 柔膜体纲细菌的形态在很大程度上取决于培养基的成分和培养时间。柔膜体纲新种分类位置的确定需用暗视野相差显微镜观察其对数生长期的典型形态。多数螺原体科成员在液体培养情况下常为螺旋状，显示较强的柔韧性，有时表现为平移运动。非螺旋菌为多形态，一般为小的拟球体、双极状，呈精细分支或不分支线状，长短不一。甲醇固定后用吉姆萨染液染色有助于某些支原体属、种形态的观察。

3. 菌落特征 必须描述待研究菌在固体培养基上生长情况及其菌落特征。多数非螺旋柔膜体纲细菌可形成"油煎蛋"样菌落，但是许多螺原体属菌和少数非螺旋状菌在同样培养条件下不形成这种典型菌落。螺原体常形成扩散菌落，易形成卫星菌落，这与运动性细菌的生长特征类似。

4. 最适生长温度 生长温度可用于区分某些科。螺原体目的螺原体属、中间原体属和螺原体属及无胆甾原体目的某些种于 30～32℃ 生长最佳，而柔膜体纲内其他种则于 37℃ 生长最佳。

5. 需氧和厌氧生活 厌氧生活和对氧敏感的柔膜体纲细菌归为厌氧原体目，该目仅有一个成员——厌氧原体科。目前，这种菌仅在羊和牛的胃中发现。

6. 密码子的使用 支原体目和螺原体目使用 UGA 作为色氨酸密码子，而无胆甾原体目和厌氧原体目成员仅用 UGG 编码色氨酸。

二、属和种水平的鉴定

（一）属水平的鉴定

1. 支原体属 该属包括来自脊椎动物的非螺旋柔膜体菌，特征如下：①不是专性厌氧；②需胆固醇或甾醇才能生长，在固体培养基呈典型的"油煎蛋"样菌落，菌落直径 <1mm；③生长温度范围为 20～45℃，最适生长温度为 37℃；④不水解尿素；⑤基因组大小为 580～1 350kb，DNA G+C（%）含量为 23%～40%。

2. 脲原体属 与上述支原体属相同，但有下列特征：①基因组大小 760～1 170kb；②能分解尿素产生 CO_2 与 NH_3；③最适 pH 6.0～6.5；④酶活性：氨肽酶、脂肪酶、α- 磷酸甘油脱氢酶和 L- 组氨酸氨裂解酶均阳性，触酶与乳酸脱氢酶阴性。

3. 红细胞体属和血巴尔通体属　此两属具有下列特征：无细胞壁的嗜血菌，由于专性血液寄生，曾归属于立克次体目、无形体科。不能人工培养，运动与生化反应尚不清楚。目前，根据16S rRNA的相似性、形态学、DNA G+C（%）含量和UGA作为色氨酸的密码子，将其归属于未定科，但它们的命名仍有争论。

红细胞体属：菌体黏附于宿主红细胞表面，呈球形，直径350nm，血液涂片染色排列可呈链状、杆状和环形状。该属主要通过血液或吸血节肢动物叮咬皮肤感染各种哺乳动物与人，临床综合征为急性致死性贫血到慢性隐匿性贫血，主要症状为贫血、发热、厌食、脱水、体重减轻和不育。感染动物可为带菌者。四环素治疗可减少外周血中的红细胞体，但不能彻底清除。

4. 中原体属　该属均来自昆虫或植物表面，故重新分类为虫原体属。具有下列特征：①菌体为多形态，无动力，直径200～1 200nm；②能发酵葡萄糖，具有磷酸烯醇式丙酮酸糖类磷酸转移酶体系；③生长需要血清或胆固醇，温度为10～32℃，最适温度为30～32℃，不被0.01%～0.04% Tween-80抑制；④基因组大小为870～900kb，DNA G+C（%）含量为27%～34%。

5. 中间原体属　该属具有下列特征：①菌体呈球形或短丝状，直径为220～300nm，有些种可达400～500nm；②多数种能发酵葡萄糖，具有磷酸烯醇式丙酮酸糖类磷酸转移酶体系；③生长不需胆固醇与血清，可在含0.04%聚氧乙烯山梨醇酐（polyoxyethylene sorbitan/Tween 80）的无血清培养基中生长，最适生长温度为28～32℃；④基因组大小为825～930kb，DNA G+C（%）含量为26%～32%。

6. 螺原体属　该属具有下列特征：①菌体呈多形性、螺旋状、分支状、球形或卵形，直径一般为100～200nm，长为3～5μm；②兼性厌氧，不同种的生长温度为5～41℃，在固体培养基上菌落常呈弥散状，形状与边缘不规则，直径为0.1～4μm不等；③基因组大小为780～2 220kb，DNA G+C（%）含量为24%～34%；④带有染色体外的遗传物质，如噬菌体（SpV1～4）与质粒（pSci1～6）；⑤该属主要引起植物与昆虫危害，但它们之间的关系、致病与寄生关系尚不完全清楚。

7. 无胆甾原体属　该属是从脊椎动物、植物或节肢生物分离出的非螺旋状柔膜体菌，具有下列特征：①菌体呈球形，直径为300nm或丝状，长2～5μm；②非专性厌氧，可在无甾醇的培养基中生长，最适生长温度为30～37℃；菌落呈"油煎蛋"样，直径为2～3mm；③多数种能发酵糖类，作为能量来源，不分解尿素与精氨酸；④基因组大小为1 500～2 100kb，DNA G+C（%）含量为27%～28%。

8. 植原体属　该属是寄生于植物韧皮部，无细胞壁，尚不能人工培养的一类重要植物致病菌。它与柔膜菌纲内的甾醇体属、螺原体属系统进化关系较近，其主要特点如下：①菌体一般呈多形态，如球形、椭圆形、长杆状、梭形与带状等，直径60～100nm；②基因组大小为530～1 350kb，DNA G+C（%）含量为23%～30%；③基因序列分析证实，该属缺乏氨基酸合成、脂肪酸合成、氧化磷酸化、三羧酸循环基因，可依赖糖酵解途径产生能量；④带有染色体外DNA——质粒（1～4个），质粒大小在3～11kb之间，与基因重组与转移等有关。

9. 厌氧原体属　从脊椎动物分离出的非螺旋状柔膜体菌，其特点如下：①菌体呈球形，直径500nm；②专性厌氧生长，并需要甾醇，在固体培养基上呈"油煎蛋"样菌落；③基因组大小为1 542～1 715kb，DNA G+C（%）含量为29%～34%；④最适温度37℃，最适pH 6.5～7.0；⑤能发酵碳水化合物，产酸（甲酸、乙酸、丙酸、乳酸、琥珀酸等）、产气（CO_2、H_2）和乙醇。

10. 无甾醇原体属　从脊椎动物、植物或节肢动物分离出的非螺旋状柔膜体菌，有如下特征：①形态与厌氧原体属相同；②专性厌氧，可在无甾醇的培养基中生长，最适温度为37℃；③DNA中G+C（%）含量为40%。

（二）种水平的鉴定

1. 支原体种　支原体属目前包括117个种和4个亚种。种的确定应根据形态、培养、营养、生化反应、气体要求、温度和pH要求、对抗生素的敏感性、致病性、共生关系、免疫特征和生态环境、血清学反应和遗传特征，其中以血清学相似度最为重要。生长抑制试验、直接/间接免疫荧光和/或代谢抑制试验常用于种的区分。柔膜体纲分委会认为：DNA G+C（%）含量是鉴别种必需的指标，种间DNA杂交，杂交率为10%～40%；16S rRNA测序同源性>94%。支原体属主要菌种的特性见表2-2。

表 2-2　支原体属主要菌种特性一览表

种	株	ATCC	（G+C)/%	基因组大小/kb	16S rRNA	血清来源	宿主	与宿主关系
丝状支原体丝状亚种（M. mycoides subsp. mycoides）	T1/44	nr	24	1 091	CP014346	胎牛血清	牛	致病
丝状支原体山羊亚种（M. mycoides subsp. capri）	GM12	nr	24	1 089	CP001621	胎牛血清	山羊	致病
艾氏支原体（M. adleri）	G145	27948	29.6	1 456	AY770622	马血清	山羊	致病
无乳支原体（M. agalactia）	14628	nr	29.7	8 774	FP671138	胎牛血清，马血清	山羊	致病
沙漠地鼠龟支原体（M. agassizii）	PS6	700616	28.4	1 274	AF060821	胎牛血清	龟	致病
产碱支原体（M. alkalescens）	14918	29103	25.9	7 789	AY816348	胎牛血清	牛	致病
短吻鳄支原体（M. alligatoris）	A21JP2	700619	26.7	9 730	AY973559	胎牛血清	鳄鱼	致病
肠支原体（M. alvi）	ATCC 29626	29626	25.0	8 404	KL370824	胎牛血清	牛	共生
双耳罐形支原体（M. amphoriforme）	A39	nr	34	10 290	HG937516	胎牛血清	人类	条件致病
鸭支原体（M. anatis）	1340	25524	26.6	9 286	PRK00050	胎牛血清	鸭	条件致病
鹅支原体（M. anseris）	ATCC 49234	49234	26.3	7 391	CP030140	马血清	鹅	条件致病
精氨酸支原体（M. arginini）	HAZ145_1	23838	26.4	6 785	AP014657	马血清	哺乳动物	致病
关节炎支原体（M. arthritidis）	158L3-1	19611	30.7	8 204	CP001047	胎牛血清	大鼠	致病
山羊耳支原体（M. auris）	15026	51348	27.2	7 678	WP211305412	马血清	山羊	共生
牛生殖道支原体（M.bovigenitalium）	51080	19852	29.0	8 627	AP017902	胎牛血清	牛	致病
牛鼻支原体（M. bovirhinis）	GS01	27748	27.6	8 479	CP024049	胎牛血清	牛	条件致病
牛支原体（M. bovis）	PG45	25523	29.3	10 034	CP002188	胎牛血清，马血清	牛	致病
牛眼支原体（M. bovoculi）	M165/69	29104	28.2	7 602	CP007154	马血清	牛	致病
颊支原体（M. buccale）	ATCC 23636	23636	26.4	1 794	AY796064	马血清	人类	共生
鹞鹄支原体（M. buteonis）	ATCC 51371	51371	27.6	8 500	AF412971	猪血清	猛禽	共生

续表

种	株	ATCC	（G+C）/%	基因组大小/kb	16S rRNA	血清来源	宿主	与宿主关系
加利福尼亚支原体（*M. californicum*）	ST-6	33461	30.8	7 938	CP007521	马血清	牛	致病
加拿大支原体（*M. canadense*）	HAZ360_1	29418	24.3	6 932	AP014631	胎牛血清	牛	致病
犬支原体（*M. canis*）	PG14	19525	27.2	8 974	CP014281	胎牛血清	狗	条件致病
山羊支原体山羊亚种（*M. capricolum* subsp. *capricolum*）	ATCC 27343	27343	23.8	1 010	CP000123	胎牛血清，马血清	山羊	致病
山羊支原体山羊肺亚种（*M. capricolum* subsp. *capripneumoniae*）	F38	27343	23.8	1 010	CP000123	胎牛血清，马血清	山羊	致病
豚鼠支原体（*M. caviae*）	ATCC 27108	27108	27.9	1 291	AY736033	胎牛血清	豚鼠	共生
豚鼠咽腔支原体（*M. cavipharyngis*）	ATCC 43016	43016	30	1 444	AF125878	马血清	豚鼠	共生
地鼠支原体（*M. citelli*）	ATCC 29706	29760	27.4	3 823	LR215036	胎牛血清	松鼠	共生
阴沟支原体（*M. cloacale*）	ATCC 35276	35276	27.0	6 617	nr	马血清	鸡形目	共生
类球形支原体（*M. coccoides*）	MP32	nr	nr	nr	AY171918	na	小鼠	致病
丘状支原体（*M. collis*）	ATCC 35278	35278	22.4	9 019	NR041930	马血清	啮齿类	共生
鸽鼻支原体（*M. columbinasale*）	ATCC 33549	33549	32	nr	NR025062	胎牛血清	鸽子	共生
鸽支原体（*M. columbinum*）	SF7	29257	26.9	7 646	NR025063	猪血清	鸽子	共生
鸽嘴支原体（*M. columborale*）	ATCC 29258	29258	29.2	9 086	AY796061	猪血清	鸽子	共生
结膜支原体（*M. conjunctivae*）	HRC/581T	nr	28.6	8 462	FM864216	胎牛血清	山羊	致病
黑鹫支原体（*M. corogypis*）	BV1	51148	28	nr	NR025896	猪血清	秃鹰	致病
寇氏支原体（*M. cottewii*）	VIS	51347	27	nr	NC019795	马血清	山羊	共生
仓鼠支原体（*M. cricetuli*）	ATCC 35279	35279	23.9	8 477	NR025180	马血清	仓鼠	共生
鳄鱼支原体（*M. crocodyli*）	MP145	51981	27.0	9 343	CP001991	胎牛血清	鳄鱼	致病
狗支原体（*M. cynos*）	C142	nr	25.7	9 981	HF559394	胎牛血清	狗	致病
殊异支原体（*M. dispar*）	ATCC 27104	27104	29.0	10 844	CP007229	胎牛血清，猪血清	牛	致病
爱氏支原体（*M. edwardii*）	NCTC10132	23462	27.8	8 322	LS991951	胎牛血清	狗	条件致病

种	株	ATCC	(G+C)/%	基因组大小/kb	16S rRNA	血清来源	宿主	与宿主关系
象支原体（*M. elephantis*）	ATCC 51980	51980	25.7	7 698	NR025071	马血清	大象	共生
马生殖道支原体（*M. equigenitalium*）	ATCC 29869	29869	31.5	nr	nr	马血清	马	条件致病
马鼻支原体（*M. equirhinis*）	ATCC 29420	29420	nr	nr	NR024978	马血清	马	条件致病
猎鹰支原体（*M. falconis*）	H/T1	51372	27.5	6 724	NR024984	猪血清	鹰犬	条件致病
苛求支原体（*M. fastidiosum*）	4822	33229	32.3	nr	AY781782	猪血清	马	共生
咽喉支原体（*M. faucium*）	ATCC 25293	25293	26.4	nr	AY800342	胎牛血清	人类	共生
猫咽喉支原体（*M. felifaucium*）	ATCC 43428	43428	28.1	764 934	NR025963	胎牛血清,马血清	美洲狮	共生
小猫支原体（*M. feliminutum*）	ATCC 25749	25749	29.1	nr	U167581	胎牛血清	猫	共生
狸猫支原体（*M. felis*）	ATCC 23391	23391	24.3	8 101	DQ2346701	胎牛血清	猫	致病
发酵支原体（*M. fermentans*）	M64	49892	26.9	11 187	CP002458	胎牛血清,马血清	人类	U
絮状支原体（*M. flocculare*）	Ms42	27399	29	7 788	CP007585	猪血清	猪	条件致病
雉支原体（*M. gallinaceum*）	B2096 8B	33550	28.4	8 453	CP011021	猪血清	鸡形目	致病
鸡支原体（*M. gallinarum*）	CH	35279	23.9	8 477	EF036469	猪血清	鸡形目	共生
鸡毒支原体（*M. gallisepticum*）	R	19610	31.5	10 128	AE015450	胎牛血清,马血清	鸡形目	致病
火鸡支原体（*M. gallopavonis*）	WR1	33551	28.2	7 954	FJ765309	猪血清	火鸡	条件致病
猫支原体（*M. gateae*）	KDC	23392	28.5	nr	DQ84742	胎牛血清	猫	条件致病
生殖支原体（*M. genitalium*）	G37	33530	31.7	5 800	L43967	胎牛血清	人	致病
嗜糖支原体（*M. glycophilum*）	486	35277	28.5	8 938	AF412981	马血清	鸡形目	共生
秃鹫支原体（*M. gypis*）	B1/T1	51370	27.1	nr	AF125589	猪血清	秃鹫	机会致病
人型支原体（*M. hominis*）	ATCC 23114	23114	33.7	6 654	FP236530	胎牛血清	人	致病
猪咽喉支原体（*M. hyopharyngis*）	H3-6B F	51909	24	nr	MHU58997	马血清,猪血清	猪	共生
猪肺炎支原体（*M. hyopneumoniae*）	J	25934	28.5	8 974	AE017243	猪血清,胎牛血清	猪	致病

续表

种	株	ATCC	(G+C)/%	基因组大小/kb	16S rRNA	血清来源	宿主	与宿主关系
猪鼻支原体（M. hyorhinis）	SK76	17981	25.9	8 368	CP003914	胎牛血清	猪	致病
猪滑液支原体（M. hyosynoviae）	NPL1	25591	27.1	8 481	U26730	胎牛血清	猪	致病
鬣蜥支原体（M. iguanae）	2327	BAA-1050	nr	nr	HM135462	胎牛血清	鬣鳞蜥	致病
模仿支原体（M. imitans）	4229	51306	30.5	9 196	025912	胎牛血清	鸭，鹅	致病
印第支原体（M. indiense）	3T	51125	32	nr	nr	胎牛血清	猴	共生
惰性支原体（M. iners）	ATCC 19705	19705	28.2	7 660	FJ765310	猪血清	鸡形目	共生
绿鬣蜥支原体（M. insons）	I17P1	BAA-1435	nr	nr	nr	胎牛血清	鬣鳞蜥	共生
衣阿华支原体（M. iowae）	695	33552	24.4	11 951	MIU29676	胎牛血清	火鸡	致病
野兔生殖支原体（M. lagogenitalium）	12MS	700289	23	nr	AF412983	胎牛血清	鼠兔	共生
李琦氏支原体（M. leachii）	PG50	nr	23.6	10 084	NR044773	马血清	牛	致病
捕狮支原体（M. leonicaptivi）	3L2	49890	24.8	8 977	DQ157636	胎牛血清	狮子	共生
狮咽支原体（M. leopharyngis）	LL2	49889	28	nr	U16760	胎牛血清	狮子	共生
生脂支原体（M. lipofaciens）	R171	35015	25.3	77 521	AF221115	猪血清	鸡形目	共生
嗜脂支原体（M. lipophilum）	MaBy	27104	29.7	nr	M24581.1	胎牛血清，马血清	人	未知
斑状支原体（M. maculosum）	ATCC 19327	19327	29.6	9 092	FJ595090	胎牛血清，马血清	狗	机会致病
吐绶鸡支原体（M. meleagridis）	ATCC 25294	25294	26.0	6 341	nr	猪血清	火鸡	致病
田鼠支原体（M. microti）	Il371	700935	nr	nr	nr	胎牛血清	野鼠	共生
莫氏支原体（M. moatsii）	ATCC 27625	27625	25.7	1 480	nr	胎牛血清，马血清	猴子	共生
运动支原体（M. mobile）	163K	nr	25.0	7 770	AE017308	马血清	丁鲷	致病
磨石样支原体（M. molare）	H542	27746	24.9	8 408	AF538683	胎牛血清	狗	机会致病
黏膜支原体（M. mucosicanis）	1642	BAA-1895	nr	nr	AM774638	马血清	狗	共生
鼠支原体（M. muris）	RIII-4	33757	24.9	nr	nr	胎牛血清	小鼠	共生
貂支原体（M. mustelae）	MX9	35214	28	8 362	AY800344	马血清	水貂	共生
溶神经支原体（M. neurolyticum）	T15	19988	26.2	9 795	FJ655919	马血清	小鼠	U

续表

种	株	ATCC	（G+C）/%	基因组大小/kb	16S rRNA	血清来源	宿主	与宿主关系
乳白色支原体（M. opalescens）	ATCC 27921	27921	29.0	7 767	AY744940	胎牛血清	狗	共生
口腔支原体（M. orale）	ATCC 23714	23714	25.4	7 105	AY796060	胎牛血清，马血清	人	共生
羊肺炎支原体（M. ovipneumoniae）	NM2010	29419	25.7	10 774	nr	胎牛血清，猪血清	绵羊	致病
羊支原体（M. ovis）	Michigan	nr	31.7	7 025	CP006935	na	绵羊	致病
牛津郡支原体（M. oxoniensis）	128	49694	29		AY781780	胎牛血清	仓鼠	共生
穿透支原体（M. penetrans）	HF-2	13157	25.7	13 586	BA000026	胎牛血清	人	机会致病
海豹脑支原体（M. phocicerebrale）	1049	49640	25.0	7 432	AF304323	胎牛血清	海豹	致病
海豹支原体（M. phocidae）	105	33657	27.1	8 144	CP029295	胎牛血清，马血清	海豹	机会致病
海豹鼻支原体（M. phocirhinis）	852	49639	26.5	8 654	AF304324	马血清，猪血清	海豹	致病
梨形支原体（M. pirum）	ATCC 25960	25960	24.2	8 398	AY757364	胎牛血清	人	共生
肺炎支原体（M. pneumoniae）	M129	29342	40.0	8 163	U00089	胎牛血清	人	致病
灵长类支原体（M. primatum）	ATCC 25948	25948	28.6	9 027	AY741672	胎牛血清，马血清	猴	机会致病
小鸡支原体（M. pullorum）	B359_6	33553	29.1	10 071	CP017813	马血清，猪血清	鸡形目	致病
肺支原体（M. pulmonis）	UAB CTIP	11712	26.6	9 638	AL445566	胎牛血清，马血清	小鼠	致病
腐败支原体（M. putrefaciens）	KS1	nr	26.9	8 326	CP003021	胎牛血清，马血清	山羊	致病
唾液支原体（M. salivarium）	MP1166	23064	26.5	7 135	EU859975	马血清	人	机会致病
非洲狮支原体（M. simbae）	ATCC 49888	49888	31.8	8 525	MSU16323	胎牛血清	狮子	共生
嗜精子支原体（M. spermatophilum）	AH159	49695	32	nr	AY800345	胎牛血清	人	致病
蝶氏支原体（M.sphenisci）	UCMJ	nr	28	nr	AY756171	猪血清	企鹅	致病
泡沫支原体（M. spumans）	PG13	19526	27.3	8 333	AF125587	胎牛血清，马血清	狗	机会致病
椋鸟支原体（M. sturni）	DSM 22021	51945	29.0	8 132	AY766090	胎牛血清	鸣禽	致病
猪肠支原体（M. sualvi）	Mayfield B	33004	23.7	nr	AY766089	胎牛血清	猪	共生

续表

种	株	ATCC	（G+C）/%	基因组大小/kb	16S rRNA	血清来源	宿主	与宿主关系
伪色支原体（*M. subdolum*）	TB	29870	28.8	nr	AY780803	胎牛血清，马血清，猪血清	马	机会致病
猪支原体（*M. suis*）	Illinois	nr	31.1	7 424	CP002525	na	猪	致病
滑液支原体（*M. synoviae*）	WVU1853	25204	28.3	8 464	CP011096	猪血清	鸡形目	致病
乌龟支原体（*M. testudineum*）	BH29	700618	27.6	9 607	AY366210	胎牛血清	乌龟	致病
龟类支原体（*M. testudinis*）	ATCC 43263	43263	31.5	13 259	MTU09788	胎牛血清	乌龟	共生
不活泼支原体（*M. verecundum*）	ATCC 27862	27862	26.9	8 729	NR_125608	胎牛血清，马血清	牛	共生
外阴支原体（*M. vulturis*）	Gb-V33	BAA-882	nr	nr	FJ655917	na	秃鹫	nr
文氏支原体（*M. wenyonii*）	Massachusetts	nr	33.9	6 502	CP003703	na	牛	致病
依氏支原体（*M. yeatsii*）	GM274B	43094	25.7	8 950	CP007520	胎牛血清	山羊	机会致病
海狮支原体（*M. zalophi*）	CSL 5195	nr	nr	nr	DQ840494	胎牛血清	海狮	致病
血微小支原体（*Candidatus* M. haematoparvum）	Fars91	nr	nr	nr	KC762746	na	狗	nr
牛血支原体（*Candidatus* M. haemobos）	INIFAP01	nr	30.4	9 400	nr	na	牛	nr
负鼠血支原体（*Candidatus* M. haemodidelphidis）	Illinois	nr	nr	nr	AF178676	na	负鼠	nr
美洲驼血支原体（*Candidatus* M. haemolamae）	Purdue	nr	39.3	7 568	CP003731	na	美洲驼	nr
猫嗜血支原体（*Candidatus* M. haemominutum）	Birmingham 1	nr	35.5	5 138	HE613254	na	猫	nr
卡霍支原体 *Candidatus* M. kahaneii	CMk1	nr	nr	nr	AF338269	na	猴	nr
拉维肺支原体（*Candidatus* M. ravipulmonis）	nr	nr	nr	nr	AF001173	na	小鼠	致病
驯鹿血支原体（*Candidatus* M. haemotarandirangiferis）	Purdue	nr	39.3	7 568	CP003731	na	驯鹿	nr
苏黎世支原体（*Candidatus* M. turicensis）	BK-336	nr	nr	nr	EU789559	na	猫	nr

注：nr. 未报道；na. 不适用；U. 不确定。

2. 脲原体属不同种的特性　脲原体属的基本特征如下：①直径约为 500nm，呈球形；②基因组大小为 760～1 170kb，DNA 中 G+C（%）含量为 25%～32%；③在固体培养基上培养 48 小时后长成直径为 15～30μm 的"油煎蛋"样菌落；④最适 pH 为 5.5～6.5，不分解糖类与氨基酸，能分解尿素产生 CO_2 与 NH_3；⑤为共栖或条件致病菌，主要寄生在脊椎动物（鸟和哺乳动物）。脲原体属不同种的区分主要依靠血清学试验、全菌蛋白质的 PAGE 电泳谱、全染色体 DNA-DNA 杂交和来源的不同。该属的模式种为解脲脲原体。不同种的某些特性如表 2-3 所示。

3. 红细胞体属不同种的特性　该属有 5 个种，由于不能人工培养，其生化反应与生长温度仍不清楚。主要根据 16S rRNA 基因测序和某些

宿主特异性进行分种，红细胞体属种名及其主要特征见表 2-4。

4. 血巴尔通体属不同种的特性　该属有三个种，主要吸附到红细胞表面，不能人工培养，其生化反应与生长温度仍不清楚，主要依据寄生宿主、16S rRNA 基因和 DNA G+C（%）含量来区分。血巴尔通体属种名及其主要特征见表 2-5。

5. 虫原体属不同种的特性　虫原体属来自昆虫或植物表面，因此将它们重新分类为虫原体属。目前该属包括 6 个种。该属的模式种为埃氏虫原体（ELCN-1=ATCC 43707）。虫原体属的主要种特征见表 2-6。

6. 中间原体属不同种的特性　中间原体属来自昆虫或植物表面。该属 11 个种。其主要种的特征见表 2-7。

表 2-3　脲原体属不同种的特性

菌种	来源	基因大小/kb	（G+C）/%	模式株
解脲脲原体（*U. urealyticum*）	人泌尿生殖道、口咽部和肛门	840～1 140	25.5～27.8	T960（CX8=ATCC27618）*
犬生殖道脲原体（*U. canigenitalium*）	狗阴茎包皮、阴道和口鼻腔	860	29.4	D6P-C（=ATCC51252）
猫尿脲原体（*U. cati*）	家猫口咽部	NR	27.9～28.1	F2（=ATCC49228）
差异脲原体（*U. diversum*）	正常和患病牛、患结膜炎的牛眼、小牛肺	1 100～1 160	28.7～30.2	A417（NCTC 10182）
猫科脲原体（*U. felinum*）	家猫口咽部	1 170	27.9	FT2-B（=ATCC49229）
鸡咽脲原体（*U. gallorale*）	鸡口咽部	760	27.6	D6-1（ATCC 43346=NCTC 11707）
微小脲原体（*U. parvum*）	人泌尿生殖道、口咽部和肛门	7 516	25.5	27（=ATCC 27815）

注：*ATCC. 美国典型培养物保藏中心；NCTC. 英国国家典型培养物保藏中心；NR. 未报道。

表 2-4　红细胞体属不同种的特性

种	株	宿主	16S rRNA 基因	（G+C）/%	基因组大小/kb	来源
类球形支原体（*M. coccoides*）	NR	小鼠	AY 171918	NR	NR	红细胞
微小支原体（*M. parvum*）	Indiana	野猪	AB 610850	27	5 643	血液
羊支原体（*M. ovis*）	Michigan	绵羊	AY 171918	31.7	7 025	血液
猪支原体（*M. suis*）	Illinois	猪	AF 029394	31.1	7 424	感染猪的血液
文氏支原体（*M. wenyonii*）	Massachusetts	牛	AF 016246	33.9	6 502	红细胞

注：NR. 未报道。

表 2-5　血巴尔通体属不同种的特性

种	株	宿主	16S rRNA 基因	（G+C）/%	基因组大小/kb	来源
鼠嗜血支原体（M. haemomuris）	Shizuoka	小鼠	U 82963	nr	1 401	鼠红细胞
犬嗜血支原体（M. haemocanis）	Illinois	狗	AF 197337	35.3	9 199	狗的血液
猫嗜血支原体（M. haemofelis）	Ohio	猫	U 88523	38.8	7 424	猫红细胞

注：nr. 未报道。

表 2-6　虫原体属不同种的特性

种	发酵葡萄糖	16S rRNA 基因	基因组大小/kb	（G+C）/%	模式株
埃氏虫原体（E. ellychniae）	+	DQ439659	9 000	26.2	ELCN-1（ATCC 43707）
弗氏虫原体（E. freundtii）	+	CP024962	8 381	34.6	BARC318（ATCC 51999）
暴食虫原体（E. iucivorax）	+	KI912415	6 612	27.4	PIPN-2（ATCC 49196）
发光虫原体（E. luminosum）	+	CP024963	10 225	29.8	PIMN-1（ATCC 49195）
香树虫原体（E. melaleucae）	+	CP024964	8 228	26.5	M1（ATCC 49191）
蝇蛹虫原体（E. somnilux）	+	CP024965	8 647	28.0	PYAN-1（ATCC 49194）

表 2-7　中间原体属不同种的特性

种	来源	生长温度（最适温度）/℃	16S rRNA 基因	水解精氨酸	吸附红细胞	（G+C）/%	基因组大小/kb	模式株
花中间原体（M. florum）	花表面	18～37	AE017263	－	－	27.3	700	L1（ATCC 33453）
栖蜣中间原体（M. chauliocola）	甲虫肠液	10～37（32～37）	AY166704	－	+	28.3	930	CHPA-2（ATCC 49578）
鞘翅目中间原体（M. coleopterae）	甲虫成虫	10～37（30～37）	NR125512	－	－	27.7	870	BARC779（ATCC 49583）
蚤中间原体（M. corruscae）	萤火虫肠液	10～32（30）	AY168929	－	+	26.4	839	ELCA-2（ATCC 49579）
虫媒中间原体（M. entomophilum）	苍蝇、蜜蜂、蛾子和花表面	23～32（30）	CP024411	－	－	30	847	TAC（ATCC 43706）
夜蛾中间原体（M. grammopterae）	长角甲虫成虫肠液	10～37（30）	AY174170	－	－	29.1	885	GRUA-1（ATCC 49580）
莴苣中间原体（M. lactucae）	莴苣	18～37（30）	AF303132	－	+	30	379	831-C4（ATCC 49139）
萤火虫中间原体（M. photuris）	萤火虫幼虫和成虫肠液	10～32（30）	AY177627	+	－	28.1	778	PUPA-2（ATCC 49581）
塞氏中间原体（M. seiffertii）	花和甜橘	20～35（28）	AY351331	－	+	28.3	590	F7（ATCC 49495）
蚜蝇中间原体（M. syrphidae）	蚜蝇、大黄蜂和酪蛆	10～32（23）	AY231458	－	+	27.6	905	YJS ATCC51578）
虻虫中间原体（M. tabanidae）	马蝇成虫肠道	10～37（37）	AY187288	－	+	28.3	930	BARC857（ATCC49584）

注：*ATCC. 美国典型培养物保藏中心；NCTC. 英国国家典型培养物保藏中心；+. 阳性；－. 阴性。

7. 螺原体属不同种的特性　该属支原体在对数生长期呈螺旋状，发酵葡萄糖产酸，对其他碳水化合物的发酵在不同种间有差异，模式种为柠檬螺原体（*S. citri*）。该属主要种名及其特征见表2-8。

8. 无胆甾原体属不同种的特性　该属繁殖方式与支原体类似，可以发酵碳水化合物，生长不需要胆固醇和血清。该属的模式种为莱氏无胆甾原体。无胆甾原体属主要种名及其主要特征见表2-9。

表2-8　螺原体属不同种的特性

种	株	ATCC	基因组/kb	（G+C）/%	水解精氨酸	繁殖时间/h	适宜温度/℃	宿主
柑橘螺原体（*S. citri*）	R8-A2T	27556T	1 820	26	+	4.1	32	柑橘植物
阿勒格尼山脉螺原体（*S. alleghenense*）	PLHS-1T	51752T	1 465	31	+	6.4	30	蝎蝇
蜜蜂螺原体（*S. apis*）	B31T	33834T	1 300	28	+	1.1	34.5	蜜蜂
摇蚊螺原体（*S. atrichopgonis*）	GNAT3597T	BAA520T	1 199	28	+	nr	30	库蠓
栖甲虫螺原体（*S. cantharicola*）	CC-1T	43207T	1 179	25	−	2.6	32	甲虫
中国螺原体（*S. chinense*）	CCHT	43960T	1 530	29	−	0.8	37	小旋花
栖斑虻螺原体（*S. chrysopicola*）	DF-1T	43209T	1 123	29	+	6.4	30	鹿蝇
克氏螺原体（*S. clarkii*）	CN-5T	33827T	1 720	29	+	4.3	30	绿色六月金龟
荧火虫螺原体（*S. corruscae*）	EC-1T	43212T	1 175	26	+	1.5	32	萤火虫
蚊螺原体（*S. culicicola*）	AES-1T	35112T	11 751	26	−	1.0	37	伊蚊
甲虫螺原体（*S. diabroticae*）	DU-1T	43210T	1 350	25	+	0.9	32	马蝇/甲虫
小螺原体（*S. diminutum*）	CUAS-1T	49235T	945	26	−	1.0	32	台湾库蚊
居花螺原体（*S. floricola*）	OMBG	29989T	1 270	27	−	0.9	37	郁金香花
马虻螺原体（*S. gladiatoris*）	TG-1T	43525T	nr	26	−	4.1	31	虻科昆虫
螺旋样螺原体（*S. helicoides*）	TABS-2T	51746T	1 327	27	−	3.0	32	马蝇虻科昆虫
稀有螺原体（*S. insolitum*）	M55T	33502T	1 810	28	−	7.2	30	花/蜂蝇
硬蜱螺原体（*S. ixodetis*）	Y32T	33835T	2 220	25	−	9.2	30	蜱
孔氏螺原体（*S. kunkelii*）	CR2-3x T	29320T	1 514	25	+	27.3	30	玉米

续表

种	株	ATCC	基因组/kb	（G+C）/%	水解精氨酸	繁殖时间/h	适宜温度/℃	宿主
栖萤火虫螺原体（S. lampyridicola）	PUP-1T	43206T	1 375	25	−	9.8	30	萤火虫
马铃薯甲虫螺原体（S. leptinotarsae）	LD-1T	43213T	1 085	25	+	7.2	30	土豆甲虫
壳蛾螺原体（S. leucomae）	SMAT	BAA-521T	nr	24	+	3.0	30	飞蛾
具带马虻螺原体（S. lineolae）	TALS-2T	51749T	1 390	25	−	5.6	30	马蝇
海岸螺原体（S. litorale）	TN-1T	43211T	1 225	25	−	1.7	32	虻蝇
蜜蜂螺原体（S. melliferum）	KC3 T	33219T	1 446	29	+	1.5	37	蜜蜂
非凡螺原体（S. mirum）	SMCAT	29335T	1 132	29	+	7.8	37	兔蜱
胡蜂螺原体（S. monobiae）	MQ-1T	33825T	892	28	−	1.9	32	黄蜂
蒙大拿螺原体（S. montanense）	HYOS-1T	51745T	1 225	28	+	0.7	32	马蝇
虾螺原体（S. penaei）	SHRIMPT	BAA-1082T	nr	29	+	nr	28	海水南美白对虾
腓尼基螺原体（S. phoeniceum）	P40T	43115T	1 791	25	+	16.8	30	长春花植物
平螺旋螺原体（S. platyhelix）	PALS-1T	51748T	780	29	+	6.4	30	蜻蜓
波氏螺原体（S. poulsonii）	MSRO T	43153T	2 300	26	nr	15.8	30	果蝇
撒包丁螺原体（S. sabaudiense）	Ar-1343T	43303T	1 075	30	+	4.1	30	法国伊蚊
栖苍蝇螺原体（S. syrphidicola）	EA-1T	33826T	1 107	29	+	1.0	32	果蝇
台湾螺原体（S. taiwanense）	CT-1T	43302T	1 075	24	−	4.8	32	台湾雌库蚊
图赖讷恩螺原体（S. turonicum）	Tab4cT	700271T	1 261	24	−	nr	30	马蝇
速生螺原体（S. velocicrescens）	MQ-4T	35262T	1 480	26	−	0.6	37	黄蜂
中华绒螯蟹螺原体（S. eriocheiris）	DSM 21848	CCTCC M 207170	1 365	30	+	6	30	水生甲壳动物

注：*ATCC. 美国典型培养物保藏中心；CCTCC. 中国典型培养物保藏中心；+. 阳性；−. 阴性；nr. 未报道。

表 2-9 无胆甾原体属不同种的特性

种	株	ATCC	基因组大小/kb	(G+C)/%	水解精氨酸	吸附豚鼠红细胞	适宜温度/℃	来源
莱氏无胆甾原体 (*A. laidlawii*)	PG8	23 206	1 496	31.9	[±]	+	37	污水、肥料、腐殖质、土壤
不黄无胆甾原体 (*A. axanthum*)	S-743	25 176	1 805	28.0	4+		31	小牛血清和其他组织
甘蓝无胆甾原体 (*A. brassicae*)	0502	49 388	1 877	35.8	−	−	35.5	市售椰菜
豚鼠外阴无胆甾原体 (*A. cavigenitalium*)	GP3	11 727	nr	36	−	+	36	豚鼠阴道
马胎无胆甾原体 (*A. equifetale*)	C112	29 724	1 282	29.6	−	−	35	流产的马胎儿肺和肝,正常马的呼吸道和鸡泄殖腔
粒状无胆甾原体 (*A. granularum*)	BTS39	19 168	1 450	29.4	−	+	30~32	猪鼻腔、肺和粪便
马无胆甾原体 (*A. hippikon*)	C1	29 725	1 430	30.8	−	−	30	流产的马胎儿肺
中度无胆甾原体 (*A. modicum*)	PG-49	29 102	1 220	27.8	−	−	29	牛血液、气管淋巴结、肺和精液
桑椹无胆甾原体 (*A. morum*)	72-043	33 211	nr	nr	1+		34	小牛血清
多位无胆甾原体 (*A. multilocale*)	PN525	11 723	9 244	30.6	+		31	马咽喉和兔粪便
目无胆甾原体 (*A. oculi*)	19-L	27 350	1 587	31.3	2+	+	26~27	羊结膜、猪鼻腔分泌物、马鼻咽、肺、脑脊液、关节和精液、豚鼠外阴
棕榈无胆甾原体 (*A. palmae*)	J233	49 389	1 550	29.0	−	−	30	棕榈树
细小无胆甾原体 (*A. parvum*)	H23M	29 892	nr	nr			39.1	马口腔和阴道

注:*ATCC.美国典型培养物保藏中心;+.阳性;−.阴性;nr.未报道。

9. 植原体属不同种的特性 由于植原体不能人工培养,故其形态、生理代谢和生长温度了解甚少。目前国际上对植原体的分类命名采用贯以 *Candidatus*(候选种)的暂时分类系统。植原体 16S rRNA 基因高度保守,与同属柔膜菌纲的其他成员相比,植原体 16S rRNA 一些区域有较大差异。利用这些不同序列,设计特异 PCR 引物,用于检测和鉴定植物及媒介昆虫中特有的植原体种。在自然条件下,植原体专性寄生于植物韧皮部,主要靠吸食植物韧皮部汁液的昆虫介体传播(如叶蝉、茶翅蝽、飞虱和蚜虫等),也可通过嫁接方式和菟丝子传播。该属的主要种名及其主要特征见表 2-10。

10. 厌氧原体属不同种的特性 该属有 4 个种,为牛与羊瘤胃中共栖菌,其致病作用不清楚。溶菌厌氧原体具有蛋白酶与细菌裂解酶,不溶菌厌氧原体缺乏这两种酶。通过凝集试验、改良代谢抑制试验和免疫扩散试验,结合 16S rRNA 测序和 G+C(%)含量将其区分为 4 个种。该属的主要种名及其主要特征见表 2-11。

表 2-10　植原体属不同种的特性

种	株	植物疾病	16S rRNA	（G+C）/%	基因组/kb	寄生植物	发生地
异木麻黄植原体（P. allocasuarinae）	AlloY	黄化型异麻病	AY135523	nr	nr	异麻韧皮部	澳大利亚
美洲植原体（P. americanum）	APPTW12NE	紫色马铃属帚顶病	DQ174122	nr	nr	土豆	西欧
紫苑植原体（P. asteris）	OAY	紫苑黄化病	M30790	26.9	7 065	粉花月见草韧皮部	美国
金叶菊植原体（P. aurantifolia）	WBDL	丛枝病	U15442	23.8	4 746	柑橘韧皮部，菱纹叶蝉的淋巴和唾液	阿曼
澳大拉西亚植原体（P. australasia）	PpYC	木瓜黄化病	Y10097	nr	nr	木瓜韧皮部	澳大利亚
澳大利亚植原体（P. australiense）	AUSGY	葡萄黄化病	L76865	23.7	8 799	葡萄韧皮部	澳大利亚
巴西利亚植原体（P. brasiliense）	HibWB26	木槿丛枝病	AF147708	nr	nr	木槿韧皮部	巴西
木瓜植原体（P. caricae）	PAY	古巴木瓜病	AY725234	nr	nr	木瓜韧皮部	古巴
栗树蛀虫植原体（P. castaneae）	CnWB	栗树丛枝病	AB054986	nr	nr	栗树韧皮部	韩国
狗牙根植原体（P. cynodontis）	BGWL-C1	狗牙根草白化病	AJ550984	nr	nr	狗牙根草韧皮部	意大利
草莓植原体（P. fragariae）	StrawY	草莓致死黄化病	DQ086423	nr	nr	草莓韧皮部	立陶宛
白蜡树植原体（P. fraxini）	AshY1	白蜡树黄化病	AF105315	nr	nr	白蜡树韧皮部	美国
小麦植原体（P. graminis）	SCYP	甘蔗黄化病	AY725228	nr	nr	甘蔗韧皮部	中国
山竹植原体（P. japonicum）	JHP	绣球花绿变	AB010425	nr	nr	绣球花韧皮部	日本
番茄植原体（P. lycopersici）	THP	番茄欧芹叶	AY787136	nr	nr	番茄劲韧皮部	玻利维亚
苹果簇生植原体（P. mali）	AP15R	苹果增殖病	AJ542541	21.4	6 019	西湖海棠苹果韧皮部	意大利
蒺藜植原体（P. omaniense）	IM-3	意大利番泻丛枝病	EF666051	nr	nr	意大利番泻韧皮部	阿曼
小稻叶螨植原体（P. oryzae）	RYD-J	水稻黄矮病	D12581	19.85	5 331	栽培稻韧皮部	日本
菲尼克植原体（P. phoenecium）	Alm WB-A4	杏仁丛枝病	AF515636	nr	nr	扁桃树韧皮部	黎巴嫩
圣吉米尼亚诺植原体（P. pini）	Pin127R	松树黄化病	AJ32155	nr	nr	松树韧皮部	西班牙

续表

种	株	植物疾病	16S rRNA	（G+C）/%	基因组/kb	寄生植物	发生地
猕猴桃植原体 （*P. prunorum*）	ESFY-G1R	欧洲核果黄化病	Aj542544	nr	nr	李树韧皮部	德国
梨植原体 （*P. pyri*）	PD1	梨衰退病	AJ542543	nr	nr	梨树韧皮部	意大利
蝴蝶植原体 （*P. rhamni*）	BWB	鼠李丛枝病	X76431 AJ583009	nr	nr	鼠李韧皮部	美国
腐皮植原体 （*P. solani*）	2642BN	葡萄藤黄化病	AJ964960	29.2	5 702	茄科和稻飞蛾	法国
斯巴达植原体 （*P. spartii*）	Spar	鹰爪豆丛枝病	X96869	nr	nr	鹰爪豆韧皮部	意大利
柳树植原体 （*P. tamaricis*）	SCWB1	盐雪松丛枝病	FJ432664	nr	nr	柽柳韧皮部	中国
三叶草植原体 （*P. trifolii*）	CPR	三叶草增殖病	AY390261	nr	nr	三叶草韧皮部	加拿大
榆树植原体 （*P. ulmi*）	EY1	榆树黄化病	AY197655	nr	nr	美国榆韧皮部	美国
葡萄植原体 （*P. vitis*）	FD	郁金香黄白病	AY197645 AY197644	nr	nr	葡萄藤和带叶蝉	欧洲
枣植原体 （*P. ziziphi*）	JWB	枣丛枝病	AB052876	nr	nr	金丝大枣韧皮部	日本

注：nr. 未报道。

表 2-11　厌氧原体属不同种的特性

种	株	ATCC	16S rRNA 基因	（G+C）/%	生长温度/℃
不溶菌厌氧原体 （*A. abactoclasticum*）	6-1	27 879	M25050	29.3	30～47
溶菌厌氧原体 （*A. bactoclasticum*）	JR	27 112	M25049	32.5～33.7	30～47
中间厌氧原体 （*A. intermedium*）	7LA	43 166	nr	32.5	26～47
可变厌氧原体 （*A. varium*）	A-2	43 167	M23934	33.4	26～47

注：nr. 未报道。

11. 无甾醇原体属种的特性　无甾醇原体属目前仅有一个种，即厌氧无甾醇原体，模式株为 161 株（=ATCC 27880）。DNA G+C（%）含量为 40.2%～40.5%，为牛与羊瘤胃中共栖菌，其致病作用暂不清楚。

（吴移谋　顾伟鸣）

──────　参 考 文 献　──────

1. 曹玉璞，叶元康. 支原体与支原体病. 北京：人民卫生出版社，2000：6-25.
2. kerieg N R，Staley J T，Brown. D R，et al. Bergey's Manual of systematic Bacteriology. Springer New York，second Edition，Volume Four，2010：567-723.
3. 于少帅，徐启聪，林彩丽. 植原体遗传对养性研究现状与展望. 生物多样性，2016：205-215.

第三章
支原体的形态与结构

支原体除没有细胞壁外,其形态结构与细菌相似,但通常比细菌小,染色后用光学显微镜可以观察到其形态,但其超微结构需用电子显微镜观察。了解支原体的形态结构特点对研究支原体的生理活动、鉴别支原体以及支原体感染的诊断和防治等具有重要的理论和实际意义。

第一节　支原体的形态

一、基本形态与染色性

支原体是一类原核细胞型微生物,多数能在无活细胞培养基中自行繁殖。在相差显微镜或暗视野显微镜下观察液体培养的支原体,可见其具有高度的多形性,但基本形态有球形、双球形、丝状等,尚有其他不规则形态。支原体细胞大小悬殊:球形支原体直径为100～800nm,能繁殖的最小单位为300nm,能通过450nm微孔滤膜,压挤下可通过220nm滤膜;丝状体直径为100～400nm,长度为3～100μm,可出现分支或一端膨大,如肺炎支原体(图3-1)。螺原体主要形态为螺旋形,但在某种条件下也可呈圆形、椭圆形、线条形和球状突起等多种形态,直径一般为100～250nm,长2～4μm(图3-2)。有些种属的支原体(肺炎支原体、鸡毒支原体、鼠肺支原体等)在液体培养基中呈滑行运动,肺炎支原体滑行速度为2μm/s,鸡毒支原体稍慢,鼠肺支原体在传代后滑行消失。电镜下可见肺炎支原体、生殖支原体、鼠肺支原体、鸡毒支原体、穿透支原体、梨支原体等致病性支原体顶端有尖端结构,在液体培养基中能以旋转、波动和屈伸的方式运动。支原体革兰氏染色为阴性,但不易着色;吉姆萨染色时间约需15分钟,呈淡紫色;用Hoechest荧光染色素进行DNA染色,可检测细胞培养中的支原体污染。

多数支原体在含0.3%琼脂的半固体培养基中出现"彗星状"菌落,长度为1～2mm,尾在下;厌氧支原体在培养基中、下部生长,如人型支原体、精氨酸支原体、口腔支原体等;需氧支原体在培养基表层生长,如肺炎支原体,但呈细颗粒状,无尾部,这一观察有助于对支原体的初步鉴别。肺炎支原体初次分离株菌落不出现透明边缘区,呈圆形、圆屋顶状或颗粒状,反复传代可呈"油煎蛋"状(图3-3)。脲原体菌落小,直径为15～50μm,粗颗粒状或是极窄周边,有时呈"油煎蛋"状。螺原体在人工培养基上形成颗粒状菌落,有时也形成典型的"油煎蛋"样菌落。支原体菌落用支原体染色液(Dienes染色液)染色成蓝色,不易褪色,而细菌(除嗜血杆菌外)一般不易着色,可用于鉴别支原体。

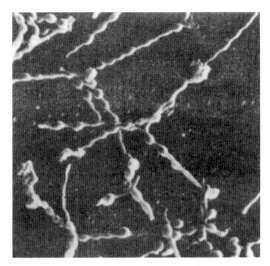

图3-1　肺炎支原体的形态(扫描电镜×10 000)

支原体的形态可因培养基质量、渗透压、湿度及大气环境的不同而有所改变,如人型支原体在

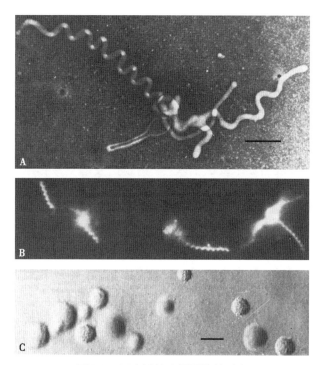

图 3-2　玉米矮缩病螺原体的形态
A. 电镜观察：呈螺旋形；B. 暗视野观察液体培养基形态；C. 螺旋体菌落

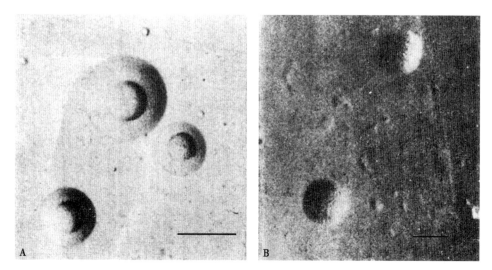

图 3-3　肺炎支原体的菌落
A. 传代"油煎蛋"菌落；B. 原代菌落

低渗环境中呈球形，高渗环境中呈丝状。螺原体需在含 10% 蔗糖的高渗培养基中生长。培养基环境过酸或过碱都对支原体生长不利，如肺炎支原体在培养基 pH 低于 6.8 时容易死亡，脲原体在培养基 pH 高于 7.8 时容易死亡。在培养基中加入 0.075mol/L HEPES 或在 100% CO_2 环境中，脲原体的菌落变大，易出现"油煎蛋"状菌落。

二、生长过程的形态特点

（一）分裂中的形态

支原体除以二分裂繁殖外，还有分节、断裂、出芽或分支等方式（图 3-4）。繁殖形式多样，胞质分裂与基因组复制同步时呈均等二分裂繁殖。快速生长时，常常是胞质分裂落后于基因组的复制，故可形成具有多核的丝状体。由于处于不同分裂过程及分裂后支原体间存在着表面相连，从而出现双极形态、链状、成双排列等，如肺炎支原体由丝状体中含多数球形原生小体组成的长链，成熟后游离而出；鸡毒支原体繁殖时先在极端产生泡状突起，由此小泡形成均等分裂；鼠肺支原体呈芽状增殖，形成丝状体，成熟后原生小体游离而出。螺原体是从丝状体的菌体上分裂出 2 个或 2 个以上的短螺旋形子细胞。

（二）生长周期形态变化

支原体在液体培养基中生长繁殖具有与细菌在液体培养基中生长相似的规律性，一般分为迟缓期、对数期、稳定期和衰亡期，各期支原体形态特点有所不同。在迟缓期，支原体平均数并不增加，但个体增大，染色性强；对数期支原体的形态、大小和染色性均较典型，呈杆状及双极形态，螺原体出现大量活动能力很强的较短的螺旋形菌体，长度小于 1μm；稳定期或衰亡早期支原体形态发生变化，并有许多空泡。在不同生长周期形态有变化，如螺原体在迟缓期球形多，稳定期长度增加。

多数支原体利用碳水化合物作为能源，并需添加维生素、氨基酸、嘌呤和嘧啶。支原体的能量代谢不是独特的，有些是需氧，具有细胞色素系统，并能通过电子传递合成 ATP；有些支原体为厌氧，为发酵性代谢，通过底物水平磷酸化作用产生能量，并产生乳酸作为糖发酵的终产物。

（三）细胞内定位

自 Lo 报道 AIDS 及非 AIDS 患者组织及细胞内检出发酵支原体后，一些学者用金标记抗血清及钌红（ruthenium red）作用后，可见支原体在细胞内，未被染红的细胞膜包绕，而嵌入细胞的支原体，可见其周围有红染的细胞膜。发酵支原体、梨支原体、穿透支原体、人型支原体、生殖支原体、脲原体、精氨酸支原体及肺炎支原体均可在细胞质内见到。胞内定位可以保护支原体免受宿主免疫系统和抗生素的作用，这也是细胞培养物中污染支原体难以被清除以及支原体容易造成隐性感染和慢性感染的原因。

三、滤过性及非典型形态

支原体无细胞壁，具有可塑性。支原体培养物均可通过 0.45μm 孔径的滤膜，加压过滤下可通过 0.22μm 的滤膜。支原体以生物体型（organismal

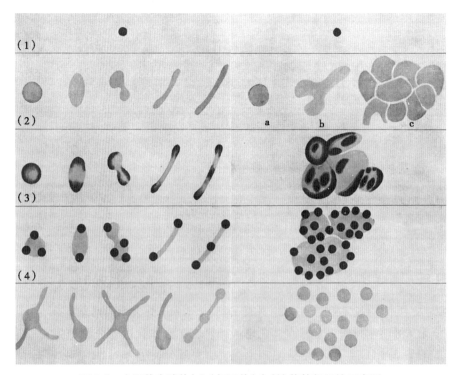

图 3-4 支原体在液体（左）与固体（右）培养基复制的示意图
（1）最小复制单位；（2）多形性支原体细胞；（3）细胞边缘不透明细胞质浓缩；（4）新的子代细胞

form）及超滤颗粒两种形式存在。支原体在某种情况下可出现异常形态，与许多细菌在不适当或不利的条件下出现多种形式的形态变化相似。研究表明，支原体呼吸链较简单，多数缺乏醌类及细胞色素，多数为厌氧，有的兼性厌氧。支原体缺乏合成嘧啶所需的乳清酸代谢途径及合成嘧啶所需酶代谢途径，培养时必须提供一些维生素、氨基酸、嘌呤或嘧啶，否则易出现非典型形态。

第二节　支原体的结构

用电子显微镜观察，支原体无细胞壁，它的最外层是荚膜、黏附蛋白、黏附辅助蛋白与生物膜；其内为三层结构的细胞膜；内部结构位于胞质内，为核质、核糖体、胞质颗粒、质粒与转座子、噬菌体（图3-5）。

一、外表结构

支原体的表面结构常不稳定，用常规方法制备标本容易使其丢失。近年来用钌红等染色法，经电镜证明肺炎支原体、生殖支原体、穿透支原体、梨支原体、鸡毒支原体等都有外表结构。

（一）荚膜

荚膜（capsule）是支原体细胞膜外的一层黏性物质。穿透支原体的超薄切片用钌红染色，在透射电镜下可见到细胞膜表面有一层11～30nm厚的荚膜，其化学成分为多糖。不同支原体荚膜的化学成分与厚度有差异，如鸡毒支原体的荚膜为20nm，猪肺炎支原体为40nm，丝状支原体丝状亚种为30nm，穿透支原体为150nm（图3-6）。支原体荚膜的形成与细菌荚膜一样，一般在机体内易形成，在体外易消失。支原体荚膜具有抵抗宿主细胞的吞噬作用，保护菌体免受和减少溶菌酶、补体、抗体和抗菌物等有害物质的损伤作用，因而荚膜是致病性支原体的重要毒力因子。

（二）黏附蛋白

多数支原体具有黏附蛋白（adhesin protein），依靠黏附蛋白黏附到宿主组织并定植与感染，如肺炎支原体黏附蛋白主要是P1，为肺炎支原体尖端结构的膜蛋白，呈簇状排列（图3-7），对胰蛋白酶敏感，分子量为170kDa，能黏附到呼吸道上皮细胞表面；生殖支原体黏附蛋白为MgPa，系特殊尖端结构组分，分子量为140kDa，能黏附于人类泌尿生殖道上皮细胞上；穿透支原体有尖端结构黏附蛋白，能黏附人和动物红细胞、人CD4+细胞、人单核细胞等，吸附穿入哺乳动物细胞可激发某种信号引起特异性细胞骨架蛋白重排，穿过胞膜，在胞质中大量繁殖，导致宿主细胞受损与死亡。猪肺炎支原体、猪鼻支原体、滑液支原体、牛鼻支原体、鸡毒支原体、羊肺炎支原体均能通过尖端结构黏附到组织细胞，支原体对宿主细胞的黏附是寄生定植和感染的先决条件。突变株黏附能力丢失可导致其感染性丧失，黏附表型的回复，伴随着感染力和毒力恢复。

（三）黏附辅助蛋白

许多人与动物支原体具有对吸附起辅助作用的蛋白，如肺炎支原体有黏附相关蛋白，相对分子量为72kDa、85kDa、37kDa，还包括HMW1～5多

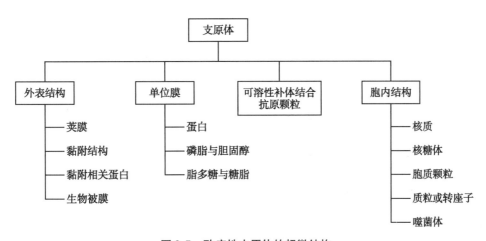

图3-5　致病性支原体的超微结构

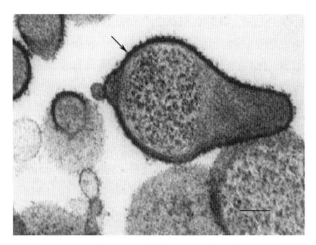

图 3-6 穿透支原体荚膜(透射电镜 ×100 000)

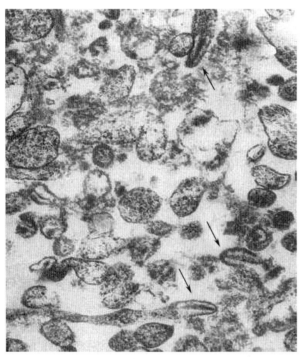

图 3-7 肺炎支原体尖端结构(透射电镜 ×30 000)

肽。穿透支原体也具有黏附相关蛋白,能与 HEP-2 细胞结合,相对分子量为 18kDa、28kDa、32kDa、36kDa、39kDa 和 41kDa,通过免疫印迹发现其中 30～40kDa 蛋白与 HIV 阳性血清反应,但不与正常人血清反应。生殖支原体的黏附相关蛋白有 P110 与 P140 等。这几种蛋白与黏附致病的关系尚不清楚,但与细胞分裂、细胞形态学变化、滑行运动、黏附作用等有关。

(四)生物膜

生物膜(biofilm)是指支原体为了适应环境,黏附于非生物或活性组织表面,分泌大量的多糖、蛋白质和核酸等而形成的不均一的胞外多聚物。将支原体自身包裹在其中而形成的大量菌体聚集膜样物,是支原体在自然界中一种常见的生存状态。支原体能够附着在固体表面形成固体生物膜,也能聚集在气液界面形成液体生物膜,或者在液体内部以细胞簇团的形式存在。在动物组织器官和医疗器械的表面形成的生物膜可以引起各种人和动物致病支原体的耐药性及慢性感染。

目前研究生物膜较多的支原体主要有肺炎支原体、鸡毒支原体、肺支原体、猪肺支原体等。支原体生物膜的形成是一个动态过程,主要包括初始黏附、微菌落形成、生物膜成熟和菌体分散 4 个阶段:①支原体初始到达并可逆地黏附于物体表面,该阶段与支原体本身结构有关,如肺炎支原体 P1 蛋白与唾液酸,也受到非特异性生化作用力,如范德华力、路易斯酸 - 碱作用力等,使支原体可逆地附着于物体表面;②支原体生长繁殖的同时分泌大量胞外多糖(exopoly saccharides,EPS),不断形成微菌落,黏附力由可逆转变为不可逆,EPS 可使支原体彼此黏结并黏附于物体表面;③成熟阶段支原体包裹于 EPS 中,微菌落之间可形成运送养料、酶和代谢废物等复杂的通道网,可用于维持生物膜三维结构的稳定;④分散阶段生物膜支原体离开附着的实体表面,重新黏附于未污染处,继续生长繁殖形成新的生物膜。

透射电镜、扫描电镜和激光共聚焦扫描显微镜等技术,可用于检测生物膜表面结构。

二、细胞膜

支原体无细胞壁,靠细胞膜维持个体形态及生理功能。电镜观察支原体细胞膜分外、中、内三层,厚度一般为 7.5nm,其中外层和内层具有浓电子密度,中层为薄电子密度,内外两层由脂蛋白组成,中层系脂质,其中主要为磷脂,以磷脂酰乙醇胺含量较高,磷脂酰甘油和磷脂酰胆碱次之,尚有胆固醇、脂多糖和糖酯。胆固醇位于磷脂分子之间,对保持细胞膜的完整性具有一定的作用。支原体的细胞膜主要含有:

1. 脂蛋白 该蛋白主要为二酰基脂蛋白,目前从肺炎支原体中鉴定出的脂蛋白有近 50 种,已经证实发酵支原体、猪鼻支原体、唾液支原体和鸡毒支原体中的脂蛋白均为二酰基脂蛋白,此外,在肺炎支原体和鸡毒支原体丝状亚种中可能同时含有二酰基和三酰基脂蛋白,在感染过程中,二酰基和三酰基脂蛋白可能与不同的 Toll 样受体相互作用而引起炎症反应的发生。

2. 多糖 主要存在于脂质部分,如脲原体多糖为中性糖,由甘露醇、葡萄糖和半乳糖组成,3 个糖残基组成的重复片段具有抗原特异性,使每一种血清型均含有一种独特的多糖,该多糖可作为免疫原诱生 IgM 抗体,并可作为 B 淋巴细胞有丝分裂原。

3. 脂多糖(LPS) 某些支原体含有 LPS,为长链的多糖共价结合于膜上的脂类,并且包埋于支原体的细胞膜中,该 LPS 与革兰氏阴性菌的 LPS 相似,但缺少典型细菌 LPS 的脂质骨架和磷酸酯。与细菌 LPS 一样,支原体的 LPS 注入实验动物体内可刺激产生相应抗体,另可帮助稳定细胞膜,辅助支原体吸附于动物细胞表面的受体。支原体的细胞膜是支原体赖以生存的重要结构之一,其主要功能有营养物质吸收、代谢产物排泄、物质转运、生物合成、分泌及呼吸等。细胞膜上的蛋白质是支原体重要表面抗原,与血清学分型有关,如脲原体根据膜蛋白抗原分为 14 个血清型,人型支原体分为 7 个血清型。

三、胞内结构

用电镜观察可见支原体网状的胞质基质内存在多种大小不等、性质不一的超微结构,主要为核糖体、核质、胞质颗粒、质粒与转座子和噬菌体等。

(一)核糖体

支原体核糖体沉降系数为 70S,适当情况下可解离为 30S 及 50S 亚基,负责蛋白质合成,其中 RNA:蛋白质 =60:40。核糖体在胞质内分散游离或倾向在四周分布,即靠近胞质内膜出现一层由核糖体组成的密集带。RNA 基本性质见表 3-1。

表 3-1 支原体 RNA 的性质

种类	(G+C)/%	结构	核苷酸序列特点
rRNA	43~48	23S、16S、5S	与细菌不相同
tRNA	50~55	同工 tRNA 较少	G+ 菌相近

(二)核质

支原体的核与细菌一样,无核膜将其与胞质分隔,无核仁和有丝分裂器,故称为核质(nuclear material)。基因组是一个环状双股 DNA,分子量为 5×10^5 kDa,而细菌中最小的基因组分子量为 1×10^6 kDa。基因组全长:支原体属为 580~1 350kb;脲原体属为 760~1 170kb;螺原体属为 940~2 220kb;虫原体属为 870~900kb;无胆甾原体属为 1 500~2 100kb;植原体属为 530~1 350kb;厌氧原体属为 1 542~1 715kb。支原体的 G+C(%)含量低,一般为 23%~40%,而大多数细菌为 25%~50%,故其合成与代谢都有限。1994 年 Luciier 等建立了完整的生殖支原体基因文库,将生殖支原体染色体 99% 的基因无缺失重排地克隆到 20 个重组质粒和 1 个入噬菌体中,确定生殖支原体的 DNA 量为 578kb,有 3 种主要基因序列。①生殖支原体黏附蛋白基因:以重复形式存在于染色体的高拷贝区,成簇地分布在亲本操纵子附近,其基因序列为 4 335 个核苷酸,编码 1 445 个氨基酸,相对分子量为 159.6kDa;②rRNA 基因:生殖支原体只含一个 rRNA 操纵子,占 5kb,只有肺炎支原体 700kb 的 1%;③*tuf* 基因:核苷酸序列共有 1 320 个,在翻译过程中起重要作用,每个生殖支原体含一个编码 TU 的 *tuf* 基因,与大肠埃希菌和其他细菌的 *tuf* 基因很相似,但不含 SD 序列。

(三)胞质颗粒

支原体胞质中含有多种胞质颗粒(cytoplasmic granules),包括糖原、多糖、脂类、磷酸盐等,大多为储藏的营养物质。胞质颗粒不是支原体恒定结构,不同支原体有不同胞质颗粒,同一支原体在不同环境或生长期亦可不同。一般当营养充足时,胞质颗粒较多;营养和能源短缺时,颗粒减少甚至消失。生殖支原体在陈旧培养物中,胞质颗粒消失,有的个体中存在空泡。穿透支原体在营养充足时,一端为致密尖端结构,内含细小颗粒,另一端呈疏松宽大的体部,内含粗大的颗粒。

(四)质粒与转座子

1. 质粒 质粒(plasmid)是支原体的染色体外遗传物质,存在于细胞质中,大部分为环状 DNA,少数为线状 DNA,带有遗传信息,控制支原体的特定遗传性状。支原体的质粒能独立自行复制,

表 3-2 4 种螺原体噬菌体的特性

特性	SpV1	SpV2	SpV3	SpV4
宿主	螺原体	柑橘螺原体	螺原体	意蜂螺原体
培养	能培养	不能培养	能培养	能培养
病毒体释放	非溶解	溶解	出芽	溶解
形态与大小/nm	裸露杆状(直径15～280)	长尾多面体(直径48～58)	短尾多面体(直径35～44)	裸露20面体(直径27)
基因组大小/kb	环状单链DNA(7.5～8.5)	双股DNA	双股线状DNA(16)	单股环状DNA(4.4)
蛋白质/kDa	主要衣壳蛋白(7.5)	不清楚	5～7个蛋白,分子量依菌株不同	主要衣壳蛋白(63)
噬菌体类型	M13	长尾噬菌体	短尾噬菌体	φX174

随菌体分裂转移到细胞质中。质粒不是支原体生长必需的,失去质粒的支原体仍然能正常存活。用电镜及密度梯度离心证实关节支原体、人型支原体、牛支原体、无乳支原体、猪肺支原体、猪鼻支原体、花中间原体、无胆甾原体、植原体及螺原体均存在大小不等的质粒,大小为5.67～33.2kb。每个支原体细胞含50～100个质粒,为单股或双股DNA,也有环状或线状DNA。质粒基因组与支原体的染色体可以整合,尤其是植原体与螺原体,这种整合易致基因多样化,植原体质粒编码的绝大部分蛋白质是膜蛋白和分泌蛋白,它们可能在植原体和宿主的相互作用及媒介昆虫传播中发挥重要作用。

2. 转座子(transposon,Tn) 近年研究发现在脲原体、人型支原体、螺原体和植原体等的基因组上带有转座子,如Tn1545和Tn916,其转座子上携带 tetM 耐药基因,可以单独作为 tetM 基因耐药性转座子或与其他耐药性基因一起共同组成多重耐药性基因,导致支原体对多种抗菌药物耐药。

(五)噬菌体

噬菌体(bacteriophage)是感染螺原体的病毒,具有病毒的基本特性:个体微小,可以通过细菌滤器;无细胞结构,主要由蛋白质构成的衣壳和包含于其中的核酸组成;只能在活的螺原体内复制,是一种专性胞内寄生的病毒,具有严格的宿主特异性,在易感宿主体内可裂解螺原体。目前,在螺原体中发现有4种噬菌体(SpV1～SpV4),其主要生物学特征见表3-2。

(吴移谋 顾伟鸣)

参 考 文 献

1. Aparicio D, Torres-Puig S, Ratera M, et al. *Mycoplasma genitalium* adhesin P110 binds sialicacid human receptors. Nat Commun, 2018, 9(1): 4471.

2. Deng X, Dai P, Yu M, et al. Cyclophilin A is the potential receptor of the *Mycoplasma genitalium* adhesion protein. Int J Med Microbiol, 2018, 308(3): 405-412.

3. Chen H, Yu S, Hu M, et al. Identification of biofilm formation by *Mycoplasma gallisepticum*. Vet. Microbiol, 2012, 161(1-2): 96-103.

4. Simmons W L, Dybvig K. *Mycoplasma* biofilm ex vivo and in vivo. FEMS Microbiol Lett, 2009, 295(1): 77-81.

5. Kornspan J D, Tarshis M, Rottem S. Adhesion and biofilm formation of *Mycoplasma pneumoniae* on an abiotic surface. Arch Microbiol, 2011, 193(11): 833-836.

6. Santos-Junior M N, Rezende I S, Souza C L S, et al. *Ureaplasma diversum* and Its Membrane Associated Lipoproteins Activate Inflammatory Genes Through the NF-κB Pathway via Toll-Like Receptor 4. Front Microbiol, 2018, 9: 1538.

7. 罗浩荡, 游晓星, 吴移谋. 肺炎支原体致炎的分子机制研究进展. 免疫学杂志, 2017, 33(7): 639-644.

8. 宋传生, 林彩丽, 田国忠. 苦楝丛枝植原体质粒的测定与分子特征. 微生物学报, 2011, 51(9): 1158-1167.

9. Matteau D, Pepin M E, Baby V, et al. Development of *oriC*-Based Plasmids for *Mesoplasma florum*. Applied and Environmental Microbiology, 2017, 83(7): e03374-16

10. Wei W, Davis R E, Jomantiene R, et al. Ancient, recurrent phage attacks and recombination shaped dynamic sequence-variable mosaics at the root of phytoplasma genome evolution. PNAS, 2008, 105(33): 11827-11832.

11. Blötz C, Stülke J. Glycerol metabolism and its implication in virulence in *Mycoplasma*. FEMS Microbiol Rev, 2017, 41(5): 640-65213.

12. Shimizu T. Inflammation-inducing Factors of *Mycoplasma pneumoniae*. Front Microbiol, 2016, 7: 414.

第四章
支原体的生理学

支原体是一类无细胞壁，能在无生命培养基中生长繁殖的最小的原核细胞型微生物。支原体在化学组成、生理与代谢等方面和细菌相似，属于广义上的细菌范畴，但亦有其独特之处。

第一节 支原体的化学组成

支原体在化学组成方面与原核细胞型微生物相类似，包括蛋白质、遗传物质、脂类和糖类等。

一、蛋白质

与其他微生物一样，支原体也含有较多的蛋白质，包括膜蛋白和胞质内的酶蛋白等。

（一）膜蛋白

支原体的膜蛋白主要以内在膜蛋白和外周膜蛋白等形式存在，内在膜蛋白不同程度地镶嵌在脂质双层之间，而外周膜蛋白主要通过次级键结合于细胞膜上，内在膜蛋白也称为脂质相关膜蛋白（lipid-associated membrane proteins，LAMPs）。大部分支原体 LAMPs 的结构与其他细菌脂蛋白的结构非常相似，其氨基端含有的甘油二酯 - 半胱氨酸是 LAMPs 免疫活性的物质基础，能结合甘油二酯的脂肪酸链结构而锚定于细胞膜上。其中的外周膜蛋白含有两条酰化链的二酰甘油（DAG），后者通过 O 酯键连接在肽链 N- 末端半胱氨酸（Cys）的巯基上，通过其酰基链锚定于细胞膜上。由于绝大部分支原体没有氨基端酰基转移酶基因，因此支原体 LAMPs 的氨基端为未被酰化的 Cys 残基，含有自由的氨基。但在细菌的脂蛋白中，该氨基能结合于长链脂肪酸，这可能是支原体 LAMPs 与其他细菌脂蛋白致病机制不同的原因之一。支原体 LAMPs 的羧基端为多肽。

脂蛋白具有较强的免疫原性，与支原体的致病性有关。一些支原体的 LAMPs 能介导支原体黏附到宿主细胞表面，因此又称之为黏附蛋白。支原体的黏附蛋白包括黏附素和黏附辅助蛋白，黏附辅助蛋白与黏附素共同组成黏附蛋白复合体，并通过影响黏附蛋白的定位而影响其功能。研究表明生殖支原体黏附蛋白 MgPa 可与人尿道上皮细胞表面的亲环蛋白（CypA）受体结合介导生殖支原体黏附或侵入细胞内。研究表明生殖支原体、穿透支原体、发酵支原体和解脲脲原体的 LAMPs 还能通过激活 NF-κB 诱导巨噬细胞产生 NO、IL-1β、IL-6、IL-8 和 TNF-α 等炎症性细胞因子，因而对宿主细胞具有毒性作用。

另外，支原体膜蛋白分布的不对称性比脂类更明显，且其膜蛋白多半是"内向"的，而其"横向"运动则受膜内脂类物质物理状态的制约。膜蛋白和脂类的相对含量和支原体的培养时间有关，随着培养时间的延长，膜内磷脂和胆固醇的含量不断下降，蛋白质的比例则相应地上升，膜的流动性随之下降。

糖蛋白主要是细胞膜成分，肺炎支原体的细胞膜组分经 SDS 聚丙烯酰胺凝胶电泳分离后得到 1 条糖蛋白带，含 80%～90% 的氨基酸（主要是甘氨酸和组氨酸）和 7% 的糖类（主要是葡萄糖、半乳糖和葡糖胺）。这类蛋白质位于膜外层，被认为是黏附于宿主细胞膜的结合部位。

（二）酶蛋白

支原体具有一些与代谢和毒力有关的酶蛋白，如甘油 -3- 磷酸氧化酶、精氨酸脱亚胺酶、糖基转移酶等。研究表明无胆甾原体细胞膜面向细胞质的一侧具有电子传递系统中的 NADH 氧化酶和黄素蛋白酶两种酶。支原体属和螺原体属都有 ATP 酶，其活性有赖于膜脂类，而去污剂和磷酸酯酶能很快使该酶失活。一些支原体的膜内具有与脂类和糖类合成有关的酶蛋白。如生殖支原体具有的糖基转移酶与糖脂类的合成有关。另外，牛支原体的果糖 -1,6- 二磷酸醛缩酶与其在宿主细胞的定植有关。

二、遗传物质

（一）核酸

支原体核酸的显著特征是 G+C（%）含量低，除少数支原体外，大多数支原体基因组中 G+C（%）含量平均为 24%～33%，且 G+C（%）含量在基因组中分布不均，如生殖支原体基因组中 G+C（%）含量为 32%，而 rRNA 和 tRNA 的 G+C（%）含量分别达 44% 和 52%。另外，支原体的同工 tRNA 的种类少，例如甲硫氨酸、甘氨酸、赖氨酸、缬氨酸和苯丙氨酸等的 tRNA 都只有 1 种。支原体的 tRNA 中很少见到经修饰的稀有核苷酸。另外，支原体 tRNA 的核苷酸序列与革兰氏阳性菌 tRNA 的核苷酸序列较接近，与革兰氏阴性菌的 tRNA 则有较大差异，例如丝状支原体山羊亚种（*M. mycoides* subsp. *capri*）的甲酰甲硫氨酸 tRNA 结构与枯草杆菌（*B. subtilis*）的相比只有 6 处不同，但与大肠埃希菌（*E. coli*）的相比则有 12 处不同。支原体的 rRNA 与细菌的差异较明显，Reff 认为 rRNA 是进化上较为保守的分子，这为支原体单独建立柔膜体纲提供了分子生物学的理论支持。

（二）基因组

与其他原核生物一样，支原体基因组也是由双链 DNA 组成的，其基因组大小介于 580～1 380kb，在能够独立繁殖的原核细胞型生物中，支原体属和脲原体属的基因组是最小的。另外，不同支原体种属间的基因组大小有所不同，其原因除了基因组中大量的重复元件和插入序列引起的改变外，可能还与外来基因（如病毒基因）的整合有关。另外，支原体基因组中某些位点腺嘌呤和胞嘧啶碱基呈甲基化状态，甲基化的程度与类型在支原体的分类中具有重要意义。

（三）质粒

1980 年 Ranhand 经电镜和密度梯度离心等方法首次证实螺原体中存在质粒，研究证实在关节炎支原体（*M. arthritidis*）、蕈状支原体、人型支原体和莱氏无胆甾原体等其他支原体中也存在质粒。支原体中所带质粒包括 pADB 201 和 pKMK 1 两种，均为隐蔽性质粒，其功能尚不清楚。

三、脂类

在支原体的细胞膜中，含有较多的脂类物质，其含量约占膜成分的 1/3，主要包括胆固醇、磷脂和脂多糖。

（一）胆固醇

胆固醇与膜结合可稳定膜的结构，使柔韧性减少。在不同属的支原体中，其胆固醇的含量也不一样，如支原体属和螺原体属内胆固醇的含量比无胆甾原体属高得多。需胆固醇的支原体（支原体属和螺原体属中的支原体）不能合成膜内的脂肪酸，主要依靠胆固醇来调节膜的流动性和稳定细胞膜的结构。而无胆甾原体属中的莱氏无胆甾原体，主要依靠调节膜内脂肪酸的组成来调节膜的流动性，即在低温下生长时膜内油酸（十八烯酸）的含量比较高，而当处于较高温度时，则棕榈酸（十六烷酸）的含量增加以增大细胞膜的流动性。

（二）磷脂

磷脂是细胞膜的主要结构物质，是一种非常重要的复合脂，含有高度疏水（脂肪酸）和相对亲水（甘油）部分，因而能以不同的化学形式存在。支原体的膜普遍含有磷脂酰甘油和双磷脂酰甘油，其中的磷脂酰甘油含量只占细胞膜脂类总量的 3%，但对保护 ATP 酶有重要意义。另外，支原体与专性厌氧菌一样，还含有缩醛磷脂。

（三）脂多糖

某些支原体细胞膜中含有脂多糖化合物，具有免疫原性、且能稳定细胞膜和辅助支原体吸附于易感动物细胞表面受体。支原体的脂多糖化合物与革兰氏阴性菌的脂多糖相似，但它缺少典型的细菌脂多糖的脂质骨架和磷酸酯。

四、糖类

糖类是碳、氢和氧之间以 1:2:1 组成的有机化合物，与生物学相关性最大的糖类是含有 4～7 个碳原子的糖类。单糖能以 α 或 β 两种糖苷键相连而形成多糖，多糖除了是碳和能源的储存物质外，还能和其他类型的大分子结合，如与蛋白质和脂类结合分别形成糖蛋白和糖脂，这些化合物在细胞膜中起重要作用。肺炎支原体与莱氏无胆甾原体的膜脂主要就是糖脂，葡萄糖与脂肪酸按 1:4

的比例形成具免疫原性的"糖脂 x"。

除参与糖脂及糖蛋白等组成外，糖类还能形成膜外的一些附属物。例如丝状支原体丝状亚种膜外的"荚膜"，主要由半乳聚糖组成，该化合物对动物细胞有毒性，是一种重要的致病因子。另外，莱氏无胆甾原体菌体表面具有由 N- 乙酰半乳糖胺和 N- 乙酰葡糖胺组成的己糖胺聚合物。

（曾焱华）

第二节　支原体的营养及代谢

一、营养

（一）营养成分

支原体基因组很小，生物合成和代谢能力相当有限，因此支原体生存所需的营养成分主要从外界摄取。支原体对营养物质要求苛刻，所需的主要营养成分包括胆固醇、脂肪酸、核酸前体和供给能量的物质等。

1. 胆固醇和脂肪酸　除无胆甾原体外，大多数支原体的生长需要胆固醇，通常在培养基中加入牛或马血清，为支原体生长提供胆固醇和必需的饱和或不饱和脂肪酸。血清中所含胆固醇的主要成分为高密度脂蛋白（HDL），血清中的白蛋白是支原体生长所需脂肪酸的载体。由于不同动物甚至同种动物不同批号的血清所含 HDL、低密度脂蛋白（LDL）和极低密度脂蛋白（VLDL）的量有差异，故用其培养支原体的效果也有所不同。Meera 等利用非靶向代谢组学技术证实感染猪肺炎支原体的猪的血清中肉豆蔻酸、棕榈油酸、油酸和亚油酸等脂肪酸的含量显著上升，说明猪肺炎支原体生长繁殖时对脂肪酸具有强烈需求。

2. 核酸前体　支原体缺乏合成嘧啶所需的乳清酸代谢途径和合成嘌呤所需的酶促代谢途径，因此培养基内至少应提供一种嘌呤碱和嘧啶碱。由于支原体缺乏核苷酸从头合成途径，核苷激酶和脱氧腺苷激酶能把核苷和脱氧核苷磷酸化为相应的核苷酸。实验证明，许多支原体如白丝状支原体丝状亚种，其酶系统能将培养液中的核苷分解为自由碱基，因此可以通过补救合成途径合成所需核苷酸，而人工培养的真核细胞则很难利用嘌呤碱或嘧啶碱，据此可以检测真核细胞培养物中是否受到支原体的污染。

3. 供给能量的物质　支原体的能量代谢系统比较简单，呼吸链不完整，缺乏醌、细胞色素和三羧酸循环所需的酶类等，因此，支原体主要依靠底物的磷酸化产生 ATP，而不是氧化磷酸化过程。大部分支原体以葡萄糖、精氨酸、尿素和有机酸（如乳酸和丙酮酸）等原料作为能量来源。解脲脲原体缺乏糖酵解、精氨酸 ATP 水解酶或乙酸激酶 -ATP 产生途径，但含有尿素水解酶，因此尿素可能是解脲脲原体所需能源物质。能量产生的机制可能是胞外尿素的水解导致氨离子堆积，通过化学渗透机制与 ATP 偶联而产生能量。

4. 其他　除了以上营养物质外，支原体的生长还需要 DNA、NADH、核黄素、血清等生长因子。

培养基中的营养成分对支原体的发育有较大影响，如甘油三油酸酯等长链不饱和脂肪酸使支原体形成类似灯丝样形状。另外，脂肪酸量的不均衡或不饱和脂肪酸的缺少会使支原体菌体膨胀而导致不能正常发育。但这些影响在不同支原体菌种之间也会有些差异。值得注意的是，尽管支原体对营养要求苛刻，但并非营养成分越丰富，培养效果越好。有些"难培养"支原体并非是缺乏相应的营养成分，而是某种营养成分对支原体具有毒性作用。如蛋白胨和酵母提取液中的某些成分是部分支原体的生长抑制因子。

（二）转运系统

由于支原体的生物合成能力有限，许多营养物质需要依靠外源性供给，因此支原体需要较多的运输系统来运输营养物质。但与大肠埃希菌和枯草杆菌相比，支原体拥有的运输蛋白数量并不多，这可能是由于支原体只有一个通透屏障，其运输系统的底物特异性较低，而且生物合成过程中耗能少等所致。支原体的呼吸（能量代谢）系统比较简单，缺乏泛醌、细胞色素等，呼吸链进行到黄素蛋白即终止了，故 ATP 的产生主要依靠底物水平磷酸化，而不是氧化磷酸化。

在支原体中已发现 3 种类型的转运系统，即 ABC 转运系统、依赖磷酸烯醇丙酮酸的磷酸转移酶系统（PTS）和易化扩散。

1. ABC 转运系统　ABC 转运系统由两个 ATP 结合区、两个跨膜区和一个底物结合区组成，主要参与胞内和胞外间的物质转运，包括糖类、肽类、蛋白质和毒素等。该系统的某些蛋白质具有相变异的特征，能相应地改变底物的特异性和转运功能。Dudler 等首先证实在猪鼻支原体（*M. hyorhinis*）和猪肺炎支原体（*M. hyopneumoniae*）中存在 ABC 转运系统。现已证实肺炎支原体、生殖支原体和发酵支原体都具有 ABC 转运系统。

2. 依赖磷酸烯醇丙酮酸的磷酸转移酶系统（PTS）　PTS 是大多数细菌的糖转移系统，包含对糖专一的酶Ⅱ和不专一的酶Ⅰ及热稳定性组氨酸磷酸化蛋白（heat-stable histidine-phosphoryl protein，HPr）。研究表明，山羊支原体有与大肠埃希菌相似的 PTS，但两者的酶Ⅱ和 HPr 的分子结构有差异，二者没有交叉免疫反应。山羊支原体酶Ⅱ的作用还与细胞内环腺苷酸（cAMP）水平的调节有关。当基质中葡萄糖的浓度上升时，体内 cAMP 的浓度则下降。研究表明在培养基中添加甘油，HPr 激酶/磷酸化酶（HPrK/P）的活性会显著增加。肺炎支原体的 HPrK/P 在低 ATP 浓度时即具有激酶活性，而其他细菌的 HPrK/P 需要高 ATP 浓度时才能发挥激酶活性。有些支原体如莱氏无胆甾原体缺乏 PTS，但用其离体细胞膜制成的膜小囊能主动运输糖类。实验证明，双环己基碳化二亚胺（膜结合的 ATP 酶的抑制剂）和砷酸盐（糖酵解磷酸化作用的抑制剂）能抑制该支原体的糖运输，说明其主动运输所需能量来自糖酵解和 ATP 的水解。总之，HPr 和 HPrK/P 是 PTS 发挥功能的重要组成部分，对支原体的能量摄取具有重要作用。

3. 易化扩散　支原体中存在的易化扩散以跨膜蛋白作为载体。许多必需的营养物质，例如葡萄糖和氨基酸都不溶于脂质，但在跨膜蛋白的帮助下，可以被动跨膜转运。被转运的分子先与跨膜蛋白质膜一侧的特定部位选择性结合，使跨膜蛋白质发生构象改变，把所结合的分子转运到浓度较低的膜的另一侧，并将之释放出来，此时，载体再恢复到原来的构象以进行下一次的结合和转运。

二、代谢

根据对糖类分解的能力不同，可将支原体分为发酵型和非发酵型两种。发酵型支原体主要依靠糖酵解途径分解糖类物质产酸而使培养基的 pH 下降，除脲原体属以外多数支原体主要依靠糖酵解途径分解葡萄糖合成 ATP 作为能源。另外，

在支原体中也检测到编码丙酮酸复合体、磷酸乙酰转移酶和丙酮酸激酶的基因，故其分解葡萄糖的最终代谢产物主要是乳糖、丙酮酸、脂肪酸及 ATP。

非发酵型支原体主要通过精氨酸脱氢酶、鸟氨酸甲酰转移酶及氨基甲酸激酶等，将精氨酸通过底物水平磷酸化而分解成瓜氨酸、鸟氨酸、CO_2、NH_3 及产生 ATP 而获得能量。由于精氨酸脱氢酶途径在一些发酵型的螺原体和少数发酵型支原体中也存在，因此，当培养基中同时有葡萄糖和精氨酸时，分解葡萄糖产生的酸可能被分解精氨酸产生的碱中和，使其 pH 不发生明显改变而影响精氨酸利用试验的结果判断。

此外，有一些支原体如无乳支原体（*M. agalactiae*）、牛生殖道支原体（*M. bovigenitalium*）和牛支原体（*M. bovis*）既不发酵糖类，也不能分解精氨酸，但是能将一些有机酸如乳酸、丙酮酸等经乳酸激酶、丙酮酸激酶氧化为醋酸和 CO_2 以供给能量。脲原体虽不能利用葡萄糖及精氨酸，也不能经乳酸激酶途径产生 ATP，但脲原体自身具有的尿素酶能分解尿素产生 NH_3。尿素酶在 pH 5.0～6.0 时活性较好，但在 pH 8.0 以上则迅速失去活性。

利用支原体的上述代谢特性，培养支原体时可在培养基中添加葡萄糖、精氨酸或尿素作为底物，并以酚红作指示剂，底物的分解使培养基的 pH 升高或降低，将培养基的颜色改变情况作为判断各类支原体生长的初步指征。另外，肺炎支原体能还原美蓝，在有氧条件下能使无色的 2，3，5-三苯基氯化四氮唑（TTC）还原为粉红色的三苯甲簪，并产生 H_2O_2，临床可根据这些特性来鉴定肺炎支原体。支原体还具有吸附哺乳动物红细胞并且使其破坏而发生溶血的特性，如肺炎支原体对豚鼠红细胞的溶血反应表现为"β"溶血环，其他支原体则表现为"α"或"γ"溶血环，这些溶血特性可作为鉴定支原体型别的重要指标。

（曾焱华）

第三节　支原体合成生物学

支原体合成生物学的本质是合成基因组学。该研究主要由 J. Craig Venter 团队开展，历时 21

年，最终达到可以对支原体的全基因组进行设计、合成并组装成新生命的水平。"人造生命"的实现主要通过四个步骤：①实现天然支原体染色体向原生质体的移植。②化学合成支原体的全基因组（人工染色体）。③人工染色体控制细胞的生命特征。④人为地设计、合成基因组，从而组装成新的支原体细胞。其中最大的技术瓶颈在第二步，难点在于合成的小片段基因如何整合成一个完整的染色体基因组。早在 2002 年，Eckard Wimmer 团队合成了世界上第一个人造病毒。2010 年，Venter团队合成了第一个具备生长和繁殖能力的原核生物——支原体"辛西娅"。2018 年，最小的真核模式生物——酵母也由中美科学家完成了人工合成。合成生物学的出现与发展，表明自然界的遗传规律可以被人为打破，人工可以干预复杂的生命体系。合成生物学最终极的目标是：明确维持基本生命特征的核心基因群，解码每个基因的作用，通过设计和改造，直接创造出表型与人们意愿一致的目标生命。合成基因组学对人类的生存产生并将继续产生深远影响，包括新化学和能源的产生、人类健康和医学的进步、清洁水和食品的生产、对环境的积极影响，甚至可能对我们的进化产生影响。

一、最小基因组的概念

支原体是从复杂的细菌通过减少在感染宿主时非必需的基因和功能进化而来。最小细胞的概念是 20 世纪 50 年代由 Harold Morowitz 和他的同事提出，他们的研究很快聚焦于物理大小和基因组大小均最小的生殖支原体（约 577kb）。随着测序技术的发展，最小基因组的概念被提出，它是指能够使生物生长和繁殖所必需的最少数目的基因。各种理论和实验手段都被用于最小基因组的研究。通过比较基因组学的方法，可以找出一群所有物种基因组所共有的同源基因家族，这些基因（家族）给出了最小基因组的一个近似范围。但是有些基因的保守功能由非直系同源基因来执行，这样就需要实验手段来进一步验证。通过转座子 Tn4001 引入随机突变，如果基因突变后依然可以存活下来，表明突变的基因为非必需基因，不属于最小基因组的范畴。支原体的最小基因组最先是由 Mushegian 和 Koonin 在生殖支原体提出，通过

多种方法，推测有 265～350 个基因组成了生殖支原体的最小基因组。由于生殖支原体的基因组最小，所以一开始被作为研究合成生物学的最佳物种。但是由于其生长速度较慢，被基因组大小为 1 080kb 的蕈状支原体所代替。支原体最小基因组的范畴也由于合成生物学的发展进一步精确与缩小。

二、基因组在细菌间的移植：从一个物种变到另一个物种

合成生命的第一步是实现外源基因组可以在细菌原生质体中存活，并且生长和繁殖。2007 年，Venter 团队通过移植染色体技术完成了山羊支原体向蕈状支原体的转化。具体过程是把蕈状支原体的几乎不带蛋白的完整基因组 DNA 通过聚乙二醇的方法移植到山羊支原体中。通过四环素抗性进行筛选带有蕈状支原体遗传物质的山羊支原体。通过测序鉴定，发现新组成的细胞含有供体蕈状支原体的全部基因组，并且完全检测不到受体细胞山羊支原体的基因组序列。通过表型鉴定发现，新细胞几乎完全具备了蕈状支原体的生物学特性。

三、人工染色体的化学合成、组装和控制新生命

支原体染色体的化学合成最先是 2008 年在生殖支原体上完成的。完全化学合成了 582 970 对碱基的生殖支原体基因组，除了毒力基因 MG408 被插入的抗生素标记基因所破坏外，它包含生殖支原体 G37 株野生型的所有基因。为了区分这个人工染色体，转座子插入位点人为地添加了"水纹"。这个 580kb 的人工染色体是分 5 个步骤完成的，5～7kb 大小的合成核苷酸片段通过大肠埃希菌 BAC 同源重组的方式形成 24kb、72kb（1/8 基因组）和 144kb（1/4 基因组）的片段。4 个 144kb 基因组在测序完全正确后，通过酵母系统进行同源重组，形成完整的生殖支原体染色体。最后获得了一个测序完全正确的克隆，命名为 JCVI-1.0（图 4-1）。随后，染色体的人工合成方法又获得了拓展。可以通过"一步法"在酵母中获得生殖支原体的全基因组染色体，它是由覆盖生殖支原体全基因组的 25 个 DNA 片段重组

而来。由于生殖支原体的生长速度缓慢，之后的研究主要集中到生长迅速、基因组大小中等的蕈状支原体。蕈状支原体人工染色体的构建方法是：首先把携带包含酵母着丝粒的复制原件插入到克隆的蕈状支原体基因组，然后转染酵母，经过酵母的基因操作系统修饰后转入山羊支原体的原生质体，这样使得蕈状支原体的染色体不会被山羊支原体的原生质体中的一些工具修饰和改变。这些技术为大分子 DNA 的人工合成提供了方法，同时也为人工合成天然 DNA 片段和人为设计 DNA 片段杂合体提供方法。2010 年，综合上述 3 种方法的经验，Venter 团队人工合成和组装了 1.08Mb 的蕈状支原体基因组。把这个染色体移入山羊支原体的原生质体后，形成能够生长和繁殖的支原体。这个新生命的基因型和表型与蕈状支原体几乎完全一致。这标志着"人造生命"的正式成功。

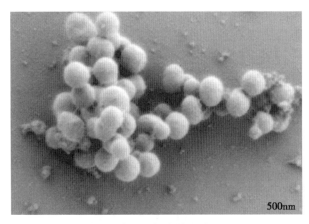

图 4-1　人造支原体的扫描电镜照片（JCVI-syn1.0）

四、设计和合成生命

人工合成支原体的成功和最小基因组的提出，提示在此基础上，还可以通过基因组设计和人工合成的方法，创造一个比任何天然生命都小的人工细胞。通过该方法可最小化一个细胞的基因组借此来鉴定维持生命的最小基因组。在设计 JCVI-syn2.0 的时候，仅依赖分子生物学知识和有限的转座突变数据来合成基因组时，并没有获得可以存活的细胞。因为除了必需和非必需基因外，还有许多半 - 必需基因，这些基因可能对细胞的

存活不是绝对重要的，但是他们的存在却是细胞强劲生长所必需的。通过改良的转座子突变方法进行筛选，可以确定更多基因独立的分子和生物学功能。基于这种方法的筛选及后期的设计，以蕈状支原体基因组为模板合成了 JCVI-syn3.0，它包含蕈状支原体完整基因组不到一半的基因，约 531kb，编码 473 个基因。这些基因中保留了半 - 必需基因，其中 79 个基因没有明确的功能归类，其余的主要分为 4 大功能类：①基因的表达（195 个基因）；②基因组信息的维持（34 个基因）；③细胞膜的结构和功能（84 个基因）；④胞质内代谢（81 个基因）。在从 JCVI-syn1.0 到 JCVI-syn3.0 的过程中，发现基因组的大小和细胞的生长速率存在制约关系。JCVI-syn3.0 是目前可以使细胞存活的最小基因组。但是 JCVI-syn3.0 的生长速率是 JCVI-syn1.0 的 1/3（图 4-2，见文末彩插）。然而，它依然保留了相当数目的未知功能基因，提示在基因组中还存在未发现的对维持生命至关重要的功能。因此，JCVI-syn3.0 可以作为一个为研究生命核心功能的重要平台，该技术也为在基因组层面大范围编辑提供可能。

（陈　蓉　冯志新）

第四节　支原体的生长和培养特性

支原体虽然能在无生命培养基中繁殖，但支原体对营养物质的要求比一般细菌高，除了无胆甾原体外，其他支原体的培养需在培养基中加入 10%～20% 的牛或马血清，以提供细胞膜合成所需的胆固醇和其他长链脂肪酸，并可稳定细胞膜。

一、生长特性

支原体的繁殖速度比细菌慢，其世代时间为 1～3h，长者达 6～9h。支原体的繁殖方式多样，除了以二分裂方式进行繁殖外，还有分节、出芽或分支和断裂（球体延伸形成丝状后断裂成球杆状颗粒）等繁殖方式。如肺炎支原体在增殖过程中，由于胞膜的分裂滞后于核酸的复制而形成含多数球形原生小体的多核丝状体。鸡毒支原体繁殖时先在极端产生泡状突起，由此小泡形成均等分裂。鼠肺支原体则以出芽方式增殖。

支原体的群体生长曲线类似于细菌,但生长量相对较低,如解脲脲原体生长量最大时也只有 $10^6\sim10^7$CFU/ml。这除了与支原体对营养物质的要求较高有关外,还与培养基中的蛋白胨和酵母提取物中可能含有抑制支原体生长的因子有关。

支原体一般在 pH 7.6～8.0 时生长较好,低于 7.0 则被抑制或死亡。但嗜热原体在 pH 2.0～3.0 的酸性环境中生长较好。解脲脲原体生长的最适 pH 为 5.5～6.5,因为解脲脲原体在培养时能分解尿素产生 NH_3,使 pH 升高,如不及时移种,会迅速死亡。若能利用缓冲系统中和所产生的 NH_3,则可使解脲脲原体继续生长。但支原体对渗透压较敏感,环境中的渗透压应保持在 1×10^4～1.4×10^4Pa,因此培养基中需要提供合适浓度的缓冲物质。

不同支原体对氧的需求不一样,初次分离的支原体多数为兼性厌氧,少数在有氧条件下能生长,但一般在含 5%～10% CO_2、90% N_2 和 80%～90% 的相对湿度环境中生长良好。厌氧原体对氧气相当敏感,必须严格厌氧。支原体生长时也需要合适的温度,虽然在 22～41℃时均能生长,但以 36～37℃最适宜。寄生性支原体在 37℃生长最好,而腐生性支原体则在 22～30℃生长较好。热原体的最适生长温度为 59℃。

二、培养特性

(一)液体培养

支原体在液体培养基中的生长曲线与细菌相同,可分为迟缓期、对数生长期、稳定期和衰老期。但支原体在液体培养基中的生长量较少,生长后培养基清亮,也有的呈不显著的混浊或呈极浅淡的均匀混浊,观察时须与未接种管作对比。有的呈颗粒样生长或形成薄片状小集落,肺炎支原体呈丝状样生长,它们均黏附于管壁或沉于管底。通常需在培养基中加入一些底物和 pH 指示剂,根据底物分解使培养基的 pH 发生改变导致颜色变化来判断有无支原体的生长。在液体培养基中支原体增殖量不超过 $10^6\sim10^7$/ml 颜色变化单位(color changing unit,CCU),将支原体接种在一定量的鉴别培养基中,能分解底物并使指示剂变色

的最小支原体量,故液体清亮。

(二)固体培养

支原体生长缓慢,在含少量琼脂的固体培养基上孵育 2～3 天(有的需要 2 周)后能形成直径 10～600μm 大小的菌落,因菌落小,至少在低倍显微镜下才能观察到。典型的菌落呈"油煎蛋"样:菌落呈圆形,中心致密隆起,呈颗粒状,陷入琼脂内部;边缘整齐,周边为一层薄薄的透明颗粒区,在琼脂表面散开;有的整个菌落呈颗粒状。菌落较小时常为无色,陈旧后变成淡黄或棕黄色。有些菌种在菌落周围的培养基上可形成"波纹状薄膜和小黑点",称为薄膜点。薄膜是由胆固醇与磷脂质所形成的,而小黑点是从脂肪酸游离出的钾及镁盐的沉淀物,这些都是支原体分解脂质后所产生的,因此可根据此现象鉴定支原体的菌种。由于支原体不耐干燥,用固体培养基培养时应保持一定的湿度。

不同支原体菌落大小不一,人型支原体的菌落比较典型,肺炎支原体初次分离时周边不明显,经数次传代后菌落才趋近典型,菌落较大,直径 100～150μm。某些牛型支原体和大部分无胆甾原体菌落的直径可达 2mm,肉眼即可看到;而解脲脲原体的菌落缺乏外周生长区域,菌落直径仅 15～60μm,故曾称为"T 株"(tiny strain)。螺原体由于有螺旋形长丝在柔软的琼脂中移动,故形成的"油煎蛋"菌落不明显。另外,多数支原体在含 0.3% 琼脂的半固体培养基中能生长出"彗星状"菌落,长度为 1～2mm,肉眼可以看到,具有致密的头部和疏松的尾部,头部在上,尾部在下。厌氧支原体在培养基中、下部生长,需氧支原体如肺炎支原体则在培养基表层生长,呈颗粒状,无尾端。菌落的外形和大小取决于培养基的组分、水合作用的程度、琼脂糖的浓度、大气环境和培养时间等。固体培养基中琼脂的浓度应小于 1.2%,以利于典型"油煎蛋"菌落的形成。

(曾焱华)

第五节　支原体的抵抗力

支原体没有细胞壁,因此对外界环境的抵抗力与细菌等其他原核生物有较大区别,具体表现

在以下几个方面：

1. 支原体对热的抵抗力与细菌相似，煮沸或高温能将其杀灭。45℃维持15～30分钟或55℃维持5～15分钟即可杀死支原体。大多数支原体在4℃能存活1～2周，-20℃低温下存活6～12个月，-70℃或冷冻干燥后可保存数年或更久。但有些支原体抵抗力较差，如反复冻融对其存活有一定影响。

2. 支原体对环境渗透压敏感，渗透压的突然改变可使其破裂。

3. 像大多数细菌一样，支原体对紫外线敏感。

4. 支原体不耐干燥，主要寄生于人和动物的腔道黏膜，在空气中或已干燥的标本中容易死亡，因此从这些标本中不易分离培养出支原体。

5. 支原体对重金属盐和常用消毒剂如酒精、酚、甲醛、甲酚皂消毒剂等比细菌敏感，对一些表面活性剂和脂溶剂极为敏感，但对醋酸铊、结晶紫和亚锑酸盐的抵抗力比细菌强。因此，支原体分离培养时，培养基中加入一定浓度醋酸铊能消除标本中的杂菌生长，但解脲脲原体及生殖支原体对铊敏感。

6. 支原体对作用于细胞壁的抗生素，如β-内酰胺类、万古霉素等具有耐药性，对多黏菌素、利福平和磺胺类药物普遍耐药。对支原体具有抑菌活性且常用于支原体感染治疗的抗生素是四环素类（如四环素、多西环素等）、大环内酯类（如红霉素、交沙霉素和阿奇霉素等）及一些氟喹诺酮类药物（如氧氟沙星、诺氟沙星和加替沙星等），但人型支原体对大环内酯类抗生素天然耐药。另外，近年来由于抗生素的滥用，出现了许多耐药菌株，特别是耐四环素和耐氟喹诺酮类药物菌株的增加，在治疗支原体泌尿生殖道感染时应引起注意。其他抗生素如氨基糖苷类、氯霉素对支原体有较小的抑制作用，因此一般不用于治疗由支原体引起的感染。新一代支原体抗生素M-Plasmocin能有效地杀灭支原体，且不影响细胞本身的代谢。

7. 支原体细胞膜中含有胆固醇，因此作用于胆固醇的物质，如皂素、毛地黄皂苷、两性霉素B等均能破坏支原体细胞膜而导致其死亡。

（曾焱华）

参 考 文 献

1. Romero-García J，Biarnés X，Planas A. Essential mycoplasma glycolipid synthase adheres to the cell membrane by means of an amphipathic helix. Sci Rep，2019，9（1）：7085.

2. Huang J，Zhu H，Wang J，et al. Fructose-1，6-bisphosphate aldolase is involved in *Mycoplasma bovis* colonization as a fibronectin-binding adhesin. Res Vet Sci，2019，124：70-78.

3. Deng X，Dai P，Yu M，et al. Cyclophilin A is the potential receptor of the *Mycoplasma genitalium* adhesion protein. Int J Med Microbiol，2018，308（3）：405-412.

4. Pollack J D，Williams M V，McElhaney R N. The comparative metabolism of the mollicutes （mycoplasmas）：the utility for taxonomic classification and the relationship of putative gene annotation and phylogeny to enzymatic function. Crit Rev Microbiol，1997，23（4）：269-354.

5. Chen L S，Li C，You X X，et al. The *mpn668* gene of *Mycoplasma pneumoniae* encodes a novel organic hydroperoxide resistance protein. Int J Med Microbiol，2018，308（7）：776-783.

6. Ruepp A，Soppa J. Fermentative arginine degradation in *Halobacterium salinarium*（formerly *Halobacterium halobium*）：genes，gene products，and transcripts of the arcRACB gene cluster. J Bacteriol，1996，178（16）：4942-4947.

7. Fraser C M，Gocayne J D，White O，et al. The minimal gene complement of *Mycoplasma genitalium*. Science，1995，270（5235）：397-403.

8. Somani R R，Chaskar P K. Arginine Deiminase Enzyme Evolving as a Potential Antitumor Agent. Mini Rev Med Chem，2018，18（4）：363-368.

9. Miles R J. Catabolism in mollicutes. J Gen Microbiol，1992，138（9）：1773-1783.

10. Blötz C，Stülke J. Glycerol metabolism and its implication in virulence in Mycoplasma. FEMS Microbiol Rev，2017，41（5）：640-652.

11. Kamminga T，Slagman S J，Bijlsma J J E，et al. Metabolic modeling of energy balances in *Mycoplasma hyopneumoniae* shows that pyruvate addition increases growth rate. Biotechnol Bioeng，2017，114（10）：2339-2347.

12. Mushegian A R，Koonin E V. A minimal gene set for cellular life derived by comparison of complete bacterial genomes. Proceedings of the National Academy of Sciences of the United States of America，1996，93：10268-10273.

13. Koonin E V. How many genes can make a cell: the minimal-gene-set concept. Annu Rev Genomics Hum Genet, 2000, 1: 99-116.

14. Glass J I, Assad-Garcia N, Alperovich N, et al. J. C. Venter. Essential genes of a minimal bacterium. Proceedings of the National Academy of Sciences of the United States of Americ, 2006, 103: 425-430.

15. Lartigue C, Glass J I, Alperovich N, et al. Genome transplantation in bacteria: changing one species to another. Science, 2007, 317: 632-638.

16. Gibson D G, Benders G A, Andrews-Pfannkoch C, et al. Complete chemical synthesis, assembly, and cloning of a *Mycoplasma genitalium* genome. Science, 2008, 319: 1215-1220.

17. Lartigue C, Vashee S, Algire M A, et al. Creating bacterial strains from genomes that have been cloned and engineered in yeast. Science, 2009, 325: 1693-1696.

18. Gibson D G, Glass J I, Lartigue C, et al. Creation of a bacterial cell controlled by a chemically synthesized genome. Science, 2010, 329: 52-56.

19. Hutchison C A 3rd, Chuang R Y, Noskov V N, et al. Design and synthesis of a minimal bacterial genome. Science, 2016, 351: aad6253.

第五章
支原体的致病性及致病机制

早在 100 多年前就有学者对支原体进行过研究，目前已发现的支原体达 200 余种，广泛分布于人类、动物、昆虫及植物体内。人和动物体内的绝大部分支原体为支原体科中的支原体属和脲原体属。由于支原体基因组非常小（仅 580～2 200kb），在生长和繁殖过程当中的代谢能力相当有限。在种系发生上，支原体由革兰氏阳性细菌通过缩减其基因数目进化而来，因此支原体并非处于进化树的根部，而更可能是进化晚期的产物。

由于生物合成能力有限，绝大部分支原体是寄生，具有严格的宿主和组织特异性。当支原体进入某一适当宿主后，能在宿主体内生长和繁殖相当长的时间，并且具备一系列抵抗宿主免疫系统和转移至新宿主的分子机制，包括抗原拟态、表型的可塑性以及入侵吞噬细胞和非吞噬细胞等。支原体生长缓慢，营养要求苛刻，且目前缺乏有效的基因分析工具，因此很大程度上限制了对支原体的研究。尽管目前仍有很多问题需要解决，但在过去的几十年中，随着分子生物学的快速发展，人们对支原体的致病性和致病机制有了进一步的认识。本章着重从细胞和分子水平介绍支原体对宿主细胞的致病性和可能的致病机制，支原体感染引起的具体疾病，可参考本书的各论部分。

第一节　支原体的致病性

一定的条件下能在特殊的宿主体内引起特定疾病的能力称为致病性（pathogenicity）。支原体的致病性是相对宿主而言的，有的仅对人致病，有的则仅对某些动物致病，而有的则兼而有之。不同的支原体对宿主可引起不同的疾病，表现为不同的临床症状和病理特征，也就是说某种支原体只能引起一定的疾病。因此，致病性是细菌种的特征，是质的概念。同一种支原体不同菌株间的致病性也有所不同，病原菌致病性的强弱程度称为毒力（virulence）。毒力是支原体个体的特征，是量的概念。其中支原体的毒力主要通过侵袭力来体现。侵袭力是指支原体突破宿主机体的防御功能，并能在体内定居、繁殖和扩散的能力。与侵袭力有关的物质主要有支原体的表面结构、荚膜和侵袭性酶等。此外，支原体在生长代谢过程中产生的对宿主细胞有毒的化学物质，即毒素样物质，也是构成支原体毒力的重要组成部分。

一、侵袭力

（一）支原体的表面结构

1. 黏附素　支原体具有黏附作用的结构，统称为黏附素（adhesion）或黏附因子（adhesive factor）。目前有关黏附素研究的最多的是寄居于人呼吸道并引起原发性非典型肺炎的肺炎支原体（*Mycoplasma pneumoniae*，Mp）和寄居于人生殖道并引起非淋球菌性尿道炎的生殖支原体（*M. genitalium*，Mg）。这两种支原体共同的特点是其末端具有一烧瓶样或丝状的顶端结构，该结构是支原体黏附及定植于呼吸道或生殖道上皮细胞的器官，也是其致病的基础。

Mp 顶端结构中存在多种黏附素，其中以 P1（169kDa）和 P30（30kDa）最重要。两者具有很强的免疫原性，是 Mp 的主要黏附素。P1 可与 P30、P40 和 P90 形成复合物共定位于顶端结构的末端以执行不同的功能，如受体识别和滑行运动。Mp 感染动物恢复期血清中抗 P1 和抗 P30 抗体能阻断 Mp 的黏附，且缺乏 P1 和 P30 的 Mp 突变株丧失黏附能力。此外，P30 还与 Mp 的运动及其发育有关。由于 P30 氨基酸序列与人体内某些结构蛋白具有较高的同源性，还可能与某些自身免疫病的发生有关。除了 P1 和 P30 以外，P116 也是近年发现具有黏附功能的表面蛋白，抗 P116 抗体预处理可抑制 Mp 黏附至 HEp-2 细胞，且该过程不依赖于 P1，但其确切功能仍有待进一步研究。热不稳定延长因子（EF-Tu）是定位于 Mp 表面的纤连蛋白黏附素，除了具有 GTP 酶活性外，也参与 Mp 的黏附与定植。此外，甘油醛 -3- 磷酸脱氢酶（GAPDH）也是 Mp 的一种黏附素。猪肺炎支原体（M. hyopneumoniae）中的 EF-Tu 和 GAPDH 也具有类似的功能。

Mg 的主要细胞黏附素是 P140（也称 MgpB 或 MgPa）和 P110（也称 MgpC），其中 P140 和 Mp 的 P1 蛋白具有较高的同源性。P140 和 P110 可形成一种稳定的跨膜复合物积聚于 Mg 顶端结构，称为"Nap"。Nap 有利于支原体的黏附和运动，并与 Mp 分裂期间末端细胞器的复制有关。Nap 具有较强的免疫反应性，是抗体反应的主要作用靶点，但 P140 和 P110 容易发生变异，从而逃逸宿主的免疫识别。此外，Mg 表面脂蛋白 GAPDH 也能够与黏蛋白结合，介导 Mg 的黏附和运动。

除了 Mp 和 Mg，其他支原体也具有类似的黏附相关分子。如鸡毒支原体（M. gallisepticum）表面黏附素蛋白主要是 MGC1 和 MGC2。其中 MGC1 与 Mp 的 P1 蛋白以及 Mg 的 MgPa 蛋白具有较高的同源性。而 MGC2 与 Mp 的 P30、Mg 的 P32 同源性较高；另外 GapA、CrmA、PvpA、plpA、Hlp3，以及某些糖代谢酶类如丙酮酸脱氢酶 E1α 亚基（PDHA）和 β 亚基（PDHB）、磷酸三糖异构酶（Tpi）、丙酮酸激酶（PK）和 α- 烯醇酶（Eno）等也在鸡毒支原体的黏附过程中发挥作用。此外，Eno 也存在于猪支原体（M. suis）、猪肺炎支原体、牛支原体（M. bovis）、牛鼻支原体（M. bovirhinis）、发酵支原体（M. fermentans）和滑液支原体（M. synoviae）中。MSG1 蛋白（现证实为 GAPDH）是在猪支原体中首次发现的黏附蛋白，随后还发现另一种能够结合猪红细胞的黏附蛋白 O- 唾液酸糖蛋白内肽酶（OSGEP）。猪肺炎支原体中最早被证实的主要纤毛黏附素蛋白是 P97，最近研究发现 P159、P216、Mhp271、Mhp107 和 P116 也是猪肺炎支原体的黏附素，P159、P216、Mhp271 和 Mhp107 是一类肝素结合蛋白。其中 Mhp271、Mhp107 和 P116 是纤连蛋白结合蛋白，Mhp107 和 P116 还是纤溶

酶原结合蛋白。TrmFO 和 P27 是牛支原体结合于纤连蛋白的黏附素，P26、Vsps、VmapX、NOX 和 FBA 也是其黏附素。Vlp 家族蛋白是猪鼻支原体（M. hyorhinis）的黏附素。无乳支原体（M. agalactiae）、人型支原体（M. hominis，Mh）、关节炎支原体（M. arthritidis）、滑液支原体和发酵支原体的黏附素分别为 Vpmas、Vaa、Maa1、VlhA 和 P29。

2. 辅助蛋白　某些丧失黏附功能的 Mp 突变株，虽然具有正常功能的 P1 或 P30，但也不能黏附至宿主细胞，因此认为 Mp 的黏附还需要某些辅助蛋白的参与。目前已鉴定的辅助蛋白主要有两组：P40/P90、HMW1～HMW3 和 P65。这些蛋白并不是黏附素，但缺少其中任何一种，都可能导致 Mp 黏附能力丧失。

P40 和 P90 是表面蛋白，聚集于顶端结构当中，他们可能与 P1 的定位及细胞骨架形成有关，因为缺乏 P40 和 / 或 P90 的 Mp，P1 并不聚集于顶端结构，而是分散于菌体的表面。在研究某些丧失黏附能力的 Mp 时发现，该突变株常缺乏 HMW1、HMW2/HMW3，而经相应的回复突变后，即可重新获得黏附能力。这些蛋白主要由 Mp 染色体中两个非连锁基因位点所编码。HMW1（112kDa）和 HMW3（74kDa）是支原体蛋白家族中一类含有酸性氨基酸，且重复序列中富含脯氨酸结构域的蛋白。脯氨酸的疏水表面能协助支原体其他蛋白发挥功能。与 P40 和 P90 一样，不含 HMW1～HMW3 的突变株基本丧失了黏附能力，P1 蛋白也无法聚集于顶端结构。但 HMW3 是亲水性蛋白，不像 P40 和 P90 位于 Mp 表面，它主要与维持顶端结构的形态及稳定性有关。HMW1 是一类外在膜蛋白，能与相应的抗体反应。而 HMW2 可能位于顶端结构的基部，其功能尚未完全明了。有研究发现 Mp 中敲除 HMW2 后，HMW1 和其他黏附 - 辅助蛋白运转加速而导致其稳定性降低。因此 HMW2 可能在促进 HMW1 定位至菌体表面、发挥其生物学功能当中起重要作用。此外，HMW1 突变后也能降低 P65 的水平。但 P65 的确切作用仍然不明确。

Mp 的 J 结构域伴侣分子 TopJ 是另一种重要的辅助蛋白，它位于细胞器末端，是细胞黏附和滑行运动所需。TopJ 突变后虽然 P1、P30、P90、P40、HMW1 和 HMW3 的表达水平无明显改变，但细胞

黏附力和运动明显降低，顶端结构的形成有所延迟，菌体生长协调性差，这表明 TopJ 可能在细胞分裂过程中发挥作用，并有可能参与 P1/P90/P40/P30 复合物在顶端结构中的定位。

（二）荚膜与多糖

许多支原体的细胞膜外有一层黏液性物质，称为荚膜。其化学成分主要是多糖。支原体荚膜的形成与普通细菌荚膜一样，一般在宿主机体内形成，体外消失；一般由多个基因编码，但也有例外，如牛鼻支原体（*M. bovirhinis*）基因组中仅发现了一个与荚膜合成相关的基因。荚膜对支原体抵抗免疫细胞的吞噬以及抑制巨噬细胞、中性粒细胞的活性、黏附和侵袭等方面具有重要作用，是致病性支原体重要的毒力因子。

不同支原体来源的荚膜或荚膜多糖的致病性各不相同。如山羊肺炎支原体（*M. ovipneumoniae*）荚膜多糖可诱导呼吸道上皮细胞凋亡，也能通过诱导 IL-1β、TNF-α、IL-8、IL-10 和 TGF-β 等细胞因子表达而调控免疫系统。鸡毒支原体荚膜与黏附和毒力相关，肺支原体（*M. pulmonis*）的荚膜多糖具有黏附、抗吞噬和抵抗补体系统损伤的作用，殊异支原体（*M. dispar*）荚膜能够抑制巨噬细胞活性，纯化的猪肺炎支原体荚膜多糖可经 Toll 样受体（TLR）诱导气道炎症反应。此外，荚膜多糖缺陷的丝状支原体山羊亚种 GM12 菌株毒性明显降低，表明由呋喃半乳糖组成的荚膜多糖是该菌株的毒力因子。呋喃半乳糖也存在于丝状支原体丝状亚种（*M. mycoides* subsp. *mycoides*，Mmm）中，与维持细胞膜的膜完整性及黏附有关。

（三）侵袭性酶

支原体能产生活性较强的酶，一般而言，这些酶是其代谢或生存所需，并不直接损伤机体组织细胞，但能协助支原体在机体内的定植、繁殖及扩散。常见的侵袭性酶类包括核酸酶、免疫球蛋白水解酶、抗氧化应激蛋白、唾液酸酶及神经氨酸酶等。

1．核酸酶　多种支原体如 Mp、Mg、Mh、穿透支原体、猪肺炎支原体、鸡毒支原体、牛支原体、无乳支原体、猪鼻支原体、肺支原体、山羊支原体（*M. capricolum*）和吐绶鸡支原体（*M. meleagridis*），能分泌多种核酸酶。支原体核酸酶不仅参与支原体的核酸代谢，同时也是支原体的重要毒力因子，

其致病性主要体现在以下几个方面：①宿主细胞 DNA 降解，导致宿主细胞形态学改变凋亡；②降解中性粒细胞胞外诱捕网（neutrophil extracellular traps，NETs），从而逃避固有免疫系统的清除（例如无乳支原体 MAG_5040，Mh MHO_0730，Mp491 和牛支原体 MnuA）；③调节某些炎症相关分子的表达，例如猪肺炎支原体 Mhp597，它可上调某些细胞因子的表达并减少 IFN-I 的分泌。总之，核酸酶是支原体核苷酸代谢的酶类，其在生长、存活、持久性感染中发挥关键作用。

2．免疫球蛋白水解酶　如解脲脲原体（*Ureaplasma urealyticum*，Uu）和微小脲原体（*U. parvum*，Up）能分泌水解 IgA 的蛋白酶，可将 IgA 分解为 Fab 和 Fc 段，促进其定植和免疫逃避。滑液支原体和鸡毒支原体可表达半胱氨酸蛋白酶 CysP，可降解宿主免疫系统的 IgG 分子。另外，多种支原体内存在 Ig 结合蛋白 -Ig 蛋白酶（MIB-MIP）系统，该系统可以与 IgG 的 Fv 段结合，发挥丝氨酸蛋白酶活性，降解各类 IgG。某些缺乏 MIB-MIP 系统的支原体，如 Mp、Mg，存在蛋白 M 和 DUF31 相关基因，也发挥类似 MIB-MIP 的作用。Mmm 也表达 MIB-MIP 的同源蛋白。此外，Mh、Uu、Up 和差异脲原体（*U. diversum*）中也具有类似的编码基因，但功能未知。

3．抗氧化相关蛋白　除了降解免疫球蛋白，支原体内还可表达多种抗氧化相关蛋白，以拮抗宿主免疫系统氧化暴发（oxidative burst）所致的杀伤所用，包括蛋氨酸亚砜还原酶（MsrA）、有机氢过氧化物抗性蛋白（Ohr）、渗透诱导蛋白 C（OsmC）、超氧化物歧化酶（SOD）、过氧化氢酶、ClpB、硫氧还蛋白还原酶、硫醇过氧化物酶和过氧化物酶等。这些酶类可有效降低有机氢过氧化物对支原体的损伤。

4．其他　某些鸟类、犬种和短吻鳄支原体中可分泌唾液酸酶 / 神经氨酸酶，该酶能催化唾液酸产生丙酮酸，并释放 N- 乙酰葡萄糖胺用于糖酵解；也可使多种分子如 IgG 和气道黏液糖蛋白去唾液酸化，从而有利于支原体的定植、组织入侵，并损伤唾液酸化的宿主分子、细胞表面和细胞外基质。尽管 Mp 的毒力株 M129 的基因组中也存在相关编码基因，但目前尚未证实 Mp 也能分泌该酶。

（四）生物膜

生物膜是支原体形成的一种能够持续存在于外界环境和宿主内部的黏附性、群体性组织，由支原体及其所分泌的胞外多聚物（脂质、胞外多糖、胞外 DNA 和胞外蛋白）组成并附着在组织细胞或无生命材料（如医疗导管、插管、人工关节及瓣膜）表面后形成的膜状结构。由于生物膜的物理屏障作用和膜内特殊微环境，使该支原体具有极强的耐药性和抗吞噬性能，能有效抵抗宿主的免疫损伤，进而导致感染迁延不愈、慢性化。

多种人类致病支原体可形成生物膜，如 Mp、Mh、Uu 和 Up 等，但不同型别的 Mp 产生生物膜的能力也有所差异。除了人类致病性支原体外，无乳支原体、鸡毒支原体、肺支原体、牛支原体、殊异支原体、猪支原体、猪肺炎支原体、精氨酸支原体（M. arginini）、腐败支原体（M. putrefaciens）、寇氏支原体（M. cottewii）和依氏支原体（M. yeatsii）也具有形成生物膜的能力。肺支原体生物膜形成与 Vsa 蛋白长度有关，而牛支原体生物膜形成与 Vsp 类型有关。丝状支原体丝状亚种 SC 型（M. mycoides subsp. mycoides SC）也可在无气液交界模型中产生生物膜，并对温度、渗透压和氧化应激具有一定的抵抗力。部分 Uu 和 Up 临床分离株形成的生物膜对大多数大环内酯类药物具有耐药性（克拉霉素除外）。此外，鸡毒支原体生物膜对庆大霉素、四环素和 Triton X-100 具有强抵抗力，但在含 5% 蔗糖和 5mmol/L EDTA 的条件下难以形成生物膜。猪支原体还能在猪内皮细胞表面形成生物膜样微菌落，导致内皮细胞细胞间黏附分子、血小板内皮细胞黏附分子、E- 选择素和 P- 选择素表达上调。提示猪支原体能与内皮细胞肌动蛋白相互作用并干扰内皮的保护功能，从而引起出血。

二、代谢产物

支原体的致病性与其碳源代谢密切相关。和其他细菌一样，支原体也可以代谢甘油作为能量来源。当葡萄糖作为首选碳源时，甘油代谢相关基因表达受到抑制，仅有甘油或三磷酸甘油存在时甘油代谢所涉及的基因才表达。不同的支原体利用碳源的效率有所不同。在甘油作为首选碳源的情况下，支原体在代谢过程中可产生过氧化氢。由于支原体缺乏水解相应代谢产物的酶类（如超氧化物歧化酶、水解酶），其黄素末端电子传递链能产生的过氧化氢和超氧化粒子，在宿主细胞产生的内源性毒性氧化产物的协同下，能在相应的上皮细胞中引起明显的氧化应激。已知 Mp、Mh、鸡毒支原体、牛支原体、无乳支原体、丝状支原体丝状亚种 SC 型、猪肺炎支原体（仅 7448、7442 菌株）、殊异支原体、猪鼻支原体和犬支原体（M. canis）均可产生过氧化氢。这些氧化产物能使红细胞中还原型谷胱甘肽减少、血红蛋白变性，并氧化其脂质部分从而破坏红细胞。另外 Mp 产生的超氧负离子能抑制宿主细胞触酶的活性，从而使其易于氧化损伤。

氨是支原体代谢的另一种终末产物。例如 Uu、Up 和差异脲原体能分解尿素作为能量来源，同时产生 CO_2 和 NH_3，从而使其周围环境 pH 升高而发挥毒性作用。某些可分解精氨酸的支原体能产生大量的氨，如人型支原体含有精氨酸酶，可分解精氨酸产生 NH_3，也有类似 Uu 的毒性作用。然而口腔支原体（M. orale）感染所引起的细胞病变并非其终末产物氨的毒性作用，而是由于感染后细胞本身必需氨基酸（精氨酸）减少所引起。

在 Mp 中存在一种半胱氨酸脱硫酶 HapE，可将半胱氨酸转化为丙酮酸和硫化氢，与红细胞溶血有关。猪鼻支原体可产生精氨酸酶和一氧化氮合成酶，通过降低局部组织中精氨酸含量或增加 NO 水平，从而影响机体免疫应答的强度。

三、外毒素

（一）社区获得性呼吸窘迫综合征毒素

支原体也可产生外毒素。如 Mp 分泌的社区获得性呼吸窘迫综合征毒素（community-acquired respiratory distress syndrome toxin，CARDS TX），其分子量约 68kDa，包含 591 个氨基酸。其中 1～239 位氨基酸与百日咳毒素催化亚单位 S1 的同源性达 27%。CARDS TX 的功能主要包括 ADP- 核糖基转移酶活性和细胞空泡毒素作用。纯化的重组 CARDS TX 注射动物后，可引起促炎细胞因子表达上调、支气管和血管周围炎性细胞浸润和气道上皮细胞空泡化。CARDS TX 作为 Mp 的毒力因子，不仅能引起呼吸系统的炎症反应，还介导呼吸道纤毛运动减弱、上皮细胞损伤和细胞凋亡。Mp 感染的动物模型中，支气管肺泡灌洗液中 CARDS

TX 含量与肺部的病理学改变、疾病的严重程度呈正相关性。在 Mp 肺炎患者的急性期和恢复期血清中均可检测出 CARDS TX 抗体，而健康人群中 CARDS TX 抗体滴度几乎为零。CARDS TX 的表达水平与 Mp 所处的生理环境以及不同的菌株型别有关，如 Mp 亚型 2 菌株相对于亚型 1 来说，产生更高水平的 CARDS TX，表明亚型 2 菌株具有更强的毒力。此外在溶神经支原体（M. neurolyticum）和衣阿华支原体（M. iowae）的基因组中也存在 CARDS TX 的同源基因，但其功能尚不明确。

（二）溶血素

某些人类致病性支原体，例如 Up、Uu 和穿透支原体，在体外具有明显的溶血活性。如 Up 血清型 3 表达溶血素 hlyA，Uu 则表达 hlyA 和 hlyC。此外，与绵羊、马、鸡和人的红细胞一起孵育后，各种穿透支原体都显示出溶血活性，尽管以前在小鼠红细胞中未发现这种活性。穿透支原体的废弃培养上清液还具有溶血活性，这取决于还原剂半胱氨酸。这些结果表明，源自穿透支原体的溶血素可以与红细胞上的特定受体结合，并且半胱氨酸残基对于溶血活性是必需的。

溶血素也存在于动物源性支原体。有学者从肺支原体中获得一种依赖牛血清白蛋白的膜结合溶血素（MYPU_1710）。该物质能被二硫苏糖醇和 β-巯基乙醇所活化，且对氧、高温敏感，并能降解细胞膜上的胆固醇，从而形成不同直径的小孔，导致宿主红细胞溶解。该溶血素属于溶血素 A（hlyA）家族，而在 Mp 和 Mg 中未发现其同系物。差异脲原体的基因组中存在溶血素基因 gudiv_91，其产物与人类脲原体溶血素的同源性可达 63.1%。进一步研究发现，溶神经支原体、猪肺炎支原体、猪鼻支原体、殊异支原体、牛支原体、牛眼支原体（M. bovoculi）、山羊支原体（M. capricolum）、鸡毒支原体，以及 Mp 和 Uu 等均存在不同程度的溶血活性。如牛支原体强毒株存在一种溶血素相关蛋白（MMB_0258）可导致细胞溶血。山羊支原体山羊肺炎亚种基因组中也有编码 hlyA 的基因（MCCG_0074 和 XDU01000067），目前认为其表达产物可能是山羊支原体的毒力因子。虽然 Mp 也存在溶血素同源基因，但其功能尚不明确。某些葡萄糖/精氨酸-利用支原体物种，如人型支原体、穿透支原体、关节炎支原体、猪滑液支原体、猪

肺支原体 PG34 株、发酵支原体 incognitus 株和吐绶鸡支原体（M. meleagridis）尚不能引起溶血。因此，支原体溶血素似乎属于一类独特的细菌毒素，其致病机制有待进一步研究。

四、致病性酶类

猪肺炎支原体表面的 p65 脂蛋白具有脂解酶活性，能水解宿主细胞膜上的短链脂肪酸（包括肺泡表面活性蛋白）作为自身能源，从而降低肺泡表面活性物质。抗 p65 抗体可抑制该活性和猪肺炎支原体的生长。穿透支原体（M. penetrans, Mpe）、发酵支原体、猪鼻支原体、Uu 质膜上也具有磷脂酶 C1、A1 和 A2。Uu 和 Up 的某些血清型也具有磷脂酶 A1、A2 或磷脂酶 C 的活性，但在其基因组内并未发现相关的编码基因，只存在一些含有磷脂酶 D 结构域的蛋白，但其功能尚不明确。Up 磷脂酶 C 活性有利于入侵 Hep-2 细胞。磷脂酶 C 能作用于质膜上的磷脂成分，产生 1, 2-甘油二酯和磷酸酯，磷脂酶 A2 能将人体内的花生四烯酸转变为前列腺素（PG），这可能是破坏宿主细胞膜并导致炎症反应的机制之一。

肽酶是近年来从山羊支原体山羊肺炎亚种（M. capricolum subsp. capripneumoniae）、丝状支原体山羊亚种（M.mycoides subsp. capri）、鸡毒支原体以及猪肺炎支原体中鉴定出的一种与支原体致病密切相关的代谢酶类。如山羊支原体山羊肺炎亚种 87001 菌株中的 S41 肽酶，该酶在氧化应激、新陈代谢以及金属离子转运中发挥重要作用，因此是其重要的毒力因子。某些肽酶还可以影响支原体蛋白质组的表达，具有促进活性氧类产生、增加对热休克的敏感性、促凋亡等多方面的致病作用。

此外，磷酸酶、脂酸酯蛋白连接酶 A、细胞外 ATP 酶、糖基转移酶、核苷酸酶、细胞外半胱氨酸蛋白酶和二氢硫辛酰胺脱氢酶等在支原体致病过程中也发挥重要作用。

五、脂质

支原体细胞膜中脂质含量丰富，可达 200～400μg/mg，其中 35%～50% 为中性脂质，主要是从生长培养基中摄取的未酯化胆固醇，另外 50%～65% 为极性脂质。脂质主要以鞘磷脂、磷脂酰胆碱、磷脂酰甘油和心磷脂形式存在。其中磷脂酰

胆碱的糖脂部分是支原体的重要抗原决定簇。Mp细胞膜中鉴定出 3 种糖脂和 5 种磷酸甘油酯，但只有 1 种糖脂在其早期感染中具有较强的抗原性。由于磷脂是支原体细胞膜的主要脂组分，因此磷脂可能与支原体的黏附或细胞融合有关。如发酵支原体脂质分子 MfGL-Ⅱ 的抗血清能有效抑制其与真核细胞的黏附。此外，MfGL-Ⅱ 与发酵支原体的细胞膜稳定性、渗透性以及细胞融合有关，并能活化蛋白激酶 C 并诱导宿主细胞分泌 NO、TNF-α 及前列腺素 E_2 等细胞因子或炎症相关介质而参与炎症反应，但其活性明显低于 LPS。除了 MfGL-Ⅱ 外，发酵支原体中还鉴定出 GGPL 和 MfEL。GGPL-Ⅲ 可能与各种慢性疾病的发生有关。溶血形式的 MfEL 在乙酰化后具有小鼠血小板活化因子样活性。此外，MfEL 也可融合至宿主细胞膜中。由于脂质成分复杂，鉴定方法困难，其在支原体中的致病作用仍有待深入研究。

六、膜脂蛋白

支原体无细胞壁，因此脂质双层是其与胞外环境相互作用的唯一结构。经典的支原体细胞膜由脂质双层和膜蛋白组成。膜蛋白可以分为两类，即膜内在蛋白和膜周边蛋白。前者紧密镶嵌于细胞膜中，需要利用去污剂才能从中分离出来。膜周边蛋白主要通过非共价键与细胞膜或膜内在蛋白结合。支原体的膜脂蛋白属于膜内在蛋白的范畴，由蛋白部分和脂质部分组成。与细菌脂蛋白一样，其蛋白 N 端有一个甘油二酯 - 半胱氨酸结构，通过甘油二酯的两条脂肪酸链而锚定于细胞膜上。绝大部分支原体中半胱氨酸中的氨基以自由末端的形式存在于细菌脂蛋白中，该氨基常跟长链脂肪酸结合，这可能是其致病机制不同于细菌脂蛋白的原因之一。膜脂蛋白具有很强的免疫原性，并能以较高的频率发生时相变异。

膜脂蛋白也是介导支原体黏附到宿主细胞表面，进而入侵宿主细胞，导致细胞受损甚至是免疫逃逸的物质基础。在支原体感染早期，脂蛋白经 TLR 直接作用于上皮细胞和免疫细胞而激活免疫系统，并引起炎症反应。支原体脂蛋白还可以通过炎症小体和促炎细胞因子（如 IL-1β 和 IL-18）机制，或通过非 TLR、非炎性小体依赖性机制（如自噬）激活免疫系统并诱导炎症反应。也有研究显示

人型支原体膜脂蛋白 MHO_4720 可通过激活炎性小体诱导树突细胞产生 IL-23，也可诱导 NETs 的形成。尽管脂蛋白在激活宿主免疫系统方面发挥重要作用，但它们也具有多种机制逃避宿主的免疫反应，导致慢性持续性感染。

七、超抗原

关节炎支原体有丝分裂原（*M. arthritidis mitogen*，MAM）是关节炎支原体产生的一种超抗原。MAM 在溶液中主要以单体形式存在，在高浓度下少量 MAM 分子形成同型二聚体，无 Zn^{2+} 结合位点。MAM 在体内外能激活大量外周 T 淋巴细胞，并诱导其分泌大量细胞因子。MAM 与 MHC 结合后即可活化大量的未致敏 T 淋巴细胞，从而引起强烈的炎症反应。目前除了关节炎支原体能产生超抗原外，尚未发现其他的支原体也能产生类似的有丝分裂原。MAM 主要与某些自身免疫病和免疫抑制等有关。MAM 与 TLR2 相互作用激活 IL-1β 信号途径，而与 TLR4 相互作用激活 IL-6/IL-17 信号通路。在小鼠体内也证实，MAM 可诱导 $TLR2^+/TLR4^+$ 型小鼠产生 Th2 型细胞因子，而对于 $TLR2^+/TLR4^-$ 型小鼠，主要诱导其分泌 Th1 型细胞因子。此外，MAM 是唯一具有 DNA 酶活性的超抗原。MAM 在大肠埃希菌中的过量表达会抑制细菌的生长，这可能归因于其 DNA 酶活性，该酶的结构域可能位于其 N 端。

第二节　支原体的致病机制

一、支原体对宿主细胞的直接作用

（一）掠夺营养成分

由于基因组非常小，支原体几乎丧失了所有合成氨基酸、脂肪酸、辅助因子、维生素的能力，因此其生物大分子的合成需要宿主提供相应的前体物质。这种竞争关系的存在可能导致宿主细胞功能严重受损。如非发酵支原体能利用精氨酸二水解酶途径合成其所需 ATP，此过程迅速耗尽宿主体内储备的精氨酸，因此可引起宿主蛋白合成障碍。染色体组蛋白中含有大量精氨酸，组蛋白的合成障碍可能导致染色体畸形和损伤。近年有学者发现用发酵支原体感染小鼠星形胶质细胞后能

引起胞内胆碱缺乏,从而诱导神经细胞凋亡。胆碱是体内一种极其重要的物质,在维持细胞膜的功能以及信号转导方面具有不可替代的作用。胆碱的缺乏可直接影响胆碱能神经的功能、跨膜信号转导和脂质代谢等。

(二)黏附引起的损伤

支原体黏附于宿主细胞后能干扰细胞膜表面受体的功能。如猪肺炎支原体黏附后能引起纤毛支气管上皮细胞 K^+ 通道损伤,从而导致纤毛停滞。黏附后的支原体也能产生许多有毒的物质如代谢产物、溶细胞酶、超氧自由基等,造成细胞损伤。支原体中的膜结合磷脂酶可催化宿主细胞磷脂的水解而干扰宿主细胞的信号级联途径,同时产生的溶血磷脂可影响细胞膜的完整性。

(三)融合引起的损伤

支原体缺乏细胞壁,在某些情况下它与宿主细胞间的直接接触能导致两者的融合。融合现象只发生于依赖非酯化胆固醇生长的支原体,而无需非酯化胆固醇生长的无胆甾原体不发生融合现象。

在融合发生后,支原体内一些酶类,包括水解酶、核酸酶和磷蛋白磷酸酶等也随之转移至宿主细胞中。核酸酶可以降解宿主细胞 DNA,磷蛋白磷酸酶能干扰丝 / 苏氨酸和酪氨酸蛋白激酶的活性。另外,支原体细胞膜成分也能融合至宿主细胞膜中,引起细胞膜上某些受体识别位点发生变化,从而可能干扰细胞间的信号传递或影响细胞因子的产生等。

(四)致细胞病变效应

支原体黏附于真核细胞后有时能引起明显的细胞病变效应,体外研究表明有些支原体能选择性寄居于细胞的特定区域,因而在琼脂覆层上能形成微菌落,并有坏死灶或斑块产生。微菌落的形成意味着在单细胞层上有支原体特异受体的存在。其他如猪滑液支原体(*M. hyosynoviae*),能黏附至几乎所有细胞,并能破坏整个单细胞层,产生广泛的致细胞病变效应。穿透支原体入侵 HeLa 细胞后,可诱导胞质形成空泡,其数目和大小与感染的持续时间密切相关。与其他细菌感染产生的空泡相比,前者并无支原体存在。其产生原因可能与有机过氧化物的聚集有关。

支原体自身无合成核苷酸的能力,但能产生相应的核酸酶。分泌至培养基中的核酸酶对宿主细胞具有毒性作用,如牛支原体核酸酶被淋巴细胞摄取后能增强该细胞对各种诱导因素引起的凋亡的敏感性。

(五)支原体诱导的细胞凋亡与坏死

支原体除了能调节宿主免疫系统外,还对宿主细胞具有毒性作用,包括诱导宿主单核巨噬细胞、神经胶质细胞、生殖细胞凋亡(apoptosis)或坏死(necrosis),形态学主要表现为胞质溶解、无可辨细胞器等。

目前对支原体诱导的宿主细胞凋亡的机制还不是很清楚,如上述发酵支原体诱导的星形胶质细胞引起的凋亡,可能与星形胶质细胞膜中的磷酸卵磷脂和鞘磷脂的缺乏以及胞内神经酰胺(凋亡信号通路中的第二信使)的堆积有关。也有学者发现,牛支原体能在体外诱导牛淋巴细胞凋亡,而氯霉素能抑制该过程,说明支原体诱导的凋亡可能与蛋白合成有关。支原体对细胞的毒性作用很大程度上取决于其膜脂蛋白。有学者发现,膜脂蛋白能影响淋巴细胞和单核细胞膜的通透性,从而诱导这些细胞释放 ATP,后者能与免疫细胞膜上的 P2 嘌呤受体结合,从而诱导细胞凋亡和 / 或坏死。除此之外,膜脂蛋白也能直接与 TLR 相互作用而启动相应的凋亡信号,从而直接诱导免疫细胞凋亡、坏死。

二、支原体感染引起的免疫病理损伤

(一)非特异性免疫反应引起的损伤

支原体感染后,早期最显著的反应是诱导固有免疫细胞如单核细胞、巨噬细胞、自然杀伤细胞、神经胶质细胞产生一系列促炎细胞因子(IL-1β、TNF-α、IL-6、IL-8 和 IL-23)、IFN-γ、趋化性相关因子(如 NO、PG、IL-17、MCP-1、MIP-1a/MIP-1b)和 CM-CSFs 等。这些炎性介质能诱导白细胞和内皮细胞上调 MHC 分子的表达,促进炎性细胞渗出,从而有效地控制感染。尽管这些炎症介质的产生能增强固有免疫系统清除支原体,但也可能导致组织病理损伤。如 Uu 和人型支原体感染能诱导羊膜巨噬细胞产生 TNF-α,后者能干扰正常妊娠而导致流产、早产等。又如 Mp 感染后能引起肺泡巨噬细胞分泌 IL-8,IL-8 可趋化中性粒细胞,该细胞因子水平与支原体载量、肺组织损伤的严重程度密切相关。此外，由于支原体可以分泌核酸酶降解 NETs，因此中性粒细胞对支原体感染的清除相当有限，且中性粒细胞能降低巨噬细胞的活性、释放大量氧自由基、加重局部组织的损伤。

（二）特异性体液免疫反应引起的损伤

支原体感染后机体能产生特异的抗体，这是清除支原体的重要方式。特异性抗体主要有 IgM、IgG 以及黏膜表面的 sIgA 等。然而，这些抗体对支原体的清除能力比较有限，容易引起反复感染并造成相应的病理损伤。如 Mp 能诱导呼吸道黏膜表面产生 IgE，同时可刺激肥大细胞释放 5- 羟色胺、β- 己糖胺酶等，这些生物活性分子能诱发支气管平滑肌收缩，从而引起喘息和呼吸困难。支原体的抗体反应也可能引起免疫复合物的形成，从而引发支原体诱导的关节炎和肾小球肾炎。

（三）特异性细胞免疫反应引起的损伤

T 细胞在人和动物支原体感染引起的疾病中发挥极其重要的作用。支原体感染后可诱导 T 淋巴细胞产生大量细胞因子，包括 IL-2、IL-4、IL-5、IL-6、IL-10、IL-13、IL-18 和 IFN-α 等，这些细胞因子功能各异，在支原体感染所引起的免疫病理损伤中构成了一系列复杂的协同和拮抗网络。经典的细胞因子反应可分为 Th1 型和 Th2 型。前者主要分泌 IFN-γ 而后者分泌 IL-4。通常情况下支原体能诱导 Th1 型和 Th2 型细胞因子反应，两者均与疾病的严重程度相关。如 Th2 型细胞因子反应能促进嗜酸性粒细胞介导的炎症反应、IgE 产生和气道高反应性等，从而诱发和加重哮喘发作。Th1 细胞反应产生的细胞因子能活化巨噬细胞从而清除体内支原体，或者促进慢性炎症的发生发展。

（四）支原体感染引起的自身免疫应答

支原体能引起某些自身免疫应答，如 Mp 感染后能引起溶血、神经系统病变、肾小球肾炎等；支原体感染是类风湿性关节炎的病因之一，如有学者在支原体关节炎的兔滑膜冰冻切片中发现有分泌 IgG 和 IgA 的淋巴细胞，同时也在关节软骨中证实有 IgG 和补体（C3）的沉积。目前认为，与类风湿性关节炎相关的支原体主要有关节炎支原体和发酵支原体。有研究发现将发酵支原体直接接种至兔的关节内，数天后能诱导明显的关节炎症状，包括关节肿胀、中性粒细胞渗出和淋巴细胞浸润等，同时也发现，支气管接种发酵支原体后也能诱导关节炎症状，结合培养和 PCR 方法，能从血液、脑组织、肺、心脏、肾、脾、关节等部位检测出相应的病原体。目前有关支原体引起的自身免疫病的机制还不是很清楚，可能的机制包括：①支原体与宿主细胞具有某些共同 / 类似的抗原决定基（如关节炎支原体抗原与鼠的软骨细胞具有交叉抗原），或支原体能修饰 / 改变某些自身抗原的结构而引起自身免疫应答；②支原体的某些成分（如关节炎支原体的超抗原）活化自身反应性 T 淋巴细胞和 B 淋巴细胞，引起自身免疫应答；③支原体能非特异性地影响巨噬细胞或淋巴细胞功能从而引起宿主免疫功能紊乱。

三、支原体的致癌作用

支原体能在哺乳动物中寄生相当长的时间。尽管目前还没有充分的证据证明支原体与肿瘤的发生具有直接关系，但这种看似毒力很小的病原体在与宿主细胞长期的相互作用过程中，对宿主细胞生物学功能的影响是不容忽视的。这些作用包括影响染色体的稳定性、恶性转化、促进肿瘤的生长及影响类固醇受体的功能等。如在支原体诱导的可逆性和不可逆性生长转换过程中，与宿主细胞内 H-ras 和 c-myc 癌基因的过表达有关；猪鼻支原体膜脂蛋白 p37 能结合人 EGFR 和 ANXA2，从而激活相应的信号通路，如丝裂原活化蛋白激酶、Akt 及 NF-κB 等促进胃癌转移；p37 脂蛋白也可通过 p37-HER2 相互作用促进 HER2 的磷酸化并激活下游分子 ERK1/2，促进乳腺肿瘤转移。此外，支原体伴侣蛋白 DnaK 可干扰 DNA 损伤 / 修复和细胞周期相关分子发挥致癌作用。尽管大量实验表明支原体感染和肿瘤发生存在一定相关性，但仍缺乏强有力的证据。一方面是由于支原体难以培养，开展研究工作相对困难；另一方面是由于细胞培养过程中极易发生支原体污染，干扰实验结果。总之，支原体寄居在哺乳动物细胞的表面，并通过与相应的配体结合，这种慢性、持续性感染最终可影响宿主细胞新陈代谢、增殖分化等多种生物学功能。此外，支原体感染产生的各种细胞因子、NO 和过氧化物在细胞的异常生物学转化过程中也可能发挥一定的作用。

（秦连梅　陈怡雯　游晓星）

参 考 文 献

1. Chen Y，Wu Y，Qin L，et al. Infection strategies of mycoplasmas：Unraveling the panoply of virulence factors. Virulence，2021，12（1）：788-817.

2. Qin L，Chen Y，You X. Subversion of the Immune Response by Human Pathogenic Mycoplasmas. Front Microbiol，2019，10：1934.

3. Zella D，Curreli S，Benedetti F，et al. Mycoplasma promotes malignant transformation in vivo，and its DnaK，a bacterial chaperone protein，has broad oncogenic properties. Proc Natl Acad Sci U S A，2018，115（51）：E12005-E12014.

4. Christodoulides A，Gupta N，Yacoubian V，et al. The Role of Lipoproteins in Mycoplasma-Mediated Immunomodulation. Front Microbiol，2018，9：1682.

5. Chen L S，Li C，You X X，et al. The mpn668 gene of *Mycoplasma pneumoniae* encodes a novel organic hydroperoxide resistance protein. Int J Med Microbiol，2018，308（7）：776-783.

6. Saraya T. *Mycoplasma pneumoniae* infection：Basics. J Gen Fam Med，2017，18（3）：118-125.

7. Segovia J A，Chang T H，Winter V T，et al. NLRP3 Is a Critical Regulator of Inflammation and Innate Immune Cell Response during *Mycoplasma pneumoniae* Infection. Infect Immun，2017，86（1）. pii：e00548-17.

8. Shimizu T. Inflammation-inducing Factors of *Mycoplasma pneumoniae*. Front Microbiol，2016，7：414.

9. Sweeney E L，Dando S J，Kallapur S G，et al. The Human Ureaplasma Species as Causative Agents of Chorioamnionitis. Clin Microbiol Rev，2016，30（1）：349-379.

10. Browning G F，Marenda M S，Noormohammadi A H，et al. The central role of lipoproteins in the pathogenesis of mycoplasmoses. Vet Microbiol，2011，153（1-2）：44-50.

11. Zuo L L，Wu Y M，You X X. Mycoplasma lipoproteins and Toll-like receptors. J Zhejiang Univ Sci B，2009，10（1）：67-76.

12. You X X，Zeng Y H，Wu Y M. Interactions between mycoplasma lipid-associated membrane proteins and the host cells. J Zhejiang Univ Sci B，2006，7（5）：342-350.

13. Blanchard A，Browning G. Mycoplasmas：Molecular Biology，Pathogenicity and Strategies for Control. Norfolk：UK.Horizon Bioscience，2005.

14. Rottem S. Interaction of mycoplasmas with host cells. Physiol Rev，2003，83（2）：417-432.

15. 罗浩荡，游晓星，吴移谋. 肺炎支原体致炎的分子机制研究进展. 免疫学杂志，2017，33（07）：639-644.

第六章
支原体的免疫学

支原体感染可以诱导固有免疫应答和特异性免疫（又称获得性免疫、适应性免疫）应答，前者是机体抵御支原体入侵的第一道防线，对早期清除支原体和控制感染有重要作用；后者可彻底清除入侵的支原体，并产生免疫记忆。与此同时免疫应答也能导致组织损伤，引起免疫病理性疾病。

第一节　支原体感染的固有免疫应答

固有免疫是生物体在长期种系进化过程中形成的天然免疫防御体系。机体对支原体的固有免疫主要由组织屏障、固有免疫分子和固有免疫细胞组成。

一、组织屏障

（一）皮肤黏膜屏障

支原体多感染人或动物的黏膜上皮细胞。皮肤及其附属成分组成的屏障是机体抵御支原体入侵的第一道防线。呼吸道黏膜上皮细胞纤毛摆动、呼吸道和泌尿生殖道黏膜表面分泌液的黏附或冲洗作用，均可清除黏膜表面的支原体。皮肤和黏膜分泌物中含有多种物质可杀伤清除支原体，如皮脂腺分泌物中的不饱和脂肪酸、胃液中的胃酸、多种分泌物中的溶菌酶、抗菌肽和乳铁蛋白等，均有助于清除黏膜表面的支原体。寄居在皮肤和黏膜表面的正常菌群可通过竞争结合上皮细胞、竞争吸收营养物质和分泌杀菌、抑菌物质等方式抵御支原体的感染。

（二）体内屏障

支原体突破皮肤黏膜屏障及局部固有免疫细胞和分子防御体系进入血液循环时，体内血脑屏障或血胎屏障可阻止支原体进入中枢神经系统或胎儿体内。

1. 血脑屏障　由软脑膜、脉络丛毛细血管壁和毛细血管壁外覆盖的星形胶质细胞组成，可阻挡血液中的支原体进入脑组织。肺炎支原体感染可侵入中枢神经系统，目前已发现许多神经系统疾病与肺炎支原体感染有关，如无菌性脑膜炎、脑膜脑炎、横断性脊髓炎、周围性神经炎、格林-巴利综合征、脑梗死等。国内外不完全资料显示，肺炎支原体感染引起中枢神经系统疾病的发病率为 2.6%～4.8%，也有报道显示仅 0.1% 患者出现神经系统症状，而在住院的肺炎支原体感染患儿中则可达到 7%。肺炎支原体感染最常引起的中枢神经系统症状是脑炎，13% 的儿童脑炎由肺炎支原体感染所致，成人脑炎肺炎支原体感染占 7%。

2. 血胎屏障　由母亲子宫内膜的基蜕膜和胎儿绒毛膜滋养层细胞组成，可防止母体内支原体等病原体进入胎儿体内。妊娠早期血胎屏障发育不完善，孕妇若感染解脲脲原体、人型支原体和生殖支原体，这些支原体可通过胎盘屏障引起宫内感染，导致胎膜早破、低体重儿等。

二、固有免疫分子组成

支原体无细胞壁，缺乏类似于脂多糖、肽聚糖和脂磷壁酸等病原相关分子模式（pathogen-associated molecular patterns，PAMPs），其主要通过细胞膜上的脂蛋白或脂质与宿主细胞发生相互作用。德国学者 Quentmeier 等从发酵支原体中分离出一种高分子量蛋白，因其能激活巨噬细胞，故命名为巨噬细胞活化脂肽 -2（macrophage-activating lipopeptide-2，MALP-2）。肺炎支原体、生殖支原体、猪鼻支原体、唾液支原体和鸡毒支原体等均含有结构与 MALP-2 类似的二酰基脂蛋白，即其 N 端含有一个保守的脂质 - 半胱氨酸结构，其中

S- 甘油基半胱氨酸以酯键与 3 条脂肪酸链结合。Kurokawa 等使用脂蛋白脂肪酶 - 质谱法分析了某些肺炎支原体脂蛋白的详细结构，并且证明了三酰基脂蛋白的存在（MPN052 和 MPN415），而后在生殖支原体、鸡毒支原体和支原体丝状亚种中也发现了类似的三酰基脂蛋白。

Toll 样受体（Toll like receptor，TLR）是一种模式识别受体，它在早期固有免疫系统识别入侵的病原微生物以及宿主炎症反应中发挥关键作用。在已经报道的 11 种 TLR 家族成员中，TLR2 是识别脂蛋白的主要受体，它主要识别 S- 甘油二酯 - 半胱氨酸中的二酰基和三酰基脂蛋白。TLR2 不能单独识别二酰基脂蛋白，它通常需要其他 TLR 的参与。如 TLR2 与 TLR1 形成异二聚体后，通过 TLR1 中的疏水结构域识别三酰基脂蛋白半胱氨酸氨基上的第 3 条酰基链，TLR2 与 TLR6 共同作用识别二酰基脂蛋白。此外支原体细胞膜中的膜脂质可能是 TLR4 的配体，脂质与 TLR4 结合后可激活巨噬细胞。

三、固有免疫细胞

（一）上皮细胞

上皮细胞是支原体感染的主要靶细胞。支原体感染可诱导支气管上皮细胞、阴道和宫颈上皮细胞分泌 IL-8 等趋化性细胞因子和前炎症细胞因子产生。

（二）单核 - 巨噬细胞

单核细胞由骨髓粒细胞 / 巨噬细胞前体分化而成，在血液停留 12～24 小时后，在趋化因子作用下迁移至组织器官并分化发育为巨噬细胞。巨噬细胞可识别、吞噬和杀伤清除支原体、诱导炎症反应和加工提呈抗原引发适应性免疫应答。

1. 吞噬杀伤支原体　巨噬细胞通过表面的 TLR 和调理性受体识别结合支原体后，通过吞噬和受体介导的内吞将支原体摄入胞内，通过氧依赖性杀菌系统和氧非依赖性杀菌系统杀伤清除支原体。

2. 诱导炎症反应　支原体感染部位产生的 IL-8 等趋化因子可募集并活化巨噬细胞，活化的巨噬细胞可通过多条信号通路，分泌促炎细胞因子或其他炎症介质，参与和促进炎症反应。此外支原体亦可抑制炎症反应，以减少炎症反应对其的杀伤清除。

（1）促进炎症反应

1）NF-κB 和 AP-1 通路：支原体脂蛋白被 TLR2 和 TLR6（或 TLR1）通过其胞外亮氨酸重复序列区域识别后，可诱导形成 TLR2/6 或 TLR1/2 异二聚体，并通过其 TIR（toll-IL-1 receptor）结构域募集接头分子 Mal 和 MyD88 与之结合，随后 MyD88 通过其死亡结构域与丝 / 苏氨酸蛋白激酶 IRAK 相互作用，导致 IRAK 发生自身磷酸化而激活泛素连接肿瘤坏死因子受体相关因子 -6（tumor necrosis factor receptor-associated factor 6，TRAF6）。TRAF6 随后与转化生长因子 -β 活化激酶及 TAK1 结合蛋白 TAB1/2 形成复合物，最后激活核因子 κB（nuclear factor κB，NF-κB）。此外，TRAF6 还可与中介分子 Toll 途径进化保守信号介导因子（evolutionarily conserved intermediate in Toll pathways，ECSIT）相互作用，再依次激活丝裂原蛋白激酶和激活蛋白 -1（activator protein 1，AP-1），NF-κB 和 AP-1 发生核转位后可激活促炎细胞因子（如 IL-1β、TNF-α 和 IL-6）的表达，促进单核趋化蛋白 -1（MCP-1/CCL2）、巨噬细胞炎症蛋白 1α（MIP-1α/CCL3）和巨噬细胞炎症蛋白 1β（MIP-1β/CCL3）等细胞因子分泌以及诱导性一氧化氮合酶和环氧化酶、活性氧（ROS）和一氧化氮等的产生而参与炎症反应。

2）自噬途径：自噬是一种细胞反应，它以在细胞液中形成双膜结构隔离区为特征，在营养缺乏、细胞死亡、清除受损细胞器以及神经退行性病变中发挥重要作用。自噬在固有免疫系统中既可发挥负向调控炎症的作用，也能促进炎症反应发生。Shimizu 等发现肺炎支原体脂质与 TLR4 结合后，可促进巨噬细胞分泌促炎细胞因子，且 ABC- 转运体（MPN333）和 F0F1 ATP 合成酶亚基 ε（MPN597）可能在 TLR4/ 自噬途径中发挥重要作用。

3）激活炎症小体：炎症小体是一种细胞内受体，它可感受胞内多种信号，如细菌毒素、病原相关分子模式、损伤相关分子模式（damage-associated molecular patterns，DAMPs）以及活性氧等。支原体的脂蛋白，如人型支原体的 MHO_4720 可激活树突状细胞炎症小体产生 IL-23，而 IL-23 的表达可诱导 IL-17 等细胞因子的表达。肺炎支原体产生的社区获得性呼吸窘迫综合毒素（CARDS）亦可激活炎症小体，产生相关病理学改变并且切割促炎细胞因子前体，通过 caspase-1 或者 caspase-11 促进 IL-1β 和 IL-18 的成熟并释放，IL-1β 又可以活化 NF-κB 依赖性途径从而放大炎症反应。此外，Shimizu 等发现肺炎支原体能够诱导宿主细胞释放 ATP，后者可通过 P2X7 受体活化炎症小体，最终诱导分泌 IL-1β。

（2）抑制炎症反应：除诱导炎症反应外，支原体亦可通过 TLR2/6 和 TLR2/1 受体激活核转录因子 NF-E2 相关因子 2（nuclear factor erythroid 2-related factor 2 related factor2，Nrf2），后者能激活血红素氧合酶 -1（heme oxygenase-1，HO-1）、NAD（P）H：醌氧化还原酶 1［NAD（P）H: quinine oxidoreductase，NQO1］等一系列与抗炎症反应相关酶类，负向调节支原体诱导 THP-1 细胞表达 IL-6、IL-8、COX-2、iNOS、PGE2 与产生 NO 和 ROS，进而抑制炎症反应。此外 MALP-2 亦可刺激细胞产生 IL-10 等抑炎细胞因子抑制炎症反应。

3. 提呈抗原启动支原体特异性免疫应答 巨噬细胞是专职性抗原提呈细胞，可将摄入的支原体抗原加工处理为具有免疫原性的小分子肽段，与 MHC-Ⅱ类分子结合成复合物后表达于细胞表面，提呈给抗原特异性 CD4$^+$Th 细胞识别并启动适应性免疫应答。

（三）中性粒细胞

多形核中性粒细胞（poly-morphonuclear neutrophils，PMN）是病原体感染后最早趋化到感染部位的免疫细胞。在趋化性细胞因子的作用下，支原体感染可招募多形核白细胞、单核/巨噬细胞和淋巴细胞向感染部位聚集。如肺炎支原体、IL-8、中性粒细胞都可能在支原体肺炎的致病以及诱导支气管上皮细胞分泌 IL-8 等趋化性细胞因子中发生重要作用。发酵支原体脂蛋白可诱导人单核-巨噬细胞分泌 IL-8，可促使中性粒细胞等白细胞向感染部位趋化聚集，导致支原体感染引起的炎症反应。PMN 除可通过脱颗粒释放颗粒中的颗粒酶和髓过氧化物酶等杀灭病原微生物外，亦可通过释放自身裂解的 DNA 形成网状结构，使其多种蛋白镶嵌在网状结构上，形成中性粒细胞胞外诱捕网（neutrophil extracellular traps，NETs），包裹病原微生物并对其进行杀灭。IL-8、LPS、佛波醇 12- 肉豆蔻酸酯 13- 乙酸酯（PMA）以及微生物感染等均可诱导 NETs 的形成。研究发现肺炎支原体和无乳支原体（M. agalactiae）的膜脂蛋白亦可激活 TLR2 信号通路诱导 NETs 的形成。此外，肺炎支原体、肺支原体、穿透支原体、猪肺炎支原体、生殖支原体、无乳支原体、鸡毒支原体和牛支原体 PG45 等的膜相关核酸酶可降解 NETs。如肺炎支原体分泌的 Mp491 核酸酶可有效降解 LPS 诱导形成的 NETs。

第二节 支原体感染的特异性免疫应答

特异性免疫对支原体感染进程有重要影响，支原体感染可诱发局部黏膜免疫和全身的特异性免疫应答。特异性免疫可在一定程度上阻止支原体感染，但支原体感染免疫持续时间短，免疫反应不能有效清除支原体或疾病，人或动物可反复感染支原体并导致无症状携带者的出现。

一、黏膜免疫

支原体常感染呼吸道或泌尿生殖道，黏膜局部产生的支原体特异性 sIgA 对防御再感染发挥重要作用。sIgA 能防止支原体对呼吸道和生殖道上皮细胞的吸附，并抑制其生长；但 sIgA 类抗体在感染后 2～4 周消失，故而抗感染作用有限。局部 sIgA 类抗体消失后，即使仍有血清抗体存在，也不能防止再感染的发生。

二、体液免疫应答

支原体主要为胞外菌，抗支原体免疫主要为体液免疫。B 淋巴细胞活化增殖分化为浆细胞，后者分泌的中和抗体可阻止支原体的黏附，是抗支原体感染的主要免疫机制。研究发现体液免疫受损的患者感染支原体后，易迁延为慢性感染，表明抗体在阻止支原体感染中有一定的作用。以肺炎支原体为例，感染可诱导产生血清抗体，这些抗体可结合补体，抑制肺炎支原体生长，并可在补体存在时溶解肺炎支原体。肺炎支原体感染后，首先出现 IgM 类抗体，然后出现 IgG 和 IgA 类抗体，IgG1 和 IgG2 类抗体有调理作用。IgM 类抗体在感染 1 周内出现，2～4 周达到高峰，维持时间较长，在感染第 2 个月才开始下降，6～12 个月逐渐消失。消失慢的原因可能为肺炎支原体长时间寄居，持续刺激机体产生 IgM 抗体。肺炎支原体感染后获得的免疫力并不持久，特异性 IgG 类抗体维持时间为 1.5～2 年，临床上可见到感染后1.5～3 年发生再感染的病例。肺炎支原体抗体的存在，对疾病恢复及防御再感染有一定作用。小鼠被动输入抗血清后，仅能防止小剂量的肺炎支原体鼻腔内接种感染。另外，很多支原体，尤其动物支原体感染多呈慢性病程，病愈后支原体仍长时间存留体内，说明体液免疫对疾病的恢复作用有限。肺炎支原体感染后还可产生 IgE 类抗体，出现由 IgE 介导的超敏反应，促使哮喘病急性发作。肺炎支原体感染后产生的免疫保护能力有限，故再感染常见。肺炎支原体引起的临床疾病，年长的较年幼的儿童更严重，提示所致疾病的许多临床表现是由于机体对肺炎支原体的免疫病理反应引起的，而不是支原体的直接侵袭作用。

三、细胞免疫

很多支原体，如肺炎支原体、生殖支原体和穿透支原体等具有细胞内的侵袭能力，能侵入宿主细胞，在细胞内合成 DNA 且繁殖，是一种兼性胞内寄生病原体，而且支原体感染细胞后能在胞内长期存活，引起慢性、持续性感染。因此，细胞免疫对清除胞内支原体、阻止支原体慢性和持续性感染发挥重要作用。细胞免疫应答由 T 淋巴细胞介导，包括 CD4$^+$T 淋巴细胞和 CD8$^+$T 淋巴细胞，CD4$^+$T 淋巴细胞主要包含 Th1、Th2、Th3、Th7 和调节性 T 淋巴细胞。Th1 细胞主要分泌 IFN-γ、TNF-α 和 IL-2 等细胞因子，介导细胞免疫应答，在彻底清除支原体中发挥重要作用；此外其所分泌的细胞因子亦可辅助 B 淋巴细胞分化的浆细胞分泌 IgG2a 类抗体。Th2 细胞主要分泌 IL-4、IL-6 和 IL-13 等细胞因子，介导体液免疫应答，其分泌的细胞因子可辅助 B 淋巴细胞分化的浆细胞分泌 IgG1 类抗体。效应性 CD8$^+$T 可直接特异性杀伤支原体感染寄生的细胞。

肺炎支原体感染急性期和恢复期 CD3$^+$T 淋巴细胞变化不显著，而 CD4$^+$ T 淋巴细胞明显下降，CD8$^+$ T 淋巴细胞明显上升，CD4$^+$ T 淋巴细胞/CD8$^+$ T 淋巴细胞比值明显下降，表明 T 淋巴细胞总数虽然无明显变化，但 T 淋巴细胞亚群构成比例变化显著。机体在肺炎支原体感染后 CD4$^+$ T 会从 Th1 型免疫向 Th2 型免疫反应过渡。Koch 和 Maselli 等研究发现 Mp 感染 14 天后，患者和小鼠体内白细胞介素 4（IL-4）的水平和 IL-4/IFN-γ 的比例显著增高。在 Mp 慢性感染患者体内 IL-4、IL-5、IL-13 等 Th2 型细胞因子表达增高，而 IFN-γ 等 Th1 型细胞因子的表达减少，Th1/Th2 明显失衡并向 Th2 偏移，与支原体感染引起支气管哮喘、类风湿性关节炎、过敏性紫癜等疾病的发病密切相关。

第三节　支原体的免疫病理

支原体适应性免疫是一把双刃剑，支原体免疫亦可导致免疫病理反应。有的支原体感染后可引起宿主细胞膜分子结构改变，成为自身抗原，引起自身免疫病；有的支原体与宿主成分之间有共同抗原，引起交叉反应而导致宿主的免疫损伤；有的支原体具有丝裂原和超抗原的作用，能非特异地多克隆激活 T、B 淋巴细胞；有的支原体在体内、外能诱导多种细胞因子和黏附分子的产生。支原体引起的免疫及免疫病理机制十分复杂和特殊，有许多方面至今尚未完全明了，可能与支原体菌株、宿主因素或致病性有关。在人的支原体感染方面对肺炎支原体的免疫研究较多，动物方面对鼠肺支原体研究较多。

一、支原体感染与自身免疫

肺炎支原体感染可引起红细胞膜抗原结构改变，成为修饰的自身抗原，刺激机体产生自身抗体。在肺炎支原体感染的患者血清中检测到了多种自身抗体，包括能与红细胞 I 抗原反应的冷凝集素，与淋巴细胞、平滑肌细胞、脑和肺抗原反应的自身抗体，从而可解释肺炎支原体肺炎的并发症为什么会波及呼吸道以外的器官。例如，肺炎支原体感染时产生的冷凝集素（为 IgM 类抗体）就是抗红细胞膜 I 抗原的自身抗体，高滴度的冷凝集素与溶血和雷诺现象有关。大约 2/3 感染肺炎支原体出现临床症状的患者可产生冷凝集素，与人红细胞 I 抗原反应而损伤红细胞，引起自身免疫性溶血性贫血。

二、交叉反应抗原与免疫病理反应

某些支原体细胞膜糖脂成分或蛋白成分与宿主细胞之间有共同抗原而发生交叉反应。已证实肺炎支原体与人体心、肝、脑、肾、平滑肌等组织有部分共同抗原，感染后可产生针对上述组织的交叉反应抗体。除抗心磷脂抗体为 IgM 和 IgG 外，其他抗体均以 IgM 为主。这些交叉反应抗体可引起 II 型超敏反应，如溶血性贫血、血小板减少性紫癜、心肌炎、肾炎、脑膜炎和格林巴利综合征等。产生的 IgG 类抗体与相应抗原组成的免疫复合物可引起 III 型超敏反应，如心肌炎和肾炎等，从而致肺外表现和并发症。解脲脲原体与人精子表面蛋白之间存在交叉反应抗原，可能与人类感染解脲脲原体后诱导产生抗精子抗体而导致不育有关。

三、超抗原的非特异性免疫刺激作用

支原体产生的超抗原，也可非特异多克隆激活 T、B 淋巴细胞。关节炎支原体产生一种强有力的超抗原 MAM，能多克隆激活鼠及人 T 淋巴细胞，释放细胞因子，在鼠体内产生实验性胶原性自身免疫性关节炎。肺炎支原体、鼠肺支原体及发酵支原体均可多克隆激活 T、B 淋巴细胞。

四、免疫复合物的形成

支原体肺炎患者血清中可检测到由肺炎支原体与相应抗体组成的免疫复合物；在并发肾炎的肾小球中测出含有肺炎支原体抗原的免疫复合物。支原体肺炎患儿血清 IgM、IgG、IC、Clq、C4、C3、B 因子含量增高，并与病情的严重程度呈正相关。

第四节　支原体的免疫逃逸

支原体除了在胞外存活外，亦能侵入宿主细胞（如肺炎支原体、生殖支原体、穿透支原体等），在细胞内合成 DNA 和繁殖，是一种兼性胞内寄生病原体。这些支原体能在感染宿主细胞内长期存活，引起持续性感染，表明支原体具备某些保护性机制能逃避宿主免疫系统的防御清除。支原体免疫逃逸机制尚不完全清楚，目前认为可能与以下几个方面有关：

一、入侵宿主细胞

支原体通常能够黏附在上皮细胞表面，主要为胞外寄生病原体，但一些支原体亦能侵入宿主细胞，如从艾滋病患者的泌尿生殖道分离的穿透支原体入侵宿主细胞后，聚集在细胞质以及细胞核的周围，并在胞内繁殖和生存。其他支原体，如肺炎支原体、发酵支原体、生殖支原体、鸡毒支原体和牛支原体，均既能在宿主细胞外存活，亦能进入宿主细胞内生存。支原体传播到宿主不同的感染位置，削弱抗生素对支原体感染的治疗效果。支原体的细胞内阶段可帮助其逃避宿主免疫系统，也可能是造成支原体在感染宿主体内难以根除的原因，有助于潜伏期的建立造成长期感染。

二、逃避黏膜纤毛的清除和荚膜的抗吞噬作用

黏附是支原体感染的第一步，支原体侵入机体后，以其黏附素或 / 和顶端特殊结构牢固地黏附于呼吸道或泌尿生殖道上皮细胞表面的受体上，可抵抗黏膜上皮细胞纤毛的清除作用和吞噬细胞的吞噬作用。

很多支原体，如肺炎支原体、生殖支原体、穿透支原体等均有荚膜样物质，可抵抗吞噬细胞的吞噬杀伤。

三、表面抗原的高度变异

支原体中普遍存在一些可变蛋白，多以脂蛋白形式表达于膜表面，使支原体可以有效逃避宿主免疫系统，适应体内环境长期生存。肺支原体的 Vsa、狗支原体的 HapA、人型支原体的 Vaa、牛支原体的 Vsp、猪鼻支原体的 Vlp 等表面脂蛋白可发生高频变异，其突变频率一般在 $10^{-5} \sim 10^{-2}$，有的甚至高达 $10^{-2} \sim 10^{-1}$。可变蛋白常以家族形式存在，大都含有数目可变的串联重复序列，通过相位变异、大小变异以及结构域的重组等使支原体表面抗原特征发生高频变化，帮助支原体实现免疫逃逸。

四、降解细胞和自身所产生的活性氧等有害物质

ROS 是生物有氧代谢过程中的产物,包括氧离子、过氧化物和含氧自由基等。很多支原体,如肺炎支原体、生殖支原体、鸡毒支原体等增殖时可自身合成 ROS,其感染激活的单核 - 巨噬细胞和中性粒细胞等也可产生 ROS 和反应性氮化物。支原体和感染细胞产生的 ROS 既是其引起炎症反应最重要的致病物质,也可杀伤清除支原体和损伤宿主细胞。

支原体的一些蛋白可降解细胞和自身所产生的活性氧,如肺炎支原体的硫氧还蛋白系统有抵抗 ROS 氧化损伤的作用;生殖支原体、鸡毒支原体和肺炎支原体的渗透压诱导蛋白 C(OsmC)超家族蛋白(MG_427、MGA_0252 和 MPN625)和 Ohr 类蛋白(MG_454、MGA_1142 和 MPN668)均可降解无机或有机氢过氧化物从而介导抗氧化作用。

五、与宿主细胞膜具有相似的抗原成分,通过分子模拟而逃避宿主的免疫监视

有些支原体与宿主细胞有共同抗原成分,被宿主免疫系统误认为是自身成分而逃避免疫监视,使支原体可在机体长期寄居。如肺炎支原体细胞膜上的甘油磷脂与宿主细胞有共同抗原成分。

六、形成生物膜

生物膜是由细菌及其所分泌的胞外多聚物(胞外多糖、胞外 DNA 和胞外蛋白)附着在组织细胞或无生命材料(如医疗导管、插管、人工关节及瓣膜)表面后形成的膜状结构,是细菌的群体结构。牛支原体、无乳支原体、肺炎支原体、鸡毒支原体、肺支原体、山羊支原体山羊亚种以及绵羊支原体等都有形成生物膜的能力,生物膜形成后可进一步促进支原体的黏附、增强支原体对热、干燥、高渗等逆境的抵抗能力,帮助其抵抗吞噬细胞的吞噬及抗生素等对其的杀伤,有助于支原体逃避免疫系统对其的清除。

七、与抗体非特异性结合

人型支原体和精氨酸支原体,可表达一种与免疫球蛋白 Fab 段结合的多肽;滑液支原体有 IgG 的 Fc 受体,能与 IgG 的 Fc 段结合。这种非特异性与免疫球蛋白结合的性能,影响了特异性抗体与抗原的结合,阻止了吞噬细胞通过抗体对支原体进行调理吞噬,类似于金黄色葡萄球菌蛋白 A 的抗吞噬作用。

八、免疫抑制作用

很多经定植于呼吸道和泌尿生殖道的支原体感染后,宿主未表现出明显的临床症状,亦未诱导宿主发生强烈的免疫应答。这些支原体可下调核转录因子(NF-κB)减少促炎细胞因子的分泌,并能诱导抑炎细胞因子(如 IL-4、IL-10、IL-13)及转化生长因子 -β(TGF-β)的产生,从而抑制宿主免疫系统产生免疫应答。如丝状支原体感染可导致牛、羊淋巴细胞对 PHA 的反应消失;牛支原体的 VspL 蛋白能够削弱淋巴细胞对丝裂原的应答,抑制中性粒细胞的呼吸爆炸,使呼吸爆炸过程中产生的 ROS 产物减少;发酵支原体和猪肺炎支原体感染可诱导巨噬细胞分泌 IL-10,抑制巨噬细胞和 T 淋巴细胞的活化。

九、诱导细胞凋亡

支原体感染可能有诱导细胞凋亡的作用。Paddenberg 等研究发现感染猪鼻支原体后,NIH3T3 细胞的 DNA 被降解成 200bp 的多聚体,在琼脂糖凝胶电泳中形成梯度条带的细胞凋亡指征,并且在细胞匀浆和培养上清液中均检测到核酸酶活性。有试验表明,由放线菌酮引起的细胞应激能够使支原体核酸酶穿入细胞,从而导致宿主细胞 DNA 的断裂。单独的支原体感染并不一定引起凋亡,但是一旦细胞凋亡,感染的支原体可能是导致宿主细胞 DNA 分裂成 200bp 多聚体的重要原因。另有报道称,穿透支原体分泌的核酸内切酶 P40 与宿主细胞接触后,即被吞噬,然后内在化的核酸酶可以作为细胞毒性因子引起宿主细胞 DNA 和 / 或 RNA 的断裂,直接诱导细胞凋亡样坏死。

(朱翠明)

参 考 文 献

1. Horino A，Sasaki Y，Sasaki T，et al.Multiple promoter inversions generate surface antigenic variation in *Mycoplasma penetrans*.J Bacteriol，2003，185（1）：231-242.

2. 曹玉璞，叶元康. 支原体与支原体病. 北京：人民卫生出版社，2000.

3. 周正任. 医学微生物学. 北京：人民卫生出版社，2004.

4. Parrott GL KT，Fujita. A Compendium for *Mycoplasma pneumoniae*. Front Microbiol，2016，7：513.

5. Qin L，Chen Y，You X. Subversion of the Immune Response by Human Pathogenic Mycoplasmas. Front Microbiol，2019，10：1934.

6. Cacciotto C，Cubeddu T，Addis M F，et al. Mycoplasma lipoproteins are major determinants of neutrophil extracellular trap formation. Cell Microbiol，2016，18（12）：1751-1762.

7. Deeney A S，Maglennon G A，Chapat L，et al. *Mycoplasma hyopneumoniae* evades phagocytic uptake by porcine alveolar macrophages in vitro. Vet Res，2019，50（1）：51.

8. Kauf A C，Rosenbusch R F，Paape M J，et al. Innate immune response to intramammary *Mycoplasma bovis* infection. J Dairy Sci，2007，90（7）：3336-3348.

9. Dumke R，Jacobs E. Antibody Response to *Mycoplasma pneumoniae*：Protection of Host and Influence on Outbreaks?. Front Microbiol，2016，7：39.

10. Naghib M，Hatam-Jahromi M，Niktab M，et al. *Mycoplasma pneumoniae* and toll-like receptors：A mutual avenue. Allergol Immunopathol（Madr），2018，46（5）：508-513.

11. Christodoulides A，Gupta N，Yacoubian V，et al. The Role of Lipoproteins in Mycoplasma-Mediated Immunomodulation. Front Microbiol，2018，9：1682.

第七章
支原体的微生态学

生态学是研究正常微生物群的结构、功能和其与宿主相互关系的学科，研究范畴包括微生物与微生物、微生物与宿主及微生物和宿主与外界环境的相互关系。生态学研究内容分为三个层次，即宏观生态学、微生态学和分子生态学。宏观生态学研究微生物或其群体同大自然环境的关系，它涉及生物与生物、生物与环境的相互依赖和相互制约的研究；微生态学（microecology）主要研究微生物与宿主的相互关系，它是细胞水平的生态学；分子生态学则是生态学与分子生物学的融合，它主要研究微生物及其生物活性分子与分子环境的相互关系。

支原体广泛分布于自然界，其在自然界中极少单独存在，与环境、宿主及其他生物关系密切，维持机体内的微生态平衡。

第一节 支原体在自然界的分布、循环和演变

一、支原体在自然界的分布

支原体广泛分布于自然界，在动物、植物、土壤、人体、水及肥料等中均有支原体的存在。从土壤和污水中能分离到多种腐生性支原体，它们对人、动物和植物无致病性。与其他腐生菌一样，这些支原体通过对动、植物尸体中有机物的分解而获取营养，并在自然界有机物的循环中发挥一定的作用。

迄今在自然界中所分离的支原体多为非致病性支原体，属腐生菌或无害的共生菌。如在人和动植物体内寄居的支原体大多为非致病菌，有的可作为定植菌，参与机体正常菌群（normal flora）的构成。例如，在人的口腔中有口腔支原体

（*Mycoplama orale*）和唾液支原体（*M. salivarium*），主要定植在口腔、牙菌斑和牙石，是正常口腔中数量较少的微生物，此两种支原体皆可从口腔、牙根炎、牙龈炎和牙周炎的临床标本中检出。在正常女性阴道中，支原体的分离率为15%～16.8%，以解脲脲原体（*Ureaplasma urealyticum*，Uu）多见，其次为人型支原体（*M. hominis*，Mh），这些支原体常构成阴道的正常菌群。在牛、羊的瘤胃内寄居有专性厌氧的厌氧原体（*Anaeroplasma*），它们对牛、羊无致病性，属无害的共生菌。有的支原体可存在于不同种属的宿主中，例如莱氏无胆甾原体（*Anaeroplasma laidlawii*）可寄生于人的口腔、牛的生殖道和鼻腔、猪鼻腔和鸡窦等多种哺乳动物和鸟类的不同部位；有的螺原体（*Spimplasma*）既可存在于植物中，亦可存在于昆虫体内。

但也有极少数支原体系病原性支原体或条件致病菌，能引起人和动、植物的病害。例如，肺炎支原体（*M. pneumoniae*，Mp）能引起人类的原发性非典型肺炎；丝状支原体（*M. mycoides*）可致牛、山羊的传染性胸膜肺炎；猪肺炎支原体（*M. hyoneumoniae*）导致猪的肺炎或气喘病；鸡毒支原体（*M. gallisepticum*）能引起多种家禽及鸟类的呼吸道感染。有些支原体属于条件致病菌，例如，解脲脲原体、人型支原体与生殖支原体（*M. genitalium*，Mg）在一定条件下能引起泌尿生殖道感染和不育症；发酵支原体、穿透支原体（*M. penetrans*）和梨支原体对正常人不致病，但可协同HIV致病。此外，通过对支原体的定性、定量和定位分析，发现有些支原体可随量的增多、宿主转换或定位转移等，从不致病转为致病。例如，关节炎支原体（*M. arthritidis*）对人无致病性，但若感染啮齿类动物，则可引起关节炎。

由于支原体分布广泛且加压可通过除菌滤器，

其已成为实验室污染中常见而令人困扰的问题。据文献报道，在细胞培养室中，有 5%～35% 的细胞培养物存在支原体污染，尤其在传代细胞系（如HeLa 细胞、Hep-2、KB 细胞等）的培养中更为多见。实验室污染的支原体以口腔支原体、猪鼻支原体（*M. hyorhinis*）、精氨酸支原体（*M. arginini*）和莱氏无胆甾原体为主，占污染总数的 80%，污染源主要为操作者和小牛血清。在 L 型细菌的培养中，亦可发生支原体污染。由于两者的菌落及形态相似，往往影响对培养结果的判断。

二、支原体在自然界的循环

支原体是一类营寄生为主的微生物，在适宜的环境条件下进行生长繁殖，保持其生物物种的延绵和循环。不同种类的支原体在自然界的循环可因寄生方式和寄生宿主而异。腐生性支原体寄生于动植物尸体，主要通过土壤、污水等传播；这些支原体可协同其他腐生菌导致动、植物尸体腐败从而增加土壤的肥力，有助于植物的生长，也间接为食草动物和人类提供食物。活体寄生的支原体在自然界的循环方式则与腐生性支原体不同。例如，寄生人和动物的支原体随排泄物或分泌物排出体外后，可经气溶胶（如肺炎支原体、鸡毒支原体）及污染的饮水、食物（如口腔支原体）进入另一机体，或通过性接触（如解脲脲原体）感染新的宿主；有的支原体（如莱氏无胆甾原体）尚可在人与动物之间相互传播。寄生植物的支原体主要以昆虫传播，有趣的是，许多支原体既对植物致病，也能引起昆虫感染，因而可在植物与昆虫之间相互传染，形成支原体传播的循环圈。

三、支原体在自然界的演变

支原体属原核细胞型微生物，其由何种生物进化而来，这是一个饶有兴趣的问题。有学者提出支原体可能是由 L 型细菌演变而来，其依据是两者具有许多相似的生物学性状。例如，支原体无细胞壁，L 型细菌亦有胞壁的缺失或缺损，均呈现多形性；两者皆能通过细菌滤器，对低渗敏感；在固体培养基上均形成"油煎蛋"样的细小菌落。支原体与 L 型细菌的致病性也有相似之处，它们均能引起间质性炎症和泌尿生殖道感染。现已知道，L 型细菌的产生，是正常细菌所处环境中

存在着有碍胞壁形成物质的选择结果。实验证明，在细菌的培养中，如在培养基中加入青霉素或溶菌酶，可诱导 L 型细菌的形成。这是因为青霉素能抑制细菌细胞壁合成，溶菌酶则可水解细菌的胞壁。大多数温血动物能产生溶菌酶和其他分解细菌胞壁的物质；在土壤中，也存在多种产生类似物质的微生物，尤以黏细菌产生的量特别大。因此，在自然界，L 型细菌可能经常产生。青霉素的普遍使用则进一步增强了 L 型细菌的形成趋势。L 型细菌有两种：不稳定型和稳定型；如将环境中有碍胞壁形成的物质（如青霉素）除去，前者回复到有细胞壁的正常细菌，而后者则不再能合成细胞壁，其继续生长并维持 L 型状态。因此推测这种 L 型状态经长期延续，有的菌株渐渐产生变异，失去亲代株所具有的某些遗传信息，从而产生完全不同的另一类微生物，即已经取得独立地位的支原体（图 7-1）。

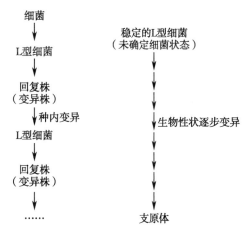

图 7-1　支原体的演变过程

为了证实这一推测，一些研究者曾企图从细菌或 L 型细菌诱生支原体，虽曾做过多次尝试，然而全告失败。也有报道说，在 L 型细菌培养中出现过支原体，但却不能排除培养基或其加入成分污染支原体的可能性。

从支原体与 L 型细菌的生物学性状类似考虑，似乎两者具有必然的关联性，可是，DNA 杂交试验的结果表明，除莱氏无胆甾原体与少数几种细菌相关外，大多数支原体与细菌及其 L 型之间未显示有关联。其次，生化方面的研究也未获得两者关联性的依据。通常，构成支原体基因组的DNA 分子量较小，约 5×10^5 bp，而细菌的基因组最

小的亦达 1×10^6bp，大多数支原体的 G+C（%）含量低，为 24%～33%，约相当于大多数细菌的 50%。这些都不支持"支原体是来源于 L 型细菌"这一见解。因此，支原体究竟由何种微生物演变而来，尚需进一步研究。

第二节 支原体与其他生物的关系

在自然界中的支原体极少单独存在。寄居于人和动植物体中的支原体与宿主既可构成寄生关系，又可形成共生状况；同时，在宿主中的支原体种群往往与其他微生物种群共同形成微生态系统，既相互拮抗或竞争，又彼此协作，维持机体内的微生态平衡。

一、支原体与宿主的关系

（一）寄生（parasitism）

在人和动植物体内寄居的支原体有两种情况：一种情况是作为原籍菌参与机体内正常菌群的构成，另一种情况则是作为外籍菌暂居于宿主体内。

通常，支原体进入机体后，经直接或间接移行到宿主体内一定的生态环境或解剖部位，黏附于黏膜上皮细胞上得以定植。因此，支原体的黏附性是构成定植的先决条件。支原体的黏附能力相当强，不仅能黏附于宿主的呼吸道假复层柱状纤毛上皮和泌尿生殖道的变移上皮，且能黏附于离体的红细胞、HeLa 细胞、单层组织培养物中的成纤维细胞、精子、巨噬细胞、气管的器官培养物，甚至玻璃和塑料等表面。目前已知支原体的黏附作用是通过其表面结构（黏附素）与宿主细胞表面受体的特异性结合而实现。例如，鸡毒支原体的顶端结构就是一种黏附器官，其主要成分是蛋白质，宿主细胞（如红细胞）上受体成分为唾液酸。应用特异性抗血清封闭支原体的黏附结构，或用神经氨酸酶破坏宿主细胞的受体，均可阻止该支原体对细胞的黏附。在机体内，组织细胞表达的受体不同，从而决定支原体的寄生部位的差别。支原体的定植尚与宿主生理状态有关。Taylor-Robinson 等和 Furr 等先后将生殖支原体和肺炎支原体等接种至雌性 BALB/c 小鼠生殖道，结果显示：孕酮皮下注射能促进生殖支原体定植，而发酵支原体、人型支原体、唾液支原体和解脲脲原体则在雌二醇的作用下更易定植，孕酮则无影响。

前已述及，参与正常菌群构成的支原体（原籍菌）可长期定植于宿主体内，通常对机体无致病性。其中，某些条件致病性支原体（如解脲脲原体）在宿主局部防御功能降低或滥用抗生素导致微生态失衡等情况下，则可致病。外籍菌进入机体后，一般仅作短暂停留便被宿主排出体外。病原性支原体居留时间则长短不一，有的支原体引起急性感染，它们随着机体特异性免疫的建立而逐渐被清除；有的病原性支原体停留时间较长，往往引起慢性感染。

寄生于人和动物体内的支原体很少侵染到血液和组织内。大多数营黏附式"外寄生"，少数支原体能进入宿主细胞内繁殖，例如，穿透支原体可感染艾滋病（AIDS）患者，该支原体能黏附红细胞、单核细胞、CD_4^+ 淋巴细胞及尿道上皮细胞，并能穿入细胞质内，在细胞内增殖，形成空泡，导致细胞死亡。致病性支原体感染高等植物后，其表现症状主要是丛枝（如泡桐丛枝病）、绿变（即花器变绿，如芝麻变叶病）、黄化（如水稻黄萎病）和组织坏死（如橡胶褐皮病）等。支原体通常寄生于植物韧皮部筛管内，但对宿主的病理学影响远远超出其所栖息的韧皮部。

（二）共生（symbiosis）

通常，在人和动物体寄居的微生物种类及数量庞大。如一个成年人体表和体内所携带的正常微生物达 10^{14} 个，其中许多微生物与宿主形成共生关系。这些微生物大部分与机体细胞密切接触，交换能量、物质，甚至互相传递遗传信息。据估计，微生物的酶大约有 35% 可供宿主利用。正常微生物群对宿主具有营养、免疫、生长刺激和拮抗病原菌侵袭等生理功能。例如，在反刍动物的瘤胃内，有大量微生物寄居，其中大多为专性厌氧的微生物，包括厌氧性细菌、纤毛虫、酵母、螺旋体、放线菌和支原体（如厌氧原体）等，这些微生物与反刍动物之间有互惠关系，一方面，反刍动物的瘤胃给微生物的生长提供了厌氧的生态环境，有利于微生物生长繁殖；另一方面，厌氧原体与细菌、纤毛虫等共同参与瘤胃内的物质转化，有助于反刍动物对食物的消化和吸收，同时还能抵御某些沙门菌的入侵。由此可知，宿主为厌氧原体等正常菌群的定植提供了有利的条件，而这些微生物也能产生许多对宿主有利的作用。

二、支原体与其他微生物间的相互关系

在不同微生物种群间或同一微生物种群的不同个体间，均会发生正性或负性的相互关系，呈现相互拮抗或协作等不同的表现。

（一）拮抗

寄居在机体内同一生态空间的支原体与其他微生物之间既相互依存，又相互拮抗（antagonism）或竞争。这种拮抗性主要体现于三方面。

1. 竞争黏附位点 除了由昆虫叮咬或外伤直接将微生物导入机体组织或血液之外，绝大多数微生物在宿主内定植或感染均首先从吸附黏膜上皮细胞表面受体开始的。例如，解脲脲原体通过对黏膜上皮细胞的黏附，定植于人的泌尿生殖道，方可耐受尿液的冲洗或分泌液的排出。对黏膜细胞受体的竞争在同种微生物内尤为突出；在不同微生物之间，如果两者的细胞受体相同，竞争同样激烈；若两者的受体在细胞表面非常邻近，则一种微生物与其受体的黏附往往会掩盖另一种微生物的受体，形成空间障碍，该微生物则不能黏附于细胞上，凡未取得黏附部位的微生物便被机体排出体外。因此，在微生物类群众多的组织环境中，支原体为取得有限的定植空间，与其他微生物的黏附性竞争就不可避免。

2. 竞争营养物质 支原体等寄生物均从其所寄居的宿主获得营养。在宿主的某一微生态环境中，营养物质的提供总是有限的，只能满足一定数量微生物的生长繁殖所需。为此，支原体就必须与其他微生物竞争营养以获取生存。

3. 产生拮抗性代谢产物 栖息于牛羊瘤胃中的噬菌厌氧原体（*A. bactoclasticum*）在与牛羊共生的同时，能溶解其周围的细菌（如大肠埃希菌和鼠伤寒沙门菌）。一般而言，支原体与其他微生物之间的这种杀伤或抑制作用，主要是通过其所产生的代谢产物而体现。许多支原体（如肺炎支原体、鸡毒支原体）能产生 H_2O_2，这种产物的蓄积对过氧化氢酶阴性的微生物有杀伤性。有些支原体（如解脲脲原体、精氨酸支原体）能通过分解尿素或精氨酸形成 NH_3，后者不仅与其致病作用有关，而且对其他微生物亦有毒害作用。同样，其他微生物也能通过代谢产物对支原体造成损伤或抑制。这种拮抗方式还发生在支原体之间，例如，杉山顺子等用氯仿处理某些支原体，其提取物能抑制他种支原体的生长，并将这种物质命名为支原体素（ch-Mcin）。目前，对该物质的本质及作用机制等尚不清楚，有待进一步阐明。

支原体与其他微生物之间的拮抗或制约，对维持机体局部组织的微生态平衡和抵抗病原微生物的感染具有重要的意义。

（二）协作

微生物种群之间的互利作用称为协作（cooperation）。这种互利作用既常发生在正常微生物种群中，也可见于病原微生物之间。

在正常微生物种群中，许多微生物能互相提供必要的营养物质和生长因子，此种协作关系在微生物形成克隆、利用不溶性养料、获取能量等方面都有重要的作用。

病原微生物引起疾病时，相互协作尤为重要。在许多情况下，病原微生物只有依靠彼此协作，才能战胜宿主的抵抗力，并繁殖自身达到感染剂量，从而导致疾病。近年来，发现艾滋病（AIDS）患者常伴有某些支原体的感染，已报道的有发酵支原体无名株（*M. incognitos*）、穿透支原体及梨支原体（*M. pirun*）等。Lo 等检测 10 例 AIDS 患者不同器官组织中的穿透支原体的 DNA，结果 7 例阳性，而对照组非 AIDS 患者则均无；Wang 等用 ELISA 及免疫印迹法作血清流行病学调查，发现 AIDS 患者穿透支原体阳性率高达 40%。Lo 等在部分 AIDS 患者中还检测有梨支原体的感染。一些学者推测，此三种支原体可能是 AIDS 发病的协同因子，其通过诱生 TNF 等促进 HIV 增殖，导致 HIV 感染者由潜伏状态进入临床发病期，或使 AIDS 病情加重。有些支原体能破坏或抑制宿主的免疫功能，从而有利于其他微生物的感染。例如，解脲脲原体能产生 IgA 蛋白酶，使分泌型 IgA（SIgA）水解失效，从而削弱黏膜局部的防卫功能，故在解脲脲原体所致泌尿生殖道炎中，常伴有其他条件致病菌的感染。Mi 亦可抑制机体的免疫功能，因此能加重 HIV 感染者的免疫缺陷。同样，其他微生物的感染也能为支原体入侵机体创造条件。例如，患淋病后，部分患者会发生解脲脲原体所致的非淋病性尿道炎（NGU），这可能是同淋球菌损伤泌尿生殖道黏膜而有利于 Uu 的继发感染相关。

（三）支原体病毒

1974 年 Gourlay 等首先自莱氏无胆甾原体中

发现 MV-L1、MV-L2、MV-L3 三种病毒,它们分别呈杆状、球状和蝌蚪状。迄今,已报道的能感染支原体的病毒达 10 余种。

在这些支原体病毒中,以对 MV-L1 的研究最为详细,该病毒为无包膜的杆状粒子,内含单股环状 DNA,携带合成 6~8 种蛋白质的信息。MV-L1 吸附莱氏支原体的最适 pH 为 6.0。亲代病毒的单股 DNA(ssDNA)进入宿主细胞后,复制形成 ds 环状中间体,即复制型 RFⅠ及 RFⅡ,再经半保留复制产生子代 ssDNA,即 ssⅠ。ssⅠ配备两种病毒蛋白质(分子量分别为 70kDa 和 53kDa)便形成 ssⅡ。ssⅡ最后经装配和通过宿主细胞膜被挤压释放到细胞外,成为成熟的子代 MV-L1。一个 MV-L1 粒子感染宿主细胞后,可产生 150~200 个子代病毒粒子。

有的支原体病毒对宿主细胞的寄生无严格选择性。例如,SPV-3 几乎能侵染迄今已知的所有螺原体,包括长春花黄叶螺原体和果蝇螺原体。长春花黄叶螺原体对长春花植物有高度致病性,如在植物中滴入 SPV-3,可使长春花内螺原体数量减少,从而使其病症减轻;同时,SPV-3 的 DNA 也可与螺原体的染色体整合而形成溶原状态,从而造成植物螺原体的持续感染。果蝇螺原体能导致雌性果蝇不孕,但是 SPV-3 感染该螺原体后,可引起细胞裂解,使果蝇恢复生育能力。总之,病毒感染支原体后,一方面可在宿主细胞内增殖,子代病毒或以出芽方式释放,或经细胞裂解释放;另一方面,病毒 DNA 亦可与支原体的染色体整合而成溶原状态。病毒的感染能影响支原体的生长繁殖、抗原性及致病性等生物学性状。

第三节　支原体的传播途径和感染方式

在自然界中,支原体的种类众多,但能引起人和动、植物疾病的仅为少数。不同种类的病原性支原体,其感染的宿主范围可不相同。通常,侵犯动、植物的支原体对人无致病性,而感染人体的支原体一般也不侵犯动、植物(灵长类动物除外)。尽管支原体的感染宿主可不同,但其传播途径均可归为水平传播(horizontal transmission)和垂直传播(vertical transmission)两类。

一、水平传播

支原体在同代不同个体或不同种属之间的传播,称为水平传播,所导致的感染即水平感染(horizontal infection)。支原体水平感染的方式在人和动物中基本相同,而在植物中则有所差别。

(一)支原体在人和动物中的水平传播

自然条件下,支原体所致人和动物的水平传播的常见途径有:

1. 经呼吸道感染　经呼吸道侵入是支原体感染人和动物的重要途径。据统计,在动物的病原性支原体中,多数以呼吸道感染为主,例如猪肺炎支原体、丝状支原体丝状亚种(*M. mycoides* subsp. *mycoides*)、鸡毒支原体等。这些致病性支原体感染动物呼吸道后,主要破坏动物气管和支气管的纤毛,使之部分或全部脱落,导致对外来异物及气管黏膜分泌物的排出功能部分或全部丧失,使得进入呼吸道的异物和黏膜产生的分泌物无法向上排出而沉降到细支气管末端及肺泡中,继而引起肺部病变,出现呼吸困难。有的支原体除引起呼吸道疾病外,尚可经血流在动物体内播散,造成其他部位感染。例如,猪鼻炎支原体所致猪关节炎即属此种情况。在人类中,肺炎支原体往往随飞沫排出人体,经呼吸道感染他人。

2. 经口或消化道感染　某些支原体能通过消化道感染人和动物。这些支原体往往随粪便或唾液从宿主排出体外,污染食物、食具、饮水、饮料等,如被其他机体食入则可导致感染。例如,引起蜜蜂死亡的蜜蜂螺原体(*Spiroplasma melliferum*)可用饲喂接种法引起健康蜜蜂感染。在自然条件下,蜜蜂可通过吸食带有螺原体的植物花粉而受感染,这是蜜蜂螺原体病传播的重要途径之一。

3. 经泌尿生殖道感染　解脲脲原体、人型支原体、生殖支原体等常经性接触及共用浴盆、浴巾等方式在人群中传播,引起泌尿生殖道的感染。在动物的支原体中,如牛生殖道支原体(*M. bovigenitalium*)、马生殖道支原体(*M. eguigeniatalium*)、猫脲原体(*U. eati*)等皆以泌尿生殖道感染为主,这些支原体除引起泌尿生殖道炎症外,有的还可导致不育或早产等。此外,有的支原体(如解脲脲原体)还可通过人工授精感染受主。

4. 经皮肤感染　无乳支原体(*M. agalactiae*)

和加拿大支原体（*M. canadense*）等可经皮肤创口感染，导致羊、牛的乳腺炎。

（二）支原体在植物中的水平传播

植物支原体水平感染的常见方式是通过苗木嫁接和媒介昆虫传播。例如，柑橘僵化病螺原体（*S. citri*）是柑橘僵化病的病原，此病的传播方式之一是在嫁接时，选用了病株上的接穗，通过嫁接方式传染给健康的树木。柑橘螺原体及玉米矮缩病螺原体（*S. kunkelii*）皆可通过叶蝉传播。现已证明，除叶蝉外，蜜蜂、蚱蜢等昆虫也与植物支原体病的传播有关，这些昆虫不仅是传播媒介，而且也可作为支原体的宿主。此外。有些支原体尚能通过污染的水和土壤感染植物。

二、垂直传播

在同一种系中，支原体从亲代宿主传染给子代宿主的方式，称为垂直传播，导致的感染称为垂直感染（vertical infection）。在人类中，解脲脲原体、人型支原体等均能引起垂直感染。以解脲脲原体为例，若孕妇生殖道有 Uu 感染，则 Uu 可通过胎盘感染胎儿。孙红妹等应用胎盘作 Uu 的分离培养，并结合新生儿脐血特异性抗体的检测，证实新生儿可在宫内感染 Uu，这种垂直感染可导致早产、流产、新生儿低体重和胎盘功能不全等。此外，在分娩时，存在于产道中的 Uu 亦可感染新生儿。

某些禽类支原体（如滑液支原体、鸡毒支原体）可经禽卵传给下一代，导致卵的孵化率降低或弱雏率增加。例如，据统计，鸡蛋受滑液支原体感染后，孵化率可下降8%～10%，雏鸡的弱雏率也明显增加。

植物支原体的垂直传播主要是经种子或插枝传给下代，可影响种子的发芽及幼苗的成活率。

（朱翠明）

———————— **参 考 文 献** ————————

1. Parrott G L K T, Fujita. A Compendium for *Mycoplasma pneumoniae*. Front Microbiol. 2016, 7: 513.
2. Waites K B, Xiao L, Liu Y, et al. *Mycoplasma pneumoniae* from the Respiratory Tract and Beyond.Clin Microbiol Rev, 2017, 30（3）: 747-809.
3. Onderdonk A B, Delaney M L, Fichorova R N.The Human Microbiome during Bacterial Vaginosis.Clin Microbiol Rev, 2016, 29（2）: 223-238.
4. Huang C, Zhu H L, Xu K R, et al. Mycoplasma and ureaplasma infection and male infertility: a systematic review and meta-analysis. Andrology, 2015, 3（5）: 809-916.
5. Carvalho F M, Fonseca M M, Batistuzzo De Medeiros S, et al. DNA repair in reduced genome: the Mycoplasma model. Gene, 2005, 360（2）: 111-119.
6. Sverdlov E D.Genome-wide non-sequencing strategies for bacterial genome com-parison: the necessity and an analysis of the variable bacterial world. Vestn Ross Akad Med Nauk, 2003（1）: 15-20.
7. Nolan P M, Duckworth R A, Hill G E, et al. Maintenance of a captive flock of house finches free of infection by *Mycoplasma gallisepticum*. Avian Dis, 2000, 44（4）: 948-952.
8. Taylor-Robinson D, Horner P. *Mycoplasma hominis* parasitism of trichomonas vaginalis. Lancet, 1998, 352（9145）: 2022-2023.
9. Caudwell A. Mycoplasma-like organisms（MLO）, pathogens of the plant yellows diseases, as a model of coevolution between prokaryotes, insects and plants. Isr J Med Sci, 1984, 20（10）: 1025-1027.
10. Nakamura M, Itoh T. Typing of isolates of *Mycoplasma pneumoniae* and *Mycoplasma salivarium* by growth inhibitors derived from mycoplasmal cells treated with chloroform. Microbiol Immunol, 1983, 27（2）: 151-157.

第八章
支原体基因组学

第一节　支原体基因组

　　由于基因组较小，支原体属于最早被基因组测序的微生物物种之一。1995年10月，完成了第一个支原体即生殖支原体G37株的基因组测序。支原体包含许多种类，其中包括人类致病性支原体（如生殖支原体）、动物致病性支原体（如猪肺炎支原体）和植物致病性支原体（如洋葱黄化病植原体），目前还没有发现花状中原体、嗜酸性温原体和火山温原体有致病性。

一、人类致病性支原体

（一）生殖支原体

　　生殖支原体（*Mycoplama genitalium*，Mg）是少数几种由泌尿生殖道分离得到且唯一明确与男性尿道炎相关的支原体。Mg G37是第一个被全基因组测序的支原体，也是第二个被基因组测序的原核细胞微生物（第一个是流感嗜血杆菌）。除Mg G37外，另有4株自具有尿道炎症状的男性分离到的Mg菌株的全基因组序列于2012年上传至NCBI。其中，M2288和M2321来源于丹麦，M6282分离自日本，M6320分离自澳大利亚（表8-1）。Mg G37基因组全长580kb，G+C（%）含量32%（G、C各占16%，A、T各占34%）。Mg只有一条染色体，含有大约480个基因，是迄今为止已知能在无生命培养基中繁殖的最小原核生物基因组。480个基因主要负责编码与DNA复制、转录、翻译、修复、细胞转运以及能量代谢等相关的蛋白质。将其基因组按每5 000bp划为一个区段，各区段的G+C（%）含量从27%到37%不等，复制子起始位点含有很多重复DNA序列，这些序列A+T（%）含量比例很高。然而，Mg基因组的转运RNA（transport RNA，tRNA）因具有2个核糖体RNA（ribosome RNA，rRNA）操纵子（operon）致其所含G+C（%）含量比例较高，这表明一定比例的G+C（%）含量可能与rRNA和tRNA二级结构的形成有关。

（二）肺炎支原体

　　肺炎支原体（*M. pneumoniae*，Mp）已获得全基因组测序菌株48株（表8-2），其中最早完成测序的M129基因组全长816kb，G+C（%）含量40%，双链丰余度为2.95。预测含有688个开放阅读框（open reading frame，ORF），42个RNA编码基因，发现一个具有200个寡核苷酸（nucleotide，nt）的RNA。75.9%的ORF与其他细菌（主要是Mg）基因组具有同源性。在所有ORF中，已明确458个编码功能蛋白。42个特征性功能域，包括亮氨酸拉链序列、典型原核细胞脂蛋白序列和ATP/GTP的结合位点。用结构域分析程序对蛋白质结构进行分析，发现275个属于跨膜蛋白，29个具有高度螺旋结构，提示膜蛋白占50%以上。大约8%的基因组具有重复片段，这些重复DNA片段主要为RepMP1、RepMP2/3、RepMP4和RepMP5。Mp基因组具有偏嗜性，AUU（Ile，4.6%）、AAA（Lys，4.6%）、UUU（Phe，4.3%）、GAA（Glu，4.2%）和UUA（Leu，3.9%）是最常使用的密码子，而UGC（Cys，0.2%）、CGA（Arg，0.29%）、AGG（Arg，0.4%）和UGU（Cys，0.55%）是最少使用的密码子。蛋白质中含量较丰富的氨基酸是Leu（10.3%）、Lys（8.5%）、Ile（6.6%）和Val（6.5%）。G+C（%）比例高的区域通常编码*P1*基因、P1操纵子元件的ORF6、重复DNA序列或tRNA。G+C（%）含量少的区段主要编码一些脂蛋白（lipoprotein）或HSD修饰/限制系统。

（三）解脲脲原体

　　解脲脲原体（*Ureaplasma urealyticum*，Uu）

表 8-1　已完成基因组测序的生殖支原体

菌株	GenBank 序号	基因组大小 /kb	基因数	蛋白数	（G+C）/%	最新发布时间	最新修正时间	完成国家
G37	NC_000908	580	566	515	31.7	1995.10.30	2017.04.07	美国
M2321	NC_018495	580	570	491	31.7	2012.08.21	2017.04.07	丹麦
M6282	NC_018496	580	569	451	31.7	2012.08.21	2017.04.07	日本
M6320	NC_018497	580	569	483	31.7	2012.08.21	2017.04.07	澳大利亚
M2288	NC_018498	580	569	498	31.7	2012.08.21	2017.04.07	丹麦

表 8-2　已完成基因组测序的肺炎支原体

菌株	GenBank 序号	基因组大小 /kb	基因数	蛋白数	（G+C）/%	最新发布时间	最新修正时间	完成国家
M129	NC_000912	816	1 061	691	40	1996.11.15	2018.10.24	德国
FH	NC_017504	811	788	680	40	2010.07.29	2017.04.10	美国
309	NC_016807	817	793	703	40	2011.11.30	2017.03.30	日本
P01	NZ_CP010551	917	792	703	40	2015.08.21	2017.04.04	美国
PI 1428	NZ_CP010538	816	792	709	40	2015.08.21	2017.04.04	美国
M129-B7	NC_020076.2	816	792	712	40	2013.01.04	2017.04.03	美国
19294	NZ_CP010539	817	794	706	40	2015.08.21	2017.04.04	美国
M29	NZ_CP008895	858	834	743	40	2014.07.28	2017.04.02	中国
39443	NZ_CP010540	817	789	701	40	2015.08.21	2017.04.04	美国
51494	NZ_CP010541	816	792	706	40	2015.08.21	2017.04.04	美国
54089	NZ_CP010542	816	791	705	40	2015.08.21	2017.04.04	美国
54524	NZ_CP010543	817	792	708	40	2015.08.21	2017.04.04	美国
85084	NZ_CP010544	816	793	708	40	2015.08.21	2017.04.04	美国
85138	NZ_CP010545	816	792	708	40	2015.08.21	2017.04.04	美国
FH	NZ_CP010546	817	791	702	40	2015.08.21	2017.04.04	美国
M1139	NZ_CP010547	817	791	703	40	2015.08.21	2017.04.04	英国
M2192	NZ_CP010548	817	791	705	40	2015.08.21	2017.04.04	英国
M2592	NZ_CP010549	817	790	704	40	2015.08.21	2017.04.04	英国
Mac	NZ_CP010550	817	792	702	40	2015.08.21	2017.04.04	美国
S355	NZ_CP013829	801	776	691	40	2016.01.08	2017.04.04	中国
C267	NZ_CP014267	816	791	707	40	2016.02.11	2017.04.04	中国
FH2009	NZ_CP017327	817	792	700	40	2016.12.13	2017.04.06	美国
S63-tet-R	NZ_CP020689	816	792	710	40	2017.04.13	2017.04.17	中国
FH-tet-R	NZ_CP020690	816	790	708	40	2017.04.13	2017.04.17	中国
S68-tet-R	NZ_CP020691	816	792	701	40	2017.04.13	2017.04.17	中国
S55-tet-R	NZ_CP020692	816	790	704	40	2017.04.13	2017.04.17	中国
S91-tet-R	NZ_CP020693	816	791	709	40	2017.04.13	2017.04.17	中国
S4-tet-R	NZ_CP020711	816	791	709	40	2017.04.18	2017.04.21	中国
S34-tet-R	NZ_CP020710	816	791	707	40	2017.04.18	2017.04.21	中国
S12-tet-R	NZ_CP020712	816	790	708	40	2017.04.18	2017.04.21	中国
685	NZ_CP017328	816	791	707	40	2017.05.11	2017.05.22	丹麦
E57	NZ_CP017329	819	792	705	40	2017.05.11	2017.05.22	埃及

续表

菌株	GenBank 序号	基因组大小/kb	基因数	蛋白数	（G+C）/%	最新发布时间	最新修正时间	完成国家
549	NZ_CP017330	816	793	713	40	2017.05.11	2017.05.22	美国
FL8	NZ_CP017331	816	794	709	40	2017.05.11	2017.05.22	美国
E16	NZ_CP017332	816	793	708	40	2017.05.11	2017.05.22	埃及
RI3	NZ_CP017340	817	792	706	40	2017.05.11	2017.05.22	美国
1801	NZ_CP017341	817	792	706	40	2017.05.11	2017.05.22	美国
CO3	NZ_CP017342	819	795	708	40	2017.05.11	2017.05.22	美国
FL1	NZ_CP017333	817	794	710	40	2017.05.11	2017.05.22	美国
CO103	NZ_CP017335	817	791	703	40	2017.05.11	2017.05.22	美国
K27	NZ_CP017334	817	793	711	40	2017.05.11	2017.05.22	肯尼亚
1006	NZ_CP017337	817	793	706	40	2017.05.11	2017.05.22	美国
1134	NZ_CP017338	817	790	705	40	2017.05.11	2017.05.22	美国
519	NZ_CP017339	819	793	704	40	2017.05.11	2017.05.22	美国
GA3	NZ_CP017336	817	790	704	40	2017.05.11	2017.05.22	美国
M129 2002	NZ_CP017343	816	791	710	40	2017.05.11	2017.05.22	美国
KCH-402	NZ_CP017318	817	792	703	40	2016.07.04	2017.09.27	日本
KCH-405	NZ_CP017319	817	793	705	40	2016.07.04	2017.09.27	日本

ATCC 33699 菌株是第三个被破译全基因组的支原体，也是迄今为止能在无生命培养基中培养的第二个具有最小基因组的微生物。2000 年 10 月，Glass JI 等人在 Nature 上发表文章，采用一种新的方法——完全随机和有序的鸟枪法测序（complete random and ordered shotgun sequencing，CROSS）策略完成了自人体最常分离到的 Uu3 型的全长基因序列分析。

Uu3 型具有环状染色体，基因组大小为751 719kb，大于 Mg 基因组，小于 Mp 基因组，G+C（%）含量 25.5%。基因组含有 613 个蛋白质的编码基因，39 个 RNA 编码基因，这些基因序列长度占全基因组的 93%。目前认为 53% 蛋白编码基因具有生物学功能，19% 为功能不明基因，28% 为不同于其他微生物的假定基因（hypothetical gene）。根据两条链的基因分布和 G+C（%）倾斜分析（一种预测复制起始位点的方法），认为 Uu 的复制起点位于 Dna A 的上游，将其命名为 UU001 基因。Uu 与其他支原体一样，有一个异常的密码子使用现象，即利用终止密码子 UGA 来编码色氨酸。编码氨基酸的所有 62 个密码子均出现在 Uu 基因组中，基因组可能只编码 30 个不同的 tRNAs，有 2 个rRNA 操纵子。

（四）穿透支原体

穿透支原体（M. penetrans，Mpe）HF-2 菌株具有单个环状染色体，基因组全长 1 358kb，平均 G+C（%）含量 25.7%，预测有 1 068 个编码子（coding sequence，CDS），一套 rRNA 编码基因和30 个 tRNA 编码基因。1 068 个 CDS 中，264 个为与其他支原体共有基因，而 463 个为 Mpe 特有基因。穿透支原体 dnaA（Mpe10）、dnaN（Mpe20）、gyrB（Mpe30）和 gyrA（Mpe40）基因紧密相连，在大多数细菌基因组中特异性识别结合蛋白 dnaA的 dnaA 盒（dnaA Box）接近复制起始位点，但 Mpe的 dnaA 盒没有接近复制起始位点，而 poly（C）序列位于基因组 696 255bp 到 696 269bp 之间。在dnaA 和 poly（C）附近有两个倒置位点，G+C 倾斜转换分析结果显示，复制起点位于接近 dnaA 的一个倒置位点，而接近另一个倒置位点的 poly（C）可能是复制终止点。Mpe 基因组中缺少尿嘧啶核苷激酶编码基因，但具有丰富的核心蛋白质编码基因以及大的基因家族，因此，其基因组相对其他支原体的基因组要大一些。Mpe 基因组中有 25.4%的 CDS 属于大基因家族，其中最大的 p35 基因家族编码 Mpe 表面脂蛋白，后者是 Mpe 的主要抗原。Mpe 有 44 个基因参与编码 P35 蛋白，目前已有 35

个基因被证实，其中有 30 个基因在染色体上形成基因家族。对 *p35* 基因家族的遗传进化树分析结果显示，基因家族是在生物的进化过程中发生染色体重排（chromosomal rearrangement）而产生的，因此，Mpe 的抗原很容易产生变异，抗原的变异性可以逃避机体的免疫作用，使 Mpe 可以重复感染。

（五）发酵支原体

发酵支原体（*M. fermentans*，Mf）作为艾滋病的协同刺激因子，其作用机制至今未明。研究发现 Mf 膜表面有一种膜脂蛋白抗原物质，称 M161Ag，它可激活单核细胞 / 巨噬细胞，从而释放多种促炎性细胞因子，如 IL-1β、TNF-α、IL-6、IL-10、IL-12 和一氧化氮；还可通过旁路途径激活补体系统，致宿主细胞产生炎症反应和天然免疫，另外，M161Ag 还促使未成熟树突状细胞（DC）成熟，通过 DC 的抗原呈递作用，介导宿主细胞的特异性免疫应答。目前已有 2 株获得全基因组序列的 Mf 菌株，G+C（%）含量 26.9%，基因组大小 1Mb 左右（表 8-3）。

二、动物致病性支原体

（一）肺支原体

肺支原体（*M. pulmonis*）是导致鼠科动物呼吸道疾病的主要病原体。肺支原体 UAB CTIP 株基因组全长 963 879bp，G+C（%）含量 26.6%，预测有 782 个 CDS，占全基因组 91.4%。在 782 个 CDS 中，486 个的长度和功能已经明确，92 个与假定蛋白的基因序列相匹配，另有 204 个与数据库中的其他序列无同源性。基因组还包括一套 rRNA 编码基因和 29 个 tRNA 编码基因。通过基因序列和 G+C 倾斜的转换，定位了复制起始位点 *oriC*。基因组中重复序列的多态性产生了相差蛋白抗原，有一种催化特异位点 DNA 倒置的重组酶可能是肺支原体的主要表面抗原。溶血素和糖蛋白酶可能是主要的毒力因子（表 8-4）。

（二）猪肺炎支原体和滑膜支原体

目前，已完成 8 株猪肺炎支原体（*M. hyopneumoniae*）的基因组测序（表 8-5），它们是菌株 232、7448、168、168-L、7422、J、KM014 和 NCTC10127。猪肺炎支原体 232 菌株基因组全长为 893kb，平均 G+C（%）含量 28.6%，推测有 692 个 CDS，编码的蛋白质大小平均约 388 个氨基酸。692 个 CDS 中，304 个编码具有功能作用的蛋白，261 个编码保守的假定蛋白，127 个编码特征性假定蛋白。有一个独立的 16S-23S rRNA 操纵子基因，30 个 tRNA 编码基因。基因组中含有很多基因家族，占总编码序列的 26.3%，其中纤毛黏附基因有 6 个基因家

表 8-3 已完成基因组测序的发酵支原体略表

菌株	GenBank 序号	基因组大小 /kb	基因数	蛋白数	（G+C）/%	最新发布时间	最新修正时间	完成国家
M64	NC_014921	119	1 015	938	26.9	2011.01.13	2017.04.07	中国
JER	NC_014552	978	872	782	26.9	2010.09.24	2017.04.07	德国

表 8-4 肺支原体基因组主要特点

参数	数值
基因组大小 /kb	964
（G + C）/%	26.6
推测蛋白质编码序列数量	782
编码区长度所占基因组比例 /%	91.4
编码序列平均长度 /bp	1 115
已明确功能编码序列	486
与其他功能蛋白相匹配的编码序列	92
与目前数据库中其他功能蛋白不相匹配的编码序列	204
核糖体 RNA 操纵子	1
转运 RNA	29

表 8-5 已完成基因组测序的猪肺炎支原体

菌株	GenBank 序号	基因组大小/kb	基因数	蛋白数	（G+C）/%	最新发布时间	最新修正时间	完成国家
232	NC_006360	893	726	662	28.6	2004.10.08	2017.04.06	美国
7448	NC_007332	920	745	683	28.5	2005.08.08	2017.04.06	巴西
168	NC_017509	926	747	688	28.5	2010.11.24	2017.04.07	中国
168-L	NC_021283	921	746	690	28.5	2013.05.22	2017.04.08	中国
7422	NC_021831	898	733	653	28.5	2013.07.15	2017.04.08	巴西
J	NC_007295	897	728	666	28.5	2005.08.05	2017.04.06	巴西
KM014	NZ_CP022714	964	790	526	28.4	2017.08.16	2017.08.17	韩国
NCTC10127	NZ_LR214992.1	960	773	689	28.53	2019.01.28	2019.02.15	瑞士

族，但只有一个纤毛结合位点。其中黏附因子编码基因 *P97* 编码纤毛黏附素，是猪肺炎支原体最早被证实具有黏附作用的黏附因子。而 *P102* 常位于 *P97* 基因的下游，作为 *P97* 的伴性基因，与 *P97* 共同组成双基因操纵子，也有 6 个基因家族。最大的基因家族是含 34 个基因成员的 ABC 转运家族基因。参与蛋白质分泌的基因是 *SecA*、*SecY*、*SecD*、*PrsA*、*DnaK*、*Tig* 和 *LepA*。细菌中一些高度保守的蛋白质编码基因如 *GroEL* 和 *GroES* 在猪肺炎支原体中明显缺失。有一套完善的 *DnaK-DnaJ-GrpR* 基因系统控制蛋白质的折叠。猪肺炎支原体有许多蛋白酶充当毒力因子，有 53 个编码子与原核细胞脂蛋白和脂质黏附位点有关。猪肺炎支原体基因组中含有较少的衔接重复序列，因此抗原变异小。

与其他支原体基因组比较发现，猪肺炎支原体与火鸡、鱼类致病的滑液支原体（*M. synoviae*）基因组 WVU 1853T 存在不同程度的生物进化，基因组中一些特异性区域包括基因组重排、连接序列的变换以及基因整合等与支原体的潜在致病性有关。支原体基因组大小与代谢途径的数量有关，如猪肺炎支原体具有其特有的肌醇代谢途径，在猪鼻支原体和无致病性的猪絮状支原体中则不存在。基因组减小提示支原体的代谢途径可能减少，尽管如此，不同种支原体保持了各自的特异性代谢途径。

（三）猪鼻支原体

猪鼻支原体（*M. hyorhinis*）最早由 Carler 和 Mckay 于 1953 年从患传染性萎缩性鼻炎猪的鼻腔内分离获得，故定名为猪鼻支原体。猪鼻支原体是临床猪场中常见病原菌，通常由母猪或大猪传染给小猪，一般可通过飞沫或直接接触由上呼吸道感染传播。猪一旦被感染，该支原体在上呼吸道迅速传播并且能从感染猪的肺脏和鼻咽管中分离到，而后可经呼吸道移行至全身。猪鼻支原体能够引起猪多发性浆膜炎、关节炎、耳炎、肺炎等病症，其中以多发性浆膜炎和关节炎最为常见。其临床感染率在不同国家地区普遍可达 60%～70%。同时猪鼻支原体亦可与其他病原菌形成混合感染，加重疾病的发生率和严重程度。近年来的研究发现猪鼻支原体属于人兽共患性疾病病原体，其感染与多种人类癌症有明显的相关性。此外猪鼻支原体也是细胞培养中引起培养污染的最常见支原体之一。目前已获得全基因序列的猪鼻支原体菌株 7 株（表 8-6），其基因组大小为 830～930kb。猪鼻支原体 HUB-1 株基因组全长为 839 615bp，G+C 含量 25.88%，染色体为一闭合环状结构，共有 654 个基因，其中包含 20 个假基因，30 个 tRNA 编码基因，1 个 5S rRNA 编码基因和 1 个 16S rRNA-23S rRNA 操纵子。基因组编码区占 85.2%，平均编码长度为 364 个氨基酸。蛋白分泌系统十分简单，由 SecA、SecD、SecY、PrsA、DnaK、Tig 和 LepA 构成。猪鼻支原体含有一个特殊的 vlp（variable lipoproteins）系统，这一系统构成了猪鼻支原体主要的被膜蛋白，并为猪鼻支原体逃避宿主免疫系统提供了策略。不同的猪鼻支原体菌株含有 vlp 基因的数目是多变的，HUB-1 的 vlp 系统包含 7 个 vlp 基因，并以 5'-vlpD-vlpE-vlpF-IS-vlpG-vlpA-IS-vlpB-vlpC-3' 的顺序排布。

表 8-6 已完成基因组测序的猪鼻支原体略表

特征	MDBK-IPV	SK76	HUB-1	MCLD	GDL-1	DBS-1050	NCTC-10130
GenBank 序号	NZ_CP016817	NC_019552	NC_014448	NC_017519	NC_016829	NC_022807	NZ_LS991950
总长度 /bp	837 377	836 897	839 615	829 709	8374 80	837 447	838 863
(G+C)/%	25.9	25.9	25.9	25.9	25.9	25.9	25.9
基因数目	755	744	741	739	742	743	741
蛋白数目	661	661	632	631	644	645	656
tRNA	30	30	30	30	30	30	30
rRNA	3	3	3	3	3	3	3

（四）丝状支原体

丝状支原体（*M. mycoides*）主要导致牛肺炎，丝状支原体 SC 型 PG1T 株基因组全长为 1 212kb，G+C（%）含量 24%，是目前已测序支原体中 G+C（%）含量最低的支原体。基因组中有高密度的插入序列（占基因组的 13%）。预测有 985 个编码基因，其中有 72 个转位酶编码基因，属于插入序列。G+C（%）含量倾斜的不规则和大量重复序列的出现提示丝状支原体基因组具有可塑性。目前已获得全基因组序列的菌株共 14 株（表 8-7）。

（五）运动支原体

运动支原体（*M. mobile*）最早从丁鱥（Tinca tinca）中分离得到，从种系发生史看，与肺支原体和 Mp 同属于人型支原体，在 20℃生长状况良好，因具有巨大的游动能力而得名。Mm163K 菌株基因组大小 77 7kb，G+C（%）含量 24.9%，略高于丝状支原体。预测有 635 个 CDS，其中有 557 个通过蛋白质基因组图谱分析（proteogenomic mapping）确证得到有效表达。运动支原体含有单拷贝 16S-23S-5S 核糖体 DNA（ribosome DNA，rDNA），有趣的是，5S rDNA 没有位于 16S-23S rDNA 操纵子中，而是与 16S-23S rDNA 偏离 0°～180°，提示 5S rDNA 可能是运动支原体的大部分染色体重排的发生位置。

表 8-7 已完成基因组测序的丝状支原体略表

菌株	GenBank 序号	基因组大小 /kb	基因数	蛋白数	（G+C）/%	最新发布时间	最新修正时间	完成国家
PG1	NC_005364	121	1 053	1 017	24	2004.02.09	2016.08.03	瑞典
GM12 transgenic clone tetM-lacZ	NZ_CP001621	109	948	850	23.9	2009.08.21	2017.03.29	美国
GM12 transgenic clone deltatypeIIIres	NZ_CP001668	108	942	846	23.9	2009.08.21	2017.03.29	美国
Gladysdale	NC_021025	119	1 139	1 016	24	2010.07.26	2017.03.29	澳大利亚
95010	NC_015431	116	1 004	903	23.81	2011.04.12	2018.01.11	法国
izsam_mm5713	NZ_CP010267	119	1 140	1 015	24	2014.12.11	2017.04.02	意大利
GM12 clone YCpMmyc1.1-deltaglf	NZ_CP012387	109	942	845	23.9	2015.08.17	2017.04.04	美国
Ben1	NZ_CP011260	115	1 107	943	23.9	2016.02.09	2017.04.04	中国
Ben50	NZ_CP011261	116	1 119	979	24	2016.02.09	2017.04.04	中国
Ben468	NZ_CP011264	109	1 058	901	23.9	2016.02.09	2017.04.10	中国
T1/44	NZ_CP014346	119	1 134	996	23.9	2016.02.22	2017.04.04	法国
Ben181	CP011262	115	1 088	1 051	24	2016.02.09	2016.02.09	中国
Ben326	CP011263	111	1 013	978	24	2016.02.09	2016.02.09	中国

（六）鸡毒支原体

鸡毒支原体（*M. gallisepticum*，MG）R 株的基因组大小为 996kb，G+C（%）含量 31%，预测有 742 个 CDS，占全基因组的 91%。469 个 CDS 编码的蛋白质功能已经明确，其中 150 个编码保守的假定蛋白，123 个编码特征性的假定蛋白。基因组中包括 2 个拷贝的 rRNA 编码基因以及 33 个 tRNA 编码基因。复制起始位点位于 *dnaA* 基因。*vlhA* 基因家族占全基因组的 10.4%（103kb），家族中的 43 个基因分布于染色体上 5 个不同的位点，每个位点上各含 8、2、9、12、12 个基因。*gapA* 和 *crmA* 下游的两个蛋白质编码基因与细胞黏附素编码基因 *gapA* 和 *crmA* 具有同源性。根据功能域分析，预测有 80 个脂蛋白编码基因和 149 个具有多个跨膜蛋白功能域编码基因。此外，鸡毒支原体基因组也包含 75 个转运生物大分子的编码基因和 12 个转运酶蛋白的编码基因以及多个潜在的毒力因子编码基因。截至目前已获得 23 株全基因组序列的菌株（表 8-8）。

（七）山羊支原体

山羊支原体（*M. capricolum*）是引起山羊、绵羊和母牛致病的支原体，对山羊致病力最强，可以诱发山羊严重性多发性关节炎而导致永久性残疾，是引起山羊死亡的重要病原体之一。最早获得的山羊支原体 27 343 株基因组大小 1 010kb，G+C（%）含量 23%，预测编码 812 个蛋白质和 42 个 RNA。目前已获得 7 株全基因组序列的菌株（表 8-9）。

（八）牛支原体

牛支原体（*M. bovis*）是一种能够引起肉牛和奶牛多种疾病的重要病原体，也是引起牛呼吸道综合征的重要病原体之一。牛支原体除了可导致

表 8-8　已完成基因组测序的鸡毒支原体

菌株	GenBank 序号	基因组大小/kb	基因数	蛋白数	（G+C）/%	最新发布时间	最新修正时间	完成国家
R	NC_004829.2	1 010	823	733	31.5	2004.02.09	2016.08.03	美国
R（high）	NC_017502	1 010	822	729	31.5	2009.08.21	2017.03.29	美国
F	NC_017503	977	808	722	31.4	2009.08.21	2017.03.29	美国
S6	NC_023030.2	985	814	701	31.5	2010.07.26	2017.03.29	俄罗斯
VA94_7994-1-7P	NC_018406	964	798	736	31.6	2011.04.12	2018.01.11	美国
NC95_13295-2-2P	NC_018407	954	788	727	31.6	2014.12.11	2017.04.02	美国
NC96_1596-4-2P	NC_018408	986	807	745	31.6	2015.08.17	2017.04.04	美国
NCTC10115	NZ_LS991952	981	807	703	31.5	2016.02.09	2016.02.09	美国
NY01_2001.047-5-1P	NC_018409	966	794	727	31.6	2016.02.09	2017.04.04	美国
WI01_2001.043-13-2P	NC_018410	940	780	717	31.6	2016.02.09	2017.04.04	美国
NC06_2006.080-5-2P	NC_018411	939	777	711	31.6	2016.02.09	2017.04.10	美国
NC08_2008.031-4-3P	NC_018413	927	772	706	31.6	2016.02.09	2016.02.09	美国
CA06_2006.052-5-2P	NC_018412	976	799	732	31.6	2016.02.22	2017.04.04	美国
NCTC10115	NZ_LS991952.1	980	792	725	31.5	2018.08.19	2018.08.19	未提及
f99 Avipro vaccine	NZ_CP028147.1	980	798	721	31.4	2019.04.11	2019.04.11	美国
f99 lab strain	NZ_CP028146.1	980	798	721	31.4	2019.04.11	2019.04.11	美国
ts-11	NZ_CP044225.1	960	801	736	31.4	2019.09.30	2019.09.30	美国
mx-4	NZ_CP044226.1	990	802	742	31.6	2019.09.30	2019.09.30	美国
6/85	NZ_CP044224.1	990	814	745	31.6	2019.09.30	2019.09.30	美国
KUVMG001	NZ_CP070622.1	1 010	801	700	31.6	2021.03.31	2021.03.31	美国
K4043	NZ_CP092250.1	970	795	729	31.5	2022.02.21	2022.02.21	美国
K4421a	NZ_CP092249.1	980	800	736	31.5	2022.02.21	2022.02.21	美国
k5234	NZ_CP092251.1	980	800	732	31.5	2022.02.21	2022.02.21	美国

表8-9 已完成基因组测序的山羊支原体略表

菌株	GenBank序号	基因组大小/kb	基因数	蛋白数	（G+C）/%	最新发布时间	最新修正时间	完成国家
ATCC 27343	NC_007633	101	877	797	23.8	2005.12.06	2017.03.29	埃塞俄比亚
M1601	NZ_CP017125	101	914	705	23.7	2016.09.16	2017.04.05	中国
87001	NZ_CP006959	978	914	687	23.7	2015.02.10	2017.04.03	中国
9231-Abomsa	NZ_LM995445	102	915	705	23.7	2014.08.15	2017.04.03	埃塞俄比亚
ILRI181	NZ_LN515399	102	913	692	23.7	2014.09.04	2017.04.03	未提及
type strain: F38 = NCTC 10192	NZ_LN515398	102	915	703	23.7	2014.08.27	2017.04.03	未提及
zly1309F	NZ_CP019061	102	916	578	23.7	2017.03.02	2017.04.10	中国

肺炎、乳腺炎外，还可导致关节炎、角膜结膜炎、生殖道炎症、流产与不孕等多种疾病。目前已获得11株全基因组序列的牛支原体菌株（表8-10），基因组大小在1Mb左右，G+C（%）含量27.8%～32.9%，牛支原体与牛无乳支原体基因组非常相似，在16S rRNA上有99%的同源性。

（九）犬支原体

犬支原体（M. canis）可以感染包括犬在内的多种哺乳动物宿主，主要引发犬的脑膜脑炎。目前已获得两株全基因组序列的菌株（表8-11），其基因组大小在890～970kb之间，编码700多个基因。

三、植物致病性支原体

植原体（Phytoplasma）是一种常见的导致植物发病的支原体，寄居在植物的韧皮部，通过昆虫咬食韧皮在植物之间传播疾病，可以导致700多种植物发病。目前完成了洋葱黄化病植原体（onion yellows phytoplasma）OY-M株的基因组测序。植原体OY-M是导致洋葱、橘树等植物枯黄病的支原体，其基因组除了1条环状染色体外，还包含2条

表8-10 已完成基因组测序的牛支原体略表

菌株	GenBank序号	基因组大小/kb	基因数	蛋白数	（G+C）/%	最新发布时间	最新修正时间	完成国家
PG45	NC_014760	100	870	779	29.3	2010.11.30	2017.03.30	美国
Hubei-1	NC_015725	948	813	731	29.3	2011.06.27	2017.03.30	中国
HB0801	NC_018077	992	845	764	29.3	2012.06.19	2017.03.30	中国
CQ-W70	NZ_CP005933	949	813	740	29.3	2014.05.27	2017.04.02	中国
NM2012	NZ_CP011348	990	843	763	29.3	2015.06.30	2017.04.03	中国
HB0801-P115	NZ_CP007589	977	834	738	29.3	2016.04.06	2017.04.05	中国
HB0801-P150	NZ_CP007590	977	835	714	29.3	2016.04.06	2017.04.05	中国
HB0801-P180	NZ_CP007591	977	835	694	29.3	2016.04.06	2017.04.05	中国
08M	NZ_CP019639	101	867	770	29.3	2017.03.02	2017.03.06	中国
Ningxia-1	NZ_CP023663	103	887	750	29.3	2017.11.03	2017.11.06	中国
JF4278	NZ_LT578453	104	894	787	29.3	2017.12.20	2017.12.27	瑞士

表8-11 已完成基因组测序的犬支原体略表

菌株	GenBank序号	基因组大小/kb	基因数	蛋白数	（G+C）/%	最新发布时间	最新修正时间	完成国家
PG14	NZ_CP014281	897	700	623	27.2	2016.02.08	2017.04.04	英国
LV	NZ_CP011368015725	969	752	682	27.0	2011.06.27	2017.04.03	美国

额外小染色体，染色体大小为 861kb，G+C（%）含量 28%，预测有 754 个 CDS、2 个 rRNA 操纵子编码基因和 32 个 tRNA 编码基因。一条额外小染色体 EcOYM 大小为 5 025bp，G+C（%）含量 25%，含 6 个 CDS，另一条额外小染色体 pOYM 大小为 3 932bp，G+C（%）含量 24%，含 5 个 CDS。

四、非致病性支原体

目前已经完成基因组测序的非致病性支原体有花状中原体（*Mesoplasma florum*）包括 L1 株共 9 株、嗜酸性温原体（*Thermoplasma acidophilum*）DMS1728 菌株、火山温原体（*T. volcanium*）GSS1 菌株、猪絮状支原体（*M. flocculare*）。花状中原体 L1 株广泛存在于哺乳动物、昆虫和植物中，是 Mp 和 Mg 相关支原体，属于条件致病性支原体。其基因组大小为 793kb，G+C（%）含量 27%，预测有 682 个 CDS 和 35 个 RNA 编码基因。嗜酸性温原体 DMS1728 菌株基因组大小为 1 565kb，G+C（%）含量 45%，是目前已知 G+C（%）含量最高的支原体，推测有 1 482 个 CDS 和 48 个 RNA 编码基因。火山温原体 GSS1 菌株基因组大小为 1 585kb，G+C（%）含量 39%，预测有 1 499 个 CSD 和 49 个 RNA 编码基因。嗜酸性温原体和火山温原体特别适应高温和酸性环境，可能与其 G+C（%）含量非常高有关。猪絮状支原体 Ms42 菌株基因组大小为 779bp，G+C（%）含量 29%，有 581 个 CDS。

第二节 支原体比较基因组学

水平基因转移（horizontal gene transfer，HGT）是细菌进化革新的主要驱动力。支原体作为一种缺乏细胞壁的可自我复制的细菌，其特征在于进化过程中连续基因丢失而导致其基因组减小，很长一段时间 HGT 在支原体中都被认为是微不足道的。最近有报道表明，通过比较基因组学研究，证实了超过 50 种人或动物的致病性支原体存在大染色体区域的结合转移，通过同源重组将进入的 DNA 结合到受体染色体中。HGT 指在有差异的生物个体之间，或单个细胞内部细胞器之间所进行的遗传物质的交换，是相对于垂直基因转移（亲代传递给子代）而提出的，如在滑膜支原体和鸡毒支原体基因组中均发现了 HGT 现象，红细胞凝集

素编码基因从鸡毒支原体基因组平移到滑膜支原体基因组中。Mg 本质上是 Mp 的一个亚群，其基因组具有高度的相似性，基因序列高度保守，Mg 所有的 ORF 均与 Mp 具有同源性，而 Uu 613 个蛋白编码基因中，只有 324 个与 Mg 和 Mp 具有同源性。通过分析这三种支原体的垂直进化同源基因的基因序列，发现 Mg 与 Mp 基因组具有垂直进化同源关系，而 Uu 与 Mg 和 Mp 基因组不存在垂直进化同源关系。

Mg 和 Mp 基因组中基因的排列顺序大多是一致的，而 Uu 与 Mg 或 Mp 的基因排列顺序差异较大，仅有少数区域中编码具有相似功能蛋白的基因排列顺序一致，如编码核糖体蛋白或寡肽转运基因。Mg 和 Mp 中存在很多 Uu 没有的基因，其中有 10 个涉及能量代谢的 Mg 基因（如 *glpK*、*glpQ*、*pdhA*、*pdhB*、*pdhC*、*pdhD* 等）在 Uu 中丢失；而且，真细菌（eubacterium）中一些高度保守的酶蛋白，如细胞分裂蛋白 FtsZ、细胞信号通路蛋白 GroES、GroEL 以及核糖核苷二磷酸还原酶，在 Uu 基因组中缺乏相应的编码基因。Uu 中也有很多在 Mg 和 Mp 中不存在的基因，这些基因大多与 Uu 所独有的分解尿素产生 ATP 以及铁离子的转运有关，Uu 通过尿素的分解合成 ATP 产生能量生产所必需的电化学梯度（energy-producing electrochemical gradient），同时 Uu 具有 6 个铁转运子（iron transporter），提示 Uu 具有其他支原体所没有的呼吸系统。这些种特异性基因赋予脲原体在体外具有更强的生长能力。

肺支原体编码基因数量多于其他支原体，其增加的基因主要用于编码膜蛋白，部分用于编码转运蛋白。另外，肺支原体编码 ABC 转运蛋白（ATPase）基因的数量也多于其他支原体。肺支原体也与其他支原体一样将 UGA 识别为色氨酸的密码子，而不作为终止密码子，但所不同的是，在编码色氨酸的密码子中，肺支原体更喜好将 UGA（91.2%）作为色氨酸的密码子，而不是 UGG（8.8%）。在另外两个终止密码子中，肺支原体更喜好 UAA 作为终止密码子，UAA 比 UAG 为 86.2% 比 13.8%。为了更好地了解这种重要的人类病原体的生理学和致病性，Xiao 等对 1941—2009 年期间来自美国、中国和英国的呼吸道标本和脑脊液标本中共 15 株 Mp 进行了 Illumina MiSeq 全基

因组测序,比较基因组分析结果表明,虽然在Ⅰ型和Ⅱ型菌株之间存在约1 500个单核苷酸多态性(SNP)和indel变体,但是在整体上存在高度的序列相似性(>99%)。在这两种亚型中,观察到大多数基因的保守性,包括CARDS毒素编码基因和精氨酸脱亚胺酶编码基因。主要变异发生在与黏附素复合物相关的P1和ORF6基因中。在所有15个基因组中发现了具有可变串联重复拷贝数的多个hsdS基因(编码Ⅰ型限制酶的S亚基)。结果表明,尽管从16S rRNA序列中得出结论表明其基因组快速进化,但Mp基因组在全球范围内随时间和地理距离异常稳定,缺乏水平基因转移的证据。

Mg是目前发现的能独立生存的最小微生物,其基因组被视为生物生存必需的最低标准,因此,研究Mg的基因组并与其他物种的基因组进行比较,将有助于解释一个自我复制的极微小单元的基本功能,即支原体是怎样构成的。尽管肺支原体的基因组比已知其他支原体基因组大,但是,以前报道的几个其他支原体自我复制必需的基因(如编码RNA聚合酶δ亚单位的rpoE基因等)在肺支原体基因组中丢失了(表8-12)。

猪肺炎支原体、猪絮状支原体和猪鼻支原体均寄生于猪的呼吸道中。猪絮状支原体是一种共生细菌,与引起支原体肺炎的猪肺炎支原体在遗传上密切相关。猪鼻支原体也具致病性,可引起仔猪多发性浆膜炎和关节炎。近来有报道表明,通过絮状支原体和猪肺炎支原体7422菌株的基因组测序并将基因组序列与其他猪肺炎支原体和猪鼻支原体基因组进行比较,发现其间ORF簇差异很大,反转和重排很常见。虽然猪絮状支原体和猪肺炎支原体在基因含量方面表现出高度的相似性,但仅有一些基因组区域显示出相当多的一致性。可能参与猪肺炎支原体和絮状支原体中宿主细胞黏附蛋白编码基因显示出基因组结构和功能上的差异,如一些编码P97家族黏附素的基因在猪絮状支原体中不存在。通过系统发生树证实了这三个物种的系统发育关系。参与代谢的基因,特别是用于核酸合成和核苷酸代谢前体的摄取相关基因,显示出拷贝数和三种物种中存在/不存在的一些差异。像其他支原体基因组一样,植原体基因组中缺乏与氨基酸和脂肪酸合成、三羧酸循环、氧化磷酸化相关的基因,然而,与其他支原体相比,植原体还缺乏磷酸转移酶系统、戊糖磷酸循环途经以及F_0F_1型ATP合成酶等的相关基因,提示植原体寄生在营养丰富的环境中出现了代谢途径的退行性进化。为了能从寄生的宿主细胞内获得补充自己能量的代谢产物,植原体具有丰富的转运系统编码基因,如编码苹果酸盐、铁离子、氨基酸转运子基因,并且这些基因都是多拷贝的。加上在很多细菌中单拷贝的基因,如uvrD、hflB、tmK、dam、ssb等在植原体中都是以多拷贝出现,因此,尽管植原体比Mg缺少许多代谢基因,但是植原体基因组要远远大于Mg基因组。

表8-12　已完成测序的支原体基因组比较

基因功能分类	肺支原体	Mg	Mp	Uu
基因组大小/kb	964	580	816	752
(G+C)/%	26.6	32	40	25.5
氨基酸合成	0	0	0	1
嘌呤、嘧啶、核苷和核苷酸代谢	23	19	19	20
脂肪酸和磷脂代谢	15	8	9	8
协调因子、修复蛋白和转运蛋白合成	10	4	8	12
中间代谢	9	7	6	13
能量代谢	55	33	39	24
转运和结合蛋白	83	33	44	48
DNA合成	66	29	46	46
转录	12	13	13	17
蛋白质合成	97	90	91	91
蛋白质寿命	22	21	17	12
调节功能	4	5	8	6
细胞包装	60	29	54	19
细胞处理	11	6	11	13
其他	8	0	3	18
未知	11	12	46	22
与其他基因匹配	92	168	188	106
与其他基因不匹配	204	6	86	171

第三节　支原体基因功能

已完成测序的支原体基因组中携带DNA复制、转录、翻译及调控,DNA修复与重组,细胞分裂及蛋白分泌所必需的基因,还含有碳水化合物、氨基酸、核苷酸、脂质及无机离子转运和代谢所需要的基本基因,但比细菌的少很多。此外,支原体基因组还携带了一套能量代谢基因,涉及氨基酸生物合成的基因比较少或缺乏,维生素、核酸前体及脂肪酸合成的相关基因也极少。了解细胞中每个基因的分子生物学功能最常用的方法之一是通过已知基因的功能来类推同源未知基因的功能。另一种方法是建立一个只包含生命必需基因的最小基因组。Mg 携带的基因组含有大约 480 个基因,是目前自然界已知的能在无生命培养基中自主增殖的最小原核生物,然而其基因组中仍含有许多实验室条件下对支原体生长非必需的基因。克雷格文特研究所化学合成一个丝状支原体基因组 JCV-syn3.0,将基因组减少到 531kb(473 个基因),小于自然界中发现的任何可自主增殖的细胞的基因组。它保留了参与生命关键过程(如转录和翻译)的基因,但也包含 149 个未知功能基因。这种在具有基本营养成分和没有环境压力的条件下能生存的支原体最小基因组几乎保留了参与大分子合成和加工的所有基因,包括基本完整的翻译系统、基本完整的 DNA 复制体系、DNA 重组和修复系统、4 个 RNA 聚合酶亚单位的转录装置、一组参与蛋白质折叠的分子伴侣蛋白、完整的无氧中间代谢途径、辅酶合成途径、蛋白质转运体系等。

一、复制及修复相关基因

支原体基因组的复制与细菌相似,但复制速度只有普通细菌的 1/10～1/7,由于前者的基因组小得多,因此两者的复制完成时间差别不大。复制起点(origin of replication)位于 dnaA 基因附近,G+C(%)含量较低。复制起始区由复制起点和一整套起始控制因子 cis 组成。大肠埃希菌的起始区基因组成与排列至少有 6 个基因:gyrB、recF、dnaA、dnaN、rnpA 及 rpmH,有些支原体按此排列高度保守,而有些支原体 gyrB 和 / 或 recF 不在起始区,甚至整个基因组缺失 recF。所有细菌在 DNA 的复制过程中起关键作用的酶是 DNA pol Ⅲ 全酶,大肠埃希菌的 DNA pol Ⅲ 全酶由 10 个亚单位组成,包括 1 个 α 亚基和 9 种辅助蛋白 ε、υ、τ、γ、δ、δ′、χ、ψ、β。Mp 的 DNA pol Ⅲ 全酶可能由两个 α 亚基(A19-orf872,dnaE 编码,基因

编号"MPN378";B01-orf1443,polC 编码,基因编号"MPN034")及 τ、γ、δ′、β 四个亚单位组成。其中 polC 编码的 α 亚基 B01-orf1443 蛋白包含典型的 3′→5′ 核酸外切酶的基序,与革兰氏阳性菌的 α 亚基同源,并且多聚酶活性可被革兰氏阳性菌的 polC 抗体所阻断;而 dnaE 编码的 α 亚基 A19-orf872 蛋白与大肠埃希菌 α 亚基相似,不包含 3′→5′ 核酸外切酶活性。Uu、Mg 和穿透支原体等的 polC 蛋白大小与 Mp 的 polC B01-orf1443 十分相似,分别由 1 442 个、1 451 个和 1 458 个氨基酸组成。过去曾认为柔膜体纲原核生物的 DNA pol Ⅲ 酶缺乏 3′→5′ 外切酶校阅活性,可能导致许多柔膜细菌的基因组相对不太稳定。目前已证实,Mp 等的 polC 基因编码 3′→5′ 外切酶。因此,DNA 复制过程中不太可能导致支原体突变率的增加。另外,在 Mp、Uu、Mg 和穿透支原体基因组中还发现一个较小的类似于 polC 的基因(dnaE 或 polC-2),分别编码由 872、874、969 和 990 个氨基酸组成的蛋白(在肺支原体基因组中未发现),其核苷酸序列与革兰氏阴性菌大肠埃希菌的 polC 基因相似,产物为 pol Ⅲ 全酶,但缺少 3′→5′ 外切酶活性。除螺原体和无胆甾原体外,目前尚未发现支原体有 DNA pol Ⅰ 的完整基因(polA),但在多数支原体中均发现一段缩短了的 polA 基因,仅编码 5′→3′ 核酸外切酶区的 pol Ⅰ 基因片段(如 Mp 中编号为"MPN379"的"polA"),而大肠埃希菌和枯草杆菌 pol Ⅰ 基因较大,能编码 5′→3′ 外切酶和 5′→3′ 聚合酶特异区。DNA 聚合酶对 DNA 复制是必不可少的酶,它在 DNA 复制起始、延长及终止中发挥作用。支原体基因组中可能具有 RNaseH(去除 RNA 引物)的编码基因,但未发现复制终止蛋白的编码基因。Mg 诱导引物复合体释放的蛋白可能是 dnaJ、dnaK 和热休克蛋白(heat shock protein,HSP),其编码的 DNA 连接酶可将冈崎片段连成完整的滞后链。

错配碱基或 DNA 损伤后的 DNA 修复能力对生物的生存十分重要,典型细菌通常带有突变基因而引起突变,减少遗传稳定性,但细菌有一定的错配修复系统可进行修复;当这些基因突变发生在支原体时,如无完善的错配修复系统会增加其突变率。大肠埃希菌的 DNA 修复机制包括错配修复、光复活修复、暗修复(又称切除修复)、重组修

复（复制后修复）及误导修复（SOS 修复）等。支原体是否有完善的错配修复功能尚无定论，在已测序的支原体基因组内，只有肺支原体和火山热原体具有错配修复系统的 *mutS* 基因，花状中原体有 *mutH* 基因，但均未发现 *mutL* 基因。无胆甾原体和颊支原体有暗修复和光复活修复功能。在大肠埃希菌中涉及切除修复的酶基因有 *UvrA*、*UvrB*、*UvrC* 以及 *mucB*（紫外线保护蛋白基因）等，这些基因已在完成测序的大部分支原体（除 2 种热原体外）基因组内发现，故认为切除修复（暗修复）可能在支原体中更常见。在大肠埃希菌中具有重组作用的基因有 *recB*、*recC*、*recD*、*recG*、*ruvC* 等，SOS 修复作用的基因有 *recA*、*recN*（或 *recF-recN* 等的 SMC 超家族）、*recO*、*recQ*、*recR* 等。Mp 基因组涉及 DNA 修复的基因数量比细菌少，只有 10 余个，编码产物有 DNA 切除修复、重组及 SOS 修复功能。Uu 中与 DNA 修复有关的基因为 *recA*、*recR*、*xipX*、*xerC*、连接酶基因等。在已测序的支原体基因组内，*recB* 存在于嗜酸性热原体中；*recC* 存在于山羊支原体和蕈状支原体中；*recD* 存在于山羊支原体、蕈状支原体、肺支原体、滑动支原体、滑液支原体和花状中原体中；*recG* 存在于山羊支原体、蕈状支原体、肺支原体和嗜酸性热原体中；除 2 种热原体外，*recN* 存在于其他 16 种支原体；*recO* 存在于蕈状支原体、Uu 和花状支原体；除 Mg、Mp 和山羊支原体外，*recR* 存在于其他 9 种支原体中；18 种支原体均有 *recA* 但均无 *ruvC* 和 *recQ*。此外，发现肺支原体另有 *recM*。由此可见，支原体除可有限使用与大肠埃希菌相似的重组及 SOS 修复功能外，自身还可能有独特的重组及 SOS 修复功能。Mg 通过核酸内切酶Ⅳ、Pol Ⅰ和连接酶对 DNA 的碱基缺失进行修复，其编码的 ABC 核酸外切酶可以抵抗紫外线辐射，Pol Ⅰ、解旋酶Ⅱ和连接酶在出现交联反应时可以通过交换双链进行 DNA 修补。Mg 的 *ung* 基因编码尿嘧啶 -DNA 糖基化酶，该酶可将 DNA 上的尿嘧啶残基转移，通常伴有胞嘧啶的脱氨基化。Mg 有 *recA* 基因，可与单链 DNA 结合并进行 SOS 修复，但缺失调控该反应的抑制子 *lexA* 基因。

二、表达和调控相关基因

对支原体表达和调控基因的研究以 Mp 最多，但是目前没有取得突破性进展。理论上，Mp 需要一个信号转导系统，以感受环境变化并随之做出反应。通过同源性比较发现，Mp 仅有一个信号因子（sigA），也是唯一具有 α 螺旋 - 转角 -α 螺旋（helix-turn-helix，HTH）基序的蛋白质，提示 Mp 没有类似双信号系统，对外界刺激的应答不依赖于 σ 因子的表达水平。此外，在 4 个热休克基因前有一段保守的顺式回文重复序列，可能与抑制子（hrcA）相互作用，对热休克蛋白基因的表达起负调节作用。Mp 还具有多种 GTP- 结合蛋白和一种毒力相关蛋白 vacB，也可能参与基因表达与调控。

三、转录相关基因

支原体转录的依赖 DNA 的 RNA 多聚酶由保守基因 *rpoA*（α 亚基）、*rpoB*（β 亚基）、*rpoC*（β′ 亚基）和 *rpoE*（δ′ 亚基）编码。与枯草杆菌的基因序列进行同源性比较确定了 1 个 σ 因子和 3 个操纵元件的启动子（即 P1 操纵元、核糖体操纵元和 F10-orf405）。在转录过程中，GreA 可以通过转录切割反应，与 RNA 聚合酶一起进一步促进链的延伸。Mg 除了核心 RNA 多聚酶的 α、β 和 β′ 亚基外，还编码一些独特的 σ 因子参与转录过程。

由于均未发现 Rho 因子的对应基因，Mp 和 Mg 似乎不依赖 Rho 因子终止转录，而是依赖典型终止序列，即不对称短回文区后的多聚 U 残基（polyU）。转录终止子包括参与终止的 *nusA*（E07-orf540）、*nusB* 和起终止作用的 *nusG*（D09-orf320），但尚未发现在细菌中存在的 *nusC* 终止子。

在 Uu 基因组中，存在与 Mp 相同的转录因子，如 *rpoA*、*rpoB*、*rpoC*、*rpoE*、*nusA* 等，也发现许多与 Mp 不同的转录因子，如转录终止子 *nusB*。

四、翻译相关基因

Mp 的翻译机制相对完整，约有 15% ORFs 涉及蛋白翻译，包括 19 种 tRNA 合成酶（20 种 tRNA 合成酶中缺少谷氨酰胺 -tRNA 合成酶）、52 种核糖体蛋白、37 种 tRNA、1 个 rRNA 操纵元件、1 个 10S RNA，各种因子和酶及另外 3 种未知 RNA。这种 10S RNA 在进化上十分保守，经翻译后可能起 tRNA 和 mRNA 的作用。火山热原体还带有 1 个 7S RNA。核糖体蛋白 S1 能使 mRNA 与 30S 核糖体亚基相结合，然而，Mp 缺乏 S1 蛋白的编码基因，尽管基因前的 SD 序列也是核糖体结合位点，可以补偿缺失的 S1 蛋白，但实验证实 Mp 中的 SD 序列不仅保守，有的甚至完全丢失。多肽链合成后的释放需要释放因子，细菌具有一套终止密码识别系统，即肽链释放因子 2（peptide chain release factor 2，RF2）以及谷酰基 -tRNA 合成酶，RF2 识别终止密码子 UGA 和 UAA，而肽链释放因子 1（RF1）识别终止密码子 UGA 和 UAA。因为在支原体中 UGA 不是作为终止密码子而通常编码色氨酸，因此，为防止蛋白质合成中途终止，支原体必须排除 RF2 而保留 RF1。

五、核苷酸合成相关基因

核苷酸合成是核酸形成的基础，核酸和核苷酸辅酶的前体包括鸟嘌呤、鸟嘌呤核苷、尿嘧啶、胸腺嘧啶、胸腺嘧啶核苷、胞嘧啶核苷、腺嘌呤、腺嘌呤核苷，它们可以通过补救途径合成核糖核苷酸。在 Mp 中，有一套完善的基因参与合成核糖核苷酸或脱氧核糖核苷酸。基因 nrdE 和 nrdF 编码的产物形成核糖核苷酸二磷酸还原酶，该酶可将核糖核苷酸转化为脱氧核糖核苷酸，磷酸糖基转移酶（apt）、次黄嘌呤 - 鸟嘌呤磷酸核糖基转移酶（hpt）和尿嘧啶磷酸核糖基转移酶（upp）可将腺嘌呤、鸟嘌呤和尿嘧啶直接分解为相应的单磷酸核苷。尿嘧啶核苷酸、腺嘌呤核苷酸和鸟嘌呤核苷酸激酶能够催化分别形成 ADP、GDP 和 UDP。然而，生化分析和基因组测序没有发现将 NDP 转化为 NTP 的二磷酸核苷激酶。Mp 也没有将 UTP 转化为 CTP 的 CTP 合成酶，其 CTP 合成的可能途径如下：先由尿嘧啶激酶将胞嘧啶核苷转化为 CMP，然后 CMP 再经胞嘧啶核苷酸激酶催化为 CDP。至于单磷酸胸腺嘧啶脱氧核苷（dTMP）的合成，可经胸腺嘧啶脱氧核苷激酶（tdk）或胸腺嘧啶脱氧核苷酸合成酶（thA）催化完成。

在 Uu 基因组中没有发现嘌呤或嘧啶重新合成的相关基因，而除了丢失的几个相关酶外，Uu RNA 和 DNA 前体的合成途径相对完整。与 Mg 和 Mp 不同的是，Uu 缺乏将核糖核苷酸转化为脱氧核糖核苷酸的核糖核苷酸二磷酸还原酶，因此，Uu 必须输入所有的核糖核苷酸和 / 或脱氧核糖核苷酸前体，或存在目前尚不清楚的将核糖核苷酸转化为脱氧核糖核苷酸的机制。

六、转运系统相关基因

从 Mp 基因组中发现了 3 种转运系统：①磷酸烯醇丙酮酸 - 糖磷酸转移酶系统（PTS）；②ABC 转运系统：由 2 个 ATP 结合区、2 个跨膜区和 1 个底物结合区组成；③主动扩散系统：该系统利用跨膜蛋白作为特异性转运载体。然而，Mp 只有 43 个基因参与编码转运系统的蛋白，基因数量较少，提示部分转运系统可能是非底物特异性的，例如数种氨基酸可共用一种转运蛋白等。在 ABC 转运系统中，msbA、pmdI 和 lcnDR3 基因所编码的蛋白含有保守的 ATP 结合序列，且与跨膜区位于同一肽链；由于 msbA、pmdI 与其他细菌编码多重耐药蛋白的基因同源，提示 ABC 系统不仅能将外源性物质转入支原体内，还可能参与了内源性物质的输出。Mp 的 PTS 系统在转运葡萄糖和 D- 甘露醇的过程中均需要酶Ⅱ，不同的是在转运葡萄糖系统中，酶Ⅱ的 3 个亚基（EⅡA、B、C）分布于同一条肽链上；而在转运 D- 甘露醇系统中，EⅡA 和 EⅡBC 分别位于两条肽链上，这与革兰氏阳性菌的 PTS 系统极其相似。由于编码果糖渗透酶Ⅱ的基因包括 fruA 和 fruK，二者位于同一操纵元，其中 fruA 包含了编码酶Ⅱ亚基的所需 3 个区域，因此果糖也可能由 PTS 系统转运。转运寡聚肽的 ABC 系统由 2 个不同的跨膜区（amiD, oppB）和 ATP 结合区（oppF, oppD）组成，且核苷酸序列类似操纵元，但不编码底物结合区，因此，Mp 的底物结合蛋白可能是跨膜蛋白或 ATP 结合蛋白的一部分，也可能是独立存在的，还可能被一种或多种脂蛋白所替代。意外的是，尽管 Mp 需要由外界提供合成 RNA、DNA 的前体（即 A、U、G、T、C），但未发现其相应的转运系统。

Mg 基因组规模较小，与 Mp 一样需要从宿主获得基础营养物质，其根本原因是基因组中几乎缺乏合成氨基酸、核苷酸和脂肪酸所需的全部酶类的编码基因，仅有 1 个氨基酸合成基因和 44 个代谢基因。Mg 转运系统可特异性识别大部分底物。例如，在蛋白质转运中，针对寡聚肽和氨基酸的运输途径同时存在。值得注意的是，其中一条寡聚肽的运输途径与乳酸球菌素和大肠埃希菌素的转运途径相似，提示 Mg 可能具有分泌抗菌小肽的能力。Mg 的转运系统中有一个保守的脂质修饰位点，进一步证实其依赖结合蛋白的转运系统与革兰氏阳性菌类似。Mg 通过 PTS 途径转运葡萄糖，相关蛋白包括酶 I（E1）、HPr 和糖特异性酶 IIs（EIIs）。EIIs 至少包含 3 个区：EIIA、EIIB、EIIC。Mg EIIA、B、C 的编码基因与基因 ptsH、ptsI 可独立成为单顺反子转录单元，而非位于同一多顺反子操纵元（即 PTS 操纵元），这与其他多数细菌大相径庭。在大肠埃希菌中，EIIA 是可溶的；在 Mg 和枯草杆菌中，3 个区则位于同一膜蛋白上，这种蛋白多样性可能是由于 3 个区在进化过程中的融合或分离所致。此外，由于只发现了摄取果糖所需酶类中的 EIIB、C，所以葡萄糖是 Mg 唯一可利用的能源。

Uu 由于生物合成能力有限，必须从外界摄入更多的营养物质，因此，其转运系统相对发达。迄今已有 28 个不同的转运蛋白得到鉴定，它们分属 9 个转运蛋白家族。

七、脂蛋白相关基因

Mp 编码的脂蛋白较多，按照序列的同源性比对，其脂蛋白可分为 6 个亚型，其中也包括 N 端没有脂蛋白特征序列但具相似性的蛋白。它们具有如下共同特点：①N 端起始的 5～7 个氨基酸残基中至少含有 1 个以上碱性氨基酸；②具有 1 个疏水信号肽；③信号肽的下游紧接着 1 个半胱氨酸残基，可将甘油磷脂的甘油二酯部分转移到其硫氢基，从而参与修饰。随后，具有修饰半胱氨酸的前体脂蛋白被特异信号肽酶切割，修饰半胱氨酸成为成熟蛋白的第一个氨基酸。该切割位点相当保守，包括半胱氨酸和位于其上游的 3 个氨基酸（即 -3, -2, -1 位）。

脂蛋白编码基因在 Mp 基因组中通常呈连续性排列，例如：从基因组 249 627 位到 256 463 位（黏粒 pcosMP09），共编码 7 个脂蛋白；从 306 862 位到 320 524 位（黏粒 pcosMPD02）的基因家族含有 15 个 ORF，可编码 5 个脂蛋白。尽管目前已预测很多有关脂蛋白基因，但尚不清楚是否所有的基因都能够表达。用 C- 软脂酸标记 Mp 后，再进行 SDS-PAGE 分析蛋白后发现，脂蛋白数仅为 20～25 个，而非预计的 46 个。造成这一差异的原因可能如下：①表达调控仅允许部分连续排列的脂蛋白基因进行表达；②部分脂蛋白携带除软脂酸之外的脂肪酸；③C- 软脂酸标记法的敏感度不足以测出所有脂蛋白。上述脂蛋白除了与 Mg 脂蛋白显著相似外，仅有 4 种与其他细菌的脂蛋白类似，即 A05-orf380V（转运系统 P37）、D09-orf384（3- 磷酸甘油脱氢酶）、H03-orf213（尿嘧啶激酶）和 D02-orf207（ATP 合成酶 B 亚基）。由于没有细胞壁，Mp 细胞膜上的长链脂肪酸可有效锚定表面蛋白（如底物结合蛋白、抗原变异相关蛋白等），使其在膜外更好地发挥功能。至于信号肽被切割后是进一步降解还是被循环使用，有待进一步实验证实。

八、蛋白质分泌相关基因

细菌的外分泌系统十分保守，因此大都需要在分子伴侣和调控子（即启动因子 SecB、DnaK、SRP 和 FtsY）的作用下，将蛋白 S 输出到膜受体 SecA。据推测，受体可作为动力源，诱导蛋白经特异蛋白通道（如 SecY、SecC、SecE、SecD 和 SecF）穿过细胞膜。分泌性蛋白均带有信号肽，其 N 端在信号肽酶 I（signal peptidase I，SPase I）的作用下可被切除。已知的两条蛋白质输出途径均包含 SecB、SecA 或 SRP。

Mg 基因组已经确定 90 个膜蛋白编码基因，包括 11 个 I 型信号肽和 5 个 II 型信号肽，另外有 50 个已通过定位实验确定。上述膜蛋白所经的分泌途径由以下 6 部分组成：2 个分子伴侣（GroEL，DnaK），1 个三磷酸腺苷酶（ATPase）引导蛋白（SecA），1 个完整的膜蛋白易位酶（SecY），1 个信号识别颗粒蛋白（Ffh）和 1 个脂蛋白特异性信号肽酶（LspA）。Mg 缺乏其他易位酶（如 SecE、SecD、secF），这也许能够解释其为何只有一层细胞膜。它与枯草杆菌一样，没有大肠埃希菌在分泌过程中可作为分子伴侣的 SecB 同源体，表明革兰氏阴性菌与无胞壁柔膜细菌分泌新生膜蛋白的机制不同。此外，虽然 Mg 膜蛋白中含有多种 I 型信号肽，但却缺乏 I 型信号肽酶（lepB）。

Mp 蛋白分泌系统比较简单，迄今仅发现启动因子 DnaK、SRP、FtsY 和 SecA。至于通道形成蛋白，除了 SecY，其他相关蛋白（SecG、SecE、SecD、SecF）和受体蛋白 SecB 均缺失。尽管 Mp 具有 SPase I 相应的底物（即信号肽），但尚未找到 SPase I。此外，分泌蛋白以非折叠的方式输出后，分子伴侣可能作为脂蛋白,在细胞表面催化其重新折叠。Mp 仅由细胞质膜包绕,不具备阻挡蛋白质扩散的细胞壁,因而其蛋白输出系统相对简单。

猪肺炎支原体有一个庞大的 ABC 转运基因家族,这个家族中含有 34 个基因成员,并且猪肺炎支原体有一套完善的 DnaK-DnaJ-GrpR 系统控制蛋白质的折叠,参与蛋白质分泌的基因有 *SecA*、*SecY*、*SecD*、*PrsA*、*DnaK*、*Tig* 和 *LepA*。

九、糖代谢和能量代谢相关基因

支原体的分类指标之一是其利用葡萄糖和精氨酸合成 ATP 能力的大小。在《伯杰氏系统细菌学手册》中,Mp 被列为葡萄糖发酵类,非精氨酸水解类,这与基因测序的结果相反。测序发现,Mp 具有精氨酸水解途径所需的 3 种酶,即精氨酸脱亚氨酶(H03-orf438)、鸟氨酸氨甲酰转移酶(H10-orf273)和氨甲酸酯激酶(F10-orf309)。编码精氨酸脱亚氨酶的基因有 2 个拷贝,其中 1 个由于在 H10-orf198 和 H10-orf238 内出现光栅突变而失去活性,因为这 2 个 ORF 分别与脱亚氨酶的 N、C 末端相对应,将扩增后的目的基因进行测序,也证实了上述 ORF 确实存在突变。另一个编码脱亚氨酶的基因(H03-orf438)似乎远离上述 ORF 而独立存在,除此以外,所有 ORF 均排列于同一操纵元内。该操纵元还编码具有 12 个跨膜区的蛋白质,很可能是渗透酶。

葡萄糖、果糖和甘露醇经 PTS 系统进入 Mp 细胞后,可由完整的糖酵解途径分解为丙酮酸。理论上,葡萄糖也可经戊糖磷酸途径代谢,但该途径在 Mp 中并不完整,缺失葡萄糖 -6- 磷酸脱氢酶(G-6-PD)和 6- 磷酸葡萄糖酸脱氢酶(6-PGD)。丙酮酸在 Mp 中可通过以下 2 种途径进一步分解代谢:①先由乳糖脱氢酶催化为乳酸盐,再经磷酸转乙酰酶转化为乙酸盐;②先由丙酮酸脱氢酶催化为乙酰辅酶 A,再经乙酸盐激酶转化为乙酸盐,其中丙酮酸脱氢酶复合体由 $F1\alpha$ 和 $E1\beta$ 组成(二氢硫辛酰胺乙酰转移酶 E2 和二氢硫辛酰胺脱氢酶 F3 中也有这 2 个亚单位),其相对应的基因成簇分布,其中也包含 NADH 氧化酶(NOX)和硫辛酸蛋白连接酶(lplA)的编码基因,后者可通过酰胺连接,将硫辛酸结合到二氢硫辛酰胺乙酰转移酶赖氨酸残基的 ε 基团上。

Mg 专性厌氧,可将葡萄糖或其他糖酵解为乳酸盐或乙酸盐,糖酵解过程中所需酶类的相应基因已全部明确,包括丙酮酸脱氢酶复合体、磷酸转乙酰酶和乙酸盐激酶的编码基因。由于没有发现细胞色素,Mg 可能主要通过底物水平磷酸化生产 ATP。Mg 缺乏三羧酸循环有关基因,也缺乏糖原、多聚 -β- 羟丁酸代谢途径,基因组中仅有戊糖磷酸途径中 6- 磷酸葡萄糖酸脱水酶和转羟乙醛酶编码基因,可见 Mg 的能源和碳源的储备均十分有限。

Uu 95% 以上的 ATP 通过尿素酶分解尿素产生。研究表明,Uu 的产能过程由尿素酶、氨 / 铵转运蛋白和 F_0F_1-ATP 酶 3 个组分完成。尿素酶为 3 个亚单位组成的 Ni^{2+} 结合蛋白,活性为其他细菌的 30～180 倍。编码氨 / 铵转运蛋白的基因目前尚不十分清楚,候选基因包括 Mg^{2+} 转运蛋白基因 *mgtE* 以及两个假定的基因 *UU101* 和 *UU555*。F_0F_1-ATP 酶包含两个底聚复合物:F_0 跨膜质子通道和 F_1 催化复合物。

十、表面结构、细胞黏附相关蛋白

转运系统黏附素、黏附相关蛋白、脂蛋白及其他膜分子均为支原体的膜表面结构,它们组成细胞骨架样结构,维持支原体的形态。如 Mp 的细胞骨架由 HMW1、HMW2、HMW3、P200、P65 组成。除 HMW2 外,上述骨架蛋白均含有 1 个富含酸性脯氨酸的延伸区,并在 SDS-PAGE 分析时出现异常迁移带。

因为支原体膜表面分子在支原体寄生生活中十分重要,故编码这类分子的基因数量在其基因组中所占比例较大。膜表面分子具有黏附作用,能与宿主细胞受体结合,与支原体入侵宿主产生致病作用有关;或参与细胞的分裂及物质转运活动,可发生变异,逃避宿主免疫系统的攻击,从而使支原体在宿主体内长期生存。黏附素 P1 由膜内和膜外两部分组成,膜内占大部分,小部分为 Triton-100 不溶片段。在 Mp 中,有许多 ORF 的序列与 P1 蛋白编码基因或 P1 操纵元中 *ORF6* 的局部区域有很高的同源性。其中 *ORF6* 基因包含一套 RepMP5 拷贝,编码的蛋白可经蛋白酶裂解为 40kDa 和 90kDa 两个组分;*P1* 基因包含 *RepMP2/3*、*RepMP4* 的拷贝各一套,编码的 P1 蛋白可与 30kDa 黏附相关蛋白相匹配,在黏附宿主细胞的过程中起重要作用。在标准实验条件下，*P1* 操纵元仅表达其中的重复序列，对 Mp FH 株和 M129 株的 *RepMP5* 重复片段进行 DNA 序列分析后证实，*RepMP5* 在基因间的交换发生在基因转位之时。在免疫印迹分析中，RepMP1 特异性抗体能够与多种 Mp 蛋白提取物反应，提示不同位置的 RepMP1 拷贝可能参与组成不同蛋白。

Mg 黏附蛋白（MgPa）密集于变异性接头端，可引发人类和实验动物产生强烈的免疫反应。MgPa 操纵元含有一个编码 29kDa 和一个 114kDa 的 ORF，二者分别有 6 个核苷酸和 1 个核苷酸的插入片段。除了完整的 MgPa 操纵元外，研究还发现类似该操纵元的 9 个重复单元。这些操纵元的序列和重复单元分散于整个染色体中，占基因组总量的 4.7%。MgPa 操纵元和重复单元之间能够发生重组，可能诱发 Mg 种群内的抗原变异，从而逃避宿主的免疫应答。

十一、细胞分裂蛋白基因

由于缺乏突变株（尤其是条件突变株），目前对有关 Mp 细胞分裂（cell division）的基因了解甚少。根据同源性分析，细胞分裂相关蛋白类型中包含 FtsZ 蛋白和 FtsH 蛋白。FtsZ 蛋白与细胞骨架的相互作用可能影响细胞分裂，细胞的不对称构造也可影响细胞分裂和子细胞的形成。支原体以二分裂繁殖为主，也见出芽、分支或由球体延伸成长丝，尔后分节段成为许多球状或短杆状的颗粒。Uu 缺失细胞分裂蛋白 FtsZ。除衣原体和嗜热泉生古细菌 K1 外，目前所有已测序的细菌基因组均含有 *FtsZ* 基因，FtsZ 可能是细胞分裂机制中的一个必需成分。衣原体的细胞分裂发生在真核细胞的空泡中，故不需 FtsZ 蛋白的参与，Uu 缺失 FtsZ 的原因尚不明确。

十二、毒力相关基因

大多数支原体基因组中平均 G+C（%）为 24%～33%，但毒力相关基因的 G+C（%）一般要比其他基因高。如 Mp，整个基因组中 G+C（%）为 40%，但其黏附基因 *P1* 和 *ORF6* 以及它们的重复序列中 G+C（%）为 56%。主要的毒力相关基因有 Mp 中构成细胞膜顶端黏附结构的 P1（MPN141）、P30 黏附素的编码基因，以及辅助黏附蛋白 MHW1、MHW2、MHW3 等的编码基因。在整个基因组上还分布有上述基因的重复序列；鸡毒支原体的毒力相关基因有主要黏附蛋白 P140（MG191）、P32 编码基因，辅助黏附蛋白 MHW1、MHW2、MHW3 等编码基因及各种重复序列；穿透支原体和鸡毒支原体也有类似的黏附蛋白编码基因及其重复序列；Uu 携带独特的分解尿素产生能量的酶基因系统等。Uu 的毒力因子中有脲酶、免疫球蛋白（IgA）蛋白酶、磷脂酶 A、C 以及表面膜抗原多条带抗原（multiple-banded antigen，MBA）等 5 个蛋白与产生过氧化物有关。脲酶通过产生氨而致病，IgA 蛋白酶可能与 Uu 侵入上泌尿道有关，磷脂酶通过改变前列腺素的合成而导致早产。磷脂酶 A、磷脂酶 C 以及 MBA 的功能尚不清楚。除此之外，还有溶血素编码基因等。上述黏附蛋白或抗原的基因存在重复序列，易发生基因重组或转录产物的拼接，是引起变异的主要原因之一。

十三、支原体染色体以外的核酸——质粒

早在 20 世纪 70 年代初，通过氯化铯（CsCl）梯度离心、琼脂糖凝胶电泳及电子显微镜等研究方法，研究者发现了支原体染色体以外的 DNA。Zouzias 等学者于 1973 年通过电子显微镜观察到了人型支原体染色体以外的共价双股闭环 DNA 结构，但未深入研究，故观察到的这种结构是否为质粒还不能确定。直到 1980 年 Rnahand 等学者才经电镜和密度梯度离心等方法首次证实螺原体携带质粒，随之相继报道了其他支原体质粒的分离，包括关节炎支原体、蕈状支原体、人型支原体、莱氏无胆甾原体、植原体等。支原体中所带质粒功能尚不清楚，目前仅用于分子生物学研究。将质粒进行改造，可使其携带大肠埃希菌复制子和一些抗药基因，利于作克隆载体使用。

十四、支原体病毒

自 Gourlay1970 年首次报道支原体病毒后，支原体病毒不断被发现。支原体病毒与噬菌体类似，有多种形状，结构简单，其核酸均为 DNA，一般来说有严格的宿主特异性，但有些病毒可在属内不同支原体种间增殖，如 SPV1 和 SPV3 可感染不同种的螺原体，MVL3 为莱氏无胆甾原体病毒，但也可以感染其他无胆甾原体。还有多重感染现象，

如某些无胆甾原体和螺原体可同时被一种以上的病毒感染。尽管支原体病毒可在支原体种间发生交叉感染，但目前为止尚未发现支原体病毒在支原体属间存在交叉感染。不同的支原体病毒其形态、结构、抗原性、对灭活剂的敏感性及宿主的特异性等方面均不同。根据支原体病毒的这种异质性已将该类病毒进行了分组，如感染莱氏无胆甾原体的病毒已发现 5 组，包括莱氏无胆甾原体病毒 MVL1、MVL2、MVL3、MVL51、L172，以及其他无胆甾原体病毒如 MV-O1 等；支原体属支原体病毒有 3 组，包括肺支原体病毒 P1、关节炎支原体病毒 MAV1、发酵支原体病毒 phiMFV1，以及早期发现的猪鼻支原体病毒 Hr1、牛鼻支原体病毒 Brl 和 Mp 病毒 MV20-P；螺原体病毒有 4 组，包括 SPV1、SPV3、SPV4 和 SVTS2 等。

（于岩飞 谢 星）

————— 参 考 文 献 —————

1. Qiu L，Wang L，Tan L，et al. Molecular characterization of genomic DNA in *Mycoplasma pneumoniae* strains isolated from serious *Mycoplasma pneumonia* cases in 2016, Yunnan. Infect Genet Evol，2018，58：125-134.

2. Ghanem M，Wang L，Zhang Y，et al. Core Genome Multilocus Sequence Typing: a Standardized Approach for Molecular Typing of *Mycoplasma gallisepticum*. J Clin Microbiol，2018，56（1）：e01145-17.

3. Chu Y，Gao P，Zhao P，et al. Genome sequence of *Mycoplasma capricolum* subsp. *capripneumoniae* Strain M1601. J Bacteriol，2011，193（21）：6098-6099.

4. Li Y，Zheng H，Liu Y，et al. The complete genome sequence of *Mycoplasma bovis* Strain Hubei-1. PLoS One，2011，6（6）：e20999.

5. Hutchison C A 3rd，Chuang R Y，Noskov V N，et al. Design and synthesis of a minimal bacterial genome. Science，2016，351（6280）：aad6253.

第九章
支原体蛋白质组学

随着人类基因组计划的完成，生命科学的研究已经步入后基因组时代。在后基因组时代，蛋白质的结构和功能成为主要的研究方向和研究热点。1994 年 Marc Wilkins 等首次将蛋白质组（proteome）的概念引入科学界，定义为由一个基因组，或一个细胞、组织所表达的全部蛋白质。虽然蛋白质组学发展历史较短，但是其展现出的前沿学科应用性和巨大的市场潜力，使得蛋白质组学成为后基因组学前沿研究的战略制高点。蛋白质组的研究能为生命活动规律和多种疾病的致病机制的阐明提供科学指导。通过对正常个体及病理个体间的蛋白质组比较分析，我们可以找到某些"疾病特异性的蛋白质分子"，它们可成为新药物设计的分子靶点，或者也会为疾病的早期诊断提供分子标志。因此，蛋白质组学研究不仅是探索生命奥秘的必须工作，也能为人类健康事业带来巨大的利益，蛋白质组学的研究是生命科学进入后基因时代的特征。

经过 20 年多的发展，人类在蛋白质的空间结构和功能、纯化与鉴定、相互作用和翻译后修饰的研究中取得了丰硕的成果。在生物科学领域，蛋白质组学技术已经得到了广泛应用，并且在临床诊断、病原的致病机制和药物研发等方面展现了诱人的前景。作为生物科学的前沿和研究热点，蛋白质组学技术将提供一个新视角来研究支原体。由于支原体结构简单、编码能力非常有限但又具有较完整的基因组序列，因此被认为是简单的系统和技术发展的理想候选体，适用于蛋白质组学分析。支原体蛋白质组学是为了发现在一定的条件下支原体表达的能可视化、可识别和量化的尽可能多的时间和空间蛋白质，以便进一步了解这些蛋白质的亚细胞定位、与其他生物分子的关联以及是否存在翻译后修饰等特性。随着质谱技术

的发展和应用，支原体蛋白质组学研究也取得了重要进展。

蛋白质组学研究内容主要包括：蛋白质鉴定、翻译后修饰、蛋白质功能确定和寻找药物的靶分子等方面。目前支原体蛋白质组学研究大体上可分为两种：一种是全蛋白质组学，即获得某一种支原体的全部蛋白质信息，建立蛋白质组学数据库。例如 Kathrin M. Felder 通过蛋白质组学分析了急性感染过程中猪嗜血支原体的蛋白表达。另一种是差异蛋白质组学，是将研究的重点放在寻找和筛选任何有意义的因素引起两个或更多样本之间的差异蛋白质谱，揭示支原体生理和致病过程以及对外界环境刺激的反应途径，还可以对某些目标蛋白进行定性和功能分析。例如 Fieke W. Hoff 利用蛋白质组学比较支原体感染与未感染的白血病细胞系的蛋白差异表达，发现支原体感染可改变白血病细胞株的蛋白质表达水平，被感染细胞中与凋亡信号转导以及自身磷酸化相关的蛋白质可发生显著变化。

支原体蛋白质组学研究主要有两种技术应用策略，一种是以双向电泳（two dimensional electrophoresis, 2-DE）和质谱分析（mass spectrometry, MS）相结合的凝胶技术，另一种则是鸟枪法。2-DE 技术是一种高通量的蛋白质分离技术，最多可展现约 10 000 个点，是蛋白质组学研究中的基本技术。该技术首先由意大利科学家 O'Farrell 等人在 1975 年提出，因其能够极大地提升蛋白质的分辨率而得到广泛地应用。MS 是在高真空系统中测定样品的分子离子及碎片离子质量，以确定样品相对分子质量及分子结构的方法。该应用策略的主要流程是蛋白质经过 2-DE 凝胶进行分离，结合计算机和软件定量分析得到电泳图谱，然后运用 MS 对分离出的蛋白质进行鉴定，最后运用生

物信息学技术对数据进行处理,对蛋白质的功能进行比较分析预测。鸟枪法是一种非凝胶的方法,是将蛋白质经胰酶消化分解成不同的肽段,肽段标记后,经质谱分析,根据肽段峰值的不同鉴别衍生出这些肽段的蛋白质丰度差异。近年来如二维色谱(2D-LC)、二维毛细管电泳(2D-CE)、液相色谱-毛细管电泳(LC-CE)等新型分离技术也都快速发展起来,蛋白质芯片技术目前也进入临床应用阶段。

第一节 人和动物支原体蛋白质组学

一、人支原体蛋白质组学

目前对人支原体蛋白质组学的研究主要集中在肺炎支原体(*M. pneumoniae*,Mp)、生殖支原体(*M. genitalium*,Mg)、发酵支原体(*M. fermentans*,Mf)、穿透支原体(*M. penetrans*,Mpe)和人型支原体(*M. hominis*,Mh),主要采用的技术方法包括双向凝胶电泳、串联亲和纯化及质谱等。其中,已有专门的包含 Mp 蛋白质组学的数据库。人支原体蛋白质组学数据库的建立,不仅有助于其致病机制的解析,还有助于支原体进化关系的构建和分析、感染的诊断、有效药物设计及候选疫苗开发等。

(一)肺炎支原体蛋白质组学

近年来,相关学者对 Mp 的蛋白质组学进行了大量的研究。Mp 全菌蛋白质组学数据库的建立为阐明 Mp 生物学过程奠定了重要基础。Mp 的磷酸化蛋白质图谱显示,Mp 中有 24 种蛋白参与了细菌的能量代谢、糖代谢、基因转录和蛋白翻译及黏附等过程。有研究推测,Mp 中可能存在新的激酶,以满足 Mp 对外界环境的适应。

为从蛋白水平上研究 Mp 与宿主细胞相互作用的分子特性,Sun 等利用 2-DE 和基质辅助激光解吸电离飞行时间质谱(MALDI-TOF MS)研究了 Mp 感染人肺上皮恶性肿瘤 A549 细胞 12h 后细胞中蛋白表达谱,发现 Mp 感染后能诱导细胞内产生大量活性氧(reactive oxygen species,ROS)并引起 DNA 损伤,为进一步利用蛋白质组学研究 Mp 感染的致病机制提供了实验依据。分析 Mp 感染 A549 细胞过程中细胞的分泌蛋白质组发现 Mp 感

染后主要引起与代谢过程、应激反应及免疫应答相关蛋白的分泌。临床上,已有研究采用基于同位素标记相对和绝对定量(isobaric tags for relative and absolute quantification,iTRAQ)的蛋白质组学方法获得了 Mp 患者血清中蛋白质图谱,并鉴定出 260 种差异表达的蛋白。这些研究为 Mp 的致病机制研究提供了新视野,对于发现针对 Mp 感染相关的特异生物标记和药物干预靶点具有重要的指导作用。

(二)生殖支原体蛋白质组学

Mg 是引起性传播疾病中的重要病原体,研究者已用蛋白质组学方法和技术系统研究了 Mg 的功能蛋白(含磷酸化)、膜蛋白及免疫原性蛋白。其中,蛋白质组学鉴定的 Mg 蛋白能匹配上 85.3% 的 Mg 开放阅读框,然而 Mg 感染宿主细胞过程中,Mg 如何影响宿主细胞蛋白质图谱的变化尚待研究。

(三)发酵支原体蛋白质组学

2012 年,Liu 等首次对人 Mf M64 的细胞质和脂质相关膜蛋白进行了蛋白质组学研究,鉴定了 181 个与 Mf 开放阅读框相匹配的蛋白,并对 21 个脂质蛋白的信号肽进行了分析,推测某些蛋白是 Mf 的毒力因子。经与已报道的支原体蛋白进行比较分析,发现 Mf 特有的蛋白可能有 39 个。Mf 为兼性厌氧细菌,通过蛋白质组学比较 Mf 在有氧和无氧条件下的蛋白图谱,有助于对 Mf 生物学过程的理解,也有助于其致病机制的研究。

(四)穿透支原体和人型支原体蛋白质组学

Mpe 主要感染人泌尿生殖道和呼吸道。目前对 Mpe 的蛋白质组学研究较少,Mario 首次利用双向凝胶电泳和质谱方法对 Mpe 的蛋白质组学进行了研究,鉴定出的 207 个蛋白点与 Mpe 的 153 个基因相对应,同时采用 Pro-Q Diamond 磷酸化蛋白质染色鉴定出 26 个磷酸化蛋白。

对于 Mh,有研究采用比较基因组和代谢组通路分析,发现了 Mh 的 40 个代谢通路,并鉴定出 179 个必需蛋白,其中 59 个与人蛋白无相似性,最终优选出 16 个适合药物开发的靶点蛋白。肠侵袭性 Mh 菌株能改变宿主细胞的功能状态并可能导致前列腺癌的进一步发展。Khan 实验室利用 Mh 全蛋白组数据,采用生物信息学方

法预测了多个能作用于宿主细胞线粒体、细胞质、细胞核及内质网的蛋白，这些蛋白可能改变宿主蛋白的性质和功能，进而可能促进前列腺癌的进展。

二、动物支原体蛋白质组学

近年来，研究者对致病动物支原体蛋白组学进行了广泛研究。涉及的动物支原体主要包括猪肺炎支原体（*M. hyopneumoniae*，Mhp）、猪鼻支原体（*M. hyorhinis*，Mhr）、猪嗜血支原体（*M. suis*）、牛支原体（*M. bovis*）、丝状支原体山羊亚种（*M. mycoides* subsp. *Capri*）、无乳支原体（*M. agalactiae*）、鸡支原体（*M. gallinarum*）、鸡毒支原体（*M. gallisepticum*，MG）、滑液支原体（*M. synoviae*，MS）及莱氏无胆甾支原体（*Acholeplasma laidlawii*）等。这些支原体常在动物呼吸道或泌尿生殖道上皮细胞黏附并定植，引起肺炎、关节炎、乳腺炎及生殖道损伤等疾病，给养殖业造成了巨大的经济损失。动物支原体蛋白质组学的研究对于致病支原体的诊断、预防及治疗具有重要的意义。

（一）猪支原体蛋白质组学

目前，已有猪肺炎支原体 Mhp、Mhr 及猪嗜血支原体的蛋白质组学研究的相关报道。其中，由 Mhp 感染引起的肺炎对猪危害巨大，其蛋白质组学的研究备受关注。Jéssica Andrade Paes 等（2018）利用液相色谱 - 串联质谱法（LC-MS/MS）比较了致病株 Mhp 7448、非致病菌株 Mhp J 及共生菌絮状支原体的全蛋白质图谱，鉴定了许多存在于致病株中而与其他两菌株呈现差异表达的蛋白，其中包括一些潜在的 Mhp 抗原决定簇，包括黏附素、蛋白酶及氧化还原平衡相关蛋白等。同年，他们利用这三种菌株感染猪气管细胞系 NPTr 后进行了分泌蛋白质组学分析，发现三种支原体感染 NPTr 过程中均产生了毒力因子，但致病株 Mhp 7448 分泌了更高水平的黏附素和未知的蛋白，提示可能是其具有致病力的原因。

2019 年，Li 等采用 iTRAQ 的方法比较了致病株 Mhp168 及传代减毒株 168L 的蛋白表达谱，总共鉴定出 489 种蛋白质，其中 70 种蛋白在两菌株呈现显著的差异表达；进一步发现，在致病株中，参与磷酸肌醇代谢的蛋白的表达水平明显下降，而一些参与核酸代谢的蛋白表达量明显上升。同时，发现了一些潜在的毒力因子，为日后针对 Mhp 疫苗的研发奠定了基础。

（二）牛支原体蛋白质组学

牛支原体（*M. bovis*）是导致牛肺炎、乳腺炎及关节炎的病原体，利用蛋白质组学方法筛选关键免疫原蛋白和更新诊断技术对于预防和控制牛支原体的感染至关重要。陈维采用双向电泳与免疫印迹方法对牛支原体的全细菌蛋白进行了免疫蛋白质组学研究，筛选出 50 个免疫原性蛋白，最终发现 P32 蛋白具有较强的免疫原性且与其他病原的阳性血清无交叉反应，有望成为牛支原体的诊断抗原。Sun 等利用双向凝胶电泳、免疫印迹及基质辅助激光解吸电离飞行时间质谱（MALDI-TOF/TOF MS）方法，从牛支原体 PD 株中鉴定出 19 种具有较强免疫原性的蛋白，并建立了基于丙酮酸脱氢酶复合物的重组 E1β 亚基的间接 ELISA 检测方法，进一步为牛支原体的检测提供了新策略。

近年来，对牛支原体进行分泌蛋白质组学分析，共鉴定出 60 个分泌蛋白，并证实 MbovP0581 蛋白是一个具有抗原性的分泌蛋白。这为开发针对牛支原体的诊断标记分子及疫苗的研究提供了方向。

（三）禽类支原体蛋白质组学

目前，禽类支原体蛋白质组学的研究主要集中在鸡支原体、MG 及 MS 等。通过分析鸡支原体全蛋白图谱，发现鸡支原体具有与其他支原体同源的黏附蛋白，但缺乏规则的顶端结构。同时，发现了许多氨基肽酶基因同源物，推测其可能参与了鸡支原体的营养获取，进而有利于鸡支原体在宿主中繁殖。采用双向电泳等技术比较分析了 MG 疫苗株（6/85）和强毒株（K5234）的蛋白质组，共鉴定出 29 个差异表达的蛋白。与疫苗株相比，假定的毒力决定簇的表达在强毒株中出现升高，而几个与丙酮酸盐代谢相关的蛋白水平出现下降，为进一步研究 MG 的毒力决定簇及感染机制提供了参考。同时，耐泰乐菌素的 MG 突变株和对抗生素敏感株的蛋白组表达谱也不同，至少存在 13 种在两种毒株间差异表达的蛋白，且大多数蛋白具有催化活性，包括促进起始 tRNA 甲酰化和能量产生过程的催化。同时，延伸因子 Tu（EF-Tu）和 G

(EF-G)在耐药株中出现过表达。这些蛋白酶表达的变化可能导致了耐药鸡毒支原体的产生。也有学者采用蛋白质组学技术对滑液支原体分离株的免疫原蛋白进行了鉴定,或对 MS 分泌蛋白进行了测定,但仍有待进一步的实验验证和深入研究。

第二节 植原体蛋白质组学

植原体无细胞壁,是引起植物病害的一类重要病原体,长期以来给经济作物造成了巨大损失。自从植原体基因组序列测定完成后,从整体水平上研究植原体的生长代谢过程便显得举足轻重,而其蛋白质组学研究便是其中的一项重要内容。但是,植原体中缺乏许多重要代谢功能基因,侵染植物宿主后常引起宿主植物氨基酸生物合成、氧化磷酸化和 ATP 合酶的合成等过程发生变化。因而,利用蛋白质组学的研究手段分析植原体与植物相互作用的分子特性,是植原体致病机制研究的重要内容,对于挖掘、鉴定植物宿主对植原体的抗性和易感蛋白,培育优良经济作物具有重要意义。

一、桑树植原体蛋白质组学

黄化型矮缩病是植原体侵染桑树后引起的一种植物病害。利用鸟枪法(Shotgun)策略对引起桑树黄化型萎缩病的植原体的蛋白质组进行了分析。结合 SDS-PAGE 与毛细管液相色谱 - 串联质谱技术,鉴定了 242 种植原体蛋白质,其中包括参与氨基酸合成、细胞膜、能量代谢、核苷及核苷酸代谢等相关蛋白质。同时,还鉴定了 76 种假定蛋白或保守的假定蛋白,为更好地理解植原体生物过程的功能和机制奠定了基础。此外,结合蛋白质双向凝胶电泳和质谱技术,利用差异蛋白质组学策略研究了桑树受植原体侵染后叶片蛋白表达谱的变化。共检测到 500 多个叶片可溶性蛋白,发现有 37 个蛋白点差异表达,其中 18 个呈现下调,19 个呈现上调。质谱分析共鉴定出 18 个蛋白点,代表了 15 种不同的蛋白。被鉴定的蛋白包括 Rubisco 大亚基、景天庚酮糖 -1,7- 二磷酸酶及 Rubisco 活化酶等,涉及光合作用、氨基酸代谢、信号转导及调控、防御应答、转录等多个生理过程。该系统性的研究为从分子水平上揭示桑萎缩病的发生机制提供了理论基础。

二、泡桐丛枝病植原体蛋白质组学

由植原体侵染所引起的丛枝病是泡桐树分布最广泛的一种病害,它可以直接导致泡桐的死亡,从而造成严重的经济损失。河南农业大学泡桐研究学者范国强教授课题组对泡桐丛枝病发生过程中的蛋白质组学进行了系统研究,利用 iTRAQ 技术比较了健康泡桐和植原体侵染泡桐(包括甲基磺酸甲酯处理组和未处理组)的蛋白质表达谱。共鉴定出 2 358 个蛋白质,发现甲基磺酸甲酯上调的许多蛋白参与了光合作用和核糖体代谢途径。通过比较分析,发现了 36 种植原体感染相关蛋白;在泡桐响应植原体侵染及恢复的过程中,糖和能量代谢受到抑制,且蛋白合成及降解过程受限。2018 年,该课题组发现毛泡桐感染泡桐丛枝病过程中,与光合作用相关的蛋白受到影响,钙调蛋白(CaM)在植原体与毛泡桐的相互作用过程中发挥作用。2019 年,该课题组首次利用基于质谱的高通量蛋白质组学和修饰组学对植原体侵染的毛泡桐幼苗进行了研究,发现乙酰化的发生使得一些催化叶绿素和淀粉合成的酶活性受到明显抑制,揭示了泡桐树发病过程中叶片黄化等表型的分子机制。该研究从蛋白质翻译后修饰的角度阐述丛枝病的发生机制,为木本科植物和病原菌相互作用领域的研究提供了很好的借鉴。

三、枣植原体蛋白质组学

植原体侵染枣树后,枣树的光合作用和碳水化合物代谢等过程均会受到影响。采用对植原体侵染枣树后的 37 周和 48 周的总蛋白进行 iTRAQ 分析,获得了植原体侵染枣树后的蛋白质谱,并与转录组进行关联分析。蛋白质组分析发现,植原体侵染枣树 37 周后,观察到 289 个差异表达蛋白,上调的蛋白主要参与茉莉酸诱导蛋白、类黄酮生物合成和苯丙氨酸代谢。关联分析发现 14 个差异表达基因 / 差异表达蛋白表现相互类似的表达趋势,其中大多数都参与了类黄酮的生物合成、苯丙氨酸的代谢和苯丙素的生物合成;植原体侵染枣树 48 周后，鉴定了 753 个差异表达蛋白，其中参与碳代谢、氨基酸的生物合成以及光合生物体的碳固定的蛋白显著下调。同时，类似表达趋势的 98 个差异表达基因／差异表达蛋白在相关分析中参与到碳代谢、光合生物体的碳固定和光合作用。该研究为植原体致病机制的发现和培育抗病品种等奠定良好的基础，也为科学合理防治植原体的侵染提供了新的手段和技术支持。

第三节　螺原体蛋白质组学

　　螺原体（Spiroplasma）在分类上归属于柔膜体纲（Mollicutes）、虫原体目（Entomoplasmatales）、螺原体科（Spiroplasmataceae）、螺原体属（Spiroplasma）。螺原体最初被认为是一种支原体类细菌，但是 Cole 等人在 1973 年对这种特殊的病原体进行形态观察，并且在超微结构上的研究表明这种病原体为柑橘螺原体（S. citri）。研究人员利用相同的技术手段在玉米、果蝇和蜱螨类中也同样发现了螺原体的存在，并分别将之命名为孔氏螺原体（S. kunkelii）、波氏螺原体（S. poulsonii）、非凡螺原体（S. mirum）和硬蜱螺原体（S. ixodetis）。到目前为止发现并且成功命名的螺原体大多数寄生于陆生生物，并且在自然情况下能引起植物和昆虫的许多病害。在对感染螺原体的昆虫研究中表明，栖苍蝇螺原体（S. syrphidicola）和栖甲虫螺原体（S. cantharicola）均能引起果蝇病理症状的出现并最终导致死亡，而蜜蜂螺原体（S. mellifenum 和 S. apis）对蜜蜂有强烈的致病性。而在后来的研究中，王文等首次从水生甲壳动物——中华绒螯蟹体内分离到了螺原体，并命名为中华绒螯蟹螺原体（S. eriocheiris），从此改变了对螺原体宿主范围的限定。并且在 2015 年首次发现螺原体中的图赖讷恩螺原体（S. turonicum）能够感染人，为螺原体的致病能力提供了一个新的依据。

　　螺原体蛋白质组学的研究不仅能了解其生命活动规律，也能为阐明其致病机制提供理论依据。螺原体作为无细胞壁和运动细胞器的细菌，有着独特的螺旋形态和运动行为，细胞形态和运动依赖其细胞骨架的支撑。螺原体纤维蛋白的抗血清能明显抑制螺原体的螺旋性和运

动能力，通过质谱研究发现维持螺原体螺旋形态的蛋白是 Mreb 蛋白和延长因子 EF-TU。针对 S. melliferum BC3 菌株细胞骨架蛋白的抗体能与 13 种螺原体的骨架蛋白相互作用，但与胆甾原体和支原体等的骨架结构不能发生相互作用。其骨架蛋白是 Fibril 基因的产物，分子量大小为 49kDa，组成后的骨架蛋白条带的基本功能单元由直径 10nm 左右的环状聚合物构成。由大概 7 条类微管蛋白的骨架丝，按照极性对立的方式并列排列而成，同时类肌动蛋白 MreB 将 Fibril 与细胞膜连接在一起，控制细胞形态。通过对 S. melliferum 的代谢组学分析，发现 76 种与糖类、氨基酸和核酸相关的代谢产物。通过对 S.melliferum 的蛋白质组学分析，发现 98 个蛋白属于生殖支原体和肺炎支原体中一些单边的同系物。在我国分离得到的 S. melliferum CH-1 中鉴定到一种黏附素样蛋白（ALP609），体外试验表明抗 ALP609 抗体对蜜蜂螺原体的侵袭有明显抑制作用，证实该蛋白在螺原体入侵蜜蜂中肠细胞中具有重要作用。且螺旋蛋白被敲除的 S. citri 菌株仍有很强的致病性，说明维持螺原体主要形态的蛋白并不是螺旋蛋白。比较基因组学和蛋白质组学研究发现，蜜蜂螺原体 S. melliferum 存在两种特有的基因——几丁质酶和几丁质脱乙酰酶基因，几丁质作为结构内容物是昆虫表皮、中肠上皮细胞和围食膜的重要组成成分，几丁质脱乙酰酶是几丁质降解酶系成员之一，能够催化几丁质中 β-1，4- 糖苷键链接的 N- 乙酰葡糖胺中乙酰氨基的水解。在蜜蜂螺原体侵入蜜蜂肠道过程中起关键作用。对柑橘螺原体突变菌株的鉴定证实 P89 基因缺失突变菌株不能很好地黏附于宿主细胞表面，说明该蛋白在柑橘螺原体入侵宿主的过程中起黏附于宿主细胞表面的作用。另外一种主要的细胞膜蛋白——螺旋蛋白（spiraling protein，SLP），与柑橘螺原体的螺旋性和侵染性有密切关系。孟庆国等在研究中华绒螯蟹螺原体时，从基因组中克隆出了 SLP31 蛋白基因，但利用相同的引物序列却没有从非凡螺原体的基因组中克隆到该蛋白基因。这些结果显示 SLP31 蛋白基因是一个特异的基因。但是前期的研究表明 S. mirum 是一种致病性很强的螺原体，但基因组中却没有螺旋

蛋白的存在，说明螺旋蛋白的存在可能和致病性无关。

孟庆国等首次在水生螺原体中成功得到了编码中华绒螯蟹螺原体黏附蛋白的 *ALP* 基因，并对该蛋白进行了表达和鉴定，初步研究了 ALP 蛋白与宿主之间的免疫关系，中华绒螯蟹螺原体和 ALP 都可以引起中华绒螯蟹 *ALF*、*PLC* 和 *proPO* 等基因的上调，以对抗螺原体的侵入。在细胞水平上 ALP 可以通过效应元件激活蛋白激酶 JNK 和 ERK 的磷酸化，下游细胞因子 TNF-α 的表达升高，从而加强宿主对病原的免疫能力。蛋白质磷酸化是调节和控制蛋白质活力和功能的最基本、最普遍，也是最重要的机制，通过 iTRAQ 技术对中华绒螯蟹螺原体的 246 个蛋白的磷酸化位点进行分析，结果表明 465 个磷酸化位点与葡萄糖代谢和蛋白合成有关，所有的蛋白与精氨酸脱亚氨酶系统有关，也包括一些细胞骨架蛋白的磷酸化位点，表明其磷酸化参与了细胞骨架的形成。而中华绒螯蟹螺原体的抗原蛋白也已经被鉴定出来，DnaK、甘油醛 -3- 磷酸脱氢酶、ATP 合成亚基 β 和烯醇酸等 45 个为其主要的免疫原性蛋白。秋水仙素作为真核细胞微管蛋白的抑制物，其对螺原体的细胞形态和代谢过程产生了较大的影响，运用 iTRAQ 蛋白定量技术发现经秋水仙素处理后的中华绒螯蟹螺原体总共有 208 个差异蛋白，包括 77 个上调蛋白和 131 个下调蛋白。尤其 FtsY、putative spiraling 和 NADH 氧化酶的表达呈现下调，ATP 合酶、ParB、DNABs 和 NAD（FAD）依赖性脱氢酶的表达呈现上调。中华绒螯蟹螺原体内部细胞骨架由 16 种蛋白质组成，可以分为跨膜蛋白、脂蛋白、丝状蛋白和 ATPase 活性相关蛋白，其中包括 Fibril 和 4 种 MreB 蛋白，MreB 为肌动蛋白同系物，与真核生物的运动系统相关联。

（何　军　刘　鹏　雷爱华）

参 考 文 献

1. Aslam B, Basit M, Nisar M A, et al. Proteomics: Technologies and Their Applications. J Chromatogr Sci, 2017, 55（2）: 182-196.

2. Anwar Khan F, Chen X, Shoaib M, et al. Two dimensional gel electrophoresis（2-DE）for high-throughput proteome analyses of *Mycoplasma bovis*. Acta Biochim Pol, 2019, 66（3）: 321-327.

3. 邱明君，刘茂军，张映. 人和动物支原体蛋白组学研究进展. 中国人兽共患病学报，2013，29（7）: 709-713.

4. 胡璇，苑鑫，柏长青. 肺炎支原体双向电泳条件的探索. 中国实验诊断学，2016（12）: 2006-2008.

5. Sun G, Xu X, Wang Y, et al. *Mycoplasma pneumoniae* infection induces reactive oxygen species and DNA damage in A549 human lung carcinoma cells. Infect Immun, 2008, 76（10）: 4405-4413.

6. Ferrer-Navarro M, Gómez A, Yanes O, et al. Proteome of the bacterium *Mycoplasma penetrans*. J Proteome Res, 2006, 5（3）: 688-694.

7. Paes J A, Machado L D P N, Dos Anjos Leal F M, et al. Comparative proteomics of two *Mycoplasma hyopneumoniae* strains and *Mycoplasma flocculare* identified potential porcine enzootic pneumonia determinants. Virulence, 2018, 9（1）: 1230-1246.

8. Liu Y C, Lin I H, Chung WJ, et al. Proteomics characterization of cytoplasmic and lipid-associated membrane proteins of human pathogen *Mycoplasma fermentans* M64. PLoS One, 2012, 7（4）: e35304.

9. Sun Z, Fu P, Wei K, et al. Identification of novel immunogenic proteins from *Mycoplasma bovis* and establishment of an indirect ELISA based on recombinant E1 beta subunit of the pyruvate dehydrogenase complex. PLoS One, 2014, 9（2）: e88328.

10. Cao Y, Fan G, Wang Z, et al. Phytoplasma-induced Changes in the Acetylome and Succinylome of *Paulownia tomentosa* Provide Evidence for Involvement of Acetylated Proteins in Witches' Broom Disease. Mol Cell Proteomics, 2019, 18（6）: 1210-1226.

11. 翼宪领. 桑树黄化型萎缩病病原及其响应蛋白的蛋白质组学研究. 山东农业大学，2018.

12. 王会鱼. 枣响应植原体侵染及恢复的转录组和蛋白组分析. 河南农业大学，2018.

13. Liu P, Du J, Zhang J, et al. The structural and proteomic analysis of *Spiroplasma eriocheiris* in response to colchicine. Sci Rep, 2018, 8（1）: 8577.

14. Liu P, Zheng H, Meng Q, et al. Chemotaxis without Conventional Two-Component System, Based on Cell Polarity and Aerobic Conditions in Helicity-Switching Swimming of *Spiroplasma eriocheiris*. Front Microbiol, 2017, 8: 58.

15. Drais M I, Kubaa R A, Ghezli C, et al. First molecular identification and characterization of *Spiroplasma citri*, the causal agent of citrus stubborn disease in Algerian citrus groves. J Plant Pathol, 2019（783）: 101.

16. Zha G D, Yang D H, Wang J J, et al. Infection Function of Adhesin-Like Protein ALP609 from *Spiroplasma melliferum* CH-1. Curr Microbiol, 2018, 75（10）: 1-8.

17. Wang W. Bacterial diseases of crabs: A review. J Invertebr

Pathol，2011，106（1）：18-26.

18. Feng Q，Gao T，Ji H，et al. Kinetic analysis of oxytetracycline residues in Chinese mitten crab，*Eriocheir sinensis*，muscle following intramuscular administration. J Fish Dis，2010，33（8）：639-647.

19. Bastian F O. The case for involvement of spiroplasma in the pathogenesis of transmissible spongiform encephalopathies. J Neuropathol Exp Neurol，2014，73（2）：104-114.

20. Bastian F O. Spiroplasma as a candidate agent for the transmissible spongiform encephalopathies. J Neuropathol

Exp Neurol，2005，64（10）：833.

21. Bastian F O. Combined creutzfeldt-jakob/Alzheimer's disease cases are important in search for microbes in Alzheimer's disease. J Alzheimer's Dis，2017，56（3）：867-873.

22. Ana A，Mar M，Pilar L，et al. First human systemic infection caused by *Spiroplasma*. J Clin Microbiol，2015，53（2）：719-721.

23. Mueller N J，Tini G M，Weber A，et al. Hepatitis From *Spiroplasma* sp. in an Immunocompromised Patient. Am J Transplant，2015，15（9）：2511-2516.

第十章
支原体的遗传与变异

近年来随着结构基因组学、比较基因组学和功能基因组学技术的发展与应用，支原体分子遗传学方面开展了大量研究，在其遗传物质基础、基因结构与功能、质粒与支原体病毒、基因重组与变异等方面进展显著。

第一节　支原体的遗传

一、支原体遗传的物质基础

DNA 是生物遗传的主要物质基础，生物机体的遗传信息以密码的形式编码在 DNA 分子上，通过 DNA 的复制传给子代。支原体染色体亦即核质，为单一双股环状 DNA，不含组蛋白，与细胞质间无膜结构间隔，以半保留复制进行繁殖。基因是支原体的遗传功能单位，是 DNA 分子上具有特定核苷酸序列的区段。支原体基因组是可人工培养的原核细胞型微生物中最小的基因组，约为大肠埃希菌的 1/6，含 $5.8×10^5$～$2.2×10^6$ 个碱基对（base pair，bp）。在支原体中又以生殖支原体（*M. genitalium*，Mg）基因组最小，560～580kb；厌氧原体基因组最大，约 2 200kb。基因组大小不仅在不同支原体种属间不同，在同种不同株间也有差别，如蕈状支原体蕈状亚种（*M. mycoides* subsp. *mycoides*）不同株间基因组大小在 955～1 212kb 之间；人型支原体（*M. hominis*，Mh）不同株间基因组大小为 633～767kb；鸡毒支原体（*M. gallisepticum*）基因组大小在 921～1 013kb 之间。

支原体基因组 G+C（%）含量较低（23%～40%），与革兰氏阳性菌类似。山羊支原体、蕈状支原体 G+C（%）含量为 23%，肺炎支原体（*M. pneumoniae*，Mp）G+C（%）含量为 39%～40%，嗜酸性温原体 G+C（%）含量较高，达到 46%。支原体 G+C（%）含量最大理论值（71%）和最小理论值（26%）与自然界生物的 G+C（%）范围惊人相似，但支原体 G+C（%）含量实际值大多接近理论值范围的下限（25%～29%）。由于 G+C（%）含量低，可能使支原体失去一些通用遗传密码。在多密码子氨基酸中，支原体常选择使用带 A 或 T 的密码子，如在精氨酸密码子 AGA、CGC、CGG 中，支原体常使用 AGA，几乎不用 CGC 及 CGG；TGA 在一般生物中被用作终止密码子，而在支原体（洋葱黄化病植原体和紫菀黄化病 witches'-broom 植原体等例外）中一般不作为终止密码子，而以色氨酸密码子为终止密码子，常用的色氨酸密码子 TGG 在这些支原体中的使用频率为 TGA 的 1/10。支原体对紫外线格外敏感，因在紫外线作用下 DNA 分子上紧邻的两个胸腺嘧啶易形成二聚体，许多支原体在动物或植物体内营寄生生活以避免射线损伤，非寄生支原体可能存在相应的修复系统进行损伤修复。此外，支原体缺乏细菌的某些转录调节因子和系统，但高 A+T（%）含量可保护支原体基因的正常转录表达，表明支原体基因的转录调控与其他细菌存在差异。支原体与其他原核生物一样其基因组上的碱基可在甲基化酶的作用下发生甲基化，某些支原体（如 Mg、Mp 和山羊支原体山羊亚组等）甲基化部位仅在 m^6Ade（腺嘌呤）或在 m^5Cyt（胞嘧啶），如肺炎支原体等；或两者同时存在甲基化，如穿透支原体（*M. penetrans*，Mpe）、解脲脲原体（*U. urealyticum*，Uu）、猪肺炎支原体和蕈状支原体蕈状亚组小克隆生物型等。

二、支原体基因（组）结构与功能

（一）支原体基因（组）结构与比较基因组学

近年来随着基因组学等技术的发展与应用，人们已经完成了多种致病支原体的基因组序列测定工作（表 10-1）。在已完成基因组序列测定的 4 种人类致病支原体中，Mg M6282 株基因组为 579 504bp，含 569 个开放阅读框（open reading frame，ORF），编码 451 个可能的结构或功能蛋白，是目前发现的能独立生存携带最少基因和编码蛋白的最小原核细胞型微生物，这些基因已能使其在自然环境（人类泌尿生殖道）和复杂的无细胞培养基中生长繁殖；Mp M129 株基因组为 816 394bp，含 1 061 个 ORF，编码 691 个可能的结构或功能蛋白；Mpe HF2 株基因组为 1 358 633bp，含 1 068 个 ORF，编码 1 016 个可能的结构或功能蛋白；细小脲原体（U. parvum，Up）Up 血清型 3 基因组为 751 679bp，含 646 个 ORF，编码 601 个可能的结构或功能蛋白。Mg、Mp 和 Mpe 仅含 16S、23S、5S rRNA 基因各 1 个，而 Up 各有 2 个；4 种支原体含 tRNA 基因数分别为 36、37、30 和 30 个。其他支原体的蛋白质编码基因和结构 RNA 基因数详见表 10-1。各种支原体的 16S、23S、5S rRNA 基因在基因组中的排列方式和正负核酸链上的位置也有不同。

表 10-1　已完成基因组测序的支原体编码蛋白和结构 RNA 基因数

种（株）	CDS 数目	结构 RNA 基因数				
		16S rRNA	23S rRNA	5S rRNA	tRNA	其他
生殖支原体 M6282 株	451	1	1	1	36	3
人型支原体 PX1114 株	557	2	2	2	33	3
肺炎支原体 M129 株	691	1	1	1	37	4
发酵支原体 M64 株	938	2	2	1	35	3
穿透支原体 HF2 株	1 016	1	1	1	30	3
唾液支原体 NCTC 23064 株	1 400	3	3	3	63	6
鸡毒支原体 R_{low} 株	733	2	2	2	32	3
关节炎支原体 158L3-1 株	619	1	1	1	33	3
山羊支原体山羊亚组 ATCC 27343 株	797	2	2	2	30	3
猪肺炎支原体 J 株	666	1	1	1	30	2
滑液支原体 53 株	651	2	2	3	34	3
衣阿华支原体 NCTC10185 株	976	1	1	1	29	3
牛支原体 PG45 株	779	2	2	2	34	3
无乳支原体 PG2 株	660	2	2	2	34	3
絮状支原体 Ms42 株	581	1	1	1	30	2
猪鼻支原体 HUB-1 株	656	1	1	1	30	3
肺支原体 UAB CTIP 株	745	1	1	1	29	3
滑动支原体 163K 株	652	1	1	1	28	3
蕈状支原体蕈状亚组小克隆生物型 PG1 株	1 017	2	2	2	30	0
解脲脲原体血清型 10 ATCC 33699 株	639	2	2	2	30	3
细小脲原体血清型 3 ATCC 700970 株	601	2	2	2	30	3
莱氏无胆甾原体 PG-8A 株	1 374	2	2	2	36	3
目无胆甾原体	1 436	2	2	2	34	3
嗜酸性温原体 DSM 1728 株	1 521	1	1	1	45	2
火山温原体	1 499	1	1	1	45	1
花状中原体 L1 株	682	2	2	2	29	0
柑橘僵化病螺原体	1 589	1	1	1	32	3
洋葱黄化病植原体 OY-M 株	754	2	2	2	32	1
紫菀黄化病 witches'-broom 植原体 AYWB 株	671	2	2	0	31	0

利用 DNA-DNA 与 DNA-RNA 核酸杂交技术（包括基因芯片杂交技术，bio-chip）、PCR 扩增保守基因片段进行核酸序列比较，测定两个（后者可两个以上）不同来源（包括不同种属、同种不同株）的生物是否在遗传学上具有同源关系。核酸杂交显示支原体之间有较大的遗传异质性，反映了它是一个分布广泛的较大生物类群。研究发现支原体在不同属间基因组的核苷酸序列同源性为 3%～15%，但较多属间同源性为 3%～5%，只有少数几个属间同源性为 15%，8 个无胆甾原体种间 DNA 杂交除两个种（粒状无胆甾原体和莱氏无胆甾原体）显示同源性为 22%～23% 外，其余种 DNA 同源性极低。支原体不仅种、属间核苷酸序列同源性低，而且种内不同型、株间的同源性也不高，如 Uu 在不同血清型间同源性为 40%～60%，Mh 不同株间同源性为 52%～100%，无胆甾原体种内株间同源性为 48%～100%。支原体种、属间的遗传异质性可能与支原体病毒或质粒在其染色体上整合而产生遗传漂移或遗传不稳定有关，这种遗传漂移可在自然条件下发生，也可在野生株分离培养及连续传代培养时发生。种内不同型、株间的遗传异质性可能与它们定植不同的宿主、不同的部位及不同的环境有关，同时也与它们为逃避宿主免疫系统攻击不断发生抗原变异有关，因每一生物为适应相应的宿主或环境会在环境的压力作用下产生遗传变异以利生存。支原体的遗传异质性导致用基因组 DNA 杂交鉴定不同种、属、株支原体十分困难，故往往选择合适基因做探针进行支原体种、型、株的鉴定，较常用的基因有 rRNA 或一些表膜蛋白基因。选择这些基因的一定片段作 PCR 扩增，然后进行核酸序列比较，也是目前常用的研究方法。

随着越来越多的支原体全基因组序列测定完成，人们还可应用 GenBank、其他网上工具及生物信息软件比较支原体同种不同株间、不同种属间以及支原体与其他生物间的基因（组）组成、基因结构及功能，寻找同源基因、发现新的特异基因，并可通过比较基因组的同源性高低，构建生物进化树。进化树反映了不同物种或同一物种不同种属之间亲缘关系的远近，为了尽量体现进化关系的真实性，在构建进化树时往往要选择在进化过程中具有一定保守性同时又有高度变化区域的共有基因或蛋白质作为建树的参考标准。现也有一些方法利用多个保守基因串联起来的序列片段作为参考基因来进行进化树构建，也得到了可靠性较高的结果。随着生物信息学技术的发展，利用生物信息学手段预测可能的毒力因子再加以试验进一步验证已不失为一种有效的研究路线。已有越来越多的支原体基因组完成测序，这为比较基因组学的研究提供了更多的素材，通过对同物种的不同株型以及不同物种的支原体进行横向比较分析，可以帮助人们更全面地了解支原体的进化过程、致病机制以及菌种特异性等生物学特征，为支原体的深入研究提供更多的思路。

（二）支原体基因复制与修复

支原体分裂时，先形成多核分支体，然后胞质分裂形成子代支原体。支原体基因组复制速度只有普通细菌的 1/10～1/7，但其基因组小得多，因此两者的复制完成时间差别不大。支原体基因组以半保留复制方式进行，先在复制起点解开双链形成复制泡，从复制泡开始同时向两个方向进行解旋形成复制叉，随后解旋的二股 DNA 单链分别作为模板，新的 DNA 片段按核苷酸互补原则逐步合成，由 5′→3′ 方向延伸，新链合成是不连续的，先合成一个个冈崎片段，然后由连接酶连接成完整的长链。

支原体复制起点（origin of replication）位于 dnaA 基因附近，山羊支原体复制起点位于 dnaA 基因的 1 569bp 区域内，其下游为非编码区。Mg 复制起点位于 dnaA 和 dnaN 之间的 A+T 富含区的非转录区。支原体在消减进化中基因组复制起点和终点之间的平衡很可能被破坏，采用 Z 曲线检测，计算支原体基因组中复制起点和终点的距离，发现在支原体的特殊生存环境中，竞争压力较小，基因组无需快速复制以争夺生存资源，从而在长期进化后复制起点和终点之间失去了平衡。

复制起始区由复制起点和一整套起始控制 cis 因子组成。起始区基因组成与排列在大肠埃希菌中至少有 6 个基因：gyrB、recF、dnaA、dnaN、rnpA 及 rpmH，有些支原体按此排列高度保守，而其他支原体 gyrB 和 / 或 recF 不在起始区，甚至整个基因组缺失 recF。如 Mp 起始区基因组成为 dnaN、gyrB、rnpA、rpmH 及 dnaA，前二者在正链的起始部位排列，后三者在负链的起始部位排列；山羊

支原体只发现 *dnaA*、*dnaN*、*rnpA* 及 *rpmH*，前二者在正链的起始部位排列，后二者在负链的起始部位排列。起始区邻近基因在各种支原体也有不同，大肠埃希菌 *ksgA* 与 *dnaA* 相隔 60~80kb，该基因在 Mp 被发现在 *rpmA* 附近（同在负链），而在山羊支原体则与 *dnaN* 邻近（同在正链），此现象表明支原体起始区基因区域外不保守。猪肺炎支原体 *rpmH* 和 *dnaA* 基因间存在长 348bp 的基因间区域，*dnaA* 和 *dnaN* 基因间存在长 148bp 的基因间区域。这些基因间区域内存在 TTATC（C，A）A（C，A）编码的 *dnaA* 盒，在 *dnaA* 上游基因间区域内发现有两个 DnaA 盒，而在 *dnaA* 和 *dnaN* 之间的区域内没有 DnaA 盒。猪肺炎支原体基因组中分散总共存在着 688 个这种基序。DnaA 蛋白能特异性与复制起点处高度保守的四个 9bp 序列的 DNA 结合，促使 DNA 聚合全酶Ⅲ装置，这一高度保守的 9bp 序列为 DnaA 盒，最近的 *dnaA* 盒距复制起点不到 30bp。已经发现山羊支原体有四个 *dnaA* 盒，且与大肠埃希菌 *dnaA* 盒序列具有较高的同源性，仅一个核苷酸差异，但变异可发生在不同的四个位置，大肠埃希菌 *dnaA* 盒序列为 TTATCCACA，山羊支原体 *dnaA* 盒序列可为：①TTATaCACA（nt 4207-4215）；②TTtTCCACA（nt 4334-4326）；③TTATCaACA（nt 4424-4432）；④TTATCtACA（nt 4466-4474）。

细菌的 DNA 复制过程可分为起始、延伸和终止三个阶段，每个阶段都需要相应的蛋白质和酶。起始阶段需要 DnaA、DnaB、DnaC、引物酶等多种蛋白。其中 DnaA 只参与复制的起始，属于复制起始蛋白。延伸阶段需要 DNA 聚合酶Ⅲ、DNA 聚合酶Ⅰ、单链 DNA 结合蛋白等。终止阶段需要 Tus 蛋白。DNA 复制的中心酶为 DNA pol Ⅲ全酶，大肠埃希菌的 DNA pol Ⅲ全酶由 10 个亚单位组成，包括 1 个 α 亚基（*dnaE* 基因编码）和 9 种辅助蛋白（ε、ν、τ、γ、δ、δ′、χ、ψ 及 β），Mp 的 DNA 聚合酶Ⅲ（DNA polymeraseⅢ，DNA pol Ⅲ）可能由两个 α 亚基（A19-orf872，*dnaE* 编码，基因编号"MPN378"；和 B01-orf1443，polC 编码，编号"MPN034"）、β（*dnaN* 编码，编号"MPN001"）、δ′（*holB* 基因编码，编号"MPN007"）、γ 及 τ（*dnaX* 编码，编号"MPN618"）亚基组成。迄今为止，还不能排除其他蛋白参与及取代这些亚基，Mp 的 α

亚基 B01-orf1443 蛋白具有 3′→5′ 外切酶活性，与革兰氏阳性菌 α 亚基高度相似，α 亚基 A19-orf872 蛋白与大肠埃希菌 α 亚基相似，不含 3′→5′ 外切酶活性，大肠埃希菌 3′→5′ 外切酶活性由 ε 亚基执行，而在 Mp 未发现 ε 亚基。除螺原体和无胆甾原体外，目前尚未发现支原体有 DNA pol Ⅰ 的完整基因（*polA*），但在多数支原体中均发现一段编码 5′→3′ 外切酶区的 pol Ⅰ 基因片段（如 Mp 编号为"MPN379"的"*polA*"），而大肠埃希菌和枯草杆菌 pol Ⅰ 基因较大，能编码 5′→3′ 外切酶和 5′→3′ 聚合酶特异区。过去曾认为柔膜体纲原核生物的 pol Ⅲ酶缺乏 3′→5′ 外切酶活性（校正活性）。目前，Mp 不仅被证实 polⅢ 有 3′→5′ 外切酶活性，而且也发现其他支原体 *polC* 基因编码的 3′→5′ 外切酶。肺支原体、Up、Mg 和 Mpe 的 *polC* 蛋白大小与 Mp 的 *polC* B01-orf1443 十分相似，分别由 1 443、1 442、1 451 和 1 458 个氨基酸组成。该蛋白具有 3′→5′ 外切酶活性，与革兰氏阳性菌中枯草杆菌 pol Ⅲ基因同源性高，DNA 复制过程中不会增加突变频率。猪肺炎支原体 DNA 聚合酶主要由 α 亚基（*polC*）、α 亚基 2（*dnaE*）、β 亚基（*dnaN*）、γ-tau 亚基（*dnaX*）以及一个附加亚单位组成，其 mhp598 阅读框也具有 DNA 聚合酶Ⅰ上的 3′→5′ 外切酶活性。另外，在 Mp、Mg、Up 和 Mpe 基因组中还发现一个较小的类似于 *polC* 的基因（*dnaE* 或 *polC-2*），分别编码由 872、874、969 和 990 个氨基酸组成的蛋白（在肺支原体基因组中未发现），其核苷酸序列与革兰氏阴性菌大肠埃希菌的 *polC* 基因相似，产物为 pol Ⅲ全酶，但缺少 3′→5′ 外切酶活性。目前报道支原体缺乏作用于引物转位的 RNase H（去除 RNA 引物），也未发现复制终止蛋白的 *ter* 序列和 Tus 蛋白。

在长期的生物进化过程中，为保持遗传的稳定性，生物体内形成了一系列起修复作用的酶系统，去除 DNA 损伤，恢复 DNA 的正常双螺旋结构。大肠埃希菌 DNA 修复机制包括错配修复、光复活修复、暗修复（又称切除修复）、重组修复（复制后修复）、交联修复、链断裂修复及误导修复（SOS 修复）等。支原体是否有完善的错配修复功能尚无定论，在已测序的支原体基因组内，火山温原体具有错配修复系统的 *mutS* 相关基因，花状中原体有 *mutH* 相关基因，但均未发现 *mutL* 基因。

Mp 没有由 *mutS*，*mutL*，*mutH* 基因编码的错配修复系统，由于错配修复基因的突变通常会使细菌的稳定性下降，Mp 很可能因上述基因的缺失而导致突变率增加。柔膜体纲相对其他原核生物，对 UV、X 和 γ 射线更为敏感。在大肠埃希菌涉及切除修复的酶基因有 *UvrA*、*UvrB*、*UvrC* 以及 *mucB*（紫外线保护蛋白基因）等，这些基因已在完成测序的大部分支原体（除 2 种温原体外）基因组内发现，故认为切除修复（暗修复）可能在支原体更常见。无胆甾原体和颊支原体有暗修复和光复活修复功能，上颌支原体基因组中未检测到光复活修复功能，鸡毒支原体既无暗修复也无光复活修复功能。Mg 可完整编码 ABC 核酸外切酶，能够抵抗紫外线辐射。对于 UV 处理的无胆甾原体和某些人类支原体，吖啶黄和咖啡因可与 DNA 结合抑制切除修复。

大肠埃希菌具有重组作用的基因有 *recB*、*recC*、*recD*、*recG*、*ruvC* 等，SOS 修复作用的基因包括有 *recA*、*recN*（或 *recF-recN* 等的 SMC 超家族）、*recO*、*recQ* 和 *recR* 等，在已测序的支原体基因组内，*recB* 存在于嗜酸性温原体；*recC* 存在于山羊支原体和蕈状支原体；*recD* 存在于山羊支原体、蕈状支原体、肺支原体、滑动支原体、滑液支原体和花状中原体；*recG* 存在于山羊支原体、蕈状支原体、肺支原体和嗜酸性温原体；除 2 种温原体外，*recN* 存在于其他 16 种支原体；*recO* 存在于蕈状支原体、Up 和花状中原体；除 Mg、Mp 和山羊支原体外，*recR* 存在于其他 9 种支原体属支原体中；18 种支原体均有 *recA* 但均无 *ruvC* 和 *recQ*；此外，发现肺支原体另有 *recM*。Mp 基因组涉及 DNA 修复的基因数量比大部分其他细菌少，尽管 *recB*，*recC*，*recD*，*recG*，*ruvC* 基因缺失，仅有的 13 个基因足以让 Mp 进行同源重组、切除修复和简化的 SOS 修复。由此可见，支原体除可有限使用与大肠埃希菌相似的重组及 SOS 修复功能外，自身还可能有独特的重组及 SOS 修复功能。虽然生殖支原体有 *recA* 基因，可与单链 DNA 结合并进行 SOS 修复，但调控该反应的抑制子基因 *lexA* 缺失，并且 Mg 既没有编码光裂合酶的基因，也没有参与多聚酶组装和加工的 Dnaθ 和 Dnaδ，以及在滞后链合成中水解 RNA 引物的 H 蛋白等编码基因。

（三）支原体基因转录与翻译

支原体基因转录的 DNA 依赖 RNA 聚合酶由保守基因 *rpoA*（α 亚基）、*rpoB*（β 亚基）、*rpoC*（β′ 亚基）和 *rpoE*（δ′ 亚基）编码。其转录终止因子有 *NusA*、*NusB* 和 *NusG*，在转录终止中起作用，但尚未发现在细菌存在的 *NusC* 终止因子。在 Mp 基因组中，已经发现 6 个以上控制基因转录表达的操纵子（operon），包括 P1 操纵子、rRNA 操纵子、tRNA 操纵子、F0F1-ATP 酶操纵子、P65 操纵子和 HMW 操纵子等。在转录过程中，GreA 通过转录切割反应，与 RNA 聚合酶一起促进链的延伸。Mg 除核心 RNA 多聚酶的 α、β、β′ 亚基外，还编码一种独特的 σ 因子参与转录过程。Mp 和 Mg 基因组中均未发现 Rho 因子的对应基因，可能依赖于典型终止序列，即不对称短回纹区后的多 U 残基处。Mp 没有类似双信号转导系统，对外界刺激的应答不依赖于 σ 因子的表达水平。在其热休克基因前有一个保守的顺式回纹重复序列，它可能与抑制子 *hrcA* 相互作用，对热休克基因的表达进行负调控。

Mp 基因组 15% 的 ORFs 涉及蛋白翻译，与蛋白翻译相关的成分有：19 种 tRNA 合成酶（20 种 tRNA 合成酶中，缺少谷氨酰胺 -tRNA 合成酶）、52 种核糖体蛋白、各种因子和酶、37 种 tRNAs、1 个 tRNA 操纵子、3 个 rRNA（5S、16S 和 23S rRNA）、1 个 10S aRNA 和另外 3 种未知 RNA。火山温原体带有 1 个 7S rRNA。所有已测序支原体均有谷氨酰 -tRNA 合成酶和肽链释放因子 1（peptide chain release factor 1，RF1），部分支原体（如 Mp、Mg、Mpe 等）含谷氨酰 -tRNA 氨基转移酶，缺少核糖体蛋白 S1 和谷氨酰胺 -tRNA 合成酶，除 2 种植原体（洋葱黄化病植原体和紫菀黄化病 witches'-broom 植原体）外均缺少肽链释放因子 2（RF2）。具有谷氨酰 -tRNA 合成酶和谷氨酰 -tRNA 氨基转移酶的支原体可能是先合成谷氨酰 -tRNA，再将氨基转移至谷氨酰 -tRNA 上而形成谷氨酰胺 -tRNA。多肽链合成后的释放需要释放因子，因 RF1 识别终止密码子 UAG 和 UAA，RF2 识别终止密码 UGA 和 UAA，而 UGA 密码子在大部分支原体基因组中常为色氨酸密码子而非终止密码子，故排除 RF2 以确保蛋白前体的完整是十分必要的。已测序的 2 种植原体同时带有 RF1 和 RF2，研究证实也与细菌一样能识别 UGA 终止密码子，其他植原体可能也有类似的特性。

（四）支原体基因功能

采用美国国家医学图书馆国家生物信息中心（National Center for Biotechnology Information，US National Library of Medicine）的"同源性蛋白质基因归类分组（clusters of orthologous groups of proteins，COGs）"网上检索工具对 4 种人类支原体 Mg、Mp、Mpe 和 Up 的蛋白质编码基因进行功能聚类分析（表 10-2）。

支原体基因组中涉及氨基酸、维生素、核酸前体及脂肪酸生物合成功能的基因罕见或缺失。此外，由于支原体无细胞壁，与复杂细胞壁结构合成相关的大量基因也缺失。支原体基因组中除携带碳水化合物、氨基酸、核苷酸、脂质及无机离子转运和代谢所需要的基本基因，还携带 DNA 复制、转录、翻译及其调控，DNA 修复与重组，细胞分裂及蛋白分泌所必需的基因，但比复杂的细菌少很

多。支原体基因组中的基因主要是用于维持寄生生活，故基因组中除含有基本类似的细胞膜及其他结构与功能蛋白、脂质化、糖基化等的基因外，还携带了一套能量代谢基因，ATP 合成酶的某些亚基具有等位基因或重复序列，可为它们寄生生活时限制性供应 ATP。

为适应寄生生活，支原体具备较特殊的黏附素、黏附器及变异的表膜抗原基因，介导其黏附进而入侵宿主，以逃避宿主免疫系统和抗生素的攻击，这些基因的 G+C（%）含量一般要比其他基因高。如 Mp 含构成细胞膜顶端黏附结构的 P1（MPN141）、P30 黏附素的基因，以及辅助黏附蛋白 MHW1、MHW2、MHW3 等的基因，另还在整个基因组上分布有上述基因的重复序列；Mg 含主要黏附蛋白 *P140*（*MG191*）、*P32* 基因，辅助黏附蛋白 *MHW1*、*MHW2*、*MHW3* 等基因及各种重复序列；Mpe 和鸡毒支原体也有类似的黏附蛋白基

表 10-2　4 种人类支原体基因组 ORF 功能分类

ORF 的功能分类	基因数量			
	生殖支原体	肺炎支原体	穿透支原体	微小脲原体
DNA 复制、重组和修复	53	59	114	87
转录	19	21	42	26
翻译	108	114	110	109
信号转导机制	8	12	21	7
翻译后修饰、蛋白折叠和分子伴侣	20	22	37	20
细胞周期调控和有丝分裂	14	26	30	14
细胞膜形成	14	15	21	8
防御机制	12	24	40	20
细胞运动	1	5	14	1
细胞外结构	0	0	10	1
细胞内转运和分泌	6	10	48	10
能量产生和转化	21	22	36	21
碳水化合物转运和代谢	33	48	76	20
氨基酸转运和代谢	25	44	52	27
核苷酸转运和代谢	22	21	39	22
辅酶转运和代谢	14	17	16	13
脂质转运和代谢	9	10	20	10
无机离子转运和代谢	29	36	49	37
第二代谢生物合成、转运和分解代谢	1	1	8	1
其他功能预测	56	65	123	59
未知功能	16	18	33	35
COGs 未检索出功能	63	190	264	122

因及其重复序列；Up 具有表膜抗原即多条带抗原（multiple-banded antigen，MBA）的基因及其重复序列（Up 和 Uu 还带有独特的分解尿素产生能量的酶基因系统）。上述黏附蛋白或抗原的基因存在重复序列，通过基因启动子区简单重复序列的 DNA 滑移、位点特异性重组等不同的分子机制控制相关基因表达的开启和关闭，从而使支原体表面抗原特征发生高频变化。

支原体编码黏附素等膜蛋白的基因数量在支原体基因组中所占比例较大，如 Mp 含 46 种以上脂蛋白。Mp 编码的脂蛋白具有如下共同特点：① N 端起始的 5～7 个氨基酸残基中含有 1 个或多个碱性氨基酸；②具有 1 个疏水信号肽；③信号肽的下游紧接着 1 个半胱氨酸残基，可将甘油磷脂的甘油二酯部分转移到其硫氢基，从而参与修饰。由于合成途径较少，支原体需要从外界环境摄取多种基础化合物，因而含有多种转运系统，包括：①ABC 转运系统；②磷酸烯醇丙酮酸：糖磷酸转移酶系统（phosphoenolpyruvate：sugar phosphotransferase system，PTS）；③主动扩散系统（易化扩散系统）。ABC 转运系统由 2 个 ATP 结合区、2 个跨膜区及 1 个底物结合区组成，这些区可以由不同的多肽组成，也可以 2～3 区存在于同一多肽上。*msbA*、*pmdI* 和 *lenDR3* 基因所编码的蛋白含有保守的 ATP 结合序列，且与跨膜区位于同一肽链，由于 *msbA*、*pmdI* 与其他细菌编码多重耐药蛋白的基因同源，所以 ABC 系统还可能参与内源性物质的输出。Mp 的 PTS 系统在转运葡萄糖和 D- 甘露醇的过程中需要酶Ⅱ。主动扩散系统需要跨膜蛋白作特异性运载体。

三、支原体质粒与病毒

（一）支原体质粒

支原体质粒与细菌质粒相似，琼脂糖凝胶电泳及电子显微镜显示其有三种形式：超螺旋共价结合、缺口环状和线性分子。1973 年 Zouzias 等学者通过电子显微镜观察到了 Mh 染色体以外的共价双股闭环 DNA 结构，但未深入研究其是否为质粒。1980 年 Rnahand 等学者从一种螺原体的 10 个株中分离到多个共价双股闭环 DNA 分子，证实螺原体携带质粒。某些螺原体中分离的质粒 DNA 含量已达细胞总基因含量的 12%。随之相继报道了其他支原体质粒的分离，并在植原体中发现大量质粒。

目前已完成 22 种螺原体质粒和 41 种植原体质粒全核酸序列测定，其中螺原体质粒有 10 种来源于柑橘僵化病螺原体，大小为 7～35kb；植原体质粒中，紫菀黄化病 witches'-broom 植原体有 5 种，叶蝉传播性甜菜绿化病植原体（beet leafhopper transmitted virescence phytoplasma）有 2 种，常春藤叶黄化病植原体有 6 种，澳大利亚植原体候选种有 3 种，泡桐 witches'-broom 植原体有 2 种，小麦矮蓝病植原体有 3 种，洋葱黄化病植原体有 11 种，花生 witches'-broom 植原体（peanut witches'-broom phytoplasma）有 2 种，油菜植原体、花紫菀黄植原体、苦楝 witches'-broom 植原体、木豆 witches'-broom 植原体、地黄植原体和番茄大花蕾植原体各有 1 种。

截至 2022 年初，从支原体属支原体中已分离并完成测序的质粒有 98 种（表 10-3）。因大多属隐蔽性质粒，无明显表型特征归类，多以宿主来源命名。已有研究将蕈状支原体 pADB201 和 pKMK1 进行改造，可使其携带大肠埃希菌复制子和一些抗药基因（如四环素或红霉素抗性基因等）以利于作克隆载体使用，该类改造后质粒为穿梭质粒，能穿梭于大肠埃希菌与蕈状支原体之间而不会发生缺失和重排。这些改造后的质粒比亲本质粒（改造前质粒）转化效率更高，可能成为有效的支原体克隆载体。有些研究者利用蕈状支原体、肺支原体、山羊支原体、无乳支原体和柑橘僵化病螺原体等支原体的 *dnaA* 基因、*dnaA* 盒及其他特异基因与人造质粒 *oriC* 质粒重组，然后交叉转化这些支原体，用以研究支原体的复制起点机制及特异功能基因表达（机制）。通过对支原体质粒基因结构及功能分析，其基因功能可能与质粒侵入宿主、整合与序列重排，宿主细胞膜某些跨膜黏附分子、宿主细胞运动聚集等有关，但尚未发现与宿主毒性编码成分有关；某些质粒的核酸序列片段与支原体病毒核酸序列高度同源，推测质粒可能来源于病毒或者是由于质粒与病毒核酸序列重组所致。用核酸杂交方法对质粒在宿主中的分布进行探测，发现质粒可以游离、与染色体整合及游离和整合相结合等形式存在于宿主，质粒 DNA 的这种整合对宿主基因表达的影响尚不清楚。

表 10-3　已完成测序的支原体质粒简表

宿主	菌株或质粒名称	质粒数目	基因组大小 /kb	基因数	编码蛋白质数	最新注释时间
蕈状支原体蕈状亚种	152/93	1	1.8	2	2	2021.10
口腔支原体	NCTC10112	5	7.3～28	5～37	37	2019.01
精氨酸支原体	NCTC10129	2	13、16	16、29	16、29	2019.01
牛鼻支原体	NCTC10118	1	20	21	20	2019.01
犬支原体	NCTC10146	11	7～10	2～12	0～4	2019.01
山羊支原体丝状亚种	pMG2A-1 pMG2D-1 pMG1B-1	3	1.6～1.7	2	2	2012.12
鸽口支原体	NCTC10179	1	17	18	16	2019.01
结膜支原体	NCTC10147	10	14～595	15～574	6～512	2019.01
寇氏支原体	pMG2C-1 pMG2E-1	2	1～1.6	2	2	2012.12
狗支原体	NCTC10142	17	4.3～987	3～808	0～731	2019.01
发酵支原体	NCTC10117	13	10～266	11～260	11～245	2019.01
火鸡支原体	NCTC10186	3	19～410	10～335	9～301	2019.01
猪肺炎支原体	NCTC10127	4	10～268	5～251	0～219	2019.01
猪鼻支原体	NCTC10121	2	4.9～844	6～745	1～650	2019.01
李氏支原体	pBG7AU	1	1	2	2	2000.10
斑点支原体	NCTC10168	1	10	13	13	2019.01
蕈状支原体	pADB201 pMG1A-1 pMG1C-1	1	1.7	2	2	2012.10
溶神经支原体	NCTC10166	3	14～28	17～31	17～24	2019.01
口腔支原体	NCTC10112	4	7～28	4～28	3～17	2019.01
绵羊肺炎支原体	NCTC10151	4	3～11	2～8	0～4	2019.01
肺炎支原体	NCTC10119	1	5.9	6	1	2019.01
肺支原体	NCTC10139	1	11.3	9	9	2019.01
唾液支原体	NCTC10113	1	728	645	597	2019.01
依氏支原体	pMyBK1 pMG2B-1 pMG2F-1	3	1.6～3.4	2	2	2012.12

（二）支原体病毒

1. 支原体病毒的宿主特异性　支原体病毒于 1970 年由 Gourlay 首次报道，与噬菌体类似，形态多样，结构简单，其核酸均为 DNA。一般来说有严格的宿主特异性，但有些病毒可在属内不同支原体种内增殖，如 SPV1 和 SPV3 可感染不同种的螺原体，MVL3 为莱氏无胆甾原体病毒，也可以感染其他无胆甾原体，还有多重感染现象，如某些无胆甾原体和螺原体可同时被多种病毒感染。支原体病毒可在支原体种间发生交叉感染，但目前尚未发现支原体病毒在支原体不同属间存在交叉感

染。不同支原体病毒的形态、结构、抗原性、灭活剂敏感性及宿主特异性等方面均不同。根据支原体病毒的异质性将该类病毒进行分组（群），感染莱氏无胆甾原体的病毒已发现 5 组，包括莱氏无胆甾原体病毒 MVL1、MVL2、MVL3、MVL51、L172，以及其他无胆甾原体病毒如 MV-O1 等；支原体属支原体病毒有 3 组，包括肺支原体病毒 P1、关节炎支原体病毒 MAV1、发酵支原体病毒 phiMFV1，以及早期发现的猪鼻支原体病毒 Hr1、牛鼻支原体病毒 Br1 和 Mh 病毒 MV20-P，后 3 者发现后未作深入研究；螺原体病毒有 4 组，包括 SPV1、SPV3、

SPV4 和 SVTS2 等。

2. 支原体病毒基本特性 支原体病毒形态主要为裸杆形、裸球形、有包膜不规则球形及有尾的多面体。有尾病毒分长尾和短尾两种，长尾病毒与 B1 噬菌体相似，由头、鞘及尾部组成，尾部有底板及尾丝；短尾病毒与 T7 噬菌体相似。病毒有无包膜会影响其对有机溶剂的敏感性，如含有包膜的支原体病毒如 MVL2 可被去污剂和乙醚灭活，利用这一特性可对包膜病毒进行鉴别。支原体病毒对消毒剂、蛋白水解酶、核酸酶、抗病毒抗体、热及紫外线（UV）较敏感，但不同的病毒敏感性不同，紫外线灭活病毒试验显示 MVL1 病毒对 UV 敏感，而 MVL2 病毒对 UV 灭活敏感性明显减弱，其原因与病毒的 DNA 结构有关。MVL2为双链 DNA，受损后可由宿主细胞修复系统进行切除修复，该修复机制对单链 DNA 病毒（MVL1）无效。

3. 支原体病毒结构组成 支原体病毒核酸均为 DNA，有环状单链 DNA（MVL1、L172、SPV1、SPV4 和 SVTS2）、线状双链 DNA（MVL3、SPV3、P1、MAV1 和 phiMFV1）及环状双链 DNA（MVL2）。MVL1 的基因组显著小于其他单链DNA 支原体病毒，适于作为测序的模型，其 G+C（%）含量为 32%，而 L172 为 29%。小的病毒基因组只有 4kb 左右，大的病毒基因组高达 40kb，其G+C（%）含量常与宿主基因组 G+C（%）含量相近，有些病毒基因组两端存在反向重复序列。已

完成基因组测序的支原体病毒有 9 种（表 10-4）。不同的病毒其结构蛋白的量及特异性均不相同，但同组（群）的病毒具有一定同源性。支原体病毒基因及其编码蛋白与病毒黏附侵入支原体宿主、降低或增加支原体感染性与致病性有关；当溶原性病毒基因组整合入支原体宿主染色体后，可能引起宿主基因变异或基因表达异常，或直接通过其携带的可能致病基因影响支原体的致病性。包膜 MVL2 病毒含 4 种主要蛋白（60～80kDa、14～19kDa）和 5～6 种小蛋白，不含糖蛋白，至少有两种蛋白定位于病毒表面，且参与病毒的吸附过程；另一内源蛋白（17kDa）具有蛋白水解抗性，可能与病毒 DNA 的包装相关。MVL3 含有 10 种蛋白大小为 15～59kDa。目前对于螺原体的蛋白报道较少，SPV3 含 5～7 种蛋白，SPV4 含有一个可能与衣壳相关的主要蛋白（60kDa）。

4. 支原体病毒的感染与抗感染 支原体病毒感染宿主细胞与动物病毒一样，首先直接与宿主细胞膜结合，不同病毒其受体不同，如 MVL2 主要以宿主细胞膜糖脂为受体，去除宿主细胞膜上的糖脂后 MVL2 不能与宿主细胞结合。糖脂由相对较长的寡糖链与甘油二酯相连而成。寡糖链是病毒吸附作用的活性部分，受体的特异性由寡糖链活性部分决定。不同的支原体细胞膜糖脂可不同，具有病毒感染的特异性，MVL2 除糖脂作受体外，还发现用蛋白酶处理宿主细胞膜可减弱病毒对宿主细胞的吸附能力，故宿主细胞蛋白也可作

表 10-4 已完成基因组测序的支原体病毒简表

名称	宿主	GenBank 序号	DNA 类型	基因组大小/bp	基因数	编码蛋白质数	（G+C）/%	最新注释时间
MVL1	莱氏无胆甾原体	NC_001341	环状单链	7 768	4	4	33	1991.07
MVL2	莱氏无胆甾原体	NC_001447	环状双链	11 965	14	14	31	1993.06
P1	肺支原体	NC_002515	线状双链	11 660	11	11	26	2000.08
MAV1	关节炎支原体	NC_001942	线状双链	15 644	15	15	29	1998.09
phiMFV1	发酵支原体	NC_005964	线状双链	15 141	9	15	25	2004.07
SpV1-R8A2B	柑橘僵化病螺原体	NC_001365	环状单链	8 273	12	12	22	1990.03
SpV1-C74	柑橘僵化病螺原体	NC_003793	环状单链	7 768	13	13	23	1996/01
SpV4	蜜蜂螺原体	NC_003438	环状单链	4 421	9	9	32	1993.08
SVTS2	柑橘僵化病螺原体	NC_001270	环状单链	6 825	13	13	22	1999.12

为 MVL2 的受体。MVL3 主要以莱氏无胆甾原体细胞膜蛋白为受体，病毒外层多肽起识别与吸附作用。莱氏无胆甾原体病毒（MVL51、MVL2 和 MVL3）和螺原体病毒（SPV3）的吸附过程符合一级动力学曲线，受到 pH、温度及宿主细胞膜脂质组成等因素的影响。超过 350 个 MVL3 病毒粒子可以吸附到同一个莱氏无胆甾原体细胞，这些吸附的病毒粒子在 37℃ 时形成聚集体，在 4℃ 时消解。支原体形成聚集体的机制尚不清楚。由于支原体没有细胞壁，因此支原体病毒 DNA 可有效透过细胞膜。支原体病毒与其他病毒或噬菌体相同，有尾的病毒经尾部吸附到支原体细胞膜上，注入其 DNA，无尾病毒则以其外膜直接吸附细胞膜，病毒外膜与宿主细胞膜融合，经膜破裂处释放其 DNA 入宿主细胞。病毒 DNA 在宿主细胞内复制，其单链 DNA 病毒先以单链 DNA 为模板合成互补链，使之成为双链 DNA，然后以新合成的链为模板复制子代病毒的 DNA，以亲代链为模板转录 mRNA，并进行蛋白合成；双链 DNA 病毒，以其中一条链为模板合成子代病毒 DNA，另一条链为模板转录 mRNA，然后进行蛋白翻译。

子代病毒的装配在细胞质内进行，装配后大多以出芽方式释放，释放病毒数量从几十个至几百个不等，每个感染细胞释放病毒的持续时间为 90～120 分钟，但有的可达 4～6 小时；有些病毒装配后先聚集在一个囊泡内然后出芽释放；有些病毒先在宿主细胞内聚集，然后使细胞裂解后释放出来；还有些病毒释放时虽不引起宿主细胞裂解，但可引起宿主细胞死亡，其机制还不清楚。多数支原体病毒进入宿主细胞后可与细胞染色体 DNA 整合成为溶原状态，这种整合发生在病毒 DNA 和宿主细胞染色体 DNA 特异性位点，MVL2 和 SPV3 病毒 DNA 与宿主细胞染色体 DNA 的单一整合位点已被揭示。溶原状态的宿主细胞能抵抗病毒的再感染，少数细胞能释放少量病毒颗粒，这种溶原状态受紫外线及丝裂霉素的刺激后可使病毒释放增加。

培养感染细胞时发现仍有一些支原体细胞具有抗病毒感染的作用，这种抗感染的机制还不完全清楚，可能是细胞表膜缺乏病毒结合受体。莱氏无胆甾原体中的 JA1 株，由于缺乏糖脂可抵抗 MVL2 感染，该支原体对 MVL5 病毒的敏感性与其脂质组成有关。莱氏无胆甾原体抗 MVL2 感染也可以由病毒本身膜脂的变异产生，病毒膜脂变异可导致外膜的流动性改变，从而影响病毒表膜蛋白质的暴露程度，使病毒不能吸附于宿主细胞。此外，由宿主细胞的甲基化酶对病毒 DNA 的限制与修饰及宿主细胞对病毒外膜的修饰也可能是宿主细胞抗病毒感染的原因。

5. 支原体病毒的致病性 支原体病毒感染可使支原体致病，诱导支原体基因变异而导致表膜抗原变异或产生毒性物质作用于支原体或直接杀死动物和植物宿主体内的支原体，如长春花植物感染具有高度致病性的柑橘僵化病螺原体，该螺原体受 SPV3 病毒感染后，可使长春花内螺原体数量减少，症状减轻。在植物的螺原体中有很多这样的病毒，这些病毒可与螺原体染色体 DNA 整合成溶原状态，并可建立植物螺原体的持续感染，而减慢病原螺原体的生长，改善植物感染后的症状。果蝇感染螺原体后能引起雌性果蝇绝育，由于螺原体常常可被 SPV3 组病毒感染，该病毒感染螺原体后可引起其细胞裂解，使果蝇恢复生育能力，并且还发现不同果蝇混合血淋巴中的螺原体被病毒感染后可发生聚集，这种聚集可能由病毒诱导螺原体表膜变异或引起某些黏性 DNA 的释放所致。早期研究认为溶原性病毒 MAV1 感染关节炎支原体后可增加后者引起小鼠和大鼠关节炎的严重性，并与 MAV1 的 vir 毒性产物（脂蛋白）有关，近期发现 MAV1 基因组中虽然有可能的 vir 基因存在，但 MAV1 与关节炎支原体的致病性并无密切关系。

四、支原体基因转移与重组

水平基因转移（horizontal gene transfer，HGT）是指在有差异的生物个体之间或单个细胞内部细胞器之间所进行的遗传物质的交换。自然条件下，原核生物基因从供体到受体的转移途径主要包括接合、转导和转化。支原体作为基因组最小的原核微生物，长久以来认为其生物进化主要由基因缺失驱动。近期研究表明水平基因转移可能与其宿主广泛适应性相关。目前已在多种支原体中发现可移动基因元件（mobile genetic elements），其中以整合型结合元件（integrative and conjugative elements，ICE）最为常见。细菌 ICE 主要通过染色体整合及Ⅳ型分泌系统介导基因水平传播。支原体 ICE 具有独特性，其染色体整合是完全随机过程，由 DDE 重组酶驱动。支原体的接合过程不限于 ICE 的传播，还包括染色体大片段的转移，产生嵌合基因组的后代，染色体上几乎所有位置均具有转移性。

支原体的 ICE 属于细菌 ICE 大家族，也被定义为接合转座子。数十年来，ICE 在 HGT 中的作用逐步展现，由于其在不同种属细菌的广泛分布，其在微生物进化中的作用日益重要。这些基因元件具有两种特征：与受体菌染色体的整合以及编码Ⅳ型分泌系统介导从供体菌向受体菌的接合转移。最知名的 ICE 为 Tn916，其是粪肠球菌的转座子，可通过转化介导耐药性向多种支原体转移。Tn916 在自然条件下是否可在支原体内部或之间发生自我水平转移尚未可知，但一些对四环素耐药的 Mg 含有 tetM 决定子，与肺炎链球菌的 Tn916 表现出高度相似性。支原体 ICE 最早在两种支原体中被报道：发酵支原体（ICEF）和无乳支原体（ICEA）。ICEF 和 ICEA 较为类似，大的模块元件近 20～30kb，在供体菌基因组中为多个拷贝。两种支原体的 ICE 包含 20 种结构基因，只有 3 种（cds5、cds12、cds17）具有预测功能域，与其他细菌 DNA 运动相关功能蛋白类似，分别为①TraG/VirD4 同系物，通常与松弛体结合；②单链 DNA 接合蛋白；③TraE/VirB4 同系物，参与 DNA 转运。

对于接合转移，支原体整合接合元件（Mycoplasma integrative and conjugative elements，MICE）必须首先从宿主染色体中剪切出来。在无乳支原体中，这一步包括反向重复序列（IR，GGAA/TTCCC），其位于 ICE 的左右两端，在 ICE 剪切之后，独立于染色体外以环状中间体结构存在。自由化环状中间体及空缺的染色体位点已在多种含有 ICE 的支原体种属经 PCR 检测验证。MICE 的剪切以及后续在受体菌染色体的整合由 DDE 重组酶驱动，其由 cds22 编码，位于元件的一端。DDE 重组酶与 IS、转座子、噬菌体相关，且通常并不整合在特定位点。ICEA 整合进受体菌染色体是完全随机过程，可发生在任何位点，大多数在假定编码区域。ICE 环状中间体的瞬时复制也在含有与 DDE 转座酶相关的可移动元件的一些细菌中有所报道，但是目前在支原体的研究还没有报道。两种链球菌 ICE（TnGBS1 和 TnGBS2）也编码 DDE 重组酶，并不含有特定靶点，但倾向插入启动子序列的上游。总体来说，这与大多数细菌 ICE 不同，细菌 ICE 使用酪氨酸重组酶，介导定点重组，靶向细菌基因组上特定附属位点（att）。ICEA 可在细菌间发生自我转移，编码参与染色体剪切、重组、接合的元件。

基因重组（gene recombination）通过染色体重组或重排来重新拼排编码序列，从而利用少量的核苷酸编码大的蛋白家族。支原体基因重组有同源重组（homologous recombination）、位置特异性重组（site-specific recombination）及非法重组（illegitimate recombination）。同源重组发生在两条 DNA 分子有较长的同源区，需要 RecA 蛋白参与，主要通过 RecA 依赖通路，但 RecA 非依赖通路也可能存在，实验发现一个缺失 recA 基因的柑橘僵化病螺原体株仍可发生同源重组。在同源重组过程中，RecA 蛋白能结合 ssDNA 或 dsDNA，依赖 DNA 去结合和水解 ATP，在 ATP 的协助下使两个 DNA 分子形成同源性配对的联合分子，联合分子的互补链间发生交换，促进互补 ssDNA 复性；还能在 ssDNA 和 ATP 的协助下发挥其蛋白酶功能水解蛋白，故 RecA 可促进各种 DNA 分子进行同源性配对和分子入侵。如前所述，在所有支原体基因组中均存在编码重组蛋白 A 的 recA 基因，Mp、Mg、Up、肺支原体和蕈状支原体蕈状亚种的 RecA 蛋白分别为 336、340、334、339 和 345 个氨基酸。研究发现 RecA 在原核细胞型生物中较为保守。支原体重复序列也可发生同源重组，使重复序列拷贝数不同而导致抗原变异。Mpe 基因组中 44 个基因参与编码 p35 表面脂蛋白，其中 30 个基因在染色体上形成基因簇。基因家族是在生物的进化过程中发生染色体重排而产生的。Mpe 的抗原很容易产生变异，抗原变异性可以逃避宿主的免疫作用。肺支原体基因组中重复序列的多态性产生了相差蛋白抗原。猪肺炎支原体、滑膜支原体等基因组存在不同程度的生物进化，一些特异性区域包括基因组重排、连接序列的变换以及基因整合等与支原体的潜在致病性相关。丝状支原体基因组 G+C（%）含量最低，其中含有高密度的插入序列（占基因组的 13%）。

位置特异性重组发生在特定位点,是支原体病毒与支原体染色体的点特异性整合,也就是支原体病毒感染后的溶原反应,需整合酶参与。转座也属位置特异性重组。支原体转座实验最早的报道是 Tn916 成功整合到肺支原体和莱氏无胆甾原体染色体上。Tn916 是一个 18kb 的接合性转座元件,包含 xis-Tn/int-Tn 基因簇用于重组／整合,tetM 四环素抗性基因以及一系列 tra 基因用于胞内转移,以粪肠球菌为供体,可将 Tn916 转座子转移到不同支原体中。Tn1545 携带四环素抗性(tetM)基因,可通过转化或接合方式整合于 Uu 和 Mh 染色体上,使其获得耐药基因,从而产生四环素抗性,临床上已用斑点杂交和 PCR 技术检测耐药支原体染色体整合的 tetM 基因以分离鉴定耐药支原体株。转座的发生与转座子两端序列有关,多种转座子已成功转化支原体,利用这一特性用一些基因缺失的转座子转化支原体,对支原体进行生物学特性与致病性研究已取得可喜的成绩。研究发现带有缺失型高分子黏附辅助蛋白(HMW)基因的 Tn4001 能诱导 Mp 和 Mg 丧失细胞黏附能力,Tn4001 通过插入 Mp 染色体上一个控制 HMW 黏附辅助蛋白表达的主要调节位点(crl 位点)而产生作用。在 Mp 能正常表达 HMW1 情况下,发现该支原体能变形拉长成带状,在细胞一端形成黏附器,黏附素 P1 在支原体黏附器表面浓集,而带有 HMW1 C 端缺失的 Tn4001 转化 Mp 后,上述现象不能发生,而使其失去细胞黏附能力。此外,位置特异性倒置也是位置特异性重组的一种,在肺支原体发现位置特异性 DNA 倒置系统,该系统调节支原体限制和修饰特性,并产生相应变异表面抗原。该系统有含有一个 7kb 的 hsd1 元件,编码与限制和修饰系统有关的肠细菌的 I 型限制系统,hsd1 倒置可改变生物的限制和修饰特性,肺支原体还有一个 6kb 的 DNA 倒置系统 hsd2,与 hsd1 高度同源。肺支原体为何有两个 hsd 相似系统尚不清楚,hsd1 可能是一个重要的调节元件。例如,DNA 甲基化可导致 hsd 倒置而调节某些基因的表达,或 hsd 倒置诱导核酸酶激活导致染色体双链 DNA 断裂,启动与修复通路有关的 DNA 重排。肺支原体经一个复杂的位置特异性 DNA 倒置系统调节 V-1 表膜抗原的相变异是一个典型的例子,肺

支原体有 7 个 vsa 基因,仅一个可表达,其 5′ 端含核糖体结合点、ATG 起始密码子和脂蛋白信号肽序列,而不转录的 6 个基因无此特性。vsa 基因表达调节是通过不转录基因 3′ 端取代表达基因的 3′ 端而发生重新拼排,所有 vsa 基因重排是位点特异性 DNA 倒置所致,这一位点特异性倒置发生于一多拷贝的高保守的特异性 34bp 序列之间(该序列又称 vrs 匣)。推测启动 DNA 倒置至少需要两个位置的特异性重组酶,一个启动 hsd 位置倒置,另一个启动 vrs 匣介导 vsa 基因倒置。支原体 DNA 倒置系统是十分活跃的,多个倒置可同时发生,显示了这些倒置系统可同等调节。研究发现 vsa 倒置和 hsd 倒置不是独立的,在发生 hsd 倒置时也发生了 vsa 位置倒置,vsa 基因的 DNA 倒置显然与 hsd 倒置有关。

非法重组发生在两条 DNA 分子少同源性或无同源性位置,也不需要特异性位点,由酶(拓扑异构酶和点特异核酸酶)断裂和加入 DNA 时导致的错误或 DNA 复制时产生。如来源于蕈状支原体的 pKMK1 质粒和来源于链球菌的某些质粒在莱氏无胆甾原体内导致缺失和重排就属于非法重组的例子,这些质粒要经历滚环复制,这种单链 DNA 复制模式可刺激非法重组而产生质粒的不稳定性。编码支原体高重复表膜蛋白的基因常发生高频大小变异也可导致非法重组。

第二节　支原体的变异

一、抗原变异

抗原变异包括相变异及抗原分子变异,这些变异主要由编码抗原的基因缺失、倒置、插入、重组、重排、点突变及移码突变导致,且突变多发生在基因的 3′ 端。支原体的表膜蛋白、黏附蛋白、黏附相关蛋白及脂蛋白均可产生变异。抗原可变蛋白常以家族形式存在,通过基因启动子区简单重复序列的 DNA 滑移、位点特异性重组等不同的分子机制控制相关基因表达的开启和关闭,从而使支原体表面抗原特征发生高频变化,帮助支原体实现免疫逃逸。猪鼻支原体主要外膜蛋白可产生高频变异(包括分子量大小及相变异),故称可变脂蛋白 Vlp(variable lipoproteins),编码 Vlps 的基

因有 7 个成员，即 VlpA、VlpB、VlpC、VlpD、VlpE、VlpF 和 VlpG，是猪鼻支原体表面的主要抗原成分，它们独立地分散在基因组上，这些基因高度同源由保守区和变异区组成，保守区编码跨膜区和脂蛋白加工区，变异区主要为重复序列，易产生重复序列的插入或缺失，通过这种基因缺失或插入产生基因重排和移码突变来控制基因表达的开与关，从而导致抗原的相变异。和 Vlp 类似，很多支原体可变蛋白都含有数目可变的串联重复序列，可以通过重复基因片段的插入和缺失等改变分子长度，如肺支原体的 Vsa、犬支原体的 HapA、人型支原体的 Vaa、牛支原体的 Vsp 等。这种分子长度的变化目前多被认为是菌体表面抗原特征变化的一种补充形式，从而形成数量更加庞大的变异体库。相变异是指抗原产生的变异由编码抗原基因的变相（开与关）表达引起。此外，高度同源性的 *vlp* 启动子区含有一个多聚 A（poly A），poly A 在转录起始点的上游可通过突变改变其长度影响 *vlp* 启动子和 RNA 聚合酶之间的相互作用，从而调节某个 *vlp* 基因的表达。

　　肺支原体的膜 V-1 抗原，变异频率约为 10^{-3}，抗原分子量大小变异达 10 倍。对比两个细胞黏附特性不同的肺支原体株的 V-1 抗原基因，发现变异发生在基因的 3′ 端，其中一株 V-1 抗原为 94.2kDa，另一株为 27.4kDa。研究发现 94.2kDa 抗原 C 端含 17 个氨基酸的重复序列，而 27.4kDa 抗原仅含 2 个紧邻而不连续的 9 个氨基酸重复序列。分析其基因序列发现 V-1 抗原分子量大小变异主要通过位点特异性 DNA 倒置引起，进而调节 *V-1* 基因的表达。此外，牛支原体膜表面脂蛋白也是通过基因内重复序列的倒置调控表达，控制多基因家族表面膜蛋白的表达。牛支原体还可通过高频 DNA 重排使表面抗原发生变异。Uu 及 Up 的多条带抗原为 Uu 及 Up 的主要表膜抗原，该抗原常发生分子量大小变异，这种变异既可发生在不同血清型之间，也可发生于体外连续传代培养的亲、子代之间，同型不同感染个体之间及不同型标准株和临床分离株之间。对 Up 3 型标准株 *mba* 基因进行分析，发现该基因为单拷贝基因，含一个约 1 230bp 的 ORF，5′ 端为前置信号肽和 MBA 的主蛋白编码区，从 451 位核苷酸起，3′ 端由 18bp 的重复序列组成，该重复序列可不断发生变异，对

不同亚克隆 Up 3 型 *mba* 基因的重复序列进行分析，发现该重复序列拷贝数在 14～42.5 之间变化，证实了 MBA 大小变异由基因 3′ 端重复序列变异所致。Mh 膜蛋白 P120 也是通过 N 端的高频变异使 P120 出现多态性。而 Mh 的表膜蛋白（Lmps）则可通过点突变产生终止密码子，使突变的 *lmp* 基因不能表达，而其他未突变的 *lmps* 基因仍可表达。Mh 的可变黏附相关抗原（variable adherence-associated antigen，Vaa）也易发生高频变异，其变异是由于成熟 *vaa* 编码序列 5′ 端 poly A 附近的单个核苷酸插入或缺失使 *vaa* 基因产生移码突变，从而形成另外一种 *vaa* 的 ORF 或在 *poly A* 下游立即出现终止密码子。支原体高频抗原变异帮助逃逸宿主免疫系统，利于在宿主体内长期定植。

　　支原体表膜黏附素及黏附蛋白与其侵袭力和致病性密切相关，其变异可能导致毒力改变。将 Mp 高分子黏附辅助蛋白 C 端缺失形成突变体，用带该突变体基因的转座子 Tn4001 转化 Mp 与 Mg，均可使两种支原体失去细胞黏附能力。表达长 Vsa 的肺支原体对上皮细胞、肺泡巨噬细胞、红细胞及惰性固体的黏附能力弱，表达短 Vsa 的则强，并且形成生物膜能力更强。关节炎支原体表面蛋白（MAA2）与细胞黏附作用及毒力有关，该抗原也可发生大小和相变异，但这种变异与毒力变异关系还不清楚，对关节炎支原体有毒株和无毒株的抗原进行比较分析，发现两株之间存在抗原表位变异，该支原体毒力可能与抗原特异性表位有关。

二、支原体型间变异

　　支原体不同型间往往可有特异性抗原或特异性抗原决定簇，可以利用这些特异性抗原或表位进行血清型别鉴定。支原体表膜蛋白易发生变异，故有些支原体在型间差异也较大，如肺支原体、Mh、Uu、关节炎支原体及发酵支原体等。型间变异还可体现在寄居部位与致病性方面的改变，有些支原体不同型别致病性不同，有些支原体主要以某些型别致病，有些支原体不同型别寄居的部位也有一定差别。型间变异可能与等位基因或重复序列的重排、重组等密切相关。

（李　俊　熊祺琰　郭志鸿　邵国青）

参 考 文 献

1. 曹玉璞，叶元康. 支原体与支原体病. 北京：人民卫生出版社，2000.
2. 赖小敏. 医学微生物学. 北京. 科学技术文献出版社，2006.
3. 刘劼，吴移谋. 支原体基因组学研究进展. 中国人兽共患病学报，2006，22（11）：1073-1077.
4. Lo W S，Huang Y Y，Kuo C H. Winding paths to simplicity: genome evolution in facultative insect symbionts. FEMS Microbiology Reviews，2016，40（6）：855-874.
5. Oshima K，Maejima K，Namba S. Genomic and evolutionary aspects of phytoplasmas. Frontiers in microbiology，2013，4：1-8.
6. Gibson D G，Benders G A，et al. Complete chemical synthesis，assembly，and cloning of a *Mycoplasma genitalium* genome. Science，2008，319：1215-1220.
7. Yus E，Maier T，Michalodimitrakis K，et al. Impact of genome reduction on bacterial metabolism and its regulation. Science，2009，326：1263-1268.
8. Diaz M H，Desai H P，Morrison S S，et al. Comprehensive bioinformatics analysis of *Mycoplasma pneumoniae* genomes to investigate underlying population structure and type-specific determinants. PloS one，2017，12（4）：e0174701.
9. Liu W，Xiao S，Li M，et al. Comparative genomic analyses of *Mycoplasma hyopneumoniae* pathogenic 168 strain and its high-passaged attenuated strain. BMC genomics，2013，14：80.
10. Parker A M，Shukla A，House J K，et al. Genetic characterization of Australian *Mycoplasma bovis* isolates through whole genome sequencing analysis. Veterinary microbiology，2016，196：118-125.
11. McGowin C L，Ma L，Jensen J S，et al. Draft genome sequences of four axenic *Mycoplasma genitalium* strains isolated from Denmark，Japan，and Australia. Journal of bacteriology，2012，194（21）：6010-6011.
12. Ma X X，Cao X，Ma P，et al. Comparative genomic analysis for nucleotide，codon，and amino acid usage patterns of mycoplasmas. Journal of basic microbiology，2018，58：425-439.
13. Zhu L，Shahid M A，Markham J，et al. Genome analysis of *Mycoplasma synoviae* strain MS-H, the most common *M. synoviae* strain with a worldwide distribution. BMC genomics，2018，19：117.
14. Lo W S，Gasparich G E，Kuo C H. Convergent evolution among ruminant-pathogenic Mycoplasma involved extensive gene content changes. Genome biology and evolution，2018，10：2130-2139.
15. Citti C，Dordet-Frisoni E，Nouvel L X，et al. Horizontal gene transfers in mycoplasmas（Mollicutes）. Current issues in molecular biology，2018，29：3-22.
16. Citti C，Nouvel L X，Baranowski E. Phase and antigenic variation in mycoplasmas. Future microbiology，2010，5（7）：1073-1085.
17. Bhugra B，Voelker L L，Zou N，et al. Mechanism of antigenic variation in *Mycoplasma pulmonis*: interwoven, site-specific DNA inversions. Molecular microbiology，1995，18（4）：703-714.
18. Gautier-Bouchardon A V. Antimicrobial resistance in *Mycoplasma* spp. Microbiology spectrum，2018，6（4）：1-21.

第十一章
抗支原体药物及支原体的耐药性

第一节　抗支原体药物

抗支原体药物是指对支原体有杀灭和抑制作用的药物。其来源主要是生物合成（发酵），也可以通过化学全合成或半合成方法制得。半合成的抗支原体药物是在生物合成抗生素的基础上，针对生物合成抗生素的化学稳定性、毒副作用、抗菌谱的特点等存在的问题，通过改造其结构所获得。支原体最突出的结构特征是没有细胞壁，一般来讲，对作用于细胞壁的抗生素，如β-内酰胺类、万古霉素等完全不敏感；对多黏菌素（Polymycin）、利福平普遍耐药。对支原体最有抑制活性及常用于支原体感染治疗的抗生素有四环素类、大环内酯类；其他抗生素如氨基糖苷类、氯霉素对支原体的抑制作用较小，所以不常用来作为支原体感染的化学治疗药。稀有的截短侧耳素类——泰妙菌素（Tiamulin）和盐酸沃尼妙林，其活性优于其他抗生素；此外抗肿瘤抗生素如丝裂霉素 C 和放线菌素 D 也有突出的抑制作用，但未见临床应用报道。

还有一类不通过微生物发酵而是通过全合成手段得到的治疗支原体感染的药物，也属于化学治疗药的范畴，代表性药物是喹诺酮类抗菌药，其他还有噁唑烷酮类抗生素。

某些中药及复方制剂、天然药物成分也被验证有抗支原体活性，国内学者在这方面研究取得了巨大进展，推动了中药在支原体治疗中的临床应用。

抗支原体新药开发的趋势有一定的规律性。据唐树人分析的 82 种抗支原体抗生素中有 77 种对 G$^+$ 菌有抑制活性，占总数的 93.9%，这表明抗生素对支原体的抑制作用与其抗 G$^+$ 菌作用基本平行。在喹诺酮类抗生素中也观察到类似结果，这可能是抗支原体药物的一个特点。吴春丽通过对现有的 20 多种新型抗支原体抗生素分析，也得出这种结论，特别是大环内酯类和截短侧耳素类最符合这种特点。

然而，某些抗生素对于特定的支原体，其抑制反应有所不同，而且支原体对选择使用的药物会获得耐药性。如有目的地在含有红霉素的培养基中培养肺炎支原体（*M. pneumoniae*，Mp）或者用过量红霉素治疗的患者中分离的临床株 Mp 对少数大环内酯类抗生素有抗性，包括林可霉素和链阳性菌素 B（Streptogramin B）；对四环素或喹诺酮有抗性的 Mp 少见报道，分离于人泌尿生殖道的支原体中，大约 5% 的解脲脲原体（*Ureaplasma urealyticum*，Uu）和人型支原体（*M. hominis*，Mh）对四环素具有抗性。Uu 对红霉素的抗性已有报道，但体外测试支原体对红霉素的敏感性是困难的，因为 Uu 生长需较低的 pH，在这种酸性环境中红霉素不稳定。特别需要指出的是，一些对支原体感染有效的抗生素仅仅是抑菌作用而不是杀菌作用。因此，用抗生素很难根除细胞培养中污染的支原体，在免疫缺陷患者和没有免疫系统的宿主（如植物）中这种现象也非常常见。

抗生素敏感性试验能为选择最有效的药物及其剂量提供信息，在支原体感染的治疗和支原体的分离、鉴定过程中，是重要的和必需的。

支原体对药物的敏感性常用最低抑菌浓度（minimal inhibitory concentration，MIC）表示。支原体的体外药敏试验最早于 20 世纪 60 年代提出，2011 年美国临床实验室标准化协会（CLSI）M43 指南规范了支原体体外药敏试验的方法（微量肉汤法和琼脂稀释法）、明确了质控菌株及对不同抗生素的 MIC 范围、建立了临床用于支原体治疗药物的折点。详细内容见本书第四十一章。因支原体培养时间较长，通常 Uu、Mh 在 37℃中分别孵育 16～24h 和 36～48h，其他支原体需要的培养时间更长一些，临床治疗支原体感染很难依靠培养及药敏的结果，基本上采用经验抗菌药物治疗。因此，支原体体外药敏试验对于临床分离株的耐药性监测及新药研发更有意义。

一、四环素类抗生素

（一）四环素类抗生素发展过程

四环素类（Tetracyclines）抗生素是由放线菌产生的一类口服广谱抗生素，其结构均为并四苯（naphthacene）四环骨架（图 11-1），包括第一代四环类抗生素——四环素（Tetracycline，Tc）、土霉素（Oxytetracycline）、金霉素（Chlortetracycline）及半合成的多西环素（强力霉素，Doxycycline，Doxy）；第二代四环素类衍生物——米诺环素（Minocycline，MINO）、美他环素（Metacycline，META）、地美环素（Demeclocycline，DEME）；第三代衍生物：在米诺环素的 C9 位上连有 N- 叔丁基甘氨酰基，得到了抗菌谱更广、抗菌活性更强的替加环素（Tigecycline，TG）；第四代四环素类衍生物：最新全合成的 C7 位氟原子及 C9 位吡咯烷基甘氨酰基四环素即依拉环素（Eravacycline），也已进入临床试验阶段，还有奥马环素（Omadacycline）等。

四环素类药物结构中含有酚羟基和烯醇羟基，在酸性和碱性条件下都不稳定，易发生水解，四环素类抗生素遇日光易变色。有广谱抗菌活性，对革兰氏阳性细菌、革兰氏阴性细菌、螺旋体、支原体、衣原体、立克次体和一些原虫以及大型病毒都有作用，所以广泛用于这些病原感染的治疗，如青霉素过敏患者的淋病奈瑟菌及由衣原体、Uu 引起的泌尿生殖道疾病。四环素类药物和大环内酯类药物作为一线治疗药物用于社区获得性支原体肺炎的治疗，喹诺酮类作为二线治疗药物。

在临床上应用的四环素类抗生素，绝大多数是对四并苯上的 R_1、R_2、R_3、R_4 等基团进行结构修饰产生的，而新的四环素类似物是对其基团如 R_5 等改造而形成的。其线性排列的四环骨架及 C1、C2、C3、C4、C10、C11、C11a、C12、C12a 位的药效基团对活性是必需的（图 11-1），对这些结构进行修饰会导致活性的丧失。四环素的抑菌性化学修饰主要是 C6～C9 位的改造。C9 位若有取代基，可破坏基本的甘氨酰单位活性，碱性氮原子是必不可少的。在相关四环素类药物的抗耐药性研究过程中，发现两种 C6 位新型取代结构的化合物对四环素类药物耐药菌有良好效果，一是达替环素（Dactylocycline）；二是多西环素的 C13 位引入环戊硫基或 3- 氯丙硫基的化合物（图 11-2）。达替环素是由放线菌产生、C6 位连接氨基糖苷的新型结构，其抗菌谱及活性与四环素相当，但对四环素耐药菌株活性特别强，去掉糖元、苷元，仍与四环素交叉耐药；多西环素 C3 位甲基成硫醚结构是后者

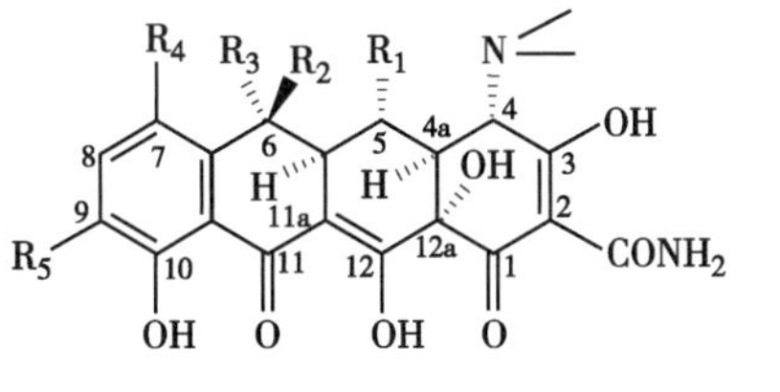

	R_1	R_2	R_3	R_4	R_5
四环素（Tetracycline）	H	OH	CH_3	H	H
土霉素（Oxytetracycline）	OH	OH	CH_3	H	H
金霉素（Chlortetracycline）	H	OH	CH_3	Cl	H
多西环素（Doxycycline）	OH	H	CH_3	H	H
米诺霉素（Minocycline）	H	H	H	$N(CH_3)_2$	H
替加环素（Tigecycline）	H	H	H	$N(CH_3)_2$	$NHCOCH_2NHC(CH_3)_2$

图 11-1　一些典型的四环素类抗生素

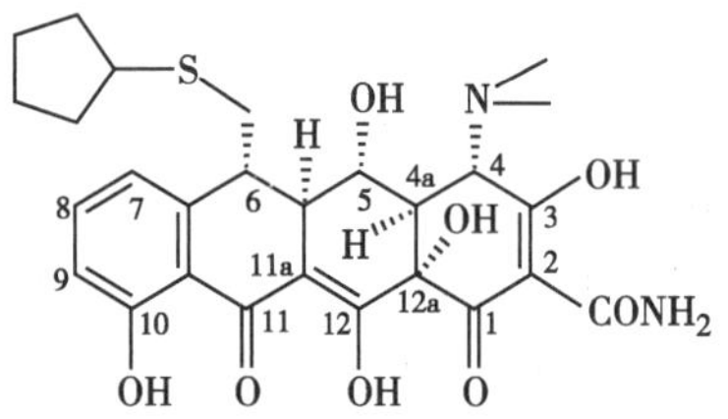

13- 环戊硫基多西环素 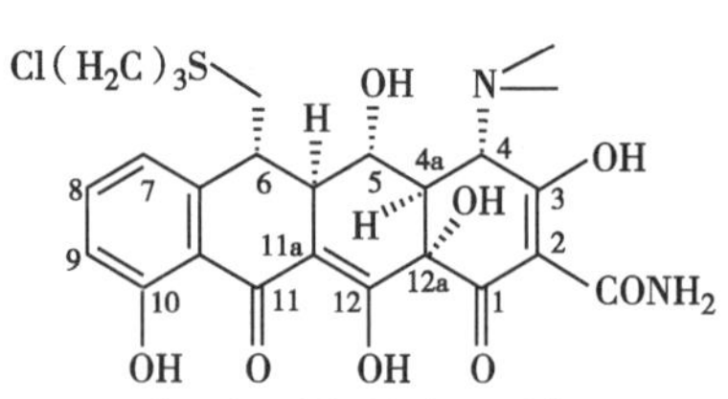　　　　　　　　13-（3- 氯丙巯基）多西环素

图 11-2　部分抗支原体耐药的新型四环素类药物

的特点，C5 位也可去羟基，活性稍弱。这些化合物单独使用或与一些传统的四环素类合用显示出很高的抗支原体活性。

Davis 报道在 1μg/ml 药物浓度时，Uu 株 100% 能被米诺环素、多西环素和四环素所抑制，邹先彪报道药物浓度为 1μg/ml 时，Uu 株的 96.7%、54.8% 分别能被多西环素和四环素抑制，可见米诺环素和多西环素比四环素更具抗支原体活性，从表 11-1 中可以得出同样结论。

多西环素价格便宜，口服吸收完全，半衰期长达 20h，可维持血浓度 24h 以上。有报道在精液中多西环素浓度为 1μg/ml，在生殖道组织中为 1.1μg/ml 与 3.2μg/ml。Steingrimsson 等用多西环素 0.1g/ 次，一日 2 次，连续 7 日，Uu 清除率为 80%；Uu、Mh 的四环素抗性菌株对米诺环素的衍生物 N，N-dimethylglycylamido（DMG-MIN）和 6-demethyl-6-deoxytetracycline 的衍生物 N，N-dimethylglycylamido（DMG-DMDOT）具有较高的敏感性。Kenny 的研究发现 Uu、Mh 的四环素抗性菌株同时对多西环素和米诺环素具抗性（表 11-2），这一结果应引起重视。

李雪燕等报道 2016—2017 年广州分离到的 631 株 Uu、Mh、Uu+Mh 对 DOX 和 TET 药物敏感性分别为 97.6% 和 97.1%，可以选用这两种药作为治疗药物。尹玉东等对 2010—2012 年广州、上海和北京等地从临床分离的 75 株 Mp 药敏试验表明

表 11-1　Mp、Mh、Uu 对四环素类抗生素敏感性（MIC：μg/ml）

支原体	抗生素	MIC		
		范围	MIC_{50}	MIC_{90}
Mp	四环素（Tc）	0.5～2.0	1.0	2.0
	多西环素（Doxy）	0.25～0.5	0.5	0.5
	米诺环素（MINO）	0.25～2.0	0.5	1.0
Mh（Tc^s）	四环素（Tc）	0.12～2.0	1.0	2.0
	多西环素（Doxy）	0.12～0.5	0.12	0.5
	米诺环素（MIN）	0.06～1.2	0.12	0.12
Uu（Tc^s）	四环素（Tc）	0.25～4.0	1.0	4.0
	多西环素（Doxy）	0.25～1.0	0.5	1.0
	米诺环素（MINO）	0.06～1.0	0.25	0.5

表 11-2　Uu、Mh 的 Tc^r 株对四环素类的敏感性（MIC：μg/ml）

抗生素	Mh		Uu	
	范围	MIC_{50}	范围	MIC_{50}
DMG-MIN	0.12～0.25	0.25	1～32	8
DMG-DMDOT	0.12～0.25	0.25	0.5～32	4
四环素	64～>64	64	32～>64	>64
多西环素	4～32	32	16～64	64
米诺环素	64～>64	>64	16～>64	32

Tc 和 MIN 的 MIC_{50} 分别为 0.25μg/ml 和 0.064μg/ml，MIC_{90} 分别为 0.25μg/ml 和 0.125μg/ml，相对于其他抗生素的耐药性，对四环素类药物没有显示耐药性，也可以作为治疗的首选药物。即使是对大环内酯类药物耐药株（A2063G 临床突变株），四环素类药物也是首选的治疗药物之一（表 11-3）。

冯羽中等对 2010—2014 年期间从社区获得性肺炎和亚急性咳嗽患者的呼吸道标本中培养和分离获得的 31 株 Mp 进行药敏试验，结果见表 11-4。该研究中所测 31 株 Mp 对三种四环素类药物均敏感（耐药标准 MIC≥8.0μg/ml）。其中替加环素 MIC_{50}=0.25μg/ml 略优于四环素与米诺环素，四环素与米诺环素的 MIC_{50} 和 MIC_{90} 均相等，其抗菌活性差别不大。替加环素有较好的抗菌活性，优于一、二代四环素，可以作为首选药物。

在动物支原体方面，马烨等对 2016 年新分离的牛支原体药敏试验结果显示米诺环素和四环素是敏感药物。Barberio 等报道对来自欧洲的 73 个分离株进行药敏试验，土霉素高于多西环素的 MIC_{50} 值（2.0μg/ml 与 0.5μg/ml）2 倍，且高于多西环素的 MIC_{90} 值（4.0μg/ml 与 2μg/ml）1 倍。土霉素的 MIC 值低于其他文献，这些文献中的 MIC_{50} 和 MIC_{90} 值都高于本试验值的 4 倍。

奥玛环素（9- 新戊基 - 氨甲基米诺环素）为一种新型的半合成的米诺环素的衍生物，是一种口服或静脉注射的抗生素产品。由于体外的药敏性和缺乏明确的抗药机制，四环素类药物还没有在临床上用于 Mg 感染的治疗。Waites 等检测了奥玛环素对临床分离包括对大环内酯耐药的支原体进行了活性评价（表 11-5）。结果显示对 Mp 的 MIC≤0.25μg/ml，对 Mg 也有一定的敏感性。目前正处于Ⅲ期临床开发，用于社区获得性细菌性感染（cABI）的治疗，包括急性细菌性皮肤和皮肤结构感染（ABSSSI）、社区获得性细菌性肺炎（CABP）、尿路感染及其他社区获得性感染，尤其是在处方医生认为出现抗生素耐药症状后的治疗用药。

依拉环素（Eravacycline）是一种新型全合成氟四环素（Fluorocycline）抗生素，有静脉制剂和口服制剂，主要用于严重细菌性感染的治疗，包括由多重耐药菌导致的感染。有限数据显示它对含有大环内酯耐药 Mp 分离株 MIC<0.008μg/ml。

四环素类药物结构中含有许多的羟基、烯醇羟基和羧基，在近中性条件下能与多种金属离子络合成不溶性螯合物（图 11-3）。与钙镁离子形成不溶性的钙盐或镁盐，该络合物能沉积在骨骼和牙齿上，小儿服用会发生延迟发育，在临床上该药只用于成人支原体感染。随着新型四环素类药物的发展和临床对大环内酯和喹诺酮类耐药菌株的

表 11-3 临床 Mp 分离株的药敏结果（MIC：μg/ml）

抗生素	MIC		
	A2063G 临床突变株（n=9）	无突变临床株（n=4）	标准株 Mp FH
红霉素	128～256	0.007 8～0.015 6	0.015 6
克拉霉素	64～128	0.007 8	≤0.003 9
阿奇霉素	32～64	0.007 8～0.312	≤0.003 9
麦迪霉素	8～16	0.125	0.062 5
四环素	0.031 25～0.25	0.007 8～0.015 6	0.031 25～0.062 5
米诺环素	0.031 25～0.25	≤0.003 9～0.007 8	0.062 5
环丙沙星	0.007 8～0.25	0.062 5～0.25	0.062 5
左氧氟沙星	0.007 8～0.125	0.031 25～0.125	0.062 5

表 11-4 31 株 Mp 对 3 中四环素组抗生素敏感性（MIC：μg/ml）

抗生素	MIC			敏感性/（μg/ml）
	范围	MIC_{50}	MIC_{90}	
四环素（Tc）	0.25～0.5	0.5	0.5	≥8.0
米诺环素（MIN）	0.125～0.5	0.5	0.5	
替加环素（TG）	0.5～1.0	0.25	0.5	

表 11-5　奥玛环素对支原体临床分离的生物活性（MIC$_{50/90}$：μg/ml）

药品名称	分离菌株	MIC		
		范围	MIC$_{50}$	MIC$_{90}$
奥玛环素		0.016～0.125	0.032	0.063
多西环素		0.016～2	0.063	2
四环素	人型支原体（$n=20$）	0.032～32	0.125	16
克林霉素		0.016～0.25	0.063	0.125
莫西沙星		0.032～0.125	0.063	0.125
奥玛环素		0.125～0.25	0.125	0.25
多西环素		0.125～0.5	0.25	0.5
四环素	肺炎支原体（$n=20$）	0.25～0.5	0.5	0.5
克林霉素		0.000 063～>32	0.000 5	32
莫西沙星		0.063～0.125	0.125	0.125
奥玛环素		0.25～2	1	2
多西环素		0.063～4	0.25	4
四环素	脲原体（$n=20$）	0.125～16	1	16
克林霉素		1～32	2	8
莫西沙星		0.25～16	1	4

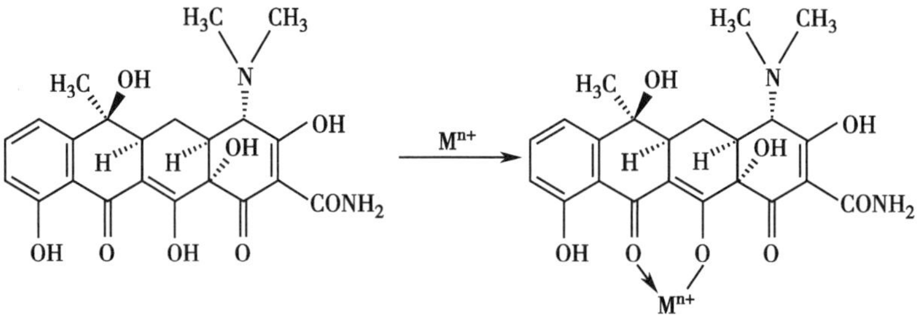

图 11-3　四环素类药物的螯合

出现，四环素类药物在支原体感染治疗方面会有越来越多的用途。

（二）四环素类抗生素作用机制

一般认为，四环素类抗生素抑制细菌蛋白质合成，主要是由于这些抗生素与核糖体 30S 亚基结合，从而抑制氨基酰 -tRNA 与起始复合物中核蛋白体的结合，使氨基酰 -tRNA 不能与核糖体的 A 位结合，阻断蛋白质合成肽链延长。也可抑制 fMet-tRNA 与 30S 亚基结合，但此种作用较弱。此外，还可抑制终止因子与核糖体结合，阻碍已合成肽链的释放。综上，四环素类抗生素主要作用于蛋白质合成的肽链延长阶段。

（三）支原体抗四环素作用机制

随着四环素类药物在临床上的广泛应用，

1974 年 Ford 和 Smith 报道，从泌尿生殖道中分离出 Uu 的 NGU 患者很难用四环素治愈，6%～10% 对四环素耐药，才使人们认识到 Uu 耐药株的存在。之后，临床分离的 Uu、Mh 抗四环素的菌株不断增多。Davis 报道约有 7% Uu 株耐药，Magathaes 报道的耐药株高达 30%。国内邹先彪报道 Uu 耐药株为 3.2%。对于 Mh，Cummings 报道显示 1976—1979 年间分离的 43 株 Mh，7% 耐四环素，对多西环素敏感；1980—1983 年间分离的 54 株 Mh，20.3% 耐四环素，14.8% 耐多西环素；1984—1989 年间分离的 60 株 Mh，26.6% 耐四环素，16.6% 耐多西环素。Uu、Mh 的四环素抗性菌株不断增多，导致治疗困难。刘杨等 2016 年从 1 076 例患者中共分离出 387 株支原体，Uu 阳性菌株显著多于 Mh 和（Uu+Mh）混合菌株；387 株支原体阳性菌株中对四环素类药物耐药和中介的菌株数分别为 35 株和 69 株，耐药率达 26.87%，且 Uu 菌株的耐药率（29.82%）显著高于 Mh 耐药率（14.29%）；35 株耐药菌株和 69 株中介菌株分别有 29 株和 34 株呈四环素抗性基因（tetracycline resistance determinant，tetM）阳性，而 283 株敏感菌株仅有 3 株检测到 tetM，tetM 基因阳性率分别为 82.86%、49.28% 和 1.06%。以上数据证实了生殖道支原体阳性对四环素类药物有一定耐受性，tetM 基因与菌株四环素类药物耐受性密切相关，可以作为判断四环素类药物耐药性的重要参考依据。

Uu、Mh 对四环素抗性已有许多报道，1988 年 Robertson 等人用斑点杂交发现 Uu 或 Mh 存在，用酶切和 Southern-blot 法证实 tetM 存在于 Uu、Mh 的染色体上，通过转座子 Tn916 等从链球菌、葡萄球菌转座而来，不仅对四环素有抗性，而且对多西环素、米诺环素也具抗性；在细菌中广泛存在，其序列位于质粒上，可在不同细菌中通过转导、转化、转座等方式传递。

Blanchard 等证明 Uu 天然株未携带 tetM 耐药因子。Mp 对四环素的抗性还未见报道，但是 tetM 在细菌中广泛存在，引起人们的注意。

二、大环内酯类抗生素

（一）大环内酯类抗生素发展过程

大环内酯类抗生素（Macrolide antibiotics）是许多放线菌属细菌的次级代谢产物，主要结构特征是以一个大环内酯为母体，通过羟基，以苷键和 1~3 个分子的糖基相连接的一类抗菌物质。按其内酯环结构含碳母核的不同可分为 14、15 和 16 元环类（图 11-4）；它们都是多功能团的分子，大部分连接有二甲氨基糖，因而显示碱性。医疗中使用的多数属于碱性大环内酯类抗生素，重要的有 14 元环的红霉素（Erythromycin，ERY）、克拉霉素（Clarithromycin，CAM）和罗红霉素（Roxithromycin，RXM）、泰利霉素（Telithromycin）、赛红霉素（Cethromycin）等，15 元环的大环内酯类抗生素阿奇霉素（Azithromycin，AZI）、泰拉霉素（Tulathromycin，TL）、加米霉素（Gamithromycin，GM），16 元环的柱晶白霉素（Leucomycin，LM）、螺旋霉素（Spiramycin，SM）、麦迪霉素（Midecamycin，MD）、交沙霉素（Josamycin，JM）、泰乐菌素（Tylosin，TS）、替米考星（Tilmicosin，TM）、泰地罗新（Tildipirosin，TD）、泰万菌素（Tylvalosin，TV）等。

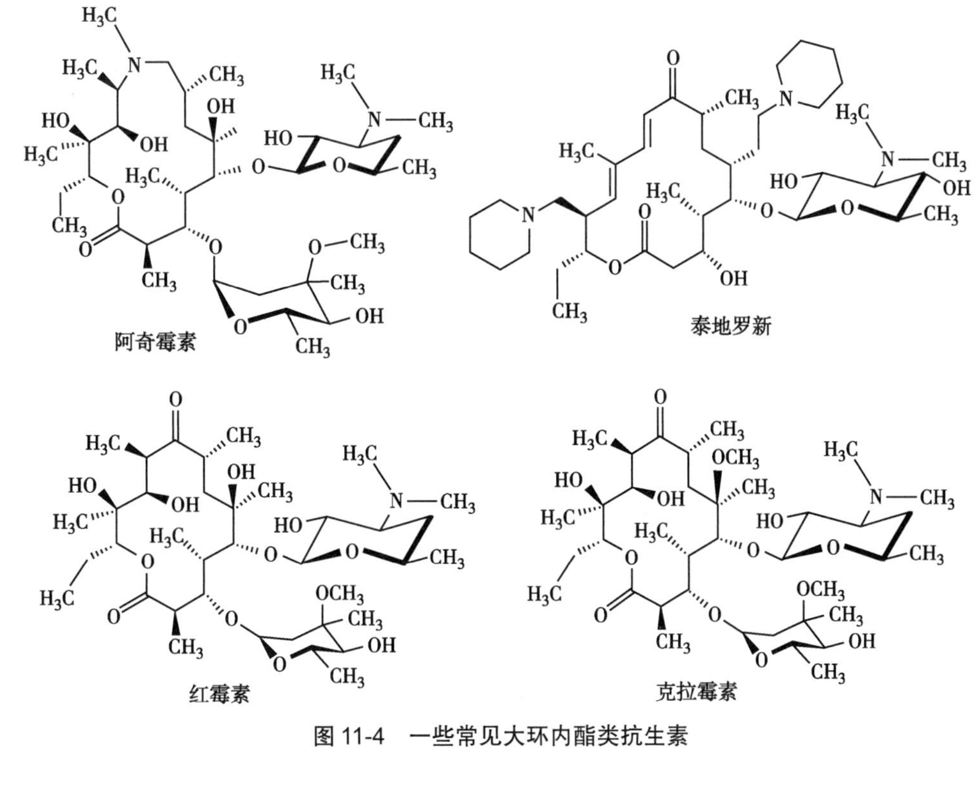

图 11-4　一些常见大环内酯类抗生素

由于该类药物结构稳定、毒性较低、无严重不良反应，适用于所有支原体感染，特别是儿童用药，是临床上最常用的药物。对于轻症 Mp 感染，阿奇霉素3日疗法即可，重症一般连用5~7日。

常用大环内酯类抗生素有红霉素、罗红霉素、克拉霉素、交沙霉素和阿奇霉素等。在 Mp 感染患儿中利于缩减症状持续时间。红霉素对 Mp 和其他支原体均有较强的抑制作用，曾被认为是控制呼吸道支原体感染和其他支原体感染的首选药物。但对部分耐药菌感染治疗失败，改为阿奇霉素治疗后，症状明显改善。但是，由于长期使用大环内酯类药物，导致耐药严重。表11-6显示大环内酯耐药和敏感的 Mp 对红霉素、克拉霉素、阿奇霉素、麦迪霉素的 MIC 差别。

对于动物支原体感染，较常使用的是泰乐菌素、替米考星、泰万菌素、泰拉菌素和加米霉素。泰乐菌素于1957年研制，对支原体有良好的抑制作用。从表11-6可见，它对人的 MpFH、Mh、发酵支原体（*M. fermentans*，Mf）的 MIC 分别为 $0.031\mu g/ml$、$0.625\mu g/ml$、$0.31\mu g/ml$；对鸡毒支原体的 MIC 为 $0.031\mu g/ml\sim0.062\mu g/ml$；对来源于牛、猪、兔等动物的多种支原体也有较好作用。新型的15元环加米霉素对牛支原体的 MIC 为 $1\mu g/ml$，对猪肺炎支原体 $MIC_{50}=0.25\mu g/ml$；泰拉菌素对猪肺炎支原体 $MIC_{90}=0.25\mu g/ml$，牛支原体 $MIC_{90}\leq0.5\mu g/ml$。这两种抗生素对猪支原体有较好的活性，对牛支原体不敏感。提示该药可以作为对猪牛呼吸道疾病的首选药物。

M-4365G2 也是一种大环内酯类抗生素，由一种小单孢菌（*Micromonaspora capillata*）产生，它对 G^+ 菌、多种厌氧菌有良好作用，对多种支原体的抑制活性显著地超过红霉素、泰乐菌素，可与泰妙菌素（Tiamulin）相媲美（表11-6）。M-4365G2 的毒性与红霉素一样，在体内试验中表明体内活性比泰乐菌素大20倍左右。

表11-6 几种大环内酯类抗生素对支原体的体外抑制作用（MIC：$\mu g/ml$）

支原体	泰乐菌素	M-4365G2	泰妙菌素
Mp FH	0.024	0.000 1	0.031
Mg PG31	0.049	0.006	0.006
A. laidawii	0.78	3.12	3.12
M. art PG6	6.25	0.049	0.15

鉴于16元环的交沙霉素、柱晶白霉素、螺旋霉素对人畜支原体有良好的疗效，且不易形成耐药性，故此类产品在国内外临床治疗中已广泛应用。

（二）大环内酯类抗生素研究近况

氮杂大环内酯（Azilide）系列化合物正处于构效关系研究阶段。此外，还有酮基大环内酯（Ketolide）系列化合物，其结构与一般的14元环大环内酯抗生素不同，在3位羟基上不连接糖基，而变为酮基，具两个作用点，其抗菌作用特点：①没有14元大环内酯共有的诱导耐药性；②对过去大环内酯耐药菌有较好的抗菌活性；③经结构修饰，筛选出的 RU-004 是酮基大环内酯的12、13位间形成环状氨碳酸酯的衍生物，对支原体、衣原体、军团菌等抗菌活性强。索利霉素（Solithromycin，SOL）是首个进入临床研究的氟取代酮内酯类抗生素，抗支原体效果优异。Jensen 等对1980年到2010年对欧洲分离的 Mg 进行药敏试验，SOL 对临床分离的大环内酯敏感（Macrolide-susceptible，Mc-s）的 Mg 的 MIC 范围是 $\leq0.001\sim0.002\mu g/ml$（$MIC_{90}\leq0.001\mu g/ml$），而对 AZI 的 $MIC\geq16\mu g/ml$ 的大环内酯类耐药株（Macrolide-resistant，Mc-r），SOL 的 MIC 仍为 $0.25\sim16\mu g/ml$（$MIC_{90}=4\mu g/ml$），虽然 SOL 的 MIC 是 AZI 的几分之一，但仍存在交叉耐药性。5株耐大环内酯类 Mc-r 分离株莫西沙星的 MIC 是 $4\sim16\mu g/ml$，SOL 的 MIC 为 $0.25\sim4\mu g/ml$。对 Mg 而言，$4\mu g/ml$ 是一个关键点，15株 Mc-r 菌株中的12株（80%）都对 SOL 敏感。临床数据显示 SOL 对 Mg 感染者有86.7%的治愈率，但由于有肝毒性，没有获得 FDA 批准。

那非霉素（Nafithromycin）也是一个用于治疗社区性肺炎的第二代酮内酯类药物，对 Mc-s 的 Mp 的 $MIC\leq0.001\mu g/ml$，但是对2株 Mc-r 的 Mp 的 $MIC=16\mu g/ml$，存在交叉耐药，这是因为包含 23S rRNA 突变的 Mp 菌株和 Mg 菌株是一样的，这种药的作用对高水平 Mc-r 的菌株是没用的。

以上正在研究的品种，如果克服耐药性问题，会使这类抗生素在医疗中发挥更大作用。

（三）天然大环内酯类抗生素的特点

①抗菌谱窄，对 G^+ 细菌有很强的抗菌活性，对少数 G^- 细菌有作用，对肠道 G^- 菌无活性。另外对支原体、衣原体（Chlamydia）和军团菌（Leogionella）等有效。亦为对青霉素耐药的金

黄色葡萄球菌、溶血性链球菌、支原体引起的感染的首选药物。②水溶性小，口服生物利用度差，血药浓度不高，有的甚至是零。③服用剂量大而且胃肠道副作用大。④对胃酸不稳定，pH<4 几乎无抗菌活性。⑤耐药性，尤其 14 元环的（红霉素）更具诱导耐药性，16 元环大环内酯类不具有诱导耐药性。

该类药物在偏碱性条件下，具有很高的体外活性，在偏酸性条件下，抗菌活性减弱，对泰地罗新的实验研究结果见表 11-7。由于大环内酯类药物基本都带有 1～3 个碱性氨基基团，在不同 pH 条件下形成不同的带电形式，电荷量的多少对支原体脂质的破坏和穿透细菌外膜很关键，酸性条件下氨基质子化致使抗菌活性降低。

在胃酸中不稳定，是因为红霉素的结构中（图 11-3）存在多个羟基以及在其 9 位上有一个羰基，因此红霉素在酸性条件下不稳定，易发生分子内 C-9 位羰基和 C-6 位羟基脱水环合，导致进一步反应失活，因此阿奇霉素、克拉霉素、罗红霉素等都是考虑将 C-6 位羟基和 C-9 位羰基进行保护得到的新的半合成抗生素。

与细菌感染一样，支原体感染用抗生素治疗后，很容易产生耐药性。就国外学者研究红霉素对 Uu 体外抑制作用来看，Busolo 报道 MIC 为 3μg/ml

时，77.1% 的 Uu 株耐药；Ruth 报道的更高为 86%；Felmingham 报道，90% 的 Uu 株在 2μg/ml 水平才被抑制。而国内邹先彪等研究表明，当 MIC 分别为 4μg/ml 和 2μg/ml 时，有 48.4% 和 63% 的 Uu 株耐药。在动物支原体方面，Uchida K 等报道 41% 鸡毒支原体对红霉素有抗性，而且这些菌株对其他大环内酯类抗生素，例如竹桃霉素、螺旋霉素和泰乐菌素有交叉耐药性。为了提高疗效，克服天然品种存在的缺点，在天然品种基础上，经结构改造获得的一些新的半合成药物（表 11-8），已经成为临床较普遍使用的大环内酯类抗生素。

（四）新型半合成大环内酯类抗生素的药理学特点

1. 抗菌谱广　对 G$^+$ 细菌及 G$^-$ 细菌均有作用，特别对支原体、衣原体和军团菌等疗效显著。半合成的大环内酯类药物增加了对某些细胞内病原微生物的抗菌作用（包括耐药菌）。吴春丽等对部分大环内酯类药物的抗菌谱进行了测定，天然的和半合成的抗生素对比抗 G$^-$ 细菌的作用显著，结果见表 11-9。Remaudin H 等报道，阿奇霉素、克拉霉素对 26 株 Uu 的 MIC 范围分别为 1～4μg/ml、0.1～0.5μg/ml；浓度为 2μg/ml 时，26 株 Uu 对红霉素都耐药，而对阿奇霉素 77% 敏感，对克拉霉素 100% 敏感。同时 Felmingham 等比较了阿奇霉素、

表 11-7　不同 pH 条件下天然大环内酯类抗生素的最小抑菌浓度（MIC：μg/ml）

pH	*S. aureus*				*E. coli*		
	M-4365 A2	M-4365 G2	红霉素	JM	M-4365 A2	M-4365 G2	红霉素
5	0.39	0.39	0.39	0.39	50	25	100
6	0.39	0.39	0.39	0.39	50	25	100
7	0.39	0.39	0.2	0.39	12.5	6.25	100
7.4	0.2	0.2	0.1	0.2	12.5	6.25	50
8.2	0.1	0.1	0.1	0.2	3.13	3.13	6.25

表 11-8　14、15、16 元环大环内酯类抗生素抗支原体活性（MIC：μg/ml）

抗生素	Mp	Mg	Mfe	Mh	Uu
红霉素（14 元环）	0.03～0.06	≤0.01	32～64	≥128	0.5～4
罗红霉素（14 元环）	≤0.01	≤0.01	ND	>16	0.1～2
克拉霉素（14 元环）	0.05	≤0.01	16～64	16～128	0.02～0.2
阿奇霉素（15 元环）	≤0.01	≤0.01	ND	4～64	0.5～4
交沙霉素（16 元环）	≤0.01～0.02	0.02	0.2	0.05～0.1	0.1～1

注：ND. 未检测。

克拉霉素、罗红霉素对 20 株 Uu 的 MIC 范围，克拉霉素（0.05～0.25μg/ml）比阿奇霉素（0.12～1μg/ml）和罗红霉素（0.06～1μg/ml）更有抑制活性。Furneri P 等报道氟红霉素（Flurithromycin）对 Mh 高度抵抗，MIC>256μg/ml；对 Uu 较敏感，其 MIC_{50} 为 1μg/ml；对 Mp 高度敏感，MIC<0.03μg/ml。结合表 11-9，大环内酯抗菌药对 Uu、Mp、生殖支原体（*M. genitalium*，Mg）有较强抑制作用，但对 Mh 和 Mf 不敏感，提示该类药可作为呼吸道支原体感染治疗的首选药物。

2. 对胃酸稳定，组织细胞内浓度高且持久　如红霉素在各组织中的药物浓度与同期血浓度之比为 0.5～5，而阿奇霉素、地红霉素（Dirithromycin，DRM）在组织中的浓度为同期血浓度的数十倍至上百倍，阿奇霉素的细胞内外浓度之比为 79，克拉霉素、罗红霉素、罗他霉素（Rokitamycin）为 16～30，而红霉素为 6.6。pH<4 几乎无抗菌活性。由于半合成大环内酯类药物基本都是在天然结构中引入 1～2 个碱性氨基基团，因此，改善了大环内酯类药物的生物利用度，酸性条件下氨基质子化致使抗菌活性降低。表 11-10 是在 16 元环结构上引入 2 个碱性氨基基团的泰地罗新的不同条件下的抗菌活性。

3. 半衰期长　除地红霉素的消除半衰期与红霉素相近似，其余药物的消除半衰期均比红霉素长。

4. 口服吸收良好，体内分布广，并有潜在的免疫调节功能。

5. 不良反应较天然品种少而轻　如罗红霉素、克拉霉素、RKM 等不良反应率为 2.3%～2.5%，

表 11-9　天然和半合成大环内酯类药物抗菌活性的对比（MIC：μg/ml）

抗生素名称		*E. coli*	*S.aureus*	Mp
天然大环内酯类抗生素	红霉素	>32	8	0.25
	泰乐菌素	>32	2	0.025[a]
	泰万菌素	>32	4	0.006 25[a]
半合成的大环内酯类抗生素	阿奇霉素	1	0.125	0.125
	克拉霉素	0.5	1	0.25
	加米霉素	2	4	0.25[a]
	泰拉霉素	1	2	0.25[a]
	泰地罗新	0.5	1	0.25[a]
	替米考星	32	1	0.006 25[a]

注：[a] 猪肺炎支原体。

表 11-10　不同 pH 条件下泰地罗新的最小抑菌浓度（MIC：μg/ml）

pH	*E. coli* ATCC 25922	*M. haemolytica* ATCC 33396	*P. multocida* ATCC 43137	*S. aureus* ATCC 29213
6.6	64～128	8～16	2～4	32～128
6.8	64	4～8	2～4	16～64
7.0	16～32	2	0.5～1	8～32
7.2	8	0.5～1	0.5～1	8～16
7.4	4	0.25～0.5	0.25～0.5	2～4
7.6	2～4	≤0.125～0.25	≤0.125～0.25	1～2
7.8	1	≤0.125	≤0.125～0.25	0.25～0.5
8.0	0.5～1	≤0.125	≤0.125	0.25～0.5
8.2	0.5	≤0.125	≤0.125	≤0.125～0.25
8.4	0.25～0.5	≤0.125	≤0.125	≤0.125
8.6	0.25～0.5	≤0.125	≤0.125	≤0.125～0.25

而天然品种为 5%～6%。新大环内酯类中,16 元环的不良反应低于 14、15 元环,不良反应率均小于 3%。

6. 有良好的药物后效应(PAE)　如克拉霉素 4 倍 MIC 浓度时对金黄色葡萄球菌、化脓性链球菌的 PAE 分别为 6.25h 和 3.5h,比红霉素大 3 倍。

(五)大环内酯类抗生素的作用机制

大环内酯类抗生素属抑菌剂,通过抑制细菌蛋白质的合成而发挥抑菌作用。核糖体是细菌蛋白质合成的场所,核糖体由 30S 小亚基和 50S 大亚基组成,50S 大亚基由 23S rRNA 和核糖体蛋白组成,23S rRNA 有 6 个不同的结构域。细菌核糖体大亚基可以分为 5 个区域,肽酰转移酶中心(peptidyl transferase center,PTC)位于结构域 V 中心环处。新生肽在 PTC 合成后被释放至肽释放通道,依次经过结构域 V、II、IV、L4 和 L22 蛋白构成的狭窄门防、结构域 I 和 III 后离开。至狭窄门防段可能存在 3 个抗生素结合位点:①位于结构域 V 肽释放通道入口处的 A2058 和 A2059;②位于肽释放通道入口的另一侧的结构域 V 的 U2609 和结构域 II 的 A752;③PTC 的 A 位和 P 位,此二者是氯霉素或克林霉素的结合位点。

对大亚基的结构研究显示,50S 亚基的 23S rRNA 的结构域在空间结构上为不规则形,大多数蛋白质通过深入大亚基内部的延伸部分与 23S rRNA 的结构域相互作用而起到稳定核糖体结构的作用。23S rRNA 结构域 V 区中心环的保守碱基形成转肽酶中心的活性部位,其中 A2451 在肽键形成过程中起关键作用。肽合成后由大亚基内部的肽输出通道输出核糖体。大环内酯类抗生素结合于核糖体 50S 亚基的转肽酶中心与肽输出通道之间的部分,通过机械性阻塞通道而抑制肽的延伸,从而阻碍蛋白质的合成。大环内酯类抗生素在核糖体上的结合位点由 23S rRNA 结构域 V 的核苷酸组成,其中 2058、2059 位为主要组成部分。泰利霉素还与结构域 II 的 A752 相作用。

大环内酯类抗生素抑制核糖体的翻译作用是主要通过以下机制:①抑制蛋白质合成延伸。大环内酯类抗生素结合在转肽酶中心与肽输出通道狭窄之间的部分——新生肽链输出通道的入口,通过机械性的阻塞通道抑制新生肽链的延伸从而阻碍蛋白质的合成。②阻断 50S 核糖体肽酰转移酶的活性,使 P 位上的肽酰 tRNA 不能与 A 位上的氨基酰 tRNA 结合,阻碍了肽键的形成;或者是在肽键形成之后阻断肽酰 tRNA 从 A 位到 P 位的转位,促进肽酰 tRNA 从核糖体上脱落,肽酰 tRNA 降解酶降解脱落下来的肽酰 tRNA,释放出未成熟肽链,从而干扰蛋白质的合成。

另外研究表明,大环内酯类抗生素能够阻止正在生长的细菌细胞核糖体 50S 大亚基的形成,支原体方面尚未见相关报道。可能的作用模型为:50S 大亚基在组装的过程中先后有 32S、42S 中间产物产生,大环内酯类抗生素可能会和正在组装中的尚未成熟的 50S 亚单位结合(结合位点与大环内酯类抗生素在成熟 50S 大亚基上的结合位点相似但不完全相同),50S 大亚基的组装就被停止,这个无功能的中间产物不能进一步形成有功能的核糖体,最终被核糖体核酸酶降解,细胞内核糖体数量下降,蛋白质合成能力降低,细菌生长受抑。

大环内酯类抗生素对金黄色葡萄球菌的核糖体亚基装配有抑制作用。对于流感嗜血杆菌细胞,酮内酯类抗生素泰利霉素和赛红霉素能在相同程度上抑制 50S、30S 亚基的组装。红霉素以及相关的 14 元大环内酯抗生素、阿奇霉素对核糖体 30S 小亚基的组装无作用;与红霉素相比,阿奇霉素能更有效地抑制流感嗜血杆菌细胞核糖体 50S 亚基的形成,对核糖体 50S 亚基中间以及成熟产物亲和力相同,红霉素对核糖体成熟亚基的亲和力强。

(六)支原体对大环内酯类抗生素的耐药机制

支原体对大环内酯类抗生素耐药较普遍,其耐药机制在 Mp 中有深入研究。耐大环内酯类肺炎支原体(MRMP)在亚洲较普遍,目前欧洲报道也已出现。于 2008 年在北美首先发现,Xiaotian Zheng 收集自 2012 年至 2014 年来自美国 6 个城市的 91 例 Mp 阳性标本进行了研究,13.2% 的样本对大环内酯药物具有高水平耐药。Uu、Mh 等支原体对红霉素的耐药性有待进一步研究。许多抗生素的作用靶点很类似,比如林可酰胺(Lincomide)、链阳霉素 B(Streptogramin B)与大环内酯类抗生素的化学结构不同,但抗菌机制相似,均为蛋白合成抑制剂,统称为大环内酯 - 林可酰胺 - 链阳霉素 B(Macrolides-Lincomides-Streptogramin B,MLSB)类抗生素。各种 MLSB 类抗生素在 50S 核糖体的结合位点虽有所重叠,但并不完全相同,作用机制也不完全相同，林可酰胺与肽酰转移酶中心的 A 位和 P 位作用，阻止 tRNA 分子进位，干扰肽键形成。链阳霉素 B 通过占领通道而抑制蛋白质合成。对其中一类抗生素耐药的同时对另外两类耐药，称为 MLSB 耐药。

自 1953 年红霉素问世以来，对大环内酯类抗生素耐药的细菌有增多趋势，其耐药机制主要是：①靶位改变，如基因突变或甲基化；②大环内酯类抗生素钝化酶；③主动外排。由于 Mp 分离培养的难度较大，对耐药机制的研究由临床分离株及抗生素体外诱导的耐药株获得。结合位点的基因突变是目前的研究热点，也是引起 Mp 耐药的主要机制之一。

1. 靶位的基因突变

（1）转肽酶环的基因突变：细菌核糖体 50S 大亚基的 23S rRNA 与抗生素耐药相关，突变位点在转肽酶环 2059 到 2617 之间 550bp。Mp、Mg 等通过基因突变使得大环内酯类药物无法与 23S RNA 结合，这种突变称为大环内酯药物介导耐药突变（macrolide resistance mediating mutation，MRMM）。

抗生素结合位点及其周围结构的改变都会直接或间接引起结合位点物理或化学性质的改变，使得抗生素与核糖体亲和力下降，从而导致抗生素与细菌结合减少，细菌获得耐药性。同时因为 MLSB 类抗生素的结合位点有重叠而显示交叉耐药性。23SrRNA 结构域 V 区和 II 区与抗生素直接结合的碱基点突变可导致抗生素与核糖体亲和力下降而引起耐药。

Lucier 等通过核糖体结合试验和对核糖体序列检测证实，14 元环大环内酯与核糖体的结合位点位于 Mp 23S rRNA 上的第 2063、2064、2067 及 2611 位。15 元环、16 元环的大环内酯与 14 元环大环内酯的结合位点大致相同，为 23S rRNA 的第 2062、2063、2064、2607 及 2616 位点。以上这些结合位点的单核苷酸多态性，将造成核糖体亲和力降低，致使大环内酯分子到核糖体肽基转移酶环的附着无效。通过孙红妹等跟踪包括北京、新加坡和欧洲等地 2008 年以来 Mp 感染标本检测发现，全球耐药 Mp 最常见突变是 A2063G 突变，23S rRNA 上的点突变频率在不同时期有所变化。因此仍需要继续追踪耐药 Mp 的突变位点情况。

在红霉素诱导的耐药菌株中发现了 2063 和 2064 位（相当于大肠埃希菌编号的 2058 和 2059）由 A 到 G 的点突变；Okazaki 等报道临床分离的耐药株存在 2063 位由 A 到 G 的点突变，而红霉素诱导的耐药菌株存在 2063 位 A 到 G 和 2064 位 A 到 G 或 U 的点突变，耐药表型取决于点突变的部位，2063 位突变表现为对 14 元环大环内酯耐药，而 2064 位突变表现为对 14 元环和 16 元环大环内酯耐药。

（2）核糖体蛋白的突变：核糖体蛋白 L4、L22 是核糖体大亚基早期组装过程中的蛋白质，在核糖体的组装中起"脚手架"的作用，L4、L22 的部分结构突向通道内壁形成狭窄，该部分的突变会阻塞通道而影响大环内酯的结合，产生耐药。Pereyre 对于 Mp 在克林霉素、泰利霉素、链阳霉素诱导的耐药株发现核糖体蛋白 L4 的突变，突变为 H70R 或 H70L 单个氨基酸的改变，由泰利霉素诱导的耐药株发生核糖体蛋白 L22 的突变，突变为 60 位 1～3 个相邻甘氨酸的插入。目前对于分离的耐药株研究也未发现核糖体蛋白的突变。因此 Mp 是否存在核糖体蛋白的突变，有待进一步研究。

（3）核糖蛋白的甲基化：*ErmB* 基因编码核糖体甲基化酶，后者使 Mp 的 23S rRNA A205 二甲基化，导致大环内酯类抗生素失去对 Mp 的抑制作用。这类肺炎支原体表现为高水平耐药。郑定容等对耐罗红霉素的 Mp 进行基因检测，发现 *ermB* 基因的阳性率为 93.3%，认为 *ermB* 基因介导的靶位改变是 Mp 对罗红霉素耐药的机制。靶点修饰在其他细菌中已有报道，但在 Mp 少见，需要进一步扩大 Mp *ermB* 基因检测的样本量，并增加多地区检测。

结合位点 2063 位腺嘌呤在甲基化酶催化下可发生甲基化或二甲基化而影响抗生素的结合导致耐药。腺嘌呤残基甲基化的过程由甲基化酶催化，甲基化酶由红霉素甲基化基因 *erm* 编码，目前对临床分离株及药物诱导的耐药菌株的研究只发现点突变，未发现编码甲基化酶的 *erm* 基因。理论上讲，含有 1 或 2 个 rRNA 操纵子的微生物的耐药性通过点突变获得，而含有多个 rRNA 操纵子的微生物的耐药性通过甲基化获得，而 Mp 只有一个 rRNA 操纵子。故推测 Mp 的耐药机制不存在靶位甲基化。但 Mp 可否与呼吸道其他细菌通过转座子或质粒获得此基因尚不清楚，Mh 与 Uu 可由链球菌获得 Tn916。Hahn 等于体外将 Tn4001 转移入支原体从而使支原体获得了对氯霉素的耐药均支持这种可能性。因此，对患者来源的耐药株的分析将有助于体内获得性耐药机制的研究。

2. 大环内酯类抗生素钝化酶　细菌可产生大环内酯类抗生素的钝化酶，破坏大环内酯类抗生素而使其失去抗菌活性。已发现的主要酶有大环内酯 2′- 磷酸转移酶、红霉素酯酶和大环内酯糖基转移酶。这些酶使大环内酯失活的机制分别为红霉素酯酶将红霉素的内酯环水解，大环内酯糖基转移酶将大环内酯的 6 脱氧己糖 2′-OH 糖基化，而大环内酯 2′- 磷酸转移酶则将 ATP 上的 γ- 磷酸转移到大环内酯上的 2′-OH。对于 Mp 尚未见此方面的研究报道。如何失活、拮抗这类酶是抗菌药物新的研究方向。

3. 药物的主动外排系统　由于细胞膜成分的改变，出现一种膜蛋白，通过耗能过程将药物排出体外而阻止药物作用于靶部位，该膜蛋白称为药物的主动外排系统，由外膜通道蛋白、融合蛋白和胞质膜外排蛋白 3 部分组成。M 表型耐药由 *mef* 基因编码，对 14、15 元环大环内酯耐药，对 16 环大环内酯及链阳霉素仍敏感；MS 表型耐药由 *msrA*、*msrB* 及 *smpA* 基因编码，对 14、15 元环大环内酯及链阳霉素耐药，对 16 元大环内酯及林可霉素敏感。Pereyre 在体外诱导的耐药株中未发现 *mef* 及 *msr* 基因。

李少丽等对临床分离株测序及试验认为 *macB* 基因编码的流出泵蛋白与耐药相关。该基因编码大环内酯特殊外排泵蛋白 -ATP 结合盒转运家族。郑定容等发现外排泵膜相关蛋白 *mef* 基因介导外排机制在耐药株中也占一定比例。

主动外排产生耐药的非专一性特点，致使具有这种耐药机制的细菌对不同结构类别或不同作用机制的抗菌药物都能产生耐药性。临床应对主动外排耐药机制的细菌所引起的感染尚未取得很大的进展，仍需要对以上几种外排泵蛋白基因作进一步的研究。

三、喹诺酮类抗生素

由于耐四环素类和大环内酯类抗生素的支原体菌株不断增多，给临床治疗和实验生物学等带来困难，人们一直在寻找新的抗支原体药物，而喹诺酮类是继磺胺类抗生素之后全合成的抗感染化疗药物，是从 20 世纪 80 年代以来最为活跃的研究领域之一。

（一）喹诺酮类抗支原体活性

自 20 世纪 60 年代初发现萘啶酸（Nalidixic acid，NA）以来，初期开发一系列无氟取代的衍生物，称为第一代喹诺酮，除 NA 外，还有奥索利酸（Oxolinic acid，OA）和吡咯米酸（Piromidic acid，PA）。其优点是对 *E.coli* 等 G⁻ 菌有活性，与其他抗生素之间没有交叉耐药性，这在当时通过 R 质粒传递的对磺胺和抗生素耐药菌不断增多的情况下，引起微生物学家的关注。但其缺点很明显：对 G⁺ 菌、支原体等几乎没有活性，在体内易被代谢，组织浓度低，有明显的中枢神经系统副作用。目前已很少使用。20 世纪 70 年代上市了第二代喹诺酮，代表品种为吡哌酸（Pipemidic acid，PPA），它扩大了喹诺酮类的抗菌谱，具抗 G⁺ 菌、G⁻ 菌作用，口服吸收及组织渗透性良好，体内不易被代谢。20 世纪 80 年代初出现了第三代氟喹诺酮类（Fluoroquinolones）抗菌药，第一个品种诺氟沙星（Norfloxacin，NFX）问世以来，引起各国制药公司的高度重视，竞相开发，发展速度惊人，同时期出现了很多喹诺酮类药物（结构式见图 11-5），都有优异的抗支原体活性（表 11-11）。治疗对象包括人和动物，抗菌谱已从 G⁻ 菌扩展至 G⁺ 菌、厌氧菌、支原体的新种。司帕沙星（SPX）对 Mp 的 MIC_{90} 为 0.063μg/ml，其活性比氧氟沙星（OFL）、环丙沙星（CIP）、诺氟沙星（NFX）、依诺沙星（ENX）、恩诺沙星强，但弱于红霉素（ERY）（其 MIC_{90} 为 0.16μg/ml）；对 Uu 的 MIC_{90} 比环丙沙星强 8 倍，比 OFL 强 4 倍。对完全耐红霉素的支原体如颊支原体、Mfe、Mh、口腔支原体、唾液支原体等，司帕沙星仍具有高度抑制活性，其 MIC 值为 0.012 5～0.2μg/ml。

为了克服第三代喹诺酮的缺点（对 G⁺、厌氧菌、支原体活性不太强），从 1997 年至今开发的药物被称为第四代喹诺酮类抗感染药物。新喹诺酮不仅对 G⁺ 菌、厌氧菌具十分优异的生理活性，而且对支原体也表现出很好的抗菌活性。主要代表药物有莫西沙星（Moxifloxacin，MXF）、巴洛沙星（Balofloxacin，BLF）、吉米沙星

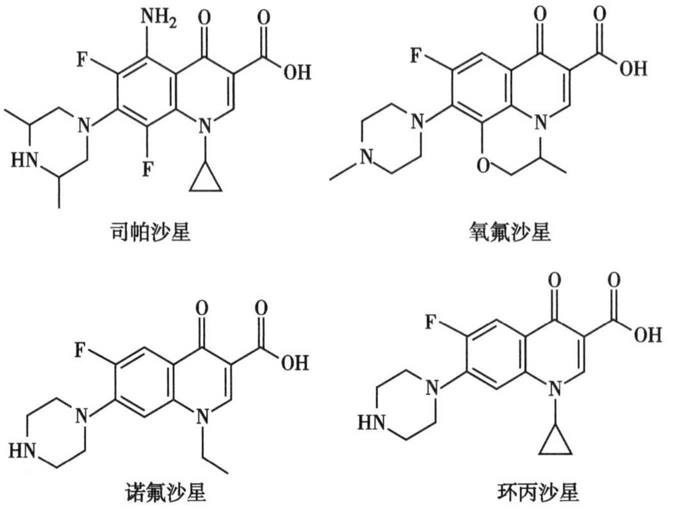

司帕沙星   氧氟沙星

诺氟沙星   环丙沙星

图 11-5 一些典型的喹诺酮类药物

表 11-11 多种喹诺酮抗支原体活性

喹诺酮	MIC[范围/(μg/ml)]		
	Mh	Uu	Mp
司帕沙星（SPX）	0.008~0.015	0.06~0.5	0.062~0.5
妥舒沙星（TOF）	0.03~0.12	0.12~1.0	ND
替马沙星（TMF）	0.06~0.12	0.25~1.0	0.5~1.0
左氟沙星（LVF）	0.12~1.0	0.25~2.0	ND
环丙沙星（CIP）	0.25~0.5	0.25~1.0	0.5~2.0
氧氟沙星（OFL）	0.25~2.0	1.0~4.0	0.5~2.0
诺氟沙星（NFX）	0.5~8.0	2~4	ND
洛美沙星（LMF）	1.0~2.0	2.0~8.0	ND
克林沙星（CLF）	0.015~0.06	0.06~0.25	0.008~0.003 1
格雷沙星（GRF）	0.031~0.5	0.5~2.0	0.031~0.5

注：ND. 未检测。

（Gemifloxacin，GMF）、西他沙星（Sitafloxacin，STF）、普卢利沙星（Prulifloxacin，PLF）、奈诺沙星（Nemonoxacin，NNX）、帕珠沙星（Pazufloxacin，PZF）、安妥沙星（Antofloxacin，ATF）、左那氟沙星（Levonadifloxacin，LND）。STF 对 Mh、Mp 的 MIC_{90} 均小于 0.03μg/ml，对 Uu 的 MIC_{90}≤0.12μg/ml，一般而言，喹诺酮类抗 Uu 活性往往不如抗 Mh 活性强，这两种支原体的 MIC 范围经常差 4~8 倍。表 11-12 列出了新型喹诺酮类药物左那氟沙星对 68 种 Mg、Mh、Mp 和脲原体菌株的活性评价。结果显示对 Mg 的 MIC < 0.5μg/ml，对的 MIC_{90}（μg/ml）是 1（Mh）、0.125（Mp）和 2（Up spp）。说明该药对这些微生物引起的感染有效，值

得进一步研究。

安妥沙星（Antofloxacin）是上海药物所武济民研究员验证对支原体有活性、并获得的国家一类新药（图 11-6），体外试验显示对淋球菌、支原体、衣原体均具有较强抗菌活性，抗菌谱广，代谢特征优势明显，抗菌活性较环丙沙星、氧氟沙星、司巴沙星和洛美沙星强 8~16 倍，具有广谱高效、低毒、口服吸收迅速、患者依从性高等特点。

奈诺沙星（图 11-6）是一种新型 C-8 位甲基无氟喹诺酮类药物，C-8 位甲基使得 NNX 与拓扑异构酶Ⅳ和Ⅱ均能结合，从而抗菌谱更广，诱导耐药减少。对非典型病原体，如 Mp、肺炎衣原体和沙眼衣原体等，具有良好的体外抗微生物活性，数据

表 11-12　左那氟沙星等抗菌药对支原体临床分离株的生物活性（MIC $_{50/90}$：μg/ml）

药品名称	分离菌株	MIC		
		范围	MIC$_{50}$	MIC$_{90}$
左那氟沙星	生殖支原体 （n=8）	0.125~0.5	—	—
左氟沙星		0.25~2	—	—
莫西沙星		0.063~0.125	—	—
阿奇霉素		0.000 5	—	—
四环素		0.125~2	—	—
左那氟沙星	人型支原体 （n=20）[a]	0.125~16	0.25	1
左氟沙星		0.25~16	0.5	1
莫西沙星		0.032~8	0.125	1
阿奇霉素		0.016~0.25	0.063	0.063
四环素		0.063~32	0.25	16
左那氟沙星	肺炎支原体 （n=20）[b]	0.125	0.125	0.125
左氟沙星		0.5~1	1	1
莫西沙星		0.125	0.125	0.125
阿奇霉素		0.000 5~32	0.001	32
四环素		0.125~0.5	0.25	0.5
左那氟沙星	脲原体（n=20）[c]	0.063~4	0.125	2
左氟沙星		0.5~16	1	4
莫西沙星		0.25~4	0.5	2
阿奇霉素		0.25~32	1	4
四环素		0.063~32	0.5	16

注：[a]3 株四环素耐药和 2 株喹诺酮耐药；[b]7 株大环内酯耐药；[c]1 株大环内酯耐药，1 株四环素耐药，2 株喹诺酮耐药，1 株四环素和喹诺酮耐药，1 株四环素、喹诺酮和大环内酯耐药。

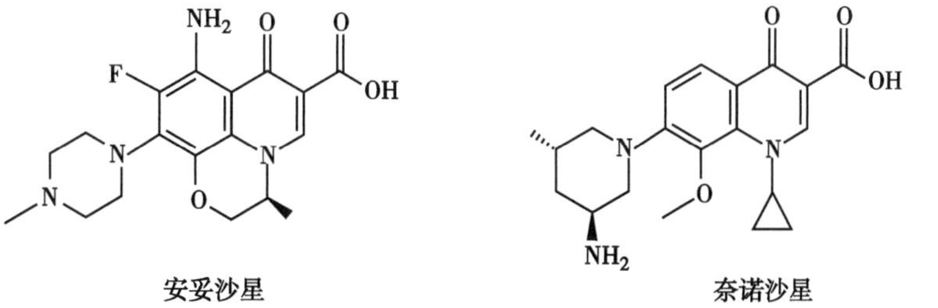

安妥沙星　　　　　　　　　奈诺沙星

图 11-6　安妥沙星和奈诺沙星化学结构式

见表 11-13。奈诺沙星对 Mp 的抗微生物作用强，与受试的其他喹诺酮类相仿，但对 Uu 的抗微生物作用较差。

动物支原体特别是典型菌株对达诺沙星（Danofloxacin，DNF）、马波沙星（Marbofloxacin，MB）、沙拉沙星（Sarafloxacin，SRF）都有良好的敏感性，与 Tylosin 或土霉素相比，其活性大多略差些，但对实际分离的菌株来说，其 MIC$_{90}$ 比泰乐菌素或土霉素强几倍到上百倍，随支原体种类不同

而异（表 11-14）。这反映出泰乐菌素、土霉素等常用抗生素在动物支原体感染治疗中的局限性，选用喹诺酮类是一个积极、有效的措施。

在治疗支原体感染的过程中，支原体越来越表现出对红霉素、四环素耐药，而新喹诺酮不仅对支原体有效，而且对含 tetM 的四环素抗性株（Tc-r）仍有效，其敏感程度与 Mh、Uu 的四环素敏感株（Tc-s）相似。红霉素或四环素抗性菌株对喹诺酮类无交叉耐药性（表 11-15）。

表 11-13　奈诺沙星等抗菌药对支原体临床分离株的体外抗菌活性(MIC $_{50/90}$：μg/ml)

药品名称	分离菌株	MIC		
		范围	MIC $_{50}$	MIC $_{90}$
奈诺沙星		0.36～11.55	2.89	5.77
苹果酸奈诺沙星		0.5～16	4	8
左氧氟沙星		0.5～8	2	4
莫西沙星	解脲脲原体(n=39)	0.25～4	0.5	2
环丙沙星		2～32	16	32
阿奇霉素		0.5～2	1	2
四环素		0.125～2	0.5	1
红霉素		0.125～2	1	2
奈诺沙星		0.04～0.36	0.09	0.36
苹果酸奈诺沙星		0.06～0.5	0.125	0.5
左氧氟沙星		0.06～0.5	0.125	0.5
莫西沙星	肺炎支原体	≤0.015～0.125	0.03	0.06
环丙沙星	(n=12)	0.06～1	0.125	0.5
阿奇霉素		0.06～0.5	0.125	0.25
四环素		≤0.015～0.25	≤0.015	0.06
红霉素		0.06～0.5	0.25	0.6

表 11-14　喹诺酮药物对动物支原体的生物活性(MIC：μg/ml)

支原体	药物	典型株	分离株		
			范围	50%	90%
鸡毒支原体	恩诺沙星	0.01	0.025～1	0.05	0.1
(M. gallisepticum)	达诺沙星	0.005	0.01～0.5	0.05	0.1
	泰乐菌素	0.01	0.002 5～10	0.01	2.5
	土霉素	0.1	0.05～0.5	0.25	0.5
滑液支原体	恩诺沙星	0.5	0.05～0.5	0.25	0.5
(M. synoviae)	达诺沙星	0.5	0.1～0.5	0.25	0.5
	泰乐菌素	0.025	0.002 5～50	0.025	50
	土霉素	0.1	0.025～>100	0.1	100
猪肺支原体	恩诺沙星	0.05	0.01～0.1	0.025	0.05
(M. hyopneumoniae)	达诺沙星	0.025	0.01～0.05	0.025	0.05
	泰乐菌素	0.025	0.025～0.25	0.1	0.25
	土霉素	0.25	0.025～1.0	0.25	1.0
猪鼻支原体	恩诺沙星	0.5	0.1～1.0	0.5	1.0
(M. hyorhinis)	达诺沙星	0.25	0.25～1.0	0.5	1.0
	泰乐菌素	0.5	0.25～2.5	0.5	2.5
	土霉素	0.05	0.05～10	0.25	2.5
牛支原体	恩诺沙星	0.25	0.05～1.0	0.1	0.25
(M. bovis)	达诺沙星	0.25	0.1～2.5	0.25	0.5
	泰乐菌素	0.05	0.05～>100	1.0	5
	土霉素	0.1	0.1～10	1.0	2.5

表 11-15 耐红霉素的支原体对喹诺酮的敏感性

微生物	$MIC_{50}/(\mu g/ml)$						
	可帕沙星	环丙沙星	氧氟沙星	依诺沙星	诺氟沙星	红霉素	米诺环素
M. buccae	0.012 5	0.39	0.39	1.56	1.56	100	0.05
Mf PG18	0.012 5	0.1	0.1	0.78	0.39	25	0.05
Mh PG21	0.05	1.56	0.78	12.5	12.5	100	0.1
Mora CH19299	0.2	1.56	1.56	6.25	12.5	100	0.1
Msal PG20	0.1	3.13	6.25	25	25	100	0.1

喹诺酮类药物的不良反应主要为：①与金属离子（Fe^{3+}、Al^{3+}、Mg^{2+}、Ca^{2+}）络合；②光毒性；③药物相互反应。另有少数药物还有中枢毒性、胃肠道毒性和心脏毒性，这些毒性都与化学结构有关。因此，喹诺酮类药物上市后撤市的药物也很多，比如加替沙星。

（二）新型喹诺酮类药物的药代动力学特点

新合成的氟喹诺酮类药物除具有口服吸收好和组织分布广等共同特点外，还具有半衰期长，口服不受食物影响等某些独特的药代动力学特点。

司帕沙星的半衰期较长（16h），并在大多数组织中药物浓度较高，特别在感染的肺上具蓄积作用，从而使给药后的杀菌活性持续 24h 以上，故对支原体性肺炎有较好疗效。氧氟沙星血清消除半衰期为（4.13±0.85）h，主要从尿路排泄，尿液中药物浓度极高，成人服药400mg 2～4h 后尿液中药物浓度可达 400μg/ml，12～24h 后仍高达 149μg/ml，大大超过致病菌的 MIC 值，故本品治疗 Mh、Uu 引起的非淋球菌性尿道炎（NGU）方便而有效。总之，第三代氟喹诺酮药物因其抗菌（包括支原体）活性和药代动力学特点，对呼吸系统、泌尿生殖道系统等感染均具良好疗效。如司帕沙星（每日10mg/kg，口服，5 天）比红霉素疗效更有效，治疗26 例支原体肺炎，其有效率为92.3%；治疗泌尿生殖道感染 103 例，剂量200mg/ 次，口服 7 天，97 例有效，有效率为94.2%。

第四代氟喹诺酮药物在抗菌谱、抗菌活性及体内代谢方面均有所改进，为临床治疗各种细菌（包括支原体）感染性疾病开拓了更为广阔的前景。莫西沙星口服吸收良好，生物利用度可达到92%～95%，血浆半衰周期长达 10h 以上，用药 1～2h 内可达到药物浓度峰值。目前社区获得性肺炎（CAP）治疗中抗生素的耐药问题日益严重，而莫西沙星正在有关 CAP 临床治疗中显现出应用优势，CAP 患者应用莫西沙星治疗的总有效率以及细菌清除率均高于左氧氟沙星等其他对照药物组。奈诺沙星对由 Mp、肺炎衣原体引起的非典型病原体所致肺炎的临床治愈率分别为 92.8% 和 95.7%，目前国内批准适用于治疗对奈诺沙星敏感的由 Mp、肺炎衣原体和其他菌所致的轻、中度成人（≥18 岁）CAP。

（三）喹诺酮类作用机制及构效关系

喹诺酮类药物是一类对支原体敏感的抗菌药物，主要作用于支原体繁殖传代中 DNA 的复制过程，通过抑制细菌 DNA 螺旋酶和拓扑异构酶Ⅳ的活性达到抗菌目的。喹诺酮对细菌（包括支原体）的作用主要表现在对其 DNA 旋转酶（gyrase）的抑制，从而影响 DNA 的复制、转录及表达。1985 年 Shen 等发现喹诺酮基本上不与 gyrase 结合，而与 DNA 直接结合，提出旋转酶、DNA、药物三级复合物的抗菌模式，即在 ATP 参与下，gyrase 与松弛双链 DNA 结合，将双链 DNA 断开，药物与断开的单链区结合，并使该断端锁定，阻止另一链翻转，旋转酶难以发挥功能，从而使 DNA 复制停止，起到杀菌作用。

喹诺酮类药物构效关系总结见下：

1．A 环吡啶酮酸是活性必需基团，3 位羧基和 4 位酮羧基与螺旋酶和拓扑异构酶Ⅳ结合，为抗菌活性不可缺少部分，3 位羧基被其他酸性基团替代、4 位酮羧基被硫酮基、亚氨基等取代时抗菌活性减弱。

2．B 环可以在骈合的苯环（X=CH，Y=CH）、吡啶环（X=N，Y=CH）、嘧啶环（X=N，Y=N）等进行选择。

3．1 位 N 上若为脂肪烃基取代时，以乙基或与乙基体积相似的乙烯基和氟乙基抗菌活性最好；

若为脂环烃取代时，以环丙基抗菌作用最好，且活性大于乙基衍生物。

4. 2 位引入取代基后，抗菌活性减弱或消失。

5. 当 5 位氨基被取代时，抗菌作用最佳。其他基团取代时，活性减弱。

6. 6 位各种取代基对活性贡献大小顺序为 F > Cl > CN ≥ NH₂ ≥ H，6 位引入氟原子较 6 位为 H 的抗菌活性大 30 倍。

7. 7 位引入各种取代基均可明显增加抗菌活性，特别为五元或六元杂环取代时，抗菌活性明显增加，尤其是哌嗪取代基最好。

8. 8 位以氟、甲氧基、氯、硝基、氨基取代均可使活性增加，其中以氟取代最佳，但光毒性也会增加。

（四）支原体对喹诺酮类耐药的机制

随着喹诺酮类药物在临床上广泛使用，支原体对其耐药性也随之出现，但支原体和喹诺酮类药物反复接触诱导，不像红霉素、四环素那样易得到高抗性菌株。吴移谋教授团队报道了支原体对喹诺酮类药物的耐药机制，目前提出以下 2 种机制：

1. 靶酶 -DNA 旋转酶和拓扑异构酶Ⅳ的改变　喹诺酮类药物作用靶点为拓扑异构酶Ⅱ和拓扑异构酶Ⅳ。拓扑异构酶Ⅱ，又称 DNA 促旋酶，由 A、B 两个亚单位组成，分别由 *gyrA* 和 *gyrB* 基因编码。拓扑异构酶Ⅳ由 C、E 两个亚单位组成，分别由 *parC* 和 *parE* 基因编码。*gyrA*、*gyrB*、*parC*、*parE* 等区域的基因突变会导致支原体对喹诺酮类药物耐药的发生，这些区域被称为喹诺酮耐药决定区（Quinolone-resistance determining region，QRDR）。*gyrA* 基因序列上，在药物选择压力下，84 位 Ser 最易突变，发现耐喹诺酮株有一半以上发生 Ser → Leu 的改变，这种改变可能引起酶结构的改变，引起空间上的障碍，阻止喹诺酮类药物进入喹诺酮作用区，吴移谋教授也对 Mh 耐药株进行了分析，得出了同样的结论。过去认为 *gyrB* 亚基是新生霉素等作用靶位，与喹诺酮无关，但 Hideakiito 等发现 *gyrB* 亚基 Asp437 → Asn 或 Arg458 → Gln 引起对喹诺酮的耐药。因此可以推断，*gyrB* 亚基也参与喹诺酮作用区的形成，*gyrB* 基因的突变所造成的支原体对喹诺酮类药物的耐药性要小。喹诺酮药物靶位（*gyrA* 或 *parC*）发生氨基酸置换是导致喹诺酮耐药株出现的主要原因，且当 *gyrA* 和 *parC* 同时发生氨基酸置换时可导致牛支原体对喹诺酮类耐药水平显著增加。

2. 药物的主动排出系统（efflux system）　药物主动排出系统，即细胞膜上的一类蛋白，在能量支持下，将药物选择性或无选择性排出细胞。金黄色葡萄球菌耐喹诺酮与膜蛋白 NorA 有关，其为 *norA* 编码的多肽，含 388 个氨基酸，分子量约 43kDa。NorA 的活性要依赖跨膜的质子梯度。可能是一个对输蛋白，导致喹诺酮与质子的对输。不同的喹诺酮药物亲水性不同，诺氟沙星亲水性最强，而司帕沙星最弱，NorA 引起的喹诺酮耐药程度与药物的亲水性强弱有关，NorA 转运亲水性喹诺酮比疏水性喹诺酮有效，可能是膜蛋白形成的通道更有利于亲水性药物通过，或对亲水性药物亲和力较高。

细菌对喹诺酮天然突变率并不高，但在药物治疗过程中容易产生耐药菌，喹诺酮类药物的使用是选出耐药株的重要因素。选择一些在体外与喹诺酮联合使用呈相加或协同作用的药物联合用药，可能减少喹诺酮耐药性的产生。在临床上，联合用药是否能降低耐药株的产生尚不确定。

为了减少喹诺酮的毒副作用和耐药性产生，应正确选择适当品种、对症下药。利用喹诺酮类抗菌后效应（PAE）是一种好方法，PAE 是指药物血浓度降到 MIC 以下相当一段时间内仍保持抗菌作用，如氟罗沙星和司帕沙星的血浓度半衰期为 10～16h，加上 PAE，使这些药物每天用药 1 次即可达到抑制细菌繁殖的效果。

特别注意的是喹诺酮类易引起小动物关节损伤，一般不宜给小儿使用，如日本规定，诺氟沙星只限于 5 岁以上儿童，孕妇应该避免使用。

四、其他抗支原体药物

（一）截短侧耳素类抗生素

截短侧耳素（Pleuromutilin）是由高等真菌担子菌侧耳属 *Pleurotus mutilus* 和 *Pleurotus passeckerianus* 菌种经深层培养产生的抗菌物质。它们通过结合 50S 细菌核糖体转肽酶中心（PTC），使 tRNA 不稳定，阻止和甲硫酰基 RNA 在 P 位结合，进而阻止肽键转录，能够抑制细菌的蛋白合成，从而达到抑制细菌生长的效果。尽管和大环内酯类药物同样都作用于核糖体 50S 亚基上，但作用机制不同，所以该类药物和大环内酯类药物之间不会出现交叉耐药性。Schlünzen 通过共结晶技术从分子层面上表述了泰妙菌素的作用机制。该类药物在动物的抗支原体治疗已有 20 多年的历史。在化学上，它属于双萜烯类化合物。1951 年，澳大利亚 Kavangh 等首次报道了这种物质，20 世纪 60 年代开始对它进行更广泛的发酵研究。以截短侧耳素为原料再进行半合成得到了泰妙菌素、沃尼妙林（Valnemulin）、阿扎莫林（Azamulin）、瑞他莫林（Retapamulin）、拉法姆林（Lefamulin）等优异的抗支原体药物，其特性与截短侧耳素相比发生了明显变化，表现在：①可呈可溶性结晶盐而被利用；②体外对 G$^+$ 菌及支原体有突出抑制作用；③对 G$^+$ 菌及支原体引起的实验动物感染有良好

的疗效；④急性毒性低至中等。由表 11-16 可见：泰妙菌素对来源于人及牛、猪、鸡、兔等动物的各种支原体都有良好的抑制作用。目前是动物专用抗支原体抗生素。Gardner 观察到，泰妙菌素对由猫、鼠呼吸道分离出的 46 株 Mp 的 MIC 小于或等于 0.4μg/ml。其体外活性高于氯霉素、硫酸链霉素和红霉素。一些典型的截短侧耳素类抗生素结构式见图 11-7。

在动物实验中，泰妙菌素对感染鸡毒支原体、关节炎支原体或火鸡支原体的家禽，均有良好的疗效，并优于同剂量的泰乐菌素酒石酸盐、金霉素、红霉素、林可霉素、放线壮观霉素混合剂，Drews 曾详细比较了本品与泰乐菌素的动物疗效差异，发现对感染鸡毒支原体的小鸡，以本品 10mg/kg 给药 3 天，治愈率达 100%，而泰乐菌

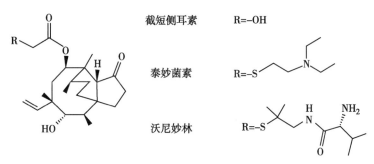

图 11-7 一些典型的截短侧耳素类抗生素

表 11-16 支原体对泰妙菌素及标准抗生素的敏感性

支原体	MIC/（μg/ml）		
	四环素盐酸盐	泰妙菌素	泰乐菌素酒石酸盐
关节炎支原体	50	0.15	3.1
牛生殖道支原体	0.31	0.06	0.12
牛鼻支原体	100	1.25	1.25
发酵支原体	12.5	0.15	0.3
鸡毒支原体	0.62	0.006 2	0.03
人型支原体	6.25	0.012	0.625
猪肺炎支原体	0.31	0.031	0.031
猪鼻支原体	5	0.25	1
猪关节炎支原体	10	0.05	0.062
莱氏无胆甾原体	250	6.25	12.5
火鸡支原体	5	0.25	0.5
肺炎支原体	5	0.031	0.031
肺支原体	12.5	0.31	0.62

素需 100mg/kg 方可达到同样疗效，如以土耳其火鸡实验，本品 $ED_{50}=33.8mg/kg$，疗效比后者大 6 倍以上。

对某些感染支原体的植物病，泰妙菌素也有一定疗效。Singh 等人以它防治支原体引起的百慕达草白叶病，疗效与四环素相似，最低生效时间为 9h，1 周内症状消失，随即叶绿素含量下降，症状重新出现。虽然是暂时性缓解病情的作用，但预示了防治植物支原体感染的前景。

沃尼妙林是泰妙菌素的同系物，也是动物专用抗生素。沃尼妙林可用于防治由 Mp 感染引起的猪地方性肺炎以及由猪痢疾短螺旋体感染而引起的猪痢疾。沃尼妙林对猪鼻支原体（*M. hyorhinis*）MIC_{50} 的疗效见表 11-17。对临床分离的 50 株猪肺炎支原体（*M. hyopneumoniae*）和 156 株牛肺炎支原体（*M. bovis*）的敏感性见表 11-18。沃尼妙林对猪鼻支原体和猪肺炎支原体都敏感。

拉法姆林是一种创新截短侧耳素类抗生素，已于 2019 年被 FDA 批准上市，用于中度至重度社区获得性细菌性肺炎（CABP）的成人患者。临床前研究表明，拉法姆林能够靶向治疗造成人呼吸道疾病的病原体，同时细菌不容易对它产生抗性，而且不会因为它而产生对其他类型抗生素的抗性。对人的肺炎链球菌（Pneumococci）、淋球菌（Gonococci）、葡萄球菌（Staphylococci）、军团菌、支原体和衣原体都有较强的活性。Waites KB 等报道了拉法姆林和其他抗生素对 Mp 临床分离株的 $MIC_{50/90}$ 的效果见表 11-19，这些分离株经鉴定分为对大环内酯耐药和不耐药两类。在敏感菌株中

包括 3 株 Mp 标准菌株 P1 1428，M129-B7，MAC。结果证明拉法姆林抗支原体活性方面优于其他抗生素。

表 11-17　猪鼻支原体对沃尼妙林及其他抗生素的敏感性（MIC：μg/ml）

药品分类	药品名称	猪鼻支原体 ATCC17981
喹诺酮类	恩诺沙星	0.625
	马波沙星	0.625
四环素类	强力霉素	≤0.039
	土霉素	≤0.025
氨基糖苷类	庆大霉素	1
氨基环醇类	大观霉素	4
大环内酯类	泰乐菌素	≤0.25
	替米考星	1
	泰万菌素	≤0.25
	泰拉菌素	2
	加米霉素	0.5
林可酰胺类	林可霉素	0.5
截短侧耳素类	泰妙菌素	0.078
	沃尼妙林	≤0.039
氯霉素类	氟苯尼考	1

试验也证明拉法姆林对 Mg 标准菌株的 MIC 为 0.001μg/ml。5 株临床分离的 Mg 对阿奇霉素的 MIC >16.00μg/ml，并且对莫西沙星耐药，而拉法姆林 MIC 是 0.016～0.063 6μg/ml。因此，该药对多药耐药的 Mp 和 Mg 具有潜在的治疗效果。

表 11-18　沃尼妙林及其他抗生素对临床分离动物支原体的生物活性（MIC：μg/ml）

药品名称	猪肺炎支原体分离株（Mhp）		牛支原体分离株（*M. bovis*）	
	50%	90%	50%	90%
恩诺沙星	0.03	0.5	0.25	1
马波沙星	0.03	0.5	0.25	4
螺旋霉素	0.06	0.25	1	4
泰拉菌素	≤0.001	0.002	>64	>64
泰乐菌素	40.03	0.12	>64	>64
泰妙菌素	0.016	0.06	4	16
沃尼妙林	≤0.001	≤0.001	32	>64
氟苯尼考	0.25	0.5	2	4
土霉素	0.06	0.25	4	>64

表 11-19　拉法姆林和其他抗生素对 Mp 临床分离株的生物活性

药品名称	分离株数	MIC/（μg/ml）		
		MIC$_{50}$	MIC$_{90}$	范围
所有 Mp 菌株				
拉法姆林	60	≤0.001	0.002	≤0.001～0.008
阿奇霉素	60	16	>32	≤0.001～>32
红霉素	50	>32	>32	0.004～>32
索利霉素	10	0.25	0.5	≤0.001～0.5
莫西沙星	50	0.125	0.25	0.063～0.25
四环素	50	0.5	1	0.25～1
多西环素	10	0.12	0.25	0.12～0.25
对大环内酯敏感的 Mp				
拉法姆林	18	≤0.001	≤0.001	≤0.001
阿奇霉素	18	≤0.001	≤0.001	≤0.001
红霉素	14	0.008	0.008	0.004～0.008
索利霉素	4	NA	NA	≤0.001
莫西沙星	14	0.125	0.25	0.063～0.25
四环素	14	0.51	1	0.025～1
多西环素	4	NA	NA	0.12
对大环内酯耐药的 Mp				
拉法姆林	42	0.002	0.002	≤0.001～0.008
阿奇霉素	42	32	>32	2～>32
红霉素	36	>32	>32	>32
索利霉素	6	NA	NA	0.25～0.5
莫西沙星	36	0.125	0.25	0.125～0.25
四环素	36	0.25	1	0.25～1
多西环素	6	NA	NA	0.12～0.25

注：NA. 不适合。

（二）抗肿瘤类抗生素

放线菌素 D、丝裂霉素 C 对人、动植物支原体有很强的抑制活性。由于两者对造血系统有明显的副作用，故其在临床上不可能作为抗支原体药物使用，但对癌症患者并发支原体感染，如果选择使用放线菌素 D、丝裂霉素 C 治疗就无需再选用其他抗菌药物治疗。

（三）醚类抗生素

由于其结构特殊性，作为一类阳离子载体化合物，在兽医学上，作为抗球虫剂已显得越来越重要，对其他药物有耐药性的球虫仍有效，至今还未发现产生真正的耐药性现象；在畜牧业上，它能改善反刍动物饲料利用率，因而是良好的饲料添加剂。海南霉素（Hainanmycin）对螺原体的抑制活性是盐霉素（Salinomycin）、拉沙菌素（Lasalocid）的 10～40 倍，与氯霉素相当，对丝状支原体丝状亚种（*M. mycoides* subsp. *mycoides*，Mmm）的 MIC 为 0.625μg/ml，是拉沙菌素的 4 倍，是盐霉素、莫能菌素（Monesin）的 16 倍，与氧氟沙星相当，显示良好的应用前景。虽然聚醚类杀球虫作用还了解不多，但从有关研究结果看，杀虫作用为聚醚类与细胞内酯层结合，诱导被动失钾，引起 ATP 大量水解，膜和 pH 梯度变化等作用方式有关。我国独创研发的海南霉素（国家一类新药）抗支原体的作用机制，尚待研究（图 11-8）。

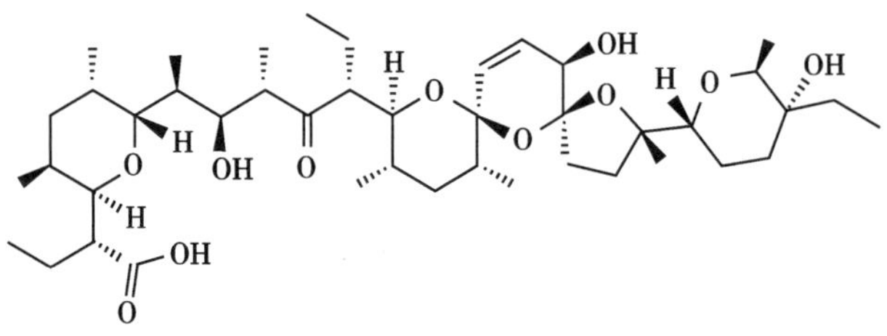

图 11-8　海南霉素结构式

（四）甾体结构抗支原体药物

夫西地酸可通过靶向核糖体结合的延长因子 G（EF-G）在转运和核糖体回收中抑制蛋白质合成，是可以应用于儿童的类固醇类抗生素，对一些革兰氏阳性菌具有抗菌活性和抗支原体活性，结果见表 11-20。辛德莉老师研究证明该药用于治疗 Mp 感染及耐药 Mp 感染，既可减少 Mp 菌量，又

能调节机体免疫功能，有利于减轻病情缓解症状。大环内酯类抗生素控制 Mp 感染效果不佳或出现合并细菌感染时，可考虑联合应用夫西地酸。

（五）噁唑烷酮类抗支原体药物

噁唑烷酮类（Oxazolidinones）抗生素如利奈唑胺（Linezolid，LNZ）对支原体活性较差。由于非典型细菌是引起肺炎的一个重要的致病菌，Lawrence 重点研究了新型噁唑烷酮类化合物雷德唑胺（Radezolid，RDZ，RX-01_667，见图 11-9）对 Mp、嗜肺军团菌 Lp（*L. pneumophila*）、肺炎衣原体（*C. pneumoniae*，Cpn）、沙眼衣原体（*C. trachomatis*，Ct）、Uu、Mh 的活性，结果见表 11-21。结果显示 RDZ 抗 Mp 和 Ct 的活性是 LNZ 的 16 倍，抗 Uu 和 Mh 是 LNZ 的 2 倍。由于和大环内酯的作用靶点不同，不存在交叉耐药性。

表 11-20　阿奇霉素和夫西地酸体外抗 Mp 的生物活性（MIC：µg/ml）

药物名称	Mp 临床分离株			Mp 标准株 FH	Mp 标准株 M129
	范围	MIC_{50}	MIC_{90}		
阿奇霉素	0.002～128	64	128	0.001	0.001
夫西地酸	1	1	1	1	1

表 11-21　雷德唑胺及对照药对非典型肺炎病原体临床分离株的体外抗菌活性（$MIC_{50/90}$：µg/ml）

病原体名称（菌株数）	抗生素名称	MIC		
		MIC 范围	MIC_{50}	MIC_{90}
肺炎支原体（*n*=19）	雷德唑胺	0.25～8	2	8
	利奈唑胺	32～128	128	128
	红霉素	0.004～2	0.015	2
嗜肺军团菌（*n*=20）	雷德唑胺	1～4	2	2
	利奈唑胺	4～16	8	8
	红霉素	0.06～0.5	0.25	0.5
解脲脲原体（*n*=20）	雷德唑胺	4～64	32	32
	利奈唑胺	2～128	64	64
	红霉素	0.12～8	0.25	1
人型支原体（*n*=21）	雷德唑胺	0.25～8	2	4
	利奈唑胺	1～8	4	8
	红霉素	16～256	32	256
沙眼衣原体（*n*=21）	雷德唑胺	0.5～1	1	1
	利奈唑胺	8～16	16	16
	红霉素	0.12～0.25	0.12	0.25
肺炎衣原体（*n*=5）	雷德唑胺	1～2	—	—
	利奈唑胺	1～2	—	—
	红霉素	0.5	—	—

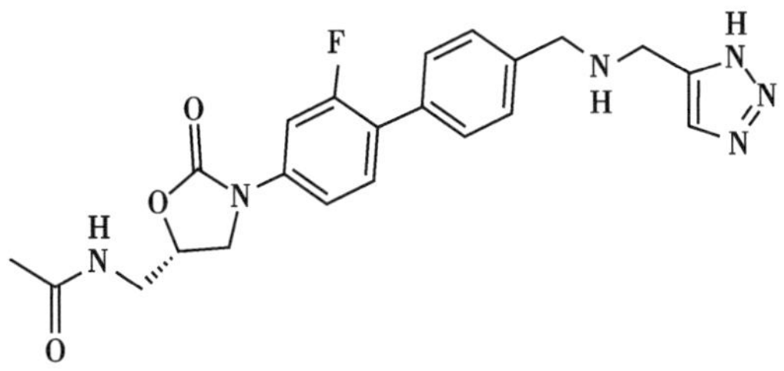

图 11-9 雷德唑胺结构式

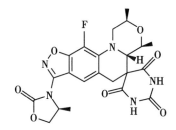

图 11-10 佐氟达星结构式

（六）新型螺旋嘧啶三酮类抗生素

佐氟达星（Zoliflodacin，AZD0914，ZLD，图 11-10）是一种新型的螺旋嘧啶三酮类化合物，是细菌 DNA 促螺旋酶/拓扑异构酶抑制剂。Waites 研究表明对于 Mp 和 Mg 的敏感菌株，ZLD 和阿奇霉素、四环素和氧氟沙星相比并没有优势，但对于含有这三种耐药基因的支原体的敏感性优于对照药物。说明对于支原体中含有大环内酯、四环素、喹诺酮类耐药基因的 Mp，ZLD 的药物敏感性不受影响，见表 11-22。这些数据显示该药物在支原体感染方面值得进一步研究。

（七）中草药及天然药物成分

我国中草药资源丰富，居于世界首位，而且单味药本身含多种成分并具有多种药理作用，中草药的使用多为复方制剂，使其作用机制不够清晰，影响了它的进一步发展。为了克服上述四环素类、大环内酯类、喹诺酮类药物临床使用时存在的不良反应和耐药性等诸多弊端，一些医药科技工作者逐渐将研究重点转向了天然药物，在全球范围内掀起了研制和开发天然药物的热潮。

1. 抑制或杀灭支原体 通过测定中药或中药方剂对支原体的 MIC，则可评估药物对支原体的

表 11-22 佐氟达星和对照药物对支原体敏感性（$MIC_{50/90}$：μg/ml）

病原体名称（菌株数）	抗生素名称	MIC		
		范围	MIC_{50}	MIC_{90}
生殖支原体（n=11）	佐氟达星	0.5～1	0.5	1
	阿奇霉素	<0.001	<0.001	<0.001
	多西环素	0.25～1	0.25	1
	左氟沙星	0.5～2	1	2
肺炎支原体（n=21）	佐氟达星	0.5～1	0.5	1
	阿奇霉素	<0.001～32	<0.001	16
	多西环素	0.125～0.5	0.25	0.5
	左氟沙星	0.5～1	1	1
人型支原体（n=21）	佐氟达星	2～4	4	4
	阿奇霉素	1～8	4	4
	多西环素	0.03～16	0.06	4
	左氟沙星	0.125～1	0.5	0.5
脲原体（n=21）	佐氟达星	0.125～2	0.5	1
	阿奇霉素	1～32	2	4
	多西环素	0.016～8	0.125	8
	左氟沙星	0.25～32	1	8

抑菌能力。连续稀释法和琼脂扩散法常用于检测药物在体外抑制细菌生长的情况，通过测定 MIC 值能快速筛选出具有抑菌效果的抗菌药物。常见的具有抑菌作用的中药主要是以清热化痰、止咳平喘药物为主。

（1）单味中药有效部位：单味中药通过溶剂提取法、水蒸气蒸馏等方法获得粗提物，粗提物体外抑制解脲支原体的报道很多，粗提物体外抑菌研究为中医药治疗支原体感染提供现代药理依据。吴移谋教授测定了 83 种中草药体外抗 Uu 作用，其中对 Uu 有较强抑制作用（MIC≤1.25mg/ml）的中药见表 11-23。另外穿心莲、白花蛇舌草、栀子、虎杖、蒲公英、胡黄连、金樱子、田基黄、白薇、半枝莲、穿破石、苦参、野菊花、苦瓜根、牛膝、海金沙、连翘、蚤休、红藤、天葵、忍冬藤、败酱草、艾叶、茵陈、知母、金银花、泻叶、秦皮，对 Uu 有中等作用（MIC 为 10～1.25mg/ml）。黄连、黄芩、白头翁具清热、解毒作用，诃子、五倍子、赤芍与石韦分别有利湿与通淋作用。

表 11-23　7 种中药体外抗 30 株 Uu 的敏感性试验（ $MIC_{50/90}$: mg/ml）

药物	MIC		
	范围	MIC_{50}	MIC_{90}
五倍子	0.312 5～0.635	0.312 5	0.625
黄连	0.312 5～0.625	0.312 5	0.625
诃子	0.312 5～1.25	0.625	1.25
黄芩	0.625～2.5	0.625	1.25
白头翁	0.625～1.25	1.25	2.5
赤芍	0.625～2.5	1.25	2.5
石韦	1.25～2.5	1.25	2.5

吴庆四等人发现栀子对 Uu 临床株的 MIC 范围为 0.625～5.000g/L，有较为明显的抑制作用。冯锋等人测得了蛇床子提取物抗 Uu 的 MIC 为 62.5～125μg/ml，而红霉素的 MIC 为 4～8μg/ml。刘忠义等人通过 156 种中药对 14 株 Uu 国际标准株的体外抑菌效应结果发现 Uu 对黄柏、白芷、地肤子和大黄有较高的敏感性；对甘草、板蓝根、黄连、穿心莲、胡黄连和鱼腥草敏感性次之；对黄芩、苦楝皮、益母草、旱莲草和车前草在较高浓度（15.63～250mg/ml）时，也有少数 Uu 株敏感；对其余 141 种草药不敏感。林平等人也验证了黄柏提

取物对 Uu 抑制作用最为明显。孙艳平等应用微量稀释法分别测定了黄柏、黄芩、金银花、桔梗等 8 种中草药原液对 Mp 标准株的 MIC 值，其中抑制作用最强的是金银花（生药）0.48～0.97mg/ml、桔梗（生药）0.97～1.95mg/ml、黄柏（生药）0.97～1.95mg/ml、黄芩（生药）0.97～3.90mg/ml，抑制效果稍强的则是麦冬（生药）1.95～7.81mg/ml 和苦参（生药）3.90～15.62mg/ml，枇杷叶和紫菀较弱。王海莹等研究归肺经中药鱼腥草、地龙、桑白皮提取物对 Mp 的 MIC 为 5.21mg/ml、2.61mg/ml、6.51mg/ml，这三味药组成复方 MIC 为 1.63mg/ml。

猪嗜血支原体（*M. suis*）是一种专门寄生于猪血液且尚不能人工培养的支原体，马海利教授研究证实青蒿、黄芩、槟榔、甘草既可以作用于猪嗜血支原体，也可作用于红细胞，影响猪嗜血支原体对红细胞的黏附；秦皮、苦参、丹参和强力霉素仅作用于猪嗜血支原体，影响猪嗜血支原体对红细胞的黏附。这些药材可用于预防和治疗猪嗜血支原体感染。

以上的体外活性研究为中医药治疗支原体感染提供了一定的理论依据，也为耐药性不断增加的情况下寻找新的抗支原体药物提供了新的思路。

（2）中药有效成分：中药有效成分体外抑制 Uu 国内报道的比较少，顾红缨等人对黄芩苷进行了解脲支原体的药敏试验，结果显示黄芩苷具有抑制解脲支原体生长的特性。李宏宇通过黄芩苷对解脲支原体的体外抑制作用实验研究，结果显示黄芩苷对 Uu14 的敏感程度较高。张俊威等研究桔梗总皂苷具有较强的抗体外 Mp 作用，MIC 值为 16～64μg/ml，MBC 为 64～128μg/ml；桔梗总皂苷浓度为 32～64μg/ml 时，可以降低 Mp 生长速度并呈现一定的量效关系，当浓度达到 128μg/ml 时可完全抑制 Mp 在培养液中的生长繁殖。辛德莉等利用莪术油葡萄糖注射液对 Mp82 北京地方株进行体外抑菌实验，结果显示莪术油 MIC 为 2.5μg/ml，表明莪术油可抑制 Mp 的生长且效果良好。

沈黎明等人探讨 Uu 对中药有效部位体外的敏感性。结果显示：黄柏氯仿提取物最敏感，其 MIC_{50} 为 0.062 5mg/ml，MIC_{90} 为 0.25mg/ml，其次为大黄总蒽醌、栀子总苷和总甘草酸。结论为中药有效部位对 Uu 的敏感性较原生药水煎剂平均提高 10 倍以上。赵声兰等人采用颜色单位改变法

测定皂荚皂苷精提物对 Uu 有较强的抑制性。

在进行中药单体体外抗猪嗜血支原体研究中，李宏全教授证实丹参酮 IIA 磺酸钠、甘草酸二钾、秦皮甲素、黄芩苷和肉桂酸具有很好的体外抗猪嗜血支原体作用，是理想的抗猪嗜血支原体目标药物，具有潜在的临床应用与研究价值。唐旭东等研究 28 种中药单体成分抗支原体活性，氯化两面针碱、乙氧基白屈菜红碱、白屈菜红碱和血根碱对 3 种牛支原体、羊肺炎支原体、鸡毒支原体均具有较强的体外抑制作用，黄连碱、巴马汀、表小檗碱、甘草次酸仅对鸡毒支原体具有抑制作用，其余中药单体活性极微弱。

（3）有效组方和复方：鉴于传统中医药通常以辨证论治，方剂随证加减治疗疾病，故学者不仅从单味药材或药材中的主要成分考察中药对支原体的抑菌作用，同时也对中药复方制剂对支原体的抑菌效果进行了考察。王伟明等就芩百浓缩丸（由黄芩、百部、紫菀等组成）对 Mp 感染大鼠进行了体内外抗菌活性研究，以罗红霉素分散片作为对照，结果显示芩百浓缩丸的 MIC 为 100μg/ml。

黎莲珺通过观察不同中药组方对解脲支原体的体外抑制作用，比较苍柏湿毒清组方同其他组方的 MIC，结果见表 11-24，五组中药组方均对 Uu 有抑制作用，药敏浓度介于敏感和中度敏感之间。抑菌作用由强到弱排列依次为龙胆泻肝汤组、八正散组、苍柏湿毒清组、萆薢分清饮组及四妙丸组，结论这五组中药组方均有抑制生长、繁殖的作用。

韦红研究洁泽 I 号体外抗 Uu 的作用。结果显示洁泽 I 号对 Uu 耐药株 MIC 范围为 15.62～250.00mg/ml，MBC 的范围为 15.62～250.00mg/ml；非耐药株 MIC 范围为 15.62～125.00mg/ml；MB 范围为 15.62～250.00mg/ml；耐药株 $MIC_{50} \leqslant 31.25mg/ml$、$MBC_{50} \leqslant 62.50mg/ml$、$MIC_{90} \leqslant 125.00mg/ml$，$MBC_{90} \leqslant$ 250.00mg/ml，非耐药株 $MIC_{50} \leqslant 31.25mg/ml$、$MBC_{50} \leqslant 62.50mg/ml$，$MIC_{90} \leqslant 62.50mg/ml$，$MBC_{90} \leqslant$ 125.00mg/ml。体外试验表明洁泽 I 号能有效抑制 Uu 的生长，联合阿奇霉素对 Uu 宫颈炎有较好的治疗效果，特别是对耐药菌株疗效有显著优势，值得进一步研究。

（4）体内试验：岳源、武双婵等人通过中药莪术有效成分莪术油的凝胶制剂观察小鼠解脲支原体感染中的治疗作用，以阿奇霉素为阳性对照。结果显示：莪术油凝胶、阿奇霉素凝胶实验组的感染率相当，与感染组均有明显差异，对雌性 BALB/c 小鼠莪术油凝胶有良好的抗支原体感染作用。单味中药作用于动物体内的实验研究比较少，这与临床使用单中药及单体成分相适应。

Meng Y 报道了桔梗皂苷 D 在治疗 Mp 感染中的作用，体外试验和小鼠感染模型体内试验结果均表明桔梗皂苷 D 不仅能够抑制 Mp 增殖，还能促进宿主细胞生长，为今后中医药临床抗 Mp 感染的研究工作提供了坚实的基础。

宋德贵等以大黄、炙麻黄、柴胡、白芷、黄柏、五味子、杏仁、地肤子、炒白芍、金银花等组成的中药组方防治猪支原体肺炎，可明显降低猪支原体肺炎的发病率。

在泌尿生殖道 Uu 感染中，一般选用以黄柏为君药的中药组方，采用中药汤剂、洗剂和丸剂等剂型，临床收到满意疗效。梁氏复方"消支饮"治疗女性生殖道感染 75 例，有效率 92%，王自彬等用复方"双草饮"（鱼腥草、车前草、黄柏等）治疗支原体尿道生殖道炎 80 例，总有效率 91.25%，黄晨昕等用非淋清汤（黄柏、蒲公英、土茯苓等）治疗慢性 Uu 性前列腺炎 80 例，96.25% 有效，中药治疗支原体肺炎效果明显。董文毅等人观察了由黄柏、土茯苓、冬葵子等组成的清淋汤治疗由 Uu 感染

表 11-24　中药复方制剂体外抗 30 株 Uu 的敏感性试验（MIC：mg/ml）

组别	Uu 菌株数	MIC					
		125	62.5	31.25	15.625	7.812 5	3.906 3
苍柏湿毒清	n=30	1	11	13	5	0	0
龙胆泻肝汤	n=30	0	1	4	15	9	1
八正散	n=30	1	2	12	13	2	0
萆薢分清饮	n=30	3	13	10	4	0	0
四妙丸	n=30	10	14	6	0	0	0

引起的前列腺炎的症候疗效总有效率为90.0%，证明是有效组方。知柏地黄丸有与美满霉素相近的抑杀Uu的作用，而且能提高精子活力、精子畸形率下降。

张帆等以肺炎清方（青黛、黄芩、鱼腥草、半夏等）治疗60例，多数患者就诊前曾使用过青霉素或先锋霉素等。平均疗程为20天，结果治愈率63.33%（38/60），显效率26.67%（16/60），总有效率96.67%（58/60）。王伟明等研究芩百浓缩丸可有效降低Mp感染大鼠的体温，改善肺指数和胸腺指数，减轻肺组织的病理改变。体外抑菌实验时细菌所处的生长环境与体内不同，机体感染后细菌所处的内环境会发生改变，药物在体内同时受代谢因素等的影响，因此药物抑菌实验结果往往与药物的实际治疗效果存在一定的差异，不能与药物的疗效画等号，体外抗菌实验结果只可作为评价药效的参考指标之一。

对于儿童的支原体感染，杨长全等人分析得出张仲景《伤寒论》中麻杏石甘汤使用频数是最高的，是治疗肺热壅盛的主方，可单用也可与多方联合使用；同时吴鞠通《温病条辨》的沙参麦冬汤和桑杏汤的高频率使用提示养阴润肺止咳是治疗支原体肺炎的重要方面。在儿童支原体肺炎治疗过程中涉及的116味中药，苦杏仁、甘草、麻黄、黄芩高居前四，归肺经中药占据40.8%。

2. 免疫调节　机体感染Mp后引起的多种并发症与细胞免疫有关。当机体感染Mp后会出现各种免疫应答即血清中出现多种支原体抗体，抗体、补体促进吞噬细胞吞噬病原生物等颗粒性抗原，在感染部位聚集中性粒细胞和淋巴细胞。Mp通过P1黏附单元与肥大细胞膜上的唾液酸受体结合，诱导肥大细胞产生白介素4（IL-4）；Mp的脂蛋白与巨噬细胞膜上的TLR作用，使巨噬细胞产生TNF-α、IL-8和IL-1β等细胞因子。在Mp感染的急性期和恢复期，患者血清中的免疫球蛋白M、免疫球蛋白G、免疫球蛋白A明显升高。细胞介导的免疫反应越强烈、细胞因子产生得越多，肺损伤的临床症状越严重，并且可以出现自身免疫反应。正常免疫应答过程依赖于各种免疫细胞以及T淋巴细胞之间的相互协调或相互制约，其中CD4$^+$/CD8$^+$、Th1/Th2的细胞比例起着十分重要的作用，T淋巴细胞发挥防御和破坏作用，尤其是调节性T

淋巴细胞，如Th1细胞（1型CD4$^+$T辅助细胞）和Th2细胞（2型CD4$^+$T辅助细胞）在免疫应答中对疾病的发展起决定作用。获得性免疫平衡主要是由Th1/Th2细胞因子进行调节，Th1直接损伤呼吸道；IL-2、IL-6、IL-8、IL-10及TNF-α等多种细胞因子对机体具有保护作用，但如果过度分泌则会引起炎症加重甚至疾病发生。李继昌等对Mp感染大鼠使用呼畅清肺浓缩丸进行治疗，结果发现大鼠免疫球蛋白G、免疫球蛋白M、细胞因子IL-2、IL-6增多，CD4$^+$/CD8$^+$细胞比值升高，TNF-α和C3补体减少，提示呼畅清肺浓缩丸能提高Mp感染后大鼠的免疫功能。王雅贤等以石膏、黄芩和鱼腥草为主要成分制成的抗支口服液对Mp感染模型鼠进行治疗发现，除能减少大鼠TNF-α的产生外，还能使IL-2水平恢复正常，使Mp感染所致的机体免疫功能紊乱恢复。鲁艳芳等通过研究发现，理肺通络方能促进Mp大鼠IFN-γ的表达，抑制IL-4的产生，降低大鼠血清中IgM，减轻肺组织的病理改变，调节Th1/Th2平衡，维持机体免疫功能动态平衡。

杨建宏等人探讨解脲栓治疗Uu引起的非淋菌性尿道炎（NGU）的作用机制。结果显示：解脲栓能降低Uu感染大鼠血清IL-6、TNF-α水平，提高IgA含量。表明解脲栓能改善Uu感染大鼠细胞免疫和体液免疫功能。韩延华等人研究了中药消抗灵Ⅱ号对Uu感染小鼠的治疗作用。结果：消抗灵Ⅱ号组转阴率95%，阿奇霉素组60%，二者相比有明显差异（P<0.05）。表明消抗灵Ⅱ号治疗Uu感染确切有效，优于阿奇霉素。许庆瑞探讨抗解脲胶囊对大鼠感染解脲支原体后血清中IL-8表达水平的影响。结果：与正常对照组比较，模型组大鼠血清中IL-8极显著升高（P<0.01），抗解脲胶囊低剂量组显著升高（P<0.05），抗解脲胶囊高、中剂量组升高，但差异不显著；与模型组比较，给药各剂量组都极显著降低（P<0.01）。表明抗解脲胶囊具有抑制Uu感染尿道黏膜组织后机体过度释放IL-8的作用。

3. 改善微循环　Mp感染时，机体血液流变学发生改变，支原体肺炎的发生与血液的黏滞、红细胞聚集有关。刘晓红等在使用抗毒通瘀合剂（由黄芩、当归、川芎等组成）治疗支原体肺炎大鼠的实验研究中发现，MPP大鼠谷胱甘肽过氧化物酶

(glutathioneperoxidase，GSH-Px）减少，大鼠全血黏度等各项血液流变学指标发生改变，大鼠经抗毒通瘀合剂治疗后全血黏度降低，GSH-Px 活力增高。蛭丹化瘀口服液（黄芪、当归、赤芍、水蛭等组成）能使支原体感染小鼠肺内血栓数明显减少，改善微循环，明显缓解肺部炎症。

4. 中医辨证论治 临床上治疗 Mp 感染的方法较多，如抗菌药物、介入、免疫、中医药治疗等。治疗 Mp 感染和泌尿生殖道支原体感染的抗菌药物以大环内酯类抗生素和喹诺酮类为主，但随着抗药菌株的出现及抗药性的不断增强，加之强效广谱抗生素的反复应用引起的不良后果。中医药则主要根据患者的病症进行中医辨证（表热或里实热证），并据疾病的不同时期即早、中、后期施治。

Mp 感染症状，早期以宣肺解表、清热解毒、养阴清肺等祛邪疗法为主，能取得良好的临床治疗效果。比如选用清肺化痰汤进行治疗临床疗效显著优于阿奇霉素。Mp 感染患者疾病中期，邪阻于肺，肃降失职，水液输化无权，留滞肺络而聚液为痰，肺主气而朝百脉，肺气闭则血流不畅，脉道壅滞则气滞血凝，此时宜以活血化瘀通络为主，兼以清热化痰为治则。治疗多采用大环内酯类药物配合活血化瘀药物如丹参、桃仁、川芎、赤芍等。Mp 感染患者疾病的后期多为正虚邪恋，宜以扶正补虚、化痰止嗽为治则。许双虹等应用四君子汤加味治疗 30 例支原体肺炎患儿，并与应用罗红霉素治疗的对照组患儿进行比较，结果显示四君子汤加味治疗组患儿症状体征消失时间、临床疗效均优于罗红霉素治疗组，且无不良反应发生，而较多罗红霉素治疗组患儿则出现胃肠反应。

非淋菌性尿道炎相当于中医"淋证"之初实证，多由外受湿热疫毒，湿热下注，膀胱气化不利所致。中医治疗多采用清利湿热之法，着眼于整体，强调调节整体功能，临床主要集中于大处方的用药。梁学林教授在治疗 Uu 感染及继发不孕症的过程中，提出了"三步论治"，即第一阶段采用以白术、山药为君药治疗，重在健脾补肾、扶正杀虫，从而改善生殖道 Uu 耐药性。第二阶段采用以黄柏、苦参为君药治疗，重在清热利湿、解毒杀虫，从而使生殖道 Uu 转阴。第三阶段采用益母草、丹参等

为主药的复方坤草汤化裁治疗，重在活血化瘀、调经促孕，取得极为满意的效果。

目前国内大多数研究都是体外试验，抗菌中药的体内试验还相对少，对抑制 Uu 机制研究尚不深入，对其抑菌活性成分亦不清楚，加上中药成分复杂多样性，进一步加剧了其作用机制的复杂性。研究不同组分的药效和机制，明确中药抑菌有效部位和有效成分，进而阐明其抑制 Uu 作用机制，确保药物的安全性和有效性，开发高效低毒的中药抑菌剂，均有待于进一步的研究。

Mp 感染后的致病机制目前尚不十分明确，主要是与免疫学、病原体直接侵入、呼吸道上皮细胞吸附等有关，中医药治疗 Mp 肺炎感染患者主要围绕免疫学、呼吸道上皮细胞吸附和改善微循环等进行，能取得一定的成果。利用中医理论针对 Mp 感染的生理病理特点，发挥整体优势，辨证论治，能减轻病原体对患者机体的损害，相比于单一西药治疗易使机体产生耐药性、副作用多更具优势，在临床上能取得更好的治疗效果。

第二节 植原体病的药物治疗

1967 年日本科学工作者在首次报道植物类菌质体病原（现称为植原体）时，曾把这一类病害能用四环素类抗生素治疗作为区别病毒的一条重要依据。对植原体进行药物治疗的报道可追溯到 20 世纪 40 年代初，Stoddard 对感染梨树 X 病进行醌氢醌、8- 羟基喹啉硫酸盐和氢醌溶液浸渍治疗后，发芽嫩枝外观健康，表现病症的苗木数目减少。1955 年 Kenkningt 曾报道四环素能使梨树丛枝病的症状临时消失。1967 年 Ishiie 首次报道四环素及盐酸四环素对桑萎缩病有疗效后，大量植原体病原被陆续发现，各种应用化学药物治疗植物黄化病害的工作也在很多国家展开，取得了许多有用的资料。天然药物成分香菇多糖和氨基寡糖素组合物的重量比为 1:20～20:1，兑水配成含两者总含量为 0.1%～20% 的水溶液，能抗植原体，使用方法为兑水喷雾或注入植株运输系统。

一、治疗植原体病害的药物

自报道四环素类抗生素对植原体引起的植物病害有疗效以后，大量的工作集中于试验各类抗

生素的疗效,其中疗效最为明显、试验最为普遍的是四环素及其衍生物,如金霉素、土霉素。

1968—1973年,日本一专门小组从事四环素及其衍生物的药效试验,他们用桑萎缩病、水稻黄矮病、马铃薯丛枝病、翠菊黄化病、莴苣黄化丛枝病等作为受试对象,结果显示①四环素及其衍生物能使植原体病害暂时减轻或缓解,但不能根治。②如果植株呈现系统和全株性的症状,特别是老株,四环素的疗效较差。③植株根部较树冠部易吸收抗生素,如果以溶液培养苗木,反复用药浸根则较为显著。④病株症状在用药后临时减轻或消失,即使在继续用药情况下也常会症状重现,其原因尚不清楚,是否由于病原耐药性所致,有待进一步研究。⑤所使用的四环素类药物差别不大,其中以脱甲基氯四环素疗效略高于其他品种,可能与其较为稳定有关。⑥四环素对传毒昆虫感染率的影响不如对植株明显,除四环素类抗生素外,其他在临床中使用的抗生素也曾被用于植原体病害的治疗试验。如对翠菊黄化病的试验,包括氯霉素、链霉素、卡那霉素、碳霉素、新霉素、红霉素、壮观霉素、青霉素、万古霉素、多黏菌素等,其中仅氯霉素对病症有抑制作用,但较四环素弱。

螺原体能人工培养,更有利于进行体外药物疗效或生长抑制试验。Piao及Chen于1981年报道,用20多种能抑制细菌蛋白质和核酸合成的抗生素对柑橘僵化病螺原体(*Spiroplasma citri*)和蜜蜂螺原体(*S. melliferum*)进行试验,发现用能抑制细菌生长浓度的利福霉素、放线菌素D、链霉素处理时无效,而含有脱氧链霉胺基团的氨基糖苷类抗生素如卡那霉素、新霉素、庆大霉素具有很高的疗效,不带这一基团的抗生素如春日霉素、壮观霉素等无效。四环素、红霉素对螺原体有较强的生长抑制和致死作用。

二、施用药物方法

(一)叶面喷施法

将含有抗生素的溶液喷淋植株的地上部分或木本植物的树冠,是一种最为简便的方法。给予病株在一段时间内有规律地喷洒浓度为100μg/ml的四环素溶液,对较多种类的植物黄化病害均有疗效,但过高的抗生素浓度或过长时间的药物处理会引起植株的毒害,如浓度为1 000μg/ml的溶液,虽具更明显的疗效,但会对植株产生药害。

(二)根部或枝条浸渍法

植株的根部或枝条浸渍于抗生素溶液中,植株能内吸抗生素,此法效果比叶面喷洒好得多。

(三)树干灌注法

对木本植物来说,树干灌注法是最普遍使用的一种施药方法。已报道应用四环素类抗生素溶液进行树干灌注有疗效的有桑萎缩病、泡桐丛枝病、中国枣疯病、椰子树致死黄化病、桃和樱桃的X病、梨树衰退病以及檀香木簇生病等。最早的灌注法是在患病植株的树干上钻一小孔,孔微向下斜,在孔的上方悬挂一个口向下、顶部开有小孔的、装有抗生素溶液的瓶子,用塑料管或金属管连接通入树干洞内,依靠液体本身重量的静压力将药液灌注于树干内。调整瓶子的高度,可调整压力和溶液进入树干的速度,此法简便可行,但灌注速度较慢。可用外加压力来代替液体的静压力向树孔内灌注。

三、抗生素对植原体病害的治疗效果

实验证明,抗生素的疗效既取决于施药的方法,即药剂必须能直接到达植株的输导组织,也取决于用药的时机,即用药时间,与病害的发展阶段有关。

日本学者报道,在用饲毒叶蝉接种健康桑树以前,先将桑树苗浸根24h(药物浓度为100μg/ml),具有防治病原侵染的作用,但如果在饲毒昆虫接种后处理,则部分桑苗仍出现病症,有些虽不马上呈现症状,但仅仅是推迟数周而已。Davis和Whitcomb曾用几种不同的方法如浸根、反复喷洒、药液培养等,在用叶蝉接种前后用药,均可使病症抑制,特别是植株培养于含有10μg/ml的金霉素培养液中,4天后用带毒叶蝉接种可以完全抑制病害的发生,或推迟病症出现数周之久。抗生素处理病树获得延缓和抑制病症的效果,但大多数情况下还会复发。病症的复发一般在停止用药以后,其间隔的长短取决于抗生素的浓度、施药方法、症状种类和用药时病害的严重程度。如印度科学工作者对桑树(*Zizyphus oenoplea*)丛枝病用盐酸四环素和土霉素进行喷药治疗,药剂浓度为1 000mg/L,3个月内每隔3日施药一次,新生叶片明显增大,但停药后不到 1 个月病症又复发。我国较早开展用抗生素治疗植原体病害方面工作的是中国农业科学院镇江蚕业研究所和山东果树研究所对桑萎缩病和枣疯病进行的抗生素治疗试验，用盐酸土霉素在树干靠近根部处打洞施药，对病桑树有一定的疗效，治愈率有时可达 70%，但停药后，常会复发。用四环素、土霉素对枣疯病，无论是当年或往年疯长、局部或全部疯长，都有明显的疗效，但也易复发。据此，不少研究者用电子显微镜观察抗生素药物对患病期植原体的影响，Skikara 和 Asuyama 曾分别用 400μg/ml 土霉素处理甘蔗白叶病株，100μg/ml 四环素浸根处理桑萎缩病病株，均没有发现植原体病原。但也有报道，经抗生素处理后病症株消失的番茄枝条内仍可观察到少量病原，虽然外膜模糊，但内部的核糖体颗粒仍清晰可辨。到目前为止，可以认为植原体病害可以用抗生素药物治疗，虽不能根治，但对很多重要的木本植物有较好的经济意义。以四环素与阿维菌素复配法防治柳树植原体病害的试验结果表明，采用树木输液法可有效控制植原体对柳树的危害。李志明报道盐酸四环素对板栗黄化皱缩病的植原体病害治疗效果最佳，硫酸亚铁对板栗黄化皱缩病有一定缓解作用，但效果有限，青霉素钠对板栗黄化皱缩病无效。

对植原体病害的药物治疗，今后还需进行研究，以期在生产上获得更为有效的应用，今后的研究方向应注重以下几方面：①在更大的范围内探索和试验新的抗生素或其他类型药物。②改进药物的水溶性，使植株能更好地吸收。③改进施药的方法，以达到既有效又省力的目的，适合大面积的田中使用。④研究患病植株对药物的反应，包括药物对植株本身的毒害问题，特别是某些供人类食用的果树、蔬菜等，考虑药物的残留量，研究选择用药的最为有效的时间等。⑤研究环境对药物治疗的影响，如季节、营养、水分等，也包括研究其他治疗方法和药物治疗的结合问题，如物理治疗、生物防治等。

第三节　支原体的耐药性与耐药机制

自 2001 年日本首次从临床标本中分离到对大环内酯类抗生素耐药的 Mp 菌株后，国内外等多篇文献相继报道了在儿童及成人临床标本中分离到 Mp 耐药菌株。在我国 Mp 耐药率呈明显上升趋势，这导致原有大环内酯类抗生素有效治疗率下降。Uu、Mh 等对红霉素的耐药性也多有报道，临床分离的 Uu、Mh 抗四环素菌株不断增多，耐喹诺酮类的 Mg 菌株也有报道，在某些地区出现了与大环内酯类相同的耐药趋势，支原体耐药现象的出现导致临床治疗困难。

支原体耐药性系指支原体对药物作用的耐受性，耐药性一旦产生，药物的作用就明显下降。耐药性根据其发生原因可分为获得耐药性和天然耐药性。获得耐药性多由敏感菌发生基因突变或获得外源性耐药基因所产生，天然耐药是由染色体所决定的，不同致病微生物的细胞结构与化学组成不同，使其本身对某些抗菌药物天然不敏感。当长期应用抗生素时，占多数的敏感菌株不断被杀灭或者被诱导产生耐药，耐药菌株大量繁殖，使该支原体对该种药物的耐药率不断升高。本节介绍常见的支原体耐药性与耐药机制。

一、肺炎支原体的耐药性与耐药机制

Mp 是儿童和成人呼吸道感染的重要病原体，因其结构缺乏细胞壁，所以对作用于细胞壁的抗生素，如 β- 内酰胺类药物天然耐药，而对抑制微生物蛋白质合成的大环内酯类、四环素类抗生素及作用于 DNA 旋转酶的喹诺酮类抗生素敏感。由于儿童自身发育特点及用药限制，大环内酯类抗生素是儿童 Mp 感染的首选药物，但随着临床的广泛应用，该类药物成为国内外对 Mp 耐药株报道最多的抗生素。目前临床分离株中尚未发现对喹诺酮类或四环素类抗生素耐药的 Mp 报道，但在体外试验中已诱导出对两种抗生素耐药的菌株。目前认为，Mp 耐药属于获得耐药性，国内外对 Mp 耐药机制的研究主要在临床分离株及抗生素体外诱导的耐药株进行，常用分子生物学方法对耐药相关靶位点进行检测。

（一）大环内酯类抗生素的耐药机制

大环内酯类抗生素属抑菌剂，作用于 Mp 主要通过与核糖体 50S 大亚基肽结合位点 23S rRNA V 区中心环结合，抑制蛋白质的合成。目前认为，Mp 对大环内酯类抗生素耐药机制主要为 23S rRNA 基因单个碱基突变,使大环内酯类抗生素与核糖体主要结合部位发生结构改变,亲和性降低,从而产生耐药。研究显示 23S rRNA V 区 2063、2064、2617 位点突变是主要的耐药机制,尚无有关 23S rRNA 结构域Ⅱ区基因突变的临床分离株的报道。对于 14 和 15 元环大环内酯类抗生素,23S rRNA V 区的 2063、2064 位是其主要作用位点,2063 位 A → G 点突变、2064 位 A → G 点突变可以引起高水平耐药(MIC>32mg/L),2067 位 A → G 点突变和 2617 位 C → G 或 A 点突变可引起低水平耐药。对于 16 元环大环内酯类抗生素,2067 位是其作用的主要位点,2064 位 A → G 点突变可引起低水平耐药,2063 位 A → G 点突变可以与引起高水平耐药,2067 位 A → G 点突变耐药水平更高。2004 年 Pereyre 等在红霉素、阿奇霉素、泰利霉素诱导的耐药菌株中发现了 2616 位 C → A 的点突变,由交沙霉素诱导的耐药株发现了 2067 位 A → G 的点突变,并在克林霉素和泰利霉素的诱导株中分别发现了核糖体蛋白 *L4* 和 *L22* 基因的改变。辛德莉等在 2003—2006 年分离培养了 50 株 Mp,有 46 株为耐药株(占 92%),对红霉素、阿奇霉素、交沙霉素均耐药,其中 40 株为 2063 位 A → G 的点突变,1 株为 2063 位 A → C 的点突变,另外 5 株为 2064 位 A → G 的点突变,未发现Ⅱ区的突变。2013 年日本耐药情况调查显示,MRMP 感染中 95.9% 存在 23S rRNA V 区 2063 位点 A → G 点突变。

核糖体蛋白 L4、L22 是核糖体大亚基早期组装过程中的蛋白质,其部分结构突向通道内壁形成狭窄,该部分的突变会阻塞通道而影响大环内酯的结合而产生耐药。2003 年 Pereyre 在体外诱导的 Mp 耐药株中分别发现了核糖体蛋白 L4、L22 的氨基酸变化,如核糖体蛋白 L4 的 70 位单个氨基酸的置换(H → R 和 H → L 点突变)和 60 位 1～3 个相邻甘氨酸(G)的插入;核糖体蛋白 L22 的 112 位(P → R)和 114 位(A → T)单个氨基酸的置换,还有 111～114 位(IPRA)相邻氨基酸的缺失。2008 年刘禧杰等报道在分离到的 Mp 耐药株中出现了核糖体蛋白 L4 基因序列的改变,分别为 58 位 C → A、66 位 T → G、81 位 C → T 点突变,以及 162 位 C → A 和 / 或 430 位 A → G 点突变。在临床分离株和标准株 FH 的核糖体蛋白 L22 上均出现了 508 位 T → C 点突变,部分菌株还出现了 279 位 T → C、62 位 C → A 和 / 或 65 位 T → A 点突变。且耐药株的基因和氨基酸变化类型不同,所引起的耐药表型也各有差异。有研究报道显示核糖体蛋白 *L4* 和 *L22* 突变可导致低水平耐药,常与 23S rRNA 基因 V 区突变同时存在。这些位点的基因突变是否与 Mp 对大环内酯类抗生素的耐药性有关,有待进一步研究。

大环内酯类其他耐药机制如靶位甲基化修饰、药物的主动外排和药物灭活、核糖体蛋白突变和钝化酶等在 Mp 临床株中少有报道。除以上耐药机制外,是否还存在其他突变或尚未明确的机制,有待进一步研究。

(二)四环素类抗生素的耐药机制

目前四环素类抗生素对 Mp 耐药机制的研究主要在体外诱导耐药株中进行,其作用机制为该类药物与 Mp 核糖体 30S 亚基结合,从而抑制氨基酰 -tRNA 与起始复合物中核蛋白体的结合,使氨基酰 -tRNA 不能与 A 位结合,阻断蛋白质合成肽链延长。四环素类抗生素发挥作用最主要的位点是位于 16S rRNA 的 Tet-1。2008 年 Degrange 在四环素、米诺环素和多西环素的诱导株中发现了 16S rRNA 分别存在 1193G → A 和 968T → C 的点突变。四环素类易与形成期的牙齿及骨骼中的沉积钙相结合,使牙齿出现黄染,釉质发育不良,并易发生龋齿,更可抑制婴幼儿骨骼生长,在妊娠后期及 8 岁以下儿童中不宜使用。

(三)喹诺酮类抗生素的耐药机制

目前未发现有报道临床分离到喹诺酮类耐药的 Mp 株。喹诺酮类抗生素作用于 Mp 的机制为对其 DNA 解旋酶的抑制,从而影响 DNA 的复制、转录及表达,其耐药机制为 DNA 解旋酶的变异,使药物与靶酶的亲和力降低,从而产生耐药。2004 年 Gruson 在喹诺酮类抗生素的诱导株中发现,在喹诺酮耐药决定区(Quinolone-resistance determining region,QRDR)中 *gyrA* 区域 99 位 D → A,*gyrB* 区域 483E → G、443D → N,*parC* 区域 81 位 G → C、83 位 A → V、87 位 D → N 和 *parE* 区域 449 位 P → S 的氨基酸改变,未报道有药物外排机制。喹诺酮类可引起软骨发育异常,孕妇、哺乳期妇女、18 岁以下青少年及儿童慎用。

二、泌尿生殖道支原体的耐药性与耐药机制

Mg、Uu、Mh 是造成泌尿生殖道感染的常见支原体，与其他支原体一样无细胞壁结构，对抑制细胞壁生长的抗生素存在天然耐药性，四环素类、喹诺酮类以及大环内酯类是治疗泌尿生殖道支原体感染的首选药物。然而由于长期不合理应用抗生素、慢性迁延、反复感染等诸多因素，导致耐药菌株不断增多，目前多集中于点突变的研究。

（一）生殖支原体的耐药机制

Mg 是男性非淋菌性尿道炎（nongonococal urethritis, NGU）的独立致病菌之一，也是引起女性宫颈炎、子宫内膜炎及盆腔炎等疾病的常见病因。临床上用于治疗 Mg 感染的药物有大环内酯类（如阿奇霉素）、喹诺酮类（如莫西沙星）、四环素类（如多西环素）和链阳性菌素类（如普那霉素）等抗生素。多西环素曾作为治疗 NGU 的一线药物，近年来在治疗 Mg 感染时其治愈率持续下降，临床出现持续、反复感染现象，该药物已不被推荐作为 Mg 感染的常规治疗，目前尚未发现与四环素类耐药相关的基因突变（如 tetM 基因）报道。国外的诊疗指南将阿奇霉素作为临床治疗 Mg 感染所致 NGU 的一线药物，但近年报道显示 Mg 对其耐药率呈不断上升趋势，目前认为，Mg 抗阿奇霉素的机制与 23S rRNA 结构域 V 区 2058 和 2059 碱基位点突变有关，其单核苷酸突变类型在 Mg 中的检出率由高到低依次为 A2058G、A2059G、A2058T、A2058C、A2059C 和 A2059T。有研究显示可能存在核糖体蛋白 L4 的 Gln2-Gly66 和 L22 的 Arg88-Ala93 单个氨基酸的置换导致大环内酯类药物失去抗菌作用，其他位点突变引起的大环内酯类抗生素耐药报道较少。喹诺酮类抗生素中的莫西沙星是治疗 Mg 感染的二线药物，但随着其在临床治疗中的广泛应用，耐喹诺酮类的 Mg 菌株也有出现，其耐药机制与 QRDR 突变有关。研究显示，Mg 对喹诺酮类抗生素的耐药机制为拓扑异构酶 Ⅳ parC 的单核苷酸突变，其常见氨基酸突变位点及突变模式为 S83I、S83N、D87N、D87Y 和 D87H，其中以 S83I 和 S83N 为主。旋转酶 gyrA 的 D87N 点突变也是导致喹诺酮类抗生素耐药机制之一。

（二）解脲脲原体的耐药机制

Uu 是泌尿系统感染的主要病原微生物，临床上将四环素类、大环内酯类和喹诺酮类抗生素作为一线治疗药物，但随着广泛应用临床出现了不同程度的耐药，Uu 对喹诺酮类药物耐药率最高，四环素类药物耐药率最低。Uu 对喹诺酮类耐药主要是由于基因突变引起，以 gyrA 基因和 parC 基因双基因位点突变为主，parC S83L 突变较多见。KAWAI 等在日本人群中研究发现了 parC S83L-GryB P462S 的双突变。BEETON 等研究显示，除 parC S83L 外，还存在 D112E 突变和 ParC 蛋白 125 位或 136 位氨基酸突变。对喹诺酮类耐药基因 gyrA 和 parC 的突变类型可能存在地域性差异。Uu 株对红霉素有较高的耐药性，其对大环内酯类药物耐药机制与核糖体 23S rRNA 碱基的突变和甲基化、外排泵 MF 基因表达等有关。Uu 对四环素耐药机制与其携带 tetM 基因有关，它是 5 类（M、O、P、Q、S）核糖体保护基因中的一类，可编码一种保护蛋白，该蛋白能与核糖体结合使微生物免受四环素类药物的作用影响，从而产生耐药。有学者认为该基因可能要与其他机制共同作用才能产生耐药，有待进一步研究。

（三）人型支原体的耐药机制

Mh 对 14、15 元环大环内酯类药物耐药性极高，其耐药的主要机制为 23S rRNA V 区的点突变，有研究表明可能存在 2057 位 G → A 的点突变，16 元环大环内酯类药物获得性耐药机制可能与 2059 位 A → G 的点突变有关。喹诺酮类药物是治疗 Mh 感染的常用药物，不同作用机制的药物其耐药性不同，目前研究认为，临床分离 Mh 对司帕沙星的耐药机制与 DNA 旋转酶的 gyr A 亚基 Ser83 → Leu 热点氨基酸残基变异有关，而 Mh 对氧氟沙星的耐药机制与拓扑异构酶 Ⅳ 的 Par C 亚基 Lys K134 → Arg 氨基酸残基变异有关。Mh 基因组中携带的 tetM 基因是其对四环素、多西环素、米诺环素等四环素类药物产生抗性的主要机制。

三、动物支原体的耐药性与耐药机制

鸡毒支原体耐药株 23S rRNA 基因 V 区的 A2058G 突变、A2503T 突变，另有研究发现 A2503T 突变诱导耐药株对截短侧耳素类、氯霉素类药物的敏感性显著降低。禽滑液囊支原体和禽

衣阿华支原体 23S rRNA 在 2 058bp 和 2 059bp 处碱基的突变是大环内酯类耐药机制之一。猪鼻支原体对林可霉素耐药机制主要为 23S rRNA 基因突变，包括Ⅴ区 G2597U、C2611U 和结构域Ⅱ区的五聚腺嘌呤环上添加腺嘌呤的突变，而泰乐菌素耐药的主要机制为 A2062 突变。猪肺炎支原体对 14 元大环内酯类耐药机制主要由 23S rRNA 中的 G2057 突变介导，在其他抗性菌株中发现了 A2058 突变。抗大环内酯类的牛支原体中，位于 23S rRNA 结构域Ⅴ区中的 rRNA 操纵子的 A2058 突变在其抗性中起重要作用。鸡毒支原体的核蛋白 L4、L22 氨基酸残基替换与大环内酯类耐药有关。有研究报道在牛支原体抗大环内酯类菌株中发现核蛋白 L4 与大环内酯类结合位点相邻位置的 185~186 氨基酸位点存在多个氨基酸替换。

牛支原体对盐酸四环素耐药菌株中发现其 16S rRNA 编码基因（rrs3 和 rrs4）存在 A965T、A967T/C、U1199C 和 G1058A/C 的突变，并且这些菌株中均未检测到 tetM、tetO 或 tetL。

其他支原体如鸡毒支原体、猪鼻支原体、牛鼻支原体、滑液支原体等也发现了 DNA 旋转酶基因和拓扑异构酶Ⅳ基因的变异。鸡毒支原体的 DNA 旋转酶是喹诺酮类药物首选的作用靶点，有研究发现鸡毒支原体耐喹诺酮菌株的 DNA 旋转酶 GyrA 亚基可发生 Ser83Ile、Glu87Gln 突变，高水平耐药株在 82 位还可发生 Asp 到 Gly 突变；而疫苗株高水平耐药株在 GyrA 亚基发生了双位点突变（Ser83Ile 和 Glu87Gly），低水平耐药株在 GyrA 亚基未发生任何位点突变。人工诱导鸡毒支原体耐喹诺酮株中 ParE 亚基还存在 Asp420Asn 和 Ser463Leu 突变。丝状支原体耐喹诺酮株的突变位点为 GyrA 亚基的 Arg47Cys、Ser83Ile、Ala84Val、Glu87Gln/Lys，在 GyrB 亚基中也发生了 Pro445Ser 氨基酸改变，ParC 亚基存在 Asp84Asn/Tyr/Gly 氨基酸改变，ParE 亚基中发生 Glu459Lys 的氨基酸改变。耐喹诺酮类牛支原体菌株中 GyrA 亚基可检测到 Ser81Pro、Ser83Phe 和 Ser83Leu 氨基酸改变，ParC 亚基存在 Ser80Ile、Ser81Tyr 氨基酸改变，当 GyrA 和 ParC 亚基同时发生氨基酸置换时可导致支原体对喹诺酮类抗生素耐药水平显著增加。

（吴春丽　宛瑞杰　萧　丽　辛德莉）

参　考　文　献

1. Bradshaw C S, Jensen J S, Waites K B. New Horizons in *Mycoplasma genitalium* Treatment. The Journal of Infectious Diseases. J Infect Dis, 2017, 216（S2）: S412-419.

2. Waites K B, Crabb D M, Liu Y, et al. In Vitro Activities of Omadacycline（PTK 0796）and Other Antimicrobial Agents Against Human Mycoplasmas and Ureaplasmas. Antimicrob Agents Chemother, 2016, 26（12）: 7502-7504.

3. Barberio A, Flaminio B, Vliegher S D, et al. Short communication: In vitro antimicrobial susceptibility of *Mycoplasma bovis* isolates identified in milk from dairy cattle in Belgium, Germany, and Italy. J Dairy Sci, 2016, 99（8）: 6578-6584.

4. Yin Y D, Wang R, Zhuo C. Macrolide-resistant *Mycoplasma pneumoniae* prevalence and clinical aspects in adult patients with community-acquired pneumonia in China: a prospective multicenter surveillance study. J Thorac Dis, 2017, 9（10）: 3774-3781.

5. 李雪燕, 周强, 郭海波. 泌尿生殖道支原体、衣原体感染的检测及支原体药敏分析. 药物理论与实践, 2018, 31（16）: 2490-2492.

6. 辛德莉. 导言：儿童肺炎支原体肺炎诊治相关热点. 医学与哲学, 2018, 39（1B）: 8.

7. 倪珊珊, 孙红妹. 肺炎支原体对大环内酯类抗生素耐药机制的研究近况. 中国人兽共患病学报, 2018, 34（8）: 743-747.

8. Unemo M, Jensen J S. Antimicmbial-resistant sexually transmitted gonorrhoea and *Mycoplasma genitalium*. Nat Rev Urol, 2017, 14（3）: 139-152.

9. Jensen J S, Fernandes P, Unemo M. In Vitro Activity of the New Fluoroketolide Solithromycin（CEM-101）against Macrolide-Resistant and-Susceptible *Mycoplasma genitalium* Strains. Antimicrob Agents Chemother, 2014, 58（6）: 3151-3156.

10. 杨立刚. 生殖支原体致病性及其感染的治疗进展. 国际皮肤性病学杂志, 2017, 43（6）: 374-376.

11. Li S L, Sun H M, Zhu B L, et al. Whole genome analysis new insights into maceolide resistance in *Mycoplasma pneumoniae*. Biomed Environ Sci, 2017, 30（5）: 343-350.

12. 辛德莉, 王良玉. 肺炎支原体肺炎流行病学特点及耐药现状. 医学与哲学, 2018, 39（1B）: 9-11.

13. 郝敏, 秦晓华. 无氟喹诺酮类抗菌新药——奈诺沙星. 中国感染与化疗杂志, 2018, 18（6）: 663-671.

14. Bekő K, Felde O, Kinga M, et al. Antibiotic susceptibility profiles of *Mycoplasma hyorhinis* strains isolated from swine in Hungary. Vet Microbiol, 2019, 228: 196-201.

15. Klein U，de Jong A，Moyaert H，et al. Antimicrobial susceptibility monitoring of *Mycoplasma hyopneumoniae* and *Mycoplasma bovis* isolated in Europe.Vet Microbiol，2017，204：188-193.

16. Waites K B，Crabb D M，Duffy L B，et al. In Vitro Activities of Lefamulin and Other Antimicrobial Agents against Macrolide-Susceptible and Macrolide-Resistant *Mycoplasma pneumoniae* from the United States，Europe，and China. Antimicrob Agents Ch，2017，61（2）：e02008-2016.

17. 蔚然，史大伟，辛德莉，等. 夫西地酸对肺炎支原体及耐药肺炎支原体的体外抗菌作用. 中华实用儿科临床杂志，2018，33（5）：787.

18. Lawrence L，Danese P，DeVito J，et al.In vitro activities of the Rx-01 oxazolidinones against hospital and community pathogens. Antimicrob Agents Chemother，2008，52（5）：1653-1662.

19. Waites K B，Crabb D M，Duffy L B，et al. In Vitro Antibacterial Activity of AZD0914 against Human Mycoplasmas and Ureaplasma. Antimicrob Agents Chemother，2015，59（6）：3627-3629.

20. 吴移谋，尹卫国，詹利生. 83 种中草药体外抗解脲脲原体的实验研究. 中华流行病学杂志，1995，16（2-B）：66.

21. 叶辉，武济民，黄为一. 支原体对 24 种抗菌药体外敏感性研究. 中华流行病杂志，1998，19（3A）：5630.

22. 徐亚明，顾云龙，武济民，等. 桑树梢物防卫素研究：抗桑黄化型萎缩病品种育 2 号枝皮的研究. 蚕业科学，1994，20（2）：77-79.

23. 徐倩，叶元康，武济民，等. 五环三萜类柴胡皂苷单体对解脲脲原体四环素耐药株的作用. 中国新药与临床杂志，2012，31（6）：341-344.

24. Okazaki N，Narita M，Yamada S，et al. Characteristic of macrolide-resistant *Mycoplasma pneumoniae* strains isolated from patients and induced with erythromycin in vitro. Microbiol Immunol，2001，45（8）：617-620.

25. Morozumi M，Takahashi T，Ubukata K. Macrolide-resistant *Mycoplasma pneumoniae*：characteristics of isolates and clinical aspects of community-acquired pneumonia. J Infect Chemother，2010，16（2）：78-86.

26. Matsubara K，Morozumi M，Okada T，et al. A comparative clinical study of macrolide-sensitive and macrolide-resistant *Mycoplasma pneumoniae* infections in pediatric patients. J Infect Chemother，2009，15（6）：380-383.

27. 辛德莉，史大伟. 耐药肺炎支原体感染的抗生素治疗进展. 中华实用儿科临床杂志，2013，28（22）：1695-1696.

28. 史大伟，辛德莉. 肺炎支原体体外诱导抗生素耐药及其机制. 国际儿科学杂志，2010，37（1）：82-83.

第十二章
支原体感染的疫苗和防治

第一节　支原体感染的特异性预防

多种动物支原体传染病是必须向世界动物卫生组织（OIE）报告的急性传染病，疫苗成为动物支原体传染病防控的最主要、最有效的手段。用于特异性预防支原体感染的商品疫苗和研发疫苗包括灭活疫苗、减毒疫苗和基因工程疫苗，牛肺疫活疫苗为我国消灭牛肺疫奠定了基础，猪、牛、羊、鸡的支原体病主要依靠活疫苗、灭活疫苗和环境控制、药物保健综合防控。人支原体疫苗尚未商品化，肺炎支原体疫苗的保护效果尚不理想，其安全性及有效性有待提高。减毒活疫苗虽然表现出了明显的免疫保护作用，但由于携带残余毒力阻碍了其在临床上的应用及生产上的发展。P1、P30、P116、MP559 和 CARDS 毒素蛋白由于能产生针对人肺炎支原体感染的特异性免疫保护作用成为目前人支原体基因工程疫苗研究中重要的蛋白抗原。另外，糖脂抗原作为另一种能激发宿主免疫反应的抗原也为人支原体感染的特异性预防提供了新思路。

动物支原体疫苗的研发、应用已经形成成熟的产业体系和工艺技术。以猪肺炎支原体（*Mycoplasma hyopneumoniae*，Mhp）疫苗为例，国外在中国上市的灭活疫苗不断注册更新。

灭活疫苗采用颈部肌内注射，生物安全性好，无污染。在美国，超过 85% 的猪场都免疫了猪肺炎支原体疫苗。疫苗免疫最大的优势在于它可以减轻临床症状和肺组织损伤，提高猪的日增重率（2%～8%）和饲料转化率（2%～5%），缩短仔猪出栏时间和降低治疗成本。许多欧洲国家如瑞士、丹麦、芬兰等已经实现了局部净化的根除计划。2015 年以来，国内自主研发的灭活疫苗产品也陆续上市。

减毒活疫苗免疫可模拟病原在体内的感染，并可激活呼吸道靶器官局部的黏膜免疫反应，免疫保护率显著提高。目前仅国内拥有 3 个活疫苗产品。江苏省农业科学院通过无细胞培养 - 本种动物回归交替传代，致弱 300 余代次成功研制出猪支原体肺炎活疫苗（168 株）。通过肺内 1 次注射，2 周内可产生保护力。该疫苗于 2007 年上市，是首个可商业化应用的猪肺炎支原体活疫苗，平均保护率 80% 以上。中国兽医药品监察所从 20 世纪 50 年代末就开始进行猪喘气病弱毒疫苗的研制，通过将猪肺炎支原体强毒株在乳兔体内连传 700 多代，培育出了一株毒力低、免疫原性良好的猪肺炎支原体弱毒疫苗菌株，并研制出乳兔继代弱毒疫苗，但由于生产工艺的问题，未在临床上大量推广。直至 2016 年，该弱毒株实现了无细胞培养，除去了大量的异源动物组织，有效解决了疫苗产业化大批量生产的工艺问题，重新研制成功猪肺炎支原体活疫苗（RM48 株），可通过滴鼻免疫新生仔猪。

这些全菌抗原疫苗在临床应用上均具有良好的免疫效果，可适用于猪肺炎支原体的特异性预防。P36、P37、P42、P46、P95、P97、P102、Nrdf 等是现今研制猪肺炎支原体基因工程疫苗关注最多的免疫原蛋白，但至今仍无商品化的猪肺炎支原体基因工程疫苗问世。

适时进行全菌疫苗接种同样是特异性预防鸡支原体病最有效的办法。目前国内外普遍使用的鸡毒支原体（*M. gallisepticum*，MG）减毒活疫苗为 6/85 株和 TS-11 株疫苗，其具有非常轻微的致病力。灭活疫苗中，常用的是基于强毒株 R 株生产的罗曼 MGK，其具有抗原含量高、免疫原性好的特点，鸡群接种后不但能够减少发病，而且可以避免诱发其他疾病。

鸡滑液支原体（*M. synoviae*，MS）疫苗有活疫苗 MS-H 株和青岛易邦研制的 YBF-MS1 株。

对于牛、羊支原体感染的特异性预防，全菌疫苗同样扮演着重要角色。例如，基于牛支原体株 HB0801 在体外连续传代制弱的弱毒疫苗株 P150 和 P180，均能对牛产生良好的免疫保护作用。另外，一些试验有效的牛支原体相关灭活苗，包括五联苗、四联苗、二联苗和单价苗也能在相应佐剂的配合使用下对牛的支原体感染提供保护作用。目前除美国许可的两种商品化疫苗外，其他国家无商品化疫苗应用于牛支原体病的预防。值得注意的是，田间试验发现这两种疫苗均不能阻止牛支原体在呼吸道的定植感染，且这两种疫苗所诱导的体液免疫应答与对照组无显著区别。中国农业科学院兰州兽医研究所研制的山羊支原体肺炎菌体灭活苗是目前国内预防支原体感染诱发的羊传染性胸膜炎的主要疫苗。另外，虽然目前还没有试验有效的牛支原体相关基因工程疫苗的报道，但是已经鉴定出一些牛支原体抗原蛋白，包括 Vsps、PMB67、P26、P48、P81、HSP60、α- 烯醇化酶、GAPDH、EF-Ts、MilA 和 TrmFO 等。不过，也有研究显示这些蛋白中的一些如 Vsps、PMB67 和 GAPDH 等并不具有免疫保护作用，因而研发有效的牛支原体基因工程疫苗还需要对这些蛋白及更多的抗原蛋白进行鉴定和功能研究。

提高细菌疫苗的免疫效力是世界性难题，而支原体免疫原性十分微弱，因此，新型疫苗研发首先要使用高效佐剂，尤其是黏膜免疫佐剂；通过候选疫苗的鉴别、生产和评估的新技术、新方法的研究，尤其是保护性抗原的鉴定、利用新型佐剂和新接种途径提高疫苗免疫效力和安全性，是下一代疫苗设计的新策略。基于上述支原体相关疫苗特异性防治手段的应用，结合抗菌药物（例如，四环素类和大环内酯类抗生素）的使用、管理上的规范化和生活环境的优化，相信人类抵御支原体感染的效果会更好。

（谢青云 邵国青）

第二节 支原体感染的治疗

支原体缺少细胞壁结构，一般来讲，对影响细胞壁合成的抗生素，如 β- 内酰胺类、万古霉素等天然耐药，对影响蛋白质合成和 DNA 复制的抗生素敏感。常用于支原体感染治疗的抗生素，包括大环内酯类抗生素（第一代的红霉素，第二代的阿奇霉素、克拉霉素、罗红霉素，第三代的酮内酯类如泰利霉素、塞红霉素等）、四环素类抗生素（第一代的四环素、土霉素、金霉素、多西环素，第二代的米诺环素、美他环素、地美环素，第三代的替加环素等）以及喹诺酮类抗生素（第一代的萘啶酸；第二代的吡哌酸；第三代的氟喹诺酮类，如诺氟沙星、司帕沙星、氧氟沙星、环丙沙星等；第四代的新型喹诺酮类，如莫西沙星、吉米沙星、奈诺沙星等）。其他抗生素如氨基糖苷类、氯霉素对支原体抑制作用较小，不作为抗支原体感染的常规治疗。另外，稀有的截短侧耳素类、抗肿瘤抗生素、甾体结构类药物、醚类抗生素、新型噁唑烷酮类抗生素以及新型螺旋嘧啶三酮类抗生素等对支原体感染的治疗有一定作用，但临床应用报道较少。近年来，某些中药成分及复方制剂被验证有抗支原体感染的活性，临床治疗也取得了良好效果。

不同作用机制的抗生素对于特定的支原体感染抑制反应有所不同，而支原体对选择使用的药物会产生耐受性。在长期、广泛、不规范应用抗生素的影响下，大量临床实验及抗生素体外诱导实验证实，肺炎支原体（*M. pneumoniae*，Mp）对大环内酯类抗生素有较高的抗性，生殖支原体（*M. genitalium*，Mg）和人型支原体（*M. hominis*，Mh）对四环素类具有抗性，解脲脲原体（*Ureaplasma urealyticum*，Uu）对喹诺酮类耐药率较高，临床疗效不理想，给支原体感染的治疗带来困难与挑战。

一、肺炎支原体

（一）西医治疗

肺炎支原体肺炎（*M. pneumoniae* pneumonia，MPP）是儿童和成人呼吸道感染的常见疾病之一，常用的治疗药物有抑制支原体蛋白质合成的大环内酯类（红霉素、阿奇霉素、克拉霉素）、四环素类抗生素（多西环素、米诺环素等），以及作用于支原体 DNA 旋转酶的喹诺酮类抗生素（左氧氟沙星、莫西沙星、吉米沙星等），疗程一般为 10～14 日，部分难治性病例可延长至 3 周左右，停药标准应综合评价，不宜以肺部实变完全吸收和抗体阴性或 Mp-DNA 阴转作为停药指征。氟喹诺酮类药物可能对骨骼发育产生不良影响，18 岁以下的未成年人应慎用；四环素类药物可引起牙齿黄染或牙釉质发育不良及延迟发育，不宜用于 8 岁以下患儿。大环内酯类抗生素结构稳定、毒副反应较低，适用于所有支原体感染，是治疗儿童 MPP 的首选抗菌药物，常用第一代和第二代，第三代尚未用于儿童。红霉素曾被认为是控制呼吸道支原体感染的首选药物，但具有抗菌谱窄、耐药性、不良反应多、$t_{1/2}$ 短、对酸不稳定等缺点，而阿奇霉素作为半合成大环内酯类抗生素，每日仅需用药 1 次，具有半衰期长、用药次数少、胃肠道反应轻、生物利用度高及细胞内药物浓度高等优势，与红霉素相比，患者的依从性和耐受性更好，已成为治疗首选。对于轻症 Mp 感染，阿奇霉素 3 日疗法即可，重症一般连用 5～7 日。近年来，Mp 对大环内酯类抗生素产生抗性现象较普遍，耐大环内酯类肺炎支原体（macrolide-resistant *M. pneumoniae*，MRMP）在我国较普遍。早在 20 世纪 70 年代就有学者分离到对红霉素耐药的 Mp 菌株，2001 年日本学者首次报道从临床标本中分离到对大环内酯类抗生素耐药的 Mp 菌株。根据 2010 年的调查结果，在日本、法国及德国，Mp 对大环内酯类抗生素的耐药率分别为 30.6%、9.8% 和 3.0%，亚洲地区的耐药率较高，日本的耐药 Mp 在 2012 年达 81.6%，2015 年降至 49.5%，而在我国北京、上海地区，儿童呼吸道感染患者中 Mp 对大环内酯类抗生素的耐药率已经超过了 80%。

氟喹诺酮类药物和四环素类抗生素仍然对 Mp 保持了良好的体外抗菌活性，目前国内外临床研究中尚未发现对这两类抗菌药物耐药的 Mp 菌株。中国专家一致提出对于大环内酯类抗生素治疗 72h 仍无明显改善的成人 MPP 患者，应考虑大环内酯类抗生素耐药菌株引起感染的可能，若无明确禁忌证，可换用呼吸喹诺酮类药物或四环素类抗生素。在临床常用的氟喹诺酮类药物中，左氧氟沙星、莫西沙星及吉米沙星等呼吸喹诺酮类药物对 Mp 保持了良好的体外抗菌活性，具有较好的肺组织穿透性和较高的吞噬细胞内浓度，是治疗成人 MPP 的常用药物，司帕沙星、托氟沙星对 Mp 也表现出高度抑制活性。四环素类抗生素中多西环素和米诺环素是常规用药，有研究表明针对 Mp 感染的治疗，替加环素的抗菌活性优于一、

二代四环素类抗生素。中国儿童专家共识指出，对于重症及难治性肺炎支原体肺炎（Refractory *M. pneumoniae* pneumonia，RMPP），8 岁以上可应用米诺环素；风险 / 利益分析后，酌情应用喹诺酮。有文献报道，阿奇霉素 - 米诺环素转换疗法对 MRMP 效果良好。日本 Okada 等报道，对于 MRMP 感染，8 岁以上儿童，米诺环素及多西环素的应用可有效缩短病程、减轻病情。Kawai 等报道，喹诺酮类抗生素托氟沙星对于 MRMP 有良好效果，而米诺环素的临床疗效优于托氟沙星及大环内酯类抗生素。

对于重症及难治性 MPP，要合理规范使用糖皮质激素和丙种球蛋白。国内学者报道激素冲击联合丙种球蛋白和莫西沙星治疗对 MRMP 所致的重症肺炎有良好效果。混合感染的治疗，针对不同病原参照儿童社区获得性肺炎（community-acquired pneumonia，CAP）指南联合使用抗生素。符合指征的患者可以应用纤维支气管镜介入治疗，以缓解症状，提高疗效。中医药治疗 Mp 感染可以有效克服抗生素的不良反应、耐药性及菌群失调，现代药理研究发现单味药及复方制剂含多种抗 Mp 的成分并具有多种药理作用，抗 Mp 临床应用效果较好。

（二）中医药治疗

中医将肺炎支原体肺炎归属于"咳嗽""肺炎喘嗽""风温肺热""外感热病"等范畴。并根据临床证候分为初期风热犯肺证、外寒内热证；进展期痰热壅肺证、湿热闭肺证、痰浊阻肺证；恢复期阴虚肺热证、肺脾气虚证和气阴两虚证；以及 MPP 变证期的毒热闭肺证、热陷心包证和邪陷正脱证等。成人和儿童因自身发育特点、病理过程不同，其证候和治法各有侧重。小儿脏腑娇嫩、形气未充，生机蓬勃、发育迅速的生理特点，使其在疾病过程中表现出发病容易、传变迅速、脏气轻灵、易趋康复的病理特征，稚阴稚阳之体，致病易虚易实、易寒易热。老年人多罹患慢性疾病，热毒损肺易引发痰热、痰浊、瘀血等宿疾积损，具有衰老正虚、病情复杂、严重、恢复缓慢、预后差等特点。儿童以"热、痰、毒、瘀"为主要病理因素，MPP 重症多见邪热炽盛，蕴生毒热，闭阻于肺之毒热闭肺证。治疗以麻杏石甘汤为主方，根据辨证选方。成人除以上病理因素外，还可见"腑实、虚"，重症者可进展为邪盛逆传心包之热陷心包证，甚至邪进正衰、

正气不固之邪陷正脱证，需积极抢救。临床中成药收到良好效果，如疾病初期风热犯肺证可用小儿肺热咳喘口服液（颗粒剂）、小儿咳喘灵口服液；痰涎壅盛者中成药可选用小儿清肺化痰颗粒（口服液），高热稽留不退者，可选用金振口服液。痰热壅肺证选用痰热清注射液；毒热闭肺证可选择热毒宁注射液、喜炎平注射液、炎琥宁注射液等静脉滴注；湿热闭肺证选用清热化湿口服液；恢复期阴虚肺热证，服用养阴清肺口服液；肺脾气虚证选用玉屏风滴丸（颗粒）等。

　　常见的具有抑菌作用的中药主要是以清热化痰、止咳平喘功效为主。现代体内外试验研究发现，金银花、鱼腥草、地龙、桑白皮具有较强的抗 Mp 作用；中药提取物及复方制剂桔梗总皂苷、莪术油、芩百浓缩丸（由黄芩、百部、紫苑等组成）有良好的抑制 Mp 生长效果。古方研究表明，治疗肺热壅盛的麻杏石甘汤使用频数是最高的，同时沙参麦冬汤和桑杏汤的高频使用提示养阴润肺止咳是治疗 Mp 的重要方面。李娜通过中医传承辅助平台对小儿支原体肺炎方剂数据进行分析，得出前 10 位用药分别为甘草、苦杏仁、麻黄、黄芩、石膏、桔梗、桑白皮、半夏、陈皮、茯苓，多为清泻肺热、止咳化痰类，常用方剂为麻杏石甘汤。根据病机总结出"瘀"为小儿 MPP 的重要病理因素，活血类药物应贯穿疾病始终。治法多为清热宣肺、化痰止咳、活血通络、益正补虚等 4 个方面。刘晓红等在使用抗毒通瘀合剂（由黄芩、当归、川芎等组成）治疗 Mp 感染大鼠的实验研究中发现，大鼠治疗后全血黏度降低、GSH-Px 活力增高。体外试验证实蛭丹化瘀口服液（黄芪、当归、赤芍、水蛭等组成）对 Mp 有较好的抑制作用，能使 Mp 小鼠肺内血栓数明显减少，改善微循环，明显缓解肺部炎症。杭敏等临床研究表明，阿奇霉素注射液联合蛭丹化瘀口服液治疗 MPP 患儿的总有效率较单独应用阿奇霉素高，治疗组临床症状、体征消失时间均比对照组短。

　　部分中药复方制剂的应用也取得理想临床疗效，且现代药理学研究证实其对支原体感染治疗的明确药理机制。小儿肺热咳喘口服液是由经方麻杏石甘汤、白虎汤、银翘散加减合成，以达清热解毒、止咳平喘化痰之效，用于治疗风热闭肺证。体外试验显示，小儿肺热咳喘颗粒有退热、抗炎、抗病原微生物、抗病毒、抗过敏等作用，对上呼吸道感染、支气管炎、肺炎均有效。治疗 MPP 的临床多中心试验研究表明，应用小儿肺热咳喘口服液联合阿奇霉素治疗在患儿退热所需时间、咳嗽减轻及消失所需时间上均较单独使用阿奇霉素治疗更短。在治疗 Mp 气管炎、支气管炎的多中心疗效观察上，小儿肺热咳喘口服液对改善儿童症状具有较好疗效，治疗耐药 Mp 的效果优于阿奇霉素。热毒宁注射液是经现代工艺提取青蒿、金银花、栀子 3 味中药有效成分精制而成，通过疏风解表、清热解毒功效，用于治疗痰热壅肺证。现代药理研究表明，热毒宁能够降低外周血及体液内 IL-8、IL-10、TNF-α 水平，减轻气道炎症反应，提高肺表面活性物质磷脂酰胆碱含量，有助于免疫功能恢复。同时具有抗病毒、抗菌、抗炎、镇痛、提高机体免疫力等作用，并能抑制内毒素诱导的急性肺损伤。临床报道，热毒宁联合阿奇霉素治疗 Mp 肺炎在患儿发热、咳嗽、肺部啰音、阳性 X 线征象等临床表现的持续时间上，较单用阿奇霉素 CRP、IL-6、PCT 治疗后明显缩短，在治疗后机体 IgM、IgG、IgA 明显升高。喜炎平注射液为穿心莲叶提取物穿心莲内酯通过磺化引入亲水基后制成的一种穿心莲内酯磺酸盐灭菌水溶液，其药理作用主要包括抗病毒、抗菌、解热、增强免疫力及镇咳等。患儿采用喜炎平注射液联合阿奇霉素序贯疗法，可以明显缓解症状，提高疗效。此外，在 Mp 肺炎的外治方面还可应用拔罐、中药敷背等疗法。

二、泌尿生殖道支原体

　　支原体是常见的导致泌尿生殖道感染的病原菌之一，可引起急性尿道综合征、非淋菌性尿道炎、肾盂肾炎、阴道炎、宫颈炎、盆腔炎、不孕症、早产、流产等疾病。常见的泌尿生殖道支原体有解脲脲原体、人型支原体和生殖支原体，此类支原体与其他支原体一样具有无细胞壁的共性，对抑制细胞壁生长的抗生素天然耐受，可选择干扰蛋白质合成或干扰 DNA 复制的抗生素，如四环素类、大环内酯类以及喹诺酮类抗生素等。不过，由于感染反复、慢性迁延、长期广谱抗生素的应用等原因，导致耐药菌株不断增多，给临床治疗带来很大困难。Uu 是泌尿生殖道主要的致病性支原体，约占非淋菌性尿道炎（nongonococal urethritis,

NGU）的 40%，女性感染率大于男性，其所致的男性 NGU 及女性生殖道感染对四环素类抗生素耐药性较低，米诺环素和多西环素抗支原体活性优于四环素，可作为 Uu 感染的首选治疗药物。在四环素类治疗无效时可以选择红霉素或氟喹诺酮类抗菌药物，如氧氟沙星。对于 Uu 感染的孕妇及新生儿常使用大环内酯类药物。Mh 对大环内酯类药物耐药率很高，对喹诺酮类和四环素类也可产生不同程度的耐药性，对林可霉素、克林霉素则较敏感。临床上用于治疗 Mg 感染的有大环内酯类（如阿奇霉素）、喹诺酮类（如环丙沙星）、四环素类（如多西环素）和链阳性菌素类（如普那霉素）等抗生素。常见的治疗泌尿生殖道支原体感染的方案为：多西环素 100mg，每日 2 次，共服 7 日；阿奇霉素 1g，单次口服，或 0.25g，单次口服，首剂加倍，共 5～7 日；左氧氟沙星 500mg，单次口服，共服 7 日；莫西沙星 400mg，单次口服，7～14 日。如果患者存在盆腔炎，需按照盆腔炎治疗方案进行治疗，总疗程约 14 日。也有研究报道对于 Mg 感染，用多西环素每日 100mg，共 10 日，继之红霉素每日 500mg，共 6 周，方才治愈。2016 年欧洲 NGU 治疗指南建议停用 1g 阿奇霉素的一线治疗方案，推荐多西环素作为 NGU 的一线用药。近年来，新型抗生素和某些中草药成分也被证明在体外能有效地抑制泌尿生殖道支原体的生长，其实用价值有待进一步研究。

非淋菌性尿道炎相当于中医"淋证"之初实证，多由外受湿热疫毒、湿热下注、膀胱气化不利所致，中医治疗多采用清利湿热之法。梁学林教授在治疗 Uu 感染及继发不孕症的过程中，提出了"三步论治"法。吴移谋教授采用体外试验证实，黄连、五倍子、黄芩、诃子、白头翁、赤芍、石韦的抗 Uu 作用最强，其中黄连、黄芩、白头翁具清热、解毒作用，诃子、五倍子、赤芍与石韦分别有利湿与通淋作用。另有研究表明 Uu 对黄柏、白芷、地肤子和大黄有较高的敏感性。黄柏提取物、皂苷精提取物、黄芩苷等中药有效成分对 Uu 有较强的抑制作用。在复方制剂方面，胆泻肝汤、八正散、苍柏湿毒清、萆薢分清饮及四妙丸，均有抑制 Uu 生长、繁殖的作用。车雅敏通过体外微量稀释法测定 MIC 值，筛选出对 Mh 有抑制作用的板蓝根、白芷、黄柏、大黄、地肤子、鱼腥草等中药，这些中药

具有清热解毒、利湿消肿作用。采用各种中药汤剂、洗剂和丸剂等剂型，临床也可获到满意疗效。

对于泌尿生殖道支原体感染，重在预防。控制传染源，切断传播途径，充分评估患者配偶感染的危险因素，加强对易感人群的性健康教育，并根据不同支原体的致病特点，建立一套切实有效的方案，以提高对支原体感染的诊治水平。

三、艾滋病相关支原体

穿透支原体（*M. penetrans*，Mpe）、发酵支原体（*M. fermentans*，Mf）和梨支原体（*M. pirum*，Mpi）可能在 HIV 感染及 AIDS 的发展过程中起着辅助因子或促进因子的作用，因此称为艾滋病相关支原体。Mpe 也是非 AIDS 相关尿道疾病和呼吸道疾病的起始因子，对大环内酯类、四环素类、林可霉素类抗生素敏感。Mf 对喹诺酮类药物敏感，对四环素及多西环素敏感性稍差，所有菌株对红霉素均耐药，对庆大霉素、链霉素也耐药。1994 年美国学者 Poulin 等通过体外药敏试验发现 Mpi 对多西环素、四环素、克林霉素、氧氟沙星、阿奇霉素、克拉霉素敏感，而对红霉素有抗性。Hannan 等发现 Mpi 对氟喹诺酮类药物敏感，其中以司帕沙星抗 Mpi 活性最强。

此类支原体主要在 AIDS、性传播疾病（sexually transmitted disease，STD）等免疫功能低下的患者体内检出，故治疗起来难度较大，除了要加强性道德、性卫生的宣传教育以外，采取安全避孕措施，避免危险性行为，同时对高危人群及其性伴侣进行相关检查与治疗，是预防和控制支原体感染的重要措施。

四、动物支原体

动物支原体常引起呼吸道病，控制动物支原体感染，临床上通常会将呼吸道细菌感染一并考虑，广谱抗生素和抗生素的联用比较普遍。土霉素用于猪的气喘病治疗始于 20 世纪 50 年代，70 年代改进用花生油土霉素悬浮针剂效果更好，疗程长，适合土种猪。林可霉素、泰妙菌素、壮观霉素、红霉素都曾作为重要的成分与多西环素、磺胺等形成复方，用于预防性投药。

支原体没有细胞壁，对 β 内酰胺类抗生素不敏感，但对能阻碍 DNA、RNA 和蛋白质等物质

合成的抗菌药物敏感。泰万菌素、泰乐菌素、替米考星、泰拉菌素和加米霉素等大环内酯类抗生素，环丙沙星、单诺沙星、恩诺沙星等喹诺酮类药物，以及四环素、氯霉素和奎宁类药物对支原体病的早期治疗都有一定疗效。较常使用的大环内酯类抗生素是泰乐菌素、替米考星、泰万菌素、泰拉菌素和加米霉素。四环素类抗生素中，米诺环素和四环素是敏感药物。典型菌株对达诺沙星（Danofloxacin，DNF）、麻保沙星（Marbofloxacin，MB）、沙拉沙星（Sarafloxacin，SRF）等喹诺酮类抗菌药都有良好的敏感性。

四环素类、大环内酯类及喹诺酮类药物是目前临床治疗畜禽支原体感染首选的三类抗菌药物。研究发现，猪肺炎支原体对泰乐菌素、替米考星、氟苯尼考、卡那霉素、喹诺酮类，以及多西环素、金霉素、土霉素等四环素类药物敏感。但由于猪肺炎支原体定植于呼吸道纤毛上，对抗生素体内抗菌活性有时会出现与体外药敏不一样的结果。针对猪鼻支原体的体外抗生素敏感性试验结果显示其同样对四环素和大环内酯类抗生素较为敏感。使用泰乐菌素和林可霉素进行治疗会产生一定疗效。恩诺沙星、林可霉素、四环素、泰妙菌素、泰乐菌素对治疗猪滑液支原体病有较好的效果。泰乐菌素与皮质甾醇联合使用，效果更佳。在羊支原体肺炎的前期治疗中，通常采用红霉素和螺旋霉素等大环内酯类抗生素对其进行治疗，可以在很大程度上抑制前期病情的发展。针对牛支原体感染引发的疾病主要采用大环内酯类、氟喹诺酮类、氨基糖苷类抗生素进行治疗。四环素、土霉素、北里霉素、泰乐菌素等可用于治疗鸡支原体感染。目前使用效果最好的药物是替考米星，一般用于已感染的鸡群并可以减少垂直传播。但值得注意的是，抗生素类药物的毒副作用会引起产蛋率和蛋壳质量的下降。

由于在支原体自然感染状态下大多数病变为慢性的，而且微生物的清除也很少会减少粘连和炎症的发生，因此对感染动物的临床治疗通常不易获得成功。

抗生素治疗支原体感染最好是应用于动物的各种应激时期。猪场在母猪产前、断奶前脉冲给药有助于控制全群支原体疾病的发生。另外，临床上对于抗生素的使用，需坚持轮换交叉用药，避免耐药性的产生。需要注意的是，药物治疗虽能缓解疾病症状，降低发病率，但它很难根除体内已经感染的支原体，也不能阻止再感染，一旦停药后或应激情况下又可发作，连续使用抗生素会很快产生耐药性和药物残留问题。另外，由于支原体感染常伴有混合感染和继发感染，因此对其治疗要辅以其他对症治疗才能有好的疗效。

五、植物支原体

自 1967 年 Ishiie 首次报道四环素类抗生素对植原体引起的植物病害有疗效以来，四环素及其衍生物成为治疗植原体的常用药物，如金霉素、土霉素。Piao 及 Chen 于 1981 年报道，用 20 多种能抑制细菌蛋白质和核酸合成的抗生素对柑橘僵化病螺原体（*Spiroplasma citri*）和蜜蜂螺原体（*S. melliferum*）进行试验，发现含有脱氧链霉胺基团的氨基糖苷类抗生素如卡那霉素、新霉素、庆大霉素具有很好的治疗效果。此外，四环素、红霉素对螺原体也具有较强的生长抑制和致死作用。

不同地域、不同用药习惯使支原体对抗生素的敏感性与耐药性有较大差异，治疗效果也不尽相同，在治疗支原体感染时应尽量通过支原体培养、血清学及分子生物学方法检测，以降低耐药率，提高临床疗效。

（邵国青　宛瑞杰　辛德莉）

参 考 文 献

1. Linchevski I，Klmenet E，Nir-paz R. *Mycoplasma pneumoniae* vaccine protective efficacy and adverse reactions-Systematic review and meta-analysis. Vaccine，2009，27（18）：2437-2446.

2. Parrott G L，Kinjo T，Fujita J. A compendium for *Mycoplasma pneumoniae*. Front Microbiol，2016，7：513.

3. He J，Liu M H，Ye Z F，et al. Insights into the pathogenesis of *Mycoplasma pneumoniae*. Mol Med Rep，2016，14（5）：4030-4036.

4. Tao Y，Shu J，Chen J，et al. A concise of vaccines against *Mycoplasma hyopneumoniae*. Res Vet Sci，2018，123：144-152.

5. Simionatto S，Marchioro S B，Maes D，et al. *Mycoplasma hyopneumoniae*：from disease to vaccine development. Vet Microbiol，2013，165（3-4）：234-242.

6. Maes D，Segales J，Meyns T，et al. Control of *Mycoplasma hyopneumoniae* infections in pigs. Vet Microbiol，2008，126（4）：297-309.

7. Perez C，Prysliak T，Maina T，et al. Status of the development of a vaccine against *Mycoplasma bovis*. Vaccine，2017，35（22）：2902-2907.

8. Harris M，Clark J，Coote N，et al. British thoracic society guidelines for the management of community acquired pneumonia in children：update 2011. Thorax，2011，66（Suppl 2）：iil-i23.

9. 刘瀚旻，马融. 儿童肺炎支原体肺炎中西医结合诊治专家共识（2017 年制定）. 中国实用儿科杂志，2017，32（12）：882-883.

10. 辛德莉，徐保平，周薇，等. 中西医结合治疗儿童肺炎支原体下呼吸道感染的多中心临床研究. 中华实用儿科临床杂志，2014，29（23）：1818-1820.

11. 辛德莉，王红，秦选光，等. 小儿肺热咳喘口服液治疗肺炎支原体气管炎、支气管炎的多中心疗效观察. 中华实用儿科临床杂志，2016，31（14）：1101-1104.

12. Xin D，Mi Z，Han X，et al. Molecular mechanisms of macrolide resistance in clinical isolates of *Mycoplasma pneumoniae* from China. Antimicrob Agents Chemother，2009，53：2158-2159.

13. 中华医学会呼吸病学分会感染学组. 成人肺炎支原体肺炎诊治专家共识. 中华结核和呼吸杂志，2010，33（9）：644-645.

14. 中华医学会儿科学分会呼吸学组. 儿童肺炎支原体肺炎诊治专家共识（2015 年版）. 中华实用儿科临床杂志，2015，30（17）：1306-1307.

15. 侯尚文，许婕，史大伟. 阿奇霉素 - 米诺环素转换疗法治疗肺炎支原体肺炎的疗效. 实用儿科临床杂志，2012，27（22）：1760-1762.

16. Kawai Y，Miyashita N，Kubo M. Therapeutic efficacy of macrolides，minocycline，and tosufloxacin against macrolide-resistant *Mycoplasma pneumoniae* pneumonia in pediatric patients.Antimicrob Agents Chemother，2013，57（5）：2252-2258.

17. 张岱，刘朝晖. 生殖道支原体感染诊治专家共识. 中国性科学，2016，25（3）：82.

第二篇 人支原体病

第十三章
肺炎支原体与疾病

第一节 概　　述

1944年，Eaton等首次从非典型肺炎患者的痰液标本中分离出肺炎支原体（*M. pneumoniae*，Mp），因其易导致胸膜炎产生胸腔积液，曾被命名为"类胸膜肺炎微生物（pleuropneumonia-like organism，PPLO）"。其后，越来越多的研究表明Mp是儿童社区获得性呼吸道感染、尤其是非典型肺炎的重要病原。但其临床表现多样、轻重不一。传统观念认为，Mp感染病情较轻，多呈自限性经过。但近20年来有关Mp感染的病例报道日渐增多，其临床特征也有所变化。重症难治性肺炎支原体肺炎（refractory *Mycoplasma pneumoniae* pneumonia，RMPP）明显增多，治疗效果显著下降，并屡有死亡病例的报道，已引起广泛重视。

第二节 病 原 学

一、形态与结构

Mp基因组小，代谢能力有限，不能合成类似细菌细胞壁的肽聚糖。单个Mp细胞大小为（1～2）μm×（0.1～0.2）μm，能通过0.45μm滤膜，加压状态下可以通过0.22μm滤膜。革兰氏染色不易着色，故难用光学显微镜观察，电镜观察呈高度多形性，多为短细丝状，哑铃状或酒瓶状（图13-1）。Mp缺乏细胞壁，细胞膜由三层膜结构组成，内外两层为蛋白质及多糖，中间层为含胆固醇的脂质成分，细胞膜骨架蛋白形成的网状结构在维持细胞完整性方面发挥类似细菌细胞壁的作用。胞质内有核糖体颗粒及含有环状双股DNA的核质。Mp细胞膜外具有荚膜样物质。

Mp的细胞形态不对称，其一端（也称末梢）的细胞膜向外延伸形成一特殊的顶端（也称尖端）结构（terminal organelle/tip structure），具有黏附呼吸道上皮细胞表面神经氨酸受体的作用，并使支原体定植于黏膜细胞表面造成感染（图13-2），称之为黏附细胞器（attachment organelle）。Mp的黏附细胞器主要由黏附素（adhesin）和黏附辅助蛋白（adherence accessory protein）等细胞骨架相关蛋白组成。黏附素包含对胰蛋白酶敏感的P1蛋白和P116蛋白；黏附辅助蛋白包括P30黏附因子相关蛋白、高相对分子质量蛋白（HMW1-3）、P90、P40和P65等蛋白组分，这些成分共同构成一个特征性高电子密度的"黏附蛋白复合体"。Mp黏附细胞器对宿主细胞的吸附能力取决于蛋白复合体各蛋白

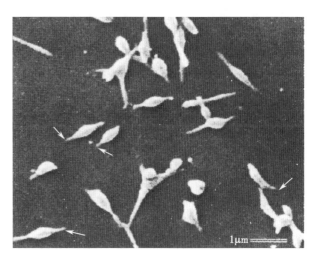

图13-1　扫描电镜观察，Mp呈短细丝状，可见细胞尖端结构

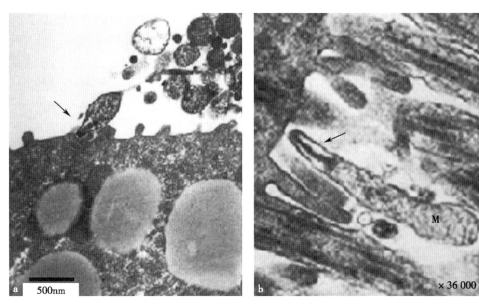

图 13-2　透射电镜观察 Mp 的组织细胞黏附性（箭）及特殊尖端结构

成分的相互作用。随着高新科技在基础医学领域的广泛应用和病原微生物基因组计划的开展，近年来支原体学家对 Mp 黏附机制的研究在细胞水平和基因水平上已取得突破性的进展，并通过人工构建各种黏附辅助蛋白缺陷型的突变株，结合其他现代技术了解到 Mp 各种黏附相关蛋白在黏附细胞器中的定位、功能以及在黏附过程中的协同作用。还有研究揭示了导致 Mp 在细胞间滑行功能的结构组成。

（一）黏附相关结构

1. P1 蛋白　P1 蛋白也称 P1 黏附因子（黏附素），位于 Mp 尖端结构，可直接与宿主细胞膜上具有末端唾液酸残基的糖蛋白受体结合，发挥黏附功能。编码 P1 蛋白的结构基因位于 Mp 基因组的第 180 858～185 741 位，由 4 884 个碱基组成，其中 A+T（%）含量约为 46%。对 P1 结构基因的表达调控是通过 P1 操纵子来实现的。P1 蛋白相对分子质量为 170kDa，最初以前体形式散在分布于胞膜中。在 P1 前体蛋白的氨基末端上游含有一段前导肽段，通过酶切作用水解前导肽后，则 P1 前体蛋白转换为成熟的 P1 蛋白。脉冲追踪标记实验显示在有黏附能力的支原体中，散在分布于胞膜中的 P1 前体蛋白在支原体与靶细胞接触 1h 后，迅速转移到其末梢尖端结构中并主要以成熟形式存在；而在黏附辅助蛋白缺失的突变株中，P1 蛋白则以

前体形式长期散在分布于胞膜中，不能转换为成熟的 P1 蛋白，也不能向顶端黏附细胞器聚集。P1 蛋白由前体形式转换为成熟形式，以及 P1 蛋白向黏附细胞器中聚集是 Mp 黏附靶细胞的关键。

2. P116 蛋白　P116 蛋白是 Mp 另一种重要细胞黏附因子，P116 的抗体可以阻止 Mp 与 HEp-2 细胞黏附。P116 蛋白具有较强的免疫活性，Duffy M F 等使用免疫印迹（Western blot）方法处理 10 份 Mp 患者的血清，发现 P116 蛋白可以与全部的血清发生反应，是 Mp 所有膜蛋白中血清学反应最为强烈的蛋白。

3. P30 蛋白　P30 蛋白是一种跨膜蛋白，定位于黏附细胞器的末端，相对分子质量约 30kDa。P30 蛋白在将信号从细胞内部传递到外部以激活 Mp 黏附力和运动的过程中起重要作用。它包含一个超长的先导序列、一个细胞质内 N 端结构域和一个接在单跨膜结构域后的细胞外结构域，在表面暴露的 C 端富含不完全脯氨酸的重复序列，重复序列数的减少会影响 P30 的稳定性和 Mp 的滑行速度。

研究显示，P30 蛋白缺失的突变株并不影响 P1 蛋白在黏附细胞器上定位，但却和后者与受体结合的功能相关。当 P30 蛋白消失或其羧基末端被酶切之后，Mp 的黏附功能完全丧失，游走能力降低，形态结构可出现明显的改变，如在末梢尖

端处出现分叉结构、细胞质中出现较多的拟核样物质等。P30 蛋白与 P1 蛋白、P90 和 P40 串联所形成的复合物可使 Mp 有效黏附于宿主细胞。因此，P1 和 P30 蛋白在结构和功能上的密切合作是 Mp 黏附到易感细胞的关键。由于 P30 和 P1 蛋白与真核生物细胞的纤维原、角蛋白、肌动蛋白有一定同源性，两者可能与 Mp 感染后所引起的自身免疫应答有关。

4. 高分子量蛋白 用 Triton X-100 处理 Mp 细胞后，尚存在一些结构蛋白复合物，有学者指出其与真核细胞的细胞骨架结构相似。研究认为这些高分子量蛋白（high molecular weight proteins, HMW）参与或协助维持 Mp 尖端结构的完整性和稳定性，是 P1 等黏附蛋白聚集于尖端结构的支架，在 Mp 吸附于宿主细胞的过程中起辅助作用。丢失 HMW 的 Mp 突变株的 P1 蛋白不能正确定位于尖端结构，细胞也失去正常形态变成卵圆形，毒力丧失。目前已知 HMW 包括 5 种蛋白，其中对 HMW1～HMW3 研究得较多。

HMW1 中具有富含脯氨酸结构域和酸性氨基酸重复结构域，与细胞骨架的形成有关。在野生型 Mp 中新合成的 HMW1 主要存在于胞质中，然后迅速转移到细胞骨架，最后定位于 Mp 的胞膜上。在缺乏 HMW1 的突变株中，Mp 的结构可发生显著变化，于扫描电镜下无法观察到其末梢尖端结构，其他黏附辅助蛋白如 HMW2、HMW3、P65 蛋白等表达水平下降，P1 蛋白也无法聚集到末梢黏附细胞器中。

HMW2 位于 Mp 的末梢黏附细胞器中，主要起着稳定其他黏附辅助蛋白的作用，从而保证 P1 蛋白能够在黏附细胞器中正确聚集、活化并完成其正常的黏附功能。在编码 HMW2 的基因发生移码突变而产生的突变株中，*HMW2* 的缺失常伴随着 HMW1、HMW3、P65 蛋白和 P30 蛋白的含量降低，P1 蛋白无法聚集到形态改变的黏附细胞器中。脉冲追踪标记实验显示，在 *HMW2* 缺失的突变株中，HMW1 无法有效地转移到细胞膜上，仅停留在胞质中并被迅速降解。

Mp 尖端的细胞骨架核心是细胞器形成和黏附素定位到细胞器所必需的，HMW1 和 HMW2 分别构成确定细胞骨架结构的薄平行板和厚平行板的部分结构。通过电镜观察，HMW3 主要定位于 Mp

末梢尖端结构的远端高电子密度核心区，并呈线性排列，与 P65 蛋白在核心远端组成终端按钮。当 HMW3 缺乏时，Mp 的形态会发生明显变化，主要表现为 Mp 末梢尖端结构分叉并向多个方向延伸，完全丧失了野生型的典型丝状形态。在 HMW3 缺陷型的突变株中，P1 蛋白的聚集能力大大降低。由此可见，HMW3 在维持 Mp 黏附细胞器的正常结构和黏附功能中起一定的作用。

5. P90 蛋白与 P40 蛋白 P90 蛋白与 P40 蛋白在 Mp 黏附细胞器中的作用主要是将 P1 蛋白锚定在黏附细胞器的细胞骨架中，并使聚集在黏附细胞器中的 P1 蛋白能稳定的发挥其黏附功能。P1 蛋白与 P90 和 P40 在 Mp 的细胞膜表面相互毗邻，当 P90 与 P40 丧失后，Mp 细胞膜上的末梢尖端结构完全消失，其黏附功能也随之丧失。研究表明纯化的 P1-P90 复合物似乎是细胞器外表面绒毛层的主要成分，是由两个 P1 蛋白分子和两个 P90 蛋白分子组成的卵球形结构。P40 蛋白的促黏附作用可直接通过与细胞表面的受体结合或通过与 P1 蛋白相互协同作用实现。

6. P65 蛋白 P65 蛋白是通过 SDS-PAGE 检测 Mp 蛋白时发现的相对分子质量为 65kDa 的蛋白质，在 Mp 的黏附细胞器中主要是作为其他黏附素的辅助作用蛋白。在其他任何一种黏附辅助蛋白缺失的突变株中，P65 蛋白的含量或分布均会发生改变。跨膜蛋白 P30 可决定 P65 的稳定性，P65 的截短也可导致 P30 与细胞的相关性减弱。

7. 其他蛋白 Mp 黏附细胞器核心近端基部的蛋白质还包括 P200、MPN387、P41、TopJ（DNA J 家族的一个共伴侣蛋白）和 P24。P200 和 MPN387 都与 Mp 运动有明确的关联。缺乏 P41 蛋白时，附着细胞器很容易与细胞分离。黏附细胞器核在没有 TopJ 的情况下可以完成组装，但明显降低了从细胞质中突出而形成可见的附着细胞器的比例。在缺乏 P24 蛋白的情况下，附着细胞器的复制与 DNA 复制起始之间的耦合被切断。P24 蛋白位于黏附细胞器核心的基部，其与染色体 DNA 的物理联系使其成为调控细胞复制时间和附着位置机制的核心。

（二）滑行相关结构

Mp 在黏附到呼吸道上皮细胞后，通过尖端黏附器结构以蠕动方式在宿主细胞表面滑行。尖端结构（图 13-3）中滑行相关的核心结构分为三个部分：终端按钮（terminal button）、成对板（paired plates）、碗状/轮状复合体（bowl/wheel complex）。终端按钮负责确定 Mp 的滑行方向。成对板作为尖端结构的支架，在滑行中发挥力的传递等关键作用，包括厚板和薄板。终端按钮与厚板接触，含有 HMW2 蛋白。与厚板平行的是薄板，其中包含 HMW1。与平行板相邻、靠近细胞体末端、并且可能与染色体 DNA 接触的是碗状复合体，它包含蛋白质 MPN387、P200、TopJ、P41 和 P24。碗状复合体负责力的产生或传递。碗状复合体产生的力通过成对板传递到尖端结构，导致尖端结构重复抓取宿主细胞的唾液酸寡糖，实现 Mp 在宿主细胞表面的滑行。

二、培养特性与生化反应

1996 年科学家完成了 Mp 基因组的测序工作，其基因组长 816 394bp（标准株 M129），由 687 个基因构成，不到大肠埃希菌基因组的 1/5。由于支原体基因组小，生物合成能力有限，在自然界不能自由生存，需由其寄生的宿主或人工方法提供多种营养物质才能生长繁殖。Mp 不能自主合成细胞膜所需的固醇类物质；虽具有糖酵解所需的所有酶，但缺乏三羧酸循环和细胞色素介导的完整的电子呼吸链，因此 Mp 能量代谢主要通过糖酵解的方式获得，通过各种代谢酶发生基质水平磷酸化，从而将葡萄糖分解为乳酸或乙酸，产生 ATP 来供应能量，或分解甘油等小分子碳水化合物生产 ATP。因此，体外培养 Mp 需要提供复杂的培养基营养成分供其生长繁殖。

常用的培养基是以牛心消化液为基础添加 20% 小牛血清及新鲜酵母浸液制成的液体或固体培养基。Mp 繁殖缓慢，1~6h 分裂一代，反复传代后生长加快，对数生长期细胞数可达 10^7CFU/ml。液体培养物在相差显微镜下为球形或长丝状，以滑行方式运动，液体不易混浊；固体培养基上，初次分离时，一般 10 天左右长出菌落，呈致密圆形杨梅状，反复传代后可形成典型的"油煎蛋"菌落；半固体培养基中呈现肉眼可见的细小粒状菌落。

Mp 生长需要胆固醇，分解葡萄糖产酸，不能利用精氨酸和尿素，可还原亚甲蓝，还原无色的氯化三苯基四氮唑（TTC）成为粉红色化合物。Mp 菌落能吸附豚鼠红细胞并产生溶血素，迅速而完全地溶解哺乳动物红细胞。这些培养特性和生化特性均可用于 Mp 临床菌株的分离鉴定。

三、抗原结构与变异

Mp 表面蛋白是其主要型特异性抗原，可用生

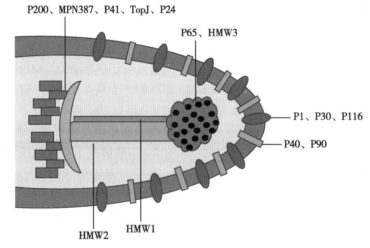

图 13-3　Mp 黏附细胞器结构模式图
跨膜黏附素包含：P1、P30、P116 及其结合伙伴蛋白 P90 和 P40
终端按钮包含：P65 和 HMW3
厚板包含：HMW2
薄板包含：HMW1
碗状复合体包含：MPN387、P200、TopJ、P41 和 P24

长抑制试验和代谢抑制试验进行型的鉴别。

Mp 感染人体后，由于在体内难以被清除而易导致慢性疾病过程，这也意味着 Mp 具有细胞内寄生或通过表面抗原变异来逃避机体的免疫防御功能。Mp 的 P1 黏附蛋白不仅在介导 Mp 黏附于宿主细胞的过程中起重要作用，其本身也是一种重要的免疫原，能刺激机体产生强烈的免疫应答。从血清中检测到 P1 特异性 IgE 的肺炎支原体肺炎患者临床症状较重，白细胞介素 4（IL-4）和 IL-5 分泌过多，Th0 细胞过度分化为 Th2 细胞。

Mp 在进化过程中染色体基因组减少，其基因组中包含大量的重复序列，存在重复性和可塑性。P1 蛋白的羧基端是一个脯氨酸富集区，脯氨酸含量在 50% 以上，其羧基端具有高度的免疫原性，但氨基酸序列常发生改变，构成了 Mp 抗原的多态性。根据 P1 蛋白基因中重复序列 RepMp2/3 和 RepMp4 的差异，Mp 分离株可分为两大遗传群。应用 DNA 指纹图谱分析、核酸印迹杂交分析及 p1 基因的 PCR 产物限制性内切酶片段长度多态性分析（RFLP）可将 Mp 分为 I 型和 II 型。由于重复序列与 Mp 染色体中的其他位点上的同源序列重组，导致 p1 基因的变异，进而可导致抗原性变异。通过实时 PCR 和高分辨率熔解曲线分析（high-resolution melting，HRM）等技术又可将同一基因型分为不同亚型。目前根据 p1 基因的 RFLP 分析将 Mp 区分出 8 个亚型，其中 I 型菌株分 5 个亚型，II 型菌株分 3 个亚型。p1 基因的更多亚型分类和基因内重组使得 p1 基因具有多态性，也使得表达出的 Mp 黏附素具有不同的结构和功能，从而可能逃避宿主的免疫清除。据推测，每隔几年发生的周期性 Mp 流行可能与 p1 基因型向另一个型的转变有关，因为这两个基因型在免疫学上是不同的，暴露于一个基因型可能会引起短暂的群体免疫，从而清除该基因型的感染。在同一个流行群体中，P1-I 型或 P1-II 型菌株的交替优势已被证实，但在同一环境下，两个基因型和多个变异株是可以共同流行的。

2009 年 Dégrange 等成功应用多位点可变数目串联重复序列分析（multiple-locus variable-number tandem-repeat analysis，MLVA）对 Mp 进行了基因分型。从 Mp 标准株中存在的 23 个 VNTR 序列中成功找到 5 个可用于 MLVA 分型的 VNTR 位点：Mpn1、Mpn13、Mpn14、Mpn15 和 Mpn16。通过 5 对荧光标记引物进行 PCR- 毛细管电泳法（capillary electrophoresis，CE）将 265 例 Mp 阳性菌株分成 A～Z 26 个不同的基因型，基因多态性分析的分辨率远远高于 p1 基因分型法。2013 年孙红妹等建立了 4 个位点（Mpn13、Mpn14、Mpn15 及 Mpn16）对 Mp 进行基因分型的改良 MLVA 分型体系，将已发现的 70 几个基因型简化至 20 几个，并取消英文字母命名法，改用各 VNTR 区重复片段数命名，便于流行特征监测与分析。这种多态性分析在 Mp 感染的暴发流行监测和临床特征分析中具有重要意义。

四、抵抗力

Mp 无细胞壁，脱离宿主环境其渗透压就无法维持。对干燥环境敏感，干燥的标本难以分离出 Mp。Mp 耐低温，−70℃ 或液氮可长期保存，放置于 4℃ 时不宜超过 3 天。Mp 对亚甲蓝、醋酸铊和作用于细菌细胞壁的青霉素等抗生素不敏感，此类药物可作为分离培养时防止杂菌生长的抑制剂。

第三节 流行病学

一、传染源与传播途径

Mp 仅寄生于人类，由感染者的鼻、咽、喉和气管等分泌物中排出，借飞沫或气溶胶传播。潜伏期和治疗期间均有传染性，病初 4～6 天传染性最强，治疗 3～5 周逐渐消失，故患者家庭成员被感染的机会多。

二、易感人群

人类对 Mp 普遍易感，但总发病率取决于人群易感性。纵向研究发现，Mp 肺炎以 5～9 岁年龄组儿童为发病高峰，其次是 10～14 岁年龄组儿童，罕见于刚出生至 6 周的婴儿，但近年发病年龄有提前趋势。这可能是因为在婴儿中，受抗体产生时间和滴度的影响，血清学检测不如 PCR 检测敏感，而且在只有血清学检测的医院，幼儿 Mp 感染可能诊断不足所致。集居的大、中、小学生、军人和囚犯为 Mp 感染高危人群。多数成人感染者症状轻微或无症状。免疫功能低下的患者,Mp 常引起严重的感染,且感染后带菌状态可持续很长时间。近年报道显示 Mp 的感染率有逐年增多的趋势。

三、流行特征

Mp 呈全球性分布,所致疾病无地区性差别,但 Mp 感染有局部流行的倾向,暴发流行易出现在社区或人群聚集的单位,如军队、学校、夏令营、宿舍或家庭等,同时暴露于含有 Mp 飞沫中的人群,易发生流行。由于许多 Mp 感染相对温和,且与其他病因引起的肺炎症状相似,加之缺乏可靠的实验室确诊方法,Mp 实验室检出率在不同研究之间会因人群和诊断方法不同有很大差异,许多 Mp 感染以及群发和暴发可能无法被发现。MPP 一年四季均有发病,不同地区根据不同气候可在夏季和 / 或秋冬季节发病率增高。MPP 年发病率占住院肺炎的 10%~20%,流行期间可达 30%~50%,在普通人群中可导致高达 20%~40% 的社区获得性肺炎(community-acquired pneumonia,CAP),在封闭人群中上升至 70%。据估计,美国每年发生 200 万例 Mp 感染病例,约 10 万例成人因 Mp 感染住院。近年来 Mp 流行规律从过去的每 4~5 年一次转变为每 2~7 年出现一次地方性流行,并可在全球多个国家同时发生。每次 Mp 流行可持续 1~2 年,甚至更长时间。1977 年以来首都儿科研究所的连续监测资料显示,北京地区 1979 年、1983 年、1990 年、1995 年、2002 年、2006—2007 年、2012—2013 年和 2015—2016 年均有 Mp 感染流行,其中 2006—2007 年、2012—2013 年以及 2015—2016 年出现的 Mp 暴发流行,与英国、美国、德国、法国、韩国和日本等国家的报道一致。

从 1970 年日本发现第 1 例大环内酯类耐药 Mp 临床株及 1995 年美国首次报道 Mp 耐药与其核糖体 V 区 23S rRNA 基因突变相关以来,世界范围 Mp 耐药相关报道不断增加。2010—2014 年间,美国、加拿大、意大利分别报道 Mp 大环内酯类抗生素耐药率平均达到 13.2%、12.1% 和 26%。日本全国范围儿科大环内酯耐药 Mp 菌株(macrolide-resistant *Mycoplasma pneumoniae*,MRMP)监测显示,2008—2012 年,Mp 耐药基因检出率从 50% 上升到 93%,耐药性变化与大环内酯的使用情况密

切相关。韩国在 2000—2011 年期间,耐药突变株的流行率也出现大幅上升。北京、上海等地区 Mp 耐药检出率在 65.4%~100% 不等,儿童高于成人。

近年来的调查显示,CAP 病原体的构成谱有了一些变化。2010—2012 年美国 2 222 名肺炎儿童的病原谱分析显示,呼吸道病毒是儿童最常见的病原体,Mp 检出率为 8%,而肺炎链球菌检出率为 4%。2021 年天津报道 2 392 例住院患儿共检出 1 751 株 12 种阳性呼吸道病原菌,其中肺炎支原体检出率最高为 38.2%、肺炎链球菌 21.5%。韩国从 2007—2014 年收集的 329 380 例小儿肺炎病例中,病毒性肺炎、MPP 和细菌性肺炎分别占确诊病例的 8.4%、3.8% 和 1.3%。其中确诊细菌性肺炎的患病率从 2007 年的 3.07% 下降到 2014 年的 0.65%,肺炎球菌性肺炎的年发病率也从 2007 年的 0.47% 下降到 2014 年的 0.08%,而 MPP 呈周期性流行。

Mp 与其他 CAP 病原体共存也很常见。美国 CDC 报告 MPP 合并感染率 28%,住院患者合并感染率在 60%,主要发生在儿童。我国学者用血清学的研究显示 60%Mp 感染儿童同时存在其他细菌或病毒感染。

不同地区 Mp 流行基因特征存在差异。2014 年北京与悉尼的一项比较研究显示,悉尼菌株在 P1-Ⅰ型和 P1-Ⅱ型之间均匀分布,而北京大多数菌株属于Ⅰ型,北京的 MLVA 流行基因型的多样性不如悉尼,悉尼和北京的大环内酯耐药基因突变率分别为 3.3% 和 85.5%,反映出抗生素使用和控制措施的差异。2013—2015 年美国与中国儿童感染 Mp 基因型比较研究提出中国 Mp 耐药基因突变率(大于 90%)高于美国(14%),与地区间 MLVA4-5-7-2 基因型比例差异密切相关。在 2003—2015 年间,北京地区儿童感染 Mp 基因型以 M4-5-7-2/P1-Ⅰ为主要流行基因型,但各基因型的分离率和耐药突变率在 2003—2007 年、2008—2013 年和 2014—2015 年三个时间段存在差异,该差异与 M4-5-7-2 基因型比例变化密切相关。2016 年北京、上海、乌鲁木齐、昆明、哈尔滨和南京的耐药突变基因检出率分别为:86.7%、81.8%、80%、74%、66.7% 和 20%。研究表明,中国不同地区的大环内酯耐药率及 Mp 基因型存在差异,耐药率随 M4-5-

7-2 基因型的减少而下降。

日本 2015 年以后，MRMP 的检出率明显下降，从 90% 以上下降至 50% 以下。大多数 MRMP 菌株属于 P1-Ⅰ基因型，而大环内酯敏感性 Mp（MSMP）菌株主要是 P1-Ⅱ型或其变异株。从 2015 年开始 MRMP 菌株发病率的较低与 P1-Ⅱ型谱系菌株的相对增加有关。

对 Mp 感染形成的自然免疫较短暂，同一患者可多次感染 Mp。临床疾病恢复后，某些情况下患者可长期携带 Mp。此外，用于治疗 Mp 感染的大环内酯类抗生素和四环素抗生素是抑菌剂，可能有助于延长疾病后携带时间。关于 Mp 的携带率报道各不相同，荷兰报道 Mp DNA 在无症状儿童中的比例为 21%，可以持续 4 个月，携带率随季节和取样年份不同而发生变化，而在有症状儿童中的比例为 16%。然而来自 2015 年 Waites KB 等的研究报道显示，在没有咽炎或其他呼吸道感染症状的 180 名学生的咽拭子 PCR 检测中，没有发现 1 例 Mp 阳性。智利也报道了无症状儿童或健康人的低携带率。Mp 在人群中不同携带率的原因并不清楚，除了它们可能与特定时间当地社区 Mp 流行有关，尚没有哪一种检测方法或解释能够明确区分 Mp 定植和无症状感染。

第四节　发病机制

由于 Mp 生存方式为专性寄生，难以将真正的毒力因子与宿主 - 病原体相互作用过程区分开来。面对中性粒细胞、淋巴细胞、巨噬细胞和肥大细胞等的攻击及宿主细胞分泌的 IL-8、IL-6、TNF-α 和 IL-1β 等促炎细胞因子的作用，Mp 紧紧黏附在宿主上皮细胞表面，产生有毒分子破坏宿主细胞，导致纤毛运动停滞和上皮细胞脱落。

自 20 世纪 60 年代以来，大量的动物模型以及体外细胞和器官培养研究表明 Mp 对呼吸道上皮细胞的黏附是其致病的关键。支原体与宿主细胞密切相互作用使其既能逃避宿主的黏膜清除机制，又能使其产生各种局部细胞毒效应，最终引起疾病的发生。Dallo 和 Baseman 报道，在体外细胞培养中，Mp 能侵入非吞噬细胞内并存活 6 个月以上，能在细胞内合成 DNA 和繁殖。Mesequer 等亦在 Hep-G2 和鼠 N2A 细胞内观察到了 Mp。这些报道对解释临床上由 Mp 所致的慢性疾病过程、机体抗 Mp 感染的免疫机制以及多种肺外并发症提供了一定的实验依据。但目前仍不清楚 Mp 在宿主体内的侵袭性和胞内寄生状况，其临床意义尚待进一步研究。因此，Mp 的致病机制仍不十分明确，一般认为与 Mp 的黏附、毒素侵袭以及宿主免疫病理反应有关。

一、Mp 黏附分子的黏附与滑行

Mp 黏附于宿主呼吸道上皮细胞是其繁殖和致病的第一步。侵入呼吸道黏膜表面的黏液层后，Mp 附着在纤毛上皮细胞间的隐窝内，借助其顶端黏附细胞器中的 P1 蛋白黏附于上皮细胞膜上的神经氨酸酶受体上。Mp 吸附于黏膜表面，使支原体细胞膜与宿主细胞膜发生融合，或支原体的膜成分插入宿主细胞膜，并将各种水解酶类注入宿主细胞，从中吸取自身需要的营养物质。Mp 与宿主细胞表面的结合依赖于唾液酸和硫酸化糖脂修饰的蛋白质。还有研究表明，Mp 野生株可刺激 THP-1 细胞产生促炎细胞因子 IL-1β 和 TNF-α，而失去黏附能力的突变株无法诱导细胞因子的产生，这说明黏附能力也是 Mp 感染后引起机体免疫反应的必要条件。

黏附还是 Mp 在细胞表面滑行运动所必需的，与细胞分裂和感染期间传播均相关。有研究显示，Mp 突变体Ⅱ-3R 虽保留了其大部分的细胞黏附能力，但不可移动因而失去了毒力。Mp 细胞穿过黏液层后，附着在纤毛上，通过滑行运动移动到宿主细胞表面。Mp 细胞还可以以生物膜的形式聚集在细胞表面，并具有菌株特异性。

二、毒素侵袭

（一）CARDS 毒素作用

2005 年美国得克萨斯大学 Kannan T R 等人发现，Mp 可产生一种能与人类表面活性蛋白 A（human surfactant protein-A，hSP-A）相结合的 68kDa 大小的蛋白（MPN372），后称为社区获得性呼吸窘迫综合征（community acquired respiratory distress syndrome，CARDS）毒素。除 hSP-A 外，膜联蛋白 A2（annexin A2）亦为 CARDS 的受体。CARDS 毒素在 M129 株基因组中位于 444 341～446 116，表达 591 个氨基酸，其中 1～226 位氨基

酸和百日咳毒素 S1 亚单位（Bordetella pertussis pertussis toxin S1 subunit）有 27% 同源性，而 227～591 位氨基酸与目前 Genbank 已知蛋白的氨基酸序列没有同源或相似性。

CARDS 毒素是目前 Mp 直接导致细胞损伤的一个重要的毒力因子，具有腺苷二磷酸核糖基转移酶（ADP-ribosyltransferase，ART）的活性和细胞空泡毒素作用，可以导致上皮细胞水肿，破坏黏膜的完整性，引起细胞核破裂及细胞质空泡化。向模型动物注射纯化的重组 CARDS 毒素（rCARDS）可复制 Mp 疾病的感染特征，包括增加细胞因子的产生、嗜酸性粒细胞增多和气道高反应性，与哮喘极为相似。

与 Mp 黏附相关蛋白不同，CARDS 毒素的表达受环境的影响，Mp 感染宿主细胞后 CARDS 毒素表达量与其在无生命培养基培养中相比显著增高，说明 CARDS 毒素的转录和翻译在受到宿主细胞刺激后显著加强。

CARDS 毒素缺乏传统的输出信号，其总量的 10% 位于 Mp 细胞膜表面，包括黏附相关细胞器表面，在培养基的上清中不能检测到 CARDS 毒素，说明 CARDS 毒素并不像经典的细菌蛋白毒素通过分泌到胞外进而作用于宿主细胞。

CARDS 毒素是引起 Mp 相关性哮喘的病因之一。给小鼠鼻咽部吸入单剂量的重组 CARDS 毒素后，引起小鼠强烈的炎症反应和过敏性反应，导致肺部的黏附素产生增多，MUC5AC 表达增加；Th2 型趋化因子 CCL17 和 CCL22、Th2 型细胞因子 IL-4 和 IL-13 显著升高；研究还发现 CARDS 毒素可导致肺功能紊乱和气道高反应性。狒狒暴露于 Mp 和暴露于 CARDS 毒素会产生相似的肺"哮喘样"组织病理学变化，随着狒狒暴露于 CARDS 毒素时间的推移，T 淋巴细胞胞内 IL-4/IFN-γ 比例增加。

用 rCARDS 处理 BALB/c 小鼠及狒狒，肺泡灌洗液中 IL-1α、IL-1β、IL-6、IL-12、IL-17、TNF-α、INF-γ 和一些生长因子以及趋化因子（RANTES、KC、IL-8 和 G-CSF）均呈现出剂量依赖性显著升高。肺组织病理学结果显示支气管和血管周围出现少量淋巴细胞的浸润，随着剂量的加大会出现中性粒细胞的浸润和小淋巴细胞的增多；同时 rCARDS 毒素还引起小鼠气道上皮细胞内空泡的

形成、退行性病变和纤毛的破坏，目前推测这种空泡化由 Rab9 介导。

（二）其他毒力因子及致病相关成分

由于基因组小，Mp 缺乏超氧化物歧化酶和过氧化氢酶。其合成的过氧化氢、超氧化物基团以及宿主细胞产生的内源性毒性氧分子使得上皮细胞内氧压升高。过氧化氢在宿主细胞内的堆积以及过氧化物对宿主细胞超微结构的影响是 Mp 致病的重要毒力因素。如 Mp 感染后可使红细胞血红蛋白变性、丢失还原型谷胱甘肽，甚至引起细胞溶解等；Mp 产生的超氧化物离子抑制宿主细胞的过氧化氢酶活性，使宿主细胞对毒性氧作用更敏感，可引起上皮细胞线粒体肿胀、发生空泡变性、纤毛破坏、纤毛运动减弱等，这些病理生理的改变是导致临床上发生持续性咳嗽的主要原因。

不能产生过氧化氢的 Mp 突变株对组织培养细胞的细胞毒性显著降低。大多数过氧化氢在 Mp 中由甘油 -3- 磷酸（G3P）氧化酶（GLPO）产生，其底物 G3P 可从游离甘油衍生而来，也可以通过甘油磷酸二酯酶（GlpQ）对甘油磷酸胆碱（GPC）的作用产生。GLPO 还能够使用糖酵解中间产物甘油醛 -3- 磷酸作为低亲和力的过氧化物酶底物。由于 Mp 中的所有 ATP 生成途径都通过糖酵解的三碳阶段，这种宽松的底物特异性确保了只要 Mp 具有代谢活性，就会产生基本水平的过氧化氢。MPN668 蛋白是一种由半胱氨酸介导的过氧化物酶，属于 Ohr 家族的成员，具有有机过氧化氢还原酶活性。重组 MPN668 蛋白在 DTT 等还原剂存在时，对有机及无机氢过氧化物均表现出过氧化物酶活性，可降解叔丁基过氧化氢和过氧化氢，且 *mpn668* 基因的表达水平在氧化应激时上调，保护 Mp 免受氧化损伤。

三、宿主免疫反应

（一）机体抗 Mp 感染免疫

1. 非特异性免疫 机体有多种非特异性防御机制抵抗支原体的定植作用，如分泌物中的抑制物、补体及吞噬细胞。在抗体缺乏时，中性粒细胞虽能吞噬支原体，但吞噬泡中的支原体仍有活性。故在特异性免疫建立之前，中性粒细胞的保护作用有限，甚至可能有助于感染的扩散。动

物实验表明，Mp 感染机体后不久，支气管分泌物中的补体成分 C1、C2、C3、C4 显著升高，而这时组织并未发生病理变化，抗体水平正常。2 周后，当补体水平下降时，抗体水平上升，提示 Mp 感染初期补体发挥了非特异性保护作用。也有研究表明，Mp 感染患儿血清中 C1q、C3、C4、B 因子含量在急性期及恢复期都有不同程度的升高，提示补体经典及旁路激活途径在 Mp 感染中均发挥作用。

2. 体液免疫 一般认为 Mp 细胞膜上糖脂抗原引起体液免疫，抗体反应在机体抗 Mp 感染的过程中发挥着重要作用。动物实验表明，在仓鼠感染 Mp 后，体液免疫比细胞免疫发挥的作用更大。在猪感染 Mp 28 天后，肺泡灌洗液及肺实质中 B 淋巴细胞数呈 25 倍升高。有研究表明，支原体肺炎急性期和恢复期血清 IgG、IgM、IgA、免疫复合物含量明显增高，重症者尤为明显。提示各种免疫球蛋白、免疫复合物在 Mp 感染中均发挥作用。血清特异性 IgM 一般出现于 Mp 感染后 7～14 天，感染后 3～4 周达高峰，数月后恢复正常水平。特异性 IgG 较 IgM 出现晚，感染后 3～6 周达到高峰，之后抗体水平逐渐下降，可持续数月至一年或更长时间。特异性 SIgA 有保护呼吸道黏膜的抗 Mp 感染能力，发挥重要的局部抵抗作用。

3. 细胞免疫 一般认为细胞免疫由 Mp 细胞膜上的蛋白抗原引起。将 Mp 抗原接种于 Mp 感染患者皮内，可出现类似结核菌素样迟发型超敏反应，其反应程度与肺炎轻重成正比，可用抗胸腺血清抑制此反应，提示 Mp 感染后宿主细胞免疫水平影响肺损伤程度，表明细胞免疫在 Mp 发病机制中起着重要作用。Mp 可诱导多种细胞分泌细胞因子，如能刺激淋巴细胞产生 IL-2、IL-6、IL-10、TNF-α 及 IFN-γ；刺激巨噬细胞产生 TNF-α、IFN-γ；也可刺激呼吸道黏膜细胞间黏附分子表达上调。Mp 的荚膜多糖（CPS）可识别并结合树突状细胞的特异性细胞间黏附分子 3- 结合非整合素分子（DC-SIGN）受体，促进未成熟 DC 分泌 IL-10。

（二）免疫损伤作用

1. 体液免疫作用 有研究表明，Mp 急性期和恢复期血清 IgG、IgM、IgA 免疫复合物和补体 C1q、C4、C3、B 因子含量明显增高，重症者尤为明显。提示各种免疫球蛋白、免疫复合物、补体经典及旁路途径在 Mp 感染中除发挥抗感染作用外，亦可成为致病因素。Mp 感染也可导致血清中总 IgE 水平升高及特异性的 Mp-IgE 阳性。有研究显示，在感染急性期患者血清中，总 IgE 水平升高程度类似哮喘患者，明显高于正常对照组。Mp 可作为一种特异性抗原，通过迟发型和速发型超敏反应引起哮喘速发相反应和迟发相反应或双相反应，引起 IgE 介导的气道炎症和气道高反应性。

2. 自身免疫应答 Mp 黏附细胞器中的 P1 和 P30 蛋白在羧基端有高度同源性，也与真核生物的细胞骨架蛋白、纤维蛋白原、角蛋白、肌原蛋白等有同源性。如：抗 P1 的 A、B 脯氨酸富集区的抗体可以和人的角蛋白、纤维蛋白原等发生强烈的抗原 - 抗体反应；抗非脯氨酸富集区的抗体可以和肌钙蛋白发生反应。另外，Mp 吸附红细胞后可改变红细胞膜的抗原性，诱导产生抗红细胞膜 I 型抗原的自身抗体（即红细胞冷凝集素），与自身免疫性溶血性贫血有关。有学者在 Mp 感染后 IgA 肾病患者的肾小球系膜区找到了 IgA 免疫复合物沉积，提示免疫复合物在并发症中起重要作用。MPP 的多系统肺外并发症可能是因为抗原 - 抗体形成免疫复合物激活补体，产生中性粒细胞趋化因子，吸引大量白细胞侵入病变部位，释放溶酶体中的水解酶，引起增生和破坏性病变。肺外并发症多在呼吸道症状发生后 10 天左右发生，也符合免疫反应发生的时间。

3. 细胞免疫功能紊乱及细胞因子的作用 按 T 淋巴细胞表面分化抗原不同，可将其分为不同的 CD 亚群。其中 CD4$^+$T 亚群主要行使辅助和诱导功能，而 CD8$^+$T 亚群主要行使杀伤和抑制功能。正常情况下，CD4$^+$/CD8$^+$ 亚群维持着动态平衡。CD4$^+$T 淋巴细胞又分为 Th1 与 Th2 两种不同类型细胞。Th1 分泌 IL-1、IL-2、IL-12、TNF-β，可以促进巨噬细胞、NK 细胞和 CD8$^+$CTL 的杀伤功能，介导细胞免疫应答。Th2 细胞可以产生 IL-4、IL-5、IL-6、IL-10 等细胞因子，促进抗体的产生，介导体液免疫应答。正常情况下，体内细胞通过分泌细胞因子，彼此调节、相互抑制、相互制约、相对平衡，以维持正常的免疫状态。多数研究表明，MPP

患儿 T 淋巴细胞总体水平无明显变化，但发现 CD4+T 淋巴细胞减少，而 CD8+T 淋巴细胞明显上升，CD4+/CD8+ 降低，病情越重者改变越明显，恢复也慢。也有研究表明，成人 Mp 感染后周围血中 CD4+ 下降，而肺泡灌洗液中 T 淋巴细胞和 CD4+T/CD8+T 比值是增加的，推测可能是大量 CD4+T 淋巴细胞参与炎症反应所致。动物实验中，在 Th1 细胞优势鼠和 Th2 细胞优势鼠感染 Mp 肺炎后，Th1 细胞优势鼠表现为支气管周围淋巴细胞聚集，Th2 细胞优势鼠则表现为肺泡间质细胞增生，提示 Th 细胞亚群失衡与肺损伤方式有关。

Plish 等发现初次感染 Mp 的 BALB/c 鼠肺中 TNF-α、IL-1β 和 IL-6 的 mRNA 表达增高，而 IL-2 及其受体 mRNA 表达不明显。再次感染 Mp 后，TNF-α、IL-6 的 mRNA 增加 10 倍，IL-2 mRNA 在 24h 内迅速减少，而 IL-10 的 mRNA 升高十分明显。呼吸道 Mp 感染患者血清中 TNF-α 水平明显增高，且与病情呈正相关。TNF 是巨噬细胞产生的一种细胞因子，可通过 T 淋巴细胞、B 淋巴细胞调节机体的特异性及非特异性功能，即具有诱导中性粒细胞的趋化和局部浸润作用，损伤内皮细胞并促进微血栓形成，降低跨膜电位，使钠 - 钾泵失灵及诱发其他炎性介质释放。另外，Mp 感染后患者血清中 IL-8 水平也显著增高，IL-8 是一种重要的白细胞趋化因子，趋化白细胞至炎症部位，这些炎症细胞在 IL-8 趋化作用下在受累组织浸润积聚及释放活性物质，造成组织损伤；TNF-α 具有明显的促进 IL-8 的作用，从而加重了炎症反应。同时 Mp 感染急性期可溶性白细胞介素 2 受体（sIL-2R）、IL-6、可溶性白细胞介素 6 受体（sIL-6R）明显升高。IL-6 可以多克隆地激活 B 淋巴细胞，使 B 淋巴细胞功能亢进，产生自身抗体，参与自身免疫。IL-6 作用于 T 淋巴细胞的增殖，促进自然杀伤细胞的活性，并能诱导 IL-2R 的产生。sIL-6R 由膜受体脱落而成，对 IL-6 的生物活性起促进作用。血清中 sIL-2R 可作为循环中单个核细胞活化的一个重要指标，MPP 患儿 sIL-2R 的升高提示该细胞因子参与 T 淋巴细胞功能紊乱的发生。Esposito 等证实，在急性 MPP 及伴发喘息患儿的血清中 IL-5 水平显著高于对照组，说明该细胞因子在 Mp 引发喘息相关症状过程中有重要作用。MPP 患儿可溶性细胞间黏附分子 -1（sICAM-1）明显高于正常对照组。sICAM-1 可与炎症细胞上的配体结合，参与炎症细胞的跨内皮转移，使炎症细胞黏附到支气管细胞而引起气道高反应性。

在黏附细胞后，Mp 刺激肥大细胞产生 IL-4，并激活和诱导外周血白细胞、呼吸上皮细胞和巨噬细胞产生细胞因子。促炎细胞因子 IL-18 激活 T 淋巴细胞的同时，肺上皮细胞和平滑肌细胞产生趋化因子 IL-8，形成一种强有力的中性粒细胞趋化作用。巨噬细胞源性细胞因子 IL-18 与 MPP 的严重程度直接相关。有研究显示，与对照组相比，MPP 患儿支气管肺泡灌洗液中性粒细胞比例明显升高，巨噬细胞比例明显降低，高水平粒细胞 - 巨噬细胞集落刺激因子（GM-CSF）使 Mp 感染儿童发热时间较长，Mp 感染儿童的过度炎症反应可能与疾病严重程度有关。

4. 免疫蓄积作用　临床流行病学发现，Mp 感染在 10 岁以上小儿呈发病高峰，而低年龄儿则多可表现为无症状或轻微症状。动物实验表明，Mp 初次感染后在 10～14 天时发生组织病理反应，而再次感染的组织病理改变则可发生于最初 3 天之内，提示 Mp 感染后机体产生免疫蓄积，对再次感染产生更为强烈的免疫应答作用。

5. Mp 的免疫抑制作用　曾有报道表明在 Mp 感染的急性期细胞免疫受抑制，表现为淋巴细胞对结核菌纯蛋白衍生物（PPD）刺激的反应性降低，对其他微生物抗原的反应也下降。但 Tsumekawa 等则报道周围淋巴细胞对有丝分裂原的刺激反应是正常的，而仅仅对 PPD 的刺激反应降低，且 T 淋巴细胞计数无明显减少，推测是由于 T 淋巴细胞功能的暂时不足所致。另有学者的实验结果揭示 Mp 感染时对 B 淋巴细胞的损害作用较 T 淋巴细胞大，观察到 MPP 患者病后 13～18 周血清 IgG 水平下降；部分 MPP 患儿可有低球蛋白血症；患者中性粒细胞趋化性降低，对植物血凝素反应性下降；同时亦合并其他病原体（如肺炎链球菌）感染等，均提示 Mp 有免疫抑制作用。

6. Mp 的免疫逃避作用　在 Mp 与宿主各类细胞间相互作用时，发现 Mp 可逃避宿主的免疫监视。Mp 可借助特有的黏附结构牢固地吸附于宿主细胞表面，逃避黏膜纤毛的清除作用及吞噬细胞的吞噬；在无特异性抗体调理前，吞噬细胞作用很差；Mp 黏附素抗原性的多态性也降低了特异性抗体的作用；此外 Mp 与宿主细胞膜具有相似的抗原成分也可逃避宿主免疫监视。Mp 的多种免疫逃避作用可能是其潜伏期长和能引起反复感染的主要原因。

第五节　临床表现

一、呼吸道症状与体征

Mp 经飞沫传播侵入机体，黏附于呼吸道黏膜上皮细胞表面，并由上呼吸道逐渐向下呼吸道蔓延，引起咽喉炎、气管炎、支气管炎及肺炎；但上呼吸道感染因不易被临床重视报道较少，因此 Mp 感染相关临床资料多数来自下呼吸道感染，特别是肺炎的相关资料。有专家认为，Mp 感染最常见的临床表现是肺炎，其他包括咽炎、中耳炎、气管炎、鼻窦炎、喉气管支气管炎和毛细支气管炎等。也有专家认为 Mp 感染以轻度症状如气管支气管炎为特征，前者常见程度至少是 CAP 的 20 倍，且近 20% 无症状。对小学生 Mp 感染暴发流行的研究资料显示，近半数患儿可发展成为肺炎，部分患儿可无症状呈隐匿感染经过或表现上呼吸道感染症状。

MPP 一般起病缓慢，潜伏期较长，为 1～3 周。临床症状主要有发热、流感样症状，如鼻塞、流涕、肌肉酸痛、乏力、咽痛、咳嗽和胸痛等。发热为 MPP 最常见的临床表现之一，常伴畏寒，体温多在 38～39℃ 之间，可持续 1～2 周。Goto 等报道 29.9% 的成人 MPP 可以没有发热；但在儿童的研究中发热是 MPP 最常见的症状；在中国台湾的一项研究中，127 例 3～10 岁的儿童 MPP 患者中，仅有 1 名 5 岁以下儿童没有发热。咳嗽也是 MPP 最为常见的临床症状，最初多为干咳无痰或仅有少许黏痰，无咯血，刺激性干咳为突出症状，一般干咳持续 3～4 天以后，开始慢慢转变成湿咳。咳嗽在发热和其他症状消失后还能持续 2 周左右甚至更长时间。部分患者出现剧烈顽固性咳嗽，可伴发呕吐，类似百日咳样痉挛性咳嗽。胸痛是 Mp 累及胸膜时较为常见的症状，由于 Mp 感染易侵犯胸膜，胸痛成为 Mp 感染较为特征性的表现。少数患者可出现气促和呼吸困难症状，甚至发展为呼吸衰竭和呼吸窘迫综合征。以上症状虽有一定的特征性，但没有一项临床表现可肯定或否定 MPP。体检可见咽部充血，胸部体征多不明显，肺炎患者可闻水泡音或细湿啰音，有的始终听不到啰音，一般无肺实变体征。

MPP 以学龄儿童高发，但近年来临床研究表明，婴幼儿时期 MPP 并不少见。但不同年龄 MPP 患儿临床表现特点不同，年长患儿病情以急性发热（通常为 38～39.5℃）、咽痛、不适、头痛为主，其他症状常不明显；3～7 天后出现咳嗽和胸部 X 线检查肺炎表现；临床表现和体检结果与影像学不符；多数在 2～4 周缓解。因此对发热 2 天以上的 3 岁及以上患儿应高度怀疑 MPP。年幼儿童尤其是婴幼儿 MPP 的临床表现以咳嗽气喘为主要表现，与其他病原尤其是病毒性下呼吸道感染的表现很难区别。

二、重症与难治性 MPP

近年来难治性 MPP（RMPP）文献报道显著增多，但目前尚没有统一的定义。一般认为难治性 MPP 是指经大环内酯类抗菌药物正规治疗 7 天及以上，临床症状加重、仍持续发热、肺部影像学所见加重者。难治性 MPP 以年长儿多见，常有高热、并发症发生率更高。临床研究显示，发热持续 10 天以上、CRP 大于 40mg/L、肺部高密度均匀一致实变阴影（超过 2/3 肺叶，CT 值大于 40HU，伴或不伴有胸腔积液）可能为 RMPP 预测指标。

少数患儿病情危重、发展迅速，表现为严重呼吸窘迫甚至需要呼吸支持或体外膜肺支持，可导致死亡，治疗上亦颇为困难，称之为重症或暴发性 MPP，也有学者将此类患儿归于 RMPP。但 RMPP 主要是指在合理使用抗菌药物后患儿仍然持续发热，而重症 MPP 更侧重在疾病本身的严重程度，如需要机械通气、合并有多种并发症等特点。Miyashita 等将重症 MPP 定义为出现急性呼吸衰竭等并发症或依据美国感染病学会和美国胸腔学会制订的成人 CAP 指南中所推荐的标准，即进入重症监护室治疗的 MPP。

三、并发症

（一）呼吸系统并发症

1. 坏死性肺炎　坏死性肺炎是难治性 MPP

持续高热的重要原因,近年来有关 Mp 相关坏死性肺炎的报道显著增多。早期影像学主要表现为大片高密度阴影,与肺实变、肺不张及肺脓肿相似。临床上表现为肺部病灶进展,抗菌药物治疗无效,常伴有 CRP 等炎症指标的明显升高,易误诊为肺脓肿。但中毒症状常不明显,胸部 CT 随病程进展可在实变的背景上出现坏死放射透亮区,表现多发小空洞,但没有脓肿的气液平面,增强 CT 也没有边缘增强效应。

2. 胸腔积液 多数坏死性肺炎患儿伴有胸腔积液,其性质多为渗出液,葡萄糖浓度多为正常,少数可表现为脓胸。最常见的症状是气急和呼吸困难,早期可有胸痛。少量胸腔积液可无明显症状。

3. 肺不张 肺不张的临床表现主要取决于肺不张的程度、范围及发生速度。因痰栓阻塞而导致一侧大叶肺不张,可有胸闷、气急、呼吸困难、干咳等。缓慢发生的肺不张或小面积肺不张可无症状或症状轻微。体格检查结果显示病变部位胸廓活动减弱或消失,气管和心脏移向患侧,叩诊呈浊音至实音,呼吸音减弱或消失。

4. 支气管哮喘 Mp 感染与哮喘关系密切,一般认为,Mp 感染是诱发哮喘发作的重要因素,与哮喘的急性发作密切相关。部分患儿首次 Mp 感染后开始出现喘息表现,并最终被诊为哮喘。Mp 感染后还可引起气道慢性炎症,并最终导致哮喘的发生。

5. 闭塞性细支气管炎 部分患儿因细支气管损伤后上皮修复障碍,导致气道壁肉芽组织过度增生阻塞,或因局部纤维化导致细支气管缩窄。对 MPP 后持续咳嗽 / 喘息 6 周以上,大环内酯类抗生素及抗哮喘治疗无效,局部湿啰音 / 喘鸣音迁延不愈,运动不耐受等,应考虑并发闭塞性细支气管炎(bronchiolitis obliterans,BO)的可能。肺功能提示阻塞性通气功能障碍但气道可逆试验阴性。该并发症主要依靠临床表现、影像学变化、肺功能特点进行诊断,并需排除其他阻塞性肺疾病可能。

(二)肺外并发症

肺外并发症是 Mp 感染的一个重要特征,近半数 Mp 感染患者可出现肺外症状,但由于部分 Mp 所致肺外表现的患儿没有或仅有轻微的呼吸道感染表现,临床上容易漏诊,因而这一数据可能被低估。肺外并发症可以累及全身各个系统,以皮肤损害最为常见。

1. 皮肤损害 皮肤损害发生率可达 Mp 感染患者的 25%,但大多症状轻微,如红色斑丘疹、麻疹样或猩红热样皮疹,也有水疱、大疱型疹等严重皮肤损害及 Stevens-Johnson 综合征的报道。

2. 神经系统 住院 Mp 感染患儿中约 7% 可发生神经系统并发症,其中以支原体脑炎最常见,其他还有脊髓炎、多神经根炎、瑞氏综合征、脑干综合征、末梢神经病变、脑出血、脑梗死等。表现为高热、惊厥、昏迷、脑膜刺激征、局灶性神经体征(共济失调、斜视、偏瘫或感觉异常)及精神行为异常等。

3. 心血管系统 可表现为心肌炎、心包炎、急性充血性心力衰竭、完全性房室传导阻滞、全心炎等。有的损害严重,可表现为面色苍白、胸闷、胸痛、心悸、发绀等,可有心电图和心肌酶谱异常。有的为一过性或症状轻微,仅有心电图异常。

4. 血液系统 以溶血性贫血多见,也引起血小板减少、白细胞减少、噬血细胞综合征、传染性单核细胞增多症、凝血异常。近年来肢体、脑、肺血管栓塞的报道多见。

5. 泌尿系统 可引起急性肾小球肾炎综合征,表现为蛋白尿、血尿等,少数可引起急性肾衰竭。

6. 消化系统 以肝功能损害最为常见,多为轻中度,随 Mp 感染的控制而恢复。也可有腹痛、呕吐、腹泻、消化道出血、胰腺炎、脾大等表现。

四、胸部影像学表现

胸部 X 线检查是诊断 MPP 的重要手段,由于 MPP 初期仅有发热、咳嗽等非特异性症状,早期肺部听诊常无明显啰音,临床上容易漏诊,但胸部 X 线检查改变一般出现较早。因此对高发年龄的患者,如有持续高热、干咳,特别是合并胸痛 3 天以上者,需行胸部 X 线检查,以期早期诊断 MPP。对病情较重、肺部严重并发症或鉴别诊断需要可行胸部 CT 检查。

胸部影像学表现多样化,但缺乏特异性表现。可单侧或双侧受累,多数有下叶受累;有时仅为肺门阴影增多。多数呈间质性肺炎表现,可有不整齐云雾状肺浸润,从肺门向外延至肺野,尤以两肺下野为常见。可伴有肺不张。少数为大叶性实变、节段性病变或斑片状影,有时一处已消散而它处又有新的浸润发生。可有双侧弥漫网状或结节样浸润阴影。部分患者可有胸腔积液。少数患儿可出现肺脓肿、坏死性肺炎等并发症。文献报道重症患儿61.5%表现弥漫性间质性改变(网状、结节状或线状),25%表现广泛肺泡受累伴或不伴支气管充气征,13.5%为混合型。临床症状好转后影像学表现恢复较慢,可维持长达数周以上而不消散。

第六节　诊断与鉴别诊断

一、诊断

MPP的诊断包括临床诊断和确诊,临床诊断是根据流行病学特点、临床症状、体征、辅助检查(影像学和血常规检查)、治疗反应进行综合性判断,即经验性诊断。确诊则要结合实验室病原学检测。

(一)MPP诊断要点

1. 流行病学　Mp常在幼儿园、中小学校、大学宿舍、家庭、医院、军队、监狱等人群聚集地引起流行。从婴幼儿到老年人均可感染,多发生于学龄儿童及青少年,目前认为发病年龄有低龄化趋势,有10%～40%的CAP是由Mp感染引起,平时散在发病,2～7年出现一次地区性流行。

2. 临床症状　发热(热型不定或无)、咳嗽(持续剧烈咳嗽为主,无痰或少量黏液性痰),偶伴呼吸困难、喘憋、胸痛等。

3. 肺部体征　出现晚,肺部听诊呼吸音粗或可闻及干、湿啰音,可有肺部实变体征。

4. X线检查　较肺部体征显著,表现呈多样性,病变以单侧为主,其中以下肺最多,右侧多于左侧,有时甚至是大片的阴影,有一定的游走性。可表现为肺门阴影增重、支气管肺炎、间质性肺炎、均一肺实变、肺不张等。

5. 实验室检查　白细胞数大多正常或稍增高,红细胞沉降率多增快,CRP多轻度增高,降钙素原(procalcitonin, PCT)无明显变化,病原学诊断方法提示Mp阳性,青霉素、头孢菌素、链霉素及磺胺类药物治疗无效。

(二)难治性肺炎支原体肺炎

RMPP目前尚无确切定义,但多数专家认为RMPP符合以下标准:①大环内酯类抗生素治疗效果不佳(正规应用大环内酯类抗生素1周左右,患儿病情仍未见好转);②患儿合并肺外多系统并发症,病情重(除严重肺部病变外还伴肺外多系统损害);③病程较长(一般可>3～4周),甚至迁延不愈,而且其中相当一部分是重症支原体肺炎。日本学者将RMPP定义为应用大环内酯类抗生素1周或以上,患儿仍表现发热,临床症状和影像学表现继续加重。

(三)重症MPP

多理解为对大环内酯类抗生素治疗效果不佳的支原体肺炎,病情重,病程长,迁延不愈。表现为支原体感染后机体炎症反应过度造成急性肺损伤、多脏器功能衰竭等。参考儿童重症CAP标准,存在以下任何1项即可判断:一般情况差;拒食或有脱水征;存在意识障碍;呼吸频率明显增快,婴儿>70次/min,年长儿>50次/min;出现中心性发绀;有呼吸困难(呻吟、鼻翼扇动、三凹征);胸部X线检查等影像学资料证实多肺叶受累或≥2/3的肺浸润;伴有胸腔积液;血氧饱和度≤0.92(海平面);出现肺外并发症。

二、鉴别诊断

MPP应与下列疾病相鉴别:

(一)细菌性肺炎

通常急骤起病,以高热、寒战、咳嗽、血痰或脓性痰,以及胸痛等为特征;早期无明显体征,病情进展可闻及湿啰音,以及出现肺实变、气胸、脓气胸等相应体征。外周血白细胞计数明显升高,中性粒细胞比例增加,核左移,痰及血中可分离出病原菌;X线影像呈肺段或肺叶急性炎性实变,甚至可形成空洞、液气囊腔。常见于老年人、有基础疾病患者。而MPP患者以发热、咳嗽为主,多为阵发性刺激性呛咳,常见皮炎等肺外表现,肺部体征出现晚,好发于学龄儿童和青壮年。

(二)病毒性肺炎

多发生于冬春季节,暴发或散发流行,有密切接触史者易患病,婴幼儿、老年人为高发人群。起病急,发热、头痛、全身酸痛、乏力等全身症状较突出,可伴咳嗽、少痰;白细胞计数多正常、稍高或偏

低，以单核细胞增高为主，红细胞沉降率正常；X
线检查与 MPP 相似，结合病原学检查（病毒分离、
血清学检查、病毒抗原检测等）相鉴别。

（三）衣原体性肺炎

临床表现、体征、血象及影像学检查与 MPP
颇为相似，根据病原学（特异性血清抗体 IgM、IgG
及病原学检查）相鉴别。

（四）肺结核

一般有明确结核接触史，多有午后潮热、干
咳、咯血、乏力、消瘦等表现；胸部 X 线显示病变
多发生在上叶的尖后段、下叶的背段和后基底段，
呈浸润、增殖、干酪、纤维钙化等同时存在的多态
性；结核菌素试验、T-SPOT 检测阳性，痰中可查到
结核分枝杆菌。易与 MPP 鉴别。

（五）真菌感染性肺炎

念珠菌、曲霉、隐球菌、肺孢子菌等真菌感染
可致肺炎，多见于免疫功能低下或使用免疫抑制
剂患者。可取痰等分泌物做培养及涂片，如能检
出真菌即可区别。

三、辅助检查

（一）病原学检查

1. 标本的采集 Mp 可从咽拭子、鼻咽抽取
液、痰液、支气管肺泡灌洗液、胸膜腔液及脑脊液
中检出。因 Mp 有黏附细胞作用，故以咽拭子标
本为好。标本采集后应浸入培养液并予最短时间
内接种，置 4℃可保存 24h，-70℃或液氮能长期
保存。

2. 支原体分离培养与鉴定 从临床标本中分
离出 Mp 是诊断 Mp 感染的可靠标准，但 Mp 生长
缓慢，分离培养一般需 10～14 天。分离培养 Mp
通常使用的 Hayflick 培养基（PPLO 培养基），是美
国疾病控制中心推荐的常规培养基，其分离培养
率较高。Granato 等将培养解脲脲原体的 NYC 培
养基进行改进，与 Hayflick 培养基联合使用，可缩
短检出时间 4～5 天。此外牛心消化液基础培养
基、酸消化猪胃胨基础培养基以及添加 α-酮戊二
酸的培养基亦取得较好的分离效果。Mp 专用培
养基中须含有葡萄糖作为代谢底物，同时还应包
括血清（作为胆固醇来源）、酵母提取物以及 pH 显
色剂。

标本一般先接种液体或双相培养基，待指示

剂有颜色改变或混浊度增加时再转种固体培养基。
培养与鉴定最适温度为 36～37℃，pH 为 7.0～8.0,
在 5%～10% CO_2 的大气中生长良好。固体培养基
要放在湿度 60%～80% 的密闭容器内孵育，逐日
用显微镜检查有无集落生长。一般观察 10～30 天
或更长。液体及半固体培养基应密闭，注意混浊
度、颜色和贴壁生长情况。集落生长后可进行以
下鉴定：

（1）培养特性：在低倍显微镜下观察集落形
态。固体培养基上初代分离株为圆形、隆起，表面
有细颗粒样结构，聚集如杨梅状，无外晕。多次
传代后呈"油煎蛋"状，中心区为埋入琼脂的致密
核心部分，周围环绕扁平、透明的边缘区；半固体
培基上，混悬法接种时呈现肉眼可见的细砂粒状
集落，分布于培养基上层生长。穿刺接种 2～4 天
后即可沿穿刺线出现生长带，由顶部向深部发展。
在液体培养基中呈小球状集落，能贴附管壁，陈旧
时沉至管底。固液双相培养基中除小球状集落外，
在固液交界处可见絮状或薄片状沉淀。

（2）生化反应、血清学检测及核酸分子检测：
利用 Mp 分解葡萄糖、甘露醇，还原亚甲蓝等生化
特性可与其他支原体进行鉴别。还可利用其对豚
鼠红细胞有吸附作用和溶血作用进行红细胞吸附
试验和溶血试验；或用特异性抗血清进行生长抑
制试验与代谢抑制试验做免疫学鉴定。应用核酸
检测技术，如实时荧光定量 PCR、RNA 实时荧光
恒温扩增法、LAMP、AS-PCR 等进行诊断。

Mp 对培养基的营养要求高、生长较缓慢、培
养周期长，目前主要用于研究和回顾性诊断。

（二）血清学检测

1. 非特异性试验 冷凝集试验（cold
agglutination test，CAT）：可检测在 4℃时凝集人类
红细胞的自身抗体，是较早用于诊断 Mp 感染的一
种传统方法。血清冷凝集素一般在感染 1 周后开
始升高，4 周达高峰，第 6 周下降或者消失，冷凝集
效价大于 1∶32，恢复期效价增加 4 倍或以上有诊
断意义。但冷凝集素增高也可见于其他疾病，如
传染性单核细胞增多症、流行性感冒、风疹、腺病
毒感染和其他病毒性疾病等。CAT 的敏感性不理
想，特异性较差，不适合于 Mp 感染的确诊，现已
逐渐被其他检测方法取代。

2. 特异性试验 常用以下几种方法进行检测：

（1）补体结合试验：原理是利用 Mp 抗原抗体反应消耗补体从而使补体参与指示系统的抗原抗体反应的浓度降低或消失。急性期或恢复期抗体效价呈 4 倍或以上升高，或抗体滴度 >1:64，对 Mp 感染有诊断意义。主要检测早期 IgM 应答，对 IgG 不敏感，无法区分抗体类型。由于补体结合试验（complement fixation assay，CFA）采用的糖脂抗原存在于人体组织及某些细菌（如嗜肺军团菌），易与人类、细菌及植物等某些抗原表位发生交叉反应（如脑膜炎时，CFA 滴度可明显升高）而出现假阳性，故特异性较差，且操作过程烦琐，目前已很少用于临床。

（2）代谢抑制试验：其原理为待测血清中如存在 Mp 抗体，则能抑制其相应支原体的生化反应。较 CFA 试验敏感，但需时较长。

（3）生长抑制试验：其原理为高效价的特异性抗血清直接和 Mp 细胞膜上的受体作用使之生长受到抑制。该法亦较敏感，但需 5～7 天才能观察结果。

（4）明胶颗粒凝集法：明胶颗粒凝集法（particle agglutination，PA）的原理是将 Mp 可溶性抗原（或抗体）吸附于免疫学反应无关的颗粒（称为载体）表面上，当这些致敏的颗粒与相应的抗体（或抗原）相遇时，就会产生特异性的结合，在电解质参与下，这些颗粒会发生凝集现象。这种借助于载体的抗原抗体凝集现象也称为间接凝集试验。单次抗体滴度≥1:160 可以作为诊断 Mp 近期或急性期感染的参考，急性期和恢复期 Mp 抗体滴度 4 倍以上升高或降低时，可以确诊 Mp 感染，与 PCR 结果有较好的一致性。PA 检测 Mp 总抗体，特异性、灵敏度均明显优于 CFA，方法重复性好，但无法区分抗体类型，PA 滴度越高时 IgM 阳性率越高，与 IgG 是否阳性无明显关系。治疗前后双份血清检测结果更有利于诊断。

（5）间接免疫荧光试验：标本血清和已知的 Mp 抗原相互作用，经温育后洗涤，如被检血清阳性则形成有荧光标记的抗原 - 抗体复合物，在荧光显微镜下发出绿色荧光，可用于检测特异性 IgM 及 IgG 抗体，便于做出早期诊断。双份血清抗体效价呈 4 倍以上升高，或单份血清 IgM 效价在 1:4 以上，IgG 效价在 1:16 以上有诊断意义。该试验特异性高，但敏感性稍差，需有荧光显微镜等设备，且该试验易受人为判断荧光结果影响，产生假阴性或假阳性。

（6）酶联免疫吸附试验：ELISA 是酶免疫测定技术中应用最广的技术。其基本方法是将已知的抗原或抗体吸附在固相载体（聚苯乙烯微量反应板）表面，使酶标记的抗原抗体反应在固相表面进行，用洗涤法将液相中的游离成分洗除。临床上常用 ELISA 法中的间接法来测定特异抗体。单次检测 Mp-IgM 阳性对诊断近期 Mp 感染有价值，急性期和恢复期 Mp-IgM 或 IgG 抗体滴度 4 倍以上升高或降低时，可以确诊 Mp 感染。具有较高的敏感度和特异度。

（7）免疫胶体金技术：基本原理是反应板上的 Mp 抗原可与待测样本中 Mp 抗体结合，再与胶体金标记的抗人 IgM 抗体结合并显色，形成肉眼可见的红色斑点或条带判断阳性。测定 Mp-IgM 阳性对诊断儿童 Mp 近期感染有价值。此检测方法便捷、快速，但受患者体内抗体含量及持续存在可能造成漏诊或误诊。

（8）化学发光法：其原理是将发光物质直接标记在 Mp 抗原上，或免疫复合物上的酶作用于发光底物，通过发光仪测量光量子产额，定量、成批地检测 Mp 的 IgM、IgG。此方法的临床应用有待进一步评价和研究。

（9）Mp 膜蛋白抗体测定：Jocobs 用免疫印迹法分析 Mp 患者血清，发现在感染急性期、恢复期及感染后 5 个月能测出 P1 蛋白抗体，认为 P1 蛋白可用于 Mp 感染的实验室诊断。用 P1 蛋白的单克隆抗体作包被抗体做酶联免疫吸附试验检测标本中有无 P1 蛋白抗原，敏感性为 2ng/ml。该实验特异性高、耗时少，一般 3h 即可完成，操作也比较简单，并且能反映出有无新近 Mp 感染，是一种较理想的检测手段。此外，由于 P1 蛋白和生殖道支原体 140kDa 蛋白之间有共同抗原，与真核生物细胞的结构蛋白如纤维原、角蛋白、肌动蛋白有一定同源性，所以用完整的 Mp 菌体成分或完整的 P1 蛋白作抗原检测临床标本时，易出现交叉反应。

Mp 特异性 IgM 抗体一般在感染后 4～5 天开始出现，3～4 周达高峰，以后逐渐下降，可持续 1～3 个月，恢复期较急性期抗体滴度升高 4 倍或以上有诊断意义。婴幼儿由于免疫功能不完善、产生抗体的能力较低,可能出现假阴性或低滴度的抗体,因此评价结果时需要结合患儿的病程及年龄综合考虑。

(三)分子生物学方法

1. PCR 方法 PCR 是一种模拟体内 DNA 复制的体外扩增法,扩增的靶基因包括 16S rRNA 基因的可变区、$p1$ 基因和 ATP 酶操纵子,应用 $p1$ 基因的特异序列作为引物进行 PCR 扩增来检测 Mp 的报道较多。其方法快速、简便、特异且敏感,有很好的应用前景,同时 PCR 法对 Mp 感染的早期诊断有重要意义。常用的核酸检测技术有以下几种:

(1)普通 PCR:是体外酶促合成特异 DNA 片段的一种方法,由高温变性、低温退火(复性)及适温延伸等几步反应组成一个周期,循环进行,使目的 DNA 得以迅速扩增。但操作时易污染出现假阳性,已不用于临床诊断。

(2)巢式 PCR(nested PCR):使用两对 PCR 引物扩增完整的片段,特异性强、敏感度高,但鉴于其操作过程中容易污染的问题,使假阳性率升高,不用于临床诊断,目前多用于研究。

(3)荧光定量 PCR:是目前临床上常用的一种检测 Mp 的核酸定量技术。优点是特异性好、敏感性强、快速,反应过程中无需手工处理 PCR 产物,因而大大降低了假阳性率。荧光定量 PCR 方法检测 Mp 临床使用最多,也有 Mp 耐药基因的检测试剂。

(4)环介导等温扩增法:是一种新型的恒温核酸扩增方法。具有简单、快速、敏感、特异性强的特点,有望成为常规早期诊断手段。

(5)RNA 实时荧光恒温扩增法:是一种基于核酸恒温扩增技术和实时荧光检测技术相结合的核酸检测方法,针对的靶基因为 16S rRNA,其灵敏度和准确性较 DNA 检测方法高,可以反映 Mp 在患者体内的存活情况,其检测结果与 Mp 的感染严重程度有相关性,对判断疗效有一定帮助。

(6)等位基因特异性实时定量 PCR 扩增法:是将实时定量 PCR 技术和等位基因特异性扩增技术相结合的区分单核苷酸多态性的技术,不仅能检测 Mp,还能够检测耐药基因突变并能对突变 DNA 比例进行定量,非常适用于临床检测,实现患者体内菌群基因型和含量变化的动态观察。

2. DNA 探针杂交法 用于 Mp 研究较多的是人工合成核酸探针杂交法,其原理是将核苷酸片段用放射性核素或其他方法标记,加入已变性的被检样品中,在一定条件下即可与该样品中有同源序列的 DNA 区段形成杂交双链,从而达到鉴定样品中 DNA 的目的,但该技术操作过程烦琐、一般不用于临床诊断,多用于科学研究。

(四)其他检查

1. 血液检查 MPP 患者临床比较常用的有血常规、红细胞沉降率、CRP、PCT、乳酸脱氢酶、β-球蛋白等反映炎症的指标。

(1)白细胞总数大多正常或稍增高,红细胞沉降率多增快。CRP、ESR 显著升高且持续时间较长的肺炎患者应考虑难治性或重症 MPP 可能。

(2)CRP 是一种典型的急性时相蛋白,轻中症 MPP 患者 CRP 不升高或轻度升高,重症或难治性 MPP 患者 CRP 常明显升高,动态监测 CRP 对判断病情轻重、判断治疗效果有一定的帮助。

(3)血清 PCT:支原体具有 G^- 菌的内毒素作用,可以诱导 PCT 增高。支原体肺炎在急性期 PCT 仅轻度增高,在恢复期降至正常范围。

2. 影像学检查 X 线检查多表现为单侧病变,约占 80% 以上,主要为右肺,多数在下叶,有时仅为肺门阴影增重,多数呈不整齐云雾状肺浸润影,从肺门向外延至肺野,尤以两肺下叶为常见,少数为大叶性实变影;可见肺不张;往往一处已消散而他处有新的浸润发生。有时呈双侧弥漫网状或结节样浸润阴影或间质性肺炎表现,而不伴有肺段或肺叶实变。CT 大多数表现为磨玻璃样改变,小叶间隔增厚,支气管血管束增粗和"树芽征"等间质性改变。体征轻微而胸部 X 线检查阴影显著,是本病特征之一。

第七节 预防与治疗

一、预防

加强体格锻炼,增强抵抗力;呼吸道感染疾病流行季节,避免去人多拥挤的公共场所及避免与患急性上呼吸道感染者接触。从 20 世纪 60 年代起,特别是 2012 年以来,国内外专家相继研究出具有一定保护效果的减毒疫苗、突变株疫苗及蛋白或毒力因子疫苗和 DNA 疫苗等,但由于这类疫苗成分在实验中均会因过度免疫反应出现多器官损伤等严重问题导致重大的健康风险,而没能进入临床研究。

二、治疗

（一）一般治疗

1. 呼吸道隔离 由于 Mp 感染后多仅表现为上呼吸道感染症状,在重复感染后才发生肺炎;同时患病期间容易引起其他呼吸道病毒的混合感染,导致病情加重迁延不愈,且患病后排出 Mp 的时间较长,可达 1～2 个月之久。因此对患者,或有密切接触史者应尽可能做到呼吸道隔离,以防止再感染或交叉感染。

2. 护理 应保持室内温度在 18～20℃,相对湿度在 60% 为宜。保持室内空气新鲜流通,若为密闭的居室,需定时更换空气。注意充分休息,给予营养丰富、易于消化的食物,保证足够的液体摄入。

3. 保持呼吸道通畅 本病的基本病理改变是间质性肺炎及急性毛细支气管炎,病变部位黏膜上皮细胞损伤严重,纤毛运动消失,炎性分泌物较多排出困难,因此要经常翻身、拍背、变换体位,促进分泌物排出,必要时可适当吸痰,清除黏稠分泌物,以保持呼吸道通畅。

4. 氧疗 病情严重有缺氧表现者,或有气道梗阻现象者,应及时给予氧疗。方法与一般肺炎氧疗相同,但对本病患者应强调吸入氧的湿化问题,以利分泌物的排出。一般婴幼儿可用鼻导管,重症可用面罩给氧;对呼吸道分泌物严重阻塞、呼吸困难、发绀的患儿可用氧气帐;若动脉血氧分压或血氧饱和度较低,可应用持续气道正压通气。

（二）对症治疗

MPP 的突出表现为频繁而剧烈的咳嗽,严重影响患者的睡眠和休息。因此,除加强呼吸道的护理外,还应做对症处理,如:

1. 退热 一般先给予物理降温或口服退热药,常用的退热药如布洛芬混悬液、对乙酰氨基酚、吲哚美辛等。

2. 镇静 适当给予镇静剂,如氯丙嗪合剂、苯巴比妥或水合氯醛等。

3. 平喘药物 成人可给予 β₂ 受体激动剂,如沙丁胺醇气雾剂、特布他林气雾剂、福莫特罗、沙美特罗,茶碱类药物如多索茶碱,抗胆碱药如溴化异丙托品气雾剂,以及孟鲁司特钠、氯雷他定等,配合中药治疗。咳喘严重者可雾化吸入布地奈德或丙酸氟替卡松联合 β₂ 受体激动剂和抗胆碱药,喘憋症状明显者可给予肾上腺皮质激素短期治疗,如氢化可的松或甲泼尼龙。

4. 化痰药物 如愈创木酚甘油醚、盐酸氨溴索、乙酰半胱氨酸、羧甲司坦和中药治疗。

（三）对因治疗

Mp 最突出的结构特征是没有细胞壁,常用的治疗药物为抑制微生物蛋白质合成的大环内酯类抗生素（如红霉素、螺旋霉素、交沙霉素、罗红霉素、阿奇霉素、克拉霉素等）和四环素类抗生素（如多西环素、米诺环素等）,以及作用于 DNA 旋转酶的喹诺酮类抗生素（如诺氟沙星、环丙沙星、左氧氟沙星、司帕沙星、莫西沙星、吉米沙星等）。大环内酯类抗生素是治疗 Mp 感染的一线药物,常用药物用法用量:①红霉素通常为 0.5g,每天 4 次;②克拉霉素,每次 0.25g,每 12 小时 1 次,疗程 10～14 天;③阿奇霉素,首天 0.5g,每天 1 次,后 4 天 0.25g,每天 1 次,疗程 5 天;或者 0.5g,1 次顿服,疗程 3 天。近年来,Mp 对大环内酯类抗生素的耐药率居高不下,治疗效果不理想,目前临床研究中尚未发现对氟喹诺酮类和四环素类抗菌药物耐药的 Mp 菌株,当大环内酯类药物治疗效果不显著时可选用这两类抗生素进行替代治疗。呼吸喹诺酮类药物中左氧氟沙星、莫西沙星和吉米沙星等是治疗成人 Mp 的理想药物,用法用量:①左氧氟沙星,0.5～0.75g,每天 1 次;②莫西沙星,0.4g,每天 1 次;③吉米沙星,0.32g,每天 1 次,疗程 7 天。四环素类用法用量:①多西环素,0.1g,每 12 小时 1 次,以后每天 0.1～0.2g,或 0.05～0.1g,每 12 小时 1 次;②米诺环素,首次剂量 0.2g,以后 0.1g,每 12 小时 1 次。Mp 感染治疗的疗程通常需要 10～14 天,部分难治性病例的疗程可延长至 3 周左右,应依据临床症状、炎性指标及影像学表现等综合情况决定是否停药,不宜以肺部实变完全吸收和抗体阴性或 Mp-DNA 转阴作为停药指征。

由于四环素类抗生素可引起牙齿黄染及牙釉质发育不良,不宜用于 8 岁以下患儿,喹诺酮类药物可能对骨骼发育产生不良影响,慎用于 18 周岁以下患者,因此,目前儿童 Mp 的治疗仍以大环内酯类抗生素为首选。常用药物用法用量:①红霉素用法:10～15mg/(kg·次),每 12 小时 1 次,疗程 10～14 天,个别严重者可适当延长。②阿奇霉素用法:10mg/(kg·d),1 次 /d,轻症 3 天为 1 个疗程,重症可连用 5～7 天,4 天后可重复第 2 个疗程。③克拉霉素:10～15mg/(kg·次),分 2～3 次口服,疗程 10 天。当大环内酯类抗生素治疗不顺时,对于 8 岁以上儿童可考虑使用四环素类,用法用量:①多西环素:8 岁以上儿童体重在 45kg 或 45kg 以下儿童:第一天,给药 4mg/kg,口服,分 1～2 次服用,然后 2mg/(kg·d)口服,分 1～2 次服用;对于严重感染,可用至 4mg/(kg·d)。体重超过 45kg 的儿童按成人剂量给药。②米诺环素:首剂 4mg/kg,以后 2～4mg/(kg·次)。近年来,日本应用托氟沙星治疗儿童 MPP 取得良好的效果,用法用量:12mg/(kg·d),2 次 /d,疗程 7～14 天。

(四)免疫治疗

1. 糖皮质激素　糖皮质激素不应常规应用于 Mp 感染患者,避免用于退热或改善症状。对于急性期病情较重者,尤其是 RMPP 或重症 MPP 者,或肺部病变迁延而出现肺不张、肺间质纤维化、支气管扩张、肺外并发症或全身炎症反应者,可短期小剂量应用糖皮质激素,有助于病情的及时控制和好转,并降低合并感染性休克 MPP 患者的病死率。常用治疗方案:成人可用琥珀酸氢化可的松 200mg/d,用药一般不超过 7 天。儿童用法用量:氢化可的松或琥珀酸氢化可的松 5～10mg/(kg·d),静脉滴注;甲泼尼龙 1～2mg/kg,静脉滴注,视病情需要可采用冲击疗法;泼尼松 / 泼尼松龙 1～2mg/(kg·d),分次口服,或地塞米松 0.2～0.4mg(kg·d),一般应用 3～5 天,也可应用吸入型糖皮质激素。应用激素时需注意排除结核分枝杆菌感染,高血糖、高血压等基础病及免疫力低下疾病。

2. 丙种球蛋白　MPP 患者出现中枢神经系统病变、免疫性溶血性贫血、免疫性血小板减少性紫癜等自身免疫病时可考虑应用丙种球蛋白,用法用量:1g/(kg·d),1～2 天。对于 Mp 感染的严重病例在应用激素的同时加用丙种球蛋白可进一步起到免疫支持治疗的作用,有减轻病情、阻断疾病发展的作用。

对年龄小、病程长、免疫功能低下的 MPP 患儿可考虑加用免疫增强剂,有助于 MPP 的恢复并减少复发。

(五)纤维支气管镜治疗

难治性或重症 MPP 病情凶险,危及生命或病情迁延,遗留肺不张、支气管扩张、闭塞性细支气管炎、单侧透明肺及肺间质纤维化等肺部后遗症,影响患者生活质量。因此,适时进行支气管镜检查,观察呼吸道黏膜损害,同时予必要的呼吸道灌洗治疗对改善 RMPP 或重症的预后、缩短病程有重要作用。

(六)肺外并发症的治疗

肺外并发症的出现与否直接影响本病的预后,当重症病例合并肺外并发症者,如中耳炎、胸腔渗出液、溶血性贫血、心肌炎、心包炎、脑膜脑炎及皮肤黏膜综合征等,应及时确诊并对症治疗。

(七)中医治疗

1. 病因病机　中医典籍无"MPP"病名,中医认为本病属于"咳嗽""肺炎喘嗽""风温肺热"和"外感热病"等范畴。本病病因包括外感和内伤,小儿外感责之于感受风热之邪,内因责之于肺脏娇嫩、卫外不固;成人外感还可由风寒之邪入里化热,内因责之于脏腑功能失调,内邪干肺。病位在肺,常累及心、肝、脾、肾。总病机为肺气郁闭。病理因素涉及"热、痰、毒、瘀、腑实、虚"。"毒火盛而蔽其气,瘀其血",热毒痰瘀胶结,进入肺系本脏重症阶段,可引发肺不张、坏死性肺炎,也可发生闭塞性细支气管炎等。病程中可见常证及变证,小儿 MPP 重症多见邪热炽盛,蕴生毒热,闭阻于肺之毒热闭肺证。成人多个证型常可兼见,重症 MPP 因邪盛逆传心包之热陷心包证,甚至邪进正衰、正气不固之邪陷正脱证。治疗以扶正祛邪为法则,祛邪以清热、解毒、化痰为主,佐以活血、通腑;同时扶正,或益气养阴或补益脾肺。若热陷心包、邪陷正脱,当需清心开窍、扶正固脱。

2. 辨证论治　MPP 初期和进展期为实证阶段,恢复期为正虚邪恋阶段,变证期为难治性或重症 MPP 虚实夹杂阶段。

(1)初期

1)风热犯肺证:发热或见恶风,鼻塞、流浊涕,咳嗽、咽红、气急、有汗,口微渴,咳痰色黄,舌红，苔黄，脉浮数等。治以疏风清热，清肺化痰。方剂选用麻杏石甘汤合银翘散加减。中成药成人可选疏风解毒胶囊、连花清瘟颗粒等；小儿可选用小儿肺热咳喘口服液（颗粒剂）、小儿咳喘灵口服液（颗粒）等，咳嗽明显者可酌情加用抗病毒口服液、肺力咳合剂等，发热明显者可酌情加用小儿豉翘清热颗粒、蒲地蓝消炎口服液等。

2）外寒内热证：发热、恶寒、无汗，咳嗽、痰黄或痰白干黏、咳痰不爽，咽干、咽痛、肢体酸痛，舌红，苔黄腻，脉浮数，多见于成人。治以疏风散寒，清肺化痰。方选麻杏石甘汤合清金化痰汤加减。

（2）进展期

1）痰热壅肺证：高热不退、咳嗽、痰黄黏稠、痰涎壅盛、气急鼻扇、面赤口渴、口周发绀、尿黄便干、舌红、苔黄厚、脉滑数等。治以清热化痰、宣肺定喘。方剂成人常选贝母瓜蒌散合清金降火汤加减；小儿常用麻杏石甘汤合葶苈大枣泻肺汤加减。痰涎壅盛者中成药可选用痰热清注射液，小儿清肺化痰口服液（颗粒）等；高热稽留不退者，中成药可选用金振口服液等。

2）湿热闭肺证：身热不扬、咳嗽、咳痰不爽、食少腹胀、大便黏腻、小便黄、舌红、苔黄腻、脉濡数等，多见于小儿。治以清热利湿，开肺定喘。常用麻杏石甘汤合三仁汤加减；中成药可选用清热化湿口服液等。

3）痰浊阻肺证：咳嗽气短、痰多黏稠，胃脘痞满、纳呆食少，舌淡，苔白腻，脉弦滑，多见于成人。治以燥湿化痰，宣降肺气。方选半夏厚朴汤合三子养亲汤加减；中成药可用苏子降气丸。

（3）恢复期

1）阴虚肺热证：干咳、少痰、盗汗、低热、手足心热，面色潮红，咽干，舌红而干，苔剥脱、少苔或无苔，脉细数等，多见于小儿。治以养阴清热、润肺止咳。常用沙参麦冬汤加减；中成药可选用养阴清肺口服液等。

2）肺脾气虚证：咳嗽无力、食少纳呆、胃脘胀满、动则汗出、气短懒言，面白神疲，大便溏，舌淡，或见舌体胖大有齿痕，苔薄白，脉细无力等。治以补肺健脾，益气固卫。成人常选参苓白术散加减；小儿常用玉屏风散加减。中成药可选用玉屏风滴丸（颗粒）、六君子丸等。

3）气阴两虚证：咳嗽少痰、气短乏力、口干渴，自汗盗汗、手足心热，舌淡苔薄，脉沉细，多见于成人。治以益气养阴，润肺化痰。方选生脉散合沙参麦冬汤加减。中成药可选生脉饮口服液，养阴清肺丸等。

（4）变证期

1）毒热闭肺证：高热炽盛、喘憋、咳嗽、烦躁口渴、涕泪俱无，小便短黄，大便秘结，舌红芒刺，苔黄，脉洪数等，多见于小儿。治以清热解毒，泻肺开闭。常用麻杏石甘汤合小陷胸汤加减，大便秘结者加小承气汤；高热炽盛者中成药可酌情加用安宫牛黄丸，脘腹痞满加一捻金。本阶段也可见瘀血阻络的证候特点，可适当加用凉血活血通络之品。

2）热陷心包证：高热，身热夜甚、心烦不寐，咳嗽、喘促不得卧，烦躁甚或神志恍惚、昏蒙、谵妄，昏愦不语，尿黄便干，舌红绛，苔黄，脉细数，常见于成人。治以清心凉营，豁痰开窍；方选清营汤合犀角地黄汤加减。

3）邪陷正脱证：面色苍白或潮红，气短息弱、大汗淋漓、四肢厥冷，神志恍惚，或烦躁，或嗜睡、昏迷，脉微细欲绝或疾促，多见于成人。治以益气救阴，回阳固脱。方药：阴竭者以生脉散，阳脱者以四逆加人参汤。

3. 中医特色外治疗法　对于 MPP 肺部啰音较多及肺部阴影难以吸收，或咳嗽重、痰量较多的患儿，可用中药敷背、拔罐、中药中频离子导入等方法，以促进局部炎症吸收。

关于 MPP 的治疗，在大环内酯类抗生素效果不佳时考虑可能发生了混合感染或耐药，可联合用药或更换抗生素；难治性或重症 MPP 早期、短程应用肾上腺皮质激素是有必要的，同时加用丙种球蛋白或免疫调节剂是积极治疗手段之一；纤维支气管镜术在 MPP 诊治中是安全、有效、不可或缺的方法，及时解除呼吸道阻塞对减轻高热等症状，促进肺复张，减少后遗症的发生有重要意义。中医中药在 Mp 感染治疗中起着不可忽视的作用，中西医结合、内外合治的综合方案将在耐药 Mp、难治性或重症 MPP 治疗中具有很大的应用前景。Mp 感染的治疗还有许多待完善之处，尤其对 Mp 耐药的治疗还缺少成熟的治疗经验和临床观察数据，需进一步深入研究。

（陈志敏　孙红妹　辛德莉）

参 考 文 献

1. Waites K B，Xiao L，Liu Y，et al. *Mycoplasma pneumoniae* from the Respiratory Tract and Beyond. Clin Microbiol Rev, 2017, 30（3）: 747-809.

2. Kawamoto A，Matsuo L，Kato T，et al. Periodicity in Attachment Organelle Revealed by Electron Cryotomography Suggests Conformational Changes in Gliding Mechanism of *Mycoplasma pneumoniae*. Mbio, 2016, 7（2）: e00243.

3. Williams C R，Chen L，Driver A D，et al. Sialylated Receptor Setting Influences *Mycoplasma pneumoniae* Attachment and Gliding Motility. Mol Microbiol, 2018, 109（6）: 735-744.

4. Ye Q，Mao J H，Shu Q，et al. *Mycoplasma pneumoniae* induces allergy by producing P1-specific immunoglobulin E. Ann Allergy Asthma Immunol, 2018, 121（1）: 90-97.

5. Jacobs E，Ehrhardt I，Dumke R. New insights in the outbreak pattern of *Mycoplasma pneumoniae*. Int J Med Microbiol, 2015, 305: 705-708.

6. Zhao F，Liu J，Shi W，et al. Antimicrobial susceptibility and genotyping of *Mycoplasma pneumoniae* isolates in Beijing，China，from 2014 to 2016. Antimicrob Resist Infect Control, 2019, 8: 18.

7. Gramegna A，Sotgiu G，Di Pasquale M，et al. Atypical pathogens in hospitalized patients with community-acquired pneumonia: a worldwide perspective. BMC Infect Dis, 2018, 18（1）: 677.

8. Hongmei S，Guanhua X，Chao Y，et al. Changes in Molecular Characteristics of *Mycoplasma pneumoniae* in Clinical Specimens from Children in Beijing between 2003 and 2015. PLOSone, 2017, 12（1）: e0170253.

9. Loens K，Ieven M. *Mycoplasma pneumoniae*: current knowledge on nucleic acid amplification techniques and serological diagnostics. Front Microbiol, 2016, 7: 448.

10. Kannan T R，Coalson J J，Cagle M，et al. Synthesis and distribution of CARDS toxin during *Mycoplasma pneumoniae* infection in a murine model. J Infect Dis, 2011, 204（10）: 1596-1604.

11. Maenpuen S，Watthaisong P，Supon P，et al. Kinetic mechanism of l-alpha-glycerophosphate oxidase from *Mycoplasma pneumoniae*. FEBS J, 2015, 282: 3043-3059.

12. Chen L S，Li C，You X X，et al. The mpn668 gene of *Mycoplasma pneumoniae* encodes a novel organic hydroperoxide resistance protein. Int J Med Microbiol, 2018, 308（7）: 776-783.

13. 刘紫玲，游晓星，彭志平. 肺炎支原体荚膜多糖与DC-SIGN结合并促进IL-10的分泌. 细胞与分子免疫杂志, 2013, 29（1）: 10-13.

14. Izumikawa K.Clinical Features of Severe or Fatal *Mycoplasma pneumoniae* Pneumonia. Front Microbiol, 2016, 7: 800.

15. 赵德育，陈慧中，郑跃杰. 肺炎支原体感染的诊断. 中华儿科杂志, 2016, 54（2）: 98-100.

16. 中华医学会儿科学分会呼吸学组，《中华实用儿科临床杂志》编辑委员会. 儿童肺炎支原体肺炎诊治专家共识（2015年版）. 中华实用儿科临床杂志, 2015, 30（17）: 1304-1308.

17. 江载芳，申昆玲，沈颖. 诸福棠实用儿科学. 第8版. 北京：人民卫生出版社, 2015.

18. 中华医学会呼吸病学分会感染学组. 成人肺炎支原体肺炎诊治专家共识. 中华结核和呼吸杂志, 2010, 33（9）: 644-645.

19. 刘瀚旻，马融. 儿童肺炎支原体肺炎中西医结合诊治专家共识（2017年制定）. 中国实用儿科杂志, 2017, 32（12）: 882-883.

20. 中华中医药学会内科分会，中华中医药学会肺系病分会，中国民族医药学会肺病分会. 社区获得性肺炎中医诊疗指南（2018修订版）. 中医杂志, 2019, 60（4）: 351-355.

第十四章
脲原体与疾病

第一节 概　述

脲原体（Ureaplasma spp.），支原体目脲原体属，因菌落细小也称 T 株（tiny strain）。感染人的脲原体主要包括解脲脲原体（Ureaplasma urealyticum，Uu）和微小脲原体（U. parvum，Up）。Uu 由 Shepard 于 1954 年首先从非淋菌性尿道炎（nongonococal urethritis，NGU）患者的尿道分泌物中分离获得。随着研究的深入，在牛、猫、犬以及海狮等动物身上也分离出 U. diversum、U. gallorale、U. felinum、U. cati、U. canigenitalium、U. miroungigenitalium 和 U. zalophigenitalium 等新的脲原体种。本章主要讨论感染人的 Uu 和 Up，并在文中统称为脲原体。目前认为，脲原体为男女泌尿生殖道中常见的机会致病菌，携带率高达40%～80%，主要通过性接触和母婴传播感染。脲原体可引起 NGU、前列腺炎、附睾炎、女性阴道炎、宫颈炎等男女泌尿生殖道感染，以及自发性流产、早产、绒毛膜羊膜炎、胎膜早破等不良妊娠结局，同时也是新生儿败血症、支气管肺炎及脑膜炎等感染性疾病的危险因素。近年来研究发现，泌尿生殖道脲原体感染可能与不育不孕、生殖系统肿瘤等疾病有关。

第二节 病　原　学

一、形态结构与基因组学

脲原体的大小介于病毒与细菌之间，是最小、最简单，且能独立生活的原核细胞型微生物。由于其缺少细胞壁，脲原体形态不一，革兰氏染色阴性，吉姆萨染色紫蓝色。电镜下观察，可见以球形为主，单个、成双或成串排列。脲原体直径 50～300nm，可通过 0.22～0.45μm 微孔滤膜。细胞膜厚 1.5～10nm，分为三层，外层和内层为均匀致密的蛋白质层，中层为薄的磷脂脂质层，胆固醇位于磷脂之间，对保持细胞膜的完整性具有一定的作用。脲原体胞内含核糖体和双股 DNA，以二分裂方式为主进行繁殖，也可由球体延伸成长丝，或于母细胞内增殖，而后以芽生的方式释放到胞外。

脲原体全基因序列测定是 Glass 继 Mg 和 Mp 之后完成，其基因组大小为 0.75～0.95Mb，G+C（%）约为 25.5%。约有 600 个多基因位点，其中有 230 个多基因位点编码蛋白质，主要包括表面蛋白和脂蛋白等。研究较为广泛的包括多条带抗原（multiple banded antigen，MB-Ag）基因、抗四环素相关的 tetM 基因、细胞分裂蛋白基因（FtsZ）、伴随蛋白基因（GroE 和 GroEL）以及核糖核苷还原酶基因等。通过对脲原体的 16S rRNA 基因进行扩增和测序，可区分脲原体的不同的血清型，脲原体 14 个血清型的标准株 ATCC 号及相应基因信息详见表 14-1。

二、培养特性与生化反应

脲原体培养过程中主要特征包括：①耐酸，最适生长 pH 为 6.0～6.5，pH 升高偏碱性则易死亡；②尿素酶，能分解尿素产生氨（NH_3），使培养液由酸性变为碱性，脲原体不分解葡萄糖和精氨酸，此代谢特征可用于与其他支原体的鉴别；③对热抵抗力差，室温数小时或 55℃ 5～15 分钟死亡，但低温或冷冻干燥可长期保存；④可在人工培养基中生长，但营养要求高，需供给胆固醇、酵母和马血清或胎牛血清。国外常用 PPLO 制备相应培养基，我国亦有报道用猪肺消化汤作为基础培养基，补充 10%～20% 马血清、酵母液、0.5%～1% 尿素。

将标本接种在培养基后，置于 37℃、含 5%

表 14-1　脲原体 14 个血清型的标准株 ATCC 及其基因组信息

	血清型	ATCC	基因组大小/bp	PFGE 大小/kb	假定蛋白质	（G+C）/%
B 群	1	27 813	753 674	760	212	25
	3	27 815	751 679	760	219	25
	6	27 818	772 971	760	221	25
	14	33 697	749 965	760	199	25
A 群	2	27 814	861 061	880	248	26
	4	27 816	835 413	910	206	26
	5	27 817	884 046	1 140	252	26
	7	27 819	875 530	880	246	26
	8	27 618	874 381	890	232	26
	9	33 175	947 165	950	244	26
	10	33 699	874 478	890	232	26
	11	33 695	876 474	840	236	27
	12	33 696	873 466	870	234	25
其他	13	33 698	846 596	900	234	25

注：PFGE. 脉冲场凝胶电泳。

CO_2 的环境中培养。脲原体可在液体培养基中生长迅速，从底部向上生长，具有贴壁生长特性，不产生混浊。一般 16～26h 增殖达 $5×10^7$CFU/ml 的高峰，并且因分解尿素产氨使培养基中的指示剂酚红由黄变红。一旦发现培养基显红（图 14-1，见文末彩插），应及时进行下一步实验，可转种固体培养基（以免 pH 升高后脲原体死亡，而在固体培养基上出现假阴性结果），或进行药敏试验，或回收菌株置 −20℃ 保存。阳性菌株接种于固体培养基后置于 37℃，含 5% CO_2 的环境中培养可在低倍镜下观察到"油煎蛋样"菌落予以判定。在固体培养基中加入硫酸锰指示剂，菌落呈暗棕色（图 14-2，见文末彩插）。

脲原体的红细胞吸附作用与肺炎支原体不同，脲原体不吸附人和兔的红细胞，仅 3 型脲原体标准株能吸附豚鼠红细胞，且不被特异抗血清所抑制。

三、抗原性与分型

脲原体的脂多糖抗原主要存在于细胞膜中层的脂质部分，该糖为中性糖，由甘露醇、葡萄糖和半乳糖组成，其中三个糖残基所组成的重复片段具有不同血清型别的抗原特性。该糖可作为诱生原，刺激机体产生 IgM 抗体，并引起家兔发热反应。采用免疫电泳和免疫印迹法，可对脲原体蛋白进行分析。MB-Ag 是脲原体的主要膜抗原，具有种特异性，也包含血清特异抗原决定簇，还含有血清型交叉反应抗原决定簇。研究发现，MB-Ag 在体内、外均可表达，并且在体外结构差异较大，在致病性脲原体分离株上结构变异明显，是致病的主要外膜抗原。

利用表型和基因型特征的不同可将脲原体 14 个血清型菌株分为两大生物群，即 T960 生物群（A 群，*U. urealyticum*）和 parvo 生物群（B 群，*U. parvum*）。A 群各型均含有 16kDa 和 17kDa 多肽，包括 2、4、5、7、8、9、10、11、12 型共 9 个血清型；而 B 群只含 17kDa 多肽，包括 1、3、6、14 共 4 个血清型。13 型只含 16kDa 多肽，对 Mn^{2+} 敏感，未列入两大血清群。2 和 5、3 和 14、8 和 13 血清型分别存在交叉反应。16kDa 和 17kDa 多肽是脲原体血清型特异的表面抗原，能识别 16kDa 和 17kDa 多肽的单克隆抗体，可用于鉴别各血清群。人体脲原体血清型标准菌株的分群依据见表 14-2。

吴移谋等认为，脲原体除了脂多糖抗原以外还有尿素酶抗原，后者是脲原体特异性抗原，可与其他支原体相鉴别。尿素酶抗原分子量为 76kDa，存在于细胞质内，最适 pH 5.0～6.0，在 −70℃ 下较稳定，温度升高易失去活性。用脲原体尿素酶单抗可特异检测出人类脲原体感染，也有学者使用尿素酶基因片段为引物检测脲原体的感染。

表 14-2 脲原体血清型标准分群方法

方法	血清型	
	T960 biovar（A 群）	parvo biovar（B 群）
Mn²⁺ 敏感性	2、4、5、7、8、9、10、11、12	1、3、6、14
PAGE 多肽模式（放射自显影）	2、4、5、7、8、9、11、12	1、3、6、14
DNA 杂交	2、4、5、7、8	1、3、6
限制性核酸内切酶模式	2、4、5、7、8、9	1、3、6
PAGE 模式（银染色）	2、4、5、7、8、9	1、3、6

四、抵抗力及耐药

脲原体对热抵抗力差，室温数小时或 55℃，5～15 分钟死亡；低温或冷冻干燥可长期保存。脲原体对重金属盐类、石炭酸、来苏和一些表面活性剂比细菌敏感。脲原体没有细胞壁，因此对作用于细胞壁的 β-内酰胺类抗生素不敏感，治疗脲原体感染需要首选抑制蛋白合成及 DNA 复制的抗菌药物。常用的抗生素包括喹诺酮类、大环内酯类和四环素类。随着抗生素的频繁使用，已有报道显示脲原体存在对以上各种抗生素耐药的菌株。近年来随着基因组学研究的进展，学者们发现脲原体对氟喹诺酮类药物耐药性增加的原因主要为 gyrA、gyrB、parC 和 parE 等基因的突变，对大环内酯类药物耐药性增加的原因主要为 23S rRNA 亚基或核糖体蛋白 L4 或 L22 基因的突变，对四环素类药物耐药性增加的原因主要为 tetM 基因的存在。此外，脲原体形成的生物膜会降低药物的敏感性。多位点序列分型（multilocus sequence typing，MLST）技术为研究脲原体耐药株的分布提供了新的方法。

第三节 流 行 病 学

一、人群携带率

脲原体被认为是生殖道菌群中常见的机会致病菌，可在健康人生殖道中被正常携带，性成熟女性子宫颈或阴道脲原体携带率可高达 40%～80%。不同检测手段的阳性率存在差异，分子生物学技术检测基因的阳性率普遍高于培养检测。14 个血清型中，以 3 型检出居多，即 Up 检出率明显高于 Uu，但以往的研究报告多数不加以区分，均报告为 Uu 的检出率。在不同人群中，脲原体的检出率有所不同。幼儿的泌尿生殖道中检出率为 5%～8%，且女性幼儿检出率明显高于男性。随着年龄的增长和性活动的增加，脲原体检出率升高。针对大学生的流行病调查显示，未婚大学生泌尿生殖道脲原体检出率为 8%～16%，女性高于男性，而已婚者可达 22%～25%。妊娠期女性下生殖道脲原体的检出率较高，可能与妊娠期激素水平变化和生殖道菌群改变有关。多性伴侣、过早的性行为和不洁性行为被认为是脲原体感染风险增高的主要危险因素。此外，在有生殖道炎症的患者中，脲原体的检出率明显增高，包括阴道炎、宫颈炎以及性病门诊的其他疾病患者等。

二、传播途径

目前认为，脲原体的主要传播途径是性接触传播，故避孕套的使用能够有效阻止脲原体的传播。卢志勇等人通过性伴侣间脲原体感染状态研究发现，女性感染 Uu 时，其男性伴侣感染的比例较低，而女性感染 Up 时，其男性伴侣感染同类基因群的比例则高达 98.6%。

脲原体存在一定程度的母婴垂直传播。研究认为，母婴垂直传播率约为 30%，且女婴被感染率明显高于男婴。可能原因是女婴外阴暴露于产道的面积远大于男婴，也有可能是妊娠时脲原体经胎盘上行性感染。新生儿呼吸道感染 Uu 可能导致新生儿肺炎或脑炎等严重疾病，但是暂无证据证明 Uu 可通过呼吸道传播。

三、易感人群

人群对脲原体普遍易感。但机体对脲原体具有一定的清除能力，特别是生殖道菌群结构正常的女性，脲原体的相对丰度能够保持在较低的水平。脲原体大量增殖导致明显的临床症状时往往伴随着其他致病菌的共感染，如衣原体、人乳头瘤病毒（HPV）以及霉菌等，常见于免疫力低下的人群中。

第四节　发病机制

虽然脲原体在健康人群中有较高的检出率，但是大量流行病学研究已证实脲原体可引起男女泌尿生殖道感染及早产、自发性流产、死胎等不良妊娠结局。近年来，国内外不少文献报道脲原体可通过性接触传播上行至子宫内，引起绒毛膜感染，绒毛膜的组织学改变与出现不良妊娠时的表现一致。但是有关脲原体的确切致病机制至今还不清楚，目前了解的主要有以下几方面：

一、致病物质

（一）多条带抗原（MB-Ag）

MB-Ag 是脲原体表面主要的抗原，也是重要的毒力因子。TLR1、TLR2 和 TLR6 都是 MB-Ag 的识别受体，通过其可以激活细胞核因子 κB。MB-Ag 的高变异性使其具备逃避免疫反应的能力，并且羊水中 MB-Ag 的变异程度与绒毛膜羊膜炎的严重程度呈正相关，与新生儿脐带血中炎症因子，如 IL-8 等存在关联。

（二）脲酶

脲原体能产生脲酶，脲酶可分解尿素产生 NH_3，获得质子后变成 NH_4^+，NH_4^+ 能引起细胞间质坏死和纤毛损伤；机体中 NH_3 的产生会提高组织液的 pH，而羊水中或胎儿肺泡液中 pH 增高，可能与其肺炎发生有关；NH_4^+ 能使磷酸酶盐和磷酸钙盐形成结晶，促进尿路结石形成。

（三）IgA 蛋白酶

各血清型脲原体都能产生 IgA 蛋白酶，降解 IgA1 形成两个片段（Fab 和 Fc 段）。IgA1 是人体黏膜受到支原体等病原体攻击后，最早产生的最主要的抗感染免疫球蛋白。当 IgA 蛋白酶降解覆盖于泌尿生殖道黏膜表面的分泌型 IgA1，使泌尿生殖道正常抵御病原体攻击的屏障受到破坏，容易导致其他病原体的入侵和定植。然而，近年针对脲原体的全基因组分析，并没有发现产生 IgA 蛋白酶的相关基因位点。因此 IgA 蛋白酶的产生机制仍不明确。也有学者在脲原体基因组中检出可能与 IgG 蛋白酶相关的基因，提示其同时具有降解 IgG 的潜能，但其确切功能有待进一步研究。

（四）磷脂酶

脲原体能产生磷脂酶，其中主要有磷脂酶 A1、A2、C。磷脂酶 A1、A2 吸附于宿主细胞，特异性地作用于宿主细胞膜磷脂分子，可催化甘油磷脂的第 1 位酯键断裂，并作用于还原型辅酶 I 和 NADPH 脱氢酶，分解磷脂和脂肪酸；磷脂酶 A 可促使宿主细胞释放花生四烯酸，诱导细胞产生前列腺素，启动分娩，这可能与脲原体宫内感染所致的早产或胎膜早破有关。磷脂酶 C 只作用于细胞质膜。Silvad 等认为磷脂酶 A2 的活性是 A1 的 3～5 倍，甚至可达 300 倍，并且发现对数生长期的脲原体产生磷脂酶的水平显著高于非对数生长期。各型脲原体产生磷脂酶的水平不一，8 型产生磷脂酶 A2 的水平是其他血清型的 2 倍，而 3 型产生磷脂酶 A1 能力最强。不同血清型脲原体产生磷脂酶 A2 与 A1 的比值也不同，如 3 型比值是 69∶1，4 型和 8 型分别为 179∶1 和 317∶1。磷脂酶还可以宿主的磷脂作为底物，产生代谢产物干扰宿主细胞的生物合成、正常代谢以及膜的生物学及免疫学功能。

（五）荚膜样物质

脲原体自身具有荚膜样物质，主要由半乳糖组成，生物学效应与革兰氏阴性细菌的脂多糖相似，进入机体后约 1 小时便能刺激单核-巨噬细胞分泌 TNF-α，诱导局部产生炎症-抗炎症反应。

二、致病机制

脲原体首先依赖自身的脲酶、蛋白酶和磷脂酶破坏宿主细胞的纤毛、黏膜表面 SIgA 等免疫屏障，使其在体内定植。在脲原体进入机体 1 小时后，荚膜样物质及 MB-Ag 刺激单核-巨噬细胞分泌 TNF-α，导致宿主免疫系统 Th1/Th2 细胞平衡失调，细胞因子的级联反应促使单核-巨噬细胞、内皮细胞分泌 IL-1β、IL-6、IL-8 等前炎症因子，诱发局部组织的炎症、损伤并导致 T/B 淋巴细胞的多克隆激活，诱导机体抗自身抗体的产生，此作用与脲原体感染所致局部损伤以及诱发自身免疫病的发生相关。有研究提示，宫颈上皮细胞损伤或可加速脲原体的上行性感染，从而发生宫内感染及导致不良妊娠结局。TNF-α 还可诱导宿主细胞 Fas/FasL 高表达，导致宿主细胞的过度凋亡。脲原体感染还可导致大脑微血管内皮细胞凋亡，提高半胱天冬酶 3、7、9 的 mRNA 表达，引起血脑屏障的破坏，从而降低宿主的防御能力，使脲原体侵入中枢神经系统引起脑膜炎。脲原体在腹膜间质细胞中被证实可通过 TLR2 通路诱导产生多种炎症介质，包括 IL-6、CXCL1、CCL2、ICAM-1、VCAM-1 和 MMP2 等，从而促进子宫内膜异位的发生。该机制成为子宫内膜异位症发生的一个新假说，有待进一步研究。另外，脲原体在适应宿主环境的过程中会发生"水平基因转移（horizontal gene transfer，HGT）"。虽然其基因组非常小，但仍依此获得更多遗传物质，从而增加毒力。有研究发现 Uu 基因组中含有整合酶、转座酶和噬菌体等相关基因的数量较 Up 多，提示 Uu 可能更容易发生 HGT，从而具备更高的致病力。

第五节　相关疾病

一、泌尿生殖系统感染

（一）男性非淋菌性尿道炎

一般认为脲原体是男性 NGU 的主要致病菌之一（衣原体和 Mg 更常见），10%～30% 的男性 NGU 患者中可检出脲原体。NGU 的诊断必须在排除淋球菌感染后，患者有尿道刺痒、烧灼感和排尿刺痛，少数有尿频、尿道口轻度红肿，分泌物稀薄，混有少量浆液或脓液，并有自然或挤压后流出的分泌物，其中含有多形核白细胞，但白细胞内又无革兰氏阴性双球菌。2014 年的一项 meta 分析表明，NGU 患者脲原体携带率明显高于对照人群，且中国人群的 NGU 患者脲原体感染率高于其他国家人群。动物实验表明尿道接种脲原体后会引起尿道炎一系列典型症状，并在米诺环素治疗 6 天后症状消失。Wetmore 等人的研究表明，性伴侣较少的男性中脲原体感染和 NGU 发病有关，而在性伴侣较多的男性中却没有看到关联，提示获得性免疫可能能够降低脲原体对机体的损伤。由于脲原体携带率较高，单纯脲原体感染是否能引起男性 NGU，仍存在争议。

（二）慢性前列腺炎和附睾炎

男性尿道中的脲原体可上行感染前列腺、膀胱以及附睾等，并在其中定植，引起炎症反应。目前认为，脲原体是引起慢性前列腺炎的病原体之一，许多动物的前列腺炎模型可通过脲原体感染进行制备。Irajian 等人使用 PCR 法检测前列腺炎患者前列腺组织中的脲原体感染情况，提示所有样品中均可检出脲原体 3 型阳性，但使用培养法检出率较低。有研究认为，男性血精症也可能与脲原体感染引起的慢性前列腺炎有关。

国外报道，35 岁以下患者急性附睾炎大多与淋球菌、沙眼衣原体或脲原体感染相关，而 35 岁以上患者急性附睾炎则主要由肠道革兰氏阴性菌感染或非细菌性感染所致，而脲原体检出率并不高。附睾炎与脲原体的关系值得进一步研究。

（三）女性泌尿生殖系统炎症

脲原体是女性泌尿生殖系统中常见的机会致病菌，检出率高于男性。目前认为其在特定情况下可引起女性尿道炎、阴道炎、宫颈炎、输卵管炎以及盆腔炎等。脲原体在阴道中可能产生氨，增高阴道 pH，从而影响阴道菌群结构，引发阴道炎等一系列症状。脲原体与衣原体、HPV 等病原体的共感染可能会增加炎症的临床症状。但是近年来 Marovt 等人研究提示，由于普通女性脲原体的检出率较高，与有泌尿生殖道感染症状的女性相比，检出率没有统计学差异，这提示临床上不仅要判断脲原体的携带状态，更要关注其载量和活力。

（四）上尿路感染

目前研究发现脲原体在膀胱炎、膀胱刺激征、肾盂肾炎等疾病患者中都具有较高的检出率，可能是 Uu 上行性感染所致。同时，由于膀胱过度活动症（overactive bladder，OAB）与单纯膀胱炎的症状非常相似，主要表现均为尿急、尿频、夜尿多及尿失禁等，也有学者认为脲原体感染与 OAB 以及间质性膀胱炎有关，但目前证据仍然有限。有专家建议所有具有慢性不明原因尿路感染症状的患者都应该进行脲原体检测。

二、不良妊娠结局

自 Knox 于 1950 年证实早产、胎膜早破与宫内感染有关以来，宫内感染对妊娠结局的影响一直受到妇科、产科的广泛关注，其中，脲原体被认为是导致宫内感染的主要致病菌之一。大量的流行病学研究表明，脲原体定植与不良妊娠结局，特别是绒毛膜羊膜炎、早产、胎膜早破、流产以及新生儿肺炎、脑膜炎等相关，但是其中的因果关系仍缺乏证据,致病机制及相关通路也不明确。单一感染脲原体是否能够引起不良妊娠结局,治疗脲原体是否能够减少不良妊娠结局的发生,是未来研究的方向之一。

(一)流行病学证据

以往的流行病学调查多局限在病例对照研究,通过收集并检测不同样本的脲原体,推断脲原体感染与疾病的关联。有文献报道,自然流产胎儿的胎盘与健康新生儿的胎盘比较,前者胎盘脲原体阳性率较高;早产新生儿羊水中分离检测脲原体的阳性率高于正常组;在胎膜早破及早产的孕妇阴道中,脲原体的检出率均较高。不同血清型的脲原体致病力不同,Kim 等应用 PCR 技术从 77 例不良妊娠胎儿羊水中检出 63 株脲原体(82%),其中,56 株为 T960 生物群,另外 7 株为 parvo 生物群,提示与不良妊娠结局相关的主要是 T960 生物群(Uu)。Payne 等曾报道 93 例脲原体感染新生儿中,82% 体重小于 1 251g。Quin 对 93 例脲原体感染患儿进行血清分型,发现 18% 为脲原体 4 型和 8 型。周丽萍等研究发现,早产患者以脲原体 4 型为主,胎膜早破者以脲原体 1 型检出率最高;早产、死胎胎盘组织及自然流产绒毛胶原纤维在电镜下均可见三层膜结构的球状脲原体颗粒,并且主要为脲原体 1 型和 4 型,表明某些特定血清型能穿过胎盘引起宫内感染,从而导致自然流产、早产、死胎以及低体重等不良妊娠的发生。

近年来,一些大型前瞻性妊娠队列的研究,为研究脲原体和不良妊娠结局的关系提供了更加可靠的证据。研究者通过在妊娠不同时期检测孕妇阴道 / 宫颈中脲原体的携带状态,并随访其妊娠结局,发现脲原体携带与早产、胎膜早破、自然流产等不良妊娠结局可能存在一定的因果关联,但不同研究的结果并不完全一致。2010 年 Breugelmans 等人的队列研究结果表明,孕妇宫颈中脲原体定植会增加早产的发生率(OR=1.64,95% 置信区间 1.08~2.48)。2012 年的一项针对中国人群的 meta 分析结果提示,生殖道脲原体感染与流产发生风险关系的 OR 值达 4.72(95% 置信区间 3.77~5.92),并且在有脲原体定植的妇女中,发生流产的关联强度随着流产史次数的增多而升高。2021 年发表于 *Reproductive science* 上的 meta 分析,其人群来自中国、美国、日本等多个国家,结果显示脲原体与自然流产发生风险的 OR 值为 4.78(95% 置信区间 1.37~16.64)。李蔓发现宫颈脲原体定植与胎膜早破、早产、胎儿窘迫、新生儿窒息、新生儿肺炎、低出生体重、剖宫产等均有相关性。

孕妇生殖道脲原体定植可能导致新生儿败血症、新生儿肺炎、下呼吸道发育不全、慢性肺疾病、脑膜炎等严重疾病。有研究提示,新生儿肺部脲原体定植与 28 天支气管肺发育异常明显相关(OR=3.04),而新生儿肺部脲原体被认为可能是经产道吸入或者脲原体逆行性感染进入羊水以后被吸入。偶有报道在患有早产儿视网膜病变、脑膜炎、中枢神经系统感染的新生儿中检出脲原体阳性,而脲原体被认为可在特定情况下侵入血液系统,导致严重的感染性疾病。当脲原体随血液移行至大脑时,可诱导大脑微血管内皮细胞凋亡,引起血脑屏障的破坏,从而引起新生儿脑膜炎的发生。

针对脲原体感染的孕妇进行的干预性治疗的随机对照试验是进一步探索脲原体对不良妊娠结局影响的有效手段。Antsaklis 等人通过对脲原体阳性且有早产风险的孕妇进行随机分组干预试验,发现红霉素治疗可以有效延长妊娠期,并降低新生儿低体重发病率,缩短新生儿住院时间。但在不同的干预试验中并没有得到完全一致的结论,如 Kayem 等 2018 年的随机对照试验研究结果表明,孕妇妊娠期脲原体定植与早产等妊娠结局无关。

(二)脲原体宫内感染胎盘组织、羊膜细胞病理改变

女性绒毛膜羊膜炎的发病率会随着阴道脲原体的细菌载量的增加而增加,具有剂量反应关系。脲原体阳性的顺产孕妇,70% 会继发绒毛膜羊膜炎。Madan 等对 181 例脲原体感染致死的胎儿或新生儿进行尸检,发现 25% 的胎盘有绒毛膜炎病变,提示脲原体的宫内感染可能导致绒毛膜羊膜炎,并与不良妊娠结局相关。

1. 病理妊娠胎盘组织的脲原体颗粒 周丽萍等采集不同的不良妊娠结局的脲原体阳性胎盘组织,经超薄切片后在电镜下观察到脲原体颗粒。在早产儿胎盘的绒毛间隙、脐带血中见到增殖的三层膜结构的脲原体颗粒,其形态、大小与纯培养物负染电镜观察到的球形成串排列的脲原体颗粒一致；在自然流产组织的胎盘滋养合体细胞的胶质纤维典型空泡内及胎盘组织绒毛间质均可见增殖的脲原体颗粒；在取自胎膜早破的胎盘组织中发现正在穿过细胞膜的脲原体颗粒和已定植于细胞核内的脲原体颗粒；自然流产（停经 38 天）组织的绒毛滋养细胞和妊娠晚期（>36 周）死胎（<1 500g）胎盘的滋养细胞均发现绒毛间质的脲原体颗粒，提示脲原体能在妊娠全过程定植于滋养细胞内并增殖，并且与不良妊娠相关。

2. 脲原体感染所致绒毛滋养细胞病理改变
自然流产组织绒毛滋养细胞中有典型的脲原体颗粒存在，并且脲原体增殖后显示绒毛滋养细胞超微结构出现线粒体肿胀、嵴消失、空泡样变、核膜集聚等病理改变。自然流产组织的胎盘合体滋养层基底部出现大量增殖的脲原体颗粒，提示脲原体导致胎盘绒毛线粒体超微结构改变的同时引起细胞空泡样改变。显然，由于脲原体宫内的定植与增殖，引起线粒体等细胞器的病理改变，将直接影响胎儿对氧的吸收和能量代谢及与母体血液和营养物质的交换，胎儿的发育受到影响，最终导致自然流产、早产、胎膜早破、低体重儿等不良妊娠结局。

三、其他可能的影响

（一）不孕、不育

脲原体在男、女生殖道定植，可能导致不育与不孕。2015 年的一项 meta 分析提示，男性不育患者的脲原体感染率显著高于对照组（OR=3.03，95% 置信区间 1.02～8.99），并且我国男性不育人群报道的脲原体的感染率高于其他国家。目前研究认为脲原体引起男性不育的原因主要是：①脲原体可直接吸附在精子的头部，破坏精子的活力，影响精子与卵子的正常结合，破坏正常受精；②脲原体与人类精子膜存在共同抗原，脲原体感染后产生相应抗体与精子膜结合，导致免疫性不育；③脲原体感染精囊以后，会增高精液中的 NO 浓度，并激发 IL-17 和 IL-18 等炎症因子的释放，降低精子膜蛋白 P34H 的表达，引起精细胞 DNA 损伤，从而降低精子的活力；④脲原体感染男性生殖道后刺激单核 - 巨噬细胞分泌 TNF-α，促使泌尿生殖道上皮细胞表达 Fas-FasL，导致精子凋亡。

脲原体在女性生殖道中的定植与不孕的关系

尚不明确。一些流行病学研究数据表明在被诊断为不孕症的女性中，生殖道的脲原体感染率高于对照组，但不同研究的结论尚不统一。目前认为脲原体引起女性不孕的途径主要是：①脲原体具有尿素酶，可分解尿素产生氨，使受精环境 pH 升高，不利于受精；②女性下生殖道脲原体定植，经过上行性感染可引起女性上生殖道无症状的炎症反应，包括子宫和输卵管，从而影响受精及着床环境。研究认为女性生殖道中脲原体的定植可能是通过性行为传播给男性，从而影响男性精子质量，并引起夫妻的不育不孕，脲原体本身并不能直接影响女性卵子质量。此外，有研究表明，在不孕不育的夫妻中，男女双方生殖道脲原体培养阳性对体外受精及胚胎移植的妊娠结局可能产生影响，包括受精率、异常受精率、卵裂率、临床妊娠率以及流产率等，但目前尚未达成共识。

（二）尿路结石

尿路结石的病因之一是局部炎症，在炎症引起的尿路结石患者的尿液或者结石中，脲原体阳性率达到 62% 左右。通过给大鼠膀胱或肾盂内注入纯培养的脲原体，可产生膀胱结石和肾结石。可能的原因是脲原体产生的尿素酶分解尿素产生 NH_3 和 CO_2，形成碳酸盐结晶，从而引起结石的产生。而脲原体可长期在结石的缝隙中生存，从而避开抗菌药物的作用，长期的定植进一步加剧了结石的程度。

（三）生殖系统肿瘤

研究认为，有 15%～20% 的肿瘤发生是由于病原体感染所导致。近年来，高危型人乳头瘤病毒（HPV）被证实是引起宫颈癌的病因之一，目前疫苗已经上市。脲原体与 HPV、衣原体等致病菌往往共存，HPV 与脲原体共感染会增加宫颈上皮内瘤变的风险，加重阴道炎的症状。2017 年的一项 meta 分析提示，脲原体定植与女性宫颈癌发病风险存在关联（OR=2.22），与男性前列腺癌风险存在关联（OR=3.88）。脲原体在生殖道定植引起的慢性炎症反应可能是刺激细胞形成癌变的主要原因。

（四）化脓性关节炎

通过在化脓性关节炎患者的关节滑膜液中分离得到 Uu，推测 Uu 可能是引起关节炎的致病菌之一，并认为 Uu 感染关节是通过血行性传播。但是对于疑似 Uu 感染引起的关节炎患者,使用抗 Uu 药物后,关节炎症状仍能持续数月。目前对于 Uu 感染是否能够引起关节炎尚未达成共识。

第六节　实验室诊断与鉴别诊断

一、实验室诊断

(一)脲原体的分离培养与鉴定

1. 标本的采集与处理　根据患者的性别、年龄,在无菌条件下分别采集不同标本(精液、前列腺液、宫颈分泌物、阴道分泌物、尿沉渣、羊水、胎盘组织、脐带血或血液等)接种于液体培养基,若不能立即接种,应将标本置于低温保存,且在 6 小时内接种。

2. 分离培养　分离培养是脲原体实验室诊断的"金标准"。取样本接种于 pH 6.0～6.5、含酚红指示剂和 0.05%～1% 尿素的脲原体液体培养基中,置于 37℃含 5%～10% CO_2 的环境中培养 24～48h,观察液体颜色变化。若见脲原体培养基中的指示剂由黄色变为粉红或橙红色,为初代培养阳性,提示脲原体生长。取 0.2ml 培养物转种于固体培养基,置 37℃培养 24～48h;亦可同时接种不含抗生素的普通固体培养基,以排除 L 型细菌(L 型细菌在此平板形成肉眼可见菌落,而脲原体不形成),低倍镜下在固体培养基上可观察到"油煎蛋"样菌落。

3. 鉴定及药敏试验

(1)代谢抑制试验:代谢抑制试验是经典的定量分型法,原理是利用脲原体对尿素的分解作用,当加入抗血清后可抑制脲原体的生长,从而阻止培养基颜色的变化。将待检的菌株接种到含已知型别的抗血清、尿素和酚红的液体培养基中培养,观察颜色的变化,以判断此菌株的血清型别。此法敏感度高、特异性强,是目前最常用的血清学分型方法。缺点是在大量检测菌株时,需大量抗血清。

(2)生长抑制试验:特异性血清型别抗血清可抑制相应脲原体的生长。可用滤纸片法在琼脂平板上进行,在低倍镜下观察纸片周围的抑菌带及宽度。此法虽特异,但敏感性稍差。

(3)药敏试验:临床上多采用液体 MIC,而实验室研究耐药性流行动态亦可采用液体经典 MIC 法与平板稀释法结合判断。由于脲原体的菌落小,肉眼不可见,只能在低倍镜下观察,平板稀释法在临床开展有一定的难度。

(二)聚合酶链反应

目前 PCR 扩增的脲原体特异性目的条带主要有 16S rRNA 基因、尿素酶基因以及 MB-Ag 基因片段等。以部分尿素酶基因核苷酸序列作为模板,经特异性引物扩增、凝胶电泳鉴定后可对脲原体进行分型,14 个血清型的脲原体菌株均可见 460bp 的 DNA 片段。研究认为 PCR 法和培养法的结果一致性达到 93.75%,并且相比培养法,PCR 检测能够在更短的时间判断脲原体的定植。但应该注意的是,PCR 法具有较高的假阳性率,并且无法判断脲原体的载量以及活性,故此方法在临床应用时需谨慎。基于 PCR 技术,市面上一些快速检测试剂盒也应运而生。目前,还可采用 PCR 法进行耐药基因的检测,可检测的基因片段包括与大环内酯类耐药相关的 *mefA*、*mefE* 基因,与喹诺酮类耐药相关的 *gyrA*、*gyrB*、*parC* 和 *parE* 基因,以及与四环素类耐药相关的 *tetM* 基因等。

(三)血清学检测

血清学检测主要是对血清中脲原体的抗体进行免疫荧光标记,并根据吸光度判断脲原体的感染与否。但是,目前抗体的特异性较低,且假阳性率较高。有文献报道,青春期后,抗脲原体抗体的滴度随着脲原体分离率的增加而增加,以 40～49 岁年龄段组血清抗体阳性率最高,可达 95%。因血清学检测并没有标准化,暂时无法应用于临床诊断。

(四)DNA 探针技术

采用特异性同位素 ^{131}I、^{32}P 标记的 DNA 探针,测定时将 100μl 样品点于醋酸纤维膜上与 DNA 探针杂交,此法敏感度高,可检出 50～100pg 的 DNA。但费用较高,需要特殊的仪器设备,不宜在临床上应用。

二、鉴别诊断

脲原体感染所致 NGU、阴道炎、宫颈炎等疾病须与沙眼衣原体、病毒性疱疹、寄生虫感染等相鉴别。

第七节　预防与治疗

一、预防

加强性健康教育、提倡洁身自爱、倡导安全的性行为、对高危人群及其性伴侣加强检查和治疗，是控制脲原体在人群中传播的重要措施。

二、治疗

脲原体与其他支原体一样，因缺乏细胞壁而对青霉素类抗生素不敏感。四环素类、喹诺酮类以及大环内酯类抗生素是治疗脲原体的首选药物。然而由于反复感染、慢性迁延、长期滥用广谱抗生素等原因，耐药菌株不断增多，给临床治疗带来很大的困难。协同试验结果表明，根治脲原体相当困难，这可能与阴道的酸性环境使红霉素等抗生素失活有关。临床上应随时掌握脲原体在本地区的耐药变迁，研究其耐药机制，进行药敏试验，有针对性地选择敏感性药物给予治疗。

对于脲原体阳性的孕妇是否应该进行预防性治疗目前仍存在争议，但对于有胎膜早破或者早产风险的孕妇，预防性用药可能可减少新生儿的感染率。由于孕妇不能使用四环素和氟喹诺酮类抗生素，故常推荐使用大环内酯类药物。对于分离出脲原体的新生儿肺炎患者，首选红霉素进行治疗。对于脑脊液感染，四环素是最好的治疗方法。但由于孕妇和婴儿本身用药应更为谨慎，故临床上并不推荐常规检测和治疗脲原体，而是结合临床症状，慎重评估治疗方案。

（王　蓓　洪　翔）

─────── 参 考 文 献 ───────

1. Kokkayil P, Dhawan B. Ureaplasma: current perspectives. Indian J Med Microbiol, 2015, 33(2): 205-214.

2. Glass J I, Lefkowitz E J, Glass J S, et al. The complete sequence of the mucosal pathogen *Ureaplasma urealyticum*. Nature, 2000, 407(6805): 757-762.

3. Sweeney E L, Dando S J, Kallapur S G, et al. The Human Ureaplasma Species as Causative Agents of Chorioamnionitis. Clin Microbiol Rev, 2016, 30(1): 349-379.

4. Murtha A P, Edwards J M. The role of Mycoplasma and Ureaplasma in adverse pregnancy outcomes. Obstet Gynecol Clin North Am, 2014, 41(4): 615-627.

5. 洪翔，殷玥琪，连大帅，等. 支原体感染与生殖系统肿瘤关联性研究的系统评价. 中国人兽共患病学报，2017, 33(12): 1082-1088.

6. Silwedel C, Speer C P, Glaser K. Ureaplasma-associated prenatal, perinatal, and neonatal morbidities. Expert Rev Clin Immunol, 2017, 13(11): 1073-1087.

7. Huang C, Zhu H L, Xu K R, et al. Mycoplasma and ureaplasma infection and male infertility: a systematic review and meta-analysis. Andrology, 2015, 3(5): 809-816.

8. Silwedel C, Haarmann A, Fehrholz M, et al. More than just inflammation: Ureaplasma species induce apoptosis in human brain microvascular endothelial cells. J Neuroinflammation, 2019, 16(1): 38.

9. Pavlidis I, Spiller O B, Sammut D G, et al. Cervical epithelial damage promotes Ureaplasma parvum ascending infection, intrauterine inflammation and preterm birth induction in mice. Nat Commun, 2020, 11(1): 199.

第十五章
人型支原体与疾病

第一节 概 述

人型支原体（*M. hominis*，Mh）是寄居于泌尿生殖道的一种支原体，在男性可引起附睾炎，女性主要引起盆腔炎、慢性羊膜炎、急性肾盂肾炎及产褥热等。此外，Mh 亦可引起生殖道外感染，如创伤感染、术后感染、支原体血症、关节炎和脑膜炎等。

Mh 是柔膜体纲中支原体目、支原体科、支原体属下的一个种。1937 年 Dienes 等从一女性患者巴氏腺脓肿部位分离到支原体，后认为该支原体为 Mh，这是支原体引起人类疾病的首例报告。国外对 Mh 的致病机制、抗原结构和变异、核酸分析、耐药性及临床诊疗等均有许多报道。1985 年国内学者首次报道从妇女阴道分泌物中分离出 Mh，其后有学者进行了 Mh 感染的血清流行病学调查以及药敏试验。近年来，对 Mh 的分子耐药机制特别是 Mh 对氟喹诺酮类药物的耐药机制做了许多深入的研究，同时，利用 PCR 技术、基质辅助激光解吸电离飞行时间质谱（MALDI TOF-MS）技术和基于颜色判定的环介导等温扩增（LAMP）技术对 Mh 感染的流行病学也进行了一些调查，但对 Mh 与临床疾病的关系报道仍然较少，其他方面的研究无论是广度还是深度都十分有限。

第二节 病 原 学

一、形态与结构

Mh 在液体培养基中生长，可呈现多种不同的形态。用相差显微镜观察液体培养物中的 Mh，可呈球形、双球形及丝状。球形者直径 300～800nm，形态有时具有伸缩样变化。固体培养基上生长的 Mh 主要为具有可塑性的原生质团块，形状不定。革兰氏染色阴性，但不易着色。吉姆萨染色着色较好，呈淡紫色，但需染色 3h 以上。电镜下的超微结构很简单，无细胞壁，因而具有高度多形性，能通过 450nm 的微孔滤膜。细胞膜由三层单位膜构成，厚度为 7.5～10nm。内、外层含蛋白质及糖类，中层为脂质，主要含磷脂，磷脂之间有少量胆固醇。胞质内含核糖体及双股 DNA，Mh 的基因组大小为 700kb，DNA 的 G+C（%）含量为 27.3%～33.7%。

二、培养特性

Mh 能在人工培养基上生长，但营养要求较高，需提供胆固醇和核酸前体。一般采用牛心浸液或商品化 PPLO 肉汤作为基础培养基，再添加 10%～20% 马血清或小牛血清（提供胆固醇）、酵母浸液（提供核酸前体）及精氨酸。Mh 将底物精氨酸水解成瓜氨酸、鸟氨酸产生 ATP、CO_2 及 NH_3，pH 上升，使含有指示剂的培养基变色（如酚红由黄色变为红色）。Mh 最适生长温度为 36～37℃，最适的 pH 为 7.0，但 pH 5.5～8.0 均可生长，有氧或无氧环境中均能生长，而且生长迅速，培养基可产生轻微的雾状混浊，从底部开始变色。培养基 pH 的不断上升，会加速其死亡，故要及时转种于固体培养基上。Mh 的生长可因加入特异性的抗血清而被抑制。在固体培养基上培养时，置于含有 90% N_2 和 10% CO_2 的气体环境下，经 1～4 天，可形成直径 200～300μm 的较大菌落。低倍镜下观察，可见菌落中心区较小而隆起，周边围绕着淡薄透明的边缘区，宽大呈网状，表现为典型的"油煎蛋"状。半固体培养基中培养呈彗星状。Mh 是人类支原体中对生长条件要求最低的一种，大多数能在普通血琼脂平板上生长，形成非溶血性针尖大小菌落，但将菌落涂片进行革兰氏染色，镜下观察不到菌体，上述特征有助于对 Mh 的鉴别。

三、抗原性与分型

Mh 为非发酵型支原体，不发酵糖类，但能利用脂肪酸及氨基酸，精氨酸为其主要能源。Mh 通过精氨酸脱氢酶、鸟氨酸氨甲酰转移酶及氨基甲酸激酶，将精氨酸水解成瓜氨酸、鸟氨酸，并产生 ATP、CO_2 和 NH_3。

Mh 的抗原物质存在于细胞膜，其主要成分为膜蛋白与糖脂。外层膜蛋白是主要型特异性抗原，具有免疫原性。糖脂为半抗原，与蛋白结合后则具有免疫原性。Mh 易发生抗原变异。从 Mh 分离株中发现，四种不同的表面抗原 P120、P75、Lmp（或称为 P135）和 P50/Vaa 均可发生抗原变异。P120 膜蛋白含有一个 216 个氨基酸的高变区，它的变异与 Mh 逃避宿主免疫应答有关。Mh 的可变黏附相关抗原（variable adherence-associated antigen，Vaa）是一富含表面脂蛋白的黏附素，与 Mh 对宿主细胞的黏附有关。另外，Mh 膜蛋白中还有由 opp 操纵子结构编码的黏附素相关脂蛋白 P100。研究表明该蛋白是假定的寡肽运输系统 OppA 的寡肽结合区，在编码 P100 基因的下游为编码主动运输系统的四个核心区 OppBCDF 的开放读码框架。用 Mh 分离株制成的单克隆抗体能识别的膜表面蛋白为脂蛋白，但各株间能识别的抗原决定簇存在差异，尚待进一步研究。Mh 目前至少已发现 7 个血清型，血清型别与致病性的关系尚待进一步研究。

四、抵抗力

Mh 易被脂溶剂、清洁剂及常用的消毒剂，如石炭酸、来苏儿、酚、甲醛等灭活。对紫外线、干燥和热敏感，56℃ 30 分钟被灭活。低温或冷冻真空干燥可长期保存。因缺乏细胞壁，故对低渗透压作用敏感，对干扰细胞壁合成的抗菌药物耐药，因此可在培养基中加入青霉素、头孢菌素、万古霉素等来抑制杂菌生长。对干扰蛋白质合成的药物（如四环素、林可霉素）敏感，但对红霉素不敏感。对醋酸铊也不敏感，可用来抑制培养物中的革兰氏阴性细菌。为了单独分离 Mh，可在培养基中加入醋酸铊（1∶2 000）或加入红霉素（25μg/ml）选择性地抑制解脲脲原体（Uu）的生长。

第三节 流 行 病 学

Mh 寄居于人的生殖道。寄居的 Mh 最初是由婴儿经产道出生时从母体带来。青春期后随着性活动的增加，检出率随之升高。人群中存在无症状携带者。国外报道性成熟妇女子宫颈或阴道携带 Mh 者为 21%～53%。胡四海等报道了未婚及已婚女大学生中，Mh 的检出率分别为 1.37% 和 2.78%。赵季文等对铁路系统 1 423 名健康人进行 Mh 感染的血清流行病学调查，Mh 抗体阳性率女性为 5.46%，男性为 0.76%，女性明显高于男性。Mh 在男性尿道携带率低。一般认为 Mh 在男性非淋菌性尿道炎（NGU）的发病过程中并不十分重要，而在女性泌尿生殖道感染中起重要作用，可引起盆腔炎、肾盂肾炎、阴道炎等疾病。国外有学者对 218 名非洲孕妇宫颈分泌物进行检查，Mh 寄居率为 41%，这与她们低妊娠年龄及社会经济条件等有关。Mh 也能在呼吸道分离出，感染者可表现为咽炎。钱俊等对 139 例患呼吸道炎症儿童的 Mh 检测，在 7.2% 的患儿中检出 Mh。金士正等采用巢式 PCR 对 105 名供血者的调查中，在 1 例供血者血液中检测出 Mh 核酸。某些健康人的口腔中分离到 Mh，其与临床疾病的关系尚未肯定。

Mh 主要由性接触而传播。多性伴侣者、性滥交者及性病患者的发病率较高。有报道多性伴侣的女性 Mh 在阴道寄居的相对危险性是没有性伴侣的 4 倍。卫平民等采用巢式 PCR 对女性性服务者进行 Mh 检测，结果阳性率为 36%。国内有学者报道，淋病患者 Mh 抗体阳性率为 23.58%，而健康人为 5.56%。这可能是因为淋球菌感染后生殖道黏膜受损，致使 Mh 易于黏附。此外，避孕方式与性激素水平也影响 Mh 的寄居率和传播，以使用避孕套者最低，安全期避孕和口服避孕药次之，而放置宫内节育环女性最高。激素水平的影响为：妊娠女性 Mh 寄居率较高，且与孕龄存在剂量反应关系，产后和绝经女性寄居率最低。

Mh 可经母婴传播。有学者为了证实新生儿可经产道或羊水感染 Mh，取母亲的阴道分泌物、羊水及新生儿咽分泌物培养，结果显示，母亲阴道中寄居有 Mh 时，羊水中 Mh 分离率为 66%（33/50），羊水中 Mh 培养阳性者，新生儿 Mh 的检出率为 26%（9/34）。而母亲阴道和羊水中无 Mh 者，新生儿咽分泌物中 Mh 培养则为阴性。更有学者直接从羊膜上皮、绒毛膜板、绒毛状毛细管腔中分离出 Mh。据国内学者报道，42 名新生女婴 Mh 检出率为 4.76%，其母亲临产前 Mh 的检出率为 14.29%。

Mh 也可能引起机会性感染或泌尿生殖道外感染，在体液免疫或细胞免疫缺陷以及应用免疫抑制剂的情况下更易发生。

第四节　发病机制

Mh 对人的致病机制目前还不是十分清楚，可能与下列因素有关：

一、Mh 黏附于宿主细胞表面是感染的先决条件

Mh 对哺乳动物细胞膜有亲嗜性，这种亲嗜性与 Mh 表面的黏附素有关。现已发现 Mh 的可变黏附相关抗原（Vaa）就是一种富含表面脂蛋白的黏附素，可与人宿主细胞，特别是与人泌尿生殖道细胞表面的受体结合，这种受体已证实是硫酸化的糖脂。Vaa 在表达上的高频变异，与 Mh 黏附于宿主细胞的能力有关。从一关节炎患者关节滑液分离出的 Mh，经 PCR 扩增，序列分析，证实这种表达上的高频相变异，是由于 Vaa 基因的高频移码突变所致，是在 Mh 感染宿主细胞时发生的，Vaa 基因中的移码突变子控制着 Mh 对宿主细胞的黏附性。有学者用单克隆抗体封闭 Mh 的膜蛋白 P100 和 P50，均导致 Mh 对 HeLa 细胞的黏附作用降低，证明 P100 和 P50（即 Vaa）是 Mh 的两种主要黏附因子。

Mh 吸附于宿主细胞表面后，通过磷脂酶水解宿主细胞膜上的卵磷脂，影响宿主细胞的生物合成、膜的功能及免疫功能，同时释放有毒代谢产物，如 H_2O_2、NH_3 等，导致宿主细胞受损。据报道 Mh 吸附于泌尿生殖道黏膜表面，出现明显的纤毛肿胀，甚至输卵管纤毛损伤或输卵管阻塞，引起输卵管炎。缺乏纤毛运动以及纤毛运动的频率降低或力度减弱，均会影响早期胚胎的发育及胎儿形成。

二、机体的免疫状态与 Mh 感染有关

器官移植受者、自身免疫病患者、低丙种球蛋白血症患者以及肿瘤患者，易发生成人生殖道外 Mh 感染。前两种情况因接受免疫抑制剂治疗而处于免疫抑制状态，后两种情况分别为体液免疫及细胞免疫功能低下，因而对入侵的 Mh 不能产生免疫应答而引起感染。

三、Mh 诱导产生促炎细胞因子

Mh 引起的支气管肺发育异常（bronchopulmonary dysplasia，BPD）是早产儿的一种慢性肺部疾病，其病理变化表现为中性粒细胞经炎症趋化作用进入肺部，然后引起肺组织长期慢性纤维化。实验证实，活的 Mh 和热灭活的 Mh 均可诱导肺 II 型上皮细胞产生具有多形核白细胞趋化作用的细胞因子，特别是 IL-8 和上皮细胞来源的中性粒细胞活化肽（epithelial cell-derived neutrophil-activating peptide，ENA-78）。提示早产儿肺部的 Mh 可通过诱导上皮细胞产生 IL-8 和 ENA-78 等细胞因子而导致婴儿的 BPD。

此外，Mh 易发生抗原变异而逃避宿主的免疫应答，也可能是致病机制之一。

第五节　临床表现

Mh 感染与多种疾病相关，但作为已经证实的病因只占其中很少几种。其导致疾病的证据来自分离培养和血清学研究。Mh 可引起泌尿生殖系统感染，尤其与女性泌尿生殖系统感染关系密切，是一重要的致病因子。Mh 也可引起泌尿生殖道外感染。

一、泌尿生殖系统感染

（一）细菌性阴道病

2/3 患细菌性阴道病（bacterial vaginosis，BV）的女性可检出 Mh。1980 年 Taylor-Robinson 和 McCormack 首先提出 Mh 可能在非特异性阴道炎中的作用：与阴道嗜血杆菌（又称加德纳菌）及其他细菌共生，或作为单独的病原体。Pheifer 等

支持这种设想，他们证实 BV 患者中 Mh 的携带率为 63%，而正常对照者仅为 10%。1982 年，Paavonen 等也报道 BV 与阴道液中 Mh 及阴道加德纳菌的相关性。虽然体外试验支原体对甲硝唑抗药，但该药治疗细菌性阴道病常能收效，同时也能清除大部分 Mh。以上情况提示：Mh 是在其他微生物营造的环境中繁殖的，后者如被清除，Mh 则无栖身之处。因此虽然也可以设想 Mh 在细菌性阴道病中起到主要病原体的作用，但更可能是与其他细菌处于共生状态，成为此病的组成部分。

（二）盆腔炎

有迹象表明 Mh 可能是盆腔炎（pelvic inflammatory disease，PID）的病原之一。已有一些研究者发现 2%～16% 的急性 PID 患者可直接从发炎的输卵管、卵巢脓肿或盆腔脓肿部位培养出 Mh，患者的阴道和宫颈 Mh 分离率也显著高于对照组，血中 Mh 的特异性抗体滴度升高。体外用 Mh 感染输卵管器官培养物，无肉眼可见变化，但扫描电镜检查示纤毛肿胀。接种 Mh 于雌性大猩猩之生殖道，可发生子宫旁组织炎和输卵管周围炎。有作者认为，Mh 的上行性感染主要是通过血液和淋巴播散，而非通过管腔扩散。Mh 引起 PID 可继发输卵管性不孕。在继往有 PID 病史的不孕女性中检出 Mh 特异性抗体者占 42%，而无 PID 病史的不孕女性为 14%。

（三）肾盂肾炎

Mh 是急性肾盂肾炎的病因之一，大约 10% 肾盂肾炎患者的上尿道可分离到 Mh。膀胱炎和生殖器官疾病患者，更易发生由 Mh 引起的支原体性肾盂肾炎。曾有研究者对 80 例患急性肾盂肾炎的患者进行检查，有 7 例从上尿道分离到 Mh，并从血清中查到 Mh 的特异性抗体。另一位患急性肾盂肾炎的 23 岁女患者，尿培养 Mh>10^5CFU/ml，用多西环素治疗后症状消失。

（四）产后热和流产后发热

Mh 似能引起产后及流产后发热。Mh 与发热的关系，很难根据阴道寄居情况来确定，除非寄居的菌量极大。从血液中追溯 Mh，也许是确定它与发热关系的最好方法。很多报告都提到有些产后发热妇女，在产后一日或更长时间内，从血液中分离到 Mh。几乎所有病例都能检测到特异性抗体的存在。有一份研究显示：51 例发热流产的女性中，4 人份血液标本中分离到 Mh，而 53 例未发热流产者中，则无 1 例分离到 Mh。有过发热流产的妇女，50% 皆可检出 Mh 的抗体反应，而 14 例未发热流产妇女中则仅有 2 人（14%）。为此必须从血液和其他部位以纯培养方式检出 Mh，或至少要有一定比例的产后发热病例分离到 Mh，才能证明 Mh 与产后发热的关系，否则 Mh 只能看作细菌性阴道病的标志物，而不能作为病原。

（五）其他

Mh 感染还可引起绒毛膜羊膜炎、早产、死产、巴氏腺脓肿以及慢性前列腺炎等疾病。有学者已从患有严重的绒毛膜羊膜炎的早产妇女羊水中分离到 Mh。一般认为 Mh 在 NGU，特别是男性 NGU 的发病过程中并不十分重要。

二、生殖道外感染

Mh 所致成人感染，并不只涉及泌尿生殖系统。是在免疫缺陷时，还可引起生殖道外感染。生殖道外可能感染的部位有血管、创口、中枢神经系统、关节、呼吸道等。免疫抑制疗法期间和器官移植后，可能发生 Mh 败血症，心、肺移植患者由该支原体所致胸骨创口感染尤为常见。在 67 例生殖器外 Mh 感染中，32 例（48%）伴有免疫抑制或低丙种球蛋白血症，这可能与细胞免疫抑制及抗体缺陷有关。

第六节　实验室诊断与鉴别诊断

一、实验室诊断

由于 Mh 的抗原易变异以及无症状携带者血清中也可能存在低滴度抗体，Mh 的血清学检查法在常规实验室检查中较少应用。Mh 的实验室诊断通常采用分离培养法，也可检测标本中 Mh 的核酸或抗原。

（一）Mh 的分离培养与鉴定

1. 标本的采集　男性采取尿道拭子、前列腺液，女性以棉拭子（最好用藻酸钙拭子，棉拭子可能含某些酸性抑制物）采取子宫颈或阴道宫颈端分泌物置液体培养基中送检。包皮环切男子以尿道检出 Mh 最多（敏感性 79%），未做包皮环切的男子则更易由冠状沟检出 Mh（敏感性 83%）。尿液、脑脊液、关节滑膜液及腹腔渗出液可直接送检。产后发热妇女取静脉血放于肝素管中（1mg 肝素 /ml 血）送检。组织标本应先磨碎，进行 1:10 和 1:100 稀释后置液体培养基中送检。注意避免接触防腐剂、镇痛剂及润滑剂，因为它们会抑制支原体生长。无论来自何部位试样，都应以支原体培养基或其他转运培养基运送，切不可使之干燥。采集后宜立即接种，否则应置于 -70℃ 保存，因 4℃ 保存时易失去活力。

2. 分离培养 有液体培养法和固体培养法。现在市面上已有国产和进口的成套包装的商品培养基供应，包括液体半定量法检测套组和 A7 固体琼脂。液体半定量法套组中利用酶动力抑制法计算支原体数目，鉴定支原体种类则利用对林可霉素、红霉素、复方新诺明 3 种抗生素的敏感性及耐药性的组合。某些专业实验室可能有质量更好的支原体培养基，但应用商品小包装已非常普遍，对临床实验室而言可能更加实用。

1）培养基：基础培养基除添加小牛血清（或马血清）和酵母浸液外，还需添加 0.1% 精氨酸、0.002% 酚红指示剂、青霉素 500～1 000μg/ml 以及 1:2 000 的醋酸铊（抑制革兰氏阴性菌），还可添加多黏菌素 B 50μg/ml、两性霉素 5μg/ml 进一步抑制细菌及真菌生长。血培养时每 100ml 培养基中含小牛血清 20ml、酵母浸液 10ml、50% L-精氨酸 1ml、0.4% 酚红 0.5ml、青霉素（100μg/ml）0.5ml、多黏菌素 B（5 000μg/ml）1 ml 以及两性霉素（5 000μg/ml）0.1ml，加基础培养基滴定至 100ml 调 pH 至 7.0。Mh 较容易在专用的液体或固体培养基中生长，但不同品牌的液体培养基对 Mh 检出率存在较大差异。有研究显示使用某国产品牌的液体培养基和 A7 琼脂进行泌尿生殖道标本中 Mh 的分离，结果固体培养阳性率高于液体培养，进一步观察发现，在部分固体培养阳性而液体阴性的肉汤，Mh 有生长但没发生颜色改变。该现象可能与肉汤培养基的质量有关，但具体原因有待进一步研究。同样的情况也经常出现在可以进行液体半定量计数的商品套组中，当固体培养显示标本中 Mh 的实际含量大于 10^4CFU/ml 时，液体半定量计数则常常小于 10^4CFU/ml。A7 琼脂培养基所含丰富营养保证 Mh 能在 24h 左右就形成典型"油煎蛋"样无色

菌落，而解脲脲原体则形成棕黑色海胆状小菌落，使两者极易鉴别，因此，用 A7 琼脂即可以使 Mh 的培养和鉴定一步完成。

2）培养方法：取精液、前列腺液、关节液等液体标本 0.1～0.2ml，尿液离心取沉渣或进行 1:10、1:100、1:1 000 稀释后接种于上述含精氨酸的液体培养基中，37℃ 培养 24～48h，观察颜色变化，指示剂由淡红色变为紫红色则为 Mh 生长。待液体培养基底部刚开始变色，立即取 0.2ml 培养物转种于固体培养基，置 90% N_2、10% CO_2、37℃ 恒温箱内培养 24～48h，低倍镜下观察菌落形态。血培养时取 1ml 含肝素的静脉血接种于 9ml 上述血培养基中孵育，每日观察培养基颜色变化，直至第 8 天无颜色变化时才判为阴性。如有颜色变化，立即转种固体培养基，待菌落生长后进行菌种纯化。

为了便于临床检测，并且达到推算标本中 Mh 浓度的目的，可采用一步法进行固体培养鉴定。方法如下：标本接种精氨酸肉汤后，取 3 滴接种于 A7 固体培养基中培养 24～48h，根据每低倍镜下观察到的菌落数估算 Mh 的 CFU/ml 的浓度。此法既具有较好的可操作性，又可避免因液体培养过程中 Mh 死亡而转种失败。

3. 菌种鉴定

1）菌落形态：低倍镜下观察，Mh 菌落较大，直径 200～300μm，呈"油煎蛋"状，具有致密颗粒的中心及较宽的外周边缘区，呈网状，边缘整齐。可用 Dienes 染色法区别支原体菌落与细菌菌落，前者菌落被染成蓝色，后者菌落不着色。

2）血清学鉴定

①代谢抑制试验：将 Mh 接种于含有型特异性抗血清的上述液体培养基中培养，若抗血清中的抗体与其相对应，则可抑制其生长及代谢，培养基中的酚红不变色。此法特异、敏感，可用于待检 Mh 株的分型，也可用于患者血清 Mh 抗体滴度的测定。

②生长抑制试验：将吸附有型特异性抗血清的滤纸片置于接种有 Mh 的固体培养基上，孵育后，菌落周围如出现抑菌环，表示该支原体与所用的血清同型，可用于 Mh 的分型。Mh 至少有 7 个血清型，在分型鉴定方面目前国内尚不具备条件。此外，正常人有可能从下生殖道分离到 Mh，故感

染患者从该部位分离到 Mh 时，需排除其他可能的致病因子（特别是衣原体）或进行血清学检查，Mh 抗体滴度明显增高，才有诊断意义。若直接从上生殖道或上尿道分离到 Mh，特别是上尿道尿液计数 Mh>10^3CFU/mL，则临床意义更大。若从血液、脑脊液、关节滑膜液、胸腹腔渗出液中分离到 Mh，则可肯定其致病作用。半定量分离培养 Mh，对诸如下泌尿生殖道标本取样来说，其临床意义比单纯定性培养更有说服力，更能提示该微生物与疾病发生的关系。

（二）Mh 的快速诊断

1. 检测 Mh 抗原　常用的方法有反向间接血凝试验、间接免疫荧光试验、酶联免疫吸附试验（ELISA）等。

2. 检测 Mh 核酸　常用 PCR、转录介导扩增技术（TMA）和实时荧光 PCR 等检测法，检测 Mh 的 16S rRNA 基因，其引物有：

RNAH1（有义链）：5′-CAATGGCTAATGCCG-GATACGC3′

RNAH2（反义链）：5′-GGTACCGTAAGTCTG-CAAT-3′

RNAH3（内探针）：5′-CGCTGTAAGGCGCAC-TAAA-3′

产物长度为 334bp。内探针可用来检查扩增产物的特异性。此外还有 Mh rRNA 基因探针法和限制性酶切片段长度多态性分析法。

（三）血清学检查

检出病原微生物及其特异性抗体，是诊断的最终目的。若只是检测到抗体反应，意义较小；若只在一份血清样本中检出抗体，则意义更小。补体结合试验检查 Mh 抗体的特异性和敏感性较高，已用于输卵管炎妇女 Mh 抗体反应的检测，但该法操作复杂，又难以重复，故应用受限。而代谢抑制试验则特异性较高，已用于检查不同临床情况下的抗体反应。但此法检查技术要求很高，酶免疫法特异性高，操作简便，故采用渐多。还有一种改良酶免疫法，已用于检测急性输卵管炎妇女 Mh 感染后各类抗体的变化情况。

二、鉴别诊断

支原体性急性盆腔炎和肾盂肾炎需要与大肠埃希菌、葡萄球菌、链球菌等引起的细菌性盆腔炎和肾盂肾炎相区别；支原体性阴道炎和宫颈炎则需与细菌、衣原体、滴虫、真菌性阴道炎和宫颈炎区别。

第七节　预防与治疗

一、预防

加强性道德、性卫生知识的宣传教育，提倡洁身自爱，对高危人群及其性伴侣进行 Mh 的检查与治疗，是控制泌尿生殖道 Mh 感染的重要措施。此外，在创伤、器官移植等外科手术中，要注意和防止因器械污染或操作不慎等原因而引起非生殖道途径的 Mh 感染。进一步研究 Mh 的致病机制，弄清与疾病有关的血清型别，研制出预防 Mh 感染的疫苗，乃是最根本的预防措施。

二、治疗

Mh 缺乏细胞壁，故对干扰细胞壁合成的抗菌药物，如青霉素、头孢菌素、万古霉素等无效。而对影响 DNA、RNA 和蛋白质合成以及影响细胞膜完整性的抗微生物药敏感。

（一）四环素类抗生素

为广谱抗生素，常用的有四环素、土霉素和多西环素。多西环素的抗菌作用较四环素强 2～10 倍，它们的作用机制是干扰或抑制 Mh 蛋白质合成。对于 Mh 敏感株，多西环素和四环素为首选药物。临床上已越来越多地发现高剂量（>32μg/ml）耐四环素的 Mh 株，其耐药性可能是由转座子 *tetM* 介导的。耐四环素的 Mh 株通常都对多西环素敏感。

（二）喹诺酮类抗生素

为人工合成的含 4-喹诺酮基本结构的抗菌药物，其作用机制为选择性抑制 Mh 的 DNA 螺旋酶。该类药物目前发展迅速，临床广为使用。主要包括环丙沙星、氧氟沙星、左氧氟沙星、司帕沙星、格帕沙星（Grepafloxacin）、加替沙星（Gatifloxacin）。据报道，格帕沙星抗 Mh 活性（MIC：0.015～0.05mg/L）比氧氟沙星强 16 倍。司帕沙星抗 Mh 活性（MIC90：0.06mg/L）比其他喹诺酮类强得多。近年来的研究发现，Mh 长期接触低浓度喹诺酮类药物会产生耐药性，*GyrA*、*parE* 基因中的点突变可能是耐药机制的一部分。如上所述，司帕沙星和加替沙星的抗 Mh 活性较临床沿用的品种强，Mh 对临床沿用的氟喹诺酮类药物有不同程度的耐药性。

（三）大环内酯、林可霉素类抗生素

这两类抗生素的作用机制为通过与 Mh 核蛋白体相结合，抑制其蛋白质的合成。前者是一类具有 12～16 碳内酯环的抗菌药，主要包括红霉素、麦迪霉素、白霉素、乙基螺旋霉素、交沙霉素及吉他霉素，但 Mh 对红霉素天然耐药。林可霉素类抗生素包括林可霉素及克林霉素，由于克林霉素抗 Mh 作用更强，口服吸收好且毒性较小，故临床较为常用。

为防止 Mh 的反复感染及慢性迁延，在治疗由 Mh 感染引起的 STD 患者时，应同时对其性伴侣进行检查与治疗，以达到根治效果。若能同时对 Mh 分离株作药敏试验，合理选择抗生素，对指导临床用药以及防止耐药菌株产生都具有重要意义。由于临床医生往往没有支原体诊断条件，因此处理上只能依托于支原体感染有关（至少是部分所致）的临床表现，给予的治疗则应能使临床症状消失，同时也使支原体得以清除。与 PID 有关的 Mh，开始启用的抗生素治疗除针对该支原体外，还应该涵盖淋球菌、沙眼衣原体和厌氧菌，为此推荐的联合疗法是头孢西丁和多西环素以及克林霉素与庆大霉素。四环素类虽对 Mh 也像对沙眼衣原体一样有效，且后者也是 PID 的重要病原，但因抗四环素 Mh 的出现，故改用克林霉素为宜。这种情况亦适用于流产和正常阴道分娩后发热的治疗，二者亦可与 Mh 感染有关。由于 Mh 对红霉素耐药，对克林霉素则否，故治疗这类情况的发热，选用克林霉素为宜。

（陈列松　黄澍杰）

参 考 文 献

1. Elias M, Grześko J, Siejkowski R, et al. The presence of *Mycoplasma hominis* and *Ureaplasma urealyticum* in the cervical canal of uterus. Ginekol Pol, 2005, 76(1): 28-32.

2. Raherison S, Gonzalez P, Renaudin H, et al. Increased expression of two multidrug transporter-like genes is associated with ethidium bromide and ciprofloxacin resistance in *Mycoplasma hominis*. Antimicrob Agents Chemother, 2005, 49: 421-424.

3. Baczynska A, Friis Svenstrup H, Fedder J, et al. The use of enzyme-linked immunosorbent assay for detection of *Mycoplasma hominis* antibodies in infertile women serum samples. Hum Reprod, 2005, 20(5): 1277-1285.

4. Mian A N, Farney A C, Mendley S R. *Mycoplasma hominis* septic arthritis in a pediatric renal transplant recipient: case report and review of the literature. Am J Transplant, 2005, 5(1): 183-188.

5. Aujard Y, Maury L, Doit C, et al. *Ureaplasma urealyticum* and *Mycoplasma hominis* infections in newborns: personal data and review of the literature. Arch Pediatr, 2005, 12 Suppl 1: S12-S18.

6. Jawetz M. Medical Microbiology. 23th ed. New york: The McGraw-Hill Companies, 2004.

7. Douglas M W, Fisher D A, Lum G D, et al. *Mycoplasma hominis* infection of a subdural haematoma in the peripartum period. Pathology, 2003, 35(5): 452-454.

8. Uuskula A, Kohl P K. Genital mycoplasmas, including *Mycoplasma genitalium*, as sexually transmitted agents. International Journal of STD & AIDS, 2002, 13(2): 79-85.

9. Greenwood D, Slack R, Peutherer J. Medical microbiology. 15th ed. 北京: 科学出版社, 1999.

10. 龚杰, 冉梦龙, 吴伟伟, 等. 基于颜色判定的环介导等温扩增检测人型支原体的研究. 中国病原生物学杂志, 2018, 13(6): 584-587, 591.

11. 卫平民, 浦跃朴, 赵季文. 女性性服务者生殖道 4 种病原体感染状况分析. 中国公共卫生, 2005, 21(5): 532-533.

12. 胡四海, 唐湘云, 杨胜辉, 等. 大学生解脲脲原体和人型支原体正常携带状况研究. 中国微生态学杂志, 2004, 16(4): 228-1229.

13. 王蓓, 王长娴, 羊海涛, 等. 不同地区 STD 患者支原体感染及耐药性比较. 中国公共卫生, 2004, 20(12): 1484-1485.

14. 胡四海, 闵自强, 段明, 等. 性高危人群感染解脲脲原体和人型支原体分析. 中国艾滋病性病, 2004, (6): 55-57.

15. 曹玉璞, 叶元康. 支原体与支原体病. 北京: 人民卫生出版社, 2000.

16. 王贤才. 当代性病诊断与治疗. 青岛: 青岛出版社, 2000.

第十六章
生殖支原体与疾病

第一节 概　述

21 世纪 80 年代之前，人们普遍认为非淋菌性尿道炎（nongonococcal urethritis，NGU）的病原体主要是沙眼衣原体（*Chlamydia trachomatis*，Ct）和解脲脲原体（*Ureaplasma urealyticum*，Uu）。英国微生物学专家 Taylor-Robinson D 在用显微镜反复仔细地观察取自泌尿生殖道分泌物的标本时，发现一种细胞外活的微生物，形态不同于 Uu，却与在植物及昆虫中所见到的螺原体（Spiroplasma）很相似。1981 年，美国微生物学家 Tully JG 利用 SP-4 培养基，在 Taylor-Robinson D 提供的 13 份男性 nongonococcal urethritis，NGU 泌尿生殖道标本中，发现有 2 份培养基颜色呈现出由红到黄的酸性变化，经再次传代培养、电镜观察、血清学试验等方法鉴定，发现这种微生物仍属于支原体，其形态类似于肺炎支原体（*Mycoplasma pneumonia*，Mp）的"南瓜状"。进一步研究表明，该支原体的很多特征明显有别于其他已知的支原体，由于最初发现的部位是在泌尿生殖道，故这类在人体上发现的第 12 种支原体被医学界命名为生殖支原体（*M. genitalium*，Mg）。由于 Mg 培养周期很长，且对培养基营养要求较高，临床标本中的分离成功率较低；而 Mg 的主要膜抗原黏附蛋白与 Mp 外膜的黏附蛋白具有较高的同源性，在血清学试验中有较强的交叉反应，难以在检测中进行鉴别。因此，对 Mg 的研究主要借助 DNA 探针和 PCR 等分子生物学技术。越来越多的研究显示，Mg 可能与多种泌尿生殖系统感染性疾病相关。在 2003 年第 20 届世界皮肤科大会上 Mg 的致病性再次引起医学界广泛关注。2009 年欧洲 NGU 治疗指南明确认定 Mg 是 NGU 的病因之一，2010 年美国 CDC 在宫颈炎的诊治指南中强调 Mg 的致病作用，此外与 Mg 相关的疾病还包括盆腔炎（pelvic inflammatory disease，PID）、产科并发症、前列腺炎、附睾炎以及包皮龟头炎等。近年来还有研究发现 Mg 感染可能与肿瘤及 HIV 的发生发展相关。

我国对 Mg 及其感染症状的研究起始于 20 世纪 90 年代中期。1994 年初从美国引进 Mg 标准株（ATCC 编号 33530）之后，1995 年相继成功地开发了改良 SP-4 培养基，Mg 的代谢抑制试验（MIT）、ELISA 和 PCR 方法，并将这些方法应用于临床和现场人群的研究，在性病及 HIV 感染者、性关系紊乱人群、女性生殖系统感染者等多种人群中分离培养出 Mg，或检测出 Mg 的抗体及 DNA 片段。随后，国内学者也开展了 Mg 的致病性、致病机制、诊断检测、耐药性等多方面研究。2016 年张岱和刘朝晖在《中国性科学》杂志发表的《生殖道支原体感染诊治专家共识》中指出 Mg 是导致尿道炎、宫颈炎和盆腔炎的重要致病微生物，采用核酸分析的方法进行支原体检测更有利于支原体的诊治。2019 年 6 月柯吴坚等学者发表了对英国首个 Mg 诊断与管理指标进行的解读，包括 Mg 的流行病学、临床表现、诊断和治疗等方面的内容，可供相关研究者和临床工作者参考。

从国内外有关 Mg 研究的文献报道中可以看出，Mg 研究方兴未艾，其中 Mg 的致病机制、感染后的临床诊断、临床过程以及流行病学特点等许多问题都值得进一步深入研究。2018 年 Tony Kirby 在 *Lancet Infectious Diseases* 发表题为"生殖支原体：一种潜在的新型超级细菌"短文，作者提出警告：如果没有正确的诊断和管理，生殖支原体感染可能无法治疗。

第二节 病 原 学

一、形态结构

采用硝酸银负染技术,通过电镜可观察到 Mg 的基本形态和主要结构。Mg 标准株的群体形态呈现为多形性外观,以烧瓶形、纺锤形、球形、鸭梨形为主。电镜观察可见单个 Mg 形态,其菌体长 0.6~0.7μm,底部宽 0.3~0.5μm,顶部宽 0.06~0.08μm,末端略膨大呈小帽状,胞质淡染,可见胞内结构。临床分离株形态更为多样,以球形和棒锤形居多,经反复传代培养后,其形态趋于标准株。

在电镜下,Mg 的主要结构有:①从顶尖部向下延伸的纤维状细颗粒层,占 Mg 总长的 40%~60%;②菌体外层可见出芽和空泡形成;③菌体内有细胞器,由杆状和帽状的结构组成;④特征性的单层膜结构,无细胞壁;⑤帽状结构由 Mg 膜表面的黏附蛋白构成,是与宿主细胞结合的附着点。

二、培养特性

Mg 生长缓慢且培养条件苛刻,必须在富含氨基酸、核苷酸、葡萄糖、维生素、胆固醇等成分的 SP-4 培养基中生长,最佳生长温度为 37℃。Mg 能水解葡萄糖作为能量来源,不能分解精氨酸和尿素。液体培养基中因分解葡萄糖产酸,使含有酚红指示剂的培养基产生由红至黄的颜色变化,并以此来判断 Mg 是否生长及生长速度,由于 Mg 菌体极小,因此变色后的培养基仍清澈透明。Mg 可在固体 SP-4 培养基(含 1.2%~2.2% 琼脂)上生长并形成集落,该培养过程需要 95% N_2 和 5% CO_2,通过显微镜可观察到集落呈"油煎蛋"或"桑胚状",集落大小在 20~200μm 不等,且多埋入琼脂中,琼脂表面生长较少。Mg 的培养基颜色改变一般为 2 周~2 个月,临床标本中 Mg 的初代分离培养可长达 4~5 个月,但经反复传代培养后可使生长周期明显缩短。

此外,依据支原体具有的类似病毒可在细胞内生长的特性,国内外均有利用 Vero 细胞成功地分离培养出临床标本中的 Mg 的报道,该培养方法可以缩短培养时间并提高培养阳性率。

Mg 具有较强的吸附能力,在液体培养基的培养过程中,多吸附于玻璃及塑料表面。在暗视野显微镜下,可观察到培养液中微小不动的球形体。液体培养基中 Mg 浓度不能用比浊法测定,通常采用颜色变化单位(CCU)或菌落形成单位(CFU)法测定。

三、抗原性

Mg 引起机体免疫反应的主要抗原为膜抗原,其中黏附蛋白是膜抗原的主要成分。Mg 黏附蛋白(MgPa)的分子量为 140kDa,主要集中在 Mg 烧瓶状的顶尖部位,是具有免疫活性的抗原决定簇。它与 Mp 170kDa 的黏附蛋白在血清学上有明显的交叉性免疫反应。

越来越多的资料表明,不同来源的 Mg 株,其 MgPa 的免疫原性、甚至分子量的大小都有较明显的差异。利用 PCR 方法扩增出 MgPa 的整段基因,再进行 DNA 序列分析,结果发现编码 MgPa 的基因中夹有一些小的重复 DNA 片段,不同株 Mg 的 MgPa 基因中,这些重复小片段的个数和位置有所不同,进而影响 MgPa 的二维结构。Peterson 等分析了 Mg 标准株(G37)和与此相关的 4 株临床分离株的 MgPa 编码 B 区,发现了在不同 Mg 菌株中小片段 DNA 重复序列分布上的差异,并提出 Mg 基因中重复 DNA 序列的分布很可能在 Mg 抗原变异中起相当大的作用。

1994 年 Jensen 等用多对引物扩增 *MgPa* 基因,然后进行序列分析,结果表明:MgPa 片段序列在 Mg 各株之间有明显的异质性,基因序列的差异主要表现在碱基插入、突变及某些限制性内切酶位点的缺如等。这些特征可供我们对传播来源追踪研究。然而,对不同来源 Mg 的 16S rRNA 区域的 PCR 产物进行序列分析,其同源性则为 100%。迄今为止,国内外均无对 Mg 的分型研究。

四、抵抗力

Mg 在自然环境中抵抗力很差,极易死亡,因此临床采集的标本应尽快接种于 SP-4 培养基或转运液中,低温短时保存,并在 3~4h 内开始 37℃ 培养。Mg 对热敏感,56℃ 30 分钟即可灭活;对各种消毒剂也敏感,一般消毒剂的正常使用浓度均可杀灭 Mg。

Mg 对醋酸铊和毛地黄皂苷敏感，培养基中含微量（1:2 000）醋酸铊即可抑制其生长。四环素、多西环素、红霉素等抑制核糖体合成的抗生素均可抑制 Mg 的生长，与其他支原体类似，Mg 对青霉素不敏感，因此 SP-4 培养基中常加入一定浓度的青霉素类抗生素以抑制其他细菌的生长。

第三节　流　行　病　学

Mg 感染的流行病学特征主要表现为不同地区和不同人群之间检出率的不同。

近年来相关文献报道 Mg 感染率呈逐年上升的趋势，可能与 Mg 感染的检测技术不断进步有关，但在不同人群样本中其感染率相差较大，为 0～47.5%。究其原因，一是研究人群不同，即使相同人群其入组标准并不一致；二是不同研究选取的标本或采集标本的部位不同；三是各机构所用的检测技术存在较大差异。

一、急性非淋菌性尿道(宫颈)炎

Taylor-Robinson 对 19 项关于急性 NGU 的研究进行了 meta 分析，发现 Mg 的检出率在急性 NGU 中为 19.8%，而在非尿道炎就诊者中检出率为 8%（$P<0.001$，OR=2.84，95% 置信区间 2.24～3.16）；在非沙眼衣原体非淋球菌性尿道炎（NCNGU）中，Mg 的阳性率为 23.5%，无尿道炎者阳性率为 6%（$P<0.001$，OR=5.14，95% 置信区间 3.38～7.87），均提示 Mg 感染独立于沙眼衣原体之外，且出现频率与沙眼衣原体相近。

国内对 NGU 患者检测 Mg 开始于 1998 年。由于 Mg 的培养分离困难，多数研究报道均采用 PCR 以及相关的核酸检测技术，研究对象为 NGU 患者以及黏液脓性宫颈炎（MPC）患者，检出率为 13%～25%，均显著高于同期设立的对照组（包括其他 STD 患者、非尿道炎患者以及健康体检者），虽然发现存在 Mg 与 Ct 的合并感染，但更多的是独立于 Ct，这些研究结果提示 Mg 感染与男性急性 NGU 呈强相关，且对 NGU 具有独立致病性。2015 年以来，多地针对性病门诊 NGU 患者 Mg 感染检测与分析，其感染率多在 8% 左右。

要确定 Mg 在非淋菌性尿道(宫颈)炎中的致病作用与传播方式，需要有更好的研究设计，并同时检测多种可能导致 NGU 的病原体，包括 Uu、Mh、Ct 等，有效地控制混淆因素的影响，此外，也可通过评价抗 Mg 感染治疗的效果，加以判断。

二、慢性 NGU、盆腔炎及非淋菌性前列腺炎

Hooton 和 Taylor-Robinson 等分别在慢性持续性或复发性 NGU 中检出了 Mg，检出率分别为 22% 和 20%。Horner 等对 109 例男性急性尿道炎患者在治疗结束后的 10～92 天进行了随访，7 例随访期间 Mg 阳性者临床上均有持续性尿道炎表现。Deguchi 等用实时定量 PCR 检测复发性 NGU 患者首段尿中 Mg 菌量的变化，发现 Mg 再次增殖，为研究持续和复发性 NGU 提供了一种较好的方法。

盆腔炎（pelvic inflammatory disease，PID）是女性上生殖道感染引起的一组疾病。英国 Taylor-Robinson 实验室用 PCR 技术对阴道宫颈炎伴有盆腔感染的妇女检测 Mg DNA，结果 20% 为阳性。丹麦检测 74 例 PID 患者的宫颈标本，Mg DNA 检出率为 6.7%。用 IFA 测定无淋球菌或无 Ct 等感染的急性 PID 患者中，有 1/3 的人血清中抗 Mg 抗体效价有四倍或四倍以上升高。2002 年 Cohen 等人报道在 58 名确诊为子宫内膜炎患者中检出 Mg 9 例（16.0%），在对照组 57 名无子宫内膜炎患者中仅检出 1 例，二者差异有统计学意义。一项表于 2015 年的 meta 分析结果显示，Mg 与 PID 的关联强度 OR 为 2.14（95% 置信区间 1.31～3.49），提示 Mg 与 PID 有关。

慢性非淋菌性前列腺炎是老年男性的常见病，病因不明。有一些文献报道 Mg 与前列腺炎之间的关系，但观点不一。Mandar 等用 PCR 方法检测 121 例慢性前列腺炎患者和 40 例健康对照组精液标本的 Mg 感染情况，发现 18% 的慢性前列腺炎患者精液标本 Mg 阳性，显著高于健康对照组。我国学者报道的慢性前列腺炎患者中 Mg 的阳性率也不一致，为 5%～40%，均高于健康对照人群。以上研究提示 Mg 可能是前列腺炎的病因之一，但仍需要更多证据。

三、呼吸系统感染

Mg 存在于呼吸道中，最早由 Baseman 等在咽

拭子标本 Mp 阳性的培养物中，根据 SDS-PAGE 结果，发现存在一种特异的 140kDa 黏附蛋白（MgPa），后者能与 Mg 抗血清起反应，经单菌落纯化后而确定。国内学者用 PCR 方法在北京地区 81 例成人肺炎咽拭子标本中检出单独 Mp 阳性率为 12.4%，单独 Mg 阳性率为 2.5%，Mp 和 Mg 同时阳性率为 1.3%；150 例小儿肺炎咽拭子标本中，单独 Mp 阳性率为 27.3%，单独 Mg 阳性率为 4.7%。从咽拭子标本中分离出 Mg 说明它存在于呼吸道，可能在呼吸道致病上具有重要的作用。2000 年糜祖煌等报道应用巢式 PCR 及 DNA 序列测定技术，对 62 例上呼吸道感染儿童和 80 例健康儿童的咽拭子标本，进行 Mg 16S rRNA 基因第 Ⅰ～Ⅲ 可变区序列和第 Ⅴ～Ⅶ 可变区序列 2 种 Mg 种特异 DNA 的检测，并对阳性产物进行 DNA 序列测定，结果显示健康儿童 Mg 阳性率为 5%（4/80），而上呼吸道感染儿童为 21%（13/62），后者明显高于前者（$P<0.001$），提示 Mg 与儿童急性上呼吸道感染有关。

Mp 与 Mg 在微生物学和血清学中的特征较为相似，Mp 是众所周知的呼吸道病原体，因此有学者认为 Mp 可能会"掩盖"Mg 在肺部感染中的病因学地位，进而提出在支原体相关的原发性非典型肺炎中，需要同时进行 Mp 和 Mg 检测，以提高诊断和鉴别诊断水平，也更清晰地认识它们各自的病因学作用。

四、不育不孕症

Mg 能吸附精子头部和中段，进而改变精子的活动性，体外研究已经证实 Mg 可黏附并侵入人类精子细胞，因而认为 Mg 可引起男性不育症。但 Mg 感染是否会导致男性不育一直存在争议。2007 年，Gdoura 等检测了 120 例不育患者的精液发现 Mg 感染率为 5%，且 Mg 感染与精子浓度呈负相关。2013 年，Abusarah 等报道不育患者 Mg 感染率明显要高于生育人群（3.2% vs 1.4%）。但在 2015 年，Huang 等关于支原体与男性不育症的 meta 分析中未发现 Mg 与男性不育的相关性，由于此研究纳入文献较少（仅有 3 篇文献涉及 Mg），因此证据强度并不高。此外，2014 年 Plecko 等报道不育及生育对照组的 Mg 感染率都极低，为 1.4% 和 0，分析可能与当地的社会人口文化等因素有关。这些研究结果与结论上的差异可能是由于所

使用的检测方法、检测的标本及研究对象不同，也有可能是不同地区 Mg 感染率差异所致。Mg 感染与男性生育的关系仍是目前研究的热点。2015 年张颖等在新疆地区采用实时荧光核酸恒温扩增技术（SAT）检测做生育检查的男性患者的 Mg，证实阳性率为 22.37%（117/523），而在 Mg 阳性的男性患者中，男性不育者高达 58.11%（68/117）。2018 年以来国内学者针对男性不育者的研究中所报道的 Mg 感染率多在 3% 左右。

输卵管性不孕（tubal factor infertility，TFI）是最常见的原因之一。而绝大多数 TFI 是由于生殖道感染上行导致输卵管的炎症、损伤及瘢痕形成。2001 年 Helle 等利用血清学方法检测不孕女性中 Mg 的感染情况，共有 308 名研究对象，其中 132 名为输卵管性不孕患者，67 名由于男性伴侣的原因引起不孕，109 名女性不孕原因不明。针对 132 名输卵管性不孕患者检测的结果显示 29 名（22.0%）血清阳性，而输卵管正常的女性仅 11 名呈阳性（6.3%），提示 Mg 可能是输卵管炎症后瘢痕化进而导致不孕的一个独立的危险因素。在丹麦的一项针对女性不孕的前瞻性研究中，TFI 女性中 Mg 抗体的阳性率显著高于正常输卵管的对照组（17% vs 4%，OR=4.5，95% 置信区间 1.3～15.2），说明既往感染 Mg 可能会造成输卵管的永久性损伤和闭塞。Lis 针对 1980—2014 年间所发表的相关文献的 meta 分析结果显示，Mg 感染使女性不孕的风险增加近 1.5 倍。2015 年张颖等同时也针对女性就诊者做了相应的 Mg 检测，其阳性率为 23.71%（235/991），在 Mg 阳性的女性患者中，原发性不孕的比例最高，为 19.57%（46/235）。2016 年尚鹃等报道在北京针对输卵管性不孕女性的 Mg 阳性率为 10%，仅次于 Ct 的阳性率（12%），同期体检对照组 Mg 阳性率仅 2%。Mg 感染引起输卵管炎症致其粘连和闭塞是不孕的重要原因，已基本成为人们的共识。

五、妊娠不良结局

妊娠不良结局主要包括异位妊娠（ectopic pregnancy，EP）、早产和流产等。异位妊娠的重要危险因素包括既往性传播感染史、TFI 和 PID 等，约 98% 发生在输卵管。多项病例对照研究结果显示 Mg 在 EP 女性中的检出率均显著高于对照组，

提示 Mg 感染与 EP 的发生存在相关性。Lis 通过 meta 分析的研究否认了 Mg 感染与 EP 发生的关联性，但提示 Mg 感染使女性发生早产和自发性流产的风险均增加了近 1 倍。同时也有一些研究认为妊娠不良结局与 Mg 感染之间并无显著相关。

1999 年，国内朱云霞等率先报道胎膜早破孕妇宫颈部 Mg DNA 检出率明显高于正常妊娠者（13.2% vs 5.5%，RR=2.58）。同年黄瑞萍等也报道胎膜早破、早产等孕妇宫颈部 Mg DNA 检出率明显高于正常妊娠组（28.0% vs 6.6%，RR=5.10），该作者还通过对宫颈、羊水、新生儿咽部检测发现，母婴标本阳性者的新生儿出生体重和 Apger 评分均明显低于阴性者。任慕兰等 2001 年大样本 1 173 例队列研究发现，孕妇宫颈 Mg 培养阳性者胎膜早破、产褥感染和新生儿肺炎均明显高于阴性者。2002 年刘福民等在 54 例自然流产者和 40 例人工流产者的胚胎组织中检测 Mg，结果自然流产者中检出率为 16.7%，人工流产对照组全为阳性，提示 Mg 与自然流产有关。2016 年谢婧等采用 PCR 检测 48 例自然流产患者宫颈分泌物中的 Mg 和 Uu，并进行对照分析，结果提示，Mg 感染和复发性自然流产密切相关，而单纯 Uu 感染可能并不是导致复发性自然流产的因素。

六、HIV 感染者 /AIDS 患者及其高危人群

越来越多的研究认为，Mg 与 HIV 的感染及传播间可能存在密切联系，Mg 被认为是艾滋病病程进展的协同因子，而被称作"艾滋病相关支原体"。关于 Mg 感染与 HIV 感染两者之间是否存在关联，有两种观点：一是两者的感染途径相同，有高危性行为时个体同时具有感染 Mg 及 HIV 的可能性；二是 Mg 感染是 HIV 获得与传播的危险因素。2012 年 Mavedzenge 等从 Mg 促进 HIV 的获得与传播的生物学合理性角度明确了受 HIV 感染的女性伴随 Mg 感染者比 Mg 阴性者其受感染的细胞更易脱落 HIV-DNA。

女性性工作者（FSW）是 HIV 感染的高危人群。Vandepitte 等对乌干达的 FSW 人群进行的三项研究中，分别阐述了 Mg 感染与 HIV 的关系。前期的流行病学调查发现，HIV 阳性的女性 Mg 感染率为 HIV 阴性者的 1.6 倍左右；在对有高危性行为女性（其中 FSW 占 95%）开展的队列研究中，对 646 例基线 HIV 血清阴性的受试者进行随访，结果发现 Mg 感染的女性发生 HIV 血清阳转的风险增加了 1 倍；为了更精准了解即时 Mg 感染与 HIV 血清阳转间的关系，研究者选取了 42 例血清阳转女性及 3 倍数量的同期 HIV 阴性对照者进行病例对照研究，结果发现 Mg 促 HIV 血清阳转的效应受到 Mg 感染时间的影响，在 HIV 阳转前 3 个月内的 Mg 感染可使罹患 HIV 的风险增加 6 倍，但更早时间的 Mg 感染则没有显示出该效应。推测其原因可能是：①更早期的 Mg 感染在受试者暴露于 HIV 之前很可能已经自发性清除；②Mg 所诱导的可促进 HIV 感染的炎性反应及组织损伤在急性期更为明显。

McGowin 等根据 48 篇已经发表的文献评估 Mg 在女性性传播疾病中的流行状况，表明低危组感染率为 2.0%，高危组为 7.3%。这些数据提示 Mg 已经成为性传播疾病中的重要病原体。而性传播疾病患者本身也是 HIV 感染的高危人群。

国内学者 2021 年发表的中国不同人群 Mg 感染率 meta 分析，分析了 1998 年以来的 Mg 感染率相关文献，结果显示：普通体检人群的 Mg 感染率为 0.94%（95% 置信区间 0.07%～2.78%）、医院 STD 门诊就诊患者的 Mg 感染率为 11.58%（95% 置信区间 8.57%～14.97%）、妇科就诊患者的 Mg 感染率为 15.22%（95% 置信区间 7.99%～24.27%）、泌尿外科就诊患者的 Mg 感染率为 7.32%（95% 置信区间 4.24%～11.16%）、MSM 的 Mg 感染率为 9.70%（95% 置信区间 3.06%～19.52%）、HIV 感染者的 Mg 感染率为 20.46%（95% 置信区间：13.67%～28.22%）。由此可见性病及其高危人群中存在更高风险的 Mg 感染，且在不同时期、不同地区、不同类型人群中 Mg 感染率均存在一定差异。

值得注意的是以上流行病学调查不足以证明 Mg 感染与 HIV 感染之间的因果关系，二者相互作用的具体分子机制尚需深入研究与探索。

第四节　发病机制

一、致病物质

Mg 的黏附蛋白 MgPa 是其黏附并侵入宿主细

胞的重要物质基础。Mernaugh 等采用 SDS-PAGE 分析，发现临床分离株 Mg 与标准株 Mg（G37）具有典型 140kDa 的 MgPa，经过 Western blot 证实它们能与抗 MgPa l40 单克隆抗体发生特异性免疫反应，并可通过受体介导细胞内吞噬作用，进入培养的人肺成纤维细胞。突变 I 型 Mg 虽然缺乏 140kDa 蛋白，但含有双联体，也可与抗 MgPa l40 的单克隆抗体发生免疫反应，而突变 II 型 Mg 既缺乏 140kDa 蛋白，也无双联体，则完全不能发生细胞黏附作用和相应的免疫反应。

自发性的无细胞黏附活性的 Mg 的突变体缺乏 P140，同时其他一些证据表明成功介导的细胞黏附需要一系列其他的支原体蛋白。编码 P140 的基因为 p140 或 mgpB，有两个侧翼基因分别为 mgpA 与 mgpC，分别编码 29kDa 和 114kDa 的蛋白。这三个基因一起组成一个操纵子结构。在无黏附活性 Mg 的突变株内，一个分子量为 110kDa 蛋白（P110）与 P140 一起消失。这个蛋白被认为是由 P140 的操纵子基因 p114（mgpc）编码。P140 操纵子结构上和 Mp 的 p1 操纵子很类似，Mg 的 P140 黏附素和 Mp 的 P1 黏附素有引起交叉反应的相同抗原表位。Mg 的第二个细胞黏附素 P32 与 Mp 的 P30 黏附素相同，两个蛋白都有一个异常富集脯氨酸的碳末端重复序列，可能在细胞黏附过程中起重要作用。

除了这些黏附蛋白，Mg 的基因组测序揭示了在 Mg 中存在与 Mp 的 HMW1～HMW4 相类似的细胞黏附辅助蛋白。与 Mp 相比，这些 HMW 同系物位于 Mg 染色体的不同位置，它们在细胞黏附活动中的作用还不清楚。与 Mp 的 HMW2 相类似的 Mg218 在黏附活动中对维持 P140 的稳定性起重要的作用，但是其作用机制仍不清楚。

二、Mg 的致病机制

（一）黏附与侵入

随着 PCR 技术的不断发展，对 Mg 致病机制的研究有了很大的进展。Mg 没有细胞壁，它的胞膜表面含有丰富的脂质相关膜蛋白（LAMPs），Mg 通过 LAMPs 黏附到宿主的纤毛上皮细胞、CD4$^+$T 淋巴细胞和巨噬细胞上，从而控制宿主细胞的自由运动和细胞分裂。同时，Mg 黏附后可以通过受体介导的细胞内吞作用侵入细胞，定植在细胞内

非常靠近核仁的膜结合滤泡中，以逃逸人体的防御机制和抗菌药物的作用，使感染易转化为慢性；Mg 的 LAMPs 还可以与宿主细胞内的凝集素发生凝集反应而使宿主细胞受损甚至死亡；另外，侵入细胞的 Mg 可以在细胞内进行 DNA 复制，利用它自身的核酸酶 MG186 降解宿主细胞的核酸以利于自己生长。

（二）细胞毒性作用

Mg 对宿主细胞具有相关的毒性效应。LAMPs 通过与宿主细胞特定的 Toll 样受体结合，诱导宿主细胞分泌 TNF-β、TNF-α、IL-6、IL-8 和 IL-10 等炎性因子而引起细胞损伤，形态学上表现为胞质溶解和细胞器不可辨认等现象。另外支原体 LAMPs 能诱导淋巴细胞和单核细胞的通透性增加，ATP 被释放，释放的 ATP 与相应受体 P2X 结合，使细胞内的细胞凋亡相关蛋白活性增高，从而加速细胞凋亡或坏死。

体外试验中，Mg 感染能够导致前列腺上皮细胞 68% 细胞因子的改变，其中 12 种升高（G-CSF、IL-1α、IL-1β、IL-8、IL-15、IL-10、LTβ、RANTES、SCF、TGF-β1、TGF-β3 及 TNF-α）和 3 种降低（GM-CSF、IL-1Rα 及 M-CSF），并可引起宫颈细胞 65% 细胞因子的改变，其中 13 种升高（GM-CSF、IL-1α、IL-1β、IL-8、IL-15、IP-10、LTβ、MCP-1、M-CSF、RANTES、SCF、TGF-β1 及 TNF-α）和 2 种降低（G-CSF、IL-Rα），同时能引起产生这些细胞因子的动力学和表达的改变。

（三）抗原变异逃避宿主免疫反应

MgPa 不仅可以介导 Mg 黏附于宿主上皮细胞，其本身也是一种主要的免疫原，能刺激机体产生强烈的免疫应答。而由 mgpB 基因编码的 MgPa 由于 mgpB 基因序列的变化可使 Mg 逃避宿主免疫反应，造成感染持续。

第五节　相关疾病及临床表现

Mg 可导致多种感染症状，但在临床表现上并无明显特征。

一、急性非淋菌性尿道（宫颈）炎

Mg 感染引起的非淋菌性尿道炎，典型的急性期症状与其他非淋病性生殖泌尿系统感染相似，

表现为尿道刺痛，不同程度的尿急及尿频、排尿刺痛，特别是当尿液较为浓缩的时候更明显。尿道口轻度红肿，分泌物稀薄、量少，为浆液性或黏液脓性，多需用力挤压尿道才见分泌物溢出，常于晨起尿道口有少量黏液性分泌物或仅有痂膜封口，或在内裤上见污秽。约有 1/3 的患者可无任何自觉症状。只是在例行检查时才被发现。

亚急性期常合并前列腺感染，患者常出现会阴部胀痛、腰酸、双股内侧不适感或在做提肛动作时有自会阴向股内侧发散的刺痛感。肛诊时前列腺纵沟不明显或表面类似核桃壳凹凸不平，少数患者 B 超诊断可证实前列腺不同程度的增大。

女性患者多见以子宫颈为中心扩散的生殖系统炎症。多数无明显自觉症状，少数重症患者有阴道坠感，当感染扩及尿道时，尿频、尿急是引起患者注意的主要症状。如果感染局限在子宫颈，则表现为白带增多、混浊、子宫颈水肿、充血或表面糜烂。如果感染扩及尿道则表现为尿道口潮红、充血、挤压尿道可有少量分泌物外溢，但很少有压痛出现。

二、慢性非淋菌性前列腺炎

Mg 引起的慢性前列腺炎的症状表现多样化，且症状与炎症轻重不成正比，有些患者前列腺液中含有大量脓细胞却无症状，而有些患者前列腺液检查正常或接近正常，但表现的临床症状却很重。常见症状可以归纳为以下五类：

1. 排尿不适 可出现尿频、尿道灼痛，疼痛可放射到阴茎头部；清晨尿道口有黏液、黏丝及脓液分泌，尿液混浊或大便后流白；严重时可出现小便终末血尿及排尿困难或尿潴留。

2. 局部症状 后尿道、会阴和肛门部不适、重压或饱胀感，下蹲或大便时为甚。

3. 放射痛 前列腺或精囊有丰富的交感神经支配，炎症发生时腺体内部张力增大，可刺激交感神经引起转移性腰痛，疼痛可以放射到阴茎、睾丸、阴囊、腹股沟部、会阴、小腹、大腿、臀部、直肠等处。表现为钝痛或坠痛。

4. 性功能障碍 由于本病病程长，患者思想压力大，部分患者可出现性欲减退或消失、射精痛、血精、早泄、阳痿、遗精以及不育。

5. 其他 慢性前列腺炎可并发神经官能症，

表现为乏力、眼花、头晕、失眠和忧郁。

三、盆腔炎

Mg 可引起非淋菌性盆腔炎，开始时常常没有症状或症状轻微。无症状携带者可以随时发病而出现临床症状和体征。非淋菌性盆腔炎可分急、慢性两种。

急性盆腔炎表现为发热、头痛、食欲不振、下腹部疼痛，可伴有腹胀、恶心、呕吐等消化道症状。检查下腹部有压痛及反跳痛、子宫体有压痛、活动度受限，宫体两侧和后穹窿有压痛，有时可扪及肿物。有一半患者合并有输卵管阻塞，这是输卵管炎造成的直接后果。腹痛位于下腹部、双侧性、持续性，可向腰背、大腿前部及肛门区域放射。通常在发作几小时或几天之内即来就诊。活动、扯拉、性交等会增加疼痛。此外可有尿频、尿急等泌尿系症状。

慢性盆腔炎全身症状多不明显，主要表现为下腹部坠胀、疼痛和腰酸、白带增多。卵巢功能受影响时可有月经失调，子宫内膜炎症使月经量增多、经期延长或缩短，腹部钝痛。检查宫体活动受限，一侧或两侧输卵管增粗，呈条索状或扪及囊性肿物，周围有压痛。

四、呼吸系统感染

Mg 引起的呼吸系统感染与支原体肺炎临床表现相似，其潜伏期 2～3 周，起病缓慢，约 1/3 病例无症状。以气管 - 支气管炎、肺炎和耳鼓膜炎等形式出现，常以肺炎最为突出。发病初有乏力、头痛、咽痛、发冷、发热、肌肉酸痛、食欲减退、恶心、呕吐等，头痛显著。发热高低不一，以低热多见，也可高达 39℃。2～3 天后出现明显的呼吸道症状，如阵发性刺激性咳嗽，咳少量黏痰或黏液脓性痰，有时痰中带血。发热可持续 2～3 周。热度恢复正常后尚可遗有咳嗽，伴胸骨下疼痛，但无胸痛。

体检显示轻度鼻塞、流涕，咽中度充血。耳鼓膜常有充血，约 15% 有鼓膜炎。颈淋巴结可肿大。少数病例有斑丘疹、红斑或唇疱疹。胸部一般无明显异常体征，约半数可闻及啰音，10%～15% 病例发生少量胸腔积液。

病情一般较轻，有时可重，但很少死亡。发热

3 天至 2 周，咳嗽可延长至 6 周左右。有 10% 复发，肺炎见于同一叶或同一侧。

第六节　实验室诊断

动物实验和人群的流行病学研究均显示，Mg 可引起宿主多部位感染，但各种感染在临床表现上并无明显特异性，因此要正确诊断 Mg 感染只能依靠实验室诊断。Mg 的实验室诊断方法主要包括三大类，即分离培养、血清免疫学方法和分子生物学方法。

一、分离培养

（一）改良 SP-4 液体培养基培养方法

男性标本采集用铝杆棉拭子插入尿道 2～3cm，旋转 3 圈后取出；女性标本采集时先拭去宫颈和阴道表面黏液和脓液，再用木杆棉拭子插入宫颈管 1～2cm 或阴道穹窿，留置 2～3 秒，并沿管壁或侧壁旋转 3 圈后取出。采集的标本必须立即接种于 5ml 的改良 SP-4 液体培养基中，在管壁挤压洗脱拭子上的分泌物，弃去拭子，盖塞，置 95% N_2、5% CO_2、36.5℃条件下培养。

改良 SP-4 培养基的成分及制备：按 Tully 设计的 SP-4 基本配方，东南大学公共学院流行病学教研室经反复实验、适当改进而成，每 100ml 培养基中含有：

新鲜牛肉浸液	71.50ml
胰蛋白胨	1.10mg
蛋白胨	0.53mg
调 pH 7.6～7.8，121℃灭菌 15 分钟	
降温后添加 50% 葡萄糖	1.00ml
CMRL1066	5.00ml
新鲜酵母浸液	10.00ml
新生小牛血清	20.00ml
青霉素钠盐 20 万单位	0.50ml
1% 酚红	0.50ml

最终 pH 7.4～7.5，严格无菌分装，4℃保存。

上述培养基可用于临床标本中 Mg 的分离培养。如用于制备抗原，免疫家兔生产抗血清，则需将牛肉浸液改为新鲜兔肉浸液，小牛血清改为兔血清或者卵黄液，必要时添加少许胆固醇，这时的培养基不加青霉素。固体培养基则在上述成分中

加 1.2%～2.2% 琼脂，加热至 50℃以上制备平板，待冷却凝固后 4℃低温保存备用。

SP-4 培养基的质量对于 Mg 分离的阳性率影响很大，特别需要注意的问题是：①基础培养基质量要好，不能有任何混浊或沉淀；②培养基中新生小牛血清量要足够，最好为 20%，除某些经超滤处理后无支原体的特优级品外，多数血清需要 56℃ 30 分钟灭活，以杀灭支原体；③新鲜酵母浸液最好以超滤方式除菌，这样可以防止有效成分因高温高压而被破坏，目前一些质量较好的进口分装酵母粉在一定程度上可取代新鲜酵母浸液；④配制好的 SP-4 培养基最好 -20℃保存，以减少青霉素等活性物质丧失。

液体 SP-4 培养基接种标本后的初步结果判断是看培养基是否出现颜色变化（Mg 分解葡萄糖产酸，培养基颜色由红变黄）。根据文献报告和实践经验，临床标本初代接种的 SP-4 培养基一般需要培养 2～4 个月，若 1 周内发生颜色变化者往往不是 Mg。经反复传代，变色时间会缩短。Tully 最初分离到的两株 Mg 培养 50 天才变色。Jensen 则认为临床标本要培养 12～14 周。判断 SP-4 液体培养基的变色反应时，一定要用同批配制的培养基为对照，培养过程中培养基不得有混浊、沉淀、变色太快等现象。

对初代呈变色反应者，尽早用 0.45μm 微孔滤膜过滤传代，多次传代培养时间逐渐缩短后，再转种至 SP-4 固体培养基，95% N_2、5% CO_2、36.5℃条件下孵育，用倒置显微镜观察是否有"煎蛋样"或"桑胚样"大小不等的支原体集落，且 Dienes 染色阳性。转种至含醋酸铊的 SP-4 培养基，Mg 不生长。将出现变色反应的培养物用电镜观察，Mg 大多数呈"烧瓶状"或"鸭梨样"的形态结构。也可用血清学方法、分子生物学方法协助鉴定。

（二）Mg 的细胞内培养分离法

许多支原体，尤其是致病支原体具有一定的穿透侵入组织细胞的能力，并能在细胞内存活繁殖，引起一些细胞病变。早在 1960 年，Chanock 等报道了 Mp 可在细胞培养中生长，而 Mg 的细胞培养则是在 20 世纪 90 年代由 Jensen 等学者尝试研究的。

根据 Jensen 等 1994—1996 年的研究报道，Mg 的细胞培养分离法包括下列几个步骤：

（1）采样：用拭子采集男性尿道（女性阴道穹窿）分泌物标本于 1.8ml 的 SP-4 培养基中，如不能当天进行后续实验，需将标本贮存于液氮中，直至使用。

（2）筛选：用 PCR 技术检测上述标本，选择出 Mg DNA 阳性者。

（3）细胞内培养：将 Mg DNA 阳性标本用 SP-4 培养基进行适当稀释，取 0.2ml 接种于盛有 2ml Vero 细胞（约 $4×10^5$ 个 /ml）的组织培养瓶中，置于 37℃ 孵育 3～4 天后，吸出上清液，取 0.2ml 用于 PCR 检测以监测生长，附着于瓶壁的细胞经消化后，重新接种于新鲜培养基中，再孵育 3～4 天，重复此过程，当 PCR 呈强阳性时（通常 3～5 代以后），将 1ml 感染 Mg 的细胞培养物加入 9ml 未感染的 Vero 细胞悬液中，置于 10ml 组织培养瓶内生长，这样 1:10 稀释的目的是避免培养物的过度生长以及支原体杀伤细胞。

（4）Mg 的进一步分离和克隆：取反复多次传代感染 Mg 的 Vero 细胞培养物冻融后接种于 SP-4 培养基，再经过多次传代后，接种于 0.5% 琼脂糖固化的 SP-4 培养基上，即可观察到支原体集落。

Jensen 等用这种细胞培养分离方法，从 11 份 PCR Mg DNA 阳性标本中克隆得到 4 株 Mg，此方法较直接 SP-4 培养分离存活率高，可提高分离检测的阳性率，并在一定程度上缩短了培养分离的时间。国内赵季文课题组也于 1998 年首次用这种细胞培养分离方法从 STD 患者临床标本中成功分离培养出 Mg。

二、血清免疫学方法

Mg 抗原制备：Mg 标准株（ATCC 33530）在 1 000ml 的 SP-4 液体培基中生长至对数期（颜色变化至 +++），移出培养箱，培养物在无菌净化室内分装成 250ml/ 瓶，4 000r/min，5～10 分钟，4℃ 下离心，弃沉淀物。上清液再次离心，10 000r/min，50 分钟，4℃ 离心，弃上清（动作一定要轻柔），沉淀物用 0.1mol/L 磷酸盐缓冲液（PBS）在上述离心条件下洗涤 2 次，最后加 10ml 左右 PBS，或者将 Mg 菌体浓度调整至波长为 600nm 时其 OD 值约为 0.10，保存于 −30℃。

免疫抗血清制备：选用健康雄性新西兰兔，先用卡介苗足掌接种，1 周后取 Mg 菌体抗原 1ml，加

不完全佐剂制成乳剂，进行腘窝淋巴结接种，之后每隔 2 周进行背部皮下多点接种，定期检测血清抗体效价，至理想效价时，行颈动脉取血，分离血清，56℃，30 分钟灭活，测定好效价后分装，−70℃ 保存备用。目前国内尚未见有 Mg 抗血清商品供应。

（一）代谢抑制试验

代谢抑制试验（MIT）既可以用不同稀释度的抗血清加入 SP-4 培养基，再观察接种浓度为 10^3CCU 的 Mg 的生长抑制情况，以判断标本中 Mg；也可以观察某特定效价下 Mg 抗血清对不同稀释度 Mg 的生长代谢被抑制情况，以判断标本中 Mg 的浓度，即颜色变化单位（CCU），后者操作方法较为常用。如果将患者血清标本梯度稀释后加入 SP-4 培基，再接种已知浓度的 Mg 菌液，则可检测患者机体是否有 Mg 抗体及效价。

Mg 的抗生素药敏试验是借用 MIT 原理，只是将抗血清换为不同稀释度的抗生素，其他操作和结果判断等完全与 MIT 相同。

判定 MIT 结果，时间很关键。要随时注意阳性对照培养基的生长情况，一旦颜色反应呈（+）时，即为结果判定终点。

（二）酶免疫反应

用纯化的 Mg 菌体抗原液，从 1:20 起倍比稀释以包被反应孔 30 分钟，然后用高效价免疫血清结合，孵育并洗涤后再用高效价酶结合抗体反应，洗涤后加反应底物等，同时设立阴性对照和空白对照，以确定最适 Mg 抗原浓度。结果判定可在 405nm，其 OD 值在对数纸上呈直线，取 Mg 抗原最高稀释度的上两个滴度定为 Mg 抗原的包被工作浓度。酶标第二抗体溶解于 10% 小牛血清白蛋白 PBS，稀释度为 1:250，1:500，1:1 000……1:5 000，在特定的 Mg 抗原浓度下，特定酶标第二抗体的工作浓度也是最高稀释度的上两个浓度。理想的 ELISA 条件应是所检测的阳性血清高稀释度与正常对照血清 ELISA 结果的 OD 值相差 0.2 以上。根据第二抗体的特性，可检测待测血清中 IgG 或 IgM 的抗 Mg 抗体。同样，也可建立以高效价抗血清包被酶反应板，检测 Mg 抗原的 ELISA 方法。

目前已有商品化的 ELISA 试剂盒出售，可严格按操作说明进行检测。

（三）间接免疫荧光技术

用间接免疫荧光技术（IFA）检测人体 Mg 抗体方法于 1984 年由 Furr 和 Taylor-Robinson 报告，该方法具有敏感性与特异性好、简单易行等优点。

IFA 方法与一般规则相似，可参阅相关书籍和章节。Mg-IFA 实验过程的一些注意点如下：①Mg 抗原制备最好用 SP-4 液体培养基，而不要用 SP-4 固体培养基上的集落；②Mg 抗原的洗涤用 0.01mol/L、pH 7.2 不含 Tween 的 PBS，然后蛋白浓度定于 0.5～1.0mg/ml，置 −20℃ 以下贮存备用；③抗原片置室温下自然干燥后，再加丙酮 30 分钟固定；④待检血清或体液倍比稀释，每张抗原片加 15μl 标本，温盒中 37℃ 孵育 30 分钟，反应后仍用 0.01mol/L、pH 7.2 的 PBS 洗涤，室温下自然干燥；⑤荧光素标记的第二抗体要事先确定最佳工作浓度，每片也是 15μl；⑥荧光显微镜 100 倍或 400 倍下观察结果，同时设立阴性和阳性对照。

Mg-IFA 的优点有：①抗原的制备成批量且低温保存，具有较好的重复性，而且这种重复性可以经过 4℃、−20℃ 保存条件的重复实验来验证；②反应体积小，试剂用量少，经济；③选用适当的荧光素标记第二抗体，可以检测 IgG、IgM、IgA 型抗体；④血液中的抗生素并不影响 IFA 结果，然而却会影响 MIT 结果，显然 IFA 的适用范围更广泛；⑤操作简单、快速，尤其相对于 MIT 而言，如果 IFA 是在液相进行，则通过荧光检测仪测定，结果客观可靠。

Mg-IFA 的不足在于：①固相反应结果的主观影响较多，终点滴度较难确定；②需要荧光显微镜；③Mg 与 Mp 的交叉免疫反应问题。Tully 等 1995 年用 IFA 评价了 Mg 与 Mp 的交叉反应，其中临床初代分离株对 Mg 和 Mp 抗血清都有反应性，经反复克隆培养，证实为 Mg 和 Mp 的混合感染。经纯化后，IFA 的免疫交叉性大大降低。结果见表 16-1。

Mp 很少在泌尿生殖道繁殖，而 Mg 则主要在泌尿生殖道定植，但也可感染呼吸道，尤其是新生儿肺炎患者，这时候需要鉴别，由表 16-1 可见 IFA 具有一定的鉴别能力。

（四）其他免疫学方法

间接血凝试验（IHA）和反相间接血凝试验（RIHA）可分别检测 Mg 的抗体和抗原，国内外有学者报告，由于 Mg 与 Mp 存在的免疫交叉性问题难以解决，因此，这两种方法应用实例尚不多。

Mg 与 Mp 免疫学上存在的较明显交叉反应问题，一直是血清学诊断上的一大难题，虽然有学者试图从单克隆抗体方向提高血清学反应的特异性，但尚未见报道。抗体检测要分别测定疾病急性期和恢复期血清标本中的 IgG 和 / 或 IgM 抗体，如果血清抗体效价出现四倍或四倍以上增长，则具有诊断价值。

三、分子生物学方法

（一）体外 PCR

Palmer 等于 1991 年首先建立 Mg 的 PCR 法，并成功地用于临床检测，此后 Jensen 等人又进行了改进。引物设计主要参照于 MgPa 的 DNA 编码区，也可利用 Mg 的 16S rRNA 保守区设计引物。表 16-2 为文献中报道的 Mg-PCR 引物。

标本采集与处理：男性为尿道拭子标本，女性为宫颈管或阴道穹窿拭子标本，洗脱于 Eppendorf 管内的无菌生理盐水中，2 天内做 PCR 者置于 4℃ 冰箱保存，否则置于 −20℃ 以下冷冻保存。模板制备：①取 200μl 标本，15 000r/min 离心 5 分钟，弃上清液；向沉淀中加 80μl 裂解液（1mmol/L EDTA，10mmol/L Tris-HCl，0.1% Triton X-100，200μg/ml 蛋白酶 K，pH 8.0）混匀，95℃，15 分钟，10 000r/min

表 16-1 IFA 法评价琼脂平板上 Mg 与 Mp 集落的免疫交叉性

抗原（琼脂平板克隆）	Mg 抗血清			Mp 抗血清		
	1:16	1:64	1:128	1:32	1:256	1:1 024
Mg（标准株）	++++	+	±	+++	−	−
Mp（标准株）	+++	−	−	++++	++	±
UTMB（临床初代分离株）	+++	±	−	++++	++	±
UTMB（Mg 培养生长株）	++++	+	±	+++	−	−
UTMB（Mp 培养生长株）	++++	−	−	++++	+++	+

表 16-2 Mg-PCR 引物序列

靶基因	引物序列	基因中的位置	目的基因片段/bp
MgPa-1	5'-AGTTGATGAAACTTAACCCCTTGG-3'	179～206	
MgPa-2	5'-CCGTTGAGGGGTTTTCCATTTTTGC-3'	425～406	281
MgPa-3	5'-TGTCTATGACCAGTATGTA-3'	3 837～3 856	
MgPa-4	5'-CTGCTTTGGTCAAGACATCA-3'	4 190～4 210	374
MgPa-5	5'-GTAATTAGTTACTCAGTAGA-3'	4 010～4 029	
MgPa-6	5'-GTGCTTTGGTCAAGACATCA-3'	4 190～4 210	200
MgPa-7	5'-ATGGCGAGCCTATCTTTGATCCTTTTA-3'	476～503	
MgPa-8	5'-TTCACCTCCCCACTACTGTTCTTATGC-3'	903～929	453
MgPa-9	5'-GAGCCTTTCTAACCGCTGC-3'	38～56	
MgPa-10	5'-GTGGGGTTGAAGGATGATTG-3'	691～710	673
MgPa-11	5'-GAGCCTTTCTAACCGCTGC-3'	38～56	
MgPa-12	5'-GTTGTTATCATACCTTCTGAT-3'	388～408	371
MgPa-13	5'-GCTTTAAACCTGGTAACCAGATTGACT-3'	3 755～3 781	
MgPa-14	5'-GAGCGTTAGAGATCCCTGTTCTGTTA-3'	4 236～4 260	507
MgPa-15	5'-AAATTAGTGATGTTGTTAGTGATTGTGTG-3'	1 010～1 039	
MgPa-16	5'-TAGGGGAGTGTTGGTTAGTTTGTTAGA-3'	3 045～3 072	2 060
16S rRNA	5'-GAATGACTCTAGCAGGCAATGGCTG-3'	448～472	
	5'-ATTTGCTCACTTTTACAAGTTGCCT-3'		809
16S rRNA	5'-TACATGCAAGTCGAACGCAAGTAGC-3'	1 233～1 257	
	5'-AATCTCCAGCCATTGCCTGCTAG-3'		402

离心 6 分钟,取上清液为模板;②取 200μl 标本液,95℃,10 分钟,10 000r/min 离心 6 分钟,取上清液为模板;③标本液 10 000r/min 离心 10 分钟,弃上清后加入 200μl 裂解液(含 1%SDS 的 TE 缓冲液),65℃水浴 20 分钟,再加入 100μl 醋酸钠,冰水浴 5 分钟,10 000r/min 离心 5 分钟,取上清液移至另一离心管中,加 200μl 异丙醇,室温作用 15 分钟,12 000r/min 离心 10 分钟,弃上清,加入 70% 乙醇 200μl,10 000r/min 离心 2 分钟,去上清后室温晾干,加入 50μl TE 缓冲液,65℃水浴 15 分钟溶解,即为 PCR 的模板。

PCR 方案:具体的 PCR 方案要视不同的引物、所扩增目的片段的特点等做适当调整,以摸索出最适反应条件为止。PCR 扩增片段的电泳检测方法完全同一般的琼脂糖核酸电泳过程。

目前已有成熟的商品化 Mg-PCR 检测试剂盒出售,可严格按照使用说明进行操作检测。

(二)特异性DNA探针杂交

DNA 探针杂交技术特别适用于大批量标本的快速检测,甚至可以做到半定量,有较好的敏感性,其特异性主要取决于探针的选择,最早期是用染色体探针,现在多使用 16S-rRNA 片段探针或 MgPa 片段探针,或者在其中设计 15～40bp 小片段 DNA 作探针,结合 PCR 技术,使得 Mg-DNA 探针杂交的敏感性和特异性都有极大提高。表 16-3 为 Mg-DNA 探针序列。

(三)实时荧光定量PCR

即 Real-Time PCR 或称 qPCR(quantitative real-time PCR),该检测方法将普通 PCR 技术和 DNA 探针杂交技术相结合,具有实时检测、精确定量、所需样品量小并减少污染等优点。研究者先后设计了针对 *16S rRNA* 基因和 *MgPa* 基因片段的探针和引物,有研究显示以 MgPa 为引物的 qPCR 敏感性更高,也有研究反映出两种引物的 qPCR 具有较好的一致性,都适合用于 Mg 的临床诊断。

(四)其他分子生物学检测方法

Edwards 等提出应用环介导等温扩增技术

表 16-3　在 PCR 扩增片段中包含的探针

探针编号	DNA 探针序列	基因中位置	匹配的 PCR 引物
MgPa-Ⅰ	5'-GACCATCAAGGTATTTCTCAACAGC-3'	348～373	MgPa-9/10
			MgPa-1/2
			MgPa-11/12
MgPa-Ⅱ	5'-AAGCAACGTAGTAGCGTGAGC-3'	112～132	MgPa-9/10
			MgPa-11/12
MgPa-Ⅲ	5'-GCTTCAATCCGCTTAAAGGTA-3'	3 892～3 912	MgPa-13/14

（LAMP 技术）检测 Mg,该方法的灵敏度、特异度与 qPCR 技术相近,但是成本相对较低,不需要特殊的仪器设备,特别适合在现场和基层应用。2014 年国内杨天等研究者也建立了 Mg 的 LAMP 检测法,对 20 份 HIV 感染者的 DNA 样品进行检测,发现与传统 PCR 技术相比,该检测法用时更短,特异度、灵敏度都较高。但研究中实际检测样本例数偏少,因此该方法有待进一步的完善与评价。

2018 年李晶等研究者根据生殖支原体 MgPar 重复序列设计保守特异的检测引物和探针,选取 β-globin 基因作为内参,建立了一种基于 MgPar 重复序列的高灵敏度生殖支原体荧光 PCR（MgPar 荧光 PCR）方法,该方法对生殖支原体的检测限为 0.5 拷贝,较 MgPa qPCR 的检测限提高了一个数量级,其快速、灵敏、特异,提升了检测的准确性,具有良好的应用前景。

此外,还有转录介导扩增技术（TMA）、实时荧光核酸恒温扩增检测技术（SAT）、基于 PCR- 限制性片段长度多态性（RFLP）检测方法、多重 PCR（mPCR）方法以及基于多重 PCR 反向线点杂交（mPCR/RLB）检测方法等。这些方法均具有较高的敏感性,能准确、快速检测 Mg,多重 PCR 能同时检测包括 Mg 在内的多种支原体,较为高效、经济。这些检测方法与试验多数已商品化,可供选择使用。

（五）核酸序列分析

为了更加准确地检测和分析、比较 Mg 菌株,可对 PCR 扩增的 DNA 片段进行测序分析。测序引物多为 PCR 正向引物,由于多数单位和实验室无测序技术和条件,因此测序工作一般多由专业公司的实验室代为完成。

第七节　预防与治疗

一、预防

对于泌尿生殖道 Mg 感染的预防,主要靠切断传播途径,对传染源的管理非常重要,但难度很大。虽然国外有学者在研制 Mg 疫苗,但进展不大。

对于呼吸道 Mg 感染的预防,可能有赖于早期准确的诊断,及时识别病例,加以早期治疗和管理。Mp 引起的呼吸道感染存在周期性流行现象,对此而获得的预防对策和措施,对呼吸道 Mg 感染也有一定的作用。

二、治疗

Mg 治疗的主要目的是预防目标人群的感染并发症、感染复发或转为慢性以及减少传播。由于 Mg 具有支原体类无细胞壁的共性,对抑制细胞壁生长的抗生素天然耐受,只能选择干扰蛋白质合成或干扰 DNA 复制的抗生素。临床上用于治疗 Mg 感染的有大环内酯类（如阿奇霉素）、喹诺酮类（如环丙沙星）、四环素类（如多西环素）和链阳性菌素类（如普那霉素）等抗生素。但 Mg 体外纯培养比其他支原体难度大,体外药敏试验更是耗时长且缺乏标准。因此,一般对于临床患者,确诊为 Mg 感染后,临床上通常进行经验性用药治疗。

有报道称多西环素每日 200mg,共 7 日,或阿奇霉素 1g,单次口服,能清除 Mg,消除尿道炎症状。也有研究显示用多西环素每日 100mg,共 10 日,继之红霉素每日 500mg,共 6 周,方才治愈。近来新型抗生素和某些中草药成分也被证明在体外能有效地抑制 Mg 的生长，但在临床上的实用价值有待进一步核实。

2016 年欧洲 NGU 治疗指南指出所有尿道炎的患者均应行核酸扩增检测（nucleic acid amplification testing，NAAT）以检测 Ct 和 Mg 的感染情况，并建议停用 1g 阿奇霉素的一线治疗方案，因为越来越多的证据显示这一方案会增加 Mg 对大环内酯类抗生素的耐药性，目前大环内酯类敏感情况下的根除率也仅为 87%，因此欧洲指南推荐 NGU 一线治疗方案为多西环素（100mg，一日 2 次，连续 7 日）。这一建议与 2015 年美国 CDC 性传播疾病治疗指南和 2015 年英国 NGU 治疗指南建议的继续延用 1g 阿奇霉素为一线治疗方案有所不同。所有与 Mg 相关的性伴侣均需做与患者一样的检测、治疗，并建议直到症状控制并完全康复后才可进行性生活。

抗生素的给药途径可视 Mg 感染情况予以静脉滴注或口服，对于围产期妇女，有学者使用阴道局部给药，剂量为口服量的一半，疗程不变，取得良好效果。

（王 蓓 洪 翔）

参 考 文 献

1. Tully J G, Taylor-Robinson D, Cole R M, et al. Newly discovered mycoplasma in the human urogenital tract. Lance, 1981（1）: 1288-1291.

2. Jensen J S, Hansen H T, Lind K. Isolation of *Mycoplasma genitalium* stains from the male urethra. J Clin Microbiol, 1996, 34: 286-291.

3. Jensen J S. *Mycoplasma genitalium*: yet another challenging STI. Lancet Infectious Diseases, 2017, 17（8）: 795-796.

4. Kirby T. *Mycoplasma genitalium*: a potential new superbug. Lancet Infectious Diseases, 2018, 18（9）: 951-952.

5. Horner P J, Martin D H. *Mycoplasma genitalium* Infection in Men. The Journal of Infectious Diseases, 2017, 216（Suppl 2）: S396-S405.

6. Edouard S, Tissot-Dupont H, Dubourg G, et al. *Mycoplasma genitalium*, an agent of reemerging sexually transmitted infections. APMIS, 2017, 125（10）: 916-920.

7. Wiesenfeld H C, Manhart L E. *Mycoplasma genitalium* in Women: Current Knowledge and Research Priorities for This Recently Emerged Pathogen. Journal of Infectious Diseases, 2017, 216（S389-S395）.

8. Baumann L, Cina M, Egli-Gany D, et al. Prevalence of *Mycoplasma genitalium* in different population groups: systematic review and meta-analysis. Sex Transm Infect, 2018, 94（4）: 254-261.

9. McGowin C L, Anderson-Smits C. *Mycoplasma genitalium*: an emerging cause of sexually transmitted disease in women. PLoS Pathog, 2011, 7（5）: e1001324.

10. Lis R, Rowhani-Rahbar A, Manhart L E. *Mycoplasma genitalium* infection and female reproductive tract disease: a meta-analysis. Clin Infect Dis, 2015, 61（3）: 418-426.

11. Dehon P M, McGowin C L. The Immunopathogenesis of *Mycoplasma genitalium* Infections in Women: A Narrative Review. Sexually transmitted diseases, 2017, 44（7）: 428-432.

12. 李冰蕾, 占城. 生殖支原体致病性的研究进展. 中国皮肤性病学杂志, 2017, 31（9）: 1030-1032.

13. Plecko V, Zele S, Tripkovic V A, et al. Unusually low prevalence of *Mycoplasma genitalium* in urine samples from infertilemen and healthy controls: a prevalence study. BMJ Open, 2014, 4（8）: e005372-5375.

14. 程雨欣, 苏晓红, 李赛. 生殖支原体与女性泌尿生殖道疾病研究进展. 中国艾滋病性病, 2018, 24（11）: 1178-1181.

15. 刘玮, 李颖毅, 商学军. 生殖支原体在男性泌尿生殖相关疾病中的研究进展. 中华男科学杂志, 2018, 24（7）: 645-650.

16. Mavedzenge S N, Van Der Pol B, Weiss H A, et al. The association between *Mycoplasma genitalium* and HIV-1 acquisition in African women. AIDS, 2012, 26（5）: 617-624.

17. Ning Zhao, Katherine T. Li, Yang-yang Gao, et al. *Mycoplasma genitalium* and *mycoplasma hominis* are prevalent and correlated with HIV risk in MSM: a cross-sectional study in Shenyang, China. BMC Infectious Diseases, 2019, 19: 494.

18. Plecko V, Zele Starcevic L, Tripkovic V, et al. *Mycoplasma genitalium*: Clinical Significance and Diagnosis. Acta Dermatovenerol Croat, 2013, 21（4）: 236-240.

19. Edwards T, Burke P, Smalley H B, et al. Loop-mediated isothermal amplification（LAMP）for the rapid detection of *Mycoplasma genitalium*. Diagn Microbiol Infect Dis, 2015, 83（1）: 13-17.

20. Jensen J S, Cusini M, Gomberg M, et al. 2016 European guideline on *Mycoplasma genitalium* infections. J Eur Acad Dermatol Venereol, 2016, 30（10）: 1650-1656.

21. 宣岩, 魏兰馨, 洪翔, 等. 我国不同人群生殖支原体感染率的 Meta 分析. 中华流行病学杂志, 2021, 42（2）: 335-342.

第十七章
穿透支原体与疾病

第一节 概　述

穿透支原体（*M. penetrans*，Mpe）是 1990 年 Lo 等从 AIDS 患者尿中首次分离出的一种新支原体，因能黏附宿主细胞并穿入细胞内而得名。研究认为 Mpe、发酵支原体（*M. fermentans*，Mf）和梨支原体（*M. pirum*，Mpi）均能在 HIV 感染及 AIDS 的发展过程中起着辅助因子或协同促进因子的作用，因此称为 AIDS 相关支原体。同时 Mpe 也与泌尿生殖道疾病和呼吸道疾病相关，目前 Mpe 的致病性、发病率、发病机制及流行病学等尚未明确，特别是 Mpe 与 AIDS 的关系还有待进一步研究。

第二节 病 原 学

一、形态与结构

Mpe 无细胞壁，多呈杆状或长烧瓶状，大小为 $(0.2\sim0.4)\,\mu m \times (0.8\sim2.0)\,\mu m$，一端具有特殊的尖端结构，其能黏附于尿道上皮细胞、红细胞、单核巨噬细胞及 CD4⁺T 淋巴细胞或固体物质表面滑行，穿过细胞膜进入细胞内繁殖，导致宿主细胞受损、死亡，同时也与细胞分裂相关（图 17-1、图 17-2）。目前 Mpe 的标准株有：GTU-54-6A1，HF-1，HF-2，HF-3，MF 和 MFDEB。HF-2 株（NCBI accession number：NC_004432.1）的 G+C（%）含量为 25.7%，由 1 358 633bp 组成，包括 1 065 个编码序列，共编码 1 019 个蛋白序列，三组 rRNA 基因（5S rRNA、16S rRNA 和 23S rRNA 基因）和 30 个 tRNA 基因，

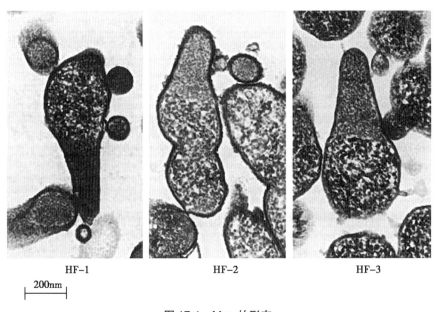

HF-1　　　　　　　　HF-2　　　　　　　　HF-3

200nm

图 17-1　Mpe 的形态

在 1 065 个编码序列中,约 248 个蛋白编码基因与其他支原体相同,主要参与细胞分裂、DNA 复制、转录、翻译、膜转运、细胞信号转导和代谢等;582 个蛋白是 Mpe 所特有的;含有 8 个噬菌体样蛋白(PLPs),Mpe 可以通过水平基因转移(HGT)获得参与 DNA 重组和毒力的酶。Mpe 的基因组中含有双组分系统,但缺乏必需的酶基因 - 尿素激酶基因。Roachford OSE 等研究表明,在支原体基因组中随机分布了噬菌体样蛋白(包括 DNA 回转酶 / 拓扑异构酶),并在 Mpe HF-2 株中发现了一个与 Mpe 的 φMFV1 蛋白非常相似的含有蛋白的螺旋结构,其可能是前噬菌体嵌入在 Mpe 未注释的基因组中。

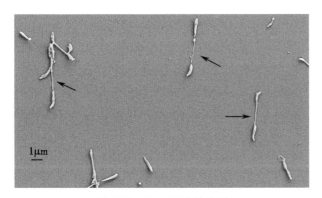

图 17-2　Mpe 细胞的分裂

二、培养特性

Mpe 为兼性厌氧,在含 5%～10% CO_2 和相对湿度 80%～90% 的气体环境中生长良好,温度以 36～37℃ 最适宜。临床标本中 Mpe 分离率很低且培养困难,其营养要求高,培养基中需添加胎牛血清,仅在改良的 SP-4 培养基中生长,生长特性与肺炎支原体相似。生长缓慢,初代培养需 10～15 天,可通过传代缩短其培养时间。在液体培养基中呈透明状,无明显混浊或沉淀,而在固体培养基上经 7～14 天可形成"油煎蛋"样菌落(图 17-3)。

三、生化特点与抗原性

Mpe 能发酵葡萄糖、水解精氨酸,产生乳酸、丙酮酸和 ATP,但不分解尿素,其特殊顶端结构中含大量的脂质相关膜蛋白(LAMPs),LAMPs 是 Mpe 黏附于宿主细胞的物质基础。Mpe 的 LAMPs 主要有以下 7 种:P18、P28、P32、P35、P38、P41 和 P42。当外环境改变时,Mpe 的 LAMPs 组成亦可随之发生相应改变。

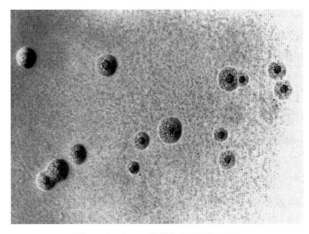

图 17-3　Mpe 的"油煎蛋"样菌落

P35 蛋白是 Mpe 的主要表面抗原,分子量约 35.3kDa,广泛分布于细胞膜表面,通过其 N- 末端酰基部分锚定在细胞脂质双分子层,并且 P35 抗原易自发可逆性高频变异,导致 Mpe 出现不同的变种。这种突变是因为 LAMPs 中 P35 家族脂蛋白的表达受调控元件的影响。mpl 基因是编码 P35 家族脂蛋白的结构基因,在 Mpe 的 HF-2 株基因组中,至少含有 38 个 mpl 基因,形成 3 个基因簇,大多数 mpl 基因包含一个 135bp 的调控元件,能调控 P35 家族脂蛋白的表达。

P38 抗原主要参与 Mpe 菌株与免疫球蛋白 IgA 的结合,使 Mpe 具有逃避由特异性 IgA 抗体介导的免疫清除作用。

P42 抗原主要与 Mpe 的侵袭性有关,缺乏 P42 的 Mpe 菌株可黏附于 HeLe 细胞,但不能侵入细胞内。

通过基因工程方法纯化得到 Mpe 铁蛋白(Ferritin),使用生物信息学方法分析出 Mpe 铁蛋白(Ferritin)的结构是一个 24 聚体,属于大铁蛋白亚类,推测其可能在 Mpe 抵抗宿主氧化胁迫中起重要作用。

第三节　流 行 病 学

1990 年 Lo 等人从 6 例男性 HIV 阳性 AIDS 患者尿中首次分离出 Mpe。此后,他又从 113 例 HIV(＋)者的尿中分离出 12 株 Mpe,而 98 例 HIV(－)者的尿中无一例 Mpe 阳性。Wang 等利用 ELISA 和 Western blot 方法发现 AIDS 患者血清中 Mpe 抗体阳性率为 40%，无症状的 HIV 感染者为 20%，而在性高危人群中的检出率为 0.8%，HIV 阴性者检出率仅为 0.3%。

1996 年 Kovacic 用 PCR 法对感染和未感染 HIV 患者的外周血单核细胞进行 Mf、Mpi、生殖支原体（*M. genitalium*，Mg）、肺炎支原体（*M. pneumoniae*，Mp）、人型支原体（*M. hominis*，Mh）以及 Mpe 的流行病学研究，结果只检出了 Mf。日本男性急性非淋菌性尿道炎（NGU）患者及 50 例非总性 NGU 患者的尿道均未检测出 Mf、Mpe 和 Mpi，因此认为这些支原体可能不是急性 NGU 的常见病原体。在急性 NGU 男性同性恋以及非 NGU 患者的尿道、口腔和直肠标本中均发现了 Mpe。1999 年 Hussain 发现支原体的检出率和类型随 HIV 感染的严重程度发生变化，Mpe、Mpi、Mf 和 Mg 从严重免疫缺陷的患者体内分离出，而 Mh 和解脲脲原体（*Ureaplasma urealyticum*，Uu）在 HIV 早期感染患者和 HIV 阴性的儿童体内分离频率较高。

我国对 Mpe 及其感染的研究起步较晚。2000 年 4 月，赵季文等首次从 2 例 AIDS 患者尿液中分离到 1 株 Mpe，同年 10 月和 12 月，又分别从无锡地区 292 例 STD 门诊患者泌尿生殖道分泌物中分离出 2 株 Mpe，从南京 172 例妇科门诊患者的宫颈分泌物中分离出 1 株 Mpe。

2000 年 10 月～2002 年 5 月，俞信忠等对绍兴市 100 例女性淋病患者宫颈分泌物和 91 例男性淋病患者尿道分泌物做了 7 种支原体的核酸检测，Mpe 的检出率为 13.1%。王继东等于 2001 年 10 月～2002 年 4 月对无锡地区儿童生殖道病原体感染进行了研究，结果 Mpe 的检出率为 3.88%。2002 年糜祖煌等对 105 名偿献血者的血浆或血清进行了 Mpe 等 6 种支原体的核酸检测，均未检出 Mpe。STD 患者尿道 Mpe 的阳性率为 2.6%，而在 NGU 和黏液性宫颈炎患者的生殖道中 Mpe 的检测率为 12.5%（9/72），咽部的检出率则为 14.5%（10/72）。膀胱移行细胞癌和胃癌患者的组织和血液中 Mpe 检出率为 30.8%，明显高于正常人群的感染率。北京地区的阴道炎女童的 Mpe 的检出率为 17.5%（50/285）。原发性 IgA 肾病患者 Mpe 检出率高达 36.9%（24/65）。王蓓团队等于 2009—2011 年在 1 541 名男性 AIDS 患者检测出 24 例 Mpe 阳性，阳性率为 1.6%（24/1 541）。同期（2009

年 3 月～2010 年 5 月）对 243 例男男性行为患者进行 Mpe 检测，其阳性率为 2.5%（6/243）。

从 Mpe 的检出情况可见，除 AIDS 患者体内可检出 Mpe 外，其他疾病如 STD、泌尿生殖道感染、自身免疫病（原发性 IgA 肾病）、肿瘤等患者体内均可检测出 Mpe，由此说明除 AIDS 外，Mpe 还与多种疾病相关。

第四节 发病机制

Mpe 的发病机制尚不完全清楚，目前有以下几点：

一、Mpe 的黏附性

Mpe 具有特殊的尖端结构，是其定植和致病性的主要结构基础。Mpe 能借助它黏附于塑料、玻璃以及人和动物的尿道上皮细胞、红细胞、单核细胞、CD4+T 淋巴细胞等。Mpe 附着于上皮细胞后，通过表面蛋白（抗原）的变化而逃避宿主免疫系统并引起慢性感染。在感染 2h 后即可穿入宿主细胞，但此时尚不能对宿主细胞膜造成明显损害。某些抑制剂（如过碘酸盐和神经氨酸酶）和抗 Mpe 特异性抗体能抑制 Mpe 对细胞的黏附，但不影响其活力，这表明 Mpe 与宿主细胞间存在黏附素 - 受体的相互作用。感染 12h 后，大量 Mpe 侵入细胞，在胞内可持续存在至少 7 天，利于其免受机体免疫系统和许多抗生素的作用。Mpe 穿透细胞膜，在胞质中繁殖形成空泡，进而细胞出现肿胀、融合、裂解等细胞病变，导致宿主细胞受损与死亡（图 17-4）。具有黏附缺陷的菌株使毒力显著降低或无毒。另有研究显示，感染 Mpe 可有效防止 32D 细胞（IL-3 依赖性细胞系）死亡，并在没有存活因子 IL-3 的情况下支持细胞持续生长，具有抗 32D 细胞凋亡的作用。

Baseman 等发现，Mpe 65kDa 基质糖蛋白可选择性地与细胞表面的纤连蛋白受体结合，介导 Mpe 黏附细胞。吴移谋等也进一步用抗纤连蛋白的单克隆抗体证实了 Mpe 65kDa 蛋白为纤连蛋白结合蛋白。

有学者在研究 Mpe 持续性感染与免疫缺陷宿主模型恶性转化之间的关系时，用环磷酰胺建立小鼠免疫缺陷模型，通过 Mpe 感染小鼠胃黏膜细

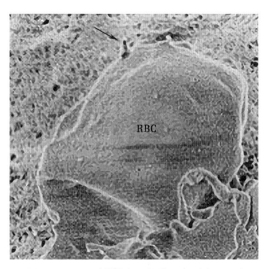

图 17-4　Mpe（箭）穿透损伤红细胞（RBC）

胞,荧光原位杂交法（FISH）鉴定胃黏膜 Mpe 黏附感染细胞,结果显示,免疫缺陷小鼠血液中存在 Mpe 感染,并且 FISH 证实了 Mpe 持续感染小鼠胃黏膜。与对照组相比,Mpe 感染组小鼠胃黏膜出现病理和超微结构的恶性转化,P53 和 P21 蛋白表达较低,H-ras 表达较高。此外,在 Mpe 感染小鼠中,NF-κB p65 亚单位的表达增加,与 TNF-α 的表达相似。Mpe 感染小鼠胃黏膜 bax 表达降低,Bcl-2 表达升高,表明持续性 Mpe 感染与免疫缺陷小鼠胃黏膜中多种原癌基因的异常表达有关,可能会促进恶性转化。

二、Mpe 产生的酶

Mpe 能产生磷脂酶,可导致宿主细胞膜结构的破坏,其中磷脂酶 A2 能将人体内的花生四烯酸转变为前列腺素并引起炎症反应。此外,Mpe 具有核酸酶,可破坏宿主细胞的基因组 DNA。Mpe 分泌的 P40 核酸内切酶能对 CEM 和 Molt-4 淋巴细胞产生细胞毒样作用,引起细胞发生凋亡。

Johnson 等发现了一个 Mpe 78kDa 蛋白与已知的 ADP- 核糖基转移酶（ADPRT）的序列具有相似性,例如百日咳博德特氏菌百日咳毒素和肺炎支原体社区获得性呼吸窘迫综合征毒素,在无靶蛋白的情况下,其通过水解 NAD 显示出 NAD- 糖水解酶活性。并且该毒素通过在氯化铵存在下诱导细胞质空泡化,在 HeLa 细胞中引发细胞病理学变化。蛋白 C 末端区域缺失可显著降低其与宿主细胞的结合,同时仍表现出 ADPRT 活性。

三、Mpe 对宿主的免疫抑制作用

Mpe 能明显抑制动物的淋巴细胞,产生免疫抑制现象。Mpe 的 LAMPs 能诱导小鼠巨噬细胞产生一氧化氮（NO）,且能抑制巨噬细胞的增殖。例如,P38 可与人免疫球蛋白 IgA 结合,阻止 IgA Fc 位点接近中性粒细胞的 IgA 结合位点（CD89）,进而影响菌株的吞噬作用,超氧化物的产生和炎症介质的释放等,破坏宿主的免疫监视能力,使 Mpe 在人体黏膜表面长期存在。

四、Mpe 能增强 HIV 的复制

Mpe 是 B 淋巴细胞及 T 淋巴细胞的克隆激活剂,并能诱导表达 MHC- Ⅰ、Ⅱ类分子,刺激巨噬细胞（Mφ）、细胞毒性 T 淋巴细胞和 NK 细胞活化,对维持 HIV 复制有一定的影响。

Lyama 等利用 THP-1、U937 细胞系及 J22HL60 慢性感染的前单核细胞系研究 Mpe、Mf 等诱导 TNF-α 产生及增强 HIV-1 复制活性,发现与其他几种 HIV 感染中所见的支原体相比较,Mpe 是 TNF-α 产生的强烈诱导剂,并且明显增强 HIV-1 在 J22HL60 细胞系中的复制。对细胞半致死的 Mpe 浓度仅为 0.04μg/ml。

Nir-Pazk 等研究表明,Mpe 的 LAMPs 能通过 Toll 样受体 1、2（TLR1 和 TLR2）激活 HIV 的长末端重复序列（LTR）,从而增强 HIV 的复制。吴移谋等也发现 Mpe LAMPs 能激活 NF-κB 使其从细胞质转位到细胞核内,与核内 HIV 复制和转录相关基因的启动子结合,增强这些基因的转录,促进 HIV 的复制。但 Mpe 激活 HIV 转录的具体机制目前尚未清楚。

五、Mpe 与细胞因子

Mpe 的 LAMPs 能快速诱导 Mφ 产生 TNF-α、IL-1β 和 IL-6。通过对 TNF-α 的产生机制进行研究,发现 Mpe 的 LAMPs 能激活 NF-κB 和 AP-1,这些转录因子使 TNF-α mRNA 迅速升高而显著增加 tnr-α 基因表达。用地塞米松处理,可抑制这些转录因子的活性,使 Mφ 分泌的 TNF-α 显著减少。

吴移谋等的研究表明,Mpe 的 P35 蛋白能明显刺激小鼠 Mφ 分泌 TNF-α、IL-1β 和 IL-6,尤其能

诱导产生大量的 TNF-α，说明 P35 在 Mpe 感染炎症反应中，可能具有十分重要的生物学意义。

第五节 临床表现

临床方面，有关 Mpe 单独致病的报道非常少见。Cassel 曾报道一例由 Mpe 引起的全身感染，临床表现有发热、关节炎、溶血性贫血、广泛性肺炎伴呼吸窘迫，在咽部及血中检测出 Mpe。Mpe 感染可引起包括急性呼吸窘迫综合征在内的多器官衰竭。

AIDS 的主要死因是机会感染和肿瘤，Mpe 是造成机会感染的主要病原体之一，并对人体的免疫功能有一定的抑制作用。

Mpe 感染小鼠后 TNF-α 和 IL-6 的表达水平明显升高，而在 IgA 肾病患者中 Mpe 的检出率较高并伴有 TNF-α 和 IL-6 水平的增多，表明 Mpe 感染是 IgA 肾病的潜在原因。

第六节 实验室诊断

一、Mpe 的分离培养与鉴定

（一）标本采集

采用灭菌棉拭子在 AIDS 患者或 HIV 感染者咽部黏膜表面蘸取黏液或取 0.2ml 分泌物洗脱于 3ml 改良 SP-4 培养基试管中。尿液用无菌容器接 30ml，2 500r/min 离心 20 分钟，弃上清，沉淀物加入 3ml 改良的培养基。若标本为组织块，可用灭菌玻璃匀浆器研成匀浆后，取 0.2ml 接种于改良 SP-4 培养基。标本培养液需用 0.45μm 孔径滤膜过滤后做分离培养。

（二）分离培养

将每份标本液用改良 SP-4 培养基稀释成不同浓度（1∶10、1∶50、1∶100），置 37℃ 温箱培养，每天观察颜色变化，若由红色变成黄色且透明无沉淀，视为"培养可疑阳性"，再用滤膜过滤。取 0.2ml 滤液转种传代，当培养基颜色再次由红色变成黄色，则认为"初代培养阳性"。或将 0.1ml 滤液加于 Mpe 固体培养皿中，3～7 天后用倒置显微镜观察 Mpe"油煎蛋"样菌落为培养阳性。每份标本观察 30 天仍不变色判为"培养阴性"。

（三）鉴定方法

1. 生化反应 Mpe 能分解葡萄糖和精氨酸，不分解尿素。

2. 血清学鉴定 代谢抑制试验（MIT）：将 Mpe 接种在含有抗血清的改良 SP-4 培养基中，若抗学清能抑制 Mpe 生长，酚红不变色。

3. PCR 鉴定

二、血清抗体检测

血清学检测可用 ELISA 方法检测特异性 Mpe 抗体。

三、Mpe 的快速诊断

（一）检测 Mpe 抗原

目前常用的方法有间接免疫荧光试验、酶联免疫吸附试验等。

（二）检测 Mpe 核酸

Mpe 为难培养微生物，初代培养时间长，因而分离培养难以适应临床诊断和流行病学研究的需要。1994 年 Odile Grau 等建立了以 Mpe *16S rRNA* 基因为靶基因的 PCR 方法，能快速、特异地检测 Mpe。其引物为：5′-CATGCAAGTCGGACGAAGCA-3′（54～73）；5′-AGCATTTCCTCTTCTTACAA-3′（452～471），内探针为：5′-CATGAGAAAATGTTTAAAGTCTGTTTG-3′，可用来检查扩增产物的特异性。产物长度为 407bp。

糜祖煌等建立了 Mpe 检测的双重巢式 PCR 法。外套引物：M1：5′-GAGTTTGATCCTGGCTCACG-3′，M2：5′-ATTACCGCGGCTGCTGGGAG-3′，内套引物：Mpe1：5′-CATGCAAGTCGGACGAAGCA-3′，Mpe2：5′-AGCATTTCCTCTTCTTACAG-3′。产物长度为 410bp。

第七节 预防与治疗

一、预防

由于 Mpe 主要在 AIDS、STD 等患者体内检出，因此，加强性道德、性卫生的宣传教育，提倡洁身自爱，对高危人群及其性伴侣进行 Mpe 的检查与治疗，是预防和控制 Mpe 感染的重要措施。

二、治疗

由于 Mpe 缺乏细胞壁，故 β- 内酰胺类抗生素无效。其对大环内酯类、四环素类、林可霉素类抗生素敏感。（表 17-1）

表 17-1　几种抗菌药物对 2 株 Mpe 临床株的最小抑菌浓度（MIC，μg/ml）

抗菌药	MF 株 MIC	MFDEB 株 MIC
吉米沙星（Gemifloxacin）	≤0.008	≤0.008
曲伐沙星（Travofloxacin）	≤0.008	≤0.008
格雷沙星（Grepafloxacin）	0.016	0.5
左氧氟沙星（Levofloxacin）	0.031	0.016
四环素（Tetracycline）	0.125	0.016
克拉霉素（Clarithromycin）	≤0.008	32
阿奇霉素（Azithromycin）	≤0.008	0.125
克林霉素（Clindamycin）	≤0.008	0.031

（一）四环素类抗生素

该类药物是非烷结构的广谱抗生素，有盐酸四环素、土霉素、多西环素等。它们的作用机制是干扰或抑制 Mpe 蛋白质合成，导致其死亡。

（二）大环类酯类抗生素

本类药物为具有大环内酯环的共同核心，以红霉素为代表，包括螺旋霉素、麦迪霉素、交沙霉素以及近年来新发现的阿奇霉素、克拉霉素、罗红霉素、地红霉素、氟红霉素等。它们的作用机制是与支原体核蛋白体结合，抑制蛋白质合成，导致其死亡。

（三）林可霉素类抗生素

本类药物包括林可霉素及克林霉素，其作用机制为与支原体核蛋白体结合，抑制蛋白质合成。

由于 Mpe 主要在免疫功能低下的患者体内检出，故治疗起来很困难。

（李少丽　孙红妹）

───── 参 考 文 献 ─────

1. Distelhorst S L，Jurkovic D A，Shi J，et al. The Variable Internal Structure of the *Mycoplasma penetrans* Attachment Organelle Revealed by Biochemical and Microscopic Analyses：Implications for Attachment Organelle Mechanism and Evolution. J Bacteriol，2017，199（12）：e00069-17.

2. Roachford O S E，Nelson K E，Mohapatra B R. Comparative genomics of four Mycoplasma species of the human urogenital tract：Analysis of their core genomes and virulence genes.Int J Med Microbiol，2017，307（8）：508-520.

3. Jurkovic D A，Hughes M R，Balish M F. Analysis of energy sources for *Mycoplasma Penetrans* gliding motility. FEMS Microbiol Lett，2013，338（1）：39-45.

4. Jurkovic D A，Newman J T，Balish M F. Conserved terminal organelle morphology and function in *Mycoplasma penetrans* and *Mycoplasma iowae*. J Bacteriol，2012，194（11）：2877-2283.

5. Horino A，Kenri T，Sasaki Y，et al. Identification ofa site-specific tyrosine recombinase that mediates promoter inversions of phase-variable *mpl* lipoprotein genes in *Mycoplasma penetrans*. Microbiology，2009，155（Pt 4）：1241-1249.

6. Johnson C，Kannan T R，Baseman J B. Characterization of a unique ADP-ribosyltransferase of *Mycoplasma penetrans*. Infect Immun，2009，77（10）：4362-4370.

7. Moussa A，Nir-Paz R，Rottem S. Binding of IgA by *Mycoplasma penetrans*. Curr Microbiol，2009，58（4）：360-365.

8. Zeiman E，Tarshis M，Rottem S. *Mycoplasma penetrans* under nutritional stress：influence on lipid and lipoprotein profiles and on the binding to and invasion of HeLa cells. FEMS Microbiol Lett，2008，287（2）：243-249.

9. Zeng Y，Wu Y，Deng Z，et al. Apoptosis induced by lipid-associated membrane proteins from *Mycoplasma penetrans* is mediated by nuclear factor kappaB activation in mouse macrophage. Can J Microbiol，2008，54（2）：150-158.

10. Chen L S，Wu J R，Wang B，et al. Epidemiology of Mycoplasma acquisition in male HIV-1 infected patients：a multistage cross-sectional survey in Jiangsu，China. Epidemiol Infect，2015，143（15）：3327-3334.

11. Wu J R，Wang B，Chen L S，et al. Alarming incidence of genital mycoplasmas among HIV-1-infected MSM in Jiangsu，China. Eur J Clin Microbiol Infect Dis，2014，33（2）：189-195.

12. Cao S，Shen D，Wang Y，et al. Potential malignant transformation in the gastric mucosa of immunodeficient mice with persistent *Mycoplasma penetrans* infection. PLoS One，2017，12（7）：e0180514.

13. Jiang X，Lv Y Q，Zhang J N，et al. *Mycoplasma penetrans* infection is a potential cause of immunoglobulin A nephropathy：a new animal model. J Nephrol，2013，26（3）：470-475.

第十八章
发酵支原体与疾病

第一节 概 述

发酵支原体（*M. fermentans*，Mf）属于原核生物界、柔膜体纲、支原体目、支原体科、支原体属的一个种。早在1952年，Ruiter等人从一名男性的泌尿生殖道分离出一种病原体，当时被命名为胸膜炎样的病原体，后被证实为Mf。随后，不断有研究者自人类呼吸道、生殖道、关节腔等部位分离出Mf，并在成人血清中测出Mf抗体，人们对Mf的认识逐渐增多起来。目前Mf已经证实是人类一种重要病原体，它与人类HIV感染、泌尿生殖道感染、类风湿性关节炎、肿瘤以及细胞癌变相关。在动物实验中，也可引起动物多脏器坏死而导致死亡，是一种可致人兽共患疾病的病原菌。

Mf分离株的命名较为复杂，目前所知Mf的分离株有：国际标准株ATCC 49892和ATCC 19989，来源于白血病的K7、E10和Z62，来源于细胞培养的C5、A17、F7、M106、M148、M433、2059、28AC和A6，来源于卡波西肉瘤的*M. incognitos*和Mfi-M200，来源于HIV患者血液的AOU，来源于尿道的BRO、#5和#29，来源于关节腔液的GIM、KL4和KL8，来源于呼吸道的M39、M51、M52、M64、M70和M73、JER（ATCC15474），来自绵羊生殖道的M420和M421，以及来源于人生殖道溃疡的PG18等。

第二节 病 原 学

一、形态结构及培养特性

Mf具有支原体属的共同特征，缺乏细胞壁，有可塑性，形态上呈多形性，加压过滤可通过0.22μm的滤膜。Mf的代表株PG18株在厌氧培养中生长较好，生长速度中等，液体培养中呈球形或短丝状体。在含葡萄糖的普通支原体琼脂培养基上可形成"油煎蛋"样菌落。红细胞吸附试验阴性。不同分离株生长速度及菌落形态略有差异，如PG18在含葡萄糖的普通培养基中3~5天即可生长，而*M. incognito*需要在改良的SP-4琼脂平皿上培养10~14天才生长。它们在琼脂平皿上同为煎蛋状菌落，但*M. incognito*株可形成大小不等、边缘不规则的煎蛋样菌落，菌落较小，直径140μm，而PG18株为460nm，两者大小不同。

电镜下观察，Mf无细胞壁，由一个三层结构的膜包绕，膜厚约8nm，具有柔膜体纲细菌典型的多形态性。

二、基因组及抗原性

（一）基因组特征

Mf菌株的DNA中G+C（%）含量为（27.4±1）%，不同菌株基因组大小存在差异，如标准株PG18的基因组大小为1 004 014bp，JER分离株的基因序列仅为977 524bp，而M64菌株基因组的大小为1 118 751bp，基因组大小的不同主要取决于基因序列中大的重复序列的差异。Mf的许多基因的全部或部分序列均可在互联网及NCBI中查到，其中包括Mf插入序列，如IS1550-13、IS1630转位酶tnpA、Mf起始因子*infC*和*infB*基因、16S rRNA基因、23S rRNA基因、Mf核糖体RNA小亚基基因、Mf噬菌体*phiMFV1*和*phiMFV1a*基因、胸腺嘧啶脱氧核苷激酶*tmk*基因、Mf的DNA聚合酶Ⅲ亚基*dnaH*基因、Mf膜脂蛋白*P48v*基因、Mf单核细胞分化激活因子（P48）基因、M161抗原基因、Mf ATCC 19989的RNA聚合酶亚基*rpoB*基因等。

B. Afshar 等对不同来源的 17 株 Mf 的基因序列进行了分析，基于 Mf 插入序列 IS1550 序列进行限制性酶切片段多样性分析（RFLP），可以看到菌株之间的同源性，如 1952 年从人类泌尿生殖道分离的标准株 PG18 与 1990—1995 年间分离自呼吸道的菌株有高度同源性。两株来自细胞系的分析株在基因组上也表现出高度同源性。RFLP 分型结果与其生长代谢也存在着相关性，RFLP 分型中 I 型菌株生长较为缓慢，50% 以上的 I 型菌株可以利用果糖，II 型的菌株不能利用果糖和 N-乙酰葡糖胺。

（二）主要抗原

1. P29 黏附因子　Leigh 等用流式细胞记数（flow cytometric）分析一个可溶性重组蛋白（FP29），其表现出 Mf P29 表面蛋白的丰富特性，它能与人 HeLa 细胞结合，可竞争抑制 Mf 与这些细胞的结合，两者与细胞的结合均与它们的含量及饱和程度相关。而相似的可溶性蛋白作用在其他支原体的表面蛋白上没有这样的效果。Mf 与 HeLa 细胞表面配体的直接相互作用需要 P29 蛋白表面脂蛋白的限制性序列，同时需要二硫化物结合物及其相邻蛋白参与。初期结果显示：P29 上的单克隆抗体表面抗原决定簇位于这一配体结合区之外，支原体表面结构的变异可能改变结合区的表象和黏附表型。

2. M161 抗原　M161 抗原是 43kDa 的 Mf 表面脂蛋白，能诱导单核 - 巨噬细胞、成熟的树突状细胞分泌细胞因子，在人外周血单个核细胞（PBMCs）中有效地诱导炎性细胞因子 IL-1β、IL-6、IL-10、IL-12 和 TNF-α 的产生，并可激活宿主的补体旁路途径。另外，M161 抗原还可促进未成熟的树突状细胞成熟，通过树突状细胞的抗原呈递作用介导宿主细胞的免疫应答。

Mf 通过脂蛋白 M161 抗原发挥活化巨噬细胞的作用，其 N 端疏水蛋白在复杂功能中起一定作用。M161 具有独特的 N 端脂氨基酸。有研究通过鉴定有无信号肽的重组 M161 抗原的结构基序了解 M161 抗原的功能。由于具有信号肽的重组 M161 经 25 位的半胱氨酸形成二聚体，可通过诱变作用获得单体。通过对 CD83/86 的检测确定，只有野生型 Mf M161 才能加速人树突状细胞的成熟。说明了 N 端脂肪酸对这一功能的重要性。不论单体的 N 端蛋白中的脂质还是信号肽，对于这一功能的表达都是必需的。对照而言，小鼠的巨噬细胞对野生型 Mf 菌株的 M161 抗原反应，能产生 TNF-α 因子，而对重组 M161 抗原的重组形式不产生任何反应，提示对于重组 M161 抗原的反应属于种依赖型。同时，TLR2（Toll-like receptor 2）缺陷型小鼠的巨噬细胞与 M161 抗原反应不产生 TNF-α，提示 M161 抗原的 N 端疏水结构对 TLR2 介导的细胞活性和补体活性十分重要。

3. Mf 脂蛋白 MALP-2　Mf 膜脂质相关蛋白是 Mf 主要致病因素之一。在这些致病相关膜结构分子中，分子量为 2kDa 可活化巨噬细胞的脂肽 MALP-2（macrophage-activating lipopeptide，MALP-2），常作为脂蛋白的代表分子得到广泛研究，它能激活人类单核细胞和鼠的巨噬细胞释放 TNF、IL-1、IL-6、前列腺素（PG）和 NO，具有重要的免疫活性作用，具有经典内毒素性质。

有学者认为分子量为 41kDa、含有 404 个氨基酸序列的 MALP-404 是 MALP-2 的前体，Mf 前体脂蛋白经过转录后修饰成为 MALP-2。最近研究认为，2kD 的 MALP-2 是 TLR2 的配体，是由 M161 抗原派生的。

在 TLR 介导下，MALP-2 可以促进树突状细胞成熟，诱导释放有生物活性的 TNF-α 和 IL-10，并且显著诱导淋巴细胞增生，激活淋巴细胞产生淋巴因子 IL-4、IL-5 和免疫反应性纤维结合素（immunoreactive fibronectin-γ）。MALP-2 还可以增加 IL-12 的释放。经过 MALP-2 作用的树突状细胞激活的淋巴细胞可产生细胞因子 IL-4、IL-5 和 IFN-γ。TLR 配合 MALP-2 刺激树突状细胞成熟的调节，通过刺激树突状细胞导致抗原表达增加。因此，MALP-2 在研究免疫治疗和预防干预方面非常重要。

MALP-2 可以刺激免疫系统产生各种炎症介质，人胎盘滋养细胞感染后，其环氧合酶 2（COX-2）前列腺素 E2（PGE2）的表达升高，同时激活 NF-κB、ERK1/2 和 p38 MAPK 信号通路。动物实验中，在小鼠体内注射 MALP-2 可引起小鼠的发热和某些疾病行为，TNF-α、IL-6 和 PG E2 表达增加。

MALP-2 还可以诱导 THP-1 细胞中血红素氧合酶 -1（HO-1）mRNA 和蛋白的表达，上调 HO-1

酶活性，其作用可被丝裂原活化蛋白激酶特异性抑制剂显著抑制。同时，MALP-2 还可诱导核因子相关因子 2（Nrf2）易位，从而降低 HO-1 表达水平。此外，MALP-2 可引起 COX-2 蛋白表达水平的上调，转染 HO-1 小干扰 RNA 显著增加 COX-2 聚集。这些结果表明，MALP-2 通过 MAPKs 和 Nrf2 通路诱导 HO-1 表达，而 HO-1 又可以调控 COX-2 的表达。

另外，合成的具有激活巨噬细胞能力的类似 N 端脂肽的 MALP-2，还可诱导血清中的粒细胞 - 巨噬细胞集落刺激因子（GM-CSF）。

4. 甘油糖磷脂（glycoglycerophospholipid，GGPL） GGPL 是 Mf 的另一种重要脂质抗原，包括 GGPL-Ⅰ 和 GGPL-Ⅲ 两种，GGPL-Ⅲ 可显著诱导外周血单核细胞产生 TNF 和 IL-6，并诱导滑膜成纤维细胞增殖。38% 的类风湿性关节炎患者中可以检测到此抗原。在小鼠动物模型中，GGPL-Ⅲ 可以引发炎症反应，促进胶原诱导的关节炎和镍（Ni）过敏。GGPL-Ⅲ 对 Ni 过敏的增强作用在缺失 T 淋巴细胞或 TLR4 的小鼠中存在，这种效应在缺失巨噬细胞、白细胞介素 -1 或组胺形成酶、组氨酸脱羧酶的小鼠中减弱。因此，GGPL 是一种重要的致病因子。

对参与 GGPL 生物合成的两种酶的基因（二酰甘油胆碱磷酸转移酶基因 *mf1* 和葡糖基转移酶 *mf3*）进行分析发现，*mf1* 有四种变异体，*mf3* 在两个菌株中缺失，这些变异可能与 Mf 不同菌株间的毒力相关。

5. 调控蛋白 P48 P48 是 48kDa 的 Mf 基因产物，是单核细胞的分化 / 激活因子以及一种重要的免疫调节分子，对人或鼠的非白血性白血病细胞、人组织淋巴瘤细胞（U937）等细胞具有诱导分化和凋亡的活性，在支原体感染的病理生理改变中起重要作用。

上述 P48、MALP-2 和 M161（同 MALP-404）是具有调节宿主免疫系统能力的 3 种支原体脂蛋白。MALP-2、P48 和 M161 抗原，虽然是大小不同的多肽分子，它们具有对巨噬细胞 / 树突状细胞相同的免疫调节功能，例如细胞因子的产生、抗原提呈细胞（antigen-presenting cell，APC）的成熟等。这些支原体产物的功能特性依赖于 TLR2 的参与。

第三节 相关疾病及流行病学

一、Mf 的寄居

Mf 存在无症状感染情况。Ainsworth JG 等人采用 PCR 方法，在健康学生和先天性免疫缺陷患者的咽拭子和尿液标本中，均检测到 Mf，其阳性率在 10% 左右，但外周血单核细胞中 Mf 均阴性。这就提示 Mf 经常寄居在健康人和先天免疫缺陷患者的黏膜部位，尽管 Bebear 等人曾发现在少部分 HIV 阳性的同性恋患者的外周血单核细胞中检出了 Mf，但造血系统感染罕见。

Chingbingyang 等人用 PCR 检测唾液中 Mf 的 DNA，110 个成人的唾液检出 Mf 49 例（44%），提示 Mf 经常存在于唾液和口腔、咽部黏膜表面。唾液在 Mf 的个体间传播中起到一定的作用。

二、Mf 与呼吸道疾病

Mf 可以引起呼吸系统感染，其中最早报道的是 Mf 菌株中的 Mfi（*M. incognitos*）株，Mfi 是 1989 年华人罗氏（Lo）首次自 22 例 AIDS 患者尸体中分离出一种新的支原体，最初命名为无名氏支原体，后来发现它是 Mf 的一个菌株。由此认为 Mf 的某些株也有很强的致病力，因而引起人们对 Mf 的注意。1993 年罗氏等人又报告了 3 例以肺炎、急性呼吸窘迫综合征为主要表现的病例，于发病 29～30 天死亡。经过非常详尽的化验，未能查出病原，最后用 Mfi 菌株膜蛋白的单克隆抗体进行酶免疫检查，在 3 个人的肺组织和肝组织中鉴定出 Mfi 菌株抗原，用 PCR 法检出其特异 DNA，在电镜下见到支原体颗粒。

Dular 曾在 30 例因急性呼吸窘迫综合征死亡患者的支气管肺泡灌洗液或肺活检标本中分离出 Mf。Yanez 等对 76 个 HIV 阳性的肺炎患者的支气管肺泡灌洗液进行 Mf 培养，28% 的患者检测结果为阳性，而 46 个 HIV 阴性肺炎患者的 Mf 培养，无一例 Mf 阳性，提示 Mf 可以造成人体呼吸道感染，同时与 HIV 有极大的相关性。

三、Mf 与关节炎

Mf 可在关节炎患者体内检出，感染率约为 20%。

1996 年，Schaeverbeke 等用 PCR 法检测关节炎患者的滑液标本中 Mf 的存在情况，结果显示 38 例类风湿关节炎患者中 8 例（21%）检测出 Mf DNA，10 例脊椎关节病与外周关节炎患者中有 2 例（20%）检出，5 例银屑病关节炎患者中有 1 例（20%）阳性，31 例未分类的关节炎患者中有 4 例（13%）检出 Mf。提示关节中 Mf 的出现常伴随原因不明的关节炎症状，但 Mf 是疾病的病因还是疾病的伴随菌仍有待研究。

Horowitz S 采用 PCR 法对风湿性关节炎和其他炎症性关节炎中的 Mf 进行检测。其中 34 份类风湿性关节炎患者标本中 Mf 阳性为 6 份，8 份未分化关节炎标本中 1 份阳性。而在反应性关节炎和其他关节炎患者标本中 Mf 均阴性。在类风湿关节炎患者的关节滑液中，Mf 抗体阳性率明显高于其他关节炎患者，提示在一些类风湿性关节炎患者中，Mf 可能是最初的或永久性的致病因素。

Gilroy 等在 35 例风湿性关节炎患者的滑液标本中 6 例检测到 Mf（17%），85 例血清阴性的关节炎患者中有 18 例 Mf 阳性（21%），上述 Mf 阳性率明显高于来自骨性关节炎或水晶样滑膜炎的标本，后两者 26 例标本中无一例阳性。Constantino Gil 等人对 87 例类风湿性关节炎患者的血清进行检测，其中采用培养或者 PCR 检测出 Mf 阳性 20 例（23%），40 例患者中 ELISA 检测 IgM 抗体阳性，48 例患者 IgG 抗体阳性。

Mf 可通过直接侵袭和免疫途径导致关节炎，这一发现可帮助解释为什么在类风湿性关节炎患者的关节中分离到 Mf。在 Mf 感染后，可以使类风湿性关节炎患者关节腔液和血液中 B 淋巴细胞上的 5′ 核酸酶以及 CD73 的表达升高，从而导致患者红细胞沉降率升高。

四、Mf 与泌尿生殖道感染

国内研究者对妇女宫颈分泌物进行 Mf 检测，结果显示，从 172 例女性生殖道感染患者宫颈分泌物中分离到 2 株 Mf（1.16%）；而 172 名正常女性的宫颈分泌物中没有分离到相应的菌株。另一项研究显示 Mf 可以在孕妇的绒毛膜组织中检出，提示 Mf 也许可以通过胎盘传播。也有报道指出 Mf 与不良妊娠结局相关。

另外，赵季文等用巢式 PCR 法检测各种标本，结果显示：23 例 HIV 阳性血清标本中 4 例（17.39%）Mf 阳性，55 例性病患者宫颈分泌物标本中 4 例（7.27%）Mf 阳性，24 例（4.17%）宫外孕者输卵管组织中 Mf 阳性 1 例，高危人群生殖道可疑培养物 20 例中，Mf 阳性 1 例（5.00%）。顾建等采用巢式 PCR 技术对 76 例男性 STD 患者尿道拭子进行 7 种支原体检测，其中 Mf 阳性率为 2.6%。

在尼日利亚的一项调查研究显示，在 168 名生育期妇女的阴道拭子中，支原体的检出率为 80.8%，其中 Mf 的检出率为 6.4%。在 54 名男士的精液标本中，Mf 的检出率为 4.8%。

上述研究均提示 Mf 与泌尿生殖系统感染相关，感染率 1%～20% 不等，其中在 HIV 感染患者中较高。

五、Mf 在 AIDS 患者中的检出情况

Mf 与 HIV 的感染密切相关，可在 AIDS 患者的不同标本中检测到 Mf 的抗原、抗体或 DNA，不同研究结果显示检出率从 5%～30% 不等。贾成梅等在江苏省 HIV 感染者的尿液中首次分离到 1 株 Mf。

Rakorskaia 等人在 AIDS 患者和健康人的血液中检测 Mf 抗原及抗体，结果表明 AIDS 患者中 Mf 抗原检出率比健康人群高 2 倍，Mf 抗体比健康组高 12 倍。日本学者 Sasaki 对 7 个 AIDS 患者的组织标本进行检测，PCR 结果显示 4 个患者组织中查出 Mf 的 DNA，主要在淋巴结中检测到。另外 31 例无症状的 HIV 感染者外周血单核细胞中可检测出 Mf 的 DNA（6.5%）。Katseni 等人在 10% 的 HIV 阳性患者外周血单核细胞样本中检测出 Mf DNA，23% 的咽拭子标本中检测出 Mf DNA、8% 的尿中检测出 Mf DNA。Ainsworth 等检测了 120 例血清 HIV 阳性患者的咽、尿和血中 Mf DNA，阳性率为 10%。在 12 例患者中，3～4 个月之后 8 例患者仍为阳性，其中 6 例患者在此后的 3～4 个月之后仍为阳性。

也有学者检测了各时期 HIV 阳性患者的末梢血淋巴细胞，结果 42 个无进展 AIDS 患者中 3 例 Mf DNA 阳性（7%），46 例慢性进展 AIDS 患者 2 例阳性（4.4%），而快速进展 AIDS 患者中未测到 Mf DNA，认为 Mf 与 AIDS 病的快速进展无关。另

外，从 HIV 阴性的同性恋者中也可检测出 Mf。

Ainsworth 等从下呼吸道感染的 AIDS 患者的支气管肺泡灌洗液标本中检测到 Mf，阳性率达 25%。因此认为 Mf 经常作为机会致病菌侵袭 AIDS 患者的下呼吸道，有时可引起疾病甚至是致死原因。

2012 年王蓓等人的研究中显示，497 例 HIV 感染者和 AIDS 患者的标本中，采用培养或者 PCR 的方法可检测到 29.2% 的 Mf，同时，Mf 阳性的 HIV 感染者/AIDS 患者的 CD4$^+$ 细胞水平更低。而在江苏省 1 541 例艾滋病患者的标本中，Mf 的检出率为 5.1%。不同调查人群中 Mf 的检出率不等。

六、细胞培养中的 Mf

首都儿科研究所 1994 年将外单位送检的 283 份牛血清及细胞培养标本进行支原体分离培养，89 份标本分离出支原体，占 31.4%，其中传代细胞 77 份，38 份标本有支原体生长，感染率达 49%。原代细胞 46 份，3 份标本分离出支原体，占 6.5%。牛血清的污染率为 34.2%（27/79），牛血清和细胞培养液中分离的支原体主要是 Mf，占 75%。此外尚有咽型、颊型、猪鼻及莱氏支原体。其中两份标本为发酵与咽型、发酵与莱氏支原体混合感染。说明 Mf 是污染细胞培养的主要支原体之一，其感染后细胞的各项参数会发生改变，在细胞研究中应引起重视。

J. Timenetsky 等人对 301 份来自 15 个实验室的细胞培养产物进行了支原体检测，发现其中 30.2% 的样本可检测出支原体，不同支原体构成比从高到低分别为猪鼻支原体、精氨酸支原体、发酵支原体、口腔支原体和唾液支原体。

综上，国内外 Mf 的检出情况表明 Mf 存在于人体各系统，且广泛存在于各国各地区，是病原携带还是致病病原尚难作出结论。总的看来 Mf 的致病力不强，目前发现只有 Mfi 株有强的致病力。Mf 可通过唾液、呼吸道、泌尿生殖道、胎盘及性行为等传播。HIV 阳性患者和同性恋者均易感染。Mf 感染多为散发形式，但 Dular 曾提出在短短 9 个月中，在 150 例患重症呼吸窘迫综合征患者的标本（支气管洗液、肺活检及肺尸检标本）中分离出 30 份 Mfi，在以后的 400 份标本中未再出现，似有

Mfi 感染的流行，推测 Dular 分离出的不是 Mfi 株，是否其他型 Mf 也可引起重症，有待进一步研究。另外，Buskila 用 PCR 方法在慢性疲劳综合征患者中检测到 Mf。欧洲慢性疲劳综合征患者中也存在 25.7% 的 Mf 感染率，此外，在系统性红斑狼疮患者的咽部、眼睑部可以检测到 Mf。

第四节　发病机制

目前的研究结果表明 Mf 致病机制主要包括以下几个方面：黏附作用，细胞损伤及细胞因子的产生，TLR 介导的免疫反应。

一、黏附作用

病原体的黏附是感染的第一步，Mf 感染呼吸道上皮细胞后，在电镜下可以观察到其黏附及损伤的过程，该过程分为 5 个阶段：①附着在纤毛上，导致纤毛尖端凝结；②将纤毛凝结成束状；③形成不规则的短纤毛；④纤毛向上皮细胞表面塌陷；⑤纤毛广泛脱落。黏附机制主要是与相关受体结合，α-D-葡萄糖和 N-乙酰神经氨酸（NeuNAc）是 Mf 黏附于人体上皮细胞的受体。Mf 对这些受体有高度的选择性，但亲和性很低，这可以解释为什么 Mf 只能感染很少的人群。

HIV 的糖蛋白（gp120）中有与 Mf 相同末端结构的寡糖和多糖，Mf 可将 HIV 病毒颗粒直接传递到其靶细胞上，靶细胞表达受体 CD4 经末端结构的寡糖使 Mf 黏附于受体。Mf 从而对 HIV 感染起到促进作用。

Pollack 等认为 Mfi 株可产生损害宿主细胞的毒性氧合产物，可能直接损害细胞，使 Mfi 株能够很容易地进入细胞内部，Mfi 株对宿主细胞膜的损害也可引起 HIV 颗粒的成熟和释放，从而促进 HIV 感染的进展。有研究发现，Mf 细胞膜上的含胆碱脂质参与 Mf 对真核细胞表面的黏附，刺激支原体溶解真核细胞，导致免疫系统的细胞分泌细胞因子。因此，含胆碱脂质在 Mf 感染过程的组织病理学中起重要的作用。

因此，Mf 的黏附作用至少需要两种表面成分：一个蛋白酶敏感的表面蛋白和一个含胆碱磷酸的糖脂。血浆酶原、Ⅲ型及Ⅴ型胶原蛋白与 Mf 的结合大大地增加了 Mf 与 HeLa 细胞的黏附。血浆酶

原等物质首先与 Mf 中一种 50kDa 的膜蛋白——α 烯醇酶结合，当有尿激酶型血浆酶原催化剂（uPA）存在时，与 Mf 结合的血浆酶原促进 Mf 入侵 HeLa 细胞，说明 Mf 的入侵不是由于结合的血浆酶原，而是由于血浆酶原与胞质素的结合的激活作用。在 Mf 入侵细胞的过程中还需要胆固醇等脂质的参与。

二、细胞损伤及细胞因子

（一）细胞因子

Mf 中的 MALP-2 可刺激单核 - 巨噬细胞和肺成纤维细胞分泌 IL-1、IL-6 和 TNF-α 等促炎细胞因子和 IL-8/CXCL8、MCP-1/CCL2 及 ro-P-1/CCL 等趋化性细胞因子。另外，Mf 还可诱导新分离的人单核细胞分泌抑制性的细胞因子 IL-10。这种细胞因子诱导作用是通过脂类相关分子完成的，P38 和 JNK 信号转导通路的激活与这些细胞因子的表达上调相关。

Mf 感染巨噬细胞引起的细胞因子水平升高，可被硫化氢抑制。研究显示，硫化氢能够通过抑制 NF-κB 信号通路的激活，使得 MCP-1 炎性基因的转录水平降低，从而降低 Mf 引起的炎症反应。

NAD$^+$ 依赖的去乙酰化酶参与了多种疾病的炎性调节，与细胞的增殖、分化、代谢相关。Mf 的去乙酰化酶（DeA）能够抑制人胚胎肾细胞系 HEK293T 淋巴细胞的增殖，还与细胞的抗氧化作用相关，主要表现为促凋亡相关蛋白 BIK、P21 和 BIM 表达水平的升高。主要作用机制为 Mf 去乙酰化酶能够与 FOXO3 蛋白结合使其去乙酰化，从而影响其下游基因 *BIM* 的表达导致细胞的增殖受到抑制。

总之，Mf 可诱导细胞因子的产生，患者感染 Mf 菌株后细胞因子分泌可能与临床的炎性反应、恶病质等有关。

（二）B 淋巴细胞增殖作用

B 淋巴细胞感染 Mf 后，大量增殖，并表达一种 P45 蛋白（45kDa），与 CD21 细胞 EBV/C3d 受体相互作用。*p45* 是一个编码 Mf 延长因子的新基因，P45 与 CD21 的相互作用是特异的，与 CD19 没有相互作用。这种交互作用与 B 淋巴细胞的增殖相关。

（三）淋巴细胞系的细胞毒性与 ATP 浓度相关

Mf 脂蛋白可对淋巴细胞产生毒性作用，主要机制是通过细胞外 ATP 浓度的增加来正调节。这些脂蛋白诱导 ATP 释放，细胞系的膜离子渗透性增加。另外，purinergic 受体 P2X 对于 ATP 在细胞毒性中的作用起重要作用。细胞凋亡蛋白酶 caspase-3 的活性由脂蛋白诱导，并由细胞外 ATP 和高碘酸盐氧化 ATP（作用于 P2X 受体，抑制脂蛋白细胞毒性）分别进行正调节和负调节。总之，支原体脂蛋白诱导淋巴细胞和单核细胞的渗透性增加，从而导致 ATP 的释放，而 ATP 可能通过与 P2X 受体这样的 ATP 受体来调节脂蛋白对细胞的毒性。

（四）Mf 诱导补体激活

分子量 43kDa 的 Mf 脂蛋白 M161 可以激活人体补体途径并有效地诱导 PBMCs 分泌促炎性反应细胞因子 IL-1β、TNF-α、IL-6、IL-10 和 IL-12。Mf 感染人体后，影响宿主免疫系统。采用 M161 单克隆抗体研究显示，Mf 感染细胞时会迅速被人的补体从感染细胞表面清除，但在肿瘤细胞系中会存在持续低程度感染，当重复感染时，Mf 在细胞内的存活，可能是由于再次感染，而且被释放的 M161 生物反应调节物对先天性和获得性免疫产生影响。

三、TLR 介导的免疫反应

TLR 能发送感染存在信号，并介导炎症反应、天然免疫及获得性免疫反应。TLR 由胞外域、跨膜域和胞内域三部分组成，胞外域为富含亮氨酸的重复序列，可识别包括 M161 抗原在内的多种抗原结构，并激活信号转导系统。在 TLR 家族中，TLR2 和 TLR6 联合，共同识别 M161 抗原的 N 端 MALP-2。

Mf 膜脂蛋白刺激人的 TLR2 和 TLR6，不仅可引起细胞炎性反应，而且可经 NF-κB 激活导致细胞凋亡。支原体脂蛋白能够引发 TLR2 和 TLR6 介导的连续反应：NF-κB 活性是前期反应，部分调节靠的是 MyD88 和 FADD；细胞凋亡作为后续反应，是由 p38 MAPK、MyD88 和 FADD 共同调节的。

支原体脂蛋白还可诱导 TLR2 及半胱天冬酶

介导的淋巴细胞和单核细胞的凋亡。Mf 和 Ms（唾液支原体）优先诱导淋巴细胞系（MOLT-4 和 Raji）以及单核细胞系（THP-1）细胞的凋亡。扫描和透视电镜的超微结构观察以及基因组 DNA 琼脂糖凝胶电泳的结果均支持这些发现。脂蛋白在 MOLT-4 和 HL-60 细胞中激活细胞凋亡蛋白酶 -3。MOLT-4 和 HL-60 细胞的细胞毒性可被不同的半胱天冬酶（Ac-DMQD-CHO、Ac-IETD-CHO 和 Z-VAD-FMK）抑制。细胞毒作用还可被 TLR2 的单克隆抗体部分抑制。支原体脂蛋白诱导淋巴细胞 / 单核细胞中半胱天冬酶依赖型坏死细胞和凋亡细胞死亡。其部分原因是经 TLR2 介导信号诱导的。

综上所述，Mf 可黏附于人体上皮细胞，对免疫相关细胞会产生一定的影响，可与 T 淋巴细胞融合而进入细胞内，并可诱导细胞因子的产生，其细胞因子的诱导作用可以通过 TLR 介导。Mf 还具有细胞永生效应，可使感染细胞恶性转化，在体外 Mf 能增强 HIV 在细胞中的复制及细胞毒作用。Mf 与关节炎、慢性疲劳综合征相关，Mf 也有致瘤倾向。有关 Mf 的其他发病机制，国内外相关学者正在进行进一步的研究。

第五节　临床表现

由于 Mf 发现时间较晚，临床资料较少，有限的临床资料仅报道了 Mfi 株感染引起的严重疾病，是否尚有轻型感染表现，有待继续研究了解。

一、单独 Mfi 株感染

1989 年罗氏报道来自 6 个地区的 6 个既往健康、HIV 阴性者感染 Mfi 株的病例，临床表现为急性感染过程，有发热、淋巴结肿大、腹泻、肺炎，伴发多器官功能衰竭，于患病 1～7 周死亡。病理上可见肝、脾、淋巴结、肺、肾上腺及脑均呈急性缺血性坏死，炎症反应不明显，免疫反应也极差。在这些坏死组织中均能测出 Mfi 株，细胞内外都有。说明 Mfi 株可引起全身感染及多器官功能衰竭。

1993 年罗氏报告一组暴发性感染性疾病，发生于以往身体健康的 HIV 阴性者。临床表现特点为快速发生和发展的急性呼吸窘迫综合征，伴有或不伴有系统性疾病。经过活组织检查或尸体解剖观察到肺外病变的病理组织学改变，从广泛坏死仅伴有轻型炎性反应，至明显的淋巴细胞浸润伴局灶性急性炎症。肺部改变为 I 型肺泡上皮细胞和 II 型肺泡细胞呈弥漫性损害，间质水肿、间隔增厚，形成嗜伊红性细胞的肺泡膜，肺泡的空隙充有巨噬细胞，免疫组织化学检查，肺和肝脏有 Mf 感染，电镜下也可见到支原体样颗粒。

二、AIDS 患者感染 Mfi 株的病理及临床表现

1986 年罗氏等从 22 例 AIDS 患者尸体中分离出 Mfi 株，用免疫组织化学方法及超微结构检查发现，患者胸腺、肝、淋巴结、脑及两个产妇的胎盘组织均有 Mfi 株存在，细胞内外均可见到 Mfi 株。以上组织出现急性缺血性坏死，炎症反应不明显，免疫反应也极差。临床方面主要表现为 AIDS 合并机会性病原菌引起的全身感染症状。

Yanez 等报道 HIV 阳性的肺炎患者的支气管肺泡灌洗液中，Mf 阳性率与 HIV 阴性者有显著性差异，认为 Mf 可能为一种机会病原而引起 HIV 阴性患者出现肺炎的临床表现。

Ainsworth 描述了一例 HIV 阳性的患者，Mf 感染使其发展为肾病。当肾病被确诊后，用 PCR 方法在患者的肾组织中查到了 Mf DNA。而后在患者的尿液、血液和咽部也测出 Mf DNA。

三、实验动物人工感染 Mfi 株的表现及病理

罗氏在动物实验中，给银叶猴腹腔内注射 Mfi 株后，出现消耗性症状，7～9 个月死亡。发病早期有淋巴结肿大、周围血淋巴细胞减少、低热及周期性抗原血症。4 只猴子尸检发现肝（2 只）、脾（4 只）、肾（1 只）、脑（2 只）均有 Mfi 株感染，呈坏死性病变。用 PCR 方法可在这些脏器的坏死灶中测出 Mf 特异性 DNA。另有报道 Mf 可引起仓鼠肺炎。

2013 年，Antonio 等人采用 Mf 标准菌株 PG18 和野生菌株 P140 感染小鼠呼吸道，发现二者可引起小鼠肺部的间质性肺炎，同时 Mf 可以转移至其他器官并且存活 50 天左右，P140 野生株引起的炎症反应更重一些，这些表明 Mf 可以引起呼吸道感染并且可以在不同的器官中持续数周。

四、其他器官系统感染 Mf 的临床表现

在生殖系统方面，Mf 可引起绒毛膜羊膜炎，患有绒毛膜羊膜炎的孕羊羊水中可测出 Mf DNA。血细胞中测出 Mf DNA，Mf 与血液系统疾病是否有关，有待进一步研究。

有些学者在类风湿性关节炎、脊柱关节病与四肢关节炎、银屑病关节炎及一些不能分类的关节炎滑液中分离出 Mf，Mf 是不是引起关节炎的病原体目前尚不能肯定，但有些支原体是可以引起动物关节炎的，如鼠关节炎支原体。有关 Mf 引起感染的临床表现有待继续观察研究。

第六节　诊断与鉴别诊断

Mf 感染的诊断可以通过分离培养、血清抗体检测、抗原检测等几方面进行。这些方法与其他支原体的检测基本相同，本节主要介绍 Mf 的分离培养法、PCR 检测等方法。

一、Mf 的分离培养及鉴定

（一）标本的采集

检测侵及人体黏膜表面的 Mf，一般可用拭子涂抹取样或取 0.2ml 分泌液放入盛有 2ml Mf 的培养基中。尿液、羊水、支气管肺泡灌洗液、细胞培养物等一般标本可直接接种于培养基中，组织标本可研磨后取 0.2ml 接种。

（二）分离培养及鉴定

将上述标本 1:10 接种后，再做 1:10 稀释一次。将 2 个稀释度标本接种的培养基放 37℃或 30℃含 5% CO_2 的孵箱中进行培养。每日观察液体培养基颜色变化至 3 周。当液体培养基有任何颜色变化时，立即取 0.1ml 培养液加至固体培养基中，培养 3～7 天后用普通光学显微镜或倒置显微镜的低倍物镜观察琼脂表面，出现典型的 Mf"煎蛋"样菌落为培养阳性。可对菌落提取 DNA 进行 PCR 鉴定。

二、血清抗体检测

血清学检测可用 ELISA 方法（具体见"支原体的实验方法"一章）测特异性抗体。Mf 感染动物时，有抗体上升慢的特点，在感染 Mf 后 22～28 周才出现特异性抗体上升。但在 HIV 感染者中因抗体缺乏、免疫反应差，Mf 抗体上升会更慢或无抗体反应，故最好采用检测抗原及抗原成分的方法。

三、检测 Mf 的 PCR 技术

（一）PCR 检测技术的应用

1992 年 Wang 等对 Mf DNA 中插入序列 IS-1550 设计特异性引物（RW004: 5′-GGA CTA TTG TCT AAA CAA TTT CCC-3′ 和 RW005: 5′-GGT TAT TCG ATT TCT AAA TCG CCT-3′），建立了一个 PCR 反应体系。标本验证显示，5 株 Mf 标准株和 9 株临床株均有 206bp 的阳性扩增产物，而与其他近 20 种支原体、细菌、动物和人细胞不产生非特异反应。在有 1μg 非特异性 DNA 存在的情况下，能扩增出 1fg 的 Mf DNA 片段，相当于一个支原体细胞的 DNA 含量。

除了 IS-1550 基因，MALP-2 基因也可作为 Mf 检测的靶标基因，其上下游引物分别为：

MALP-F2: 5′-TTG AGA TAT TTA AGC AAA ATA TCTA-3′

MALP-R2: 5′-GCT GAA AGT GCA CTG TTG TA-3′

扩增产物 414bp，该基因序列也显示出较好的特异性。

（二）巢式 PCR 检测技术

巢式 PCR（nested PCR，nPCR）方法检测 Mf，使检测结果具有更高的特异性、敏感性和准确性。目前已有的方法为首先采用外套引物 - 支原体 16S rRNA 部分基因序列（M1: 5′-GAG TTT GAT CCT GGC TCA CG-3′　M2: 5′-ATT ACC GCG GCT GCT GGG AG-3′）对标本扩增。扩增产物为模板再用内套引物（Mf1: 5′-GAA GCC TTT CTT GGC TGG AG-3′ 和 Mf2: 5′- ACA AAA TCA TTT CCT ATT TC-3′）进行扩增，提高反应特异性和灵敏性。

（三）反转录 PCR 检测技术

反转录 PCR（reverse transcription PCR，RT-PCR）是指提取病原体 mRNA，并以此为模板在反转录酶作用下合成 cDNA，最后同常规 PCR 一样，扩增靶 DNA 来进行检测。2010 年，Peredeltchouk 等人采用此方法对 Mf 进行了扩增，发现其灵敏性很高，该方法以 16S rRNA 为靶标基因（上游引物：5-GCTGTGTGCCTAATACATGC-3 和下游引物

5-GCGGCCGCTGACGGGCGGTGTGTA-3），与扩增 16S rDNA 相比，RT-PCR 的灵敏度更高。

（四）荧光定量 PCR 结合肽核酸探针检测技术

肽核酸（PNA）是具有类多肽骨架的 DNA 类似物，PNA 的主链骨架是由 N（2-氨基乙基）-甘氨酸与核酸碱基通过亚甲基羰基连接而成的。PNA 可以特异性地与 DNA 或 RNA 杂交，形成稳定的复合体。PNA 由于其自身的特点可以对 DNA 复制、基因转录、翻译等进行有针对的调控，同时作为杂交探针大大提高了遗传学检测和医疗诊断的效率和灵敏度。肽核酸（PNA）特异性地识别和结合互补核酸序列被引进用于医学和生物学的研究。

2015 年，Jeong Jin Ahn 等人基于 Mf 的 *16S RNA* 基因序列设计了 PNA 探针：5-HEX-GATTTTGTTTTGACGGT-Dabcyl-3，该探针结合荧光定量 PCR 中的溶解度曲线分析，可以特异性的对 Mf 进行检测，极大地提高了检测的特异性及敏感性。

四、鉴别诊断

在鉴别诊断方面，当患者出现不易治愈的全身感染、呼吸系统感染、泌尿系统感染和关节炎，特别是 AIDS 进展时，除了用 Mf 培养法与病毒和细菌相区别外，还要与分解葡萄糖的肺炎支原体、生殖支原体，水解精氨酸的人型支原体，能同时分解葡萄糖及精氨酸的穿透支原体及梨支原体相区别，并与唾液支原体、口腔支原体相区别。可用血清学或 PCR 法进行鉴别。

第七节 治 疗

因为 Mf 特别是 Mfi 株能引起严重的全身感染、呼吸系统感染以及使 HIV 感染进展加重，所以

Mf 的治疗也相当重要。

Mf 对影响 DNA、RNA 及蛋白合成的抗生素敏感。对干扰细胞壁合成的抗生素耐药。1993 年，Hayes 等用 24 株自 HIV-1 感染的 AIDS 患者、急性呼吸道感染的非 AIDS 患者及组织培养标本中分离出的 Mfi 株进行抗生素 MIC 检测（表 18-1）。结果显示，对喹诺酮类药物敏感，对四环素及多西环素敏感性稍差，所有菌株对红霉素均耐药，对庆大霉素、青霉素、利福平和链霉素也耐药。

1994 年，Poulin 等试验表明，Mf 对多西环素（Doxycycline）、四环素（Tetracycline）、克林霉素（Clindamycin）、奥复星（Ofloxacin）、阿奇霉素（Azithromycin）、甲红霉素（Clarithromycin）等抗生素敏感，对红霉素耐药。

文献报道多数暴发型 Mfi 株感染病例，经红霉素治疗无效死亡，有 1 例采用多西环素治愈。此患者为无 HIV 感染、免疫功能正常的男性，出现发热、全身不适、体重下降、腹泻，肝、脾等组织坏死。经过检查 Mfi 株集中在这些坏死损害组织的边缘。经过 6 周多西环素治疗（每日 300mg），患者完全康复。肝功能恢复正常，且恢复了体力，增加了 14kg 体重，在一年多的时间里没有复发。治疗全身性感染，除抗生素外尚需要靠免疫系统的作用，而 AIDS 患者本身免疫功能差，故治疗起来较困难。

近年来人们对一些新的抗支原体药物进行了体外试验研究。Hannan 等对吉米沙星（SB 265805；LB20304a）抗支原体和抗脲原体的体外活性进行了研究，其 MIC 为 0.001～0.25mg/L，是环丙沙星的 5～10 倍，对 Mf 作用效果强于阿奇霉素，后者对 Mf 的作用效果较弱。

Waites 等用体外试验进行氟喹诺酮 ABT-492 与其他抗支原体药物的敏感性及杀菌作用比较，其对包括 Mf 在内的支原体的 MIC≤1mg/ml。

表 18-1 几种抗生素对 Mf 的最小抑菌浓度

抗生素	MIC/（μg/ml）	抗生素	MIC/（μg/ml）
环丙沙星（Ciprofloxacin）	0.078	四环素（Tetracycline）	0.6
克林霉素（Clindamycin）	0.078	氯霉素（Chloramphenicol）	1.25
左旋氧氟沙星（Levofloxacin）	0.078	红霉素（Erythromycin）	>10
林可霉素（Lincomycin）	0.156	庆大霉素（Gentamicin）	>10
多西霉素（Doxycycline）	0.625	链霉素（Streptomycin）	>10

2009 年，Waites 等采用对一种新的酮内酯类药物 CEM101 对包括 Mf 在内的支原体进行了 MIC 检测，其中 Mf 对不同抗生素的 MIC 值分别为：阿奇霉素 0.125～1μg/ml，泰利霉素 0.002～0.031μg/ml，克林霉素 0.008～0.063μg/ml，多西霉素 0.016～0.5μg/ml，左氧氟沙星 0.008～0.25μg/ml，利奈唑胺 0.5～4μg/ml，CEM101≤0.008μg/ml。Furneri 等研究羟基酪醇的抗支原体活性，其对 Mf 的 MIC 为 0.25mg/ml。

虽然 Mf 的发现距今已有近 40 年历史，但其与一些疾病的密切关系近二十年才被人们逐渐认识到。Mf 的发病率、致病性、发病机制及流行病学等尚不完全清楚，特别是 Mf 与艾滋病的关系，均有待进一步研究。

（薛冠华　孙红妹）

参 考 文 献

1. Takeda Y, Azuma M, Funami K, et al. Type I Interferon-Independent Dendritic Cell Priming and Antitumor T Cell Activation Induced by a *Mycoplasma fermentans* Lipopeptide. Front Immunol, 2018, 9: 496.

2. Chen L S, Wu J R, Wang B, et al. Epidemiology of Mycoplasma acquisition in male HIV-1 infected patients: a multistage cross-sectional survey in Jiangsu, China. Epidemiol Infect, 2015, 143(15): 3327-3334.

3. Benedetti F, Davinelli S, Krishnan S, et al. Sulfur compounds block MCP-1 production by *Mycoplasma fermentans*-infected macrophages through NF-κB inhibition. J Transl Med, 2014, 12: 145.

4. Ma X, You X, Zeng Y, et al. Mycoplasma fermentans MALP-2 induces heme oxygenase-1 expression via mitogen-activated protein kinases and Nrf2 pathways to modulate cyclooxygenase 2 expression in human monocytes. Clin Vaccine Immunol, 2013, 20(6): 827-834.

5. Shu H W, Liu T T, Chan H I, et al. Genome sequence of the repetitive-sequence-rich *Mycoplasma fermentans* strain M64. J Bacteriol, 2011, 193(16): 4302-4303.

6. Yavlovich A, Rottem S. Binding of host extracellular matrix proteins to *Mycoplasma fermentans* and its effect on adherence to, and invasion of HeLa cells. FEMS Microbiol Lett, 2007, 266(2): 158-162.

7. Gerlic M, Horowitz J, Horowitz S. *Mycoplasma fermentans* inhibits tumor necrosis factor alpha-induced apoptosis in the human myelomonocytic U937 cell line. Cell Death Differ, 2004, 11(11): 1204-1212.

8. Yavlovich A, Katzenell A, Tarshis M, et al. *Mycoplasma fermentans* binds to and invades HeLa cells: involvement of plasminogen and urokinase. Infect Immun, 2004, 72(9): 5004-5011.

9. Romero F, Moreno E, Ruiz-Bravo A, et al. In vivo immunomodulation by *Mycoplasma fermentans* membrane lipoprotein. Curr Microbiol, 2004, 48(3): 237-239.

10. Link C, Gavioli R, Ebensen T, et al. The Toll-like receptor ligand MALP-2 stimulates dendritic cell maturation and modulates proteasome composition and activity. Eur J Immunol, 2004, 34(3): 899-907.

11. Into T, Kiura K, Yasuda M, et al. Stimulation of human Toll-like receptor(TLR)2 and TLR6 with membrane lipoproteins of *Mycoplasma fermentans* induces apoptotic cell death after NF-kappa B activation. Cell Microbiol, 2004, 6(2): 187-199.

12. Shimizu T, Kida Y, Kuwano K. Lipid-associated membrane proteins of *Mycoplasma fermentans* and *M. penetrans* activate human immunodeficiency virus long-terminal repeats through Toll-like receptors. Immunology, 2004, 113(1): 121-129.

13. Nijs J, De Meirleir K, Englebienne P, et al. Chronic fatigue syndrome: a risk factor for osteopenia?. Med Hypotheses, 2003, 60(1): 65-68.

14. Weigt H, Muhlradt P F, Emmendorffer A, et al. Synthetic mycoplasma-derived lipo-peptide MALP-2 induces maturation and function of dendritic cells. Immunobiology, 2003, 207(3): 223-233.

15. Seya T, Matsumoto M. A lipoprotein family from *Mycoplasma fermentans* confers host immune activation through Toll-like receptor 2. Int J Biochem Cell Biol, 2002, 34(8): 901-906.

16. Calcutt M J, Lewis M S, Wise K S. Molecular genetic analysis of ICEF, an integrative conjugal element that is present as a repetitive sequence in the chromosome of *Mycoplasma fermentans* PG18. J Bacteriol, 2002, 184(24): 6929-6941.

17. Leigh S A, Wise K S. Identification and functional mapping of the *Mycoplasma fermentans* P29 adhesin. Infect Immun, 2002, 70(9): 4925-4935.

18. Kikkawa S, Matsumoto M, Sasaki T, et al. Complement activation in *Mycoplasma fermentans*-induced mycoplasma clearance from infected cells: probing of the organism with monoclonal antibodies against M161Ag. Infect Immun, 2000, 68(3): 1672-1680.

第十九章
梨支原体与疾病

第一节 概 述

梨支原体（*M. pirum*，Mpi）是柔膜体纲中支原体目、支原体科、支原体属中的一个种。最初于污染的细胞系中被发现，在电镜下观察呈"梨形"，因而命名为梨支原体。至二十世纪九十年代初，Montagnier 等从 AIDS 患者原代淋巴细胞中分离出 Mpi。随后，学者们又陆续从艾滋病患者的尸体、血液和尿液中检测到 Mpi，且有体外试验研究提示，Mpi 在 HIV 感染和 AIDS 发病进程中可能是辅助或促进因子的作用，是艾滋病相关支原体之一。

第二节 病 原 学

Mpi 具有支原体属的共同特征，缺乏细胞壁，有可塑性，形态上呈多形性，以烧瓶形、纺锤形、球形、鸭梨形为主。可通过 0.22～0.45μm 孔径的滤膜。Mpi 有荚膜、黏附结构及黏附相关蛋白构成的外表结构。

Mpi 为兼性厌氧型，在含 5%～10% CO_2、相对湿度为 80%～90% 的气体环境中生长良好，温度以 36～37℃最适宜，能发酵葡萄糖和水解精氨酸，但不分解尿素。临床标本中 Mpi 分离率低且培养难度高，其对营养要求较高，在常用的支原体培养基中一般不生长，仅在营养丰富的 SP-4 培养基中生长，且需增加胎牛血清的浓度。初代生长较缓慢，需 10～15 天。在 SP-4 液体培养基生长时呈透明状，无明显混浊或沉淀。不同于 Mp 或 Mg，Mpi 生长过程中并不黏附培养瓶表面。Mpi 可水解精氨酸使 pH 升高而使培养基底部最初可为轻微碱性，随后其分解葡萄糖会持续产酸并使培养基 pH 降低。Mpi 在固体培养基上亦可形成"油煎蛋"样菌落。由于 Mpi 基因组小，其自身生物合成和代谢能力有限，生长增殖所需主要成分从外界摄取，因此 Mpi 对培养条件要求较高，而在培养基中若加入相应的标准抗血清可抑制其生长。

目前 Mpi 的标准株有：BER、HRC70-159（ATCC 25960）和 NCTC 11702。根据 16S rRNA 基因序列，Mpi 属肺炎支原体族成员，与该组中的多数成员一样，Mpi 通过特殊的尖端结构介导其对宿主细胞的黏附。国内学者利用巢式 PCR 在江苏省男性 AIDS 患者的首段尿中检测出 Mpi，并对 16S rRNA 基因片段对比发现，Mpi 与穿透支原体（Mpe）HF-2 同源关系较近。

近年来，随着测序技术的发展，中国学者首次利用 Illumina Hiseq 2000 完成 Mpi 标准株 ATCC25960 全基因组测序并绘制出 Mpi 的全基因组草图，NCBI 注册号为 NZ_AZHZ00000000.1。测序发现 Mpi 基因组大小为 0.84Mb，GC 含量为 24.22%，共计 712 个功能基因。

采用来自生殖支原体（Mg）和肺炎支原体（Mp）主要黏附素基因保守区的基因探针，从 Mpi 基因组中分离到 P1 样黏附素基因片段，G+C（%）含量为 28%，富含 A 和 T，预测多肽为 1 144 个氨基酸（126kDa），且与 Mg 和 Mp 黏附素有 26% 的氨基酸完全相同，该蛋白的 C 端位于宿主细胞内。Mpi P1 样黏附分子具有三个胱氨酸残基，通过免疫印迹试验显示，来自 Mpi 黏附素样多肽 C 末端免疫原性肽的抗体能够识别 Mpi 细胞抽提物中 126kDa 的多肽。Mpi P1 样黏附素基因的分子特征将有助于更好地了解人类支原体黏附于宿主细胞的机制。

第三节 流 行 病 学

1992 年 Hakkarainen 采用 ELISA 法检测 HIV 阳性患者和健康人血清中 Mpi 等 6 种支原体 IgG

抗体的浓度，结果表明 HIV 阳性和 HIV 阴性组间 6 种支原体的平均 IgG 浓度无显著差异，而在 HIV 感染者血清中可以检测到针对 Mpi 的抗体。HIV 阳性患者尿液中检测到 4 株 Mpi，而 38 例 HIV 阴性的个体中无 1 例检出；Grau 采用 PCR 的方法从 HIV 感染者外周血单核细胞检测到了 Mpi。1999 年 Hussain 从 HIV 感染儿童尿液标本中分离 Mpi 等 4 种支原体，并发现支原体的检出频率和类型与 HIV 感染的严重程度相关，Mpe、Mpi、Mf 和 Mg 从严重免疫缺陷的患者体内分离出，而人型支原体（Mh）和解脲脲原体（Uu）在 HIV 感染者的早期阶段和 HIV 阴性的儿童体内分离频率较高。在日本男性急性 NGU 患者及非 NGU 患者的尿道拭子标本中均未发现 Mf、Mpe 以及 Mpi，因此认为它们可能不是急性 NGU 的常见病原体。但 Taylor-Robinson 等在 10 例男性同性恋急性 NGU 以及 18 例非 NGU 患者的直肠标本中发现 Mpi，其检出率为 17.9%（5/28）。

2000 年 1—4 月，赵季文教授率先在国内对艾滋病患者和 HIV 感染者的咽部黏液和尿液进行 Mpe、Mpi 和 Mf 分离培养和鉴定的研究。从 2 例 AIDS 患者的尿液中分离到 1 株 Mpe，7 例 HIV 感染者尿液中分离到 1 株 Mf，未分离出 Mpi。同年 4～10 月，他们对无锡地区 292 例 STD 门诊患者泌尿生殖道（尿道/宫颈）分泌物进行分离培养与鉴定，分离到 2 株 Mpe、2 株 Mf，也未分离出 Mpi。2000 年 11 月—2001 年 3 月，对南京地区 172 例妇科门诊患者和 172 名正常女性的宫颈分泌物作支原体的分离培养，从妇科门诊患者分离到 1 株 Mpe、2 株 Mf，未分离出 Mpi，而在正常女性的宫颈分泌物中都未分离出相应的菌株。2000 年 9 月～2001 年 1 月间，在南京地区 NGU 和黏液脓性宫颈炎（MPC）患者生殖道标本和咽拭子样本中，生殖道 Mpi 阳性率为 3.1%（2/65），咽部未检测出 Mpi，这与国外研究得出的 Mpi 与人类生殖道感染无明显关联的结论相符合。

2000 年糜祖煌在国内首先建立了 Mpi PCR 检测技术，并应用于淋病及其他泌尿生殖道感染者的 Mpi 检测。随后国内多位学者分别对扬州地区 STD 男性患者尿道拭子标本、无锡地区男女性淋病患者泌尿生殖道分泌物、绍兴市女性淋病患者宫颈分泌物和男性淋病患者尿道分泌物以及无锡

地区儿童生殖道感染患者等进行了 Mpi 等多种支原体的检测，均未检出 Mpi。在献血者的血浆或血清中亦未检出 Mpi 核酸阳性者。

自 2007 年开始，学者运用培养法和巢式 PCR 检测江苏省 1 541 名男性 HIV/AIDS 患者的 6 种支原体（Uu、Mh、Mg、Mpe、Mf 和 Mpi）的感染情况，其中 Mpi 检出率为 15.4%（95% 置信区间 14%～17%）。另外，也对男男同性接触感染 HIV 的患者进行调查，4 种艾滋病相关支原体均有检出，而 Mpi 的感染率较高为 15.7%（95% 置信区间 13%～19%）。

综上所述，Mpi、Mg、Mf 和 Mpe 等 AIDS 相关支原体在 HIV 感染者中分离检出率明显高于非感染者，血清抗体也有类似情况，提示 HIV 感染者对这些支原体更易感。Mpi 可能通过性接触、血液传播，是否存在唾液、呼吸道和胎盘等传播方式尚有待进一步研究。

第四节　发病机制及相关疾病

由于对 Mpi 的研究历史不长，其发病机制尚不完全清楚，也没有单独致病的报道，仍需深入研究。

一、可能的致病机制

（一）黏附性

Mpi 具有的特殊的尖端结构，能吸附宿主细胞并穿入细胞。在细胞内繁殖，形成空泡、细胞肿胀、融合、裂解等细胞病变，最终导致细胞死亡。采用金标记的抗血清及钌红（ruthenium red）作用于 Mpi 感染的 HeLa 细胞后，可在细胞质内检测到 Mpi。

（二）酶

Mpi 与致病相关的酶类有：

1. 精氨酸水解酶　精氨酸水解酶为 385 个氨基酸的多肽分子（43.9kDa），Mpi 可通过此酶水解精氨酸生成 ATP；但在细胞培养条件下，此过程又可导致精氨酸的衰竭，继而导致细胞毒性作用。这种毒性作用可使巨噬细胞吞噬杀伤活性下降。

2. 核酸酶　Mpi 基因组很小，为 600～2 500kb，可释放核酸酶以降解宿主核苷酸，使之成为合成其本身核苷酸的前体分子而加以利用，Mpi 侵入宿

主细胞后将宿主的 DNA 或 RNA 作为其核酸酶的底物被分解代谢，因此这类核酸酶具有毒性作用。

（三）细胞因子

将 Mpi 与齿龈成纤维细胞株 Gin-1 共培养，采用 ELISA 法和 RT-PCR 法检测到 IL-6 和 IL-8 的产生。此外，Mpi 也能诱导单核细胞产生 TNF-α 及 IL-6。而这些具有促炎作用的细胞因子可造成组织损伤，加重炎症。研究发现，Mpi 重叠 HIV 感染组的 IL-2 和 IL-4 水平低于健康组，IL-6、IL-10 和 TNF-α 水平则高于健康组，表明 AIDS 患者中 Mpi 感染与若干细胞因子的变化及 Th1/Th2 平衡具有关联性。

（四）辅助因子作用

有学者推测，Mpi 可能是 AIDS 发病的协同因子，其通过诱生 TNF 等促进 HIV 增殖，导致 HIV 感染者由潜伏状态进入临床发病期，或使 AIDS 病情加重。Nir-Paz 等将 HIV 长末端重复序列（HIV-LTR）与 luc 或 cat 融合基因的质粒转染 293 成纤维细胞株以及 Jurkat CD4$^+$ T 淋巴细胞株，然后分别用 Mpi 和穿透支原体等 4 种支原体感染上述两种细胞株，结果发现它们均能够增强 HIV-LTR 依赖的基因表达并在 HIV-LTR 介导的转录活化中扮演了重要的角色。

二、相关疾病

临床上，有关 Mpi 单独致病的报道非常少见。已有的流行病学调查研究提示，Mpi 多从 HIV 感染者的尸体、血液、尿液和外周血单核细胞中检出。目前认为 Mpi 不是急性 NGU 的常见病原体，与人类生殖道感染无明显关联。当临床上出现不易治愈的全身感染、泌尿系统感染，特别是 AIDS 进展时，可考虑 Mpi 感染的可能。

第五节　诊断与鉴别诊断

Mpi 感染的诊断可通过分离培养、血清学抗体检测和分子生物学检测等几方面进行。

一、分离培养及鉴定

采用灭菌棉拭子在 AIDS 患者 /HIV 感染者咽部黏膜表面蘸取黏液或取 0.2ml 分泌物洗脱于 3ml 改良 SP-4 培养基试管中。尿液用无菌容器接

30ml，2500r/min 离心 20 分钟后，弃上清，在沉淀物中加入 3ml 改良的 SP-4 培养基，混匀。上述两种标本培养液均用 0.45μm 孔径的滤膜过滤后作分离培养。

按 Tully 等研制的培养基配方适当改进，制成改良的 SP-4 培养基。每份标本液，用改良的 SP-4 培养基稀释成不同浓度（1∶10、1∶50、1∶100），置 37℃温箱培养，每天观察颜色有无变化，若培养基由红变黄且清澈透明，视"培养可疑阳性"，再过滤传代，当培养基颜色再度由红变黄，则认为"初代培养阳性"。每批标本培养时，均设阳性对照（Mpi 标准菌株）和阴性对照（SP-4 培养基）作为对比。每份标本观察 30 天仍不变色判为"培养阴性"。有研究发现在改良 SP-4 培养基中加入 1% 去甲肾上腺素，可有效促进 Mpi 的生长，提高阳性检出率。

Mpi 等 AIDS 相关支原体一般在 10～15 天后变色。阳性培养物应进一步用传代试验、生化反应试验、协同凝集试验（COA）、代谢抑制试验（MIT）、巢式 PCR（nPCR）及序列测定等方法鉴定。

二、血清学诊断方法

（一）ELISA

用纯化的 Mpi 菌体抗原液包被反应孔，检测血清中是否存在相应的特异性抗体。根据第二抗体的特性，可检测待测血清中的 IgG 或 IgM 类抗 Mpi 抗体。同理，也可建立高效价抗血清包被酶反应板，检测 Mpi 抗原的 ELISA 方法，但要注意抗血清是否与 Mg 等有交叉反应。

（二）生长与代谢抑制试验

既可以用不同稀释度的抗血清加入 SP-4 培养基，观察接种浓度为 10^3～10^4 CCU/ml 的 Mpi 的生长被抑制的情况，以判断标本中是否有 Mpi；也可以观察某特定效价下的 Mpi 抗血清对 Mpi 不同稀释度的生长代谢抑制情况，以判断标本中 Mpi 的浓度（CCU），后者操作方法较为常用。如果将患者血清标本梯度稀释后加入 SP-4 培养基，再接种已知浓度的 Mpi 菌液，则可检测患者机体是否有 Mpi 抗体及效价。

三、检测 Mpi 的 PCR 技术

Mpi 因培养困难且初代培养时间长，难以适

应临床诊断和流行病学研究的需要。自1995年以来，国内已相继推出与人类疾病相关的Uu、Mh、Mp、Mf、Mpe和Mpi等9种支原体的以支原体*16S rRNA*基因为靶基因的巢式PCR检测方法，不仅缩短了检测时间，而且大大提高了检测的灵敏度和特异度。

（一）引物设计

从GenBank中获取各种支原体科*16S rRNA*基因序列。分别在第Ⅰ和第Ⅳ保守区设计支原体通用扩增的上下游引物；在第Ⅰ至第Ⅲ可变区设计Mpi种属特异引物。

Mpi种属特异引物：P1 5′-ATACATGCAAGTCGATCGGA-3′，P2 5′-ACC CTCAGCCTATAGCGGTC-3′，终产物长度为180bp。

（二）模板制备

支原体典型株培养液或临床标本离心（15 000r/min）5分钟，弃上清。加200ng/ml蛋白酶K溶液50μl混匀，置55℃孵育1h转95℃灭活10分钟，离心（10 000r/min）30秒，取上清液作支原体通用扩增；将扩增产物稀释10倍作为第二次扩增模板，用于Mpi种特异扩增。

（三）PCR扩增体系（表19-1）

（四）热循环参数

预变性94℃2分钟，94℃30秒→55℃30秒→72℃40秒，共40个循环，72℃延伸5分钟。通用扩增和种特异扩增参数均相同。

（五）电泳观察

取最终巢式PCR扩增产物10μl与2μlDNA上样缓冲液混匀，点样于2%琼脂糖凝胶。以100V电压电泳20分钟，置凝胶成像仪或紫外仪下观察目的条带。

四、鉴别诊断

患者出现不易治愈的全身感染、泌尿系统感染，特别是AIDS进展时，除了用培养法将Mpi与病毒和细菌相区别外，还需通过血清学、单抗或PCR等方法对Mp、Mg、Mh、Mpe及Mf以及唾液支原体、口腔支原体的感染进行鉴别。

第六节 预防与治疗

Mpi主要通过性接触传播，因此在预防方面与性传播疾病STDs及性传播感染STIs一样，主要措施是保持安全的性行为。

1994年，美国学者Poulin等采用微量稀释代谢抑制试验检测Mpi等6株AIDS相关支原体对7种抗生素的敏感性，结果发现Mpi对多西环素（Doxycycline）、四环素（Tetracycline）、克林霉素（Clindamycin）、氧氟沙星（Ofloxacin）、阿奇霉素（Azithromycin）和克拉霉素（Clarithromycin）敏感，而对红霉素（Erythromycin）抵抗。1998年Hannan等采用微量肉汤稀释法测定了6株Mpi对10种抗生素的敏感性，发现Mpi对氟喹诺酮类药物敏感，其中以司帕沙星（Sparfloxacin）敏感性最强；对大环内酯类抗生素的MIC范围在0.002 5～100mg/L之间。

先前Mpi只在细胞培养时发现，现在认为，Mpi不仅是污染菌，还可能与AIDS的感染存在联

表19-1 Mpi巢式PCR检测反应体系

第一次PCR反应体系		第二次PCR反应体系	
试剂	体积/μl	试剂	体积/μl
正向引物（20μmol/L）	0.5	正向引物（20μmol/L）	1.25
反向引物（20μmol/L）	0.5	反向引物（20μmol/L）	1.25
dNTP（10mmol/L）	0.4	dNTP（10mmol/L）	1
10×PCR缓冲液	2	10×PCR缓冲液	5
MgCl$_2$（25mmol/L）	1.2	MgCl$_2$（25mmol/L）	3
Taq酶（5U/μl）	0.3	Taq酶（5U/μl）	0.5
双蒸水	10.1	双蒸水	37
模板	5	模板（第一次扩增产物）	1

系，但是 Mpi 作为致病菌并来源于黏膜部位的观点尚未明确，其作为 HIV 疾病促进因子的作用尚未明了，均有待进一步研究。

（王　蓓　陈璐斯）

参 考 文 献

1. Delgiudice R A, Tully J G, Rose D L, et al. *Mycoplasma pirum* sp. nov. a Terminal Structured Mollicute from Cell Cultures. Int J Syst Bacteriol, 1985, 35（3）: 285-291.

2. Blanchard A, Montagnier L. AIDS-associated mycoplasmas. Annu Rev Microbiol, 1994, 48: 687-712.

3. Montagnier L, Blanchard A. Mycoplasmas as cofactors in infection due to the human immunodeficiency virus. Clin Infect Dis, 1993, 17 Suppl 1: S309-315.

4. Tham T N, Ferris S, Bahraoui E, et al. Molecular characterization of the P1-like adhesin gene from *Mycoplasma pirum*. J Bacteriol, 1994, 176（3）: 781-788.

5. Shibata K, Hasebe A, Sasaki T, et al. *Mycoplasma salivarium* induces interleukin-6 and interleukin-8 in human gingival fibroblasts. FEMS Immunol Med Microbiol, 1997, 19（4）: 275-283.

6. Nir-Paz R, Israel S, Honigman A, et al. Mycoplasmas regulate HIV-LTR-dependent gene expression. FEMS Microbiol Lett, 1995, 128（1）: 63-68.

7. Taylor-Robinson D, Furr P M. Update on sexually transmitted mycoplasmas. Lancet, 1998, 351: 12-15.

8. Chirgwin K D, Cummings M C, DeMeo L R, et al. Identification of mycoplasmas in urine from persons infected with human immunodeficiency virus. Clin Infect Dis, 1993, 17 Suppl 1: S264-266.

9. Hussain A I, Robson W L, Kelley R, et al. *Mycoplasma penetrans* and other mycoplasmas in urine of human immunodeficiency virus-positive children. J Clin Microbiol, 1999, 37（5）: 1518-1523.

10. Grau O, Kovacic R, Griffais R, et al. Development of a selective and sensitive polymerase chain reaction assay for the detection of *Mycoplasma pirum*. FEMS Microbiol Lett, 1993, 106（3）: 327-333.

11. Deguchi T, Gilroy C B, Taylor-Robinson D. Failure to detect *Mycoplasma fermen tans*, *Mycoplasma penetrans*, or *Mycoplasma pirum* in the urethra of patients with acute nongonococcal urethritis. Eur J Clin Microbiol Infect Dis, 1996, 15（2）: 169-171.

12. Taylor-Robinson D, Gilroy C B, Keane F E. Detection of several *Mycoplasma* species at various anatomical sites of homosexual men. Eur J Clin Microbiol Infect Dis, 2003, 22（5）: 291-293.

13. Poulin S A, Perkins R E, Kundsin R B. Antibiotic susceptibilities of AIDS-associated mycoplasmas. J Clin Microbiol, 1994, 32（4）: 1101-1103.

14. Hannan P C. Comparative susceptibilities of various AIDS-associated and human urogenitaltract mycoplasmas and strains of *Mycoplasma pneumoniae* to 10 classes of antimicrobial agent in vitro. J Med Microbiol, 1998, 47（12）: 1115-1122.

15. 郭海健, 羊海涛, 王蓓. 江苏省 175 例艾滋病病毒感染者/艾滋病患者支原体感染情况分析. 中华流行病学杂志, 2007, 09）: 932-933.

16. Wu J R, Wang B, Zhou L J, et al. Mycoplasmas infection in male HIV/AIDS patients in Jiangsu, China. Microbial Pathogenesis, 2013, 63: 54-58.

17. Wu J R, Wang B, Chen L S, et al. Alarming incidence of genital mycoplasmas among HIV-1-infected MSM in Jiangsu, China. European journal of clinical microbiology & infectious diseases, 2014, 33（2）: 189-195.

18. 吴建茹, 朱一, 谢彦昕. 江苏省男性 HIV 感染者梨支原体 16S rRNA 基因片段序列分析. 中华流行病学杂志, 2013, 34（3）: 259-262.

19. Chen L S, Wu J R, Wang B, et al. Epidemiology of Mycoplasma acquisition in male HIV-1 infected patients: a multistage cross-sectional survey in Jiangsu, China. Epidemiol Infect, 2015, 143（15）: 3327-3334.

第二十章
嗜精子支原体与疾病

第一节 概　　述

　　嗜精子支原体（*M. spermatophilum*）归属柔膜体纲中支原体目、支原体科、支原体属，是 Auriol C. Hill 于 1991 年首次从男性精子和女性宫颈中分离出来的一种新的致病性支原体。目前国内外关于嗜精子支原体的相关研究较少，其发病率、致病性、发病机制及流行病学等尚不完全清楚，亟待进一步研究。

第二节 病　原　学

　　1. 形态与结构　嗜精子支原体缺乏细胞壁，形态多样，以球形为主，无运动能力。革兰氏染色阴性，但不易着色，常用 Giemsa 染色法进行染色。单个嗜精子支原体细胞的大小比大多数支原体要小，可以通过 220nm 孔径的滤膜。电镜下观察，嗜精子支原体的细胞膜由三层单位膜构成。基因组中 G+C（%）含量为 32%。该支原体的标准株为 AH159 株（ATCC 49695，NCTC 11720，CIP 105549）。

　　2. 培养特性　嗜精子支原体需要厌氧培养，最适生长温度为 35～37℃，其对营养物质的要求较高，需要加入人或动物血清以提供固醇类物质。在添加 0.5%～1% 精氨酸的 SP-4 培养基中生长最佳。初代生长缓慢，一般需要培养 2～3 周，但经反复传代培养后可使生长周期明显缩短。在液体培养基生长时呈透明状，无明显的混浊或沉淀；在固体培养基上生长时，嗜精子支原体可形成典型的"油煎蛋"样菌落。

　　3. 生化特征　嗜精子支原体不发酵糖类，也不分解尿素、精氨酸、七叶苷、亚甲蓝、亚碲酸盐和四氮唑盐，可微量水解刃天青。在代谢过程中，嗜精子支原体可产生少量的磷酸酶。此外，嗜精子支原体可使豚鼠、人和绵羊的红细胞发生溶血，但不能使这些红细胞发生凝集。

　　4. 抵抗力　嗜精子支原体无细胞壁，对理化因素的抵抗力较细菌弱。对洋地黄苷和聚茴香脑磺酸钠敏感，对影响细胞壁合成的青霉素类抗生素天然耐受。

第三节 发 病 机 制

　　嗜精子支原体的致病物质和致病机制尚不清楚。掠夺宿主细胞的营养物质、黏附定植或融合引起的损伤、免疫病理损伤以及产生毒性代谢产物可能是该病原体致病机制的重要组成部分，但这有待进一步研究证实。

　　嗜精子支原体可寄居于人泌尿生殖道，主要分布在有生育缺陷的男性精液中或女性宫颈内，经性接触传播。当精子被嗜精子支原体感染后会丧失使卵细胞受精的能力，即使在体外完成受精后也不能被移植，这表明嗜精子支原体与不孕不育存在着潜在的关联，可诱发感染者不孕、不育。此外，Kwon 等采用半巢氏 PCR（semi-nested PCR）和测序方法从 56 份取自慢性胃炎患者的标本中检出了嗜精子支原体，且支原体检测阳性标本与阴性标本相比，显著表现出更为严重的中性粒细胞浸润，这提示嗜精子支原体还可能与慢性胃炎、胃癌的发生有关。

第四节 实验室诊断

一、分离培养与鉴定

（一）分离培养

采集疑似感染的男性患者的精液或女性患者

的宫颈分泌物，并将之接种于含血清的 SP-4 培养基，置于 35～37℃ 下厌氧培养，每天观察颜色变化，若培养基由红色变成黄色、呈清亮，视为"培养可疑阳性"。用滤膜过滤后，取 0.2ml 滤液转种传代，当培养基颜色由红色变成黄色，则认为"初代培养阳性"。接着取 0.1ml 滤液加于固体培养基上培养 4～14 天，用普通光学显微镜或倒置显微镜的低倍镜观察琼脂表面，出现典型的"油煎蛋"样菌落为培养阳性。

（二）鉴定方法

1. Dienes 菌落染色法 对固体培养基上"油煎蛋"样菌落进行 Dienes 染色处理后，嗜精子支原体的菌落被染成蓝色，而其他细菌不着色，可以进行鉴别。

2. 生化反应 利用嗜精子支原体可还原刃天青的这个特性可对其进行初步鉴定。嗜精子支原体于厌氧条件下可还原刃天青，使其颜色由原来的青蓝色变成粉红色。

3. 生长抑制试验（GIT） 将含有特异性抗血清的纸片贴于接种有嗜精子支原体的琼脂平板表面，若抗体与其相对应，则纸片周围生长的菌落受到抑制。

二、血清抗体检测

血清学检测可用 ELISA 方法检测特异性嗜精子支原体抗体。

三、分子生物学诊断

通过 DNA 探针杂交检测方法和聚合酶链反应（PCR）检测嗜精子支原体的核酸。1998 年，Rawadi 等建立了以 *16S rRNA* 基因（序列编号：AF221119）为靶基因的 PCR 法，能快速、特异地检测嗜精子支原体。其所用引物为：5′-AGAGTTTGATCCTGGGCTCAGGA-3′

（11～30）；5′-TGCACCATCTGTCACTCTGTTAACCTC-3′（1029～1055），产物长度为 1 000bp。Jang 等于 2009 年设计了特异性的 DNA 探针进行嗜精子支原体检测，其所用探针为：5′-T$_{15}$-TTCATCGAGATAGTCATTTA-3′（248～268）。

第五节 预防与治疗

应加强性道德和性卫生教育，提倡洁身自爱，坚决取缔卖淫嫖娼。对高危人群及其性伴侣进行定期检查和治疗，是预防和控制嗜精子支原体感染的重要措施。喹诺酮类、大环内酯类抗生素以及多西环素是治疗嗜精子支原体感染的首选药物。

（陈列松 罗迪青）

参 考 文 献

1. 李凡，徐志凯. 医学微生物学. 第9版. 北京：人民卫生出版社，2018.
2. Schmitt M, Depuydt C, Stalpaert M, et al. Bead-based multiplex sexually transmitted infection profiling. J Infect, 2014, 69(2): 123-133.
3. Jang H, Kim H, Kang B, et al. Oligonucleotide array-based detection and genotyping of mollicutes (Acholeplasma, Mycoplasma, and Ureaplasma). J Microbiol Biotechnol, 2009, 19(3): 265-270.
4. Kwon H J, Kang J O, Cho S H, et al. Presence of human mycoplasma DNA in gastric tissue samples from Korean chronic gastritis patients. Cancer Sci, 2004, 95(4): 311-315.
5. Rawadi G, Dujeancourt-Henry A, Lemercier B, et al. Phylogenetic position of rare human mycoplasmas, *Mycoplasma faucium*, *M. buccale*, *M. primatum* and *M. spermatophilum*, based on 16S rRNA gene sequences. Int J Syst Bacteriol, 1998, 48 Pt 1: 305-309.
6. Hill A C. *Mycoplasma spermatophilum*, a new species isolated from human spermatozoa and cervix. Int J Syst Bacteriol, 1991, 41(2): 229-233.

第二十一章
支原体与儿科疾病

第一节 概　述

目前发现对儿童有致病作用的支原体有肺炎支原体（*M. pneumoniae*，Mp）、解脲脲原体（*U. urealyticum*，Uu）、人型支原体（*M. hominis*，Mh）、生殖支原体（*M.genitalium*，Mg）、发酵支原体（*M. fermentans*，Mf）、穿透支原体（*M. penetrans*，Mpe）和梨支原体（*M. pirum*，Mpi）等。1967年Peasep开始研究支原体感染和儿科疾病的关系，经过近50年的研究发现，支原体属中，与人类疾病相关的7种支原体大部分与儿科疾病相关，或造成异常分娩和出生缺陷，其中Mp、Uu和Mh是引起小儿常见病、多发病的支原体种属，有文献报道以上7种支原体能从小儿的呼吸道和生殖道中分离检测到，严重威胁着小儿的健康，包括胎儿和新生儿。

第二节 流行病学

研究发现，引起儿科疾病的支原体传染源为携带者。传播途径有水平传播和垂直传播，前者由感染者的鼻、咽、喉、气管等分泌物中排出，随着飞沫或气溶胶而传染。后者往往由已感染或携带支原体的孕产妇经宫内胎盘、羊水或经产道传染及哺乳期密切接触三种途径导致母婴垂直传播。

Mp感染是一种全球感染性疾病，可散发或不定期流行。潜伏期为1～3周，潜伏期至症状缓解数周内均有传染性，感染后鼻咽部带菌状态可持续2天～7个月（平均7周）。Mp感染每3～7年出现一次地区性流行高峰，流行时间可长达1年。Mp在学校、幼托机构、夏令营等人员密集的环境中易相互传播，偶可暴发流行。Mp在家庭成员之

间也有较高的传染概率，值得重视。Mp感染在不同地区存在不同的好发季节，我国北方以秋冬季多见，南方则以夏秋季高发。苏州和杭州地区的研究还发现，Mp检出率与月平均温度呈正相关。肺炎支原体肺炎（MPP）好发于学龄期儿童，近年来5岁以下儿童MPP的报道有增多趋势，新生儿感染也屡见报道。Mp感染无显著性别差异。

第三节 临床表现

一、肺炎支原体

Mp感染可累及各年龄组儿童不同的组织器官，以呼吸道感染最常见。Mp经飞沫传播侵入人体后黏附于呼吸道黏膜表面，并由上呼吸道逐渐向下呼吸道蔓延，引起咽炎、喉炎、气管及支气管炎、毛细支气管炎、肺炎。MMP的发病率占所有小儿肺炎的20%～40%，流行年份的发病率可达到非流行年份的3～4倍。除了支原体直接侵袭外，免疫学发病机制在支原体致病中也起着非常重要的作用，故Mp感染的临床表现多种多样，除呼吸系统外，还可波及神经系统、血液系统、消化系统、循环系统、泌尿系统等肺外其他系统而引起相关疾病和表现。

（一）呼吸系统症状

大多起病较缓慢，病初有全身不适、乏力、发热、咽痛、头痛甚至肌肉酸痛，热度不一，可呈低热、中等热或高热。咳嗽为本病突出的症状，一般于病后2～3天出现咳嗽，初为干咳，后转为顽固性剧咳，少数有黏痰，偶有痰中带血丝，个别患儿可出现百日咳样痉咳，病程可持续2周甚至更长。肺部体征不明显，甚至全无，有时呼吸音粗或呼吸音减低，少数可闻及干、湿啰音，但多很快消失，故

剧咳症状与体征不一致。婴幼儿临床表现不典型，起病急，病情较重，可出现喘息或呼吸困难症状，肺部啰音比年长儿多。

MPP 重症病例可合并胸腔积液和肺不张，也可发生纵隔积气和气胸、坏死性肺炎等。少数患儿表现危重，发展迅速，出现呼吸窘迫，需要呼吸支持，甚至导致死亡。大约 25% 的 Mp 肺炎患儿有其他系统表现，包括皮疹、肝功能损伤、心肌炎、脑炎脑膜炎、肾炎、溶血性贫血、吉兰 - 巴雷综合征、血管栓塞等。常发生在起病 2 天至数周，也有一些患儿以肺外表现作为首发症状，呼吸道症状无或轻微。肺部 X 线表现常有以下四种改变：①支气管肺炎；②间质性肺炎；③均匀一致的片状阴影，部分呈典型的大叶性肺炎；④肺门阴影增浓。亦可有胸腔积液。有时一处消失，另一处又出现新的病变，即所谓游走性浸润。X 线表现与体征不一致是 MPP 的又一特点。

临床上，经大环内酯类抗生素正规治疗 7 天及以上，临床征象加重、仍持续发热、肺部影像学所见加重者，可考虑为难治性肺炎支原体肺炎（refractory *M. pneumoniae* pneumonia，RMPP）。重症和 / 或难治性 MPP 可伴随后遗症，包括慢性肺间质纤维化、闭塞性细支气管炎、单侧透明肺以及肺弥散功能减低。有报道，对大环内酯类抗生素耐药的 Mp（macrolide-resistant MP，MRMP）感染更易发展为重症和 / 或难治，并容易合并其他系统的表现。

（二）肺外其他系统症状

1. 皮肤黏膜 皮肤损害以皮疹为主要表现，皮疹形态多样，如斑丘疹、疱疹、麻疹样或猩红热样丘疹、荨麻疹、紫癜等，其中以斑丘疹、疱疹常见，大多见于发热期，一般可持续 1～2 周消退，有的可表现为一过性皮疹。极少数严重者可发生渗出性多形性红斑，又称斯 - 琼综合征（Stevens-Johnson syndrome，SJS）。除皮疹外，支原体感染还可引起黏膜炎（*M. pneumoniae*-induced rash and mucositis，MIRM），黏膜损伤通常累及口腔、结膜和泌尿生殖道，表现为水疱、糜烂和溃疡。

2. 消化系统 大多为非特异性表现，表现为呕吐、腹泻、食欲减退、腹痛等症状，常发生于疾病早期。可表现为肝功能轻中度损害，血清胆红素升高少见。查体可见肝脾大，大多数患者肝功能

随着肺部炎症的控制而恢复正常。此外，还可引起急性胰腺炎、上消化道出血等。

3. 中枢神经系统 神经系统损害轻重不一，从轻度脑膜刺激征到脑膜炎、脑膜脑炎、脑炎、急性播散性脑脊髓膜炎、瑞氏综合征、急性炎症性脱髓鞘性多发性神经病、中枢性和周围性神经病变等，以脑炎多见。临床表现因病变部位和程度不同而异，如惊厥、昏迷、脑膜刺激症状、局灶性神经体征（共济失调、斜视、偏瘫或感觉异常），也可有精神行为异常等。实验室检查：脑脊液指标多数正常，异常者表现为白细胞、蛋白升高，糖和氯化物正常，类似病毒性脑炎。脑电图检查：轻 - 中度异常。头颅 CT 和 MRI 多数无明显异常。

4. 心血管系统 多为心肌损害，也可引起心内膜炎、心包炎、血管炎、心律失常，可出现胸闷、头晕、心悸、面色苍白、出冷汗等症状。可伴有腹痛、呕吐等症状。实验室检查：心肌酶谱异常。心电图检查：多表现为 T 波低平，倒置，ST 段下移，窦性心动过速或过缓，窦性心律不齐，传导阻滞，期前收缩。但有些患儿仅心电图显示异常。有研究显示 MPP 与川崎病的发生有关。

5. 血液系统 以自身免疫性溶血性贫血多见。也可引起血小板减少、粒细胞减少或缺乏、再生障碍性贫血、凝血功能异常、类白血病反应、噬血细胞综合征、类传染性单核细胞增多症以及肺、脑、脾脏等器官及外周动脉栓塞、弥散性血管内凝血（DIC）。

6. 骨关节肌肉 表现为非特异性肌痛、关节痛、关节炎。非特异性肌痛多为一过性腓肠肌疼痛，肌红蛋白尿肌病；关节炎以大中关节多见，可游走，小关节受累少见。一般预后好，在数天或数周后可自然缓解。另外，Mp 感染还可引起骨损害、骨髓炎、横纹肌溶解。

7. 泌尿系统 主要以急性肾小球肾炎为主，临床表现为肉眼血尿、蛋白尿、水肿、少尿、高血压，血清补体可以降低，也可引起肾病综合征、IgA 肾病、肾盂肾炎。少数可引起急性肾衰竭等。

8. 其他系统 我国学者发现围产期 Mp 感染可导致胎膜早破、早产、新生儿肺炎、新生儿脑膜炎等；在学龄儿童阴道炎的病灶部位也查出了 Mp；儿童淋病患者中 Mp 检出率为 3.38%。Mp

感染可以引起中耳炎、突发性耳聋、淋巴结炎、结膜炎、虹膜炎、葡萄膜炎等；Mp 感染还可以引起免疫功能低下、反复呼吸道感染，促进过敏性体质的发生，与哮喘的发生、发作、慢性持续状态有关。

二、解脲脲原体

Uu 为脲原体属中唯一的一个种，因生长需要尿素而得名。Uu 是人类泌尿生殖道较常见的病原体，在性成熟无症状的妇女，宫颈或阴道定植率为 40%～80%，可引起泌尿生殖道感染，并被认为是非淋球菌性尿道炎中仅次于衣原体的重要病原体。妇女妊娠后，由于孕激素的增加，抑制了细胞免疫，机体抵抗力下降，更易受到 Uu 的感染。Uu 可引起母婴垂直感染，母婴垂直感染率为 30%～66%，或由孕妇下生殖道感染上行扩散，引起绒毛羊膜炎及宫内感染，从而导致自发性流产、胎膜早破、胎儿早产、胎儿宫内生长迟缓（IUGR）、低出生体重儿、新生儿先天畸形、死胎等不良妊娠结局。Uu 宫内感染还与早产儿肺部疾病有关。支气管 Uu 感染的早产儿有更高的肺炎、呼吸窘迫综合征（RDS）、支气管肺发育不良（BPD）、慢性肺疾病（CLD）的发生率和病死率。可能的机制是 Uu 通过促使炎症因子的表达，改变宿主对病原体感染或高氧刺激后的炎症反应，影响促炎细胞因子和抗炎症因子的表达平衡，如通过阻断 IL-10 的表达，加重炎性反应，使早产儿产生长期炎症、导致肺部损伤，并干扰继发炎性反应的清除。在新生儿的支气管及尿道培养中显示 Uu 阳性，随后在其脑脊液培养中亦检测到 Uu 阳性。在一些脑室内出血死亡早产儿的脑脊液中分离到 Uu。小于 28 周单胎妊娠胎盘组织分离出 Uu 者发生脑室内出血及脑高回声脑损伤比例高。羊膜腔感染 Uu 孕妇分娩的早产儿在出生的 1～2 年内精神运动发育指数和神经系统以及脑性瘫痪的发生风险均较未感染儿童高。提示 Uu 感染可能与早产儿的脑部相关疾病如脑室内出血、脑室周围白质软化、脑膜炎、脑积水等有关。另外，在分娩过程中，胎儿经产道娩出时，也易被感染，常见的有新生儿眼结膜炎、新生儿肺炎、中耳炎、咽喉炎等。因此，育龄妇女及时预防、治疗下生殖道 Uu 感染是保证优生不可忽视的预防措施之一。

临床观察还发现，年长儿感染 Uu 也可引起相关疾病，如哮喘、肺炎、百日咳样综合征、关节炎及骨髓炎等。

三、人型支原体

Mh 是女性泌尿生殖道感染最常见的病原体之一，可引起盆腔炎、肾盂肾炎、产后热等疾病。有学者报道健康成年女性宫颈 Mh 检出率达 13.6%。而由于孕妇妊娠期雌激素增高，阴道内 pH 降低，有利于支原体生长，且妊娠期抵抗力减弱、易感性增强，孕妇感染支原体后可上行感染胎膜、胎盘及羊水，或经血流播散至胎盘，最后感染胎儿，造成不良妊娠结局。或分娩时产道感染传给胎儿或新生儿，使它们在新生儿呼吸道咽部定植或引起新生儿呼吸道的感染。

在 20 世纪 70～80 年代，国外众多学者报道了胎儿早产与围产期 Mh 的感染有关，早产新生儿的肺炎、CLD、BPD、低出生体重儿、先天畸形、脑室出血、脑膜脑炎、脑积水等也与 Mh 相关。国内学者在 20 世纪 90 年代研究发现，早产儿、低体重儿、先天畸形、早产儿肺炎、早产儿 CLD 与 Mh 宫内感染有关。

我国学者还发现学龄前儿童的呼吸道炎症、女童阴道炎也与 Mh 感染相关。此外，如创伤感染、支原体血症、关节炎、中枢神经系统、血液系统等疾病也可检测到 Mh 阳性。

四、生殖支原体

近年来，已有大量证据证明，Mg 也是急慢性尿道（宫颈）炎、前列腺炎、盆腔炎、不育（孕）症、关节炎、新生儿呼吸道感染的病原之一，且 HIV 感染人群中 Mg 检出率明显高于对照人群，所以越来越受到医学界的关注。

1988 年 Baseman 首先从成人住院肺炎患者咽部分离到 Mg。我国对 Mg 及其感染症状的研究虽起始于 20 世纪 90 年代中期，但发展很快。1998 年我国宁波倪敏君从 156 例新生儿患儿中检测到 Mg，并发现患儿 Mg 感染可能存在母婴传播，围产期 Mg 感染可致新生儿先天畸形、死胎；常州的黄瑞萍、芜湖的陆小红也相继发现围产期 Mg 感染可导致胎膜早破、早产、新生儿肺炎等疾病。同时，常州的陆亚华发现儿童支气管炎、肺炎、上呼吸道炎症等均与 Mg 感染相关。北京地区用 PCR 检测 150 例小儿肺炎咽拭子标本,单独 Mp 阳性为 27.3%,单独 Mg 阳性为 4.7%,当年正是北京地区 Mp 流行年。2000 年,糜祖煌等应用 nPCR 及 DNA 序列测定技术对 62 例上呼吸道感染儿童和 80 例健康儿童的咽拭子标本进行检测,结果显示健康儿童 Mg 阳性率为 5%,而上呼吸道感染儿童 Mg 阳性率为 21%,提示 Mg 与儿童急性上呼吸道感染有相关性。

Mp 是众所周知的呼吸道病原体,Mp 与 Mg 在微生物学和血清学中的特征较为相似,因此有学者认为 Mp 可能会"掩盖"Mg 在肺部感染中的病因学地位,进而提出在支原体相关的原发性非典型肺炎中,需要同时作 Mp 和 Mg 检测,以提高诊断和鉴别诊断水平,也更清晰地认识它们各自的病因学作用。

五、其他支原体

除了以上几种支原体与儿科疾病有关外,也有一些报道表明其他一些支原体如 Mf、Mpe 和 Mpi 等与儿科疾病有关。

1993 年,Blanchard 发现 4 例宫内感染 Mf 者中 2 例死亡,国内有文献报道围产期感染 Mf 可导致早产、低出生体重儿、先天畸形,但目前有关儿科疾病的报道不多。

1999 年,Hussain 首先采用培养基分离培养法从 HIV 感染儿童尿液标本中分离出 Mpe 等 4 种支原体,然后采用生化反应、SDS-PAGE、免疫印迹、PCR 以及序列分析等方法加以鉴定。结果发现支原体的检出频率和类型随 HIV 感染的严重性发生变化,Mpe、Mpi、Mf 和 Mg 从严重免疫缺陷的患者体内分离出,而 Mh 和 Uu 在 HIV 感染的早期阶段和 HIV 阴性的儿童体内分离频率较高。王继东等于 2001 年 10 月—2003 年 10 月对无锡地区 89 例淋病患儿的病原体进行了研究,结果显示 Mpe 的检出率为 4.49%,说明除 AIDS 外,Mpe 还与其他疾病如 STD、泌尿生殖道感染等相关。国内发现围产期 Mpe 感染可致不良妊娠结局,但有关 Mpe 单独致病或有关儿科疾病的报道不多。已有的流行病学调查研究表明,Mpi 一般从儿童 HIV 感染者的尿液中检出,目前还没有 Mpi 导致儿科其他疾病的报道。

第四节 诊断与鉴别诊断

一、诊断

可根据流行病学、临床症状、体征、实验室检查结果、辅助检查进行诊断。实验室病原学检查是确诊的主要依据。目前国内有 300 多种支原体检测试剂,主要的检测方法有体外培养、药敏检测、核酸检测、抗原及抗体检测。其中以 Mp 检测试剂为主,其次是 Uu、Mh 和 Mg 诊断试剂。体外培养、药敏检测是目前 Uu 和 Mh 检测的主要手段,而且可以同时进行药敏试验;对于 Mp 而言,培养时间长,主要用于回顾性诊断和研究。核酸检测特异性强、敏感性高,而且快速,对实现早期诊断有意义,但对操作环境和设备有较高的要求;抗原检测操作简单,可实现早期诊断,但与核酸检测比较敏感性低;抗体检测是目前临床诊断 Mp 感染的主要方式,需要急性期和恢复期的双份血清,早期诊断意义不大,单份对诊断有帮助;下面重点谈谈临床上最常见的 MPP 的诊断。

MPP 的诊断要点包括以下几个方面:

(一)流行病学

本病主要传播途径为经呼吸道飞沫传播。平时为散在发病,北方以冬春季节发病较多,南方则主要以夏秋季节为主,每 3~5 年出现一次地区性流行。MP 感染见于各个年龄组小儿,以学龄期儿童多见,且其发病年龄有低龄化趋势。

(二)临床特征

(1)症状:发热(热型不定,或无),咳嗽(持续剧烈咳嗽为主,无痰或少痰),少伴呼吸困难、喘憋、胸痛等。

(2)肺部体征:出现晚,肺部听诊呼吸音粗或可闻及啰音,可有肺部实变体征。

(3)其他系统受累:肺炎支原体感染除引起上、下呼吸道感染外,还可引起肺外多脏器损害,如皮肤黏膜、神经系统、血液系统、消化系统、循环系统、泌尿系统等,甚至可引起多器官功能障碍综合征。

(三)实验室检查

白细胞数大多正常或稍增高,红细胞沉降率多增快,CRP 多轻度增高,降钙素原(PCT)无明显变化;支原体核酸或血清学实验室检测阳性,为诊断本病的重要依据。X 线表现可有①肺门阴影增浓为主;②支气管肺炎改变;③间质性肺炎改变;④均一的实变阴影。部分病例合并胸膜病变、肺不张及胸腔积液;影像学变化快。CT 大多数表现为磨玻璃样改变,小叶间隔增厚、支气管血管束增粗和"树芽征"等间质性改变,临床表现相对影像学表现为轻。

二、鉴别诊断

Mp 应与细菌性肺炎、病毒性肺炎、衣原体肺炎、肺结核和真菌感染性肺炎进行鉴别。

(一)细菌性肺炎

起病急,胸部 X 线表现与 Mp 肺炎有相似之处,尤其是发病初期,两者不易鉴别,但细菌性肺炎肺部阳性体征较 Mp 肺炎明显,且血常规以白细胞升高,分类以中性粒细胞为主,可有核左移,同时 CRP 和 PCT 多升高,结合病原学结果可鉴别。

(二)病毒性肺炎

此病秋冬季节多见,胸部 X 线表现与 Mp 肺炎有相似之处,但病毒性肺炎多见于婴幼儿,喘息症状常见,肺部多有过度充气体征,可结合病原学结果鉴别。

(三)衣原体肺炎

其临床表现与 Mp 肺炎酷似,主要依靠病原学(特异性血清抗体检测)鉴别。

(四)肺结核

呼吸道症状突出而体征少,易与 Mp 肺炎混淆。但肺结核一般有明确结核接触史,多有午后低热、乏力、消瘦等结核中毒症状,结核菌素试验、T-SPOT 检测阳性,部分痰液抗酸染色可见结核分枝杆菌。

(五)真菌感染肺炎

念珠菌、隐球菌、组织胞浆菌等真菌感染可致肺炎,需要与 Mp 肺炎鉴别。但真菌感染多见于免疫缺陷儿童或长期口服免疫抑制剂儿童,可取痰等分泌物作培养及涂片,根据病原学检查区别。

第五节 支原体的治疗

支原体无细胞壁,因此作用于细胞壁的抗生素对其治疗无效。可选择敏感抗生素,如对抑制微生物蛋白质合成的大环内酯类抗生素(如红霉素、螺旋霉素、交沙霉素、罗红霉素、阿奇霉素、克拉霉素等)和四环素类抗生素(如多西环素、米诺霉素等),对作用于 DNA 旋转酶的喹诺酮类抗生素(如诺氟沙星、环丙沙星、左氧氟沙星、莫西沙星等)敏感。在临床上最常见的是 Mp 感染,我们以此为例,针对儿童的特点,重点谈谈对儿童 Mp 感染的相关治疗。

一、一般治疗

应注意充分休息,多饮水,饮食宜清淡、易消化而有营养。室内要通风换气,保持适当的室温及湿度(温度以 18~20℃为宜,相对湿度 60%),加强护理,注意呼吸道隔离,保持呼吸道通畅。

二、对症治疗

1. 退热 物理降温或口服退热药,常用的退热药有布洛芬混悬液、对乙酰氨基酚。

2. 止咳 酌情使用镇咳药及中药。

3. 化痰 盐酸氨溴索、乙酰半胱氨酸和中药等药物治疗。

4. 其他 如氧疗、镇静、平喘等。

三、抗生素治疗

四环素类抗生素如多西环素(Doxycycline)、米诺环素(美满霉素 Minocycline)等,因可能引起牙齿发黄或牙釉质发育不良等不良反应,仅应用于 8 岁以上患儿。喹诺酮类抗生素可能对骨骼发育产生不良影响,18 岁以下儿童使用受到限制,目前儿童支原体感染的抗生素治疗主要以大环内酯类药物为主。但是因 Mh 对红霉素天然抵抗,故大环内酯类药物不宜用于 Mh 感染的治疗。大环内酯类抗生素包括第 1 代红霉素;第 2 代阿奇霉素、克拉霉素、罗红霉素;第 3 代酮内酯类如泰利霉素(Telithromycin)、赛红霉素(Cethromycin)等,用于 Mp 治疗的主要是第 1 代和第 2 代大环内酯类药物。①红霉素用法:10~15mg/(kg·次),每 12 小时 1 次,疗程 10~14 天,个别严重者可适当延长。②阿奇霉素用法:10mg/(kg·d),每天 1 次,轻症 3 天为 1 个疗程,重症可连用 5~7 天,4 天后可重复第 2 个疗程,但对婴儿,阿奇霉素的使用尤其是静脉制剂的使用要慎重。阿奇霉素每天仅需 1 次用药,生物利用度高并且细胞内浓度高,依从性和耐受性均较高,已成为治疗首选。③克拉霉素用法:10～15mg/(kg·次),分2～3次口服,疗程10天。停药依据临床症状、影像学表现以及炎性指标决定,不宜以肺部实变完全吸收和抗体阴性或Mp核酸转阴作为停药指征。

四环素类抗生素目前主要是多西环素和米诺环素,应用于8岁以上Mp感染患儿。①多西环素用法:8岁以上儿童体重≤45kg:第一天,给药4mg/kg,口服,分1～2次服用,然后2mg/(kg·d)口服,分1～2次服用;对于严重感染,可用至4mg/(kg·d)。体重超过45kg的儿童按成人剂量给药。②米诺环素用法:首剂4mg/kg,以后2～4mg/(kg·次),1～2次/d。

目前四环素类药物体外对Mp保持着良好的抗菌活性,8岁以上儿童Mp感染可以使用或大环内酯类抗生素治疗无效时考虑使用。

喹诺酮类药物在体外对Mp保持着良好的抗菌活性,药品说明书中一般不用于18岁以下儿童。有文献报道RMPP病例应用环丙沙星或莫西沙星治疗取得较好疗效,使用此类药物时最好进行风险/利益分析。近年来,日本应用托氟沙星(Tosufloxacin)治疗儿童MMP取得良好的效果,其用法是:12mg/(kg·d),每天2次给药,疗程7～14天;日本《肺炎支原体肺炎治疗指南》(《肺炎マイコプラズマ肺炎 に対する治療指針》)将其作为治疗Mp感染的二线药物。

近年来,多篇文章报道MRMP导致原有大环内酯类抗生素治疗有效率下降,其中大环内酯类抗生素作用位点核糖体50S亚基23S rRNA结构域V区基因的点突变,尤其是2063位和2604位的点突变,可能是引起Mp对大环内酯类抗生素耐药的主要机制。由于作用位点和机制的不同,四环素类及喹诺酮类抗生素对大环内酯类抗生素耐药的Mp菌株仍敏感。多篇文献报道四环素类、喹诺酮类抗生素对MRMP感染有良好的效果。日本MMP诊疗指南中针对MRMP感染建议应用托氟沙星12mg/(kg·d),每天2次给药,疗程7～14天;8岁以上儿童可应用米诺环素2～4mg/(kg·d),每天2次给药,疗程7～14天。国内也有文献报道米诺环素对大环内酯类抗生素治疗无效的病例有良好的效果。

Mp对呼吸道黏膜上皮完整性的破坏可能为其他病原的继发感染创造条件。若有合并其他病原微生物的证据,则参照儿童社区获得性肺炎诊疗规范选择联用其他抗菌药物。

四、中药治疗

我国中药资源丰富,而且单味药本身含多种成分并具有多种药理作用。在临床上中西医结合治疗也证明取得了很好的疗效。中医治疗MPP多采用内外合治综合方案。综合方案主要包括中药辨证口服、外治疗法治疗。

(一)中药辨证口服药物

MPP初期和极期为实证阶段,中医辨证中表里俱热证常见风热闭肺证;里实热证常见痰热闭肺证及湿热闭肺证。风热闭肺证治以清肺开闭;方剂选用麻杏石甘汤合银翘散加减;中成药可选用小儿肺热咳喘颗粒剂(口服液)、小儿咳喘灵泡腾片(口服液)等;咳嗽明显者可酌情加用四季抗病毒口服液、肺力咳合剂等,发热明显者可酌情加用小儿豉翘清热颗粒、蒲地蓝消炎口服液等。痰热闭肺证治以清热化痰、开肺定喘,常用麻杏石甘汤合葶苈大枣泻肺汤加减;痰涎壅盛者中成药可选用小儿清肺化痰颗粒(口服液)等;高热稽留不退者,中成药可选用金振口服液等。湿热闭肺证治以清热利湿,开肺定喘,常用麻杏石甘汤合三仁汤加减;中成药可选用清热化湿口服液等。

MPP恢复期多见阴虚肺热证及肺脾气虚证。阴虚肺热证治以养阴清热、润肺止咳;常用沙参麦冬汤加减;中成药可选用养阴清肺口服液等。肺脾气虚证治以补肺健脾,益气化痰;常用玉屏风散加减;中成药可选用玉屏风滴丸(颗粒)等。

(二)中医特色外治疗法

1. 中药敷背法　即"塌渍法",相当于透皮给药疗法,以达到内病外治的目的。适用于MPP肺部啰音较多及肺部片影难以吸收的患儿。最常用的外敷法为大黄、芒硝等药味组成敷胸散,敷于啰音密集及片影处,可有效促进局部炎症吸收。

2. 拔罐法　古称"角法",适用于肺部啰音较多及咳嗽较重的患儿,常选用穴位有风门、大椎、肺俞。

3. 中药中频离子导入 适用于肺部啰音较多及痰量多的患儿。

五、免疫疗法

（一）糖皮质激素

普通 MPP 无需常规使用糖皮质激素。但对急性起病、发展迅速且病情严重的 MPP，尤其是 RMPP 可考虑使用全身糖皮质激素。临床研究已证实了糖皮质激素在 RMMP 治疗中的有效性。目前认为糖皮质激素的应用指征有：急性期病情严重的 MPP；肺部病变迁延而出现肺不张、肺间质纤维化、支气管扩张、肺外并发症者；有肺外严重并发症或全身炎症反应。糖皮质激素常用治疗方案：氢化可的松或琥珀氢化可的松 5～10mg/kg，静脉滴注；甲泼尼龙 1～2mg/kg，静脉滴注；泼尼松 1～2mg/（kg·d）分次口服，一般应用 3～5 天。对 MPP 急性期患儿，如有明显咳嗽、喘息，胸部 X 线显示肺部有明显炎性反应及肺不张，可应用吸入型糖皮质激素，疗程1～3 周。需注意的是使用前应排除结核分枝杆菌感染及免疫力低下疾病。

（二）免疫球蛋白制剂

丙种球蛋白不常规推荐用于普通 MPP 的治疗，但如果合并中枢神经系统病变、免疫性溶血性贫血、免疫性血小板减少性紫癜等自身免疫病时，可考虑应用丙种球蛋白，一般采用 1g/（kg·d），1～2 天。应用丙种球蛋白时应注意患者耐受情况，若体温超过 38℃，应酌情停用，防止因输注异体蛋白导致的体温过高。

（三）儿科软式支气管镜术

支气管镜已成为儿科呼吸疾病诊治中安全、有效和不可缺少的手段。MPP 患儿常有呼吸道黏液阻塞，甚至较大的支气管塑形分泌物栓塞，少数可有支气管炎症性狭窄甚至肉芽增生，及时解除呼吸道阻塞对减轻高热等症状、促进肺复张、减少后遗症的发生有重要意义。软式支气管镜的治疗价值在于通过局部灌洗通畅呼吸道，结合异物钳或活检钳、细胞毛刷等，清除下呼吸道分泌物与痰栓。少数患儿存在黏膜肉芽组织增生，或因管壁纤维化收缩导致不可逆的支气管闭塞，可采用支气管镜下球囊扩张治疗，而呼吸道内炎性肉芽肿致呼吸道堵塞、狭窄，影响远端通气且有相应症状

或导致反复感染者可采用支气管镜下冷冻治疗。该类患儿的介入治疗应严格掌握指征。术前应仔细评估，权衡利弊，操作技术娴熟，术中术后严密观察，及时处理可能出现的并发症。

其他如 Mh、Uu 等的感染，在治疗上大都是选用敏感抗生素进行治疗。

（严永东　史大伟　辛德莉）

参 考 文 献

1. Taylor-Robinson D，Lamont R F. Mycoplasmas in pregnancy. BJOG，2011，118：164-174.
2. Lis R，Rowhani-Rahbar A，Manhart L E. *Mycoplasma genitalium* infection and female reproductive tract disease：a meta-analysis. Clin Infect Dis，2015，61：418-426.
3. Cassell G H，Waites K B，Watson H L，et al. *Ureaplasma urealyticum* intrauterine infection：role in prematurity and disease in newborns.Clin Microbiol Rev，1993，6：69-87.
4. Blancchard A，Hamrick W，Duffy L，et al. Use of the polymerase chain reaction for detection of *Mycoplasma fermentans* and *Mycoplasma genitalium* in the urogenital tract and amniotic fluid. Chin Infect Dis，1993，17（Suppl 1）：S272-S279.
5. Meis J F，Van Kuppeveld F J，Kremer J A，et al. Fatal intrauterine infection associated with *Mycoplasma hominis* ［letter］.Clin Infect Dis，1992，15：753-754.
6. Leli C，Mencacci A，Latino M A，et al. Prevalence of cervical colonization by *Ureaplasma parvum*，*Ureaplasma urealyticum*，*Mycoplasma hominis* and *Mycoplasma genitalium* in childbearing age women by a commercially available multiplex real-time PCR：An Italian observational multicentre study. J Microbiol Immunol Infect，2018，51：220-225.
7. 陈正荣，严永东. 小儿肺炎支原体感染流行病学特征. 中国实用儿科杂志，2015，30（3）：180-182.
8. 中华医学会儿科学分会呼吸学组，中华实用儿科临床杂志编辑委员会. 儿童肺炎支原体肺炎诊治专家共识（2015 年版）. 中华实用儿科临床杂志，2015，30（17）：1304-1308.
9. Poddighe D. Extra-pulmonary diseases related to *Mycoplasma pneumoniae* in children：recent insights into the pathogenesis. Curr Opin Rheumatol，2018，30（4）：380-387.
10. 倪敏君，陈意振，朱利华. 支原体感染与新生儿疾病关系的研究. 中国人兽共患病杂志，2005，21（1）：75-78.
11. 黄海溶，林川，李晓珍. 宫颈解脲支原体感染与不良妊娠结局因果关系的 Meta 分析. 中国妇幼保健，2015，30

（10）：1633-1636.

12. 徐敏，于红，周瑾. 孕妇人型支原体感染与不良妊娠结局关联的 Meta 分析. 循证医学，2006，16（2）：86-91.

13. 汤韧，黄瑞萍. 发酵支原体感染与不良妊娠结局的研究. 中国优生与遗传杂志，1997，7（6）：68-69.

14. Nobuhisa I，Naoko K，Miki K，et al. Therapeutic efficacy of azithromycin，clarithromycin，minocycline and tosufloxacin against macrolide-resistant and macrolide-sensitive *Mycoplasma pneumoniae* pneumonia in pediatric patients. PLOS ONE，2017，12（3）：e0173635.

15. 倪敏君，陈意振，骆彩霞. 早产儿及低体重儿四种支原体感染状况研究. 中国优生与遗传杂志，2002，10（4）：87-88.

16. 张岱，刘朝晖. 生殖道支原体感染诊治专家共识. 中国性科学，2016，25（3）：80-82.

17. 刘瀚旻，马融. 儿童肺炎支原体肺炎中西医结合诊治专家共识（2017 年制定）. 中国实用儿科杂志，2017，32（12）：881-885.

18. 黄秀荣. 生殖支原体与泌尿生殖道疾病的研究进展. 检验医学与临床，2019，16（10）：1444-1447.

19. 侯尚文，许婕，史大伟，等. 阿奇霉素 - 米诺环素转换疗法治疗肺炎支原体肺炎的疗效. 实用儿科临床杂志，2012，27（22）：1760-1762.

第三篇 动物支原体病

动物支原体在兽医学上是一类重要的病原微生物，对猪、牛、禽及其他经济动物、野生动物、实验动物等都具有广泛的致病性，主要以侵害呼吸系统和生殖系统为主，还能引起关节炎、乳腺炎以及眼部感染，并可能造成宿主动物免疫功能受损。动物支原体病一般发病进程缓慢，发病率及死亡率较低，但能造成巨大的经济损失。随着畜牧业大规模化、现代化发展，支原体病的发病率日益增高，已经成为必须重视的动物主要传染病。

世界动物卫生组织（OIE）制定的、于 2020 年 1 月生效的 117 种动物疫病名录中，有 6 种支原体病，即牛传染性胸膜肺炎、接触传染性无乳症、山羊传染性胸膜肺炎、禽衣原体病、鸡毒支原体病、滑液支原体病。根据动物传染病的重要性，2018 年我国制定了《一、二、三类动物疫病病种名录》，牛传染性胸膜肺炎为 17 种一类动物疫病之一，猪支原体肺炎、鸡毒支原体感染为二类疫病。

2006 年前，OIE 将动物疫病分为 A 和 B 两类。牛传染性胸膜肺炎于 1693 年在德国首次确认，20 世纪初在欧亚大陆大流行，造成大量死亡。它与口蹄疫和牛瘟并称世界三大历史牛病。由于其可跨国界迅速传播，在动物和动物产品的国际贸易中具有重要意义，因此归为 A 类疫病。我国通过疫苗免疫和扑杀染病动物，在 20 世纪 50 年代基本上消灭了该病。2010 年 OIE 专家来华对我国牛肺疫消灭情况进行实地考察检测，2011 年宣布我国为无牛传染性胸膜肺炎国家。目前，控制动物支原体病的主要策略包括环境保护、药物保健和疫苗接种。

第二十二章
猪的支原体病

在支原体引起的疾病中，以猪肺炎支原体（*M. hyopneumoniae*，Mhp）引起的猪支原体肺炎对猪的危害最大，是目前造成国内外养猪业重大经济损失的疫病之一；其次是猪鼻支原体（*M. hyorhinis*）和猪滑液支原体（*M. hyosynoviae*），前者偶尔引起小猪多发性浆膜炎、关节炎和肺炎，而后者常诱发育肥猪的关节炎。另外，可引起猪传染性贫血的猪附红细胞体（*Eperythrozoon suis*）由于其物理特性和 16S rRNA 基因序列特征，被重新分类为柔膜体纲家族的成员，命名为猪支原体（*M. suis*）。除此之外，在猪体内还分离鉴定出了另外一些支原体种，如絮状支原体（*M. flocculare*）、猪腹支原体（*M. sualvi*）、脲原体（*Ureaplasmas*）和无胆甾原体（*Acholeplasmas*）等，但这些支原体种目前未发现其致病性。

第一节 猪支原体肺炎

猪支原体肺炎（*M. pneumoniae* of swine，MPS）俗称猪气喘病、猪喘气病，是由 Mhp 引起的一种慢性接触性呼吸道传染病，普遍存在于世界各地。该病发病率高、死亡率低。患病猪主要表现为咳嗽、气喘、生长迟缓和饲料转化率降低，但体温基本正常。病理解剖以肺部病变为主，以两肺心叶、尖叶和中间叶出现胰样变和肉样变为特征。1958年我国浙江金华种猪场首次暴发疫情引起农林部关注。1965年，在美国（Mare和Switzer）和英国（Goodwin）几乎同时从病猪中分离出猪肺炎支原体。1974年江苏省农业科学院、上海农业科学院发明KM2培养基和病肺块悬浮培养技术分离鉴定该病原体。单纯由Mhp引起的肺炎称为猪支原体肺炎，而由Mhp和其他致病菌，如多杀性巴氏杆菌、猪链球菌、副猪嗜血杆菌（*Haemophilus parasuis*，HPS）或胸膜肺炎放线杆菌（*Actinobacillus pleuropneumoniae*，APP），引起的混合感染则称为地方性肺炎。Mhp还可抑制先天性和后天性的免疫，容易发生猪繁殖与呼吸综合征病毒（porcine reproductive and respiratory syndrome virus，PRRSV）、猪圆环病毒2型（porcine circovirus type 2，PCV2）及其他细菌性病原体的混合感染，使感染症状加重，引发猪呼吸道疾病综合征（porcine respiratory disease complex，PRDC）。

一、病原学

（一）形态特征

Mhp菌体直径为300～800nm，由于缺乏细胞壁，菌体常呈多种形态，用其液体培养物涂片作瑞氏染色，在油镜下可见到球状、环状、丝状及点状的菌体，大小不一。多以单个菌体存在，也有几个在一起似长丝串联而成。固体培养时，生长缓慢，初次分离到的菌株生长时间更长，往往需要10天左右才能观察到菌落，而已在实验室传代适应的菌株在5天左右就可见到菌落。Mhp的菌落很小，典型的菌落为圆形、边缘整齐、灰白色、半透明、中间凸起呈乳头状，表面常有许多小的颗粒，直径为100～300μm。

通过扫描电镜和透射电镜对Mhp的超微结构观察，菌体表面膜是由两层蛋白质中间夹一层类脂质构成的两暗一明的三层膜状结构。菌体内部含有数量不等密度较高的块状或空泡状的核糖体，丝状的脱氧核糖核酸链和小颗粒状的蛋白质，其很多分子生物学特性跟革兰氏阳性菌相近。

（二）培养特性

Mhp的营养要求非常苛刻，在一般的培养基中很难生长，是较难培养的动物支原体之一。从猪体内进行分离往往非常困难。目前常用的培养基有KM2培养基、牛心消化汤、猪肺消化汤和成品支原体肉汤，在培养基中还须加入20%左右的健康猪血清和10%酵母浸出液，培养基的pH一般调至7.6左右。培养温度通常为37℃，生长过程中可以利用培养基中的葡萄糖产酸，培养3～7天后就可使培养基的pH从7.6降为6.8，酚红指示剂颜色由红变黄。培养时间长的培养物可见到轻微的混浊。固体培养时，通常是将已适应液体培养基生长的培养物接种于固体平板表面，其培养条件需要含5%～10% CO_2 和较高的湿度，接种的培养物菌体含量不宜过高，必要时可将其作适度稀释后再接种，这样就可见到疏密适中的单个菌落。

（三）抗原性

Mhp的毒力与免疫原性密切相关，一般来讲，毒力越强，免疫原性越好。在培养基中反复传代，容易造成毒力减弱，免疫原性也随之减弱；如果将菌株回传至猪体内，毒力将再次恢复。

（四）抵抗力

Mhp对外界环境的抵抗力不强，60℃几分钟即可杀死。一般情况下，温度越低存活的时间越长。支原体在病猪肺组织中的存活时间比培养基中的长，在猪舍、饲槽、用具上污染的支原体一般2～3天就可失去致病力。试验表明Mhp培养物在4℃时可保存7天，在25～30℃可保存3天。另有资料表明，病肺悬液中的支原体在15～25℃的条件下放置36h后就可丧失其致病力。

Mhp对β-内酰胺类药物均不敏感，对乙酸铊有很强的耐受性。根据这些特性，在进行培养时，往往在培养基中加入青霉素和乙酸铊来防止细菌污染。很多消毒药物在短时间内就能将其杀死，如0.5%的福尔马林、0.5%的苛性钠、20%的石灰乳、1%的石炭酸都能在几分钟至半小时内将其杀死。

二、流行病学

猪支原体肺炎呈世界性分布，发病率一般在50%左右。国内统计数据表明，我国猪支原体肺炎的发病率为30%～50%，而感染率则高达75%以上。本病的潜伏期长，流行一般以慢性为主，在新疫区，开始可呈急性暴发或地区流行性；而后，特别是采取了治疗和改善管理措施后，常转为慢性。在老疫区，多呈慢性流行或隐性感染，病猪可能无明显症状。

不同品种的猪对该病的易感性不同，一般来讲，中国土种猪的易感性高于杂种猪。各种年龄的猪都可感染本病，早至1周龄仔猪即可感染Mhp，并在同伴间传播，大多到6周龄后才出现明显的临床症状，以18周龄左右临床症状表现最为明显。能够在猪体内存活较长时间，有从119日龄和214日龄猪的呼吸道中分离到Mhp的报道。

呼吸道传播是本病的主要传播途径。虽已经证实Mhp可经空气进行传播，但临床上Mhp主要以带菌猪鼻对鼻的直接接触方式为主；健康猪吸入病猪咳嗽或气喘时的病原体也能引发本病；其他途径感染很少发病。Mhp不会经胎盘垂直传播。在新疫区往往是由于引种时不慎将带菌猪引进，致使健康猪感染而暴发此病。在老疫区，患病母猪是主要传染源，尤其是1～7胎次的母猪将病原体传给仔猪，造成Mhp在这些猪群中长期存在。母猪散播Mhp至鼻腔分泌物中的比例随着胎数增加而降低，8胎次以上的母猪传播病原体的比例显著下降。症状消失或经药物治疗但未完全治愈的猪体内仍然带菌，可传播本病。

本病的发生、发展与饲养管理有密切关系。猪群过分拥挤、饲料营养水平不够、猪舍阴暗潮湿、通风不良、环境卫生条件差的猪场常易发生本病。其发病率、病死率均高于管理相对较好的猪场。另外，气候与环境的变化也与本病的发生发展有密切关系，寒冷潮湿的冬季发病多且严重；而夏季较少发生，症状也不明显。环境的突然改变，如仔猪断奶、车船运输等造成猪应激，易使本病加重。许多病原体易与本病形成混合感染，如副猪嗜血杆菌、猪鼻支原体及支气管败血波氏杆菌等。有学者对捷克有呼吸道症状的29个猪场的3 628个屠宰猪调查后发现，46%有Mhp感染，12%存在Mhp和多杀性巴氏杆菌混合感染。

该病几乎对所有养猪地区都造成了相当大的经济损失。一些国家的调查结果表明，30%～80%的屠宰猪具有典型的猪支原体肺炎病变。在猪的慢性肺炎中，Mhp的感染率占25%～93%。国内调查表明，患病猪往往生长发育不良，与正常猪相比其生长率降低12%，饲料转化率降低20%，与国外报道的15.9%和13.8%大致相同。据此可估计每头猪的损失大约为2.8美元。由此可见，猪支原体肺炎给养猪业造成的经济损失非常严重。

三、发病机制

Mhp的致病机制非常复杂，涉及在呼吸道上皮细胞的长期寄居、持续的炎症反应刺激、先天性和适应性免疫反应的抑制和调节以及与其他病原体的相互作用。

疾病的发生发展与Mhp的毒力强弱及在气管、支气管黏膜上的感染程度相关。通过电子显微镜可观察到，Mhp在呼吸道内的定植首先是病菌与猪呼吸道纤毛上皮细胞结合，主要存在于气管和支气管的黏膜表面，而在细支气管末端及肺泡内则较少见。强毒力支原体通过黏附因子黏附于完整的呼吸道纤毛上皮后，导致纤毛停滞和凝集，并逐渐残蚀纤毛，直至纤毛大面积或全部脱落。纤毛脱落后，支原体便移居他处，因此在纤毛脱落的上皮细胞很少有支原体黏附。纤毛脱落后，纤毛清除碎屑的有效性显著下降，一方面有利于细菌与病毒的入侵，以及上呼吸道共生菌在呼吸道中定植，引起继发与混合感染，促使PRDC的发生；另一方面导致呼吸道异物进入及气管黏膜产生的分泌物无法排出而沉降到支气管末端及肺泡中，使肺逐渐形成肉变或胰变，最终肺脏功能遭到破坏，出现呼吸系统症状。

研究表明，Mhp菌体表面有黏附素，而纤毛表面有特异性受体。因此病原体进入猪体内后能很快黏附到纤毛表面。Mhp的致病力与其黏附能力密切相关。实验证明，黏附能力决定致病性。Mhp的黏附能力随着在培养基中的传代次数增多而减弱，因此其致病性也随之减弱。

Mhp寄居也对先天性和获得性呼吸道免疫反应进行调节，然而尚未完全清楚免疫调节/变化和免疫病理发生的确切机制。当病菌在纤毛定植后，细支气管周围和邻近的血管周围结缔组织可见巨噬细胞和T、B淋巴细胞浸润。随着时间的推移，形成具有生发中心的淋巴小结。在该淋巴小结反应中，CD4+T淋巴细胞较CD8+T淋巴细胞更为普遍。在急性期猪免疫系统常被抑制。感染猪对Mhp抗原的细胞免疫应答主要发生在疾病晚期（感染后的15～20周）。事实上，Mhp感染引起的组织损伤更多的是由于宿主的炎症反应所导致，而非支原体对细胞的直接作用。

并非所有由Mhp引起的呼吸道感染均能导致

肺炎的发生。在临床上,肺炎的发生取决于呼吸道感染 Mhp 的数量、菌株的毒力以及可能存在的混合与继发感染因素。Mhp 可单独引起发病,也可与猪鼻支原体、猪副嗜血杆菌、巴氏杆菌等一起引起感染,在实际情况下,大都是混合、继发感染,包括支原体、细菌、病毒,有时还有线虫等。

四、临床症状

猪气喘病为一种发病率高、死亡率低的慢性疾病。本病的潜伏期为数日至 1 个月以上不等。人工病例与自然病例有差别,X 线检查与症状表现亦不同。主要的临床症状表现为慢性干咳和气喘,因动物个体不同有的不咳嗽,有的连续咳嗽几周,甚至数月。实验性感染后,临床特征症状首先是咳嗽,通常发生在感染后的 7～14 天内;然而,自然条件下感染,临床疾病很少出现预示性的症状。由于其他病原体的继发感染,动物可能会出现发热、食欲减退、呼吸困难及呼吸衰竭等症状。大多数猪支原体肺炎病猪并不表现不适,但显得沉郁,食欲下降,但总体上看这些猪表现正常。根据本病的经过和表现,主要症状大致可分为急性型、慢性型和隐性型,而以慢性和隐性经过为最多。

(一)急性型

急性病例主要见于新疫区和新感染的猪群,其中尤以本地品种的怀孕和哺乳的母猪以及断奶的仔猪为多见。病初精神不振,呼吸加快,可达 60～120 次 /min,其后有明显的腹式呼吸,前肢张开,或呈犬坐姿式,严重者张口喘气,口鼻流沫,咳嗽常见发热和某些病例在继发感染较严重时才有体温升高的表现。食欲因呼吸困难而有所变化,少食,很少不食。急性型病例病情较急,症状较重,病程较短,通常为 1～2 周,死亡率也较高。

(二)慢性型

部分慢性病例是由急性转变而来的,但大部分病例是一开始就呈慢性。此型多见于老疫区和老疫群中的保育猪、外来种猪及其杂交后代,其次是肥育猪和后备猪。本型最主要的症状是长期的咳嗽,常以清晨、夜间及运动、进食后发生最多,由轻而重,严重时呈连续的痉挛性咳嗽。咳嗽时,病猪站立不动,背拱起、颈直伸、头下垂,直到呼吸道分泌物咳出咽下为止,甚至咳至呕吐。随着病程的发展,常出现不同程度的呼吸困难,表现为呼吸短促、次数增加和腹式呼吸。食欲最初变化不大,随着咳嗽及呼吸困难程度的增加而减少。这些症状时而好转时而恶化,常常取决于当时的饲养管理、气候环境及猪的体质,如为肥育的杂交猪或后备种猪,在良好的饲养环境条件下,则很快好转而逐渐康复,如为刚断奶的仔猪,尤其土种猪体态逐步消瘦和衰弱,被毛粗乱无光,生长发育停滞,成为所谓的僵猪。病猪如无继发感染,体温一般变化不大。本型病程很长,大多可拖延 2～3 个月,甚至有的长达半年以上。病死率的高低与饲养管理条件的好坏、并发症的有无以及猪体质的强弱有着密切的关系。

(三)隐性型

本型病例多见于育肥猪或成年公猪,尤其是外来品种及其杂交后代,有的是在较好的饲养管理条件下由急性或慢性型转变而来的。病猪通常无明显症状,偶而在晚上或较剧烈的跑动后,有轻度的咳嗽或呼吸加快,只有在 X 线透视下和剖检后才能发现不同程度肺炎病灶,有的甚至无肉眼病痕,仅在病原检测时找到猪肺炎支原体。因此,这些病猪通常不被人所注意而成为危险的传染来源。在老疫区中此型病猪是较多见的,其病期长短往往差异很大,如加强饲养管理,则肺炎病变可逐步吸收消散,经一段时间而康复,反之饲养管理恶劣,则病情恶化而出现急性或慢性型的临床症状,甚至引起死亡。

五、病理变化

(一)肉眼病变

病变主要在肺、肺门淋巴结及纵隔淋巴结。急性死亡病例,肺有不同程度的气肿和水肿。肺脏的病变多出现在心叶、尖叶、中间叶及部分病例的膈叶前缘,出现融合性支气管炎,以心叶最为显著,尖叶和中间叶次之,然后波及膈叶。病变大多数是先从两侧肺的心叶开始发生,其次则为尖叶,然后波及中间叶和膈叶;开始多为点状或小片状,进而逐渐融合成大片病变。肺部病变部位的肉眼变化是结缔组织增生硬化,周围的组织膨胀不全,齐平或下陷于相邻正常的肺组织。切割时有肉感,切面湿润,平滑而致密,如鲜嫩的肌肉一样。气管中通常有卡他性分泌物，肺门淋巴结和隔淋巴结通常肿大，有时边缘轻度充血。继发感染细菌时，可引起肺和胸膜的纤维素性、化脓性和坏死性病变，还可见其他脏器的病变。

（二）组织病理学变化

感染早期以间质性肺炎为主，气管周围及肺泡内可有少量多形核细胞积聚，在气管周围及小血管外膜有大量淋巴样细胞浸润，形成"袖套"状。肺泡壁增厚，肺泡中积聚大量水肿液，以后逐渐发展成支气管肺炎，表现为小支气管周肺泡扩张，许多小病灶融合成大片实变区。由于单核细胞增生，大量淋巴细胞积聚导致呼吸腔变窄，气管黏膜上皮增厚变硬、纤毛脱落，肺泡腔和支气管腔内的渗出物较多，主要是中性粒细胞，同时可能包含继发感染菌的聚集物。在慢性病例中，肺泡内的炎性渗出物的液体成分相对减少，细胞相对增多。在发病末期，肺泡中的炎性渗出物逐渐被吸收，肺泡壁显著增宽，肺泡凹陷。

六、诊断

猪支原体肺炎的诊断应包括临床症状、流行病学、典型病变和猪肺炎支原体病原的确认。动物出现咳嗽症状和／或生长率下降时常常怀疑是 Mhp 感染。计算机量化咳嗽监测系统对疾病诊断有价值。通过临床特征进行鉴别非常重要，肉眼可见的病理变化是非特异性的，必须用其他不同的方法确诊。虽然病原体的分离、培养被认为是诊断的"金标准"，但由于 Mhp 分离十分困难，分离和培养不被推荐为一种诊断技术。即使没有从自然感染猪中分离出猪肺炎支原体，也并不能否认其在猪群中存在的可能性。

对于 Mhp 的确诊，需结合实验室的抗原检测与血清学检测方法。我国农业行业标准 NY/T 1186—2017《猪支原体肺炎诊断技术》对 Mhp 的感染诊断方法作了详细的规定。

（一）抗原诊断

用于证实肺脏组织中是否存在 Mhp 的传统参照标准是进行病原分离培养。然而，Mhp 的培养非常困难，由于其生长到测定水平需要 4～8 周，因此，对其进行培养是不切实际的；同时，由于猪鼻支原体感染的普遍存在，常会对 Mhp 的分离培养产生严重的干扰。因此，更为特异且快速

的 PCR 技术已普遍用于 Mhp 的感染诊断。肺组织、支气管拭子及支气管肺泡灌洗液是最为有效的样本，咽喉拭子也可作为 PCR 检测的良好样本，而鼻拭子样本的检测结果不稳定。我国已发布了国家标准《猪肺炎支原体 PCR 检测方法》（GB/T 35909—2018），对检测方法作了具体的规定。为了提高检测敏感性，巢式 PCR 与实时荧光 PCR 方法的应用越来越广泛，尤其是用于对空气样本中 Mhp 病原的检测。另外，Mhp 的遗传多样性可能会导致假阴性结果的出现，因此，可同时靶向几个基因进行检测。

（二）血清学诊断

血清学方法最适于确定畜群活体时的感染状态。最早被用于 Mhp 抗体检测的是补体结合试验，但酶联免疫吸附试验（ELISA）和间接血凝试验较补体结合试验更为准确，目前应用最普遍。

国际上常使用的 ELISA 方法包括吐温 -20 测定法、HerdCheck 猪肺炎支原体间接 ELISA 检测试剂盒以及 Oxoid 猪肺炎支原体阻断 ELISA 检测试剂盒。上述三种 ELISA 检测方法虽然使用广泛，但在敏感性与特异性方面尚存在一些不足。这些方法在识别抗体阴性样本方面具有较高的特异性，很少出现假阳性结果，但敏感性相对较低，阳性样品的检出率仅为 37%～49%。在 Mhp 感染 3～6 周后，利用上述 ELISA 方法才可首次检测到血清抗体。另外，絮状支原体、猪鼻支原体与 Mhp 存在明显的抗原交叉性，因此在猪场内建立诊断方法时必须考虑到临床样本的复杂性。同时，以上三种方法暂无法区分感染抗体、母源抗体与疫苗免疫抗体，因此对于哺乳猪群以及 Mhp 疫苗接种猪群，现有的血清抗体 ELISA 检测方法无法对 Mhp 的感染作出准确的诊断。江苏省农业科学院报道了 Mhp sIgA 抗体的 ELISA 检测方法可实现感染抗体与疫苗抗体的鉴别诊断，还可对 Mhp 感染进行早期诊断，具有较好的临床应用前景。

（三）鉴别诊断

1. 猪流行性感冒　该病主要为 A 型流感病毒引起。发病急，发病率高，传播迅速，症状明显。表现为体温升高、精神萎顿、食欲减退、呼吸急促，运动后常可见剧烈阵咳、流鼻涕。肌肉和关节疼痛，常卧地不起或钻卧垫草中。粪便干硬。

眼和鼻流出黏性分泌物，有时鼻分泌物带有血色。病程较短，如无并发症，多数病猪可于6～7天后康复。

2. 猪接触传染性胸膜肺炎　病原体为胸膜肺炎放线杆菌。在感染的初期通常表现为急性型临床症状。发病突然，往往是同圈或不同圈的多头猪同时感染和发病，体温上升到41℃左右。精神沉郁，呼吸困难，咳嗽，严重时张口呼吸，从口、鼻流出带血样的泡沫液体。部分最急性发病猪于发病后的24～36h内死亡，少数急性病例可以转为亚急性和慢性。

3. 猪肺疫　病原为多杀性巴氏杆菌。突然发病，体温升高到41℃以上，呼吸困难、气喘、张口伸舌、口鼻流出泡沫或清液，颈部皮下高度红肿，如不及时治疗很快就死亡。散发型多表现体温升高至40～41℃，呼吸困难，间有咳嗽，后期鼻孔流出黏稠的渗出物，1～2周后可引起死亡，如果转为慢性，病程可达3～5周以上。

4. 肺丝虫病及蛔虫病　患病猪可出现气管炎等症状，如咳嗽。仔细检查可发现肺丝虫及蛔虫的幼虫，且炎症多出现在膈叶后端，作粪检时可见到虫卵或肺丝虫幼虫。

七、控制与净化

对猪支原体肺炎等呼吸道传染病的有效预防和控制应当基于为猪群提供最佳的生活环境，包括良好的空气质量、通风和室内温度以及适当的饲养密度。在临床上，抗菌药物与灭活疫苗的联合使用是国外最为常用的控制方法，尽管两者均无法完全控制与清除Mhp感染。

（一）抗菌药物

Mhp对多种抗菌药物敏感，如泰乐菌素、替米考星、氟苯尼考、卡那霉素、喹诺酮类药物，以及多西环素、金霉素、土霉素等四环素类药物。然而，由于Mhp定植于呼吸道纤毛上，因此对抗生素体内抗菌活性有时会出现与体外药敏试验不一样的结果。能有效抵抗病菌的抗菌药物，必须能在呼吸道黏液中达到抗菌水平。

抗生素作为支原体肺炎的一个治疗方法可应用于猪的各种应激时期，包括断奶和混合饲养。在病原体出现之前或早期采取给药策略有助于使用药物成功控制肺炎支原体的感染。另外，临床上对于抗生素的使用，需坚持轮换交叉用药，避免耐药性的产生。需要注意的是，药物治疗虽能缓解疾病的临床症状，降低发病率，但很难清除体内已经存在的Mhp，也不能阻止再感染，停药后往往会出现复发。

由于Mhp缺乏细胞壁，通过干扰细胞壁合成的抗生素对之无效，例如β-内酰胺类、多黏菌素类抗生素、磷霉素和磺胺类药物。

（二）疫苗

1. 灭活疫苗　自二十世纪七十年代起，国内外开始研制活疫苗和灭活疫苗，直到九十年代末美国注册了第一个灭活疫苗，但免疫效果有争议。随着抗原滴度的提高和佐剂的改进，灭活疫苗保护效力得到提高，佐剂有4.5%的大豆磷脂做成的水包油佐剂、白油佐剂、Carbopol水质佐剂、Emunade水包油佐剂、氢氧化铝胶水佐剂、QS-21非油质佐剂、水性聚合体佐剂等。通常油性佐剂和二次免疫有较好的免疫作用，但出于动物福利的考虑，市场更接受水佐剂和单针免疫，免疫期3～6个月，保护率40%～67%。

灭活疫苗不能在宿主体内模拟病原感染，只能提供部分保护，而且对于阻止猪肺炎支原体的传播作用很有限，提高免疫效力是主要难题。目前一项新的无针注射技术和浓缩抗原灭活疫苗产品在欧洲广泛应用。猪肺炎支原体极易与其他呼吸道病原，如伪狂犬病病毒、副猪嗜血杆菌、猪链球菌、巴氏杆菌、胸膜肺炎放线杆菌等共同感染，开发有效的联合疫苗是未来研发的一个重要方向。

2. 活疫苗　活疫苗免疫可模拟病原在体内的感染，并可激活呼吸道靶器官局部的黏膜免疫反应。国外尚没有活疫苗产品，国内已有2个活疫苗产品，分别为江苏省农业科学院研发的猪支原体肺炎活疫苗（168株）、中国兽医药品监察所研发的乳兔继代弱毒疫苗改进的活疫苗（RM48株）。

江苏省农业科学院通过无细胞培养和本动物回归交替致弱300余代次培育成功168弱毒疫苗株，后经过免疫途径摸索等大量试验，研制成功猪支原体肺炎活疫苗（168株）。该疫苗通过肺内1次注射，2周内可产生保护力，平均保护率80%以上。2007年上市后成为首个广泛商业化应用的猪支原体肺炎活疫苗。在免疫新技术方面，活疫苗的肌内注射免疫佐剂研究已经取得进展；同时通过猪用气溶胶免疫与监测技术的研发，形成方便、省力、无创伤的猪呼吸道病活疫苗的大群化、傻瓜化免疫技术。中国兽医药品监察所从 50 年代末就开始弱毒疫苗的研制，通过将 Mhp 强毒株在乳兔体内连传 700 多代，培育出乳兔继代弱毒疫苗，但由于生产工艺限制未推广。至 2016 年，改进的无细胞培养活疫苗（RM48 株）获得注册，可通过喷鼻免疫新生仔猪产生保护。

活疫苗具有免疫效力高的优点，国际支原体组织（IOM）国际比较支原体学研究规划（IRPCM）将活疫苗研发作为近期研究方向，认为活苗免疫是防控细菌病最高效的方法之一。但肺内免疫、喷鼻免疫、气溶胶免疫技术的方法仍需进一步改进。

3. 基因工程疫苗　有效的亚单位疫苗报道仍然很少，Liu 等通过组学方法发现猪肺炎支原体多个毒力相关基因，包括黏附素、表面蛋白、分泌蛋白等。P97 蛋白是猪肺炎支原体的一个重要的黏附素，作为潜在的保护性抗原研究最多，但保护效果不如全菌疫苗。多个抗原联合重组表达，辅以 LTB 等分子内佐剂，可以提高免疫保护效果。活载体携带外源基因的能力有限，尚未显示重组活载体疫苗的潜力。nrdF、P97、P36 被用于沙门菌载体、红斑丹毒丝菌载体、胸膜肺炎放线杆菌载体、腺病毒载体等，免疫小鼠或猪后大部分能够产生较强的黏膜免疫应答，但并无优势。

（三）净化

Mhp 感染后可逃避宿主免疫系统，形成持续感染，一旦传入猪群很难彻底扑灭。从 1960 年开始，瑞士、丹麦、瑞典、芬兰等实施了种猪场局部净化的根除计划。

丹麦通过结合完全减群法和早期断奶加药物技术两种方法，建立 Mhp 阴性猪场。基本程序：转走猪场内小于 10 个月龄的所有猪（包括哺乳仔猪、断奶仔猪、生长猪和育肥猪），只保留大于 10 个月龄的种猪（公猪和母猪），并且在随后的 2 周内保证没有分娩的猪。在这 14 天的时间内所有种猪通过饲料或饮水中添加支原净治疗，剂量为 6～8mg/kg 体重。所有猪舍和猪栏充分清洁和消毒。此方法成本低，并且能够保留种猪的遗传特性。瑞士从 1996 开始实施，利用加药早期断奶技术（medicated

early weaning，MEW）和三点式生产的方式，即利用在母猪妊娠后期及分娩后立即加强药物治疗，使新生仔猪无 Mhp，再采用分区管理的方法，将产房、保育和育肥分开，以减少或切断病原菌从母猪到仔猪的传播。该计划至 2004 年结束，2005 年实施计划猪场的猪支原体肺炎平均发病率已低于 1%。美国净化猪支原体肺炎的方法主要有两种，一是封群加全群加药技术，二是封群加全群注射泰拉菌素，都获得了成功，但保持的时间均不长。2015 年，美国报道了使用强毒暴露的方式驯化后备猪群，并通过长达 240 天的隔离饲养，培育了 Mhp 阴性猪群。

国内地方品种新淮猪对气喘病非常易感，容易复发。通过猪支原体肺炎活疫苗（168 株）连续 2 年的免疫与驯化，猪场进入稳定状态，临床上无可观测的咳嗽现象。另外，江苏省农业科学院不通过剖宫产，而采用筛选健康妊娠母猪，仔猪零天断奶移入屏障隔离系统饲养，4 周后转出屏障系统正常隔离饲养，建立猪气喘病阴性群的培育方法，存活率达 80% 以上，也不感染其他主要猪传染病。

总之，控制猪支原体肺炎需要采取综合防治的办法。其中重点是要建立健康的种猪群，防止母猪把疾病传给仔猪，其次是要抓好仔猪的疾病预防工作，要尽量做到早断奶、早隔离、早免疫。搞好环境卫生消毒和全进全出。定期检测、及时隔离发病猪。根据猪群具体情况采取定时用药、预防用药策略。只有从总体上采取合理的综合防治措施，才能有效地控制猪支原体肺炎的发生和流行。

（冯志新　邵国青）

第二节　猪鼻支原体感染

一、病原学

猪鼻支原体（*M. hyorhinis*，Mhr）是猪体内首个被分离出的支原体，Switzer 于 1955 年将其正式命名为猪鼻支原体。Mhr 是猪感染率最高的支原体，普遍存在于猪的鼻腔、气管和支气管分泌物中，可引起多发性浆膜炎、关节炎、肺炎及中耳炎等，导致猪生长性能下降。Mhr 对宿主和外界环境的适

应力强,长期存在于宿主中,极难净化。另外,Mhr
还可以和其他病原,如猪繁殖与呼吸综合征病毒、
猪肺炎支原体、副猪嗜血杆菌、猪圆环病毒等形成
共感染,加重病情。近年来,Mhr 在兽医临床中关
注度日渐增高。

Mhr 已被证实为一种人兽共患病病原体,研究
发现 Mhr 与胃癌、前列腺癌等多种肿瘤相关,其可
增加肿瘤细胞的迁移和侵袭能力,也可促进肿瘤
耐药。另外,也有报道 Mhr 感染可减少神经细胞
β- 淀粉样蛋白沉积,有可能为阿尔茨海默症提供
一种生物疗法。Mhr 也是细胞培养时常见的污染
物之一,严重影响科学研究实验数据的准确性和
相关生物制品的质量。

二、猪鼻支原体对猪的致病性及流行病学

(一)致病性

Mhr 感染可导致猪的多发性浆膜炎、关节炎、
肺炎及中耳炎,但有些感染后不出现明显的临床
症状。

Mhr 感染产生的多发性浆膜炎通常发生于
3～10 周龄猪,偶尔也可发生于年龄更大的猪。典
型的临床症状出现在感染后第 3～10 天,感染猪
表现为被毛粗乱、轻度发热、精神沉郁、食欲下降、
不愿走动、呼吸困难、腹部触痛、跛行及关节肿胀。
在急性临床症状出现后 10～14 天开始消退,有些
猪会持续衰弱或发生急性死亡。在发生关节炎的
情况下,跛行和关节肿胀将持续 2～3 个月,甚至
长达 6 个月。Mhr 诱发肺炎的病例在临床上较为
罕见,但是当发生时会出现与猪肺炎支原体感染
很难区分的干咳。

败血性 Mhr 感染可观察到纤维素性化脓性心
包炎、胸膜炎,偶尔可见腹膜炎。随着时间的推移,
浆膜增厚、混浊并且粗糙,通常发生纤维素性粘连。
急性 Mhr 关节炎的关节由于浆液性和纤维素性滑
液的增多通常会发生肿胀。滑膜也会发生肿胀、充
血。随着滑膜液量的增加,可发生关节翳、关节软
骨腐蚀以及纤维素性粘连。Mhr 引起的肺脏病变
与猪支原体肺炎肺脏病变相似,但通常较为轻微。
Mhr 感染引起的中耳炎以在耳道和中耳纤毛中出
现 Mhr 为特征,而当继发细菌性感染的情况下,如
化脓隐秘杆菌(*Arcanobacterium pyogenes*)或多杀

性巴氏杆菌(*Pasteurella multocida*),所形成的脓性
渗出物可能会填满中耳。

对于 Mhr 的毒力因子或有关 Mhr 诱发疾病的
发生机制尚不清楚。与猪肺炎支原体一样,Mhr
能够黏附至猪上呼吸道和下呼吸道的纤毛上皮细
胞上。菌体表面的可变脂蛋白(Vlp)家族可介导
Mhr 表面抗原特征发生高频变化,帮助 Mhr 有效
逃避免疫系统识别,并参与 Mhr 的黏附。除了 Vlp
家族外,已被鉴定的 Mhr 黏附因子还包括脂蛋白
P37、热休克蛋白 DnaK、烯醇化酶等。据报道,肺
炎的发生与呼吸道内存在的 Mhr 有关。此外,Mhr
感染可导致中耳炎的发生。咽鼓管内存在的 Mhr
由于黏附至上皮细胞纤毛上可能会对黏膜纤毛器
造成损伤,从而促使多杀性巴氏杆菌和化脓隐秘
杆菌上行性感染的发生。与猪繁殖与呼吸综合征
病毒(PRRSV)、支气管败血波氏杆菌(*Bordetella
bronchiseptica*,Bb)等其他呼吸道病原体的共感染
可能诱导 Mhr 产生致病性。

Mhr 在猪呼吸道内非常常见,疾病的发生往往
与 Mhr 的全身性侵入有关,从而导致多发性浆膜
炎和关节炎的发生。目前尚不清楚 Mhr 离开呼吸
道及诱导全身性疾病发生的机制,但是其他病原
体混合感染或应激情况下可能会促进该菌的全身
性播散。研究发现 Mhr 可通过菌体表面蛋白结合
纤溶酶原,利用宿主纤溶系统水解细胞外基质,可
能在其全身性散播方面起重要作用。一旦发生全
身性感染,该菌会引起 8 周龄以下猪的多发性浆
膜炎和关节炎,或导致 3～6 个月龄感染猪发生关
节炎。

在该病的急性期,从病猪的多发性浆膜炎或
关节炎部位分离病原最容易获得成功。有研究表
明,Mhr 能够在一些感染猪关节内存在长达 6 个
月。加拿大一项对猪关节炎的研究显示,在 153 个
患有关节炎的关节中,56 个呈现细菌阳性;而细
菌阳性的关节中 5 个为支原体种,有 3 个被证实为
Mhr,这表明当发生 Mhr 感染时可能会诱发关节
炎,但这不是常见的原因。有研究提出实验猪对
Mhr 的易感性存在遗传差别,推测可能与促炎细胞
因子的产生有关。

(二)流行病学

Mhr 广泛分布于世界各地,甚至在 Mhp 净化
的猪群中也普遍存在。近年来,美国和其他国家

将 Mhr 视为一种新兴的病原。Mhr 发病率的增加究竟是真实的情况还是由于改进了诊断分析方法所致，这一点并不确定。

8～10 周龄的断奶仔猪感染 Mhr 主要表现为多发性浆膜炎和关节炎，更大一点的猪感染后通常表现为轻度的关节炎，因此 Mhr 感染的敏感性可能与年龄有关。咽炎、中耳炎、流产和肺炎也被认为是 Mhr 感染后可能出现的病变，其中 Mhr 感染引发肺炎目前仍有争议。

Mhr 通常定植于扁桃体、鼻腔及气管的呼吸道上皮组织中，大多数感染猪不表现出明显的临床症状。同其他支原体类似，Mhr 也被认为是通过直接接触鼻腔分泌物在仔猪之间传播或是由感染母猪传播给仔猪的。Ross 和 Spear（1973）证实能够从 10% 的母猪和 30%～40% 的断奶仔猪的鼻腔分泌物中分离获得该病原。Clavijo 等（2017）利用 PCR 方法检测哺乳仔猪鼻拭子中的 Mhr，其阳性率略高于 10%，而断奶后 Mhr 定植水平迅速提高，至哺乳期结束时猪群的 Mhr 检出率几乎达到 100%，这种高水平定植率维持了整个育肥期。Anderson 等（2016）发现，即使在实施了封群和抗生素治疗等净化措施后，仍然可以在猪群中检测到 Mhr。

利用 MLST 和 MLVA 分型方法对 Mhr 开展了分子鉴定，然而基于分子水平的 Mhr 流行病学调查目前还很少。

三、诊断

根据典型的临床症状和局部病变特征可对 Mhr 的感染作出初步诊断，在进行鉴别诊断时应排除其他一些常见的能引起纤维素性多发性浆膜炎和关节炎的病因，包括副猪嗜血杆菌（*Haemophilus parasuis*）和猪链球菌（*Streptococcus suis*）。对 Mhr 的确诊需要在典型病变部位鉴定出病原体。通常来说浆膜或具有典型渗出物关节的拭子，或者这些部位的纤维蛋白渗出物是理想的样本。在败血性 Mhr 感染的病例中不应当从肺实质、气道或上呼吸道采集样本，因为 Mhr 在这些部位的出现仅能证实发生共感染。

样本的实验室检测可使用细菌分离鉴定或 PCR 方法。Mhr 在培养基中易于生长，繁殖速度较快，在 PPLO 肉汤中加入 13%～15% 的健康猪血清和 10% 的酵母浸出液有利于其生长繁殖，实验

室适应株在 37℃ 条件下 24h 左右即可生长至对数期。液体培养时，Mhr 的生长可以通过培养基的颜色进行判定，因其可发酵培养基中葡萄糖产酸，使培养基的 pH 由 7.6 下降至 6.8，因此可通过酚红指示剂颜色变化进行判定。Mhr 在固体培养基上培养呈现典型的"油煎蛋"样菌落形态。

PCR 技术是常用的 Mhr 检测方法。*P37* 基因和 *16S rRNA* 基因为常用的靶标基因，已建立的 PCR 方法类型包括普通 PCR、巢式 PCR、荧光定量 PCR 和环介导等温扩增技术。

目前并没有商品化的 Mhr 血清学诊断试剂盒。Mhr 与其他猪源支原体之间存在明显的交叉反应。Siqueira 等通过比较 Mhr、猪肺炎支原体（Mhp）和絮状支原体（Mf）的基因组序列发现，三者在总数为 557、648 和 572 的编码序列（CDSs）中有 382 个为共有序列。Neto 等以吐温 20 提取支原体膜蛋白为抗原的 ELISA 方法，用于检测 Mhr 攻毒后猪的血清抗体，该方法与支原体之间存在交叉反应。王佳和 Bumgardner 等分别利用 Mhr 的表面可变脂蛋白 Vlp 和 P37 蛋白建立 ELISA 方法，可将 Mhr 抗体与其他常见猪支原体抗体区别开来，为目前特异性较好的血清学诊断方法。

四、治疗

针对 Mhr 的体外抗生素敏感性试验结果显示其对大环内酯、四环素及林可霉素较为敏感。然而，由于在自然感染状态下大多数为慢性病程，而且微生物的清除也很少会减少粘连和炎症的发生，因此对临床感染动物的治疗效果通常不理想。

五、预防

疫苗是传染病预防的最佳手段，近年来国内外开始尝试开发 Mhr 的灭活疫苗及联苗。Martinson 等报道利用 Mhr 灭活疫苗免疫仔猪可显著降低多发性浆膜炎和关节炎的发病率及病变程度，增加平均日增重。Lee 等利用 Mhr 和猪肺炎支原体制备的二联灭活疫苗免疫动物后可有效降低 Mhr 感染引发的肺部病变。目前 Mhr 疫苗仅有一种实现了商品化，我国尚无进口或国产商品化疫苗可用。介于 Mhr 在猪场的高感染率，研制相应疫苗产品迫在眉睫。

（熊祺琰 王 佳）

第三节 猪滑液支原体感染

猪滑液支原体（*M. hyosynoviae*，Mhs）也属于柔膜体纲支原体属，由 Ross 和 Karmon 于 1970 年正式命名，只感染猪。Mhs 是扁桃体、鼻腔和气管中常见的共生体，偶尔侵入生长猪和肥育猪产生严重的关节炎，是引起 10 周龄以上猪关节炎的病原之一。Mhs 引起的猪关节炎在美国和欧洲时有报道，国内也有类似疫情。

一、病原学及流行病学

与其他种类的支原体相比，猪滑液支原体的生长需要营养更丰富的培养基。含有 PPLO 肉汤、黏蛋白和火鸡血清的培养基可以促进猪滑液支原体的生长并增强其毒力。菌株适应培养基后通常在 1～2 天内达到对数生长期，能水解精氨酸，不发酵葡萄糖和水解尿素。在液体培养基中可见糜烂状生长物，易在液体表面形成蜡状膜。在固体培养基中培养 3～4 天内呈现典型的支原体"油煎蛋"菌落形态。

猪滑液支原体主要存在于感染猪的扁桃体内，并经鼻腔与咽喉的分泌物中排出。经过 4～9 天潜伏期后可导致猪出现关节炎症状。猪滑液支原体能从急性期感染关节内分离出，即发生跛行后的 1～2 周以及暴露后的 2～3 周。亚急性期和慢性期为临床出现关节炎症状后的 3～16 周，在该阶段扁桃体中仍能检出病原，而且活菌能够持续存在于关节和淋巴结。该菌在母猪的鼻咽部存在率很高，4～8 周龄小猪可从成年带菌猪获得感染，但在 10 周前通常不发病或只表现出极其轻微的症状，主要发病期在 12～24 周。疾病的传播速度与饲养密度和环境因素有关，异常的刺激常诱发本病发作。不同品种的猪对猪滑液支原体的敏感性可能有差异。一般仔猪断奶时的定植率很低，10～16 周分离率达到高峰。

二、发病机制

Mhs 从呼吸道黏膜和扁桃体向周围组织扩散，导致系统疾病的条件目前不完全清楚。异常的刺激或环境突然改变可引起扁桃体内病原体大量增殖并进入血液，形成菌血症，引起关节感染，如关节滑膜囊炎，表现为炎性渗出及绒毛肥大。Mhs 一般对软骨的损害不大，但如果宿主同时患有软骨症，可使关节的炎症变得更为严重。感染关节有的不出现炎症，大多数猪感染 Mhs 后可于几周内康复。多项研究利用静脉注射、鼻腔吸入或直接接触感染 Mhs，受试猪表现出不一样的发病特征，最早可以在感染后两天在血液中检测到 Mhs。跛行和关节炎病变的潜伏期一般为感染 4～10 天，接种或暴露接种的猪 30%～75% 出现疾病。引起组织损伤的毒力因子和致病机制依然未知，虽然不同的菌株被认为具有不同的毒力，但是仍然缺少有力的研究报告。

三、症状和病理变化

在急性期，病猪主要表现为突然性跛行、站立困难，可有多关节受累。站立时身体偏向健康腿侧，站立姿势失衡；严重时站立困难，卧地不起。病猪食欲减退，精神不振，但体温通常变化不大。急性期一般持续 1 周左右，大多数猪痊愈后跛行消失，只有少数感染猪转变成慢性。感染猪群的发病率在 1%～5%，如及时改善饲养管理条件，一般不引起病猪死亡。

急性发病猪的病理变化主要表现为关节及滑膜肿胀、水肿、充血、炎性渗出。滑膜液增多，通常可见浆液纤维素性、血性浆液或混浊的褐色液体。感染关节周围的组织通常发生水肿。亚急性则以滑膜充血、肥厚为主。慢性期滑膜增厚更为明显。在腕关节颅面或跗关节跖肌和外侧面可能出现假性囊肿或胼胝体。镜检观察，滑膜的急性病变以滑膜细胞异常增生以及血管周围可见淋巴细胞、浆细胞和巨噬细胞浸润为特征。随着感染的不断发展，浆细胞和淋巴细胞数量不断增加，偶尔可见淋巴小结的生成和纤维化的发生。

四、诊断

结合流行病学、临床症状和病理变化，可对本病做出初步诊断。10 周龄肥育猪的急性跛行可以疑似 Mhs 感染。副猪嗜血杆菌、猪丹毒丝菌、猪鼻支原体和猪链球菌也会导致同样的症状。非感染性原因也需要加以评估，如干燥性骨软骨炎、营养缺乏/过度以及遗传、创伤、管理、设施设计等，确诊需要显示典型症状和关节病原检测。采样选择急性跛行未用过药物治疗的猪关节和受影响腿关节的关节液和滑膜，同时收集滑膜固定做组织病理学检查。在急性期，从病灶中分离到病原体是该病确诊的关键。由于猪鼻支原体和其他细菌的过度生长，因此该病菌的分离通常较为复杂。PCR技术作为高特异性的病原体检测技术，在很大程度上已经替代病原分离培养，成为猪滑液支原体检测的主要手段。血清学方法在诊断上意义不大。

五、治疗和预防

对 Mhs 感染的预防通常在猪场未列入常规的防控程序，商业化疫苗还没有注册成功，发病猪场通常会使用自体疫苗进行防控，但缺乏效果评价方法。有报道称猪滑液支原体油佐剂灭活疫苗在实验环境下接种猪，可降低免疫猪的关节炎发病率，但在临床上的应用效果还需进一步验证。

恩诺沙星、林可霉素、四环素、泰妙菌素、泰乐菌素对治疗本病有较好的效果。泰乐菌素与皮质甾醇联合使用，效果更佳。以 10mg/kg 体重肌内注射泰乐菌素或林可霉素 3 天，可减轻跛行，提高猪的日增重。有报道病猪在出现跛行后 24h 内用倍他米松治疗，也可以减少病畜群中跛行的发生。因此在发病早期及时进行药物治疗，可以有效降低跛行的发生。

Lauritsen 等于 2017 年报道，在仔猪身上可以检测到母源抗体，并能够提供部分保护。实验性感染猪接种后 66 天，只有 4 只接种动物血清抗体转为阳性。

控制饲养密度、减少转运以及饲养过程中的关节损伤可以减少本病的发生。在易发病年龄猪群的饲料或饮水中添加适量抗生素，如泰妙菌素、金霉素、泰乐菌素和林可霉素，也有助于减少本病的发生。病猪痊愈后可抵抗再次感染。

（张珍珍）

第四节 猪支原体

可引起猪传染性贫血的猪附红细胞体（eperythrozoon suis）因物理特性和 *16S rRNA* 基因序列符合柔膜体纲家族成员特征，现暂命名猪支原体（*Mycoplasma suis*，Ms），更正式的名称应该为猪嗜血支原体（*M. hemosuis*）。它是一种血液营养性支原体，引起猪感染性贫血。Ms 于 1928 年首次在切除脾的免疫缺陷小鼠体内发现，被定名为附红细胞体（*Eperythrozoon*），因其具有立克次体和原虫的特性，故早期国际广泛采用《伯杰氏细菌鉴定手册》（1984 版）的分类，列为立克次体目（Rickettsiales）、无浆体科（Anaplasmataceae）、附红细胞体属（Eperythrozoon）。Ms 宿主范围广泛，包括人、鼠、犬、猪、猫、兔、山羊、马、鸡等动物，为人畜共患病。Ms 寄生于人和动物红细胞表面、血浆和骨髓等部位，也能嵌入到红细胞内部，引起红细胞变形、破裂和溶解，引起专性血液病，以贫血、黄疸、发热等为主要症状。我国于 1981 年由晋希民首次在家兔中发现 Ms，1982 年许耀成在江苏红皮病猪中也发现了 Ms。

一、病原学

Ms 是最小的一类可自我繁殖的多形性原核生物，呈球形、环形、卵圆形、杆状、梨形、哑铃状、星形等多种形态，一般为 0.4～1.5μm，革兰氏染色阴性，瑞氏染色呈天蓝色，吉姆萨染色呈紫红色。Ms 的基因组由一个闭合环状染色体组成，已经公布全基因组序列。瑞士报道的 KI3806 株基因组包含 709 270 个碱基，817 个基因，G+C（%）含量为 31.1%。根据病原外观的不同，病原最初被分为两种：猪附红细胞体（*E. suis*）和小附红细胞体（*E. parvum*），之后它们被确定为同一种病原，是成熟过程中不同阶段的两种表现形式。

二、流行病学

Ms 主要有 5 种传播方式：经吸血昆虫传播（虱、蚤、蚊等）、垂直传播、血液传播（输入污染的血液等）、直接接触传播（动物间相互舔舐、啃咬等）以及间接接触传播（经污染的饲料、血粉等）。其中经吸血昆虫传播被认为是最主要的传播方式，所以 Ms 病主要在炎热多雨以及吸血昆虫大量滋生繁殖的季节（通常在每年 6～9 月，不同地区稍有不同）发生，任何品种和年龄的猪都易感，但仔猪具有较高的发病率和病死率。

目前，美国、南非、印度、巴西、中国等 30 多个国家和地区先后报道过 Ms 的流行。猪感染 Ms 后继发感染和混合感染发病严重，我国在 2003 年约有近百万头猪感染，已成为危害严重的疫病之一。

三、发病机制

Ms 的感染首先引起血细胞比容下降、总红细胞计数减少和血红蛋白浓度的降低，主要原因由于红细胞内存在大量的病原体。红细胞数目的降低可能会促进贫血和胆红素血症的发生。致病机制主要有三方面：Ms 纤丝类结构可以嵌入到红细胞内部，促进 Ms 黏附和侵入红细胞，当它黏附和侵入后可以导致红细胞膜的破坏及外形的变化，并留下很多空洞，进而改变红细胞内外渗透压，导致红细胞衰亡（eryptosis）；红细胞的急剧减少，伴随着血红蛋白降低，携氧能力下降，是机体出现贫血和黄疸的主要原因；此外，Ms 黏附红细胞能诱导氧化应激，从而诱导红斑病。

Ms 还能引起自身免疫病。Ms 寄生在红细胞上会诱导机体产生抗红细胞自身抗体，靶向红细胞抗原的 IgM 和 IgG 自身反应性抗体可导致 II 型超敏反应，导致血管外和血管内溶血，并进一步加剧溶血和血红蛋白下降。IgM 类的冷自身反应性抗体（即 IgM 型冷凝集素）主要在低菌血症的慢性病例中多见。它被认为是猪感染 Ms 后引起贫血的直接原因，可沉积于红细胞表面并引起红细胞凝集，随后造成末梢血液循环周围（例如在耳朵、尾巴以及四肢末端）发绀和坏死。内皮细胞的介导作用是 Ms 发病机制中的一种新途径，除了贫血之外，还可能导致其他临床症状，如凝血、血管血栓形成和出血性素质。在频繁感染的猪群，临床急性暴发的可能性增加，但最终病原菌和猪之间将达到一个动态平衡，其他病原菌、应激反应或者不完善的管理方式能够打破这种平衡导致临床疾病的暴发。因此，在发生感染的猪群有必要建立紧急的管理方法控制疾病的发生。

四、临床症状

Ms 的感染率高达 90% 以上（多为隐性感染），潜伏期 3～20 天，平均 7 天。发病率低者在 15%～20%，高者可达 60%～80%，但发病猪致死率可达 70%～90%。Ms 可感染不同类型的猪，临床通常可分为急性、亚急性和慢性三种类型。

急性型：体温升高到 40℃ 以上，高热稽留；精神不振、食欲减退，贫血、黄疸，全身或下腹出现紫色斑块，指压褪色。有的仔猪皮肤有渗出性黏液（用手触摸发黏），有的病猪发生丘疹性皮炎，有的四肢末端、尾端和耳廓明显发绀或坏死，厌食乃至绝食，卧地不起、肌肉抖动、四肢抽搐、呻吟、嘶叫，病程 1～3 天，迅速死亡，死后出现天然孔流血。母猪急性型除上述表现外，还会出现乳房或外阴部水肿，产奶量减少，母性缺乏或不正常的临床症状。种公猪急性型主要表现食欲废绝、体温升高至 40.8～42℃、精神萎顿。

亚急性型：体温 39.5～42℃，精神沉郁，食欲减退、厌食、废绝、喜卧地、颤抖、尿黄、粪稀继而便带血和混有肠黏膜，可视黏膜贫血，流涎发喘，全身皮肤发红、发紫呈典型的红皮，病程 3～7 天，转归多死亡。

慢性型：病猪体温 39.5℃ 左右，食欲减退，日趋消瘦，毛乱无光，可视黏膜、皮肤苍白贫血、黄染，尿黄，便血。有时出现荨麻疹或病斑型皮肤变态反应（即皮肤有大量瘀斑）。母猪除上述临床症状外，还表现为不发情、返情、发情延迟、久配不孕、受胎率低、流产、死胎，病程较长，通常转归继发感染死亡、不孕或成为僵猪。公猪慢性型表现为性欲减退、精子活力降低。

五、病理变化

由于 Ms 破坏红细胞的特性，眼观可见皮下大面积出现瘀血、出血。剖检病死猪主要表现为血液稀薄，不易凝固；皮下脂肪黄染且皮下组织与肌肉组织间发生胶样浸润，肌肉苍白；全身淋巴结都发生肿大，切面多汁。胸腔、腹腔存在积液；心肌存在出血点，呈针尖大小，心包积液，液体呈淡红色；肺脏发生水肿，有的病猪肺部会出现大面积的出血和瘀血，呈现出大理石花斑样病变，部分病猪表现为胸膜炎，气管、支气管中常有白色泡沫；肝脏肿大呈土黄色，表面存在灰白色的坏死灶；脾大，边缘出现点状出血，质地柔软，肾脏肿大，表面存在出血点，膀胱壁有出血点；肠壁以及肠系膜存在大量出血点。

六、诊断

根据流行病学、临床症状和病理变化可对 Ms 病做初步诊断。实验室诊断包括形态学诊断、血清学诊断和分子生物学诊断。

形态学诊断方法可以直接镜检，也可以通过对血液样本做特殊染色后进行显微镜观察。直接镜检就是制作血涂片，在显微镜下观察红细胞形态。没有感染 Ms 的正常红细胞多呈圆饼状，表明光滑，且均匀分布，相对保持静止不动。感染 Ms 的红细胞会呈现齿轮状、星状、雪花状、刺球状以及多边形等奇怪的形状，且持续滚动、抖动、颤动，并缓慢移动，位置不停变化。传统的染色方法主要有吉姆萨染色法及吖啶橙染色法。张晋强等改良建立了血液吖啶橙染色法，适用于临床快速定性检测。

免疫诊断法包括补体结合试验、荧光抗体试验、间接血凝试验（IHA）和酶联免疫吸附试验（ELISA）。其中 ELISA 法特异性较强，能够明显反映机体的抗体水平。但在急性病例中，因 B 淋巴细胞产生的特异性 IgG 抗体大多结合在 Ms 表面，在血清中的量相对变少，检测值比实际值要低，难以检测出来。

已报道的 PCR 方法有传统 PCR、巢式 PCR、半巢式 PCR 以及实时荧光定量 PCR 检测方法。其中实时荧光定量 PCR 技术比普通 PCR 技术更灵敏。2013 年，高旭等根据 Ms 的 16S rRNA 序列的保守区，建立了 Ms 的 TaqMan 荧光定量 PCR 检测方法，灵敏度高，在每微升不少于 30 拷贝的模板时就能检测到，在 $1×10^1～1×10^7$ 拷贝/μl 范围内具有良好的线性关系。

七、治疗与预防

目前有多种药物可以治疗 Ms，但由于 Ms 可在骨髓中繁殖，多数药物不能彻底杀灭病原，只要停药，就会复发，真正有特效并能将虫体完全杀灭的药物还没有。应激反应时给予土霉素或感染猪群用土霉素治疗可能阻止急性疾病的发生。现在应用较多的药物还有贝尼尔、四环素类抗生素、小檗碱等。病猪按 8～10mg/kg 体重使用三氮脒（血虫净），添加适量的生理盐水配制成 5% 药液后进行深部肌内注射，每天 1 次，连续使用 2～3 天。四环素类药粉剂可以拌料口服，个体病猪用针剂按每 10kg 体重肌内注射 1ml，每天 1 次，连续使用 3～5 天。支持疗法和应用含铁注射剂（200mg 含铁葡聚糖/每头猪）有利于疾病的恢复，并能降低死亡率。由于 Ms 常伴有混合感染和继发感染，对其治疗时同时采取其他对症治疗才能有好的疗效。

目前没有 Ms 的商品化疫苗，也没有其他阻断场内传播的方法。阻止病原的扩散和预防再感染是控制感染状态的关键，必须尽量减少针头传播。如果猪群是阴性群，新引入猪也必须是 Ms 阴性。在流行季节，可添加多西环素或土霉素等药物进行预防给药。

（华利忠）

第五节　其他支原体感染

猪的其他支原体通常是非致病的，也可以在其他动物和各种植物中发现。絮状支原体（*M. flocculare*）最早由 Friis 在丹麦从猪的呼吸道内分离获得，并将其定为一个新的支原体种。絮状支原体对营养条件要求非常苛刻，产酸慢，很难在琼脂上生长并形成菌落。分离培养时，可使用猪肺炎支原体培养基，但它的生长速度比猪肺炎支原体更慢。在抗原和基因上较难以区分，它们大致共享 78% 的编码 DNA 序列和大于 90% 的预测表面蛋白，目前已开发出区分絮状支原体和猪肺炎支原体的 PCR 方法。

猪腹支原体（*M. sualvi*）是从猪的直肠、结肠、小肠和阴道分离出来的，其生物化学特性与腹支原体相似，对猪不致病。

粒状无胆甾原体（*Acholeplasma granularum*）可经常从猪的鼻腔、有炎症的肺脏和母猪产后发炎的乳房及粪便中分离到。开始曾怀疑它是引起关节炎的病原体，有学者用粒状无胆甾原体经呼吸道感染小猪后并不引起小猪致病，甚至鼻内接种幼猪 7～14 天后，也无法分离出该微生物。

从母猪阴道、子宫、产后发炎的乳房和有炎症的病肺及咽分泌物中可以分离到莱氏无胆甾原体（*A. laidlawii*），致病性尚存在争议。猪的泌尿生殖道支原体感染报道较少，其他被分离的支原体还有 *M. hyopharyngis*、*M. arginini*、*M. bovigenitalium*、*M. buccale*、*M. gallinarum*、*M. iners*、*M. mycoides* 和 *M. salivarium* 等，均无致病性的报道。

（郝　飞）

参 考 文 献

1. Jeffrey J Z, Locke A K, Alejandro R, et al. Diseases of Swine. 11th ed. Hoboken, NJ: Wiley-Blackwell, 2019.

2. Xiong Q, Wang J, Ji Y, et al. The functions of the variable lipoprotein family of *Mycoplasma hyorhinis* in adherence to host cells. Vet Microbiol, 2016, 186: 82-89.

3. Xiong Q, Zhang B, Wang J, et al. Characterization of the role in adherence of *Mycoplasma hyorhinis* variable lipoproteins containing different repeat unit copy numbers. Vet Microbiol, 2016, 197: 39-46.

4. Wang J, Li Y, Yu Y, et al. Glyceraldehyde-3-phosphate dehydrogenase (GAPDH) moonlights as an adhesin in Mycoplasma hyorhinis adhesion to epithelial cells as well as a plasminogen receptor mediating extracellular matrix degradation. Vet Res, 2021, 52: 80.

5. Li Y, Wang J, Liu B, et al. DnaK functions as a moonlighting protein on the surface of Mycoplasma hyorhinis cells. Front Microbiol, 2022, 13: 842058.

6. Martinson B, Minion F C, Jordan D. Development and optimization of a cell-associated challenge model for *Mycoplasma hyorhinis* in 7-week-old cesarean-derived, colostrum-deprived pigs. Can J Vet Res, 2018, 82 (1): 12-23.

7. Martinson B, Minion F C, Kroll J, et al. Age susceptibility of caesarian derived colostrum deprived pigs to *Mycoplasma hyorhinis* challenge. Vet Microbiol, 2017, 210: 147-152.

8. Pieters M, Daniels J, Rovira A. Comparison of sample types and diagnostic methods for in vivo detection of *Mycoplasma hyopneumoniae* during early stages of infection. Vet Microbiol, 2017, 203: 103-109.

9. 王佳, 熊祺琰, 华利忠. 猪鼻支原体血清抗体间接 ELISA 检测方法的建立. 畜牧兽医学报, 2017, 48 (10): 1932-1938.

10. Bai Y, Gan Y, Hua L Z, et al. Application of a sIgA-ELISA method for differentiation of *Mycoplasma hyopneumoniae* infected from vaccinated pigs. Vet Microbiol, 2018, 223: 86-92.

11. Bumgardner E A, Bey R F, Lawrence P K. A p37-based ELISA used to monitor anti-*Mycoplasma hyorhinis* IgG in serum from pigs immunized with inactivated *M. hyorhinis* vaccines. J Vet Diagn Invest, 2018, 30 (5): 755-759.

12. Lee J A, Hwang M A, Han J H, et al. Reduction of mycoplasmal lesions and clinical signs by vaccination against *Mycoplasma hyorhinis*. Vet Immunol Immunopathol, 2018, 196: 14-17.

13. Liu X, Rong Z, Shou C. *Mycoplasma hyorhinis* infection promotes gastric cancer cell motility via β-catenin signaling. Cancer Med, 2019, 8 (11): 5301-5312.

14. Lauritsen K T, Hagedorn-Olsen T, Jungersen G, et al. Transfer of maternal immunity to piglets is involved in early protection against *Mycoplasma hyosynoviae* infection. Vet Immunol Immunopathol, 2017, 183: 22-30.

15. Gomes Neto J C, Bower L, Erickson B Z, et al. Quantitative real-time polymerase chain reaction for detecting of *Mycoplasma hyosynoviae* and *Mycoplasma hyorhinis* in pen-based oral, tonsillar and nasal fluids. J Vet Sci, 2015, 16: 195-201.

16. Feng, Z X, Bai, Y, Yao, J T, et al. Use of serological and mucosal immune responses to *Mycoplasma hyopneumoniae* antigens P97R1, P46 and P36 in the diagnosis of infection. Vet J, 2014, 202: 128-133.

17. Bai, F, Ni, B, Liu, M, et al. *Mycoplasma hyopneumoniae*-derived lipid-associated membrane proteins induce inflammation and apoptosis in porcine peripheral blood mononuclear cells in vitro. Veterinary microbiology, 2015, 175: 58-67.

18. Maes D, Sibila M, Kuhnert P, et al. Update on *Mycoplasma hyopneumoniae* infections in pigs: Knowledge gaps for improved disease control. Transbound Emerg Dis, 2018, 65: Suppl 1110-124.

19. Chernov V M, Mouzykantov A A, Baranova N B, et al. Extracellular membrane vesicles secreted by mycoplasma *Acholeplasma laidlawii* PG8 are enriched in virulence proteins. J Proteomics, 2014, 110: 117-128.

第二十三章
家禽的支原体病

禽类支原体病最早被称为火鸡流行性肺炎。Nelson 首先从感冒的鸡中分离到一种与鸡上呼吸道疾病有关的球杆型微生物,单独或与鸡嗜血杆菌并发感染,能在鸡胚、培养的细胞和无细胞培养基中生长。Hirilk 和 Eaton 从鸡胚中分离到类胸膜肺炎微生物(pleuropneumonia-like organisms,PPLO)。Markhum 和 Wong 证实,引起慢性呼吸道疾病(chronic respiratory disease,CRD)和火鸡传染性窦炎的病原体都能在 PPLO 肉汤中生长繁殖,而且上述两种微生物均与 PPLO 类似,Chu 认为可能有几种不同类型的病原微生物协同致病。1961年,正式将此病称为禽类类胸膜肺炎微生物呼吸道病,又称慢性呼吸道病。

禽类支原体广泛寄生于家禽的呼吸道、泄殖腔、消化道、输卵管黏膜和关节囊中,大多没有致病性。1967 年,Dierks 根据凝血反应将以禽类为宿主的支原体分为 A~S19 个血清型,现已被种名代替。原先禽类支原体共有 28 种,其中支原体属24 种,无胆甾原体 3 种,脲原体 1 种,其生化特性、易感动物以及致病性详见表 23-1。目前新种属的禽支原体持续被发现,拓宽了人们对禽支原体的认识。

根据病原性差异,禽类支原体可分为致病性、条件致病性和无致病性三组。其中,致病性禽类支原体主要有三种:鸡毒支原体(*M. gallisepticum*,MG)、滑液支原体(*M. synoviae*,MS)和火鸡支原体(*M. meleagridis*),现已将这三种致病菌种以 A、S、H 血清型单独列出。鸡毒支原体是造成经济损失最严重的禽病原性支原体,其导致鸡、火鸡和其他禽类呼吸道病和产蛋下降;滑液支原体感染导致鸡、火鸡和其他禽类全身性的损伤,引起气囊炎和上呼吸道疾病,以及关节炎和传染性滑膜炎的发生,且能降低产蛋鸡群的产蛋量和产蛋品质(蛋壳尖端缺陷);火鸡支原体专性感染火鸡,而不感染其他禽类,导致青年火鸡呼吸道疾病,并与生长迟缓,羽毛蓬乱和腿疾有关。此外,衣阿华支原体(*M. iowae*)和模仿支原体(*M. imitans*)对鸡和火鸡也有轻度致病力。其中,模仿支原体与鸡毒支原体在发酵葡萄糖、降解四氮唑、对红细胞的吸附性及血凝等方面特性相似。在血清学鉴定中,模仿支原体除了与鸡毒支原体有交叉反应以外,与其他任何支原体都没有交叉。条件致病性支原体有:鸡支原体、鸭支原体、莱氏无胆甾原体、模仿支原体、脲原体和鹅支原体。其余大多为无致病性支原体。

禽类支原体主要感染家禽和野禽。鸡毒支原体已从野鸡、红腿鸡、孔雀、鹌鹑、环颈雉、鹧鸪、鹌鹑、鸵鸟、鸽等 30 余种禽体中检出;滑液支原体从珍珠鸡中分离出,鸡支原体从黑头鸥中分离到,鸭支原体从水鸭、斑背潜鸭及动物园的鸟类中分离出,鸽支原体、鸽口支原体和鸽鼻支原体仅从鸽体内分离到,模仿支原体从鸭、鹅以及鹧鸪中分离到,海鸥鼻支原体(*M. phocarhnis*)和海鸥脑支原体从海鸥中分离到,泄殖腔支原体(*M. anseris*)从火鸡泄殖腔分离到。

鸡毒支原体和滑液支原体是危害最为严重的两种致病性支原体,可感染家禽和野禽,造成重大经济损失。其中,在已知的 23 种感染鸟类的支原体中,鸡毒支原体是最为重要的。Dhondt AA 等调查了 1 941 只鸟(涉及 53 个种类)中鸡毒支原体的感染情况,结果其中的 27 个物种检测结果呈阳性。Michiels T 等调查了比利时市售家禽(5 220 只蛋鸡,1 224 只肉鸡和 1 020 只肉用火鸡)、赛鸽(56只)和野鸟(890 只)中鸡毒支原体和滑液支原体的流行情况,发现鸡毒支原体主要感染家禽,同时发现 1 只木鸽、2 只苍鹭、1 只绿头鸭和 1 只欧亚喜鹊

表 23-1 禽类支原体的种类和主要特征

名称	模式株	(G+C)/%	A	B	C	D	E	F	G	H	I	J	易感动物及发病部位	致病性	分离者,分离时间
鸭支原体 (M. anatis)	1340[T]		+	+	+	−	−	+	+	−	−	−	鸭气囊、鼻窦	鸭窦炎	Roberts, 1964
鹅支原体 (M. anseris)	1219[T]	25	+	+	−	+	−	−	−	−	−	−	鹅阴茎	不明	Janet, 1988
鹰支原体 (M. buteonis)	Bb/T2g[T]	27.0	+	+	+	−	−	−	−	−	−	−	鹰气管	不明	Poveda, 1994
泄殖腔支原体 (M. cloacale)	383[T]	26	+	+	−	+	−	−	−	−	−	−	火鸡泄殖腔	不明	Janet, 1984
鸽鼻支原体 (M. columbinasale)	694[T]	32	+	+	−	+	−	+	−	−	−	−	鸽鼻甲骨	不明	Jordan, 1982
鸽支原体 (M. columbinum)	MMP-1[T]		+	+	−	+	−	+/−	−	−	−	−	鸽气管	不明	Shimizu, 1978
鸽口支原体 M(. columborale)	MMP-4[T]		+	+	−	−	−	−	−	−	−	−	鸽鼻咽部	不明	Shimizu, 1978
黑秃鹫支原体 (M. corogypsi)	BV1[T]	28	+	+	−	−	−	−	−	−	−	−	黑秃鹫脚趾	不明	Panangala, 1993
猎鹰支原体 (M. falconis)	H/T1[T]	27.5	+	+	−	+	−	−	−	−	−	−	猎鹰气管及窦	不明	Poveda, 1994
家禽支原体 (M. gallinaceum)	DD[T]	28	+	+	−	−	−	−	−	−	−	−	鸡气管	不明	Jordan, 1982
鸡支原体 (M. gallinarum)	PG16[T]	27.0～28.0	+	+	−	+	−	+	−	−	−	−	家禽上呼吸道	致死鸡胚、致鹅病	Freundt, 1955
鸡毒支原体 (M. gallisepticum)	PG31[T]	32.0～35.5	+	+	+	−	−	−	−	−	−	−	鸡呼吸道	致鸡、火鸡病	Edward, 1960
吐绶鸡支原体 (M. gallopavonis)	WR1[T]	27	+	+	+	−	−	−	−	−	−	−	火鸡气囊	不致病	Jordan, 1982
嗜糖支原体 (M. glycophilum)	486[T]	27.5	+	+	−	−	−	−	−	−	−	−	雏鸡呼吸道、泄殖腔	鸡胚死亡、孵化率降低	Margaret, 1984
兀鹰支原体 (M. gypis)	B1/T1[T]	27.1	+	+	−	+	−	+	+	−	−	−	兀鹰气管	不明	Poveda, 1994
模仿支原体 (M. imitans)	4229[T]	31.9	+	+	+	−	−	−	−	−	−	−	患有呼吸道疾病的鸭鼻甲骨	禽呼吸道病及死胚	Bradbury, 1993
惰性支原体 (M. iners)	PG30[T]	29.0～29.5	+	+	−	−	−	−	−	−	−	−	鸡、火鸡呼吸道	致关节病变	Edward, 1960
衣阿华支原体 (M. iowae)	695[T]	25	+	+	+	+	−	−	−	−	−	−	死于壳中的死胚	不明	Jordan, 1982
产脂支原体 (M. lipofaciens)	R171[T]	24.5	+	+	+	+	−	+	−	−	−	−	鸡呼吸道	不明	Janet, 1983
火鸡支原体 (M.meleagridis)	17529[T]	28.0～28.5	+	+	−	−	−	−	+	−	−	−	火鸡呼吸道和泌尿生殖道	火鸡气囊炎	Yamamoto, 1965

续表

名称	模式株	(G+C)/%	A	B	C	D	E	F	G	H	I	J	易感动物及发病部位	致病性	分离者,分离时间
海鸥脑支原体 (*M. phocacerebrale*)	1049^T	25.9	+	+	−	+	−	+	−	+	−	−	海鸥呼吸道、肺、心脏、大脑	不明	Giebel, Meier, 1991
海鸥鼻支原体 (*M. phocarhinis*)	852^T	26.5	+	+	−	−	−	+	+	−	−	−	海鸥鼻、咽喉、气管、肺、心脏	不明	Giebel, 1991
雏鸡支原体 (*M. pullorum*)	CCK^T	29	+	+	+	−	−	−	−	−	−	−	鸡气管	不明	Jordan 等, 1982
滑液支原体 (*M. synoviae*)	WVU1853^T	34.0	+	+	+	−	−	+	−	−	−	−	雏鸡呼吸道	雏鸡、火鸡关节膜炎	Olson, Kerr, 1964
鸡口脲原体 (*U. gallorale*)	D6-1^T		+	+	−	−	+			−	−		鸡咽喉	不明	Koshimizu, 1987
乏黄无胆甾原体 (*A. choleplasma axanthum*)	S-743^T	29.5	−	−	+	−	−	−	−	+	+	−	鹅胚中及鸭泄殖腔、眼	对鹅胚、鸡胚及鸭致病	Tully, Razin, 1970
马胎无胆甾原体 (*A.equifetale*)	C112^T		−	−	+	−	−	−	−	+	+	−	肉鸡气管、泄殖腔	不明	Kirchhoff, 1974
莱氏无胆甾原体 (*A.laidlawii*)	PG8^T	32.9	−	−	+	−	−	−	−	+	+	+	鸡、鹅眶下窦、气囊	可致死鹅胚，对鸡可疑	Edward, 1970
游隼支原体 (*M. hafezii* sp.nov)	M26^T		+		+	−							气管	不明	Ziegler, 2019
椋鸟支原体 (*M. sturni Pleomorphic*)	UCMF^T	31	+		+	−	−						结膜	结膜炎	Forsyth, 1996

注：A.胆固醇需求性；B.毛地黄皂苷敏感性；C.水解葡萄糖；D.水解精氨酸；E.水解尿素；F.膜斑形成试验；G.磷酸酯酶活性；H：分解七叶苷；I：分解杨梅苷；J：酪蛋白消化；T：ATCC模式菌株

也被该菌感染；滑液支原体除在肉鸡中普遍感染外，1只小嘴乌鸦、3只木鸽和12只家养麻雀中也发现了该菌的感染。

鸡毒支原体、滑液支原体和火鸡支原体都具有一个共同的特性，即能凝集鸡或火鸡的红细胞。因此血凝、血凝抑制试验成为此前检测这三种禽致病性支原体的实验室检测常用方法。现在临床诊断禽支原体常用的方法主要有病原的分离与鉴定、血清学以及分子生物学诊断。鸡毒支原体分离鉴定一般采用改良的 Frey 培养基，但分离效果受到培养基中猪血清的影响较大，高质量的培养基可有效提高该菌的分离率。滑液支原体的分离采用肉汤培养基即可，可以从关节液、滑膜、气囊膜、气管、肝脏、肺脏等器官中分离。血清学检测方法是临床诊断支原体感染应用较广泛的方法，由于操作相对简单，更适合于群体的疾病监测。目前禽支原体检测的血清学方法有平板凝集试验（SPA）、血凝抑制试验（HI）、ELISA、间接免疫荧光试验（IFA）和琼脂免疫扩散试验（AGP）。分子生物学诊断方法有 PCR、核酸探针法、SDS-PAGE、环介导等温扩增（LAMP）、表面增强拉曼光谱分析法（SERS）等。其中，多重 PCR 和多重荧光定量 PCR 已广泛应用于临床病例中各支原体的鉴别诊断，敏感性和特异性均较血清学方法高。近几年，还建立了鸡毒支原体的多位点序列分型方法（multilocus sequence typing，MLST），也可以用于流行病学调查和疫苗株及野毒株的鉴别诊断。除此之外，Baudler L 评估了电离飞行时间质谱（matrix assisted laser desorption/ionization-time of flight mass spectrometry，MALDI-TOF MS）技术在物种水平上鉴定禽支原体的适用性,发现 MALDI-TOF-MS 是一种鉴定禽支原体的可靠方法。

(华利忠 李 敏)

第一节 鸡毒支原体感染

鸡毒支原体(*M. gallisepticum*, MG)感染又称为鸡慢性呼吸道疾病(chronic respiratory disease, CRD),在火鸡则称为传染性窦炎,是由鸡毒支原体引起的一类疾病。临床上以呼吸症状为主,表现为咳嗽、流涕、流眼泪,严重时呼吸困难或张口呼吸,可清楚地听到湿啰音。病程长,发展慢,剖检可见到鼻道、气管卡他性渗出物和严重的气囊炎。原发性死亡率较低,但发病率较高,几乎100%的鸡场都有该病的发生,鸡群最高感染率达83.4%,可造成幼雏的淘汰率上升和成年母鸡的产蛋率下降,是导致养鸡业严重经济损失的疾病之一。1943 年,Delaplane 等人首次从鸡群中分离出该病原体。1952 年,美国农业部成立调查委员会专门对该病进行了调查,经过 10 年的工作,于1962 年正式确定该病为由鸡毒支原体引起的慢性呼吸道病。1956 年,日本与美国联合成立家禽支原体研究分会,对该病进行了较为广泛深入的调查研究。19 世纪 60 年代,欧洲各国相继开展对该病的研究,我国也于同期进行,目前已取得令人瞩目的进展。

一、病原学

鸡毒支原体革兰氏染色呈弱阴性,吉姆萨、瑞士染色着色良好。菌体直径 $0.25\sim0.5\mu m$,能通过 $0.45\mu m$ 滤器,显微镜下呈现球形、短杆状、丝状、螺旋状和环状等多种形态。该菌基因组简单,生物合成能力有限,对培养基的营养要求苛刻,需要含有胆固醇、必需氨基酸和核苷酸前体,因此,在培养基中需要添加 $10\%\sim20\%$ 的动物(马或猪)血清。除此之外,鸡毒支原体生长最适 pH 为 $7.6\sim7.8$,过酸或过碱都会导致其死亡。将鸡毒支原体接种在含酚红的液体培养基中,静置培养 $24\sim48h$便能使 pH 降到 7.0 以下,培养液变黄,呈轻度混浊;利用固体培养基培养时,通常需要在 37℃含有 5% CO_2 的培养箱中进行,$3\sim7$ 天后,可见针尖大小的细小菌落,镜下观察可见到边缘光滑、半透明的"露滴样"或"煎蛋样"菌落,直径在 $0.2\sim0.3nm$之间。初次从动物体内分离到的菌落常见不到中间致密的似"脐"部分,多次传代稳定后便可出现。

鸡毒支原体为需氧或兼性厌氧型微生物,对理化因素抵抗力弱,一般消毒药物均能迅速将其杀死。在 45℃处理 $12\sim14h$ 或 50℃处理 20 分钟即可将其灭活,沸水中可立刻杀死,阳光直射可使其丧失活力。该菌在 20℃的鸡粪内可存活 $1\sim3$ 天,在 37℃卵黄内可存活 18 周。液体培养物在20℃保存不超过 1 周,4℃保存不超过 1 个月,在-30℃中可保存 $1\sim2$ 年,冻干菌种可在 -75℃条件下保存 20 年。

生化特性方面,鸡毒支原体能发酵葡萄糖和麦芽糖,不发酵乳糖、水杨苷或卫茅醇,不水解精氨酸、尿素,不具有磷酸酶活性,可还原四唑蓝和四氮唑,能吸附鸡、火鸡和仓鼠等动物红细胞,溶解绵羊、马红细胞,凝集禽类红细胞,在平板上能与血凝阳性株的抗血清发生凝集。

鸡毒支原体不同分离株的致病力存在较大差异。通常情况下,临床分离株的毒力较实验室人工培养基传代株的毒力强。在人工培养基中传代到一定次数,菌株的毒力明显减弱,而将毒力减弱株经过鸡体传代可使毒力增强。鸡新城疫病毒或传染性支气管炎病毒与鸡毒支原体同时感染鸡或鸡胚,均能增加鸡毒支原体的繁殖滴度和致病作用。

二、基因组特征

研究表明,不同地域的鸡毒支原体分离株的基因组有显著差别,不同分离株之间的表面膜蛋白具有很大差异,特别是可变表面脂蛋白差异较大,这些差异与其致病性也密切相关。鸡毒支原体 R_{low} 株基因组于 2003 年被成功测定,并被详细解析。该菌株基因全长 996 422bp,G+C(%)含量为 31%,约含 742 个独立编码区(CDS),占全基因组长度的 91%。469 个 CDS 功能已被确定,尚有 150 个保守的假定蛋白和 123 个假定蛋白未被确定功能。编码区的平均长度为 1 206nt($108\sim5$ 928nt),CDS 的平均 G+C(%)含量在 32%($17\%\sim45\%$)。33 个对应着所有密码子的 tRNA 基因被确定。另外,基因组中包含一个仅识别 UAA和 UAG 密码子作为翻译终止密码的多肽释放因子（polypeptide release factor，prfA），以及含两个拷贝的 rRNA 基因如 16S、23S、5S 基因及其操纵子等，另外还有 5 种与细胞黏附相关的蛋白：GapA、CrmA、CrmB、CrmC 和 MGA_1117 基因表达产物。下面对一些重要的蛋白成分作简要介绍：

（一）膜相关蛋白

在鸡毒支原体中，实验证实为膜表面蛋白的有 *VlhA* 基因家族蛋白、MGC2、OsmC 样蛋白 MG1142、MGA_0676 等。此外，一些糖酵解相关的酶类被证实不仅位于鸡毒支原体的胞质中，也分布于膜表面，具有黏附宿主细胞的功能。这些蛋白包括烯醇化酶（Eno）、磷酸丙糖异构酶（TPI）、丙酮酸激酶和丙酮酸脱氢酶 α 和 β 亚基（PDHA 和 PDHB）等。

通过跨膜区预测，在鸡毒支原体 R_{low} 株中，有 149 种蛋白含多个跨膜区域，其中有 18 种蛋白含有 10 个以上的跨膜区，这些蛋白包括：氨基酸转运相关的 PotE、磷酸转运相关的 Pts 和蛋白转运相关的 SecY，还有 5 种保守的假定蛋白和 2 个鸡毒支原体独有的假定蛋白。另一家族包括属于 ABC 转运蛋白超家族的 24 种 ATP 结合蛋白，这一家族负责近 1/3 生物分子的转运。

在鸡毒支原体中发现了负责膜蛋白分泌和转运的不同组分。其中 Sec 途径组分包括：SecA（MGA_670）、SecE（MGA_0474）、SecY（MGA_0740）、YidC（MGA_0631）、触发因子（Tig，MGA_1297）和 DnaK（MGA_0279）；参与信号识别途径组分包括 FtsY（MGA_0919）和 Ffh（MGA_1143）。尽管与大肠埃希菌的分泌系统相比，鸡毒支原体的 Sec 途径并不完整，但其与 Mushegian 和 Koonin 提出的最小的分泌和转运蛋白组分是相一致的。鸡毒支原体中含信号肽裂解酶 I（LepB、SPase I、MGA_1091），目前发现该酶也存在于肺支原体中。前脂蛋白信号肽裂解酶（LspA、SPaseⅡ）在所有支原体中均存在。

（二）转座酶

鸡毒支原体中发现了 12 种假定的转座酶，其中 10 种与其他细菌同源，2 种（MGA_1109、MGA_1329）仅与丝状支原体丝状亚种（*M. mycoides* subsp. *Mycoides*）和猪肺炎支原体（*M. hyopneumoniae*）同源，这些转座酶与破坏或重排邻近基因相关。在 *vlhA* Ⅰ 簇中也发现了重排现

象。现已证实，鸡毒支原体可以发生基因同源重组，改变其基因组结构特征，导致变异。Mahainis 等在肺炎支原体与无胆甾原体中检测发现了重组的转化子，从而最早证实了支原体可以发生同源重组。随后的研究发现很多其他支原体均存在这一特性，比如枸橼酸螺原体、人型支原体和丝状支原体等。在鸡毒支原体中，RecA 蛋白参与其同源重组过程。目前，有关鸡毒支原体重组的研究工作开展得还不多，Tn 916 和 Tn 4001 是极少数可以用于鸡毒支原体基因重组操作的转座子。通过这些基因的转座和定点缺失，研究者发现细胞黏附素基因 *gapA* 和辅助成分 *crmA* 是鸡毒支原体必需基因，对该菌的黏附和毒力影响很大，但缺失这些成分的鸡毒支原体仍然可以存活和生长。而 826 521～828 275bp 之间编码表面脂蛋白 p47 的假定 ORF 则为非必需基因。这些研究结果均为深入研究鸡毒支原体的致病机制奠定了坚实的基础。

（三）毒力相关蛋白

在 R_{low} 株中，基于蛋白基序分析预测到多种潜在的毒力相关蛋白。共预测到了 20 种蛋白酶，其中有 9 个含 1～5 个跨膜区，其中 3 种是锌离子蛋白酶；3 种核酸酶和 1 种脂酶样蛋白（含 GDSL 基序）含 1～4 个跨膜区。发现了 133 个含假定凝集素结合域的膜相关蛋白，其中 51 个是脂蛋白、34 个属于 VlhA 家族，说明在鸡毒支原体中有大量的膜相关蛋白能结合糖类，这将有利于鸡毒支原体对宿主营养成分的吸收或黏附宿主细胞；两种蛋白（MGA_0090、MGA_0091）是磷脂结合蛋白。此外，有 4 种膜蛋白含有溶氧素基序（PROSITE PS00274），包括 GapA（MGA_0934）、MGA_0226、MGA_1162 和 VlhA5.04（MGA_1243）。MGA_0313 和 MGA_0931 含与葡萄球菌 / 链球菌致热外毒素相似的基序。还鉴定了大量热休克蛋白，如 GroEL（MGA_0152）、GroES（MGA_0153）、Clp（MGA_0178）、DnaK（MGA_0279）、GrpE（MGA_1232）和 7 种 DnaJ 类蛋白（MGA_0617、MGA_0877、MGA_0885、MGA_1131、MGA_1135、MGA_1228、MGA_1324）。而肺炎支原体或生殖支原体仅含 3 种热休克蛋白。可见，鸡毒支原体的热休克蛋白比其他支原体要多得多。随着对这些蛋白的深入研究，我们将会了解更多

的鸡毒支原体毒力相关蛋白。

2015 年，Merav 等通过体内诱导抗原技术（IVIAT）筛选鸡毒支原体 R_{low} 株在体内感染过程中优先表达的免疫原蛋白，最后鉴定到了 13 种体内诱导蛋白，包括先前报道的毒力因子（GapA、PlpA、Hlp3、VlhA 1.07 和 VlhA 4.01），还包括转运蛋白（PotE、MGA_0241 和 0654）、翻译蛋白（L2、L23 和 ValS）、伴侣蛋白 GroEL 和功能未知的蛋白（MGA_0042），推测这些蛋白与鸡毒支原体在宿主鸡体内的感染相关。目前，已确定了一些与毒力相关的成分，如编码黏附素的 GapA 及 CrmA、二氢硫辛酰胺脱氢酶（lpd 基因编码）、ABC 糖转运通透酶 MalF、ABC 糖转运蛋白 OppD1、两个肽酶（MGA_1102 and MGA_1079）及一个膜蛋白（MGA_0588），此外还有细胞毒性核酸酶 MGA_0676、鸡毒支原体特异脂蛋白 MslA（MG_0674 基因编码）和热休克蛋白 GroEL 等。

（四）调节蛋白

鸡毒支原体基因组中不含任何典型的细菌调节系统，但存在可以结合 DNA 的螺旋 - 转角 - 螺旋（helix-turn-helix，HTH）基序，可能是假定的基因调节蛋白。其中有 21 种蛋白含 HTH 基序，与 AraC（PS00041）、LysR（PS00044）、GntR（PS00043）和 LuxR（PS00622）相似。MGA_1295 蛋白，与具有铁 / 锌吸收的 Fur 类调节蛋白具有同源性。两种多次跨膜蛋白 MGA_1037 和 MGA-0337 与化学感受器相关。与 PROSITE sigma 54 相互作用域（PS00675）相似的基序存在于几种蛋白质中，包括两种不同 ABC 转运体系统的组成部分 PhnL 和 HatB（分别是 MGA_0655 和 MGA_1018）、重组酶 UvrC（MGA_1269）、寡肽 / 二肽吸收转运子 OppF（MGA_0218、MGA_0230）、鸟苷酸激酶 Gmk（MGA_0462）和预测的丝氨酸激酶 HprK（MGA_0599）。

（五）vlhA 多基因家族

鸡毒支原体感染的第一步，是对禽类呼吸道组织和细胞的黏附作用，即借助其膜表面的黏附素（protein of MG adhesion，pMGA）/ 血凝素系统吸附到宿主细胞表面。该系统由多基因家族编码，在某一特定的环境下仅有一个基因表达，即表现一种表型，随着宿主体内相应抗体的产生，又会发生表型转换。为了更贴切地表示该多基因家族，现多采用可变脂蛋白血凝素（variable lipoprotein and haemagglutinin，VlhA）来描述，而不再使用 pMGA。

研究 VlhA 的分子作用机制，有助于了解鸡毒支原体致病机制和由此引发的逃避宿主免疫监视作用。在过去，人们把重点一直放在研究人肺炎支原体和生殖道支原体的黏附素上，直到 1985 年才有研究者关注鸡毒支原体的黏附素。Markham 等发现 VlhA 蛋白的单抗抑制鸡毒支原体 S6 株对鸡红细胞的黏附作用，指出 VlhA 蛋白在鸡毒支原体黏附鸡红细胞中起重要作用，并发现 VlhA 蛋白氨基酸末端序列有 17 个氨基酸残基与肺炎支原体黏附蛋白 P1 以及 GenBank、Swiss-Prot、EMBL 数据库中其他所有蛋白质均不一致。对多株鸡毒支原体的 VlhA 多基因家族的估算表明，这是一个庞大的家族，基因组中的拷贝数在 32～70 之间，是原核生物中仅次于 tRNA 的第二大家族。这些基因是作为一个单一的多顺反子 mRNA 一起转录的。

虽然编码 VlhA 蛋白的基因有多个，如 R_{low} 株中含 43 个拷贝，但每次感染过程中只表达其中一个 vlhA 基因，且所有已知的 vlhA 基因上游序列中均存在一段三联体重复基序，缩写为（GAA）n，n 的数值在 10～20 之间。（GAA）n 这一重复序列的存在使超螺旋 DNA 形成一个开放性结构，这可能在转录调控中起重要作用。Liu 等用 RT-PCR 技术研究鸡毒支原体表面抗原 M9（62kDa）时，发现编码 M9 的基因与 S6 株 vlhA 1.1 基因有 96% 是同源的。分析表明，串联重复序列（GAA）n 可能影响 vlhA 基因的表达。Glew MD 等发现 vlhA 基因表达受 5′ 非编码（GAA）n 重复序列的影响，表达的主要条件是位于启动子上游的 GAA 重复数必须为 12。（GAA）n 重复序列长度的不同可能是由 DNA 二级结构所造成的，其促进了 DNA 聚合酶在这一区域停止作用而允许错配，从而导致（GAA）n 长度随着复制扩大或缩短。这对 rRNA 基因转录是必须的。vlhA 启动子位点在（GAA）n 下游，而在（GAA）n 间隔区序列的上游结合了一个转录激活蛋白，当转录激活蛋白与相邻的 RNA 聚合酶正确结合在一起时，才会启动转录。而（GAA）n 长度很易使 vlhA 基因在转录或不转录之间快速转变，这就造成 vlhA 多基因家族的选择性随机表达。只有当 GAA 重复数为 12 时，*vlhA* 基因才被转录，即（GAA）n 基序的数目改变，可在转录水平上对 *vlhA* 不同基因的表达进行 ON/OFF 调控，从而使 VlhA 蛋白发生抗原变异。这严重干扰宿主正常免疫机制的形成，常造成支原体的免疫逃逸现象。

（六）鸡毒支原体 R_{low} 与弱毒株的比较基因组研究

2010 年，Szczepanek SM 等对鸡毒支原体 R_{low} 传代致弱菌株 R_{high} 株和弱毒疫苗株 F 株的全基因组进行了测序。接着，他们通过全基因组序列比对分析及基于微阵列的比较基因组杂交（CGH）分析，对强毒 R_{low} 株和弱毒株（R_{high}、F、ts-11 和 6/85 株）的差异基因进行了比较，力图寻找毒力相关基因。对 R_{low} 株和 R_{high} 株的比较基因组分析表明，它们的基因组之间仅发生了 64 个位点的变化，除了先前在细胞黏附相关蛋白中表征的突变之外，还包括参与糖代谢的编码基因。对 R_{low} 株和弱毒疫苗株 F 株的比较基因组分析发现了许多差异，主要的差异区域为高度多样性的 *vlhA* 表面脂蛋白基因簇，另外与 R 株相比，F 株存在至少 16 个基因的缺失或显著性片段化位点。在这些差异基因中，值得注意的是，弱毒株 F 株缺失 *MGA_1107* 基因，而该基因在强毒株 R_{low} 毒株感染细胞后转录上调明显，可见其与鸡毒支原体感染相关。另有研究表明，*MGA_1107* 基因缺失的鸡毒支原体突变体与野生株鸡毒支原体 R_{low} 株相比，对天然宿主的气管损伤明显减少。此外，对三种市售疫苗株（F、ts-11 和 6/85）的 CGH 分析表明，所有疫苗菌株与 R_{low} 株相比，缺失或有差异的区域仅为 7 个非 *vlhA* 和非 CRISPR 序列。这些结果为鸡毒支原体基因组的变异性和毒力的遗传基础提供了新数据。

三、流行病学与发病机制

鸡毒支原体感染宿主范围广泛，鸡、雏鸡、珍珠鸡、鹌鹑、野鸡、鹧鸪、鸭、鸽、矮脚鸡、鹅、孔雀、雉鸡和莺等 10 多种禽类均可感染鸡毒支原体。但没有证据表明它是人畜共患病。各种年龄的鸡、火鸡都能感染鸡毒支原体，以 1～2 个月龄鸡多见。近年来的研究发现，鸡对鸡毒支原体的抵抗能力随年龄的增长而增强，幼龄鸡易发生流行，成年鸡呈散发性发病。本病无明显季节性，但温度与湿度均对其发病率有较大影响，寒冷潮湿季节发病率较高。环境因素对鸡毒支原体感染的影响很大，通风不畅、饲养条件简陋、养殖密度过大、防寒防暑措施不到位等均容易导致鸡毒支原体暴发性感染。同时，饲料中长期缺乏维生素 A、维生素 C，可引起机体呼吸道黏膜干燥，也会促进鸡毒支原体的生长繁殖。鸡毒支原体主要通过呼吸道排出，经气溶胶传播，也可通过排泄物污染饲料和水源等而机械性传播。据调查，本病在我国的一些大中型鸡场均有不同程度的发生，感染率达 20%～80%，病死率的高低决定于管理条件和有否继发感染，一般达 20%～30%。本病的危害还在于使病鸡生长发育不良，成年鸡的产蛋量减少，饲料的利用率下降。病原体还能通过隐性感染的种鸡经卵传递给后代，这种垂直传播可造成本病代代相传。此外，一些病毒疫苗常采用鸡胚制备，若经卵传播的鸡毒支原体在鸡胚中繁殖，污染疫苗，会给免疫接种鸡带来新的感染。因此，鸡毒支原体是 SPF 鸡群必须清除的病原体。

近年来，新城疫、禽流感和传染性支气管炎病毒感染常与鸡毒支原体感染同时发生，导致死亡率明显增加。当鸡毒支原体在呼吸道内存在时，即使遇到上述病毒弱毒活疫苗气雾免疫接种所引起的正常存在于上呼吸道极轻微的反应，都会造成呼吸道疾病的加重。混合感染的鸡群中，气管中鸡毒支原体分离的时间比单独感染的早得多，其浓度可增加 100～1 000 倍。同时接种新城疫 LaSota 疫苗株时，可使鸡胚尿囊液中的鸡毒支原体浓度提高 11～13 倍，表明新城疫与鸡毒支原体同时感染时，能促进鸡毒支原体在体内的增殖速度。此外，还有传染性喉气管炎病毒、甲型流感病毒、禽腺病毒和呼肠孤病毒等，无论是混合感染还是弱毒疫苗免疫，均对鸡毒支原体感染有不同程度的影响。另据报道，免疫抑制性疾病，如马立克氏病、传染性贫血和鸡传染性法氏囊病等发病的鸡场，病鸡常出现严重的呼吸道疾病，大肠埃希菌往往合并或继发感染，使得病情加重。在目前发现的细菌中，大肠埃希菌与鸡毒支原体的协同致病作用极为显著，当鸡毒支原体单独感染时，鸡群中没有或少有死亡，若同时合并大肠菌感染，则死亡惨重。因此，有效控制鸡毒支原体感染与预防控制其他呼吸道疾病的发生是相辅相成的。

有研究表明，鸡毒支原体含有大量的脂质相关膜蛋白（LAMPs）、热休克蛋白（HSP）等，这些蛋白已被证实具有诱导组织细胞凋亡或炎性损伤的作用。鸡毒支原体通过其表面的黏附因子，如VlhA、GapA、CrmA等黏附到宿主呼吸道上皮细胞，不断生长繁殖的同时释放一些毒性蛋白，如溶血素、神经氨酸酶、血卵磷脂酶、核酸酶、蛋白酶等，造成宿主呼吸道上皮细胞的病理损伤。毕丁仁等通过扫描电镜观察发现气管纤毛上皮细胞脱落是最明显的病变之一。鸡毒支原体感染鸡的呼吸道后，主要破坏其气管和支气管的纤毛，使之部分或者全部脱落，导致排斥气管分泌物和异物的功能部分或全部丧失，使气管黏膜分泌物及呼吸道异物无法向上排出而沉降到细支气管末端及肺泡中，引起部分肺小叶组织细胞发生病变死亡或融合，造成部分区域肺组织肉变、硬变和坏死，使肺脏功能失调，出现呼吸困难。

鸡毒支原体的免疫主要包括细胞免疫和体液免疫两部分。有研究表明，家禽感染鸡毒支原体后，体内可以产生较高水平的抗体，但鸡的免疫力与抗体水平并无相关性。同时，给鸡注射大剂量鸡毒支原体抗体并不能抵抗鸡毒支原体强毒对气囊的攻击，且带有母源抗体的雏鸡对鸡毒支原体强毒仍易感，因此普遍认为鸡毒支原体的免疫机制是以T淋巴细胞介导的细胞免疫为主。Gaunson JE等发现：感染1周时，鸡群黏膜组织出现CD8$^+$TCR$^-$和CD4$^+$TCRαβ$_2$$^+$淋巴细胞，在随后6周内逐渐增加。在感染3～9周时，CD4$^+$TCRαβ$_1$$^+$才出现并持续增加。B淋巴细胞直到感染3周后才出现，此时伴随着气管中鸡毒支原体DNA的含量也增加。因此，CD8$^+$TCR-T淋巴细胞对于预防鸡毒支原体早期感染起到至关重要的作用。而在3～6周时，B淋巴细胞聚集在CD8$^+$T淋巴细胞周围，分泌产生中和性抗体，对阻止鸡毒支原体的传播起到关键作用。因此，对于鸡毒支原体的免疫可以说是细胞免疫和体液免疫共同作用的结果。ALam KM等通过将鸡毒支原体感染MSB1细胞、HD-11细胞和鸡胚，提取这些细胞的RNA和胚体脾脏组织进行细胞因子检测，结果发现：MSB1中IL-8基因表达受到抑制，而HD-1细胞的IL-8和IL-6增加。鸡毒支原体感染的脾脏细胞中巨噬细胞炎性蛋白1β（macrophage inflammatory protein-1β，MIP-1β）的表达量也增加。由于不同细胞中细胞因子的表达水平存在差异，鸡毒支原体的致病性与细胞因子表达的关系还需要进一步的研究才能得到证实。

四、症状和病理变化

人工感染通常在4～12天出现症状，自然感染的周期不确定，影响因素多，如在应激因素诱导下则发病很快，并迅速波及全群。

本病病程持续时间长。感染的鸡群常表现为咳嗽、打喷嚏、气管啰音、流泪等明显呼吸道疾病症状。眼睑肿胀多表现为一侧，有时也可见到两侧肿胀，按压时有轻微的波动感，无热感，有时黏稠的眼分泌物可使上下眼睑黏合，分泌物的水分被吸干后变成干酪样物，压迫眼球使其失明。病鸡食欲减退，被毛粗乱，精神不振；呼吸困难的鸡多伴有翅膀不垂、呆立，雏鸡生长缓慢，病弱雏增加10%以上。蛋鸡多表现为产蛋率下降，蛋壳粗糙，偶见软壳蛋，但这种产蛋率下降通常稳定在一个低的产蛋率水平上，会持续几十天至几个月不发生变化，容易误诊。火鸡感染主要表现为流泪，且泪液中常伴有泡沫样眼分泌物，随之出现明显的窦肿胀，严重时窦肿胀会造成部分或全部眼的封闭；在鼻腔和气管中有黏液性渗出物，病程后期，鼻腔分泌物多变得黏稠，部分鸡眼眶有干酪样渗出物，压迫眼球使其失明。此外，该病还引起特征性的气囊病变。在病情较轻时，感染发病鸡一侧或两侧胸气囊上出现一种露水样的沉着物，不游动，气囊轻度增厚；病情严重时，气囊明显增厚，气囊上常布满灰黄色至黄色的点状、片状或块状干酪样的物质，气囊变浊，部分或全部失去弹性。如果伴有大肠埃希菌继发感染，除气囊炎外，还表现为肝周炎和心包炎。

显微病理检查表明，感染组织黏膜由于单核细胞核浸润、黏液腺的增殖而显著增厚。肺部除发生肺炎和淋巴滤泡变化外，还能见到肉芽肿。电子显微镜观察结果表明，鸡毒支原体强毒接种气管环培养物后对其组织结构的影响较大，纤毛上皮细胞的脱落比细胞纤毛的丢失更为严重。研究结果还表明，鸡毒支原体感染鸡的气管切片中，感染14天后，轻度感染鸡出现气管纤毛残蚀，严重时，上皮细胞纤毛脱落。

五、诊断

鸡毒支原体的临床诊断主要包括鉴别诊断、病原分离鉴定、血清学诊断和分子生物学诊断。

（一）鉴别诊断

鸡毒支原体引起的慢性呼吸道疾病，在临床上与传染性支气管炎、传染性喉气管炎、传染性鼻炎及鸡大肠埃希菌引起的呼吸道疾病有许多相似之处，须注意鉴别诊断。但呼吸道疾病往往是几种病原体混合感染，在临床上鉴别起来比较困难，需要有丰富的临床经验。就其单一某种病来说，可以做如下鉴别诊断：

1. 传染性支气管炎 主要发生在 1 个月龄的雏鸡，但产蛋时也可感染。主要表现为明显的呼吸道症状，发病快、死亡率高，患病鸡气管中常见干酪样栓塞物，产畸形蛋，一般不出现流鼻涕和眼睑肿胀。抗生素治疗无效。

2. 传染性喉气管炎 多发生于成鸡。急性型发病快，呼吸道症状严重，常表现为伸脖、张口呼吸、有时伴有尖叫声、咳嗽、甩头，咳出的痰中混杂着血样黏液，常因呼吸困难而死。在气管，特别是喉头部分，有坏死和出血斑点。死亡率一般为 15% 左右，严重时可高达 60%。这些易与鸡毒支原体病区别。而慢性的传染性喉气管炎则较难鉴别。无眼睑肿胀，不流鼻涕，药物治疗无效，也可作为初步鉴别。

3. 传染性鼻炎 发病快，颜面肿胀明显，触之有热感和波动感，常见绿色下痢，公鸡常可见肉垂水肿，一般 3 周左右症状消失。本病极易与鸡毒支原体混合感染。而鸡毒支原体感染主要表现为慢性过程。

4. 其他需要鉴别的疾病 鸡大肠埃希菌常和传染性支气管炎、新城疫、鸡毒支原体混合感染引起呼吸道症状，严重的大肠埃希菌感染可使发病鸡产生心包炎、气囊炎和肝周炎。以上是从症状和病理变化上作出的初步鉴别诊断，要确诊还必须进行血清学检测，必要时应做病原分离。

（二）病原分离

鸡毒支原体的分离培养相当困难，通常血清学阳性反应的鸡也不一定能分离到病原。一般情况下，在感染的初期和病变比较严重的鸡较易分离到。在野外感染中，有可能是几种支原体或致病株、非致病株同时感染，常常给致病性支原体菌株的分离造成困难。尽管如此，在一些特殊情况下，仍使用分离培养进行确诊。病原分离要求取新鲜病料，采集的主要成分是气管、气囊、肺脏或鼻窦的分泌物，最好用气囊渗出物，也可直接从鼻后裂、公鸡的精液或母鸡的输卵管取样进行分离，病料取出后放入无菌容器中低温保存。将组织病料加无菌 PBS 研磨后用 0.45μm 滤器过滤，将过滤液接种分离培养基进行培养。常用的分离鸡毒支原体的人工培养基有 FM-4 培养基、改良 Frey 氏培养基和 PPLO 培养基，并在培养基中加入 20% 的马血清或猪血清，一般还需加入醋酸铊和青霉素，以抑制杂菌生长。继而根据培养菌落形态、菌体形状、生化特性，结合血清学检测加以确定。该方法工作量大，耗费时间长，并不适合于生产上的快速诊断和监测。

（三）血清学检测

生产上常用血清学方法结合病史和临床症状来诊断鸡毒支原体感染。常用的血清学方法有血清平板凝集试验（SPA）、血凝抑制试验（HI）、ELISA 等。

SPA 主要检测 IgM，其出现时间早，1 周便可检测到，且维持期长，具有快速、简单、敏感、重复性好等优点。但其存在非特异性反应和交叉反应，一些试验表明，采集灭活油乳剂苗（特别是灭活的组织苗）接种后 2～3 周内的血清进行检测时，常出现非特异性的血清平板凝集阳性反应，并可维持数周。同时，鸡毒支原体抗原与滑液支原体血清之间也易出现交叉反应。因此，平板凝集检测通常仅用作群体诊断。

HI 主要检测 IgG，该方法具有特异性好、结果准确的优点，可进一步验证血清平板凝集试验的结果。但其敏感性差，一般需要感染 20 天以后才能检测到，不适用于鸡毒支原体感染的早期诊断。在临床应用时，因为存在抗原要求严格、用量大、敏感性差、操作复杂等缺点，限制了其在生产中的推广使用。

ELISA 是应用较多的血清学方法，具有敏感、快速、简便的特点。ELISA 包被的抗原最初为鸡毒支原体的全菌抗原，但其易与滑液支原体抗血清发生交叉反应。Opitz 等运用 Triton-100 溶解的鸡毒支原体和滑液支原体抗原，具有更好的特异性和敏感性。Mohammed 等应用 ELISA 法检测卵黄液中的抗体,以取代检测血清中的抗体。周云雷等以黏附素蛋白 PvpA 为包被抗原建立了一种鸡毒支原体抗体间接 ELISA 方法,与 SPA 和 HI 相比,特异性和敏感性较高,但重复性较差,稳定性有待进一步完善。齐新永等采用 ELISA 法对上海地区鸡毒支原体流行情况进行检测,发现蛋鸡场感染阳性率为 97.8%,林地散养鸡场平均阳性率为 93.3%。Rocha 等将原核表达的重组二氢硫辛酰胺乙酰转移酶重要成分 r-E2 作为包被抗原,建立了敏感性好、特异性高,且并无交叉反应的诊断鸡毒支原体血清抗体的间接 ELISA 方法。我国农业行业标准 NYT553 中采用的间接荧光抗体试验,也是将荧光检测与血清学检测结合。宁官保等通过胶体金试纸条技术实现了鸡毒支原体的快速检测,精确度达到 94.5%。总体看来,血清学诊断相关技术虽不能对鸡毒支原体感染做到准确诊断,但对鸡毒支原体患禽的筛选与辅助诊断具有重要意义。

(四)分子生物学诊断

随着分子生物学技术的快速发展,PCR 技术在鸡毒支原体的检测中应用越来越广泛。PCR 技术利用 *Taq* DNA 聚合酶等实现样本微量 DNA 的快速扩增,借助于荧光等标记实现定量检测,具有特异性强、敏感性高、操作简单、高效等优点。目前,用于鸡毒支原体鉴别诊断的分子序列有 16S rRNA 基因序列中的 V3 和 V4 高变区、*pvpA*、*gapA*、*mgc2* 等,PCR 扩增技术也逐步发展了荧光定量 PCR、巢式 PCR、多重荧光定量 PCR 等。此外,有学者用鸡毒支原体的 *pdhA* 基因对鸡毒支原体进行了环介导等温扩增(LAMP)检测,这是一种可视化检测方法,其检测灵敏度比现有 PCR 方法高 10 倍以上。随着弱毒疫苗在养殖场的广泛应用,病原分离和血清学检测难以将疫苗免疫或野毒感染区分开来,因此许多研究者建立了不同 PCR 检测方法来鉴别强毒和弱毒疫苗株。谢芝勋等建立了快速鉴别鸡毒支原体强毒株和弱毒疫苗株的多重 PCR 检测方法;罗思思等根据基因库中鸡毒支原体 S6 株和 F 株的基因保守序列,建立了能鉴别鸡毒支原体强、弱毒株的双重荧光定量 PCR 检测方法。

六、治疗

由于鸡毒支原体对黏膜具有特殊的亲和性,

当鸡毒支原体随空气进入宿主呼吸道后,附着在口腔的咽喉部、气管的上皮细胞、纤毛、气囊及泌尿生殖道的黏膜上,可在黏附部位的细胞内不断增殖。由于气囊和气管纤毛末端无血管通过,当摄入抗生素时,不能通过血液中药物的扩散作用而将寄生在气囊和气管纤毛末端的支原体全部杀死,只能减少支原体感染的数量。因此,临床用药应考虑所选择药物的动力学性质。治疗的关键是药物有效成分是否能在靶组织(如呼吸道)保持一定的浓度和持续时间。传统的治疗方法多在饮水或饲料中投放抗支原体药物,或以喷雾或滴鼻方式进行给药,后者具有靶向性好,鼻腔分布均匀、吸收迅速的特点。

由于缺乏细胞壁,鸡毒支原体对干扰细胞壁生物合成的抗生素药物,如青霉素、头孢类抗生素以及磺胺类药物均不敏感。而对干扰蛋白质合成的药物,如四环素、红霉素、卡那霉素、链霉素等敏感。通过药物筛选,目前治疗效果较好的有:泰万菌素、爱乐新、泰乐菌素、泰妙菌素、替米考星、土霉素、氟苯尼考、多西环素等。相比较而言,当前临床上泰万菌素成为针对性较强的理想药物。其次,利高霉素、壮观霉素、林可霉素、螺旋霉素、金霉素、土霉素也有一定治疗作用。鸡毒支原体极易形成耐药菌株,一种药物长期使用往往效果不明显。有些菌株对链霉素、泰乐菌素、庆大霉素有很强的耐受性。为保证药物的疗效,防止和减少耐药性菌株的形成,临诊对病禽进行药物治疗时,用药应多种药物联合或交替使用,做到剂量足、疗程长,一般用药 5～7 天。此外,由于不少细菌可垂直传播,而鸡毒支原体也经常伴发其他细菌混合感染,因此,应选用对多种细菌都有效的广谱抗菌药物。

抗生素主要用药途径是饮水、拌料和注射,而以前者常用,用以上这些药物按 500mg/L 比例投入饮水中,连饮 5 天,会达到治疗和缓解病情的作用,但这些药物均不能达到根治的目的。喹诺酮类药物在鸡毒支原体病的治疗方面作用优于各种抗生素,价格也相对比较便宜,但这些药物也不能根治此病,一旦停药,同样可以造成复发。由于药物的费效比问题,通常在雏鸡预防和治疗以及成鸡免疫失败紧急治疗时使用,更多情况下需要靠疫苗的预防接种和加强饲养管理。

对于多批次饲养种鸡的老鸡场，有必要经常预防投药，比较好的方法是在饲料中加入预防用量的磷酸泰乐菌素、土霉素或金霉素，并辅以定期的饮水药物治疗，可以降低鸡毒支原体的经卵传播率，但不能彻底阻断这种传播。

为了阻断经蛋垂直传播，目前使用的主要有：种鸡投药法、种蛋内注射药物法、浸种蛋法、种蛋孵化前高温处理法及种鸡菌苗免疫法。①种蛋内注射药物法：即将抗生素注射进正在孵化中的种蛋的气室内（林可霉素和壮观霉素联合应用），效果相当有效，但此种方法工作量大，在实际应用中有一定的困难。②浸种蛋法：即将加热到37.8℃的蛋浸入冷的（1.7℃～4.4℃）抗生素溶液中（泰乐菌素、红霉素或庆大霉素等）15～20分钟，由于温度降低使得鸡蛋的蛋黄蛋清收缩，体积变小，而蛋壳不变，形成负压，便于把外面的药液吸进去。丁铲等使用一种带透壳剂的药物浸泡法效果也很好。这种方法可明显减少鸡蛋中的支原体，但不能完全消除。其不利因素是有时影响孵化率，同时易造成污染。宁宜宝和冀锡霖使用45℃ 14h高温处理鸡蛋，可以完全清除鸡蛋中人工感染接种的鸡毒支原体，且种蛋的孵化率基本上不受影响。美国学者Yoder报道的方法是在一个加压空气的孵化器中，用自动调压的电加热器，使鸡蛋的温度在12～14h内从25.6℃上升到46.1℃，可以杀灭鸡蛋中的鸡毒支原体和滑液支原体，但孵化率降低8%～12%。

国内开展了中草药治疗鸡毒支原体感染的相关研究。孟东霞等用超微粉复方参麻散（明党参、麻黄等）和复方明草散（石决明、草决明等）制成3g/mL的实验药液进行治疗，结果表明0.1%的复方参麻散就能达到西药对照组的治疗效果，治愈率达94%，且不易复发。王海燕等利用麻黄鱼腥草口服液对人工感染鸡毒支原体的鸡进行试验，临床结果显示4mg/L时与对照药物泰乐菌素0.5g/L时效果相同，且长期使用不会产生耐药性，治疗好的感染鸡体重增加比对照组显著。由此可见，中草药在鸡毒支原体防治中疗效显著。

七、预防

疫苗免疫接种是机体预防鸡毒支原体感染的有效途径。鸡毒支原体油乳剂灭活疫苗不仅可保护R株等强毒株侵袭，还可提高商品蛋鸡产蛋率；在控制CRD发病和降低染病禽鸡毒支原体排毒量方面效果明显。已开发出F株、ts-11、S6和6/85菌株等弱毒疫苗，保护力和安全性不断提高，显著降低了因产蛋率下降和气囊炎所带来的损失。

（一）灭活疫苗

鸡毒支原体灭活苗具有安全、稳定和易保存等优点。1970年欧洲使用氢氧化铝作佐剂灭活苗，免疫保护力较差，目前多使用白油佐剂苗。Yoder等报道油佐剂灭活苗对15～30日龄鸡进行免疫接种，能抵抗强毒株攻击，但用于10日龄以前的雏鸡效果不很理想。Jiroj等分别于鸡19周及23周时进行首次和2次免疫接种，4周后攻毒，结果表明：两次免疫接种在控制鸡毒支原体经卵传播方面具有明显的作用。Glisson和Kleven也证实了以上结果。赵化民和洪秀聪分别用鸡毒支原体国际标准株R株和S6株制成油乳灭活苗，临床应用后表明，疫苗不能阻止鸡毒支原体在气管内的定植，疫苗引起的抗体水平与机体的保护水平并没有很好的相关性，目前国内市场鸡毒支原体灭活苗通过抗原培养生产工艺改进，每毫升抗原滴度可达百亿以上，可获得较好的免疫保护效果。

（二）弱毒疫苗

弱毒疫苗介导细胞免疫有更好的免疫效果。国外已开发了F株、ts-11株和6/85株等，我国对F株改进形成活疫苗F36株。

F株是自然弱毒株，火鸡有毒力，由美国最早开发应用，致病力弱，保护力强，不引起可见症状和气囊病变。F株疫苗点眼接种的安全性和免疫效果均优于鼻内接种，其疫苗活菌浓度与免疫保护率成正比，接种菌浓度不能低于10^7CCU/ml。但近年来发现，F株疫苗具有引发感染的潜在威胁，其可使未接种的鸡群受到感染，亦可经卵传播给子代鸡。活的支原体疫苗株必须在禽体内繁殖到足以刺激长期保护性免疫的程度，但不足以引起疾病或传播到其他易感禽。这是一个微妙的平衡，须防止疫苗株与滑液支原体相互作用，协同其他传染源产生更严重的疾病。

ts-11株和6/85株为人工致弱活疫苗，水平传播能力差，安全性要比F株高。ts-11株是由澳大利亚田间分离株80083株经化学诱变而来的温度敏感性毒株，免疫鸡群后，终生存在于上呼吸道。6/85 株由美国研发,主要用于预防蛋鸡产蛋下降。有研究证实,ts-11 株和 6/85 株的保护效果明显不如 F 株。宁宜宝等将 F 株在人工培养基中传代减毒培育出 F36 株,以 10 倍的免疫剂量点眼接种不引起临床症状和气囊损伤,美国乔治大学 Ferguson-noel 等在 2012 年研发出的 K 株弱毒,具有较好的安全性,气雾免疫后对 R 株的保护周期可达 7 周。

接种活疫苗前 3 天、后 5 天不能使用抗支原体药物,蛋鸡在产蛋期不宜接种,疫苗接种应与其他呼吸道疫苗免疫相隔 5～7 天,特别是 ND 活疫苗气雾免疫,可能引起不良反应。这些因素限制了活疫苗的应用。

鸡群净化是防控鸡毒支原体感染的根本办法,首先从阴性繁殖群的雏鸡、家禽或蛋开始,应避免直接或间接接触潜在感染源,如散养家禽和宠物鸟。在猎禽群(game bird flocks)中也可以采用类似的措施,但放归野外的猎禽很可能受到感染。规模化鸡场应定期监测,通过减群、彻底清洁和消毒,可以消除感染。一项研究表明鸡毒支原体在喂食器上可能无法存活超过 24h。孵化前对种蛋进行热处理或抗生素处理,结合孵化鸡的筛选,可以获得无病种群。为了防止其重新传入,需要良好的生物安全性和全封闭硬件设施。当维持阴性群不切实际时,活疫苗、灭活疫苗有助于预防临床症状。但是,种鸡场使用活疫苗仍需慎重。

(陈鸿军　祁晶晶)

第二节　滑液支原体感染

Olson 等人首先报道了传染性滑膜炎,并认为与支原体有关。后来又证明作为病原的支原体不同于其他支原体,而被定为一个独立的种,即为滑液支原体。滑液支原体引起的呼吸道疾病主要表现为亚临床型,并且在免疫接种鸡新城疫病毒(newcastle disease virus,NDV)和传染性支气管炎病毒(infectious bronchitis virus,IBV)疫苗或感染这两种病毒时,可因滑液支原体的某些分离株引起气囊病变,但其危害程度远低于鸡毒支原体的感染。滑液支原体感染可引起鸡或火鸡的全身性感染并导致急慢性传染性渗出性关节滑膜炎、腱鞘滑膜炎、黏液囊炎或关节炎。滑液支原体可定

植于输卵管,引起产蛋量下降、蛋壳尖端异常症(eggshell apex abnormalities,EAA)及没有产蛋高峰等症状。滑液支原体与 IBV 协同感染时加重降低蛋产量。2010—2015 年,Sun 等检测出我国 16 个省份超过 9 773 个饲养肉鸡群中存在滑液支原体的流行,且滑液支原体在种鸡蛋中的平均感染率已上升至 16.29%;同时 Xue 等用 ELISA 检测我国 21 个省份未接种疫苗鸡的 44 395 份血清,滑液支原体阳性率达 41.19%;而之前宁宜宝等调查显示滑液支原体阳性率为 20.7%。以上数据表明我国养禽业受滑液支原体危害的影响日益严重。

一、病原学

滑液支原体能发酵葡萄糖及麦芽糖,产酸不产气,不发酵乳糖、卫茅醇、水杨苷或蕈糖,呈磷酸酶阴性并产生薄膜和斑点。大多数滑液支原体分离株能凝集鸡或火鸡的红细胞。滑液支原体还原四唑盐的能力有限。滑液支原体需要在培养基中加入 0.01% 烟酰胺腺嘌呤二核苷酸才能生长,但可以用烟酰胺代替较昂贵的烟酰胺腺嘌呤二核苷酸。血清也是生长所必需的,猪血清效果较好,但是不同批次的猪血清会使得滑液支原体生长速度不同。应用改良 Frey 氏培养基或 PPLO 肉汤均能使滑液支原体生长良好,但生长速度较为缓慢,一个培养周期为 3～7 天。固体培养需在潮湿条件下进行,最好在 5% CO_2 的环境下,经 5～10 天的培养后,肉眼观察可见针尖大或稍大的单菌落,在低倍镜下,菌落呈"荷包蛋"样。培养时间过长,在菌落周边会形成膜斑。实验室常用的染色方法多为姬姆萨或瑞氏染色,在高倍光学显微镜下菌体呈多形态的球状体,直径 300nm 左右。对禽滑膜的超微结构研究证实,滑液支原体存在于内饮小泡中。采用电镜观察,菌体细胞呈圆形或梨形,内含核糖体,无细胞壁,外包三层膜,直径在 300～500nm 之间。

滑液支原体对外界环境的抵抗力不强,多种消毒剂都能将其杀死,对酸敏感,在 pH6.8 或更低时易死亡,对高于 39℃ 的温度敏感。室温条件下,羽毛上的滑液支原体至多存活 3 天,在多数其他材料上存活不会超过 1 天,在禽鼻腔内的滑液支原体至多存活 12h。但是滑液支原体能耐受低温甚至冰冻,卵黄液中的滑液支原体,在 −63℃ 至少存活

7 年，在 −20℃至少存活 2 年；滑液支原体肉汤培养物在 −75℃条件下或冻干培养物在 4℃条件下，均可存活数年。滑液支原体的致病力依菌株不同而异，经实验室反复传代后的菌株，对鸡很少产生疾病或不产生疾病，从病鸡气囊病变中新分离的菌株易引起鸡的气囊炎，而自关节滑膜中分离的滑液支原体则易引起滑膜炎。

滑液支原体只有一个血清型。不同滑液支原体间毒力的差异不能仅用潜在的毒力性状如血凝和红细胞吸附、黏附细胞或纤毛停滞来解释。然而，与血凝阴性菌株相比，血凝阳性滑液支原体菌株引起传染性滑膜炎病变更频繁。对滑液支原体的毒力因子研究甚少。近年发现：神经氨酸酶（neuraminidase），能降解鸡的 IgG 和鸡气管黏液中的糖蛋白；半胱氨酸蛋白酶（cysteine protease，CysP）能裂解鸡的 IgG；可变脂蛋白血凝素（variable lipoprotein hemagglutinin），可裂解为脂蛋白和血凝素，其中脂蛋白能刺激细胞因子产生、引起细胞凋亡和炎症反应，血凝素有凝血作用；烯醇化酶（enolase，Eno），能作为黏附素黏附纤维蛋白溶酶原、纤连蛋白和上皮细胞。

二、基因组特征

经 DNA-DNA 杂交技术证实，滑液支原体不同菌株之间几乎没有差异。NCBI 已收录的滑液支原体全基因序列信息的菌株有美国源的参考株 WVU1853（又名 ATCC25204，NCBI 参考序列 NZ_CP011096.1）、巴西源的强毒株 MS53（NCBI 参考序列 NC_007294.1）和改造于澳洲源强毒株 86 079/7NS 的疫苗株 MS-H（NCBI 参考序列 NZ_CP021129.1）。利用 MAUVE 软件分析 3 株菌的基因组，显示这三株菌的基因组排列总体共线性较好。

WVU1853、MS53 和 MS-H 三株菌中均有一个与典型的 CRISPR 相关的 Cas 系统，即在一个操纵子中分别包含 csn1、cas1、cas2 和预测的 csn2 四个基因。这个操纵子的结构与Ⅱ型（Nmeni 亚型）CRISPR/Cas 系统一致。然而，MS53 株是三株菌中唯一存在 CRISPR 列阵的菌株，推断该菌株之前受到过外源 DNA 的入侵。MS53 的 CRISPR 列阵含有 11 个间隔区及对应的 36bp 的重复序列。除了 MS53 之外，WVU1853 和 MS-H 株的 csn1 基因均是假基因。

与鸡毒支原体不同的是，滑液支原体的众多可变脂蛋白血凝素基因（variable lipoprotein hemagglutinin gene，vlhA）位于一个基因簇中，可通过 KpnI 和 SmaI 双酶切进行分离。由 vlhA 表达的蛋白经过翻译后酶解修饰断成 N 端的 MSPB（lipoprotein）和 C 端的 MSPA（haemagglutinin）两个蛋白。而在鸡毒支原体，则分为多个基因簇表达。另外，滑液支原体中还可以检测到另一种 vlhA 编码的蛋白——MSPC，其被认为是 MSPB 的降解产物。Bencina 等发现 MSPB 的 N 端存在富含脯氨酸的区域（proline rich region，PRR），是高度保守的。致病菌株 K1968 在 PRR 区有一段插入序列 DNPQNPN，而 F10-2AS、K2581、K3344 等缺失其中一个 19aa 的 PRR 重复区。在 MS-H 株 MSPB 基因的 N 端 1～700bp，也发现核苷酸替换 / 缺失现象，如缺失一个重复的"PGNPGT"重复区。这一现象说明 MSPB 的 N 端极可能与滑液支原体的致病性有密切关系。

有学者曾用 vlhA 进行滑液支原体不同菌株之间的分型，但是这种分型方法不能区分滑液支原体的分离年代、地点和致病特点。Dijkman 等人针对 uvrA、ruvB、nanA、ugpA、lepA、vlhA 6 个基因的多态性建立多基因座序列分型方案（the multi-locus sequence typing scheme，MLST）将滑液支原体不同菌株分为 76 个型（sequence types，STs）和 11 个集群（cluster），该方法能有效区分滑液支原体不同菌株的分离年代与地点，但是仍不能区分致病特点。

三、流行病学与发病机制

滑液支原体的主要易感动物是禽类，鸡和火鸡是自然宿主，鸭、鹅、鸽、珍珠鸡、日本鹌鹑等也可发生自然感染。哺乳动物如家兔、大鼠、豚鼠、小鼠、猪和羔羊等，即便是人工试验接种也对滑液支原体不易感。就鸡日龄来看，雏鸡易感性比成鸡高。一般情况下，母源抗体最多存在 3 周，3～16 周龄鸡和 10～24 周龄火鸡易发生急性感染，也有 1 周龄发生感染的报道。急性期一般持续时间短，多呈慢性，有些从开始感染就是慢性的，可见于任何日龄，感染可持续终生。

滑液支原体感染的发病程度与其他致病因子混合感染有密切关系，鸡新城疫和传染性支气管炎及其他呼吸道病毒的感染甚至弱毒苗的接种可使滑液支原体的致病力增加,使得气囊发病程度变得严重。有试验表明传染性法氏囊病毒感染破坏法氏囊引起的免疫抑制,可使滑液支原体对气囊引起更为严重的病变。潮湿、寒冷的环境及空气中氨的浓度增加,都可加重滑液支原体的感染程度。

滑液支原体主要经直接接触传播,带菌鸡是主要传染源。同舍不同笼间的鸡能互相传播疾病。滑液支原体的传播与鸡毒支原体相似,但传播得更快。然而,也有慢性感染的报道。滑液支原体可经呼吸道传播,感染率通常可达100%,但是根据滑液支原体菌株毒力的强弱和与其他病原协同感染的情况,气囊炎和/或滑膜炎的发生发展程度不一样。滑液支原体除水平传播外,还可以发生垂直传播,感染鸡或火鸡可以将滑液支原体经蛋传播给子代,感染的前4~6周经卵传播率较高,随后传播可能停止,但感染群随时会排菌。有研究表明,用感染鸡所生的蛋接种病毒制作疫苗,可造成疫苗的支原体污染。因此,制作疫苗的鸡蛋一定要来源于无禽类支原体感染的鸡群,最好是 SPF 鸡群,并对鸡群定期进行检测,防止中途感染。另外,需要杜绝使用污染支原体的禽类病毒弱毒疫苗,以免发生在免疫接种时,造成鸡毒支原体和滑液支原体的人为传播,形成恶性循环。

滑液支原体感染的潜伏期随着感染的菌株毒力强弱、数量及环境因素的影响而不同,一般接触感染的鸡潜伏期为11~21天,而经卵垂直传播的鸡,最早曾见于1周龄。将滑液支原体 WVU1853 菌株培养物人工感染鸡的脚垫,15天左右出现明显的脚垫和关节肿大,鸡冠缩小等症状;但用培养物做肌内注射和点眼,则无明显的临床症状,也未见气囊病变。而 F10-2AS 株更易引起气囊损伤。有试验表明:以病鸡的关节渗出液和鸡胚卵黄囊接种培养物感染3~6周龄鸡,其易感性和潜伏期的顺序是:脚垫感染2~10天;静脉注射7~10天;脑内接种7~10天;腹腔接种7~14天;窦内感染14~20天;滴入结膜囊20天;气管内接种后早至4天,便可以引起气管及窦的感染;气溶胶感染气囊病变在17~21天最严重。

四、症状

感染滑液支原体的鸡群可呈现慢性呼吸道疾病。各种日龄的鸡均可发生气囊感染,以冬季多发,是引起肉鸡淘汰原因之一。病鸡也会发生全身感染,并引起传染性滑膜炎,冠苍白、萎缩,羽毛粗乱,胸部常出现水疱,关节肿大,跛行等症状,特别是在肉鸡,以跗关节炎及爪垫更为严重,常导致增重减缓、饲料报酬降低、淘汰率增加、生产力下降。部分鸡表现全身性感染而无明显的关节肿胀,食欲饮欲尚未废绝,表现不安、脱水和消瘦,可见大量尿酸及尿酸盐的绿色排泄物。Feberwee 和 Landman 等人临床检测和实验证明某些滑液支原体菌株能导致蛋鸡的产蛋率下降、没有产蛋高峰、产尖端异常蛋(EAA)的比例增加,当与 IBV 协同感染时会加重上述症状,用商品化疫苗株 MS-H 免疫也只能有效降低而不能根除 EAA 的产生。某些滑液支原体菌株也能导致肉鸡种鸡的产蛋率下降,但是 EAA 的出现率显著低于蛋鸡。鸡群临床滑膜炎的发病率介于2%~75%之间,通常为5%~15%。呼吸道感染一般无症状,但可能有90%~100%的鸡被感染。死亡率通常低于1%,最多不过10%。人工感染的鸡死亡率从0~100%,与感染途径和剂量有关。

对于火鸡,主要的症状是关节肿胀和影响产蛋,而呼吸道症状不常见。在火鸡窦炎发生过程中滑液支原体与火鸡支原体有协同作用。对火鸡爪垫接种可致产蛋完全停止。滑液支原体野毒株在实验条件下也能复制滑膜炎。在自然条件下,如果无继发感染、且饲养管理条件良好,感染鸡的发病率是很低的(1%~20%),但由于踩踏和戏啄致死很明显。

五、病理变化

感染滑液支原体病鸡可呈现以下病理变化:

1. 肉眼病变 主要表现为滑膜炎。在病情较轻时,肿胀的关节中只见到大量黏稠的渗出液;对于病重者,可见灰白色的渗出物,这些渗出物常存在于腱鞘和滑液囊膜。在人工感染的关节或脚垫部位,肿胀更为明显,切开时常流出大量液体,有的可见到干酪样物质。肝、肾、脾大,鼻腔、气管常无肉眼病变或者可见气管黏膜增厚。有时可见到轻微的气囊炎。火鸡的关节肿胀不如鸡的常见,但切开跗关节常可见到纤维性脓性分泌物。

2. 显微镜下病变 在发生滑膜炎的关节腔和

腱鞘中可见到异嗜性白细胞和纤维素性浸润，滑液囊膜因绒毛形成、滑膜下层淋巴细胞和巨噬细胞浸润而增生。气囊的轻度病变包括：水肿、毛细血管扩张和表面的异嗜性白细胞及坏死碎屑聚积，严重病变包括：上皮细胞增生、单核细胞弥散性浸润和干酪样坏死。

六、诊断

根据流行病学，滑液支原体感染鸡临床症状和病理变化可以做出初步诊断，但确切的诊断还须用血清学方法或分子生物学手段。在特殊情况下也可以做病原分离。由于本病的呼吸症状不明显或有感染而无呼吸症状，因此，呼吸道症状通常不作为本病是否感染的依据。而关节肿胀、跛行是本病的特征性症状之一。如果在出现跛行的同时，伴有呼吸道症状，配合其他临床症状，如鸡冠苍白、缩小，拉绿色稀便，消瘦，胸部起水疱，脾、肝、肾肿大等症状，可以考虑是滑液支原体感染。若此时血清学检测也为阳性，即可确诊。

由于滑液支原体生长困难，一般不以病原分离作为最后的确诊标准，在做分离培养时，急性期的病鸡易于分离，但在感染的慢性阶段，病变组织中不再有病原体。通常从关节腔和呼吸道取样，直接接种培养基。对分离物进行鉴定常用的方法有生长抑制试验、代谢抑制试验和免疫荧光抗体技术。使用间接免疫荧光抗体技术对固体培养基上的菌落作鉴定，快速、特异，对同时存在几种支原体的样本也能清楚地观察到其中特异性的阳性菌落，但在培养物中如果同时存在两种以上的支原体，用生长抑制和代谢抑制试验则无法进行区别鉴定。

金黄色葡萄球菌、大肠埃希氏菌、巴氏杆菌和沙门菌也可引起关节炎、滑膜炎，应根据病情的急缓及临床症状进行区别。必要时用细菌学方法排除由细菌引起的滑膜炎和关节炎的可能性。病毒性关节炎常引起鸡的跛行，但在自然感染鸡主要表现在跖伸肌腱肿胀，爪垫和跗关节一般不出现肿胀；在感染早期，也可见到鸡的跗关节和跖关节腱鞘有明显水肿，跖骨伸肌或趾深屈肌腱的纤维化及在心肌的淋巴细胞浸润，这些易与滑液支原体感染区别。另外，患病毒性关节炎鸡的血清不

凝集滑液支原体抗原。在呼吸道症状方面，应与鸡毒支原体所致的疾病进行区别。

常用于滑液支原体诊断的血清学检测方法主要有血清平板凝集试验、血凝抑制试验、琼脂扩散试验和 ELISA。与鸡毒支原体血清学诊断一样，滑液支原体血清平板凝集反应存在着非特异性反应。将鸡毒支原体血清平板凝集抗原与滑液支原体阳性血清混合时，存在着轻微的交叉反应，但反应出现时间晚，反应程度弱。但用 3 个批次的滑液支原体血清平板凝集抗原检测 79 份鸡毒支原体阳性血清时，没有 1 份出现非特异性阳性反应，说明其引起非特异性反应的因素比鸡毒支原体的抗原要少得多。由于血凝抑制试验操作复杂，所以更倾向于使用平板凝集试验，该检测结果被认为是特异性最强的血清学检测方法。Noormohammadi AH 建立的 ELISA 方法是一种检测 MPSB 表面抗原的特异性方法，该法敏感性高，可作为血清学检测的替代方法。

然而滑液支原体感染呼吸道后，临床上常出现血清学反应很弱的现象，需要分子生物学检测辅助。早期的常规 PCR 或 qPCR 方法是基于 *16S rRNA* 基因序列或者 *16S～23S rRNA* 基因间序列进行引物设计的，后来发展到针对 *vlhA* 基因的保守区设计鉴定引物及分型引物。比如，使用 PCR 检测滑液支原体感染，引物对为：MS-1（5′-GAAGCAAAATAGTGATATCA-3′）和 MS-2（5′-GTCGTCTCCGAAGTTAACAA-3′），检测基因为 *16S rRNA*。近年来，*obg* 基因的突变被认为是疫苗株 MS-H 区别于野毒株具有温度敏感型性状的原因，在此基础上，Shahid 等人建立了检测 *obg* 多态性的高分辨率熔解曲线分析（high-resolution melting-curve analysis，HRM）来区分温度敏感型 MS-H 和恢复正常状态的 MS-H 及野毒株；Dijkman 等人建立检测 *obg* 基因的 qPCR 方法用于区分 MS-H 和强毒株。Zhu 等人建立了针对 *oppF-1* 基因的巢式 PCR-HRM 方法以区别野毒株和 MS-H。针对一个三联组氨酸结构域蛋白家族的 11 位核苷酸在疫苗株 MS1 与强毒株和 MS-H 的单核苷酸多态性，Kreizinger 等人建立了能够从野毒株和 MS-H 中区别 MS1 的错配放大突变分析（mismatch amplification mutation assay，MAMA）。

七、治疗

在体外，滑液支原体对某些抗生素敏感，包括金霉素、达诺沙星、恩诺沙星、替米考星、林可霉素、土霉素、壮观霉素、泰乐菌素、泰妙菌素、利高霉素、北里霉素、多西环素、螺旋霉素等以及喹诺酮类药物。相比于鸡毒支原体，滑液支原体对红霉素有一定的耐药性。Gautier-Bouchardon AV等人在体外试验下，用低浓度抗生素培养滑液支原体可使其很快产生对红霉素和泰乐菌素的耐药性，较慢产生对恩诺沙星的耐药性，未产生对泰妙菌素和土霉素的耐药性。临床上，由于长期使用药物治疗，使一些菌株对常用药物如链霉素、泰乐菌素和庆大霉素等的耐受性明显增加。Landman WJM等人对临床分离株做了药敏试验，结果表明，所有的临床分离株均对多西环素、泰乐菌素、替米考星敏感，部分表现为对恩诺沙星耐药和对双氟沙星中等耐药，并建议临床上治疗和预防滑液支原体不宜用喹诺酮类药物。

适当的药物治疗对预防本病是有益的，但对已出现的病变，药物的治疗作用不明显，因有些病变是不可逆的。药物治疗不能根除鸡体内的滑液支原体，但可能会降低经蛋传播率。临床和实验室研究的综合资料研究表明，连续给予金霉素（每吨饲料中添加50～100g）对控制鸡的传染性滑膜炎效果好。在鸡群已发生传染性滑膜炎后在给药时需要较高浓度（每吨饲料200g）。对火鸡群，预防剂量为每吨饲料200g。但金霉素的治疗效果可能与流行的滑液支原体菌株种类有关。预防上，在饮水中加入2g/gal的可溶性林可霉素-壮观霉素或者加入0.006%～0.025%的泰妙菌素对预防滑液支原体导致的气囊炎和滑膜炎有效。有研究表明，在饲料中加入氯霉素（10～100g/t），在饮水中加入利高霉素、泰乐菌素（0.25‰～0.500‰）连续使用1～2个疗程（5天为一疗程）以控制和缓解症状是有一定效果的。

用抗生素处理种蛋，如用泰乐菌素浸蛋或泰乐菌素和庆大霉素蛋内注射，或在孵化室加热处理种蛋，以上方法已用于预防种禽群的滑液支原体经蛋传播。在开产前，使种鸡接触滑液支原体强毒株可以减少蛋传的发生，但这种方法慎用，其仅限于几乎可以确定感染将要发生的种群使用。

八、预防

控制种鸡的感染以防止滑液支原体经鸡卵传播非常重要。应对种鸡进行定期检测，淘汰阳性鸡，采用预防性投药使仔鸡不受垂直感染。另一种方法是对种蛋作热处理，除去经卵垂直传播的滑液支原体，或用抗生素对种蛋进行处理。

用于滑液支原体预防的疫苗有弱毒苗MS-H株、MS1株和灭活的滑液支原体油乳剂苗。弱毒株MS-H株是1998年Morrow CJ等利用诱变剂N-甲基-N′-硝基-N-亚硝胍（NTG）从澳洲源野毒株86079/7NS筛选得到，对热敏感。随后被Markham和Jones相继证实具有发展为弱毒疫苗的潜力。目前部分弱毒活疫苗已投入使用。

（张小飞　徐　彬）

第三节　火鸡支原体感染

火鸡支原体引起种火鸡的卵传播（跨卵巢）疾病，该疾病主要影响患有气囊炎的后代，受感染种鸡群的孵化率下降、后代生长不良、骨骼异常，被称为"1日龄型气囊炎""气囊炎缺陷症候群"。火鸡支原体对火鸡（而不是鸡）具有强烈的宿主特异性，美国通过国家家禽改良计划，主要火鸡原代育种场已从其种群中消除了感染，从而生产了不含火鸡支原体的种蛋和苗鸡。本病呈世界性流行，特别在养火鸡大国的美国，其自然感染的小火鸡的发病率高达20%～60%。20世纪80年代，美国每年由此造成的损失高达940万美元。由于我国火鸡养殖尚处于起步阶段，此病引起的危害程度尚不明显。

一、病原学

火鸡支原体的基因组长度约630kb，是比较小型的禽支原体。将肉汤中培养物涂片作吉姆萨染色可以见到与鸡毒支原体形态相似的菌体。形状为球形，直径约为0.4μm。但作超微结构比较观察时，火鸡支原体不具有类似鸡毒支原体的典型气泡样结构，在中央核区可见较厚的纤丝。火鸡支原体是一种兼性厌氧菌，生长适宜温度为37～38℃。在作初次分离时，大多数菌株在肉汤培养基中不生长或生长极差，通常使用双层培养基以增加分离率，即在试管底部使用固体琼脂培养基，在上部加入液体培养基。在已适应实验室培养的菌株，可采用 PPLO 肉汤作扩大培养，在培养基中需加入 15% 灭活马血清或猪血清和 1% 的酵母自溶物。也可使用改良的 Frey 氏培养基。培养基的最终 pH 呈上升趋势。这与鸡毒支原体、滑液支原体的培养结果完全不同。火鸡支原体有一层酸性黏多糖荚膜。火鸡支原体不发酵葡萄糖或其他碳水化合物，不还原四唑盐，但可代谢精氨酸，具有磷酸酶、核酸内切酶活性。少数火鸡支原体分离株具有血凝活性。但血凝活性并非致病力形成的必要因素，某些菌株没有血凝活性但致病力强。火鸡支原体能溶解马的红细胞，较耐碱性，在 pH 8.4～8.7 的肉汤中存放 25～30 天活菌滴度不下降。火鸡支原体不耐热，45℃、6～24h，47℃、40～120 分钟可将其灭活。Yoder 等发现琼脂斜面培养物上面加盖肉汤，在 −30℃ 条件下可存活 2 年，将火鸡支原体液体培养物置于低温下可作长期保存。冷冻真空干燥培养物在 −70℃ 条件下保存至少可存活 5 年。

二、发病机制和流行病学

火鸡支原体可以通过水平、垂直两种途径传播。经种蛋垂直传播给子代的病菌可使大部分雏火鸡产生气囊炎，发病率高，但死亡率低。将火鸡支原体感染火鸡胚也不会引起胚大量死亡。垂直传播主要是通过公鸡污染的精液和母鸡的生殖道感染将火鸡支原体带入子代，污染支原体的精液可引起母鸡的生殖道感染。有研究表明：火鸡支原体经卵传播率为 10%～60%，而幼雏的平均气囊发病率为 10%～20%，在刚开产的 2～3 周，垂直传播率低，产蛋中期传播率达到高峰，到后期又下降。受到垂直感染的青年火鸡肉眼病变一般只见于气囊，而火鸡支原体则可能分布于全身各组织或器官，其中包括羽毛、皮肤、鼻窦、气管、肺、气囊、法氏囊、肠、泄殖腔及跗关节等部位。泄殖腔的感染能维持到性成熟。火鸡支原体感染后，某些情况下，只停留在泄殖腔及阴茎处，而不上行至输卵管或睾丸，但有时可传播至各段输卵管、子宫和阴道中。若本菌只感染母火鸡的上呼吸道，而无生殖道感染，则一般不发生经蛋传播。火鸡支原体可发生直接或间接的水平传播。经空气的直接传播可能发生在孵化器内或火鸡群内，在火鸡群内空气传播可导致 100% 发病。病菌主要在呼吸系统中存在，在幼禽发生呼吸道感染时，大约仅有 5% 的外生殖器出现火鸡支原体。间接传播可由交配、人工授精和免疫过程中的人为接触而引起，也可通过污染的衣物、设备、食槽等传播给健康火鸡。一旦火鸡达到性成熟，这种水平传播就变得不再重要。综上分析可知，疾病的产生通常与火鸡支原体菌株的毒力强弱、环境变化和继发感染有关。

三、临床症状和病理变化

刚孵化出来的火鸡感染火鸡支原体后，大多发生气囊炎，但通常不出现呼吸道症状。部分火鸡可能会出现骨骼异常，如跗跖骨的弯曲、扭弯或变短，跗关节肿大和颈椎变形。雏火鸡常出现身体矮小和羽毛异常。火鸡支原体与衣阿华支原体（M. iowae, MI）一起感染可引起严重的气囊炎，与滑液支原体一起感染则引起严重的窦炎。但在自然环境下，这种并发感染的概率仅有 0.13%（母火鸡）～2.1%（公火鸡）。

肉眼病变主要见于雏火鸡的气囊炎，表现为气囊壁增厚，囊壁组织上带有黄色渗出物。低日龄时主要表现为胸气囊炎，到 3～4 周龄时，常在腹气囊见到炎症变化。如果发生骨骼病变时，则常伴有严重的气囊炎，由火鸡支原体和滑液支原体混合感染所产生的窦炎常常分泌黏液性至干酪样的炎性物质。组织学病变主要表现为：经胚胎感染火鸡支原体，炎症变化主要为渗出性气囊炎和肺炎，25～28 日龄所出现的病变与炎性细胞的浸润有关，气囊病变以异嗜性粒细胞浸润为主，还可观察到单核细胞和淋巴细胞；肺部病变主要见于单核细胞浸润及纤维素性渗出。经气囊感染的火鸡，2 日后可见到血管周围淋巴细胞性浸润及含有纤维素与细胞碎片的渗出液，4～8 日气囊上皮细胞部分区域增生可坏死，16 日后可见有淋巴滤泡。阴道感染的母火鸡，淋巴细胞小灶性、外有被膜积聚的出现是最显著的病变。在生殖道的固有层中还有相当数量的浆细胞和异嗜性粒细胞。研究表明，火鸡支原体可以损伤鸡 HD-11 细胞。扫描电镜观察发现，火鸡支原体感染火鸡胚后，火鸡的气管黏膜受到严重损伤。

四、诊断

快速血清平板凝集试验是诊断本病的常用方法。该法具有快速、简便等优点，特别是对感染的早期诊断尤为有效。试管凝集试验也可用于本病的血清学检测。血凝抑制试验特异性强，是诊断本病最为有效的方法，但由于它检测的是 IgG，而 IgG 是在感染后 20 天左右才出现。因此，在早期感染的诊断中，该方法存在一定的局限性。Rhoades 等发现：经静脉注射感染的火鸡支原体早期产生的 IgM 抗体可以通过血凝抑制试验检测到。作鉴别诊断时应与鸡毒支原体引起气囊炎进行区别。Dufour-Gesbert 等建立了一种用于检测火鸡支原体抗体的阻断 ELISA 检测方法，灵敏度比间接 ELISA 要高很多。

Boyle 和 Moalic 等建立了特异性检测火鸡支原体 16S rRNA 的 PCR 方法，可用于检测诊断火鸡支原体的感染。

病原分离通常从泄殖腔和生殖道取样，也可从气管、精液取样进行分离培养。以上方法由于难度大，一般不用于常规诊断，只是在特殊的情况下才使用。

五、治疗

一些抗生素对治疗火鸡支原体感染有较好的作用，如泰乐菌素、泰妙菌素、利高霉素、壮观霉素、庆大霉素、螺旋霉素、氟喹诺酮和硫酸黏菌素，其中以泰乐菌素效果最好，而红霉素则无效。以 0.25‰～0.50‰的利高霉素或硫酸黏菌素连续饮水 3～5 天，对控制感染有作用。由于火鸡支原体极易产生耐药性，所以，在临床治疗前应先在体外进行药敏试验。用庆大霉素（500mg/L）或泰乐菌素（3 000mg/L）与季铵类化合物（250mg/L）联用作为浸泡液做浸蛋处理，可明显减少气囊感染、提高孵化率、改善生产性能、减少骨骼异常发生、减少淘汰率，但是容易加速耐药菌株的产生。现在，美国大多数大型火鸡养殖公司只有在面临潜在的火鸡支原体暴发感染时才做浸蛋处理。

六、预防

火鸡种蛋应从无火鸡支原体的种鸡群中获得，并通过血清学或检查胚胎剔除来预防气囊炎。用

于授精的精液必须不含有火鸡支原体。将鸡蛋浸入泰乐菌素或其他抗生素中可减少感染鸡群中传播的发生率。在 1 日龄时注射合适的抗生素或在头 5～10 天注射可减轻由火鸡支原体引起的感染和气囊炎，并改善体重。目前还没有用于预防火鸡支原体感染的疫苗。将火鸡支原体经静脉或呼吸道感染雏火鸡，可以引起火鸡的主动免疫，对再次感染有抵抗力。而经阴道人工感染接种，则不能阻止带菌精液的垂直传播。尽管可从大部分感染母火鸡的幼雏中检测到母源抗体，且这种抗体能维持约 2 周，但这种抗体不能保护被感染的新孵出火鸡不发生气囊炎，即使使用纯化的 IgM 和 IgG 抗体注射到感染鸡胚的尿囊腔时，也不能降低新孵出的火鸡的气囊病变发生率和火鸡支原体的分离率。目前，在美国因大型火鸡繁育厂商供应无火鸡支原体种蛋和雏鸡，由火鸡支原体感染造成的经济损失已经明显降低。

在火鸡群的火鸡支原体净化方面，应遵循以下原则：①定期检测，特别是种火鸡，要定期进行血清学检测和病原分离，使用血清学检测和病原分离阴性的火鸡作为种用；②对怀疑已污染的种蛋进行抗生素浸泡或蛋内注射处理；③对孵出的火鸡定期投药作预防治疗；④定期检测、隔离饲养。

（徐 彬 张小飞）

第四节 衣阿华支原体感染

衣阿华支原体感染主要表现火鸡的孵化率下降及胚胎死亡。用培养物人工感染，可引起鸡或火鸡胚胎死亡，诱发火鸡轻度至中度的气囊炎、鸡和火鸡的腿部疾病。

一、病原学

衣阿华支原体菌体形态与其他支原体一样，吉姆萨染色或暗视野检查呈多形性，细胞由胞质膜包裹，无细胞壁。在培养基中生长需要胆固醇，以 37℃培养为宜，在空气或含 CO_2 环境中均可生长。在固体琼脂培养基上菌落呈典型的油煎蛋状，直径 0.1～0.3mm。既发酵葡萄糖，又能水解精氨酸，不具有尿素酶和磷酸酶，不产生薄膜和斑点，不还原氯化四氮唑。葡萄糖的代谢伴随着氧气的消耗，由此可将衣阿华支原体与其他支原体区别

开来。衣阿华支原体对消毒剂的抵抗力与其他支原体相似,适当的清洗和消毒措施可灭活该菌。

衣阿华支原体基因组大小为 1 280～1 315kb,是火鸡支原体的两倍。限制性酶切分析和利用 16S rRNA 为探针的 DNA 印迹法进行限制性片段长度多态性分析表明,不同菌株的 DNA 存在差异。Markham 等发现衣阿华支原体中含两种 *vlhA* 基因,与鸡毒支原体的 *vlhA* 具有很高的同源性。*vlhA*2 的 5′ 端引导区含有与 pMGA 相似的 GAA 基序,且与 pMGA1.1 多抗呈阳性反应。

对衣阿华支原体免疫反应的报道不多,一般认为,感染过的老龄鸡或火鸡比雏鸡抵抗力强。Fiorentin L 等发现衣阿华支原体也存在表型变异现象,从而证实衣阿华支原体也具有逃避免疫系统的功能。

二、流行病学

火鸡是衣阿华支原体的自然宿主,任何年龄的火鸡均易感,但孵化后期的火鸡胚最易感。衣阿华支原体仅在禽类引起感染,在火鸡可经蛋垂直传播,也可通过交配或人工授精发生感染。产蛋期开始后进行人工授精,其后的几周内,培养法检测的衣阿华支原体阳性率很高。泄殖腔和阴道均可分离到该菌。

三、发病机制

衣阿华支原体菌株间的毒力和致病性存在差异。人工感染衣阿华支原体可引起鸡和火鸡胚胎死亡,且呈剂量相关性。自然感染衣阿华支原体可导致火鸡的胚胎死亡和孵化率降低,但孵化率的降低因菌株致病力的差异、垂直传播的程度以及火鸡的品种不同而有很大的差异。用衣阿华支原体人工攻毒可诱发火鸡轻度至中度的气囊炎以及鸡和火鸡腿部病变。但在临床条件下,尚缺乏鸡和火鸡的气囊炎或腿部疾病、或鸡胚死亡的相关报道。

四、临床症状

衣阿华支原体感染火鸡无可见的临床症状,其病变主要发生在受感染的火鸡胚。经感染的胚胎通常从孵化 18 天左右开始死亡。早期的火鸡胚发育矮小,肝充血、水肿,表现为不同程度的肝炎

和脾大。有时感染的胚胎表现出绒毛异常,即"绒毛下肿胀"。感染火鸡蛋的孵化率通常下降 2%～5%,可能是由于胚胎在孵化后期发生死亡所致,但一般在 1～2 个月内可恢复正常。

五、诊断

(一)血清学诊断

凝集试验和酶联免疫吸附试验可检测到感染鸡或火鸡血清的抗衣阿华支原体抗体。但此方法尚未在临床上推广使用。

(二)病原分离和鉴定

可从死胚采样,进行衣阿华支原体分离,也可从成年鸡和火鸡的输卵管、精液和雄性生殖器中分离到衣阿华支原体,但从 12 周龄以后的鸡或火鸡体内很难分离到。将从感染组织采取的棉拭子接种于琼脂平板上,37℃培养 4～5 天或更长时间,用免疫荧光技术可鉴定出典型的支原体菌落。

Ghanem 提出了多位点序列分型(MLST)测定作为用于鉴定衣阿华支原体的第一基因分型测定法。邓显文等根据基因库中衣阿华支原体种蛋白基因(species protein 1)的保守序列,设计了 1 套特异性环介导等温扩增(LAMP)引物,建立了用以可视化检测衣阿华支原体的 LAMP 方法。用此 LAMP 方法对衣阿华支原体的检测肉眼观察可见翠绿色,而对其他常见病原体的检测肉眼观察则为橘红色,敏感性达 10 fg DNA,特异性强,并能在 1h 内完成,可用于禽衣阿华支原体感染的快速检测。另外,Singh 等制备了抗衣阿华支原体的单抗,能通过 Western blot 方法特异性识别 MI I-695 株中大小为 45kDa 的一种膜表面蛋白。该单抗与鸡毒支原体、滑液支原体、火鸡支原体或其他非致病性禽支原体没有任何交叉反应性,可以用来鉴定衣阿华支原体。

六、治疗和控制

药物治疗效果不佳,耐药性的产生和重复感染是衣阿华支原体治疗不理想的原因之一。防止垂直传播是预防控制本病的关键,最好的方法是建立无衣阿华支原体的鸡或火鸡群,同时对已受感染的种鸡群、种火鸡群所产种蛋采用有效的药物溶液进行浸润,可减少低孵化率造成的损失。

(徐　彬　陈　茜　张小飞)

第五节　其他支原体感染

一、模仿支原体感染

Bradbury JM 等对 1984 年在法国一只鸭体内分离的 4229 分离株进行 DNA 杂交鉴定，结果发现：该支原体与鸡毒支原体 PG31T 株有 40%～46% 的相似性。Lavric M 等发现鸡毒支原体的血凝素 VhlA、丙酮酸脱氢酶 PdhA、乳酸脱氢酶和延伸因子 Tu 与该支原体具有共同的表位。该支原体可以发酵葡萄糖、有氧或无氧代谢氯化三苯基四氮唑，其他生化反应呈阴性。该支原体具有血凝性，与鸡毒支原体之间有血清学交叉反应，而与其他支原体均没有关联，从而命名为模仿支原体（M. imitans）。4229 株的气管培养物（TOCs）感染鸭胚在电镜下呈现为短杆状或梨形；而 B2/85 株的 TOCs 感染鸡胚在电镜下观察发现，衣阿华支原体黏附在细胞膜上，并有些已开始向细胞中侵蚀。

模仿支原体可以引起鸡和鸭的气管组织培养物的纤毛停滞，并具有与鸡毒支原体相似的附着结构。引起红腿鹧鸪的呼吸道疾病，症状与鸡毒支原体相似，但相对温和些。与传染性鼻气管炎病毒或传染性支气管炎病毒共同感染时，具有协同作用，可致症状加重。

二、鸡支原体感染

Chu 首先从鸡体内分离到一种非致病性支原体，命名为鸡支原体（M. gallinarum）。一般认为是非致病性，但也有报道说能致死鸡胚。鸡支原体感染鸡和火鸡后不产生临床症状和大体损伤，感染持续时间长，重新分离容易。在复合感染中可能与其他病原具有协同作用，如与新城疫 - 传染性支气管炎疫苗协同作用时可诱发气囊炎。从各种年龄的鸡和火鸡的呼吸道中都能分离到鸡支原体。该支原体也存在于鸭、鹅、鸽，以及热带丛林鸟的体内，呈世界性分布。特别是在成年鸡群中，鸡支原体通常作为分离鸡毒支原体和滑液支原体时的一种污染物而被分离。

该菌在常用禽支原体培养基上均生长良好，具有支原体所共有的特征，包括细胞和菌落形态，无细胞壁，需要胆固醇，不发酵葡萄糖，可还原四氮唑，精氨酸脱羧酶阳性，形成薄膜和斑点。用免疫荧光试验检测琼脂上的菌落很容易鉴定该菌。

从鸡胚和输卵管中分离到该菌，提示该菌可能经蛋传播。鸡支原体经常和鸡毒支原体、滑液支原体一起混合感染。Stipkovits 从鹅胚中分离到鸡支原体，它能引起细胞病变，可能与鹅病有联系，能实验性地引起小鹅的气囊炎和腹膜炎，与细小病毒混合感染时，能引起鹅死亡。Branton SL 等指出，肥肝溶血综合征（fatty liver hemorrhagic syndrome）与鸡支原体有关。

三、鸭支原体感染

Roberts 等首先从患窦炎鸭的眶上窦中分离到了鸭支原体（M. anatis）。在国内，毕丁仁和田克恭也分离到这种支原体。该支原体常伴随 A 型流感病毒感染。研究者试图用鸭支原体单独或用鸭支原体与 A 型流感病毒混合一起感染 2～3 周龄小鸭以复制窦炎，但感染 14 天后两组都没有出现窦炎。Karpas 等报道从北京鸭分离到了鸭支原体，Amin 等报道从鸭泄殖腔中分离到鸭支原体。Acin 等将鸭支原体模式株 1340 培养物接种到 1～2 周龄敏感雏鸭的胸气囊，感染鸭出现了气囊炎和轻度生长迟缓，表明在鸭体弱或应激的情况下这种支原体有可能是致病的。

四、禽口脲原体感染

脲原体是根据其水解尿素而得名的，禽脲原体经常寄生于鸡或火鸡的上呼吸道，因而后来被命名为鸡口脲原体。我国鸡群中也有此类微生物感染。Koshimizu 用三株从鸡口腔、喉部分离的脲原体感染鸡，它们对鸡都不致病。然而，Stipkovits 从火鸡精液中分离到脲原体，在血清学上与鸡脲原体不同，对鸡和火鸡具有致病性。

五、乏黄无胆甾原体

Stipkovits 在调查鹅胚孵化率低时，从孵化 13 天的死胚中分离到乏黄无胆甾原体（A. axanthum），从死胚腹腔渗出物和气囊中分离这种无胆甾原体时，能引起 3 日龄雏鹅气囊炎，与细小病毒一起感染雏鹅则症状更加严重。有研究者从鸭的泄殖腔和眼中也分离到乏黄无胆甾原体，并认为可能是一种鸭病的病因。

六、莱氏无胆甾原体

莱氏无胆甾原体可以感染鸡、鸭、鹅。Adler首先从鸡体内分离到莱氏无胆甾原体，认为是腐生性微生物，不常从鸡体内分离到。Stipkovits从2～8日龄雏鹅的气囊炎、腹膜炎和肝外周炎病例中分离到莱氏无胆甾原体。其致病性不确定。

（徐　彬　陈　茜　张小飞）

参 考 文 献

1. David E S, Glisson J R, McDougald L R, et al. Diseases of Poultry, 13th ed. New Jersey: Wiley-Blackwell. 2013.

2. Kanci A, Wijesurendra D S, Wawegama N K, et al. Evaluation of *Mycoplasma gallisepticum* (MG) ts-304 vaccine as a live attenuated vaccine in turkeys. Vaccine, 2018, 36 (18): 2487-2493.

3. Tseng C W, Chiu C J, Kanci A, et al. The oppD Gene and Putative Peptidase Genes May Be Required for Virulence in *Mycoplasma gallisepticum*. Infection and immunity, 2017, 85 (6): e00023-17

4. Yu Y, Zhang L, Chen Y, et al. GroEL Protein (Heat Shock Protein 60) of *Mycoplasma gallisepticum* Induces Apoptosis in Host Cells by Interacting with Annexin A2. Infection and immunity, 2019, 87 (9): e00248-19.

5. Ziegler L, Möller P R, Enderlein D, et al. *Mycoplasma hafezii* sp. nov., isolated from the trachea of a peregrine falcon (Falco peregrinus). Int J Syst Evol Microbiol, 2019, 69 (3): 773-777.

6. Baudler L, Scheufen S, Ziegler L, et al. Identification and differentiation of avian Mycoplasma species using MALDI-TOF MS. J Vet Diagn Invest, 2019, 31 (4): 620-624.

7. MacDonald A M, Jardine C M, Rejman E, et al. High Prevalence of Mycoplasma and Eimeria Species in Free-Ranging Eastern Wild Turkeys (Meleagris Gallopavo Silvestris) in Ontario, Canada. Journal of Wildlife Diseases, 2019, 55 (1): 54-63.

8. Yavari C A, Ramírez A S, Nicholas R A J, et al. *Mycoplasma tullyi* sp. nov., isolated from penguins of the genus Spheniscus. Int J Syst Evol Microbiol, 2017, 67 (10): 3692-3698.

9. Beylefeld A, Wambulawaye P, Bwala D G, et al. Evidence for Multidrug Resistance in Nonpathogenic Mycoplasma Species Isolated from South African Poultry. Applied & Environmental Microbiology, 2018, 84 (21): e01660-18.

10. Nhung N T, Chansiripornchai N, Carrique M J J. Antimicrobial Resistance in Bacterial Poultry Pathogens: A Review. Frontiers in Veterinary Science, 2017, 4: 126.

11. Grózner D, Forró B, Sulyok K M, et al. Complete Genome Sequences of *Mycoplasma anatis*, *M. anseris*, and *M. cloacale* Type Strains. Microbiology Resource Announcements, 2018, 7 (12): e00939-18.

12. Sun S K, Lin X, Chen F, et al. Epidemiological investigation of *Mycoplasma Synoviae* in native chicken breeds in China. BMC Vet Res, 2017, 13 (1): 115.

13. Xue J, Xu M Y, Ma Z J, et al. Serological investigation of *Mycoplasma synoviae* infection in China from 2010 to 2015. Poult Sci, 2017, 96 (9): 3109-3112.

14. Zhu L, Shahid M A, Markham J, et al. Genome analysis of *Mycoplasma synoviae* strain MS-H, the most common *M. synoviae* strain with a worldwide distribution. Bmc Genomics. 2018, 19 (1): 117.

15. Dijkman R, Feberwee A, Landman W J M. Development, validation and field evaluation of a quantitative real-time PCR able to differentiate between field *Mycoplasma synoviae* and the MS-H-live vaccine strain. Avian Pathol, 2017, 46 (4): 403-415.

16. Zhu L, Konsak B M, Olaogun O M, et al. Identification of a new genetic marker in *Mycoplasma synoviae* vaccine strain MS-H and development of a strategy using polymerase chain reaction and high-resolution melting curve analysis for differentiating MS-H from field strains. Vet Microbiol, 2017, 210: 49-55.

第二十四章
牛、羊的支原体病

支原体引起牛、羊的主要疾病有牛传染性胸膜肺炎（contagious bovine pleuropneumonia）、山羊传染性胸膜肺炎（contagious caprine pleuropneumonia）、绵羊支原体肺炎（sheep Mycoplasma pneumonia）和接触传染性无乳症（contagious agalactia）等。

第一节 牛传染性胸膜肺炎

牛传染性胸膜肺炎（contagious bovine pleuropneumonia，CBPP）是由丝状支原体丝状亚种引起的一种牛的烈性传染病，又称牛肺疫。以肺小叶间淋巴管浆液渗出性纤维素性炎和浆液纤维素性胸膜炎为特征。牛肺疫有高度传染性，目前它存在于非洲，中东地区偶有暴发。自 1898 年以来主要在英国流行，1973 年后澳大利亚少见。欧洲上一次 CBPP 的暴发是在 1999 年的葡萄牙。在亚洲对该病知之甚少，中国最后一次报道在 1995 年。

本病是一种非常古老的疾病，在 16 世纪只局限于阿尔卑斯山和比利牛斯山。1765 年，Bourgelat 最先描述本病的临床症状，之后传遍欧洲各国。19 世纪传入美国、澳大利亚及非洲。20 世纪传入亚洲。

我国最早于 1910 年在内蒙古西林河上游一带发现本病，系由俄国西伯利亚贝加尔湖地区传入的。1919 年本病在上海由澳大利亚进口奶牛传入我国，以后在我国流行长达 70 年之久，给国民经济造成巨大损失。最新研究结果显示，在我国流行的牛传染性胸膜肺炎病原体的分子特征与非洲和澳大利亚株非常接近，由此可以认为我国的牛传染性胸膜肺炎是由澳大利亚传入的。由于我国研制了有效的弱毒疫苗，结合严格的综合防治措施，自 1989 年后再也没有发现临床病例。1996 年我国自行宣布无疫，并于 2011 年获得世界动物卫生组织（OIE）牛传染性胸膜肺炎无疫认可，获得 OIE 颁发的牛传染性胸膜肺炎无疫认可证书，成为自澳大利亚、印度、瑞士、博茨瓦纳、葡萄牙、美国等国后第七个通过 OIE 无疫认可的国家。

一、病原学

本病的病原体是丝状支原体丝状亚种（*M. mycoides* subsp. *mycoides*，Mmm），曾用名丝状支原体丝状亚种小菌落型（*M. mycoides* subsp. *mycoides* small colony，Mmm SC），根据最新的分类法和命名原则修改为丝状支原体丝状亚种。

本菌无细胞壁，外层由三层细胞膜组成，呈高度多形性。在高倍显微镜下最常见的是球状颗粒，还有环状、球杆状、丝状、分支状、双球状、杆状、纺锤状和星芒状等多种形态。菌体直径 125～250nm，可通过 220nm 滤器。初次分离的菌体有时出现长丝状生长，菌丝长达 200nm 以上。革兰氏染色阴性，一般着色较差，但对吉姆萨染液或瑞氏染液着色较好，陈旧的菌体瑞氏染液过夜着色效果最佳。

本菌在 5%～20% 血清肉汤和琼脂培养基上均能生长。在马丁肉汤、贺丁格尔肉汤、牛心肉汤以及豌豆消化汤中均生长良好。若在培养基内加入 0.6%～1.0% 的葡萄糖则生长更好，但产酸度高，细菌死亡快。最适 pH 为 7.6～8.0。

本菌在初次分离时生长较迟，在液体培养基中生长 3～7 天，呈轻微混浊，半透明带乳光，有时呈星点状、丝状或降落伞状。久经培养传代或长期通过异种动物体传代则生长迅速，不出现丝状形。

在固体培养基上，本菌发育较迟缓，接种 3～5 天后用放大镜观察仅能见到微小的露滴状菌落。当培养时间稍长则可见到菌落中央有突起部分，边缘光滑略扁平，中央密集向下长入培养基中，不易剥离。菌落外貌呈"油煎蛋"样，菌落大小不一，一般为0.2～2mm，小的用肉眼不易被发现。

本菌具有高度亲湿性，在培养时如果将平皿密封，则菌落可长大至数毫米。

本菌能发酵葡萄糖、麦芽糖、淀粉、糊精、果糖和蔗糖等，不能发酵伯胶糖、棉籽糖、鼠李糖、乳糖、单奶糖、杨苷、甘露醇、卫茅醇等。发酵糖仅产酸不产气，不产生吲哚，不还原硝酸盐，MR和VP试验均呈阴性，不形成芽孢，不溶血，能产生硫化氢。

本菌对外界环境抵抗力很弱。在空气中，特别是阳光直射下，几个小时即可失去毒力，0～5℃可存活数月，37℃下可存活1周，置于50℃中过夜即失去活力，在60℃水中30分钟即死亡。而干燥条件下则迅速死亡。对一般消毒剂抵抗力不强，如1%苯酚、0.25%来苏儿、0.01%升汞、0.5%甲醛、5%漂白粉、10%石灰乳几分钟内即可杀死本菌。在培养基中加入0.01%苯酚、0.001%硫柳汞、0.001%新砷矾钠明或10万IU/ml链霉素可抑制其生长。但本菌对青霉素、醋酸铊及磺胺类药物有较高的耐药性。

二、流行病学

在自然条件下，本病主要侵害牛科动物，以黄牛、奶牛、牦牛和犏牛最易感。鹿和羚羊也较易感，唯水牛易感性较差。由于它具有严格的宿主特异性，因此其他动物如山羊、绵羊、骆驼等一般不易感染。

病牛和带菌牛是主要传染源。在自然条件下，病牛和健康牛直接接触是本病最主要的传播方式。病牛在康复后15个月甚至2～3年后还能感染健康牛。

本病主要经呼吸道传播。病牛呼出的气体或咳嗽喷出的飞沫中常带有本菌，借助空气被健康牛吸入而感染。疫区牛群的流动和集散，往往造成本病的暴发和流行。从疫区购进或引入病牛，会造成非疫区健康牛感染而发病。除经呼吸道传播外，被污染的饲料、垫草、粪便、牧草、饮水或管理人员等也能传播该病。另外，该病在舍饲过于密集或大群集中放牧条件下也易传播。

本病的流行和发病因素，如病原菌的毒力强弱、牛易感性的高低、饲养管理的细致程度、气候和外界环境的变迁等，均可影响动物的感染和发病。

本病的发病率和病死率与牛的品种及其易感性有关。奶牛和朝鲜牛一般发病率高，病死率也高，山东、河南黄牛发病率也较高，内蒙古黄牛则发病率低。季节和气候等因素，对易感性影响不大。

三、发病机制

病原菌经呼吸道侵入动物体后，经气管和支气管下行，停留于细支气管终末分支的黏膜，引起原发性病灶。如果病原菌散布在多数支气管黏膜上，则在肺的多处同时发生变化，形成多发性病灶。

病原体一般经两种途径扩散，一种是沿细支气管蔓延，引起肺小叶细胞肺泡细支气管内浆液性炎症和部分坏死，进一步扩展到邻近小叶的相应部分。由于大量小叶病理变化的发展，病变部位不断扩大，大量淋巴液蓄积，患部硬化，淋巴管及血管栓塞而形成坏死。由于肺炎进展阶段的不同，可出现红色、黄色和灰色的彩色肝样病变。另一种是沿细支气管周围发展（淋巴源性）扩散，侵入肺小叶间的结缔组织和淋巴间隙中，引起小叶间结缔组织广泛而急剧的炎性水肿，淋巴管扩张，淋巴液增加。由于淋巴管舒张，淋巴液大量蓄积，病原菌的繁殖与淋巴液的渗出互相促进，最终造成血液和淋巴循环系统的堵塞，这时小叶间质组织显著增宽，呈白色，其中含有大量的淋巴液和炎性细胞，因而形成广泛坏死。由于这种质的变化导致肺泡处于肺炎不同时期的肝样病变，形成大理石样的不同色彩病变。

病原菌侵入途径不同，所致病变有所不同。经呼吸道感染的如上述病变，若经皮下接种则只能发生皮下组织炎症或关节炎，静脉接种则发生关节炎而不发生胸膜炎或胸膜肺炎。

关于丝状支原体丝状亚种的致病分子机制在很多方面仍然未知。在黏附到特定宿主的组织、逃逸宿主的免疫应答、在感染动物体内定植和扩散并通过细胞毒性引起炎性反应和病理变化过程中，Mmm具有独特的致病机制。对Mmm致病机制的详细了解无论是对快速诊断方法还是对安全有效疫苗的研发，都很有必要。但是，对Mmm毒力的鉴定只能通过感染牛来实现,但该方法的代价较大。对与毒力相关的不同分子机制例如黏附、抗原变异、荚膜多糖在促进定植和扩散中的作用,以及细胞毒素活力的鉴定,可以通过体外免疫学方法、细胞学方法或者感染小鼠来进行研究。

Mmm PG1 株全基因组序列并没有揭示其任何诸如毒素和侵袭素等主要毒力因子,需要从其代谢通路、表面抗原及其调控等综合考虑。

四、症状

本病潜伏期一般为 1～4 周,短则 7 天,长可达数月。按发病的经过分为急性型、亚急性型和慢性型。

(一)急性型

症状明显,典型而有特征性。病牛体温升高到 40～42℃,呈稽留热,鼻翼开张,呼吸困难且表浅,呈腹式呼吸。咳嗽渐频繁,胸部疼痛而不愿行动或卧下,前肢张开,极力动员辅助呼吸肌肉,胸壁伸展,呼气长吸气短,伸颈气喘,常有呻吟声,咳嗽弱而无力。有浆液性或脓性鼻汗流出,反刍和泌乳停止,食欲废绝。可视黏膜发绀,肷部和肘后部震颤,被毛粗乱。

胸部叩诊时患侧可有浊音或实音区。听诊肺部有湿啰音,肺泡音减弱乃至消失,代之以支气管呼吸音,有时有摩擦音;无病变部位则肺部呼吸音代偿性增强。

发病后期,心脏衰弱,脉搏细弱加快,每分钟可达 80～120 次。胸腔积水,胸前部及肉垂水肿,尿少,便秘与腹泻交替出现。病牛身体状况极度衰弱,呼吸更加困难,常因窒息而死。

急性型病例在症状明显后,一般 8～10 天死亡,整个病程 15～30 天。

(二)亚急性型

症状与急性型相似,但稍有缓和,病程稍长。病牛开始食欲减退。产奶量逐渐减少,体温升高,呼吸加快,有慢性短咳,常有便秘和腹泻。当体温升高至 40℃时,呼吸困难明显,病牛伸颈低头而立,行动困难,上坡较易,下坡困难。拒食,精神衰弱,此型预后不良。

(三)慢性型

多数是由急性型或亚急性型转变而来。体温不规则,有一过性发热,常与牛结核相似。体况消瘦,偶发干性咳嗽,听诊肺部有湿啰音,后变干啰音。消化功能紊乱,食欲反复无常。此种病牛如在良好护理和妥善治疗下,可以逐渐恢复,成为带菌者;若病变部位广泛,病牛则日益衰弱,预后不良。

五、病理变化

本病特征性病理变化主要在肺脏和胸腔内。典型病例是大理石样和浆液纤维素性胸膜肺炎和大量胸腔积液。典型的病理变化按其发生发展过程可分为三个时期,即初期、中期或暴露期、后期或终期。

(一)初期

以小叶性支气管肺炎为特征,主要部分在胸膜脏层下,且常在通气良好的部分。病灶大小不一,最大的不超过肺小叶,切面呈红色或灰红色,外形如卡他性肺炎病灶,小叶性病灶发展分为两个方面,多数发展为典型病变;较少病例则病灶经过机化或形成包膜而痊愈。

(二)中期或暴露期

病变呈典型的浆液性纤维素胸膜肺炎,多发生在右侧,有时可累及两侧。病变多发生在肺的膈叶,也可发生在心叶或后叶。切面呈奇特的图案色彩,如多色的大理石,是由于肺的实质呈不同时期的肝变,各具不同色彩混杂而成。即正常小叶、炎性水肿的小叶、肝变小叶互相交错。一部分呈鲜红色浸润;另一部分是硬化的肝变小叶,干燥呈紫红色、灰红色、黄色或灰色。小叶间结缔组织扩张。其中的淋巴管内充满淋巴液呈蜂窝状扩张,间质的扩张将小叶与小叶群分隔为轮廓不一的小块,由于大小血管内有血栓形成,供血不全可见缺血性坏死区。有时还可见到血管壁周围或支气管周围有机化现象,这些机化部分呈浅红色,机化区内有黄色干酪样坏死。间质的变化构成了本病中期的特征性病变。

胸腔内常积有大量淡黄透明或混浊的积液,多达 10 000～20 000ml。胸膜常见有出血、肥厚并与肺病变部位粘连。胸膜表面有纤维素性附着物。心包膜也有同样的变化,心包内有积液,心肌脂肪变性。肝有时呈脂肪变,肾有梗死灶。

(三)后期或终期

在此期可见两种变化,一种是不完全自愈形

态，局部病灶包裹不完全，灶内仍保留有坏死组织。坏死组织内可发生液化，并可经淋巴，血管转移，或由呼吸道排出。局部的结缔组织增生，形成瘢痕。有的病变表面与胸壁粘连。另一种是完全自愈形态，病灶完全瘢痕化。可见腹膜炎和浆液性纤维性关节炎。

（四）组织学变化

1. 初期　可见到病灶内肺泡壁的微血管显著充血，肺泡上皮肿胀和脱落，肺泡内积有浆液和多数红细胞与单核细胞等。可见到典型的支气管肺炎。偶尔在肺泡内有少量纤维性渗出物。

2. 中期　肺间质可见间质结缔组织的坏死以及后期的机化。尚未坏死的支气管动脉小支常是这种机化的基点，称为"血管周围机化灶"，其微细结构是中心常见几条纵横的小血管，血管周围是以纤维细胞和新生的毛细血管为主的非特异性肉芽组织；靠近外围层有一透明区，细胞成分很少，呈淡红色的蛋白样物质；外层是"核崩解层"或称"核崩解环"，与坏死组织连接，由细胞崩解物质堆积而成。

支气管周围的间质组织也有同样性质的变化，即水肿，淋巴管扩张与栓塞、坏死以及机化等。这些坏死组织先后被肉芽组织和纤维结缔组织代替，常见支气管周围形成结缔组织性的套膜。在支气管外层有核崩解区，即机化灶。有的病变发生在细支气管周围，形成细支气管周围机化灶（即组织纤维化灶），是慢性病程特征性病理变化，也是本病在组织学诊断上很重要的特征。

六、诊断

诊断本病可依据流行病学资料、临床症状和病理变化等综合分析后做出初步诊断。进一步确诊有赖于血清学、病原学或生物学诊断。

（一）病原学诊断

从感染动物分离到丝状支原体丝状亚种对于CBPP的最终诊断是必须的。病原体可以从活体或尸体解剖采集的样品中分离。从活体采集的样品有鼻拭子或鼻分泌物，支气管肺泡灌洗液或气管冲洗液，胸腔积液（可在第7肋和第8肋之间于胸腔下半部无菌穿刺采集）；血液也可以用于培养分离病原；尸体解剖采集的样品有肺部病变组织、胸液、肺部支气管淋巴结、有关节炎动物的关节

液。样品要在有病组织和正常组织的分界面上从病变组织中采集。

病原分离情况因病变进程而有很大变化，因此，即使是阴性结果也不能作出定论，特别是用抗生素治疗之后。样品送实验室检验时，为了保护支原体和防止其他细菌生长，一般要用运输培养基（不含蛋白胨和葡萄糖的心浸液，10%的酵母浸膏，20%血清，0.3%琼脂，500IU/ml青霉素和0.2g/L醋酸铊）。样品必须低温保存。4℃可保存几天，冻结或-25℃下低温冷冻可保存较长时间，转送时可将肺碎片或胸液冻干。如果样品在当天不能处理则应冷冻保存。

1. 培养　培养Mmm需要适当的培养基。该培养基须含有一种基础培养基（例如心浸液或蛋白胨）、优质酵母浸膏（新鲜的）以及10%马血清。还可加入其他成分，如葡萄糖、甘油、DNA、脂肪酸，但其作用因菌株不同而异。为了防止其他杂菌生长，培养基需加抑制剂，如青霉素、多黏菌素或醋酸铊。培养基选用肉汤培养基或加有1.0%～1.2%琼脂的固体培养基。所有制备的培养基都要经过质量控制和支持接种少量支原体生长。参考株应与可疑样品平行培养以确保试验有效。如果进行分离，可能需盲传2～3代。因为该微生物不稳定，含量少，生长又有特殊要求，许多分离的尝试以失败告终。把病肺样品放在含抗生素的肉汤中磨碎后，10倍稀释以除去杂菌，然后接种到5管肉汤和琼脂平板上。胸液可以直接接种不必稀释。为了防止平皿干燥，可将平皿密封好，或放在可控制湿度的培养箱中。为确保支原体的最佳生长条件，应使用CO_2培养箱或烛罐进行培养。每天观察试管和平皿，培养10d。液体培养基经3～4d培养可出现均匀混浊，常有易碎的称为"慧星"样细丝状物，这是丝状支原体丝状亚种的典型特征（或者是山羊支原体山羊肺炎亚种，*M.capricolum subsp. capripneumoniae*，山羊接触性胸膜肺炎的病原体）。在随后的几天中，培养液呈均匀混浊，摇动可见旋转物，在琼脂平板上可见小的（直径1mm）中心致密的"油煎蛋"样典型菌落。此时可进行间接免疫荧光（IFA）试验进行鉴定。

2. 生化检验　生化检验只有参考实验室有资质进行。经过两代或三代继代培养后，培养基中便不再加抗生素，以鉴定分离物是否为支原体或

L- 型细菌，在不加抑制剂后它便会恢复原来的形状。经过本试验和克隆后（至少挑选三个菌落），可用生化试验进行鉴定。

Mmm 对洋地黄皂苷敏感（所有支原体目成员均有此特性），不产生"菌膜"和"菌斑"，葡萄糖分解阳性，四氮唑盐还原阳性（需氧或厌氧）；不水解精氨酸，没有磷酸酶活性，蛋白质水解阴性或弱阳性。

所有这些检验用的特殊培养基的基本成分都相同（心浸液肉汤或 PPLO 肉汤、马血清、25% 酵母膏，0.2%DNA 溶液），做葡萄糖水解试验时培养基中加入 1% 葡萄糖溶液（储存浓度为 50%）；做精氨酸水解时培养基中加入 4% 精氨酸盐溶液（储存浓度为 38%）；做四氮唑盐还原试验时培养基中加1% 三苯四氮唑酸盐（储存浓度为 2%），加 pH 指示剂（如酚红）：测定蛋白水解时，用酪蛋白琼脂或凝固血清琼脂进行培养。

生化特性检验后，需要做免疫学试验进行确认：圆片生长抑制试验（DGIT），荧光抗体试验（FAT）和膜滤斑点免疫结合试验（MF-dot）。

CBPP 病原体的分离和鉴定比较困难，耗费时间，有赖于正确运用合适的程序和培养基。若有可能，传统细菌学实验室内应该建一个专供支原体操作的部门。

3. 分子生物学诊断　虽然已建立了放射性标记和酶标记的探针，但由于安全性问题这些方法的应用受到一定限制。

PCR 是一种敏感、高度特异和易于操作的方法。已建立了专用于丝状支原体（*M.mycoides*）簇和 Mmm 的特异引物，并建立了 PCR 检验程序包括可对 TI 疫苗株进行特异性鉴定的新技术。对肺渗出液一类的样品，可经煮沸变性后直接用 PCR 鉴定，无需做 DNA 提取。但是煮沸样品的敏感性比 DNA 抽提法低，不应作为常规技术。PCR 还可用于检测滤纸上的干燥样品。肺碎片可先经研磨再低速离心，然后进行变性处理和 PCR。PCR 还可用于尿和血液检查。PCR 技术的主要优点是可以检测保存不好的样品（被污染的，或因经抗生素治疗而完全死亡的支原体）。如直接从器官提取DNA 试验失败，则可将样品在适当的营养液进行培养 24～48h 以使之扩增，然后从培养物中检测DNA。PCR 已成鉴定和鉴别丝状支原体簇各成员

与 Mmm 的重要工具。

4. 免疫学试验　可用于检测感染组织、器官组织液或培养物中的抗原组分。但是各方法的灵敏度有差异，一些试验样品中支原体数量较少时，检测结果可能为阴性。因此，只考虑阳性结果，阴性结果可能是灵敏度不够导致的漏检。

（1）间接荧光抗体试验（IFA）：从临床采集的材料涂片，使用抗 Mmm 高免牛血清和标记的抗牛 IgG 进行 IFA 试验。使用高免牛血清时，可能存在交叉反应抗体，导致肺涂片监测可能出现非特异性荧光，然而进一步用伊利络黑复染可以获得满意的结果。该试验检查胸液涂片的结果较为理想。

（2）荧光抗体试验（FAT）：FAT 可用普通肉汤和琼脂培养物进行，其特异性比 IFA 试验差。

肉汤培养：在一载玻片上滴两滴待检液，甲醇固定 15 分钟，在湿盒内与标记的高免血清在 37℃下作用 30 分钟，PBS 冲洗 3 次，置荧光显微镜观察（×80）。

固体培养基生长的菌落：切一块幼龄菌落较多的琼脂，菌落朝上放在玻片上。加 1 或 2 滴标记的高免血清，置湿盒中 37℃作用 30 分钟。将琼脂块放入试管中用 PBS 冲洗 2 次，每次 10 分钟，将琼脂块菌落朝上放回玻片，如前所述进行观察。

琼脂平皿培养：凝胶不应过厚（不超过 3mm），凝胶中应尽可能少含马血清。用 PBS 漂洗凝胶 3次，再用 1ml 标记的血清覆盖在凝胶表面，湿盒内培养 30 分钟后，用 PBS 漂洗 4 次，直接置于显微镜下观察。平皿 FAT 试验主要在刚分离后和纯培养前应用，因为这对于检查几种支原体混合感染很有效。

FAT 判读：在用肉汤培养物的 FAT 试验中，支原体在暗黑色背景下呈亮绿色。然而对琼脂菌落进行直接 FAT 试验观察时，需要一定的经验，因为其与背景颜色近似，呈暗绿色。

（3）滤膜斑点免疫结合（MF dot）试验：MF dot试验可作为实验室常规检验。该技术可以用多克隆抗血清进行定量试验，但丝状支原体簇内可能发生交叉反应。使用单克隆抗体可解决这一问题。

（4）免疫组织化学试验：用过氧化物酶 - 抗过氧化酶方法来检测石蜡包埋肺病变组织切片，可原位检查 Mmm 免疫反应部位。由于慢性病例和经抗生素药物治疗过的病例病原不易分离，因此，

该试验只作为 CBPP 辅助诊断,但阴性结果可能是漏检,所以不能作出定论。

(二)血清学诊断

血清学方法包括玻片凝集试验(SAT)、补体结合试验(CFT)、琼脂扩散试验(AGP)、被动血凝抑制试验(PHA)和微量凝集试验(MA),但这些试验存在局限性。PHA 方法看起来实用,在筛选检查时敏感性比 CFT 高出 20%,但在从未发生 CBPP 的地区假阳性约有 2%。

血清学试验仅用于群体检测。这种试验对单独病例可能造成误导,这主要是因为动物处在疾病早期,特异性抗体尚未产生,也可能是动物处于慢性病程,只有很少动物是血清学阳性。

目前,世界动物卫生组织推荐了两种血清学诊断方法,分别是补体结合试验(CFT)和竞争 ELISA(c-ELISA),这两种方法都是国际贸易指定的方法。

补体结合试验的操作比较烦琐,需要熟练的实验室操作人员。c-ELISA 是基于特异性的单克隆抗体建立的一种快速检测手段,该试剂盒已经商品化,被多个国家用于 Mmm 血清抗体检测。

七、鉴别诊断

(一)牛巴氏杆菌病和大叶性肺炎

这两种病与急性型牛肺疫相似,但前者病程快,病肺肝变部位色彩比较一致,且有呈不洁外观的病灶,小叶间质虽有轻微增生,但无淋巴管的扩张,而牛肺疫的肺组织的肝变则呈色彩不同的各期肝变和鲜艳的大理石样变化,肺小叶间质显著扩大、淋巴管高度扩张以及淋巴液蓄积。

(二)创伤性心包炎

在临床上有类似牛肺疫的胸壁痛觉过敏和呼吸障碍。但心包炎只是在心脏部分过敏,并可听到鼓响音或拨水音、清水音。体温不升高,根据血清学和病理学的观察可作出判断。

(三)牛结核和化脓性肺炎

此类病易与慢性牛肺疫相混,但前者咳嗽有力,有时可见胸前淋巴结硬肿,但无牛肺疫大面积实音区、支气管呼吸音以及胸部痛觉过敏。

八、免疫

在自然情况下,患过牛肺疫的病愈牛,不再感染牛肺疫。牛群发生牛肺疫之后,如果不重新编群或不引进新牛,疫病就会逐渐停息。这些事实说明,牛患过牛肺疫之后获得了免疫力,对再次感染有抵抗力。

应用活菌弱毒疫苗给牛接种可以使牛获得牢固免疫力,死菌疫苗几乎无免疫力。我国应用弱毒疫苗已于 1996 年根除了牛肺疫。在其他牛肺疫流行国家,弱毒疫苗广泛应用于牛肺疫预防。

(一)牛肺疫培养物弱毒疫苗

将牛肺疫强毒力菌株通过培养传代培育出弱毒种并制成疫苗,在牛肺疫疫区广泛应用,对黄牛和奶牛有效。但其存在以下明显缺点:长期培养传代后使毒力和免疫原性均不稳定;保存期仅 30~45 天,长途运输极易失效;毒力较大,接种只限于尾尖,不便于在牧区大规模应用。

(二)牛肺疫兔化弱毒疫苗

该疫苗是以牛肺疫强毒力菌株通过兔体内连续传代培育的弱毒菌种制成,通过在钝感动物体内的连续传代使牛肺疫强毒力菌株降低了对牛的致病力,但仍保持良好的免疫原性。利用兔化致弱菌种可制成湿苗和冻干苗,使用时可加入氢氧化铝佐剂,前者可用于臀部肌内注射,大牛 2ml,6~12 个月的小牛 1ml;后者大牛尾尖注射 1ml,6~12 个月的小牛 0.5ml。无论哪种疫苗,因毒力较强,对 6 个月以内的犊牛均不能接种。免疫期可持续 28 个月以上。

(三)牛肺疫兔化-绵羊适应疫苗

该疫苗是将兔化弱毒菌株转移到绵羊体内再传代,使之适应于绵羊而制成的疫苗。继之以适用于绵羊的弱毒苗又适用于牦牛和藏系绵羊制成疫苗。对黄牛、奶牛和牦牛接种后均安全有效。

从 20 世纪 60 年代开始,牛肺疫兔化弱毒疫苗和牛肺疫兔化-绵羊适应疫苗开始在全国范围内广泛应用。

(四)T1/44 疫苗

T1/44 疫苗是世界动物卫生组织(OIE)推荐使用的一种弱毒疫苗,该疫苗是利用从坦桑尼亚分离得到的强毒菌株在鸡胚中连续传代 44 次致弱后的弱毒株制成。

虽然该疫苗株已经应用了将近 60 年,但是对牛群的免疫保护效力呈现高度变异性,这可能是非洲国家不能有效控制 CBPP 的原因之一。另一方面，由于经济原因，该疫苗在非洲国家的覆盖率非常低。

九、防治措施

我国已经根除牛肺疫，但该病被列为一类动物疫病，我国与非洲国家的家畜贸易不断增加，牛肺疫仍有传入风险。一旦发现疑似病例，应立即采取报告、隔离、封锁、诊断、捕杀、无害化处理等快速灭源措施，以防止本病蔓延。在许多国家，根据法律须报告该病，在容易限制牲畜活动的国家，可以通过隔离、验血和宰杀来根除这种疾病。在无法限制牛只的地方，可以通过减毒疫苗（例如 T1/44 株）免疫来限制感染的传播。但是，只有在一个国家的畜群覆盖率很高的情况下，疫苗才有效。追踪在屠宰场发现的被感染牛的来源，血液检测以及对牛活动实行严格管理也可以帮助控制该病。

我国清除本病的方法是：

（1）疫区的牛严禁流动，非疫区不从疫区引进牛只，需要引进牛时，要进行两次血清学检测，均为阴性者方可引进。引进后须隔离观察 3 个月，只有当确认牛只健康时才能与原牛群合群。

（2）在清净地区要注重饲养管理，认真做好防疫卫生和消毒工作。

（3）在发生牛肺疫的疫区，应划定疫区，控制牛只流动；对疫区的牛进行临床及血清学检验，分群隔离饲养，及时捕杀或隔离有临床症状的病牛，对其余的牛全部实行疫苗接种。对正在发病流行的地区实行封锁。

（4）疫区内牛的饲养用具、牛舍、饲料、屠宰场以及周围环境，用 3% 苯酚或 20%～30% 热草木灰水进行消毒。对病牛放牧的牧区在夏季应封锁 1 个月，冬季应封锁 3 个月后才可使用。病死牛尸体及污物应焚毁或深埋。

（辛九庆）

第二节　牛支原体病

牛支原体（*M. bovis*）是在欧洲和北美最致病的支原体，引起牛肺炎、乳腺炎、关节炎、生殖器疾病和流产。因为它能在极端环境中生存，是欧美牛和奶生产中巨大的经济损失原因。在欧洲，每年牛的呼吸道病造成的损失大约为 5.76 亿欧元，据估计牛支原体造成的损失占其中四分之一或三分之一。美国肉牛每年造成 3 200 万美元的损失，奶牛估计为每年 1.08 亿美元。2018 年新西兰政府下令捕杀 12.6 万头牛，彻底根除了牛支原体病。牛支原体可以感染任何年龄段的牛（包括野生状态下的北美野牛）。成年肉牛的牛支原体肺炎多与运输应激相关，主要表现为肺炎和关节炎等。泌乳奶牛和哺乳母牛主要表现为牛支原体乳腺炎。

牛支原体于 1961 年在美国患乳腺炎的牛乳中分离鉴定，之后世界各国陆续发现该病，我国于 1983 年首次从乳腺炎病牛的奶中分离到牛支原体，2008 年首次报道牛支原体肺炎，此后该病在全国大部分省份流行，造成巨大经济损失。

一、病原学

（一）形态特征

牛支原体属于柔膜体纲支原体属成员，是能在无生命培养基中生长繁殖的最小微生物，大小为 0.1～0.3μm，介于细菌和病毒之间。以二分裂或者芽生方式繁殖。在透射电子显微镜下，可见牛支原体没有细胞壁，含有三层细胞膜结构。由于缺乏细胞壁，在形态上呈多形性。

（二）培养特性

人工培养时，牛支原体对培养基的营养要求较高，通常需在基础培养基中添加马血清、丙酮酸钠等物质作为营养来源。适宜培养条件包括：37℃，兼性厌氧，5% CO_2 中生长更好，pH 7.6～7.8。

牛支原体在液体培养基中生长缓慢，24 小时的增殖量约为 10^9CFU/ml，在培养基中添加 0.5% 酚红溶液作为 pH 指示剂，以判断有无牛支原体的生长。在固体培养基中生长更慢，需培养 2～3 天后才能在低倍光学显微镜下观察到典型的"油煎蛋"样菌落（图 24-1）。此外，牛支原体还能在不同种类的培养细胞中生长。

（三）分子特征

牛支原体基因组很小，约为 1Mb，G+C（%）含量低，在 29% 左右。基因组中编码序列的比例占 84% 左右，编码序列（coding sequence，CDS）长度约为 1kb。推算的牛支原体蛋白编码基因数量有 760 余个，且所编码的大部分蛋白为功能未知的假

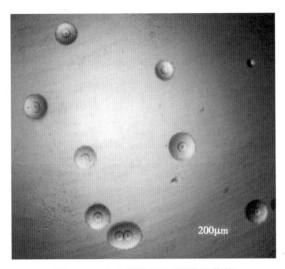

图24-1 牛支原体"油煎蛋"样菌落

想蛋白。此外,基因组中含有丰富的插入序列与其他可移动元件,这可能是牛支原体发生基因水平转移和适应环境的分子遗传学基础。各国流行的牛支原体分离株基因组间存在差异,如美国株PG45与中国株HB0801间存在一个580kb片段的倒位,其生物学意义尚不清楚。

目前用于鉴别牛支原体的分型方法主要为基因分型方法,包括多位点序列分型法(multilocus sequence typing,MLST)和脉冲场凝胶电泳法(pulsed field gel electrophoresis,PFGE)。利用MLST对各个国家流行的牛支原体分离株进行基因分型与分子流行病学分析,发现各国流行的优势基因型不一。美国报道牛支原体最早,拥有最为丰富的ST型。其他国家均能找到与美国株相同的ST型,如中国、澳大利亚、以色列的优势型ST-10型和美国株ST-10型共同聚在CC3簇上。因此认为,牛支原体最初来源于美国。

(四)抗原结构

目前对牛支原体表面抗原结构的了解还很少。尚没有牛支原体血清型分型方法。牛支原体的表面可变脂蛋白(variable surface lipoproteins,Vsps)对表面抗原的多样性具有重要作用。Vsps由13种脂蛋白组成,各蛋白的编码基因组成 vsps 基因簇。牛支原体每次只表达其中的少数几种蛋白,而其余的基因处于关闭状态。在牛支原体的不同感染阶段其表达的Vsps数量和种类也不一样。DNA倒位、插入以及可移动遗传元件等可导致高频率的DNA重排,是牛支原体调控Vsps选择性表达

的重要机制。在不同国家分离的牛支原体,其 vsps 基因簇的基因数量可能不一样,如美国株PG45有13个 vsps 基因,而中国分离株HB0801只有6个 vsps 基因。在13个Vsps中,VspA、VspB和VspC的免疫原性最强。

此外,一些膜表面脂蛋白质和胞质蛋白质已被证实为抗原蛋白,如膜脂蛋白P26、P27、P48、MbovP579(P81)、Mbov730、α-enolase、GAPDH等和胞质蛋白NADH氧化酶(NOX)、TrmFO、果糖-1,6-二磷酸醛缩酶(fructose-1,6-bisphosphate aldolase,FBA)等。其中NOX、TrmFO和FBA虽然主要分布在胞质中,但在胞膜上也有分布。

支原体分泌蛋白是一类特殊的表面蛋白,未分泌时,以短信号肽插入细胞膜中,发挥膜蛋白作用;而信号肽被切割后,即成为分泌蛋白。据预测,牛支原体至少有74个分泌蛋白,但只有少数几个蛋白已被确定,如已证实牛支原体核酸酶MbovNase就是一种具有免疫原性的分泌蛋白。然而,这些蛋白质在牛支原体感染、致病和诱导的免疫保护或免疫病理反应中的作用尚有待进一步研究。

(五)理化特性

牛支原体在环境中的生存力较强,在4℃牛乳和海绵中可存活近2个月,在水中可存活2周以上,在低温冻存的精液中,也能数年保持感染性。但牛支原体对高温敏感,在较高的环境温度下,其活力将大幅度下降,55℃15分钟,65℃2分钟或70℃1分钟均可失活。

由于缺少细胞壁,牛支原体对作用于细胞壁的抗菌药物不敏感;同时对多黏菌素、磺胺类、甲氧苄氨嘧啶、萘啶酮酸和利福平也具有天然抗性;但对干扰DNA或蛋白质合成的药物敏感,如氟喹诺酮类、氨基糖苷类、大环内酯类、林可酰胺类、四环素类和苯丙醇类等均可以起到杀伤或抑制牛支原体的作用。然而,近年来体外药敏试验发现牛支原体对敏感药物的耐药性正在增加。体外药敏试验筛选的敏感药物在体内治疗时需要1周以上的疗程。早用药是加强疗效的有效途径之一。

二、致病机制

整体说来,牛支原体的致病机制尚不清楚。

但一些毒力相关的特性被陆续鉴定出来，如牛支原体能够在宿主黏膜表面定植和持续存在，黏附、侵袭、抗原变异、免疫调节、生物膜形成和产生毒性代谢物等特性均可能在牛支原体发病机制中发挥重要作用。利用毒力因子预测数据（VFDB）对牛支原体蛋白进行分析，以 BLAST 分值≥80 作为切割值，预测牛支原体有 72 个毒力相关蛋白，但有待深入验证。

（一）侵袭力

侵袭力是致病菌能突破宿主皮肤和黏膜生理屏障，进入机体并在体内定植、繁殖和扩散的能力，与病原菌黏附素或黏附相关蛋白及其细胞受体相关。

黏附是病原菌实现感染的第一步，不仅有利于其突破宿主细胞的屏障结构、持续增殖和向深层组织侵袭，而且可以激发宿主免疫反应导致疾病发生。因此黏附也被认为是支原体感染的主要毒力因素。目前证据表明牛支原体不含有类似肺炎支原体的特殊尖端黏附结构，推断牛支原体的黏附素可能以膜蛋白的形式分布于细胞表面。已经证明多种表面蛋白具有黏附作用，如 p26 蛋白、膜相关糖酵解酶、α-烯醇酶、Vsp、P27、TrmFO 和 NOX。以上大部分蛋白的黏附特性是在重组蛋白基础上鉴定的，只有 NOX 蛋白的黏附特性在牛支原体 *nox* 突变株上也得到证实，突变株对 EBL 细胞的黏附能力降低。

（二）生物膜

牛支原体能产生生物膜，其生物膜的形成与 Vsps 表达谱有关，如菌株表达 VspF 与形成生物膜能力差有关，而表达 VspO 或 VspB 菌株其生物膜形成能力很强。已证明形成生物膜的牛支原体菌株在垫料和含沙环境中的存活能力更强，表现出更高的耐热性和抗干燥能力。牛支原体生物膜形成能力可能与乳腺炎发生相关。但整体说来，牛支原体在体内形成生物膜的能力及其与致病的相关性尚缺少深入研究。

（三）毒素样物质

牛支原体黏附于宿主细胞后，可以产生磷脂酶、过氧化氢和超氧化物自由基等产物，从而损伤宿主细胞。在牛支原体中发现，产过氧化氢能力与临床菌株的毒力无相关性，但是其刺激机体巨噬细胞后，产生硝基酪氨酸（nitrotyrosine，NT）、超

氧化物歧化酶（Mn-SOD）及诱导型一氧化氮合酶（iNOS）等物质，可诱导细胞产生过多的活性氧和活性氮（NO），对机体造成慢性肺损伤。

牛支原体 Vsps 高频率的相位变化（开/关表达）和分子量变化导致牛支原体不断改变抗原特性，可提高宿主组织/细胞黏附和定植能力或逃避宿主免疫防疫系统的能力。牛支原体可通过 VspL 蛋白 C 端的 26 个氨基酸片段发挥免疫抑制作用。NOX 可通过降低过氧化氢发挥抗氧化损伤作用。

三、免疫机制

牛支原体可诱导先天性免疫和适应性免疫，同时也可抑制免疫反应。一般认为，体液免疫不能产生充分的免疫保护作用，而细胞免疫主要承担免疫保护作用。

（一）非特异性免疫

在牛支原体引发的肺炎病变组织中，以巨噬细胞和中性粒细胞聚集为主要特征。牛支原体能刺激巨噬细胞产生剧烈反应，促进巨噬细胞对病原的吞噬功能。中性粒细胞能被多种病原产物、细胞因子和趋化因子（如 IL-6、TNF-α、IL-8、IFN-γ 等）刺激，然后被募集到感染和炎症部位并激活，产生杀伤病原菌的能力。大量的中性粒细胞被募集到感染或炎症部位，形成一种由染色体纤维组成的网状结构，称为中性粒细胞胞外诱捕网（neutrophils extracellular traps，NETs），将病原微生物包裹、固定在特定部位，可进一步杀伤病原。牛支原体虽然自身不能诱导 NETs 的产生，但其分泌的核酸酶 MbovNase 可降解其他细菌如溶血曼氏杆菌诱导产生的 NETs，这可能是牛支原体与溶血曼氏杆菌混合感染和协同致病的机制之一。另一牛支原体核酸酶 MnuA 也具有降解 NETs 的能力。

牛支原体诱导产生不同的促炎细胞因子，可能与相关的组织部位有关。细胞试验发现，牛支原体能诱导原代乳腺上皮细胞 IL-1β、IL-6 和 IL-8 的表达。研究者推测，这些因子位于呼吸道上皮细胞和气道内的炎性细胞内，可能与巨噬细胞和淋巴细胞的活化、肺部发生病变和肺组织的增生有关，从而在抵抗牛支原体感染中起重要作用。

目前这些细胞因子中，哪些对牛支原体造成

的慢性感染是病理性的,哪些可促进机体清除牛支原体,尚不清楚,需要进一步研究。

(二)适应性免疫

1.体液免疫 犊牛可从其母牛获得牛支原体抗体,但抗体组成中 IgG1 水平远高于 IgG2,因此,母源抗体并不能阻止牛支原体感染犊牛,相反,犊牛常通过乳腺炎的母乳感染牛支原体。

体液免疫应答对支原体的感染具有一定保护力,但保护不充分。IgG 能抑制牛支原体对宿主细胞的黏附作用,降低牛支原体感染水平,同时还可以激活补体,发挥调理作用以吞噬牛支原体。感染前的免疫在预防牛支原体病方面是有效的,但感染后产生的免疫反应往往不能完全消除牛支原体及其相关疾病。研究表明,之前患过牛支原体乳腺炎的牛很少再次发生严重的乳腺炎,再次感染通常表现为亚临床或者轻微的症状。牛支原体感染后宿主能够产生大量的 IgG,犊牛人工感染牛支原体 1 周后,即可在血清中检测到高水平的 IgG,并可持续存在 4 周以上。但牛支原体产生的 IgG 抗体主要成分是 IgG1,而 IgG2 的水平则有限。大量的 IgG1 对机体抵抗牛支原体的感染非常有限。因此,适应性免疫对于已经形成的牛支原体感染的防御效率很低,这些反应仍持续进行,最终导致慢性炎症的发生。

人工感染呼吸道和乳腺组织的实验表明,牛支原体除了使机体产生高水平的 IgG1 和少量的 IgG2,还会刺激黏膜产生 IgG 和 IgA。而自然感染牛支原体的体液免疫反应则呈现多样性。研究表明,血液中牛支原体抗体 IgG 滴度与对中耳炎的保护率呈正相关。对于黏膜表面,局部抗体更加重要,如有研究显示,牛支原体对致乳腺炎后乳腺的再次感染与牛奶中的牛支原体抗体相关,牛支原体肺炎与肺泡灌洗液中的 IgG 相关,而与血液中的抗体无关。

2.细胞免疫 牛支原体可诱导 T 淋巴细胞、Th 细胞、细胞毒性 T 淋巴细胞以及 NK 细胞分泌 IFN-γ,但是并没有发现单核细胞、树突状细胞和 B 淋巴细胞分泌 IFN-γ 现象。目前,关于牛支原体是否引起外周血单个核细胞(peripheral blood mononuclear cell,PBMC)凋亡存在争议。有报道发现牛支原体感染可诱导淋巴细胞的凋亡,但另有研究发现,牛支原体感染后并未诱导单核细胞

的凋亡。牛支原体的膜表面蛋白直接与宿主免疫系统接触,是诱导和调节宿主免疫反应的重要组分。此外,牛支原体能产生多种分泌蛋白,也可能在诱导免疫反应中发挥重要作用。

由于体液免疫对牛支原体的清除能力有限,T 淋巴细胞反应是呼吸道牛支原体病发病和抵抗力的关键决定因素。T 淋巴细胞亚群产生的细胞因子对牛支原体病的免疫和炎症反应具有重要调节作用,Th1 和 Th2 这两种细胞反应能相互抵消调节免疫功能的能力。尽管牛支原体刺激 PBMC 产生 IL-4 和 IFN-γ 的细胞数量相等,但却产生了大量 IgG1 和少量 IgG2。这表明牛支原体能引起 Th1/2 混合型反应但偏向 Th2 型。这一机制可能与牛支原体肺炎和乳腺炎的慢性过程有关。

Th17 细胞是新发现的不同于 Th1 和 Th2 的细胞谱系。Th17 的分化和 IL-17A 的增加在感染早期可能有助于机体对牛支原体的清除,但过高和长期的 IL-17A 升高可能参与了支原体的致病过程。体外培养的犊牛 PBMC 感染牛支原体后,培养上清液中 IL-17A 增加,但是用抗体中和 IL-17A 后并不能增加中性粒细胞清除牛支原体的能力。最近有研究发现,牛支原体毒力菌感染牛后,可诱导致病性 Th17 亚型细胞的增殖。T 淋巴细胞因子和 Th 细胞亚群反应在牛支原体疾病中的作用仍有待阐明。

(三)免疫抑制

一些研究表明牛支原体对机体的免疫反应还具有免疫抑制作用,也有学者认为牛支原体对宿主免疫系统的抑制和激活会同时出现在感染过程中。

研究发现,牛支原体临床分离株能抑制 PBMC 的增殖,不同临床分离株对 PBMC 增殖的抑制作用显著不同。牛支原体可通过促进抑炎因子(如 IL-10)的表达以及抑制促炎因子(如 IFN-γ、TNF-α)的表达来实现免疫抑制。其中,IL-10 能够调整适应性免疫反应,使 Th2 表达增加,促进 IgG1 表达量增加,使机体免疫力和调理功能下降。另有报道发现,牛支原体可以通过分泌假定的淋巴抑制蛋白,抑制淋巴细胞的增殖来达到免疫抑制的效果,从而下调淋巴细胞的数量,抑制由淋巴细胞介导的免疫反应。牛支原体还可通过抑制中性粒细胞的呼吸爆发(respiratory burst)来抑制机体

的免疫反应,这种抑制作用导致牛支原体更易逃逸宿主免疫系统的监控。

关于牛支原体能否刺激免疫细胞凋亡仍有争议。有研究发现,牛支原体感染可诱导淋巴细胞、巨噬细胞和中性粒细胞凋亡。另有研究表明:牛支原体感染后并未诱导 PBMCs 的凋亡,反而延迟了单核细胞的凋亡,这种作用可能与 IL-10 的分泌有关。对来自北美洲的不同临床株进行研究发现,野牛分离株体外抑制巨噬细胞凋亡的作用没有牛体内的作用明显,牛支原体这种抑制凋亡的作用可能与牛支原体诱导宿主细胞产生高水平的 c-Myc 有关。

(四)免疫逃避

牛支原体虽然能被巨噬细胞吞噬清理,但是没有被清理的牛支原体依然能侵袭其他细胞。透射电子显微镜观察发现感染牛支原体数周的犊牛,仍然在坏死组织、中性粒细胞和巨噬细胞周围发现大量的活牛支原体的持续存在,吞噬细胞内也存在少量活的牛支原体,说明牛支原体具有逃避吞噬细胞的吞噬作用,这可能是牛支原体能够造成慢性感染的原因之一。

1. 表面抗原变异 牛支原体能发生表面抗原的高频变异,这种变异的主要作用是协助牛支原体逃避宿主免疫系统的攻击,有利于其在宿主体内长期生存。

牛支原体 PG45 的亚克隆菌株,在抗原分子的表达和分子量上表现出很大的变异性。这些多变的抗原属于 Vsps。在 PG45 菌株中,这个家族含有 13 个不同的单拷贝 Vsps 基因,这些基因都位于染色体团块 Vsps 基因簇(座)之中。这个基因座大小约为 23kb,包含两个额外的开放阅读框(ORF),与 IS4 和 IS30 具有高度的同源性。研究结果显示在 250 株牛支原体临床分离株中,98.5% 含有 Vsps。将 PG45 与牛支原体临床菌株作对比,可以发现它们的 Vsps 重复序列和菌株特异重复序列上存在巨大差异。Vsps 基因的数量也是导致牛支原体表面抗原变异的原因之一,如美国 PG45 株有 13 个 Vsps 基因,而中国 HB0801 株只有 6 个。造成这种 Vsps 基因和各自重复序列的差异的原因,可能来自不同宿主和环境的选择压力。

2. 逃避中性粒细胞的天然免疫 在牛支原体引起的肺炎和乳腺炎中,巨噬细胞和中性粒细胞的募集是肺组织和乳腺组织对抗牛支原体的主要反应之一。牛支原体在长期的对抗中,进化出了能够逃逸 NETs 捕获的能力,如分泌核酸酶 MbovNase 和 MnuA 可降解 NETs,使其在胞内持续存在,并能利用中性粒细胞的游走特性,在宿主体内进行扩散,入侵其他细胞。在牛支原体分泌的这类物质中,除核酸酶外,许多膜脂蛋白都参与了这一过程。

3. 诱导免疫抑制反应 牛支原体感染后能产生大量的 IgG1 和少量的 IgG2。后者对牛支原体的调理作用远远高于前者,因此宿主细胞对牛支原体的吞噬作用效率低。同时有研究表明,PBMCs 感染牛支原体后,IL-10 含量显著上升。IL-10 是一种免疫抑制因子,牛支原体诱导产生高水平的 IgG1 可能与 IL-10 表达上调有关。

四、流行病学

牛支原体为条件性致病菌,致病往往与环境应激因素有关。传染源主要为携带牛支原体的牛和发病牛,被牛支原体污染的物质如牛奶也可成为传染源。携带牛在经历长途运输后,鼻腔可大量排出牛支原体,经污染空气或饲料传播。正常情况下,牛支原体可存在于上呼吸道、乳腺和生殖道。牛支原体肺炎的主要传播途径为呼吸道,发病牛呼出的污染空气、带菌鼻汁等可形成飞沫或气溶胶,近距离向健康牛传播牛支原体。其次为消化道传播,如犊牛通过吃带菌初乳从母乳感染牛支原体。也可经生殖道传播。携带牛支原体的公牛精液可随人工授精传播牛支原体。此外,牛支原体是导致牛传染性乳腺炎的重要病原微生物,可通过挤奶员的手或挤奶设备传播导致健康牛的乳腺感染。牛支原体可以感染任何年龄的牛,但不同年龄段的牛易感性不同,0～6 个月龄犊牛最易感。成年牛常呈隐性感染,即便发病,症状较轻,发病率和病死率低。山羊和绵羊可感染牛支原体,但自然条件下很少见,且症状轻微。牛支原体对人不致病。

随着肉牛产业的区域化、专业化和集约化发展,"异地育肥"工艺在肉牛业中普遍存在,肉牛的牛支原体肺炎大多与运输应激有关,主要发生在经历长途运输的新购牛群。潜伏期一般 1～2 周,发病率可达 80% 以上,病死率平均为 10%,但可高达 40% 以上。抗生素治疗效果差，病程常持续半个月以上。新生犊牛可因喂食牛支原体乳腺炎初乳而感染。混合感染是牛支原体肺炎的另一重要特征，常见的混合感染病原菌包括多杀性巴氏杆菌 A 型和溶血曼氏杆菌。

五、临床特征

（一）牛支原体肺炎

1. 临床症状　牛支原体肺炎可以发生于任何年龄的牛。病牛表现为食欲下降、体温升高、流浆液性或脓性眼分泌物、流清亮或脓性鼻涕、咳嗽、呼吸加深加快、体重下降，听诊可发现肺部存在肺泡破裂音和呼吸加重音。

牛支原体肺炎常伴发脓毒性关节炎，病牛表现不同程度的跛行、关节肿大、肩关节、肘关节、腕关节、髋关节、膝关节等均可感染。

中耳炎是牛支原体引起的又一重要病症。患牛食欲不佳、发热、精神不振、耳部有擦痕、流泪、耳朵下垂、面部神经麻痹等症状。单侧或两侧的鼓膜受感染，有时从耳道中流出脓汁。

2. 病理变化　病牛出现肺和胸膜粘连，心包积液，肺尖叶、心叶、膈叶发生程度不一的红色肉变。同时广泛分布的化脓性坏死灶和干酪样坏死性结节。干酪样坏死在肺表面或者肺切面形成白色、圆形、干燥、隆起的结节，单个分布或聚集分布。有时，肺坏死病灶可能发展为脓肿。化脓性和坏死性病变可能与混合感染其他病原菌有关。同时，关节炎患牛关节肿大，关节腔内脓性液体和大量干酪样坏死物。

对病变肺组织的病理学切片进行组织病理学观察，肺炎主要为 4 种类型：干酪样坏死性支气管肺炎、有凝固性坏死灶的支气管肺炎、化脓性支气管肺炎、有脓肿的慢性支气管肺炎。干酪样坏死性支气管肺炎中细支气管、肺泡、肺间叶均有干酪样坏死灶，细胞变性；在病症早期，细支气管及肺泡中存在大量白细胞。凝固性坏死与干酪样坏死的病理变化不同，细支气管和肺泡的结构依然可见。坏死区域形状不规则，病灶无被膜包裹，坏死区域周围有细胞核致密带，但主要聚集有中性粒细胞和单核巨噬细胞，无多核巨细胞，可与牛结核结节相区别。

3. 临床诊断　根据流行病学、临床症状和病理解剖病变，可对牛支原体肺炎作初步诊断。然而确诊有赖于实验室病原学诊断。

4. 实验室诊断　牛支原体肺炎的实验室诊断主要包括牛支原体分离培养和核酸检测。

（1）分离培养：按照无菌操作将小块病变肺组织样本涂于 PPLO 固体培养基表面，于含 5% CO_2 的细胞培养箱培养；同时，将小块组织样本投入到 PPLO 液体培养基中。2～3 天后用光学显微镜低倍观察固体培养基上的菌落形态。牛支原体具有典型的"油煎蛋"样菌落。液体培养基透亮，由红色变为黄色。

鼻拭子或喉气管拭子也是常用于牛支原体分离培养的样本。将采集的鼻拭子或者喉拭子投入装有含 2ml 灭菌生理盐水的离心管中，用涡旋仪涡旋 10 分钟以洗脱拭子上的鼻或喉气管分泌物，用 0.45μm 滤膜过滤后，涂于 PPLO 固体培养基表面，于含 5% 的 CO_2 的细胞培养箱培养；或者滴入 PPLO 液体培养基中，按上述方法培养和观察。

（2）核酸检测：牛支原体核酸检测常用 16S rRNA 通用引物对基因组模板进行 PCR 扩增，通过 PCR 产物的序列测定结果进行判断；或用针对牛支原体特异性基因 *uvrC* 的引物进行 PCR 扩增，结合产物测序结果进行判断。模板制备可用纯培养物，或直接临床采集的组织或拭子样本。

（3）血清学检测：由于牛支原体潜伏感染非常普遍，牛支原体抗体检测在临床诊断中的意义不大，主要用于流行病学调查。目前市场上有牛支原体抗体检测 ELISA 试剂盒供应。

（二）牛支原体乳腺炎

1. 临床症状　牛支原体感染可以引起奶牛乳腺炎，表现为体温升高，出现一个或多个乳区发热、肿胀，触诊硬实，乳汁呈豆花状，有时可见凝块、絮状物或脓汁。患病乳腺组织容易纤维化。

2. 诊断　临床上很难与其他病原菌导致的乳腺炎区分，一般情况下，患牛对常用抗生素的治疗效果差、除了乳腺炎还伴发关节炎等相关症状时，怀疑为牛支原体乳腺炎。确诊有赖于实验室进行病原学诊断。从乳汁分离牛支原体时，考虑到临床上可能已进行抗生素治疗，常需要对待检乳汁进行系列稀释，然后分别对不同稀释度乳汁进行检测，以提高检出率。

六、预防与治疗

（一）综合防控

目前尚无有效疫苗进行特异性预防，主要依靠加强饲养管理等综合性措施。

1. 加强牛场日常管理 在日常饲养过程当中，牛群密度要适中，日粮平衡，做好口蹄疫、牛出败等疫病的疫苗接种。保证牛舍的通风、干燥和清洁。做好冬季防寒和夏季防暑工作。定期消毒牛舍。有条件情况下，初生犊牛应与母牛分离饲养，给犊牛喂食巴氏消毒的初乳和常乳。保持奶瓶、奶嘴、奶桶等饲喂工具的清洁，定时消毒，最好不共用这些喂奶工具。

2. 抗运输应激 做好牛群运输前、运输途中和运输后 1 个月内的抗应激工作。购牛前做好牛舍的消毒、抗应激饲料、优质粗饲料和必需药品的准备。事先了解牛源地的疫病流行情况，不从疫区引牛。尽量就近购牛，最好直接从产地买牛，确保牛群在产地接种了口蹄疫苗并在免疫保护期内。在可能情况下，运前暂养数日，确保牛群健康上路。犊牛至少在运输前 30 天断奶，并已适应粗饲料与精饲料喂养。

3. 控制传染源 新购牛在隔离场牛群恢复健康后可进行驱虫和疫苗接种。母牛应进行结核病和布鲁氏菌病的检疫。检疫最好进行两次，相距 30 天，两次结果均阴性时，方可并群。一旦发生牛支原体病，应尽快将病牛隔离，并遵循"早发现和早治疗"基本原则。病死牛及其污染物应及时消毒和无害化处理。

（二）治疗

控制牛的牛支原体感染本质上是困难的。除卫生预防措施外，抗生素是唯一的治疗方法。由于牛支原体缺乏细胞壁，对 β- 内酰胺类抗生素不敏感，对磺胺类药物有天然耐受性，因此，治疗牛支原体病的敏感药物宜选大环内酯类、四环素类、氨基糖苷类和氟喹诺酮类。有研究证实，80% 牛支原体在牛体内定植在肺和关节中，一般药物难以达到这些部位。这可能是牛支原体病疗效差的原因。基于最小抑菌浓度和耐药基因分析的结果表明，牛支原体的抗药性正在增加，四环素、大环内酯类、林可酰胺类、氨基糖苷类、氯霉素和氟喹诺酮类药物的抗药性已有报道。

早期应用抗菌药物治疗牛支原体病有一定效果，但是严重或慢性牛支原体肺炎和乳腺炎很难完全治愈。此外，在治疗牛支原体感染的同时，应综合考虑常见的混合感染病原体的控制。

（三）疫苗

目前尚无商业化疫苗。牛支原体皂化灭活苗在抵抗牛支原体强毒株感染实验中表现出较好的保护性，注射疫苗的牛群比未注射牛群出现更少的肺炎症状，同时牛支原体在体内器官（包括关节）内分布减少；当感染率较低时，给幼犊注射该疫苗，可显著降低死亡率和治疗成本。但有研究者使用 Triton X-114 抽提的膜蛋白和亲和纯化的抗原混合物免疫注射时，却加重了肺炎的发生。一些关于抗牛支原体乳腺炎的灭活疫苗也未获得预期的效果。在美国虽然有商品化抗牛支原体乳腺炎疫苗，但很少有资料评价它们的有效性。由于牛支原体是牛呼吸疾病综合征（bovine respiratory disease complex，BRD）的病原体之一，国际上有包括牛支原体在内的多病原联苗（五联或六联疫苗），涉及的其他病原体包括牛病毒性腹泻病毒、嗜睡杆菌、呼吸道合胞体病毒和副流感病毒 -3 型等。利用反向疫苗学鉴定牛支原体的免疫保护性蛋白、开发亚单位疫苗的研究正在进行之中，尚未取得突破。国内有研究者利用体外连续传代人工致弱临床分离株牛支原体 HB0801，获得一株免疫原性良好的弱毒力疫苗菌株，具有良好的应用前景。

（郭爱珍 陈颖钰 胡长敏）

第三节 山羊传染性胸膜肺炎

山羊传染性胸膜肺炎（contagious caprine pleuropneumonia，CCPP）是由山羊支原体山羊肺炎亚种（*M. capricolum* subsp. *capripneumonia*，Mccp）引起的一种高度致死性山羊传染病，是世界动物卫生组织（OIE）法定报告的烈性传染病之一，发生在中东、非洲和亚洲的山羊中。最近有绵羊和圈养的野生动物（包括瞪羚和小反刍动物）中发生本病的报道。

本病自 1873 年首次在阿尔及利亚发生以来，相继在超过 40 个国家和地区包括欧洲（土耳其）、亚洲和非洲发生，但该病病原直到 1976 年才首次在肯尼亚分离和确认，以后又在苏丹、突尼斯、阿曼、土耳其、乍得、乌干达、埃塞俄比亚、尼日尔、坦桑尼亚、阿拉伯联合酋长国和沙特阿拉伯等 19 个国家分离到，1993 年正式命名为 Mccp。

我国 1922 年首次在新疆伊犁地区报道山羊"烂肺病"，随后在内蒙古及西北、华北的部分地区发生，曾通过应用组织灭活疫苗得到较好控制，但近年来病例报道增多，2012 年以来还发生多起藏羚羊感染的新疫情。它可以由传染性气溶胶传播，发病率 100%，死亡率 60%～100%，容易随健康携带者引入新区域传播，应高度戒备并做好防控预案。

一、病原学

本病的病原体为山羊支原体山羊肺炎亚种（Mccp），模式株为 F38（Mycoplasma biotype F38）。Mccp 基因组大小约 1.01Mb，G+C（%）含量 24% 左右，截至 2019 年 12 月，GenBank 数据库中已上传 10 株 Mccp 基因组数据。菌体直径大小为 200～500nm，多形，电镜下最常见的菌落形态为球状颗粒，也有球杆状、杆状或短丝状等多种形态。光镜下可见有点状、球状或小环状，但不易辨识出具体形态，吉姆萨染色呈蓝紫或淡蓝色，革兰氏染色阴性。

Mccp 在营养丰富的改良 PPLO 培养基（如《OIE 陆生动物诊断试验与疫苗手册》中推荐的 CCPP 培养基）中生长，但生长缓慢，液体培养物清亮不混浊或轻微混浊，老龄培养物旋转摇动培养管可见少量丝状菌体沉淀旋起，加丙酮酸钠能显著提高发酵葡萄糖菌株的体外培养产量。培养基接种后放于 37℃ 培养。固体平板培养基最好放在含 5% CO_2、95%N_2 或空气下培养。在平板培养基上生长 5～7 天可产生露滴样小菌落（200～500μm），似"乳头"样，中间有小的中心脐。菌落中央呈浅的黄棕色，四周半透明，边缘光滑。

Mccp 与另外 2 种能感染羊的丝状支原体簇（M. mycoides cluster）支原体关系十分密切：丝状支原体山羊亚种（M. mycoides subsp. capri，Mmc）和山羊支原体山羊亚种（M. capricolum subsp. capricolum，Mcc），血清学鉴定时常会产生交叉反应。尽管这两种支原体曾在某些国家 / 地区长期被误认为是 CCPP 的病原，但这二者引起的疾病通常伴有其他器官的损害和 / 或除胸腔外机体其他部分的病变。另外一种常被误认为是 CCPP 病原的支原体是绵羊肺炎支原体（M. ovipneumoniae，

Movi），其广泛存在于山羊和绵羊的呼吸道，且易于分离培养，常常会遮蔽 Mccp 的生长，因此也容易被误认为是引起 CCPP 的病原体之一。

在我国，Mmc、Mccp 和 Movi 是曾报道的与 CCPP 相关的支原体，但它们在固体培养基上生长的菌落形态不同。Mmc 生长速度快，12～24 小时即可形成肉眼可见较大菌落，直径最大可达 3mm，中心脐较大呈"油煎蛋"样；Mccp 和 Movi 生长缓慢，通常至少需 72 小时以上才能形成较小菌落，需要在低倍显微镜下观察，直径一般不超过 0.5mm，通常情况下 Mccp 菌落有中心脐，但较小呈乳头状，Movi 无中心脐或偶见针尖样中心脐（图 24-2，见文末彩插）。

Mccp 不同菌株间存在一些生化反应差异。一般来说，Mccp 对洋地黄皂苷敏感、能发酵葡萄糖、不水解精氨酸、不分解尿素、膜斑试验阴性、能还原四唑氮、可液化血清和消化酪蛋白。但部分 Mccp 菌株（包括模式株 F38）用有机酸提供能源而不发酵葡萄糖。尽管这种菌株间生化特性差异并不常见，但给 Mccp 菌株生化鉴定带来了困难。

Mccp 对理化因素的抵抗力不强，56℃、5～15 分钟即被杀死，强毒组织液中加 0.1% 福尔马林在室温放置 3 天，加石炭酸 0.5% 放置 2 天，或 56℃ 放置 40 分钟均能杀死本菌。将肺组织保存于 50% 甘油盐水中，在 16℃ 下放置 20 天或在 2～5℃ 放置 10 天，对山羊仍有致病力；在室温 40 天或在普通冰箱中放置 120 天则失去致病力，但放置在 -80℃ 下的液体培养物可保存 2 年不丧失活力。

Mccp 在腐败材料中可维持活力 3 天，在干粪中经强烈日光照射后，仅维持活力 8 天。

Mccp 对表面活性物质洋地黄皂苷敏感，易被脂溶剂乙醚、氯仿等裂解，但对醋酸铊、结晶紫、亚硝酸钾等有较强的抵抗力。对作用于细胞壁的抗生素如青霉素天然抵抗，但对大环内酯类如泰乐菌素 / 替米考星、氯霉素类如氟苯尼考以及四环素类敏感。1% 的克辽林可于 5 分钟内杀死本菌。

Mccp 不同分离株毒力有差异，纯分离物人工感染山羊致病力弱于病羊肺组织。

二、流行病学

山羊不分年龄、性别均易感，羔羊死亡率高。病羊是本病的主要传染源。在疫区常有营养不良

而体温正常的山羊，病理解剖显示其肺脏常有陈旧的肺炎病灶，这类病羊往往是传染源。非疫区不经检疫而引进这种羊，会引起本病的暴发。与带菌羊或发病羊同群饲养的绵羊，其血清学抗体可呈现阳性或从呼吸道分离到 Mccp，可能成为潜在的传染源或贮存宿主。近年来证实，多种野生动物如藏羚羊、瞪羚、野山羊、阿拉伯羚羊和沙羚羊等也可感染发病。

本病的传染方式主要是接触感染，如吸入病羊的呼吸道飞沫而发病，人工感染一般只限于胸腔和气管内接种，肌内注射有时可引起局部肿胀，肌肉呈湿性坏死，并可能引起死亡，但对肺和胸腔并无损害。喷雾感染可使部分山羊发病，并能引起肺的肝变。气管接种强毒株可引起发病，组织毒人工接种致病力明显强于纯培养物。2019 年报道了一种采用喷鼻接种加气管注射的方式进行人工感染，可利用纯培养物复制出典型病例。人工感染绵羊、兔、豚鼠均不发病。

本病呈地方性流行，初次接触本病的易感羊群，发病率可高达 100%，死亡率达 80%。但在本病流行的地区，严重或具典型表现的病例少见，病羊仅表现轻微的呼吸道症状或不表现临床症状。新疫区的暴发几乎都是由于引进不表现症状的病羊而发病。该病原易于接触传播，病羊引入羊群20 天左右可波及全群，引起暴发。冬季流行期平均 5 天，夏季可维持 1 个月以上。

加重本病流行的因素包括营养缺乏、气候骤变、羊群密集、长途调运、寒冷潮湿等。在冬季和早春枯草季节，山羊缺乏营养，极易感冒，加之机体抵抗力降低，较易发病，发病率和病死率都较高。小反刍兽疫（PPR）和羊痘（CP）可导致 Mccp 继发感染，临床上常见与 Movi、溶血性曼氏杆菌（Mh）、多杀性巴氏杆菌（Pm）以及化脓隐秘杆菌（Ap）等混合感染，促进疾病发生和加重危害。我国尚未将本病纳入一、二、三类动物疫病分类，缺乏对 CCPP 系统性流行病学调查数据，尽管田间病例报道较多，但仍可能低估了其对我国畜牧业的威胁。

三、发病机制

本病的发生机制研究较少，尚不十分清楚。目前的研究表明，Mccp 侵入机体后，可经气管、支气管到达细支气管终末分支的黏膜，先引起支气管黏膜及肺泡的轻微炎性反应，肺泡、细支气管、小叶间隔和胸膜下结缔组织中性粒细胞浸润；继而穿过管壁顺着淋巴流转移，大量菌体在小叶间隔中繁殖，所以在发病早期，可见间质炎性水肿及充血明显的淋巴管炎；邻近的肺包膜也相应地有炎性渗出，并显著增厚和发生纤维素性沉积；肺泡壁的毛细血管扩张充血，肺泡中常有大量炎性渗出物，从而引起肝样变。

在病情发展过程中，肺小叶除见肝样变外，支气管黏膜的分泌作用也亢进。另外，由于肺动脉的分支发生血栓，可引起肺组织梗死，病灶邻近的肺小叶间质及肺泡中积聚水肿液。

四、症状

本病的潜伏期，平均 18～20 天，最短为 3～6 天，最长为 30～40 天。根据病程和临床症状，分为最急性、急性和慢性三型。

（一）最急性型

发病初期，病羊体温升高达 41～42℃，精神极度萎顿，拒食。呼吸急促，每分钟达 40～45 次。咳嗽，伴有浆液带血鼻液；肺部叩诊呈浊音或实音，呼吸极度困难。每次呼吸全身颤动，黏膜明显充血、发绀，目光呆滞，呻吟哀鸣，卧地不起，四肢伸直。一般发病后 4～5 天内病羊便可因高度呼吸困难而窒息死亡，严重的病例甚至不超过 24h。死前体温常明显下降。

（二）急性型

起病初期常见病羊体温升高，食欲减退，呆立一隅，不愿走路，继之出现短而湿的咳嗽，伴有浆液性鼻漏。4～5 天后，咳嗽、呈痛苦状，鼻液转为黏液 - 脓性并呈铁锈色，附于鼻孔和唇，结成棕色痂皮垢。听诊有实音区，呈支气管呼吸音和摩擦音。按压胸壁表现敏感、疼痛。当高热稽留不退时，则食欲废绝，呼吸很困难并有呻吟，眼睑肿胀，流泪或有黏液性眼分泌物，口中向外流出泡沫样口涎。腰背拱起，腹肋紧缩。孕羊则大部分流产（70%～80%），最后病羊卧倒，极度衰弱。有的发生腹胀和腹泻，甚至口腔发生溃烂，唇、乳房等部的皮肤发疹。该类型的病程较长，一般为 4～5 天，个别病例可达 1 周以上，但一般不会超过半个月，该类型死亡率极高，可达 60%～90%，没发生死亡的病例则转为慢性型。

（三）慢性型

多由急性病例转变而来。全身症状较轻或不明显，体温 40℃左右。病羊有时咳嗽和腹泻，鼻涕时有时无，体况衰弱，被毛粗乱无光。如果饲养管理不当，往往造成死亡。一般转归良好。如屠宰检查，可见到肺部和胸壁留有慢性病痕。

五、病理变化

本病的病变局限于胸腔内（图 24-3，见文末彩插）。多在单侧肺发生严重的浸润和明显的肝变，其肝变区凸出肺表面，颜色由红至灰不等，切开常流出带血或泡沫的褐红色液体，切面呈大理石状；纤维蛋白渗出液充盈使肺小叶间组织变宽，小叶界限明显，典型病例肺脏暴露空气后，病变部分表面可被一层黄色纤维渗出物包裹；支气管扩张，血管内血栓形成。胸腔常有淡黄色/稻草色液体，多者达 500～2 000ml，暴露于空气后，可发生纤维蛋白凝块。胸膜变厚而粗糙，上有黄白色纤维蛋白层附着，肺胸膜、肋胸膜、心包膜发生粘连。部分病例心包积液，心肌松弛变软。急性病例偶见肝、脾大，胆囊肿胀。人工感染病例可见双肺病变和肾肿大，肾脏被膜下有小溢血点或白斑，推测是免疫复合物沉积所致。

六、诊断

临床体征，流行病学和尸检结果可用于诊断。病原的分离和鉴定，胸膜液或患肺进行 PCR 检测可帮助确诊。病原分离鉴定仍是目前 OIE 确认 CCPP 的主要依据。典型的 CCPP 病变局限于胸腔，但羊呼吸道疾病常见混合或继发感染、慢性感染等可导致临床表现多样，必须和小反刍兽疫、巴氏杆菌病等鉴别诊断。

（一）病原分离鉴定

用渗出液、病变组织悬液或胸水，在显微镜下可见到 Mccp 在活体内呈分支丝状形态，也可将病变肺部制成抹片，用吉姆萨染色。但这些技术需要极丰富的经验，且均不能确诊。

用 WM-25 单克隆抗体通过琼脂扩散试验来检测样本中的 Mccp 抗原，适用于因样本在运输过程中出现变质而不易进行分离培养时，但敏感性较低，且与 Mcc 和李琦氏支原体（*M. leachii*）部分菌

株会发生交叉反应。

生长抑制试验和免疫荧光试验也可用于鉴定培养物或检测样品中是否存在抗原，但同样需要 Mccp 特异性的抗体。用全菌准备的多克隆抗体鉴定或检测时，应用 Mmc 和 Movi 抗体进行排除确认。同时，有些支原体菌株具有自发荧光，这也是免疫荧光方法应用受到限制的重要因素之一。

PCR 可用于新鲜或保存的临床标本如鼻液、肺组织、咽拭子、胸膜液等直接检测或培养物鉴定，第一种 PCR 方法是先扩增丝状支原体簇 16S rRNA 基因片段保守区，然后将 PCR 产物通过 *Pst* I 酶切来分析检测扩增产物，只有 Mccp 可酶切出 3 个片段，第二种是以 Mccp *arcD* 基因为靶基因的特异性 PCR 方法，相同的引物同样可用于 qPCR 检测。

快速核酸检测技术包括重组酶聚合酶扩增反应（RPA）结合试纸条方法、环介导等温扩增（LAMP）方法以及依赖于快速检测仪器的隔绝式恒温扩增反应等，均可用于快速检测样本中的 Mccp 核酸或对分离培养物进行快速鉴定。

但 Mccp 分离鉴定仍是目前 OIE 认可的病原确诊方法。Mccp 体外生长缓慢、分离培养困难，样品保存时间过长或经长途运输通常也会导致支原体的失活。最佳样品是富含支原体的胸水、病变区/非病变区交界处的肺组织，活体采集鼻腔分泌物拭子。通常鼻腔拭子悬浮于 2～3ml 的培养基中，组织样品剪碎后每克样品加培养基 9ml，强烈振荡，或在培养基内捣碎制备成悬浮液。胸水、样品悬液用培养基 10 倍梯度稀释至 1/10 000。各梯度稀释液最好同时接种固体培养基和液体培养基进行培养。目前最常用的是 OIE 陆生动物疫病诊断与疫苗手册中推荐的 CCPP 培养基。

分离用培养基应尽量新鲜配制，并添加 2～8g/L 丙酮酸钠，有利于提高 Mccp 培养速度和产量。接种病料的液体培养物应每天检查有无颜色变化及有无混浊。若出现混浊，应将培养物用孔径 0.45μm 滤膜过滤后，按 10% 体积接种于新的液体培养基中，也可以划线或滴入固体平皿中继续培养观察。每份样品的液体培养物，若 7 天未见生长，则应盲传一次。培养物包括盲传后培养物，均应至少观察 3 周，无生长才可放弃。Mccp 生长缓慢，容易被组织样品中其他支原体如常见的

Movi 遮蔽,导致分离率低下,因此应及时鉴定培养物。

（二）血清学试验

目前常用的方法有以下几种:补体结合试验(CFT)、乳胶凝集试验(LAT)、间接血凝试验(IHA)和竞争性酶联免疫吸附试验(c-ELISA)。CFT 是目前 CCPP 国际贸易指定检疫试验,但该方法敏感性差,与能感染羊的 Mmc 抗体可发生交叉反应,还需要一定的设备和经验丰富的操作人员。目前已较少使用,被取代是必然趋势。

LAT 是将提取自 Mccp 培养物上清的分泌多糖致敏到乳胶颗粒上,检测羊血清中的 Mccp 抗体,若羊血液中存在特异性抗体则出现凝集,可检测 IgG 和 IgM,因此可用于早期辅助诊断。该方法具有良好的特异性(但可能与 Mcc 某些菌株发生交叉反应),不需分离血清,操作只需几分钟,不需要特殊仪器和专业培训的人员,易于操作,适合于田间抗体筛查,阳性样品可用 c-ELISA 进一步确认。

早期的 IHA 用超声波破碎裂解的 Mccp 全菌抗原致敏戊二醛处理的绵羊红细胞,但与丝状支原体簇成员 Mmc 和 Mcc 均有严重的交叉反应。我国现行国标中规定的 IHA 方法采用的是提取自 Mccp 培养物上清的分泌多糖,经致敏戊二醛、鞣酸处理的绵羊红细胞制成检测抗原,与 LAT 一样具有较好的特异性,可用于田间快速诊断。

不同于早期建立的特异性差的间接 ELISA,利用 Mccp 特异性单抗(Mab 4/52)建立的 c-ELISA 试剂盒已经商业化,该方法具有很好的特异性和敏感性。

七、鉴别诊断

本病主要应与巴氏杆菌病、小反刍兽疫、Mcc/Mmc 感染(传染性无乳症)以及 Movi 感染等进行鉴别。这些疾病均可见于绵羊,且除了 Movi 外,其余感染剖检病变不限于胸腔,可初步鉴别。此外,田间 Movi 较容易分离,但 Movi 感染导致的肺部特征性肉样变多发生在尖叶或心叶,且多双侧发生,一般少见粘连和胸水。对标本直接进行病原特异性的 PCR、RT-PCR、qPCR 或多重 PCR 也可进行病原鉴别诊断。通过病原分离方法,巴氏杆菌可在血液琼脂生长,接种至小鼠和兔后常引起死亡;Mcc 和 Mmc 在支原体培养基上生长迅速并可导致混浊,绵羊肺炎支原体菌落通常情况下无中心脐。根据这些特征可初步将 CCPP 与上述疾病加以鉴别。

八、治疗

除了作用于细胞壁的抗生素无效外,Mccp 对大环内酯类、四环素类、氯霉素类等广谱抗生素均敏感,可以用这类制剂进行治疗。但肺脏中的大理石样病变很难消失,且不易清除病原。

曾用新砷矾钠明(914)治疗和预防均有效,可获得良好效果。一般在注射后第 2 天体温下降,食欲转好,经过 3～4 天后恢复正常,病重的羊可在第一次注射后的 3～4 天,再按原量或酌减剂量重复注射一次。

现常用泰乐菌素、氟苯尼考注射液联合用药。如上午使用泰乐菌素 50 万 IU,用地塞米松 10ml 稀释,按 10 000IU/kg 注射,发热明显的加安痛定注射液 5～10ml;下午用氟苯尼考注射液按 0.2ml/kg,连续 3～5 天。

此外,可用土霉素、氯霉素或用磺胺嘧啶配成 4% 水溶液皮下注射治疗,效果良好。新抗生素类药物如加米霉素,对支原体感染也具有较好的疗效。

九、免疫

本病自然感染过的山羊可获得免疫力。最早预防 CCPP 的试验性疫苗是用高代次 Mccp 活菌制成,气管内接种证明无害,并可保护山羊抵抗攻毒。鸡胚弱毒疫苗是通过鸡胚培养传代,致弱而研制的弱毒疫苗,给山羊接种后免疫效果良好,但对孕母羊不够安全,可能会引起流产。

近期的工作集中于研制灭活疫苗。我国于 1958 年研制成功氢氧化铝组织灭活疫苗,对控制山羊传染性胸膜肺炎的流行起到了很大作用,该疫苗保护率达 75% 以上。近年来先后研制成功了山羊支原体肺炎二联灭活疫苗和山羊传染性胸膜肺炎灭活疫苗,采用纯培养物菌体制成抗原,具有良好的保护作用,免疫期 6 个月以上,保存期 1 年以上,但生产工艺复杂、生产成本高。国外也有灭活疫苗,肯尼亚使用皂角苷灭活支原体制成灭活疫苗,目前在部分东非国家生产应用,保存期至少

14 个月，免疫期在 1 年以上，但同样具有生产工艺复杂、成本高的缺陷。

十、防治措施

本病是接触性传染，因此在本病发生时，应严格遵守防疫制度，做好检疫，防止病羊移动，进行隔离消毒，并严禁外地山羊进入等措施，疫苗有很好的保护作用。

当发现病羊时应作如下处理：

（1）对病羊进行隔离，并用上述抗生素及药物治疗，治愈的羊放入治愈羊群中饲养，但不能放入健康羊群中。

（2）如病羊不多，可屠杀病羊。皮、毛可用 5% 克辽林浸泡 24h 或用 0.7% 氯胺溶液浸泡 13h。对疫病群中还没有出现症状的山羊，应封锁在一定地区饲养，同时普遍注射疫苗，在注射疫苗后 10 天内，作多次检查，凡出现症状或体温高热持续 2 天以上的，应进行隔离治疗。用 10mg/（kg·d）的泰乐菌素（IM）治疗 3 天，土霉素（15mg/kg）也很有效。

（3）对疫区的山羊或疫群均应作疫苗接种，疫区周围的羊也应进行疫苗接种。

（4）病羊的畜舍、用具等用 3% 克辽林、1%～2% 苛性钠，10% 漂白粉或 20% 草木灰进行消毒垫草须彻底清除或烧掉。

（5）有的病羊转为慢性，因此在发病停止或病羊治愈后，必须再隔离观察 2 个月左右，如果不再发现病羊可解除封锁。从外地移入的山羊则应进行检疫隔离 1 个月后方可混群。

（6）加强饲养管理，为羊只提供营养均衡的日粮，积极推行精细化管理，尽可能地避免应激因素。

（储岳峰）

第四节　接触传染性无乳症

接触传染性无乳症（contagious agalactia）主要是奶牛和山羊的疾病，其特征是间质性乳腺炎，导致牛奶产量下降、关节炎和感染性角结膜炎，偶尔引起孕羊流产，常见于牧场。该病主要由无乳支原体（M. agalactiae，Ma）引起，但是山羊支原体山羊亚种（M. capricolum subsp. capricolum，Mcc）、丝状支原体山羊亚种（M. mycoides subsp. capri，Mmc，旧称 MmmLC）及腐败支原体（M. putrefaciens，Mpu）也可引起临床上相似的疾病，偶尔可能伴发肺炎。这些感染的临床体征与传染性无乳杆菌的临床体征非常相似，所以 OIE 将其归纳为同类病因。

一、病原学

虽然由 Mcc、Mmc 和 Mpu 感染引起的临床症状与 Ma 感染引起的接触传染性无乳症的症状非常相似，但在报告接触传染性无乳症时，必须详细说明病原体是哪一种支原体。

Ma 属于支原体科支原体属，是一种多形性的微生物，外观呈球状、星状、丝状，大小为（125～150）μm×（0.2～0.8）μm，缺少细胞壁。在固体培养基上的菌落，具有一个致密的颗粒中心和一个较为疏松的边缘，即"油煎蛋"样。菌落具有吸附豚鼠和牛红细胞的特性。革兰氏染色阴性，吉姆萨染色着色较好。

本菌在含有 10%～20% 血清培养基上能生长，无沉淀，不形成菌膜，也能在乳汁中生长。在乳糖、甘露醇中和赤细丝藻醇中产酸，但在葡萄糖、果糖、半乳糖、棉子糖、阿拉伯糖、木糖、蔗糖中不产酸。在血琼脂平板上，不能溶解红细胞，可产生一圈棕色的变色带。不水解精氨酸、不分解尿素、还原四唑氮，斑膜试验阳性。本菌对外界抵抗力不强，对各种消毒剂均敏感，50℃ 几秒即失活，−20℃ 能存活数月，19～21℃ 和相对湿度 64%～72% 时则 17 天才死亡。对实验动物无易感性，但能致死发育的鸡胚。G+C（%）含量为 33.5%～34%。

二、流行病学

感染动物临床康复后，Ma 可以持续 1 年以上，携带者引入易感羊群可能会导致高发病率和死亡率。一旦在畜群中定植，幼小反刍动物就会在哺乳时被感染，可以通过短距离感染性分泌物的气溶胶和食入被污染的水传播。

由 Ma 引起的接触传染性无乳症主要引起山羊感染，病羊是主要传染源。在自然条件下，主要经消化道传染，也可经创伤、乳腺传染，吮吸发病羊初乳或乳汁可使哺乳期羊羔发病。本菌接触性

273

传染极强，羊群在 4～6 周内可全部感染发病，不严格的挤奶操作或挤奶间卫生条件差均可导致该病的迅速传播。Ma 进入羊体后可存在于病羊的各个脏器，病羊能长期带菌，并随乳汁、脓汁、眼分泌物和粪尿排出病原体，康复后的病羊还可以经数月到多年通过乳汁排菌，它可随着羊的移动或买卖羊只而传播。主要发生于地中海沿岸国家，尤其是西班牙、希腊、意大利、法国、土耳其和以色列，以及中东的许多地区和南美部分地区，在美国已经报道了零星的病例。我国青海、新疆等地也有过报道。

绵羊和山羊同样容易患 Ma，但山羊也容易感染 Mcc、Mmc 和 Mp，这些支原体可在两种动物一起放牧的地区发现。通常，山羊的临床疾病更为明显。在南美骆驼科动物中已检测到 Mcc 和 Mmc 抗体，但尚未分离出支原体。羊驼、美洲驼和骆马发展为多关节炎、肺炎和胸膜炎，很可能最终会发现支原体。Mmc 也已分离出来，尽管其在疾病中的作用尚不清楚。Mcc 分布广泛且致病性强，尤其是在北非。此外，非洲、澳大利亚、欧洲和美国都有，但发病率低，山羊比绵羊更易感。2015 年，Seersholm 报道了从一名患有败血症的男性体内分离到的第一个 Mcc 人类分离株。没有证据表明 Ma 会传播给人。

Mmc 是地理分布范围最广泛的反刍兽支原体之一，存在于世界各洲，凡是有小反刍兽患有接触传染性无乳症及山羊胸膜肺炎相关报道的各大洲都有 Mmc 存在。Mmc 主要侵害山羊，其引起的接触传染性无乳症通常为散发，但可能在畜群中持续并缓慢传播。然而，在自由地区，该病可表现出很高的发病率和幼龄山羊死亡率。据报道，发生在西西里岛的一次疫情显示该病死亡率超过 40%。产后泌乳动物感染该病的风险有所增加，并且幼龄山羊可能会因进食被感染的初乳和母乳而被感染，由此产生的败血症、关节炎和肺炎会造成幼龄山羊较高的死亡率。

Mpu 因在培养基中生长时能产生一种强烈的腐败气味而得名。Mpu 在法国西部奶山羊群中很常见，无论山羊是否表现临床症状，都可以从其体内分离出该种病原。1987 年，美国加利福尼亚 Central Valley 发生一次由 Mpu 导致的严重疾病，表现为乳腺炎和多发性关节炎，最终导致全群山羊被淘汰。这次暴发中，近 400 只泌乳山羊所产乳中含有大量的 Mpu。多数山羊的关节和以前认为不能感染 Mpu 的组织、体液中都分离到病原，如脑、肾、肺、淋巴结、子宫和尿等，甚至已挤下装入桶中的羊奶都散发出强烈的腐败气味。绵羊很少感染 Mpu，但在美国和中东地区曾有从患肺炎的混合羊群中绵羊鼻拭子和奶样中分离到 Mpu 的报道。此外，在西班牙暴发的一次儿童多发性关节炎中，发现其主要病原为 Mpu。

三、症状

本病的潜伏期为 6～30 天，平均 11 天。

本病以突然发热开始，体温高达 41～42℃。几天以后体温恢复正常，但乳产量高度降低，直到完全干枯。接触传染性无乳症的临床表现多样，分为乳腺炎型、关节型和眼型 3 种类型，有的呈混合型。根据病程不同又可分为急性和慢性 2 种。绵羊羔，尤其是山羊，常呈急性病程，死亡率为 30%～50%。

乳腺炎型：乳房的炎症过程开始于 1 个或 2 个乳叶内，乳房稍肿大，触摸时感到紧张、发热、疼痛。乳房上淋巴结肿大或不肿大，乳头基部有硬团状结节。随着炎症过程的发展，乳量逐渐减少，乳汁呈白色或灰白色，状似乳清，略黏稠，含有白色絮片和小凝块，静止后产生灰白色的黏稠沉淀，其上聚有很薄的一层红细胞。乳汁味苦，呈碱性反应。乳汁中的脂肪、糖、钙、镁、钾和磷酸含量减少，而氯化钠含量则增加。继而乳汁凝固，由乳房流出带有凝块的水样液体。以后乳腺逐渐萎缩至核桃大，泌乳停止。但并不发生急性乳腺炎症状，病羊乳中含有大量支原体，血中短期内也可检到支原体。

眼型：公羊和还没有开始泌乳的母羊的症状主要是眼和关节的病症。眼型以结膜红肿、流泪、分泌黏液和羞明开始，可相继发生严重的角膜结膜炎，然后角膜混浊增厚、变成白翳。白翳消失后，往往形成溃疡，溃疡瘢痕化后形成角膜白斑。再经一段时间，白斑消失，角膜逐渐透明。严重时角膜组织可发生崩解，晶状体脱出，有时眼球也脱出。

关节型：任何年龄和性别均可发生，可见 1 个或多个关节发炎，有时与其他病症同时发生。泌乳绵羊在乳房发病后 2～3 周，往往呈现关节疾病，大部分是腕关节及跗关节患病，肘关节、髋关节及其他关节较少发病。最初症状是步态紧张或跛行逐渐加剧，关节无明显变化。之后关节肿胀，病变波及关节囊、腱鞘相邻近组织时，肿胀增大而波动。当化脓菌侵入时，形成化脓性关节炎。最后患病关节发生部分僵硬或完全僵硬。在许多病例，与跛行肢相对一肢的伸肌迅速发生显著萎缩，有的发生前肢伸趾肌和后肢屈趾肌的腱鞘炎。

孕羊常发生流产，不仅发生于患病期间，痊愈后也可发生。从病初到痊愈，血液中的多形核白细胞显著增多。

四、病理变化

在急性早期病死的山羊，常发现弥漫性腹膜炎，随着病程不同，逐步出现病变。首先发生乳腺炎，随后乳房一个小叶或两个小叶萎缩。腕关节和跗关节的关节囊水肿，关节发生纤维素性渗出，滑液中有纤维性团块。关节面糜烂，有的发生关节僵直。眼可见角膜水肿，或脓性角膜炎或角膜穿孔。此外，还可见有肺炎、胸膜炎的病理变化。

五、诊断

当畜群受到严重影响时，临床诊断很容易。通常存在乳腺炎、关节炎和角膜结膜炎三种主要症状，但在同一只动物中很少见。实验室诊断是唯一的确认手段。从被感染动物体内分离致病支原体，然后通过生化、血清学和聚合酶链反应（PCR）对其进行鉴定，最终确诊。

（一）病原鉴定

对于活羊，可选取乳汁、关节液、鼻拭子、鼻分泌物和结膜拭子作为培养材料。当出现支原体血症时，可在疾病的急性期从血液中分离支原体，当出现败血症时，从肝、肾和脾都可分离到病原。在解剖尸体时，则以乳腺和淋巴结、关节液、肺组织（在患病组织和健康组织的交界处）及胸膜 / 心包液为理想的样品。样品应在潮湿和冷却的条件下迅速送往诊断实验室。上述 4 种支原体都比较容易从内脏器官、关节和乳汁中分离，并在大多数支原体培养基中生长良好，并在 3～4 天内产生中到大的菌落。

通常分离支原体的技术都适用于上述 4 种支原体。在含有有机酸如丙酮酸盐和异丙醇的培养基中，可提高 Ma 的生长速度。PRM 培养基的配方如下：热灭活猪血清 100ml/L，特殊蛋白胨 20g/L，酵母提取物 5g/L，甘油 5g/L，氯化钠 5g/L，HEPES（N-2- 羟乙基哌嗪 -N′-2- 乙磺酸）9g/L，新鲜酵母提取物 100mg/L，丙酮酸钠 5g/L，12.5ml 0.2% 酚红和氨苄西林（200 000U/ml，加蒸馏水至 1L，过滤除菌。将培养基的 pH 调节为 7.6。加入 10g LabM 琼脂 1 号（Bury UK，或同等质量的琼脂）制备固体培养基，并分配到无菌培养皿中。醋酸铊（250mg/L）对一些支原体具有毒性和抑制作用，但对引发接触传染性无乳症的支原体并没有这些作用，它可能是减少临床样本细菌污染的一种必要的组成成分，但一旦支原体能够开始在体外生长，则应将其去除。硫酸粘杆菌素（37.5mg/L）是醋酸铊的理想替代品。

将无菌采集的病料接种于液体和固体培养基。固体培养基应放在 37℃含 5% CO_2 或放在烛缸中（3% CO_2）的潮湿空气中培养。液体培养基在 37℃含 5% CO_2 培养后，当生长明显时，或即使不见生长，培养 5～7 天后移种于固体培养基上。所有这四种支原体都生长良好，形成典型的"油煎蛋"样菌落。

临床样品通常含有一种以上的支原体，因此在进行生化和血清学鉴定之前，应对培养物进一步纯化。从固体培养基上挑选单个的代表性菌落，接种于液体培养基进行培养。培养物充分生长后，用孔径 0.22～0.45μm 的滤膜滤过。将滤过液接种于固体培养基上培养，如此再重复两次。

（二）生化试验

首先应检测纯化的支原体对洋地黄苷的敏感性，洋地黄苷可将支原体和无胆甾原体分离开，无胆甾原体是无处不在的污染物，它会使感兴趣的支原体过度生长；可在含有 1% 葡萄糖、0.2% 精氨酸和 0.01% 酚酞二磷酸的液体培养基中生长；可在含有马血清或蛋黄的固体培养基上生长，并显示薄膜和斑点；在酪蛋白琼脂或凝固的血清琼脂上检测蛋白水解；以上生化特性是区分四种支原体最有用的试验之一。然而，越来越多的试验证实这些生化特征对于支原体个体而言是可变的，并且几乎没有诊断价值。区分 Mpu 与其他支原体最具特征的生化特征是它在肉汤培养中可产生腐败气味。其他有帮助的特征包括：使用肉汤和固体培养基培养 Ma 和少量 Mpu 时，在培养基的表面可见到薄膜和斑点，Mcc 和 Mmc 大菌落型对酪蛋白和凝固血清具有蛋白质水解活性。

（三）血清学试验

1. 酶联免疫吸附试验 据报道，监测 Ma 抗体用 ELISA 比用补体结合试验（CFT）更敏感，ELISA 的非特异反应可以用单抗或蛋白 G 结合物来克服。已有很多商品化的 ELISA 试剂盒可供选择，介绍两种用于检测 Ma 的 ELISA 试剂盒，一种使用融合蛋白作为靶抗原（敏感性 54%，特异性 100%），另一种使用全细胞作为靶抗原（敏感性 84%，特异性对绵羊为 96%，对山羊为 90%），两种试剂盒在检测不同菌株的反应能力上也存在差异。选择哪种试剂盒检测决定于研究的目标，对流行病学研究来说，用一个不太敏感的试剂盒检测就足够了，因为这种疾病是地方病，而在没有这种疾病的地区则需要一种更敏感的试剂盒去检测。ELISA 还没有广泛应用于其他 3 种致病支原体的检测。

2. 补体结合试验（CFT） Perreau 等报道了一种检测 Ma 标准 CFT 法，也可用于检测接触性传染性无乳综合征相关的其他支原体。用洗过的菌体经比浊标化，用超声波或十二烷基硫酸钠（SDS）裂解，然后透析制备 CFT 抗原。试验血清均经 60℃灭活 1h，试验在微量滴定板上进行，在低温条件下固定、过夜，或在 37℃放置 3h，然后加入溶血系统。当抗原对照孔完全溶血后判读结果。对 Ma、Mcc 和 Mmc，在 1∶40 或以上稀释的血清完全结合时，即可判为阳性。CFT 是检测群的方法。每 1 羊群至少检查 10 份血清，其中最好有来自急性和恢复期病例的血清。

在 CFT 中，健康羊群中有些血清稀释到 1∶20 时，能与 Ma 反应，但很少与其他两种抗原反应。在 Ma 感染中，1∶80 稀释后出现同源血清反应，1∶40 稀释时，可能与其他两种抗原发生交叉反应。如果测试血清的质量较差，做 CFT 通常有困难，若有可能，用 ELISA 则更好。

3. 免疫印迹试验 免疫印迹试验也适用于检测 Ma。免疫印迹试验后，有 Ma 抗体的血清，可见约 80kDa 和 55kDa 的强条带，而来自健康羊群的血清则显示没有条带或非常微弱的不同大小的条带。将血清稀释至 1∶50 则可改善阳性血清和阴性血清之间的区别。

（四）聚合酶链反应分析

PCR 分析高度敏感，在许多实验室经常使用。对临床样本进行检测时，它们可以提供一个快速的早期预警系统，当结果为阳性时，就可以进行全面的调查。然而，PCR 阴性结果不应被认为是最终确定的结果，因为散装罐奶样品的培养物可能更敏感。针对 Ma，已建立了几种特异的 PCR 方法，虽然基因序列设计的根据不同，但敏感性相同。它们可直接检测鼻腔、结膜、滑膜和组织样本，也可用于检测奶样品，PCR 比细菌培养更敏感。使用免疫磁捕获 -PCR 方法检测奶样品中的 Ma 可能比细菌培养更快。等温 PCR 方法也可用于 Ma 的检测。此外，PCR 方法也应用于 Mmc、Mcc 和 Mp 的鉴定，还可用多重 PCR 方法同时检测 Ma、Mcc 和 Mmc。基于 lpdA 基因设计的 PCR 和限制性片段长度多态性 PCR 方法可用于区分 Mmc 和 Mcc。PCR- 变性梯度凝胶电泳（PCR-DGGE）是一种能鉴定包括绵羊和山羊支原体在内的多数支原体的高灵敏度方法。

如果 PCR 结果为阳性，特别是在以前没有接触传染性无乳症的地区，应使用标准程序对支原体进行分离和鉴定。

六、治疗

治疗本病，可选用四环素、土霉素、卡那霉素、新生霉素、链霉素、新霉素、泰乐菌素和加米霉素。这些可以带来临床上的改善，尤其是在疾病早期。红霉素和泰乐菌素的使用会破坏小型反刍动物的产奶组织。喹诺酮类化学药物对此类支原体也具有较强的抑菌治疗作用，但也有某些分离株对乙酰螺旋霉素和四环素类具有一定的抗性。不过值得一提的是红霉素在体外对各种支原体都有较好的抑菌作用，但在动物体内作用不佳或根本没有作用。

七、防治措施

本病是一种强接触性的传染病，病愈羊带菌时间较长，因此对本病的防治应加强饲养卫生管理。

在初发生本病的地区，应立即隔离饲养，病重的即时淘汰；病羊群应远离健康畜群，并严密观察；对饲养过病羊的圈舍进行彻底消毒；做到及时检疫，防止羊群移动。对常发地区，应对病羊隔离治疗，对污染的畜床、垫草、饲料、尸体和胎盘等要进行无害处理。

在许多无病的国家和地区，始终会屠杀确诊的感染群。定期对畜群和替代动物进行实验室监测可能有助于防止疾病传播或引入，可以通过血清学、培养或 PCR 对血清和牛奶（包括散装罐装牛奶）进行检测。通常建议剔除或隔离受感染的动物，因为乳房损害被认为是永久性的。如果无法做到这一点，则应采取卫生措施，例如在喂奶之前改善挤奶卫生和对奶进行巴氏消毒。

在地中海沿岸国家，减毒和灭活疫苗都获得了不同的成功。有些提供了免受临床疾病的保护，并在流行地区有用，但是，它们不能阻止支原体的传播。通常，免疫持续时间短，特别是对欧洲使用的福尔马林灭活疫苗的免疫时间短。有报道称在实验条件下，用皂角苷或石炭酸灭活 Ma 制造的疫苗要比用福尔马林灭活具有更高的保护效力。含有两种或三种病原体的疫苗现已上市，但有关其有效性的公开数据很少。而在土耳其则使用弱毒苗来预防本病，但有关它们免疫效果评价的数据较少。

（孙延鸣）

第五节　绵羊支原体肺炎

绵羊支原体肺炎，又称绵羊传染性胸膜肺炎（infectious pleuropneumonia of sheep），是由绵羊肺炎支原体所引起的一种高度接触性传染病，能引起家养绵羊、家养山羊、大角羊和野山羊尤其是羔羊增生性间质性肺炎。最常见的羔羊"咳嗽综合征"。其临床特征为高热、咳嗽、胸和胸膜发生浆液性和纤维素性炎症，肺脏发生肝变、肉变，以尖叶、心叶最明显。6 个月以上年龄成年羊较少发生严重或致命性肺炎。

本病见于许多国家，在美国西部，大范围的绵羊种群暴发造成的经济损失严重，在某些情况下是与家养绵羊和山羊发生相互作用后造成的。我国的青海、西藏、甘肃、宁夏、四川、内蒙古、山东、新疆等饲养羊较多的地区较为多见。

一、病原学

绵羊肺炎支原体（*M. ovipneumoniae*，Movi）在分类学上属于原核生物界、暗细菌门、柔膜纲、支原体目、支原体科、支原体属的一个独立种。Movi 的形态呈球状、棒状和丝状等多形性，环状或球状 Movi 直径多为 0.2～0.5μm，丝状体直径为 0.1～0.4μm，多数能够通过 0.22～0.45μm 的微孔滤膜。Movi 从患病绵羊或山羊的鼻腔、气管、肺中均可分离到，有时也能从正常的绵羊或山羊体内分离到。体外培养要求比较苛刻，在适宜的固体培养基上生长缓慢，需 2～6 天才长出很小的菌落，低倍显微镜下观察菌落呈半透明隆起，边缘整齐，呈"露滴状"。在琼脂浓度较高（约 1% 以上）的固体培养基上生长时，不呈"油煎蛋"状，无中心生长点。但在琼脂浓度较低（约 0.7%）的固体培养基上生长时，可呈现一般支原体都具有的"油煎蛋"状菌落。该菌体用革兰氏染色呈红色，用吉姆萨染色呈淡紫色，用 Dienes 染色法染色菌体呈深蓝色，且 30 分钟内不退色，非支原体菌落不着色。双向免疫扩散证实该种与牛眼支原体、殊异支原体、猪肺支原体和鼻肺支原体有共同抗原。

Movi 的基因组很小，生物合成能力较弱，对营养要求较高，人工培养基是以牛心浸汤为基础，再加入犊牛血清或马血清、新鲜酵母浸液以提供支原体生长所需要的营养成分。为抑制细菌的生长，常在培养基中加入青霉素和醋酸铊。Movi 生长环境的适宜温度为 37℃，在 5% CO_2、pH7.4～7.8 的环境下生长良好。Movi 能分解葡萄糖，不能水解尿素和精氨酸，氯化四氮唑还原反应呈阳性，菌落周围呈 β 溶血，没有磷酸酶活性，对洋地黄皂苷敏感。

Movi 对热、干燥、紫外线及环境渗透压均敏感，45℃维持 15～30 分钟即可灭活，阳光直射对其有杀灭作用，突然改变渗透压或一些表面活性剂均可使 Movi 细胞破裂，但在 -20℃低温下可存活 6～12 个月。对多种常用化学消毒剂如来苏儿、重金属盐类、石炭酸等敏感，易被乙醚、氯仿等脂溶剂所裂解，但对醋酸铊、结晶紫、亚硝酸钾等抵抗力较强。此外，对作用于细胞壁的 β-内酰胺类药物、万古霉素具有很强抵抗力，对青、链霉素不敏感，对四环素较为敏感，但对红霉素有一定的抵抗力。DNA 中 G+C（%）含量为 23%～40%。

二、流行病学

在自然条件下，Movi 既可感染绵羊，也可感染山羊。病羊是主要传染源，其病肺组织和胸腔渗出液中含有大量病菌，经过呼吸道分泌物排菌，Movi 隐性感染（病原携带者）的羊只体内的病原体在相当时期内具有生活力，这种羊也有散播病原的危险性。

本病常呈地方流行性，接触传染性很强，主要通过空气-飞沫经呼吸道传染。整个病程期间均有传染性，但以明显期（即发病后的 3～6 天）传染性最强，转归期的传染性较小。本病发病常受气候、圈舍环境、管理、营养及健康状况的影响，秋末、冬春季节，气温多变，阴雨连绵，寒冷潮湿，羊群拥挤，羊只密度过大，通风不良，卫生条件差等因素有利于空气-飞沫传染的发生，均可诱发该病。发病季节主要见于冬季和早春枯草季节，羊只营养缺乏，容易受寒感冒，导致机体抵抗力降低，较易发病，发病率为 20%～30%，有的地区可高达 60%～80%。此外，母羊营养缺乏，羔羊缺奶、抵抗力下降，易加剧绵羊支原体肺炎的发生和传播，羔羊发病后死亡率在 15%～30%。羊群中一旦有 Movi 的流行，就很难被清除。绵羊支原体肺炎常常伴随着其他细菌的混合感染，如羔羊发生口膜炎、羊痘、腹泻等疾病时使羊群的发病率和死亡率大大增高。

羊群暴发该病，几乎都是由于引进病羊或带菌羊而引起，或感染羊群中引进健康羊而发生。在牧区，健康羊群可能由于放牧时与染疫群发生混群而受害。发病后，在羊群中传播迅速，20 天左右可波及全群。冬季流行期平均为 15 天，夏季可维持 2 个月以上。病羊可以持续排菌长达数月甚至 1 年以上，对羊群危害相当大，可通过直接或间接接触性传染。目前尚未确定经精液、胚胎、子宫内垂直传染。

三、症状

Movi 引起的羊支原体肺炎潜伏期长短不一，短者 3～10 天，长者可达 3～4 周。典型临床症状是咳嗽、气喘、流鼻涕、渐进性消瘦、生长发育迟缓等症状。病羊发病初期体温升高至 39.5～40.5℃，很少超过 41℃；轻度短咳，流浆液性鼻液。3～4 天后病羊表现持续咳喘、头颈伸直、呈腹式呼吸，驱赶后症状加重，流脓性鼻液。触诊胸部疼痛敏感，听诊肺部出现支气管啰音，个别呈现胸膜摩擦音。病羊精神沉郁、食欲锐减，消瘦，个别病羊腹泻，驱赶后鼻腔流出带泡沫血液，多因衰竭死亡，病程 7～15 天，有的可达 1 个月，妊娠母羊易发生流产。

四、病理变化

解剖的病死羊胸腔内常见胸腔积液，呈淡黄色或浅灰色纤维素样渗出液。肺脏发生肝变，肝变区域与健康肺组织界限明显，有凸出于肺脏表面的白色或黄色结节，病程延长肺脏发生肉变、实变，以尖叶、心叶最明显。病程较长者可见肺与胸膜粘连，肺呈化脓灶与黄色干酪样结节，切开肺组织流出浅灰色液体。肺脏以增生性间质性肺炎为主要炎症变化，肺部支气管周围大量淋巴细胞浸润，支气管管腔内上皮细胞脱落并有炎性渗出物，肺泡间隔增宽，肺泡腔狭窄。

五、诊断

本病的流行规律、临床表现和病理变化特征明显，根据这三个方面作出初步诊断并不困难，但确诊仍需进行病原分离、生化试验、血清学试验和 PCR 对病原体进行鉴定。

（一）病原分离

对于活羊，可选取鼻拭子和鼻分泌物作为培养材料，在解剖尸体时，则以肺组织（在患病组织和健康组织的交界处）为理想的样品。样品应在潮湿和冷却的条件下迅速送往诊断实验室。

体外培养 Movi 常用的培养基有改良 KM$_2$ 培养基、TSB-1 培养基和改良 Thiaucourt 氏培养基。经比较测试发现，TSB-1 培养基是培养 Movi 的最佳培养基。TSB-1 培养基的配方如下：大豆胰蛋白肉汤（30g/L），乳糖（10g/L），酵母浸出液（100ml/L），灭活马血清（200ml/L），DNA（0.02g/L），青霉素（200U/ml），0.4% 酚红（4ml/L），用 1mol/L 的 NaOH 调 pH 至 7.4～7.6。

据文献介绍，在 5% CO$_2$ 条件下有利于 Movi 的分离。但在 5% CO$_2$ 的培养条件下，液体培养基对照管颜色也很快发生变化，影响结果判定。同时，由于 CO$_2$ 进入培养管引起培养基 pH 降低也不利于 Movi 的生长。因此，在普通培养箱中培养

Movi 可取得更好的效果。

Movi 属于发酵型支原体，在液体培养基中能分解葡萄糖而产酸，使培养基 pH 降低。因此，常在液体培养基中加酚红指示剂，通过培养液的颜色（由红变黄）变化单位（color change unit，CCU）来判定支原体的生长状况。初次液体培养一般需要 4～7 天，当培养基出现颜色变化且培养液清亮时，可吸取底部培养物接种于支原体固体培养基培养 3～5 天，低倍镜下观察菌落生长状况，当出现典型菌落后切取单一菌落琼脂接种于液体培养基，以此经 2～3 次传代即可分离纯化病原。低倍显微镜下观察 Movi 菌落直径为 10～600μm、似针尖样大小、半透明隆起，典型的菌落呈圆形，边缘整齐，呈"乳头状"，无中心脐，为便于观察支原体菌落，常用 Dienes 染色法对菌落进行染色，菌落中心呈深蓝色，30 分钟内不褪色。

（二）生化检验

Movi 对洋地黄皂苷敏感试验呈阳性，氯化四氮唑还原试验呈阳性，能发酵葡萄糖，不能分解精氨酸和尿素，美蓝还原试验阳性，β 溶血试验阳性，红细胞吸附试验阴性。

（三）血清学试验

1. 生长抑制试验　首先制作抗血清（模式株 Y98 高免血清）纸片，将 10^3CFU/ml、10^4CFU/ml、10^5CFU/ml 培养物分别接种于约 4mm 厚的琼脂板上，吸收后把抗血清纸片放在接种面中心，于 37℃ 潮湿环境下培养直到菌落出现，测量抑制带宽度即从纸片边缘到菌落边缘的距离，大于 0.5mm 为同种，小于 0.5mm 为异种。该方法具有较高的特异性，但操作过程较为烦琐、费时，仅用于 Movi 分离株的鉴定。

2. 间接血凝试验（IHA）　中国农业科学院兰州兽医研究所研制的 Movi 正向间接血凝诊断试剂盒可较好做出血清学诊断，试剂盒包括冻干的 10% 抗原致敏红细胞、冻干阳性血清、冻干阴性血清和 pH7.2 磷酸盐缓冲盐水（PBS）。该试验操作方法简单，适合基层现场血清学调查。

3. 酶联免疫吸附试验　首先筛选出抗 Movi 抗原的单克隆抗体，再利用单抗建立检测 Movi 抗体的 ELISA 试验方法，该方法具有很高的特异性。目前国内使用的商品化 Movi 抗原和抗体 ELISA 试剂盒大多为进口试剂，价格较高。

（四）聚合酶链反应分析

PCR 被用于 Movi 的检测，不仅可用于 Movi 初次培养物的鉴定，还可直接对鼻拭子、肺组织、气管分泌物直接进行检测。使用双重 PCR 方法可同时检测 Movi 和 Mmc。PCR 技术虽然是一种灵敏性高、特异性强、简单快捷的分子检测方法，但该方法仅能检测样本中的 Movi 核酸，并不能完全替代传统的支原体分离培养方法来确诊 Movi 的感染，仍需分离获得具有符合 Movi 生物学特性的分离株。林裕胜等根据 Movi 膜蛋白 *P80* 基因序列，建立了一种快速简便的检测方法。对 186 份临床样品进行检测，其中 95 份阳性，并对其中 40 份肺脏样品进行支原体的分离鉴定，结果分离鉴定出的 13 份为阳性样品。

六、治疗

体外药敏试验和临床治疗试验结果表明，大环内酯类、四环素类及喹诺酮类抗生素可用于 Movi 感染的防治，其中泰乐菌素、氟苯尼考、阿奇霉素、多西环素、恩诺沙星等对控制 Movi 感染具有一定疗效。但药物并不能彻底清除体内感染的支原体，停药一段时间后还会复发。另据报道，不同地区 Movi 分离株对不同抗生素敏感性存在一定差异，不同分离株的药物敏感性只能作为临床选药的参考。

七、防治措施

平时预防的关键是防止引进或迁入病羊和带菌羊，新引进羊只必须隔离检疫 1 个月以上，确认健康时方可混入大群。免疫接种是预防本病的有效措施，市场上有 Movi 灭活疫苗，对本病的防治起到了较好的预防效果。

发病羊群应进行封锁，及时对全群进行逐头检查，对病羊、可疑病羊和假定健康羊分群隔离和治疗；对被污染的羊舍、场地、饲管用具和病羊尸体、粪便等，应进行彻底消毒或无害处理。

（孙延鸣）

第六节　牛羊其他支原体感染

一、殊异支原体

殊异支原体（*M. dispar*），常从健康牛和患肺炎的奶牛和育肥牛的肺脏和鼻腔中分离到。1970 年 Gourlay 和 Leach 在英格兰首次从患肺炎犊牛肺脏分离到该菌。目前世界上大部分养牛国家和地区都分离出该病原，包括英国、丹麦、比利时、荷兰、法国、澳大利亚、美国、加拿大、中国、韩国和日本。殊异支原体的体外培养条件极为苛刻，因而报道相对较少。该病原通常与病毒、细菌和其他支原体混合感染引起牛肺炎，由于并非唯一的病原，其致病性并不明确。

（一）病原学

殊异支原体呈多形性，缺乏细胞壁，基因组大小为 1 066～1 084kb，G + C（%）含量低（29.04%～29.09%），对培养基要求极为苛刻，需要专门的培养基才能生长，并且不产生典型的"油煎蛋"样菌落，特别是在新鲜分离物的早期传代中。此外，殊异支原体并不总被高免血清抑制，使得常规鉴定在早期阶段难以实现。殊异支原体在培养基中生长缓慢，需要 7～14 天才能产生菌落。它在需氧和厌氧条件下发酵葡萄糖并还原氯化四唑，但不水解精氨酸，不消化凝集血清，也不具有磷酸酶活性。在基于 16S rRNA 序列的系统发育树上，殊异支原体属于人型支原体群。近年来基于全基因组核心基因分析显示，殊异支原体与絮状支原体、猪肺炎支原体遗传关系较近。

（二）致病机制

殊异支原体定植于呼吸道的上皮细胞，其可能造成支气管和细支气管末端的细胞纤毛静止甚至细胞病变，降低了气管、支气管对细菌的清除能力。

殊异支原体具有由多糖组成的外部荚膜，多糖被鉴定为半乳糖醛酸的聚合物，可以用钌红和聚阳离子铁蛋白染色后通过电子显微镜观察。荚膜可能是在感染过程中响应哺乳动物宿主细胞而产生的，并且可能通过阻止其活化而对牛肺泡巨噬细胞的活性产生抑制作用；然而，没有荚膜的支原体也可能对中性粒细胞具有抑制作用，因此这些多糖的作用尚不清楚。据报道，针对该荚膜的抗体对于通过肺泡巨噬细胞杀死支原体是必需的。

（三）流行病学

殊异支原体广泛存在于健康的牛呼吸道中，即使在下呼吸道中存在也不会引起发病。在荷兰，殊异支原体可以从 92% 的患肺炎牛肺中分离出来，而从健康肺的分离率仅为 40%。在丹麦，殊异支原体能从患纤维坏死性支气管肺炎、支气管肺炎、栓塞性肺炎的肺中分离出来；但是在所有情况下，也存在其他细菌，包括睡眠嗜组织菌、多杀性巴氏杆菌、溶血性曼氏杆菌和化脓放线菌。在加拿大，殊异支原体从接近一半的超过 300 个患肺炎犊牛肺中分离出来。对奶牛呼吸道疾病发展的研究结果表明，殊异支原体可能导致多杀性巴氏杆菌的入侵。在英国，殊异支原体经常从患肺炎牛中检测到，被认为是导致成年牛类似于 CBPP 严重胸膜肺炎的原因，因此需要不同的试验进行检测。

（四）临床症状与病理变化

尽管殊异支原体引起的疾病并不严重，但已经证明实验室感染能引起肺炎，在乳腺炎病例中偶尔会有报道。殊异支原体主要引起肺脏红色实变。在使用悉生动物牛的实验中，殊异支原体能够引起轻度亚临床细支气管炎并伴有淋巴浸润。还有报道殊异支原体可引起肺泡炎，中性粒细胞、巨噬细胞和水肿液积聚在肺泡壁和间隙中。已经分离出殊异支原体的亚临床肺炎的野外病例具有相似的病变。

（五）诊断

殊异支原体引起的临床症状或病理变化并不特异，因此对于诊断该病实验室诊断是必要的。从死亡犊牛中分离病原最好从肺脏的病变交界处无菌地采集样品。将肺匀浆后接种在含有醋酸铊和抗生素的培养基中，10 倍递倍稀释至 1∶1 000。对于活体动物，样本应取鼻腔分泌物，或者理想情况下，通过支气管肺泡灌洗取自下呼吸道分泌物。目前已经报道了许多殊异支原体生长的培养基配方。据报道殊异支原体在商品化培养基中生长良好。

生长抑制试验、代谢抑制试验和免疫荧光可用于殊异支原体的鉴定。Ter Laak 和 Noordergraaf 报道了一种免疫过氧化物酶试验，可以方便地对生长在硝酸纤维素膜上的疑似殊异支原体新鲜分离物进行鉴定。对于福尔马林固定的组织样品，可以使用高免抗血清或优选单克隆抗体通过免疫细胞化学或免疫荧光检查。

2004 年有研究显示组合使用特异性和通用寡核苷酸可检测 16S rDNA 序列内单个多态性的存在，殊异支原体样品在相同区域产生较小的特定产物，该技术极大地促进了殊异支原体的检测。

针对牛鼻支原体也有一个类似的检测方法，虽然牛鼻支原体被认为是无毒力的，但由于它比其他重要病原如殊异支原体生长较快，可能会混淆诊断。另外，McAuliffe 等报道了 PCR/DGGE 技术，该技术可检测和鉴定 70 多种不同的支原体，包括殊异支原体。

尽管过去已经报道了单向辐射溶血试验、酶免疫测定和被动血凝试验等方法，目前还没有广泛使用的血清学检测方法检测殊异支原体抗体。据报道，殊异支原体抗体在牛体中并不十分普遍，可能与殊已支原体仅存在于肺表面有关；也有可能是由于现有的血清学检测方法不敏感，并不是由于动物的体液反应水平低所致。

（六）预防

在 20 世纪 80 年代，人们意识到殊异支原体在呼吸系统疾病中的重要性，它被列为英国康普顿动物健康研究所生产的多价疫苗的一个组成部分，该疫苗成分含有呼吸道合胞病毒、副流感病毒 3 型、牛支原体和殊异支原体，显示出一定程度的保护性免疫力，但该疫苗未广泛使用。

由于没有广泛可用的殊异支原体血清学检测方法，因此要防止感染殊异支原体的小牛的引入并不容易（虽然是可取的）。控制犊牛肺炎（包括由支原体引起的肺炎）应包括减少环境应激、确保足够的空间以及良好的空气循环等措施。在任何可能的情况下，都应考虑"全进全出"的做法，以防止成年动物感染幼龄动物。尽可能早地将犊牛与成年牛分开。虽然对殊异支原体在环境中的存活时间知之甚少，但殊异支原体的传播主要是通过密切和反复接触引起，因此在实际中应切断传播方式，注意患病动物与健康动物的接触。

（七）治疗

犊牛肺炎通常用抗生素治疗，然而并非所有抗生素对支原体引起或加剧的肺炎都有效。两项针对殊异支原体在体外对抗生素的敏感性研究表明，土霉素（通常用于支原体感染）无效，替米考星、泰乐菌素和恩诺沙星有效。

二、牛鼻支原体

牛鼻支原体（*M. bovirhinis*），模式株 PG43，与牛支原体一样，常寄生于牛的呼吸道当中，是牛呼吸系统疾病的病原之一，但牛鼻支原体通常不被认为是主要的病原体，而是其可能会加剧其他原体引起的疾病，包括牛支原体、殊异支原体、溶血性曼氏杆菌、呼吸道合胞体病毒等。

（一）病原学

像所有支原体一样，牛鼻支原体具多形性，缺乏细胞壁，基因组很小，目前测定的全基因组有两个，基因组大小分别为 847kb 和 948kb，G + C（%）含量低（27.57% 和 28.24%）。对营养要求相对较低，在大多数支原体培养基中生长迅速并发酵葡萄糖，产生大量的酸。在固体培养基上牛鼻支原体的菌落为典型的"油煎蛋"样。不水解精氨酸和脲酶，具有磷酸酶活性或消化血清活性，但在需氧和厌氧条件下还原氯化四唑。在根据 16S rRNA 序列建立的系统发育树上，牛鼻支原体属于人型支原体群分支、滑液囊支原体群。

（二）致病机制

还没有证据表明牛鼻支原体能够单独引发疾病，但通常与牛支原体、溶血性曼氏杆菌、多杀性巴氏杆菌或病毒（如呼吸道合胞体病毒、传染性牛鼻气管炎病毒或副流感病毒）引起的感染相关。牛鼻支原体实验感染犊牛未能引起肺炎，但接种奶牛乳房时能引起乳腺炎。Komoda 等人提出了牛鼻支原体可能是条件性致病菌的证据，肺炎犊牛疾病后程的样品，牛鼻支原体的分离率，显著高于出现临床症状之前采集的样本。Gourlay 等报道牛鼻支原体是乳腺组织的致病菌，但对它在乳腺炎中的作用并不明确。牛鼻支原体能够在大多数培养基中迅速生长，这可能遮蔽了样本中其他生长要求苛刻的病原体的生长，带来误导。

（三）流行病学

自 1967 年首次报道了牛的上呼吸道存在牛鼻支原体以来，随后在世界各地的健康和患病的牛和水牛的上、下呼吸道中都发现了牛鼻支原体的存在。在关于犊牛呼吸道支原体种群的研究中，TerLaak 等人发现牛鼻支原体存在于 66% 的健康犊牛和 88% 患病犊牛中。在断奶后一周的犊牛鼻咽部中也可检测到牛鼻支原体。除呼吸道外，还从其他样品中分离到牛鼻支原体，包括公牛的包皮洗液和精子样本、奶牛的阴道黏液、有和没有乳腺炎的牛、水牛的牛奶样品、关节炎牛的关节、有眼部病变牛的结膜拭子、患尿路梗阻和亚急性肾炎的公牛肾脏，但是分离到病原的这些研究缺乏免疫组织的证据来支持牛鼻支原体和组织损伤之间的关系。牛鼻支原体可以在临床健康的牛中检测到,但其检出率低于患肺炎牛的样品。

(四)诊断

目前没有关于牛鼻支原体感染的临床或病理学表现,因此实验室诊断是必要的。牛鼻支原体在大多数支原体培养基中很容易从上呼吸道和下呼吸道、眼睛、关节和生殖系统中分离出。它在 2～3 天内迅速生长,产生小的"油煎蛋"样菌落,并且可以通过使用高免兔血清的免疫学技术鉴定。用于检测和鉴定包括牛鼻支原体的过滤免疫结合试验可以检测 10^4～10^5 个菌落形成单位(CFU)/ml。目前研究者并不认为 PCR 有助于牛鼻支原体的鉴定,但基于 16S rRNA 基因的 PCR 在纯培养物和标准临床材料中可检测少至 10^3CFU/ml。Miles 等人开发了一种可靠且更灵敏的检测方法,将特异性和通用寡核苷酸组合使用以检测 16S rDNA 序列内单个多态性的存在。通过产生单个对照片段表明支原体 16S rDNA 的存在,而牛鼻支原体 DNA 在相同区域产生较小的特异性产物。McAuliffe 等人报道了一种 PCR/DGGE 技术,该技术可检测和鉴定包括牛鼻支原体的 70 种不同的支原体。Bottinelli 等建立了利用 DNA 微阵列检测支原体的方法。血清学检测通常不能用于抗体检测,但可用于确定牛鼻支原体是侵入性还是仅仅作为共生体存在。

(五)治疗与预防

尽管牛鼻支原体被认为是非致病性病原体,但是已经在体外进行了许多抗生素研究并且已经表明它对大多数抗微生物剂敏感,包括恩诺沙星、达氟沙星、培氟沙星、泰乐菌素和利高霉素等,但是对甲砜霉素、红霉素和土霉素有抗性。从畜群中排除牛鼻支原体是不实际的,因为它似乎存在于大多数健康牛的呼吸道中。

三、犬支原体

犬支原体(*M. canis*)最早是在犬的体内分离,模式株为 PG14。它是一种黏膜表面共生或条件性致病菌,能引起犬的泌尿生殖道疾病和不孕。犬支原体可感染牛,主要引起呼吸道症状。

(一)病原学

犬支原体的基因组大小平均为 869kb,平均 G+C(%)含量大约为 27%,平均编码基因 696 个,75% 的开放阅读框所编码的蛋白质具有生物学功能。其中,31 个涉及氨基酸、嘌呤、嘧啶、核苷和核苷酸代谢,7 个蛋白参与脂肪酸或磷脂代谢,75 个蛋白参与中间过程或能量代谢,71 个蛋白参与运输或结合,257 个蛋白参与核酸代谢、转录、翻译或蛋白归宿,10 个蛋白包括 HrcA、ArsR、GntR、LacI 和 RpiR 家族转录调节因子参与调节基因表达功能,12 个蛋白参与细胞分裂,20 个细胞膜脂蛋白,1 个 IS256- 型转座酶。犬支原体基因组功能类别与滑液囊支原体类似。预测代表性的毒力因子有 Fic 家族 AMPylator、具有 Arg-Gly-Asp 宿主细胞锚定区域的假定分泌效应蛋白、具有多个免疫球蛋白 / 白蛋白结合区域的蛋白、分泌性糖苷酶唾液酸酶、透明质酸酶和 N- 乙酰 -β 氨基己糖苷酶。

犬支原体不利用有机酸,在葡萄糖和其他糖代谢中也不耗氧。不同的犬支原体糖代谢的能力有所不同。从牛体内分离的毒株有其独特的蔗糖代谢能力,其中一株牛分离株和犬分离株能代谢 N-乙酰氨基葡萄糖。犬支原体也能够以高速度、高亲和性的方式氧化甘油。

(二)流行病学

除了犬以外,犬支原体主要从牛分离。1993 年荷兰学者 Ter Laak 从发生肺炎的成年牛体内分离到犬支原体。1995 年英国从发生肺炎的牛体内分离到犬支原体。从 1997 年至 1998 年,犬支原体的分离数量有小幅增长。在 1999 年从感染肺炎的犊牛中,分离到 15 株犬支原体。在多数暴发病例中,涉及感染的动物的年龄在 5 月龄以下,并伴有动物的死亡。其中,在分离到犬支原体感染的动物体内,也检测到其他病原的感染,如多杀性巴氏杆菌、溶血性曼氏杆菌和呼吸道合胞体病毒等。推测犬支原体跨种感染的原因,可能源于牛与狗的密切接触,逐渐在牛中广泛传播,演化成牛体支原体群落的一部分。

目前报道牛感染犬支原体的国家有加拿大(1974 年)、荷兰(1993 年)、美国(1995 年)、比利时(2002 年)和挪威(2003 年)。有些国家或地区无犬支原体感染牛的报道,可能是因为未开展对该病原体的监测,或者被其他快速生长的支原体遮蔽,如牛鼻支原体。

2018 年 Klein 等第一次报道从一位被狗咬伤

的 62 岁妇女的体内分离到犬支原体。

（三）致病机制

犬支原体被认为是牛呼吸道疾病的一种重要病原，但对其在牛体致病作用及机制了解甚少。犬支原体被认为是犬结膜、上呼吸道和泌尿生殖道黏膜表面定植的正常菌群，当其从下尿道或生殖道上行，可能引起尿道感染。

犬支原体可以在犬的上皮细胞、免疫细胞和脑细胞中定植。从犬的脑内和黏膜表面分离的菌株中分泌的活性氧和唾液酸酶数量显著不同。细胞上的唾液酸受体在细菌定植上发挥重要的功能。

（四）临床症状

牛感染犬支原体主要表现轻微的呼吸道症状，与其他呼吸道细菌或病毒共感染时症状加重。感染犬支原体的犬，临床表现为慢性尿道炎、慢性附睾炎和慢性前列腺炎。有膀胱炎的动物也经常出现血尿。实验的雌性动物能观察到子宫增大，子宫内膜炎。Dina 等报道犬的脑中存在该病毒，能引起先天性脑膜炎。

（五）诊断

犬支原体的分离：除从尿道炎的患犬和健康犬尿道黏膜表面能分离到该病原外，从患肺炎的牛肺脏也可分离到犬支原体。分离方法：用标准的支原体分离培养方法，通常用支原体琼脂平板分离。分离部位：狗的喉咙、阴道、脑和肺组织等；牛的肺脏。

电镜观察：玻璃盖玻片放入 24 孔板中，将 100μl 犬支原体培养液接种于 400L 含有 3% 明胶 SP-4 肉汤培养基。37℃放置 3h。盖玻片用 1.5% 的戊二醛 -1% 的多聚甲醛 0.1mol/L 的二甲胂酸钠室温固定 30 分钟。用 pH7.2 的二甲胂酸钠漂洗 5 次。用 25%～100% 的系列浓度梯度的乙醇洗液进行脱水，电镜观察。

（六）防治

目前尚未见犬支原体疫苗的相关报道。由于犬支原体无细胞壁结构，对 β-内酰胺类抗生素具有耐药性，使用 β-内酰胺类抗生素的治疗无效。抗生素治疗时可尝试使用强力霉素或四环素治疗。

四、李琦氏支原体

李琦氏支原体（M. Leachii），原称牛支原体 7 群（Mycoplasma sp. bovine group 7，MBG7），模式株为 PG50（曾称为 N29）。2009 年，结合核酸杂交以及蛋白图谱结果，MBG7 重新定名为李琦氏支原体，是丝状支原体簇的 5 种支原体之一，可引起奶牛乳腺炎、多发性关节炎、肺炎和流产等病症。

（一）病原学

李琦氏支原体没有细胞壁，形态多样，单一质膜包裹，可以通过 0.45μm 孔径的滤膜。兼性厌氧，生长速度快，液体培养有混浊现象，在合适的固体培养基（Hayflick）上菌落直径可达 2mm，呈典型的"油煎蛋"样菌落。不形成被膜、斑点以及菌丝。最适生长温度为 37℃；28℃也能生长，22℃不能生长。该支原体对洋地黄素敏感、生长需要甾醇类、可消化酪蛋白、有凝血活性、使马血琼脂上产生溶血、发酵葡萄糖和海藻糖、不代谢精氨酸或尿素。可通过海藻糖的高代谢率以及在 50μmom/L 浓度下无法氧化甘露糖和葡萄糖胺的特点区分丝状支原体簇的其他成员。

该支原体与山羊支原体山羊肺炎亚种（Mccp）有强烈的血清学交叉反应，与山羊支原体山羊亚种（Mcc）有轻微的血清学交叉反应，与丝状支原体簇其他成员的具有相似抗原。

（二）流行病学

李琦氏支原体最初是从患有关节炎的小牛关节液中分离得到的。2009 年，我国黑龙江某牛场 350 头小母牛出现严重的多发性关节炎，造成 100 头牛死亡，从关节液中分离出该支原体（GN407 株），并通过人工感染试验证明了其致病性。

尽管在健康牛以及小反刍动物中都能分离出该支原体，但目前认为李琦氏支原体主要引起牛的临床症状，犊牛比较容易感染。在澳大利亚，牛乳腺炎、多发性关节炎和肺炎暴发中都有李琦氏支原体分离的报道。除澳大利亚外，美国、加拿大、中国、印度、阿根廷都有分离报道。

目前没有有关李琦氏支原体感染源、传播途径的明确报道，但 2009 年中国黑龙江省疫情的流行病学和临床调查结果指向受污染的精液可能是传染源。另外，观察发现临床正常的母牛可产下患关节炎的小牛，而患有支原体乳腺炎的母牛能产下健康的小牛，表明先天感染的可能性较小。

（三）发病机制

李琦氏支原体发病机制的研究不多，目前发现其对滑膜上皮细胞具有较强的亲和力，而且能够在宿主的不同组织部位定植以及群体内的不同动物之间传播，这些特性使得其具有全身性感染的能力。

（四）临床症状

疾病以乳腺炎和多发性关节炎为主。乳腺炎：表现为乳房肿大、硬化，乳汁呈黄色，含有较大的黏稠块，产奶量明显下降。关节炎：关节内积液使腕关节和跗骨关节肿大，呈起伏性肿胀，进而引起关节僵硬、跛行。关节周围和腹膜周围有皮下水肿现象。食欲通常保持正常。康复后小腿关节永久性畸形。

（五）病理变化

乳腺炎组织病理学主要表现为中性粒细胞浸润。通过免疫组化的方法可发现病原体存在。多发性关节炎表现为几乎所有的关节都变大，并含有黄灰色混浊的滑膜液和大块黄色纤维蛋白凝块。滑膜稍增厚，充血，绒毛增生。组织学检查发现严重的、弥漫性的、亚急性的关节滑膜炎和黏液囊炎。有全身性淋巴结病变现象。

（六）诊断

可从关节液、牛奶、泌尿生殖道，甚至流产胎儿的胃内容物和内脏等样本分离到李琦氏支原体。鉴定一般可用支原体属特异性引物 PCR 证实为支原体，然后扩增分离株的 16S～23S rRNA 基因的间隔区域，将所得序列进行比对。有可直接根据 Neder 等发表的特异性 PCR 扩增 16S～23S rRNA 区域的片段，高免血清生长抑制法也可用于辅助鉴定。

目前已有商品化的全细胞抗原 ELISA 试剂盒进行血清学抗体检测，但缺乏敏感性和特异性。利用免疫印迹和斑点杂交证实了李琦氏支原体 P67 蛋白具有免疫原性，但 P67 是否能作为免疫诊断靶标还需要进一步研究。目前还没有能够用于早期和快速检测针对李琦氏支原体感染的抗体诊断方法。

临床上需要与能引起小反刍动物乳腺炎、关节炎、角膜结膜炎、肺炎和败血综合征（mastitis，arthritis，keratoconjunctivitis and pleuropneumonia septicaemia syndrome，MAKePS）的支原体如 Mmc 和 Mcc 病原体进行区分。鉴于血清学上的交叉反应以及分离培养困难且耗时，一般选择特异且快速的 PCR 进行鉴别。

（七）防治

目前缺乏有效的治疗方法，也没有有关疫苗的报道。选择抗生素治疗应考虑到支原体没有细胞壁这一特性。虽然抗生素治疗一定程度上控制病情，但无法清除病原。以支原体乳腺炎病例，肌内注射四环素或乳腺注射青霉素 / 链霉素联合治疗无效。可通过加强饲养管理，自繁自养，引进动物应检疫、隔离以避免引入或者迁入带病动物等进行预防。

五、加利福尼亚支原体

加利福尼亚支原体（*M. californicum*），简称加州支原体，由 Jasper 于 1972 年首次从加利福尼亚患乳腺炎的牛体内分离，1981 年正式命名为加利福尼亚支原体。加利福尼亚支原体主要导致牛的乳腺炎，也可引起关节炎和肺炎。该病原传染性强，传播速度快，动物一旦感染，能引起严重的症状；乳房感染能造成奶牛产奶量大幅降低，甚能造成牛的乳房永久性损伤，因此导致巨大的经济损失。

（一）病原学

加利福尼亚支原体目前只有模式株（ATCC 33461）完成了基因组测序，基因组大小 793 841bp，含有 661 个阅读框，编码 669 个基因、31 个 tRNA、21 个假基因、2 套 rRNA，G+C（%）含量为 30.84%。

（二）流行病学

加利福尼亚支原体最早报道于美国，是引起奶牛乳腺炎的主要支原体病原，仅次于牛支原体。在 2012—2015 年一次对纽约州农场调查中，在 95 个畜群中发现了 8 种支原体和 3 种无胆甾原体，加利福尼亚支原体占 3%。Boonyayatra 对 248 只患有临床乳腺炎的奶牛奶样进行检测，加利福尼亚支原体占 15%。贮奶罐奶样中也可检测到该支原体。

奶牛乳腺炎可涉及多种支原体，不同地方的牛场奶牛感染支原体的类型比例差别很大。美国、北爱尔兰、捷克斯洛伐克、德国、日本和阿根廷等国都有加利福尼亚支原体感染牛的报道，我国目前尚未有分离鉴定该支原体的报道。

不良饲养条件和应激可导致加利福尼亚支原体流行，该病原一般通过气溶胶、鼻子直接接触等传播。也可能通过生殖器官或分娩过程接触生殖道传播。

（三）发病机制

通过气溶胶或直接接触后，病原黏附于呼吸道黏膜，并侵入血液，扩散至全身多个组织器官，定植于乳房组织和关节组织，引起乳腺炎、关节炎和肺炎等。奶牛在干奶期比在泌乳期更容易发生感染，并可能继发化脓性乳腺炎。

（四）临床症状和病理变化

感染加利福尼亚支原体的牛临床上多表现为乳腺炎、关节炎和肺炎。表现临床乳腺炎的奶牛或用病原攻毒的实验奶牛乳房肿胀，分泌白色水样牛奶，并伴有结块；感染后期，牛奶颜色变成深棕色，分成固液两层，牛奶产量也大幅度降低，感染的乳房区可能萎缩。

乳腺炎乳腺组织呈小叶状分布，早期表现为分泌上皮细胞变性。

剖检肺脏可见肺膈叶和心叶有多发性白色结节，并伴有纤维性胸膜炎。病变肺组织显微镜下观察可见渗出性化脓性支气管炎，在肺泡中和较大的气管腔中有中性粒细胞和巨噬细胞聚集，支气管周围有淋巴细胞、浆细胞和巨噬细胞浸润。有的在支气管周形成单核细胞套环。

在有些肺组织中可见凝固性坏死灶，电镜观察周围有一圈固缩细胞，外区有巨噬细胞、浆细胞和少量淋巴细胞。感染牛肉眼观察正常的肺部组织，在显微镜下表现为组织形态正常或支气管周围单核细胞轻度积聚，轻度间质性肺炎，肺泡间隔淋巴细胞和巨噬细胞浸润。

发生关节炎的动物，可见多发性浆液性至纤维性、化脓性关节炎。跗关节中有混浊的滑膜液，纤维蛋白薄片；关节周围组织增厚，关节囊坏死。关节组织镜下病变为滑膜绒毛样增生，滑膜内衬细胞增生，滑膜下淋巴细胞、浆细胞巨噬细胞浸润及少量散在的中性粒细胞。关节囊有多个凝固性坏死灶，周围有肉芽组织，并伴有巨噬细胞、浆细胞和淋巴细胞浸润。

（五）诊断

从患牛的奶样、阴道分泌物、阴道拭子、子宫、肺、呼吸道灌洗液和关节炎的关节滑膜液分离到病原。常用于分离的培养基基本成分为含有 5% 酵母提取物、20% 灭活猪血清、0.002% 醋酸铊、0.05% 酚红的 PPLO 琼脂平板，pH 约 7.9。接种物在 37℃ 培养 4～14 天可观察到典型支原体菌落，

用免疫荧光试验、生长抑制试验和代谢抑制试验进行鉴定。

PCR 鉴定常用引物为针对 *rpbB* 基因设计，上游引物 5′-GCACTTAGACGAAAGAGGGATT-3′，下游引物 5′-GGATTATCATCACCTTTGGGACT-3′，退火温度 60℃，加利福尼亚支原体可扩增出 370bp 特异性条带。

结合多位点变量串联重复分析（MLVA）和脉冲电场凝胶电泳（PFGE）可以对加利福尼亚支原体进行基因分型。

（六）治疗

通过乳腺人工感染加利福尼亚病原，表明单独使用氧四环素、氯四环素、泰乐菌素不能清除病原感染；用高剂量的氧四环素（426mg）和泰乐菌素（500mg）联合治疗，能有效地清除乳腺中的病原，提升产奶量。在非疫区，一旦确诊病原，建议采取动物隔离和捕杀的政策。

六、牛生殖道支原体

牛生殖道支原体（*M. bovigenitalium*）首次报道于 1955 年，2008 年与山羊/绵羊支原体血清 11 群合并为一个种，命名为牛生殖道支原体。该病原体是一种牛生殖系统常见分离菌，但可引起牛生殖系统炎症和乳腺炎，也从患有肺炎、关节炎的病牛及流产胎儿中分离的报道。尽管实验感染能够引起一系列的临床症状，包括生殖道炎症、乳腺炎、繁殖能力下降、子宫内膜炎、颗粒状外阴炎等，繁殖力下降、子宫内膜炎等疾病也在养殖场经常发生，但本病原的致病作用常被忽视。

（一）病原学

牛生殖道支原体已完成基因组测序，目前 GenBank 中收录 3 株基因组信息。基因组平均长度 853kb，平均含有 692 个阅读框架，G+C（%）含量平均为 29%，2 套 rRNA，31 个 tRNA。根据 16S rRNA 基因序列分析，牛生殖道支原体与加利福尼亚支原体关系最近。牛生殖道支原体不水解精氨酸或发酵葡萄糖，但具有磷酸酶活性，可在厌氧条件下还原氯化四唑，产生过氧化氢。

（二）流行病学

本病病原在世界范围内发生，包括美国、丹麦、印度、日本、以色列、巴西、阿根廷、澳大利亚等国都有报道，但我国目前尚未见报道。

牛生殖道支原体在美国和日本被报道是牛乳腺炎的重要支原体病原之一，有报道能从 10% 牛奶样中分离到该支原体，50% 以上患有临床乳腺炎的奶牛群中分离出牛生殖道支原体，乳汁和乳房分泌物是常见用于分离到临床样本。冻精颗粒、精液以及呼吸道中均可分离出该支原体。在牛精液或鞘洗液样本中，还可同时分离到莱氏无胆甾原体、牛莫拉氏菌和牛支原体。曾报道从母牛肉芽肿性外阴阴道炎中可同时分离到牛生殖道支原体、牛疱疹病毒 1 型和牛支原体。表现生殖障碍的牛可检测到牛生殖道支原体抗体。从患肺炎的犊牛呼吸道中、甚至患肺炎牛的眼拭子中分离出了牛生殖道支原体，其中有些牛可表现出结膜炎。也有从关节液中分离到牛生殖道支原体的报道。

（三）发病机制

牛生殖道支原体在感染奶牛乳房内会持续 18 周。通过包皮试验感染牛生殖道支原体的公牛中，可在感染后不同时间段从大多数动物分离出支原体，但只有少数表现出生殖道轻度感染性病变。用牛生殖道支原体对绵羊乳腺进行的实验性感染可致病，表现出体细胞计数升高并排菌。当将牛生殖道支原体接种于犊牛时，可在肺内定植，并诱发肺损伤，产生轻微病变。牛生殖道支原体可能损害精子的运动性，并能与胚胎透明带、完整胚胎和精子细胞表面形成紧密附着。

（四）临床症状

牛生殖道支原体感染的临床表现多不典型，主要引起繁殖障碍，如不育、子宫内膜炎和颗粒性外阴阴道炎等，临床可见长期性混浊或黏液性脓性分泌物以及阴门黏膜损伤。但这些表现不是牛生殖道支原体感染的特征性临床表现，因此常被认为是其他因素导致的疾病而忽视了牛生殖道支原体的致病作用。其他临床症状还包括乳腺炎、睾丸炎等方面。有报道牛生殖道支原体还与散发性阑尾炎、尿道炎和精囊炎有关，导致射精或触诊后疼痛。

（五）病理变化

受感染的精囊扩大，切片呈棕色，分泌物减少。表现呼吸道症状的牛肺膈叶呈实变，但也有质疑认为临床上这种实变并不是牛生殖道支原体导致。实验感染悉生犊牛可引起轻微的亚临床肺炎，可观察到血管周围白细胞聚集如套状。

（六）诊断

牛生殖道支原体临床症状不具典型性，因此不能作为诊断依据，需要进行实验室诊断。牛生殖道支原体在多种培养基中生长良好，产生有"中心脐"的典型支原体菌落。在 Eaton 氏培养基中，与牛支原体相似，牛生殖道支原体可形成膜斑并可使液体培养基呈现橙色。使用高免疫兔血清进行生长抑制、膜斑抑制、荧光抗体检测或代谢抑制试验都可用于鉴定牛生殖道支原体。

核酸扩增变性梯度凝胶电泳（PCR/DGGE）可鉴定牛生殖道支原体，该方法可同时鉴定 70 多种支原体。以 *16S rRNA* 基因为靶基因，建立了一种特异性的 PCR 方法，可从纯培养物或模拟样品中检测 1 000～2 000CFU 的支原体，但特异性欠佳。改进的等位基因 PCR 方法利用单核苷酸多态性（SNP）提高了 PCR 的特异性和敏感性，与 PCR/DGGE 相当，可鉴别牛生殖道支原体与其他牛源支原体。

虽然有报道应用琼脂凝胶沉淀试验、间接血凝试验和 ELISA 检测牛生殖道支原体抗体，但目前尚没有商品化的试剂盒。

（七）防治

实验研究表明，诺尔丝菌素和利高霉素可杀灭牛精液中的生殖道支原体和其他支原体，并且不会对精液产生不利影响。体外药敏试验表明，替米考星、克林霉素、土霉素和氟喹诺酮类药物有效，但对大观霉素、氯霉素和林可霉素等药物耐药。

由于牛生殖道支原体主要引起生殖障碍，人工授精是防控本病的有效方法，首先是确保用于人工授精精液无牛生殖道支原体的感染。可利用培养和 PCR 方法，检测冻精颗粒是否有牛生殖道支原体的污染，也可检测公牛的包皮冲洗液。其次，引种时须排除乳腺炎牛，可对来源牛群贮奶罐牛奶进行检验。一旦在牛群中发现感染，受感染的奶牛应与未受感染的动物隔离。

七、加拿大支原体

加拿大支原体（*M. Canadense*）1974 年首次分离，被认为是牛乳腺炎的病原之一，呈长期慢性感染，可导致产奶量下降。一旦感染，可在奶牛群中快速传播。该病原也可从牛的呼吸道和生殖道中分离到，有时可导致生殖道炎症，甚至流产。

（一）病原学

加拿大支原体菌体直径为 250～600nm，革兰氏染色阴性。在马血清琼脂平板上的菌落直径为 80～150μm，具有典型的"油煎蛋"样外观。液体培养物轻微混浊。该支原体可与多种动物（绵羊、牛、马、豚鼠、鸡、兔）和人（A 型、Rh 阴性）红细胞发生 α 溶血，不能吸附红细胞和凝集红细胞。该支原体可水解精氨酸，不发酵葡萄糖、甘露糖（醇）、乳糖、木糖、蔗糖、水杨苷和山梨糖醇。洋地黄皂苷敏感。最佳生长温度是 37～40℃，在 30℃ 或以下温度不生长。56℃、15 分钟可灭活。

已测序 1 株基因组，大小约为 693kb，G+C（%）含量为 24.34%，538 个基因包括 484 个蛋白基因、15 个假基因、32 个 tRNA 和 2 套 rRNA。16s rRNA 序列分析，该支原体与精氨酸支原体序列相似度最高。

（二）流行病学

加拿大支原体在加拿大、美国、阿根廷、法国、英国、以色列、印度和日本等国都有报道。中国目前未见报道。

1998 年印度奶牛和水牛乳腺炎病例中分离到加拿大支原体，随后的流行病学调查显示 61% 的奶牛和 63.3% 的水牛检测呈阳性。加拿大支原体通常是从乳腺炎病例的奶样中分离，但也可从以精液、包皮、子宫颈和阴道拭子分离到。

（三）发病机制

加拿大支原体的致病机制尚不清楚。

（四）临床症状

乳腺炎病例常导致产奶量急剧下降，并形成慢性感染。以色列有类似脓疱性肉芽肿外阴炎的报道：最初外阴唇变得肿胀和触摸柔软，出现瘀斑，外阴唇的腹侧部分呈球状，可能是由于渗透液的积聚，类似"豺咬"状。

（五）诊断

加拿大支原体可以从牛的奶样、乳腺、关节、呼吸道、生殖道、流产的胎儿和公牛的精液中分离出来。

一种商业化的 PCR 试剂盒可直接检测奶样中的多种支原体，包括加拿大支原体，检测限值约为 $2.5×10^3$CFU/ml。该方法不需要提取基因组 DNA 这个过程，可用于大规模支原体乳腺炎筛查奶牛场。

八、产碱支原体

产碱支原体（*M. alkalescens*）最初是在澳大利亚从牛的鼻腔分离得到的，并于 1973 年确定为一种新的支原体。产碱支原体是一种上呼吸道常见分离菌，作为病原主要引起牛肺炎，另外还可引起乳腺炎、关节炎等病症，通常与牛结核分枝杆菌密切相关。

（一）病原学

产碱支原体与加拿大支原体遗传关系较近，16S rRNA 序列相似度为 98.5%。产碱支原体不能发酵葡萄糖、不水解尿素，能够水解精氨酸。产碱支原体基因组大小平均约为 783kb，平均编码 606 个基因，G+C（%）含量为 25.7%。

（二）流行病学

产碱支原体主要分布于欧洲和北美洲，2016 年土耳其有相关病例分离报道，欧洲近几年本病的发病率较以前有所上升，研究发现可能是由于国家之间动物的交流增加有关。在英国出现的产碱支原体的分离率增高可能是由于 2001 年从欧洲大陆引进奶牛导致。

从乳腺炎的奶牛、公牛的包皮样品以及犊牛的关节病变区都分离到产碱支原体，确认其与牛的一些疾病有关，如牛的乳腺炎、关节炎和小牛耳炎等。1980 年又从牛流产的胎儿中分离出产碱支原体，怀疑其与胎牛的流产有关。

2000 年以前，产碱支原体报道较少，但 2004 年以后，在英国出现上升的趋势，肺脏、关节液、牛奶、胎儿胃内容物、眼拭子、阴道拭子和胸腔积液的样本中均可分离到该支原体，丹麦和以色列也有类似趋势，肺炎犊牛的呼吸道样本中也有着较高的分离率。

我国有通过特异性 PCR 从牛奶中检测到产碱支原体的报道，但并未分离得到该支原体。

（三）临床症状与病理变化

利用产碱支原体分离株进行犊牛攻毒实验时，发现其能够引起小牛关节炎。感染犊牛表现出关节肿胀、发热和疼痛。在大多数动物中，跗关节和腕关节发生感染，而膝关节却很少感染，所有感染的关节都有增大，在关节腔里有大量清亮的液体和干酪样物质。有些关节软骨糜烂和萎缩。组织学上，滑膜被中性粒细胞、单核细胞和大量含铁血黄素巨噬细胞所浸润。也有一些绒毛增殖和坏死、纤维蛋白渗出物和肉芽组织的形成。

免疫组织化学法研究临床采集固定的肺脏样本发现含有产碱支原体，与分离培养的结果一致，在肺泡渗出液和巨噬细胞胞质中同样发现产碱支原体的存在，并且分离培养的结果显示只有产碱支原体这一种病原，说明产碱支原体在这些疾病中的致病力。

（四）诊断

产碱支原体体外培养较为困难，生长条件苛刻，常由于病料中存在易于生长的牛支原体和牛鼻支原体而被遮蔽，导致分离率低下。与大多数支原体一样，可以使用 16S rRNA PCR/DGGE 方法进行鉴别。通过 DGGE 的方法能够扩大所有混合培养支原体的 DNA，从而鉴别各种支原体，有可能因此发现产碱支原体的高流行率，从而确定其为一种重要的致病菌。

九、牛眼支原体

牛眼支原体（*M. bovoculi*）最初是 1968 年从加拿大牛的眼睛分离，模式株是 M165/69（ATCC 29104）。牛眼支原体是牛传染性牛角膜结膜炎（infectious bovine keratoconjunctivitis, IBK）的病原之一。IBK 俗称"红眼病"，可由多种病原引起，包括牛莫拉氏菌、牛眼莫拉氏菌等。IBK 具有高度传染性，通过直接接触、接触鼻腔或眼部分泌物以及通过昆虫载体在畜群内快速传播。本病在牛眼受外伤时容易感染，感染后会引起其他病原体（如牛生殖道支原体、无胆甾原体和牛鼻支原体等）继发感染。

（一）病原学

牛眼支原体能在大多数支原体培养基中生长良好，发酵葡萄糖、不水解精氨酸或尿素，菌落呈典型的"油煎蛋"状。模式株基因组大小约为 760kb，编码 626 个基因，30 个 tRNA 和 1 套 rRNA。G+C（%）含量为 28.2%。

牛眼支原体与结膜炎支原体遗传关系最近，同属于溶神经支原体簇。

（二）流行病学

牛眼支原体呈世界性分布。已有报道的国家包括加拿大、美国、荷兰、印度和日本等。我国 2016 年有报道通过 PCR 方法从肉牛鼻拭子中检测到牛眼支原体，但没有进行分离鉴定。

从临床健康牛和患有结膜炎牛的眼拭子中都可分离到牛眼支原体，但表现临床症状的牛血清抗体阳性率（44%）远高于临床健康牛（15%）。出现临床症状后 6 个月内都可以从患牛眼中分离到该支原体。牛眼支原体与牛支原体可同时从同一头牛上分离。

（三）临床症状

大部分感染牛不表现临床症状。但感染群中 10%～50% 牛会出现单侧或双侧不同程度的结膜炎，表现为分泌物增多，早期为浆液性、后期、黏脓性，结膜充血溃疡，并伴随畏光。虽然角膜溃疡通常可不经治疗愈合，但偶然可发生角膜破裂导致永久性失明。人工接种牛眼支原体培养物到眼结膜，3～4 天后可出现感染持续至少 1 个月，感染后 2 个月仍能从结膜上分离到支原体。

牛眼支原体可促进 IBK 其他病原包括牛莫拉氏菌、牛支原体等的感染，加重疾病的临床表现和感染的复杂性。

（四）诊断

牛眼支原体分离相对容易，但需考虑到其他病原混合感染，因此需要进行克隆纯化后再进行鉴定。生长抑制、免疫荧光等血清学试验常用于实验室鉴定，PCR 和可检测 5 种 IBK 病原的多重实时定量 qPCR 方法较特异、敏感。另外，使用柔膜体纲特异性引物的 PCR/DGGE 可以检测包括牛眼支原体在内的多种支原体。

利用 ELISA 可从血清、鼻液和泪液中检测到牛眼支原体特异性的抗体。泪液和鼻液中 IgA 最早可在感染后 1 周检测到，且可持续至少 9 周。临床病例血清中也可检测到高水平的 IgG 和 IgM 抗体。但目前，尚未有商业化的血清学诊断试剂。

（五）防治

多数病例不经药物治疗即可痊愈。但痊愈前支原体已经扩散，可导致同群半数牛出现感染。应用四环素软膏可促进痊愈。

在确定牛眼支原体在 IBK 病原中所占比重之前，尚无法确定研究和接种疫苗的必要性。理论上疫苗是有效的，因为康复动物可防止再感染，且人工或自然感染动物都能产生强烈的细胞、体液免疫反应。但亚单位或灭活疫苗实验并没有提供免疫保护。鉴于苍蝇可能传播感染，所以灭蝇也是防治举措之一。

十、结膜支原体

结膜支原体（*M. conjunctivae*）是导致绵羊、山羊以及野生羊传染性角膜结膜炎（俗称红眼病）的主要病原体，模式株是 HRC581。

（一）病原学

结膜支原体在大多数支原体培养基中可生长，但生长缓慢，菌落呈典型的"油煎蛋"状。结膜支原体发酵葡萄糖、甘露醇，对洋地黄皂苷敏感，不水解精氨酸，不具磷脂酶活性，也不能液化明胶和消化酪蛋白，可还原四氮唑。

结膜支原体染色体基因组大小为 846～899kb，平均 G+C（%）含量 28%，编码 730 个基因。NCTC 10147 株中还含有 10 个大小不等的质粒。

（二）流行病学

结膜支原体呈世界范围分布。我国有临床病例报道，但没有进行病原分离鉴定。

由于野生羊感染结膜支原体后可导致失明，对野生羊的危害较大。瑞士曾报道某些地区野山羊、盘羊和岩羊因传染性结膜角膜炎暴发导致患病羊饿死、摔死，死亡率达 30%，血清学检测 123 个绵羊群中有 90% 血清学阳性。新西兰羊群中群体血清阳性率达 70%。

家养羊可不经治疗而自愈，但可在感染后数月持续存在于结膜囊和后鼻腔，因此可导致群体复发。夏天野生羊和家羊接触机会增多，可导致流行程度增加，人工感染实验和利用 *lpps* 基因进行的基因多态性分析也证明了野生羊可感染家养绵羊结膜支原体分离株。

以色列曾有人参观动物园感染结膜支原体导致结膜炎的报道。

结膜支原体通过直接接触传播，苍蝇可能起到机械传播的媒介作用。除了眼拭子，结膜支原体还可从鼻拭子和耳拭子中分离。

（三）临床症状

在早期，该病可表现为单侧或双侧结膜炎，伴有血管充血，但未经治疗的病例可发展为黏液脓性角膜炎和角膜溃疡，导致角膜不透明或穿孔和可逆的失明。永久性角膜损伤罕见，由于角膜结膜炎是个多因素疾病，角膜溃疡的发生常被认为是继发其他病原引起，野生山羊可因失明导致不能采食或跌落悬崖而致死。

（四）诊断

结膜支原体分离率较低，一方面是生长缓慢，另一方面是抗生素的使用可降低分离率。分子检测如柔膜体纲特异性引物的 PCR/DGGE 和特异性 PCR、qPCR 可对眼拭子进行检测。

人工或自然感染动物均可产生强烈的抗体反应，利用吐温 -20 处理的结膜支原体作为包被抗原建立的 ELISA 可用于检测结膜支原体抗体，但目前未商业化。

（五）防治

有报道外用 0.5% 庆大霉素或局部 / 肌内注射长效氧四环素治疗绵羊角膜结膜炎，但须注意治疗并不能完全奏效，往往会造成结膜支原体在成年羊中缓慢传播，所以建议隔离治疗的羊，以阻断传播。在临床症状出现的早期肌内注射脱水土霉素可减缓症状，但如果在临床症状严重时使用，则需要延迟至少 4 天才能减缓症状。对于重症病例，局部应用金霉素通常对放牧绵羊有效，但集约化饲养的绵羊可能需要重复用药。

结膜支原体感染可诱导强烈的免疫反应，提示疫苗可能有效，尤其对于引种用绵羊来说，由于存在接触风险，最好注射疫苗。引种前进行 2 周以上的隔离检疫是比较好的防控措施，但实际很少应用。

（储岳峰 陈胜利 郝华芳 颜新敏）

───── 参 考 文 献 ─────

1. Chen S，Hao H，Yan X，et al. Genome-Wide Analysis of *Mycoplasma dispar* Provides Insights into Putative Virulence Factors and Phylogenetic Relationships. G3（Bethesda）9，2019，9（2）：317-325.

2. Chen S，Hao H，Zhao P，et al. Genome-Wide Analysis of *Mycoplasma bovirhinis* GS01 Reveals Potential Virulence Factors and Phylogenetic Relationships. G3（Bethesda）. 2018，8（5）：1417-1424.

3. Klein S，Klotz M，Eigenbrod T. First isolation of *Mycoplasma canis* from human tissue samples after a dog bite. New Microbes New Infect，2018，25：14-15.

4. Chang J T，Yu D B，Liang J B，et al. *Mycoplasma leachii* causes bovine mastitis：Evidence from clinical symptoms，histopathology and immunohistochemistry. Journal of Integrative Agriculture，2019，18（1）：160-168.

5. Citation H E，Nagai K，Murakami K. Complete genome sequence of *Mycoplasma bovigenitalium* strain HAZ 596 from a bovine vagina in Japan. Genome Announc，2017，5：e01554-16.

6. 马艳君，阿比克哈莫，汤承，等. 四川部分地区肉牛鼻腔中支原体的 PCR 检测及分析. 西南民族大学学报（自然科学版），2018，44（3）：254-262.

7. Giuseppina G，Dominique G，Vilei E M，et al. Infectious keratoconjunctivitis in wild Caprinae：merging field observations and molecular analyses sheds light on factors shaping outbreak dynamics. BMC Veterinary Research，2017，13（1）：67.

8. Biel M J，Sarmento W，Berger J. Human Visitation Limits the Utility of Protected Areas as Ecological Baselines. Biennial Symposium Northern Wild Sheep and Goat Council，2018，21（1）：33.

9. 林裕胜，江锦秀，张靖鹏，等. 绵羊肺炎支原体 RPA 检测技术的建立. 福建农业学报，2019，4：416-421.

10. 储岳峰. 我国山羊（接触）传染性胸膜肺炎病原学、流行病学研究及灭活疫苗的研制. 博士学位论文. 中国农业科学院，北京：2011.

11. Liljander A，Sacchini F，Stoffel M，et al. Reproduction of contagious caprine pleuropneumonia reveals the ability of convalescent sera to reduce hydrogen peroxide production invitro. Vet Res，2019，50（1）：10.

12. Iqbal Y M，Raffiq P O，Tauseef B S，et al. Contagious caprine pleuropneumonia-a comprehensive review. Vet Q，2019，39（1）：1-25.

13. Chen X，Huan J，Zhu H M，et al. P27（MBOV_RS03440）is a novel fibronectin binding adhesin of *Mycoplasma bovis*. International Journal of Molecular Sciences，2018，308：848-857.

14. Gondaira S，Higuchi H，Nishi K，et al. *Mycoplasma bovis* escapes bovine neutrophil extracellular traps. Vet Microbiol，2017，199：68-73.

15. Haapala V，Pohjanvirta T，Vahanikkila N，et al. Semen as a source of *Mycoplasma bovis* mastitis in dairy herds. Veterinary microbiology，2018（216）：60-66.

16. Huang J，Zhu H，Wang J，et al. Fructose-1，6-bisphosphate aldolase is involved in *Mycoplasma bovis* colonization as a fibronectin-binding adhesin. Research in Veterinary Science，2019（124）：70-78.

17. Giovanni D T，Giuseppe M，Francesco M，et al. Polymorphonuclear cells and reactive oxygen species in contagious bovine pleuropneumonia：New insight from *in vitro* investigations. Veterinary Immunology and Immunopathology，2018，201：16-19.

18. Giovanni D T，Giuseppe M，Andrea D P，et al. Respiratory explants as a modelto investigate early events of contagious bovine pleuropneumonia infection.Veterinary Research，2018，49（1）：5.

第二十五章
实验动物与其他动物支原体病

实验动物是指经人工饲养、繁育，对其携带的微生物及寄生虫实行控制、遗传背景明确或者来源清楚，用于科学研究、教学、生产、检定以及其他科学实验的动物。在生物、医药、食品卫生、环境保护、化工和航天等诸多领域进行的科学研究、安全评价和生产应用，都离不开实验动物。实验动物科学已成为一个国家生命科学发展水平的重要标志。世界各国均将实验动物划分为不同的等级，并规定了不同等级实验动物应排除的病原微生物的种类。我国已将肺支原体（M. pulmonis, Mpul）列为二级以上大、小鼠必须排除的病原菌之一，制定了适用于大、小鼠肺支原体检验的国家标准。

常用于生物学、医学的实验动物主要包括小鼠、大鼠、豚鼠、地鼠、兔、猫、犬和灵长类动物等。本章重点介绍上述实验动物体内支原体存在的概况、犬和猫支原体、肺支原体、关节炎支原体、溶神经支原体、兔支原体及其相关疾病等内容。

其他动物也有感染支原体的报道，本章主要介绍来源于野兔、猛禽、乌龟、大象、椋鸟、海豹、鳄鱼等的支原体。

第一节　概　述

目前从小鼠、大鼠、豚鼠、地鼠、兔、猫、犬和灵长类等实验动物中分离、鉴定的支原体已有40多种（表25-1），在这些支原体中，大多数支原体属于寄生性支原体，存在于正常动物的呼吸道和生殖道中，未见明显的致病性。只有少数支原体种具有明显的致病性，可引起实验动物不同的疾病。如肺支原体可引起鼠呼吸道支原体病（murine respiratory mycoplasmosis，MRM）和生殖道病；关节炎支原体主要侵害大鼠，引起多发性关节炎；猫嗜血支原体、预设小猫嗜血支原体感染能引起家猫和野猫的贫血症；豚鼠支原体（M. caviae）可能引起大鼠的关节炎；狗支原体（M. cynos）可引起犬肺炎；狸猫支原体（M. felis）可能引起猫结膜炎等。

表 25-1　实验动物感染的支原体种

动物名	支原体种名	支原体种拉丁名	模式株	报道者
小鼠	关节炎支原体	*M. arthritidis*	PG6	Edward，1973
	溶神经支原体	*M. neurolyticum*	A 型	Freundt，1955
	肺支原体	*M. pulmonis*	PG34	Freundt，1956
	希尔氏支原体	*M. collis*	58B	Hill，1983
	小鼠支原体	*M. muris*	RIII4	McGarrity，1983
	预设灰肺支原体	*Candidatus* M. ravipulmonis	未知	Neimark，1998
大鼠	关节炎支原体	*M. arthritidis*	PG6	Edward，1973
	肺支原体	*M. pulmonis*	PG34	Freundt，1956
	希尔氏支原体	*M. collis*	58B	Hill，1983
仓鼠	中国仓鼠支原体	*M. cricetuli*	CH	Hill，1983
	豚鼠支原体	*M. caviae*	G122	Hill，1971

续表

动物名	支原体种名	支原体种拉丁名	模式株	报道者
豚鼠	豚鼠支原体	*M. caviae*	G122	Hill，1971
	肺支原体	*M. pulmonis*	PG34	Freundt，1956
	豚鼠喉支原体	*M. cavipharyngis*	117C	Hill，1984
地鼠	肺支原体	*M. pulmonis*	PG34	Freundt，1956
	中国仓鼠支原体	*M. cricetuli*	CH	Hill，1983
	黄鼠支原体	*M. citelli*	RG-2C	Rose，1978
兔	肺支原体	*M. pulmonis*	PG34	Freundt，1956
野兔	雄野兔生殖道支原体 Risk Group：1	*M. lagogenitalium* SubSpecies	12MS	Kobayashi，1997
猫	狸猫支原体	*M. felis*	CO	Cole，1967
	小猫支原体	*M. feliminutum*	Ben	Heyward，1969
	猫支原体	*M. gateae*	CS	Cole，1967
	猫喉支原体	*M. felifaucium*	PU	Hill，1986
	精氨酸支原体	*M. arginini*	G230	Barile，1968
	猫嗜血支原体	*M. haemofelis*	—	Neimark，2001
	预设小猫嗜血支原体	*Candidatus M.* haemominutum	—	Foley，2001
	猫脲原体	*Ureaplasma cati*	F2	Harasawa，1990
	小猫脲原体	*Ureaplasma felinum*	F2-B	Harasawa，1990
	莱氏无胆甾原体	*Acholeplasma laidlawii*	PG8	Rosendal，1979
	关节炎支原体	*M. arthritidis*	PG6	Rosendal，1979
	鸡毒支原体	*M. gallisepticum*	PG31	Rosendal，1979
	肺支原体	*M. pulmonis*	PG34	Rosendal，1979
犬	精氨酸支原体	*M. arginini*	G230	Barile，1968
	犬支原体	*M. canis*	PG14	Rosendal，1973
	狗支原体	*M. cynos*	H831	Edward，1951
	爱德华氏支原体	*M. edwardii*	PG24	Barile，1970
	小猫支原体	*M. feliminutum*	Ben	Heyward，1969
	猫支原体	*M. gateae*	CS	Cole，1967
	斑状支原体	*M. maculosum*	PG15	Edward，1951
	磨石状支原体	*M. molare*	H542	Rosendal，1974
	乳白色支原体	*M. opalescens*	MH5408	Rosendal，1975
	泡沫支原体	*M. spumans*	PG13	Edward，1934
	狗生殖道脲原体	*U. canigenitalium*	D6P-C	Harasawa，1990
灵长类动物	关节炎支原体	*M. arthritidis*	PG6	Rosendal，1979
	颊支原体	*M. buccale*	CH20247	Freundt，1974
	犬支原体	*M. canis*	PG14	Edward，1955
	咽喉支原体	*M. faucium*	DC333	Freundt，1974
	发酵支原体	*M. fermentans*	PG18	Ruiter，1953
	人型支原体	*M. hominis*	PG21	Nicol，1953
	嗜脂支原体	*M. lipophilum*	MaBv	Giudice，1974
	摩西氏支原体	*M. moatsii*	MK405	Madden，1974
	口腔支原体	*M. orale*	CH19299	Taylor-Robinson，1964
	灵长类支原体	*M. primatum*	HRC292	Giudice，1971
	唾液支原体	*M. salivarium*	PG20	Edward，1955

续表

动物名	支原体种名	支原体种拉丁名	模式株	报道者
秃鹰	秃鹰支原体	*M. buteonis*	B6/T2g	Poveda, 1994
猎隼	猎隼支原体	*M. falconis*	H/T1	Poveda, 1994,
秃鹫	秃鹫支原体	*M. gypis*	B1/T1	Poveda, 1994
黑秃鹫	黑秃鹫支原体	*M. corogypsi*	BV1	Panangala, 1993
椋鸟	椋鸟支原体	*M. sturni*	UCMF	Forsyth, 1996
龟	龟支原体	*M. testudinis*	01008	AURIOL C. HILL, 1985
		M. testudineum	BH29	Brown, 2004
大象	大象支原体	*M. elephantis*	E42	Kirchhoff, 1996
海豹	海豹脑支原体	*M. phocacerebrale*	1049	Giebel, 1991
	海豹鼻支原体	*M. phocarhinis*	852	Giebel, 1991
	海豹支原体	*M. phocidae*	105	Ruhnke, 1992
鳄鱼	鳄鱼支原体	*M. crocodyli*	MP145	Foggin, 1997

（刘茂军）

第二节 犬和猫支原体

一、犬和猫支原体概述

（一）犬支原体

Shoetensack 首次报道了犬支原体的存在,由于支原体的分离较为困难,直到 1951 年,Edward 和 Fitzgrald 才将三种犬支原体命名,即泡沫支原体(*M. spumans*)、犬支原体(*M. canis*)和斑状支原体(*M. maculosum*)。

犬支原体还包括精氨酸支原体(*M. arginini*)、爱德华氏支原体(*M. edwardii*)、磨石类支原体(*M. molare*)和乳白色支原体(*M. opalescens*)等。Harasawa 于 1993 年分离到脲原体,可分解尿素,不分解精氨酸和葡萄糖,具有膜结构,缺乏细胞壁,可通过 0.45μm 孔径的滤器,生长需要胆固醇,在固体培养基上形成微小菌落(直径 20～140μm),命名为犬生殖道脲原体(*Ureaplasma canigenitalium*),D6P-C(ATCC 51252)。

（二）猫支原体

Cello 和 Colegrave 报告了从患结膜炎的猫中分离到支原体,Cole 从猫的眼和口腔中分离到两种支原体,即小猫支原体(*M. feliminutum*)和猫支原体(*M. gatea*)。Heyward 命名了狸猫支原体(*M. felis*)。Harasawa 从家猫口腔分离到 7 个脲原体菌株,所有分离株均能水解尿素,在固体培养基上形

成极小的菌落,直径为 15～40μm,7 个菌株能分成 2 个不同的类型,主要区别是血清学特征不同,在生长抑制试验、代谢抑制试验、免疫荧光试验中无交叉反应;核酸杂交试验、酶切图谱分析及细胞蛋白 SDS-PAGE 分析有差异,因而被分别命名为小猫脲原体(*U. felinum*)和猫脲原体(*U. cati*)。

Futohashi(1997)基于 16S rRNA 基因序列进行系统发育分析,发现血巴尔通体(*Haemobartonella* spp.)与支原体同源性高达 79%～83%,高于立克次体 72%～75% 的同源性,提出血巴尔通体应该属于支原体。2002 年版伯杰氏系统细菌分类手册中将血巴尔通体属归类为柔膜体纲成员,包括猫嗜血支原体(*M. haemofelis*, *Mhf*)、预设小猫嗜血支原体(*Candidatus* M. haemominutum)和猫血巴尔通体(*Candidatus* M. turicensis)。

此外,从猫体内偶尔还可分离到莱氏无胆甾原体(*Achoplasma laidlawii*)、精氨酸支原体(*M. arginini*)、关节炎支原体(*M. arthritidis*)、鸡毒支原体(*M. gallisepticum*)和肺支原体(*M. pulmonis*)等。

二、犬、猫支原体的分离、培养和鉴定

（一）培养基

Edward 和 Hayflick 所述培养基能获得较好的分离效果,脲原体需要特殊的培养基。由于支原体对培养基中的基质分解特性不同,如分解葡萄糖或水解精氨酸,脲原体则需要加尿素,加入培养基的基质不同,支原体生长后 pH 及颜色变化均不

一样（表 25-2）。因此，要事先了解欲分离物分解特性以选用合适的培养基。

（二）分离培养方法

目前已知的犬、猫支原体均不需要厌氧培养。初代分离物在正常气体条件下或供给 5% CO_2 时都能生长，温度范围是 36～37℃，无胆甾原体可以在 22～30℃ 生长。

可以使用棉拭子拈取黏膜表面病料，然后接入液体培养基，或者直接在固体培养基上划线，固体培养 3～6 天后观察结果。从组织中分离时，无菌取出样本，接入液体培养基或半固体培养基内，这种方法优于将组织制成匀浆后再接种，因为后者有可能释放杀灭支原体的因子而抑制支原体的分离率。

（三）犬、猫支原体的生物学特性

犬、猫支原体属于柔膜体纲、支原体目、支原体属、无胆甾原体属和脲原体属。初步鉴定的依据包括：①缺乏细胞壁；②不能回复为细菌形态；③可滤过性；④生长需要胆固醇；⑤生化特征。

1. 犬、猫支原体的生理生化特征　犬、猫支原体的生理生化特征见表 25-3。

表 25-2　3 种不同基质的培养基在支原体生长过程中 pH 及颜色变化

培养基	基质含量	培养基 pH	支原体生长后 pH	颜色变化
发酵葡萄糖培养基	1%	7.6～7.8	6.8	红→黄
分解精氨酸培养基	0.2%	7.0～7.2	7.7～7.9	微红→红
分解尿素培养基	0.2%	6.0±0.5	7.4～7.6	黄→红

表 25-3　犬、猫支原体的生理生化特性

支原体种 拉丁名	中文名	（G+C）/%	胆固醇需求性	毛地黄皂苷敏感性	酵解葡萄糖	水解精氨酸	水解尿素	膜斑形成试验	磷酸酶活性	分解七叶甙	分解杨梅甙	酪蛋白消化
M. felis	狸猫支原体	25	+	+	+	−	−	+				
M. feliminutum	小猫支原体	29.1										
M. gateae	猫支原体	28.5	+	+	−	+	−					
M. felifaucium	猫喉支原体	31	+	+	−	+	−	+				
M. arginini	精氨酸支原体	28.6	+	+	−	+	−					
M. haemofelis	猫嗜血支原体	38.85										
Candidatus M. haemominutum	暂定小猫嗜血支原体	35.5										
Candidatus M. turicensis	暂定苏黎世支原体	/										
U. cati	猫脲原体	28.1	+	+	−	−	+			−	−	−
U. felinum	小猫脲原体	27.1	+	+	−	−	+			−	−	−
A. laidlawii	莱氏无胆甾原体	32.9	−	−	−	−	−	−		+	+	−
M. arthritidis	关节炎支原体	30.0-33.77	+	+	−	+						
M. gallisepticum	鸡毒支原体	32-35.5	+	+	+							
M. pulmonis	肺支原体	27.5-28.3	+	+	+	−	+					
M. canis	犬支原体	28.5-29	+	+	+							
M. cynos	狗支原体	25.7	+	+								
M. edwardii	爱德华氏支原体	29.2	+	+								
M. gateae	猫支原体	28.5	+	+	−	+						
M. maculosum	斑状支原体	26.5-29.5	+	+	+	−	+					
M. molare	磨石状支原体	27	+	+	+							
M. opalescens	乳白色支原体	29	+	+	−							
M. spumans	泡沫支原体	28.5-29	+	+								
U. canigenitalium	犬生殖道脲原体	28.7	+	+	−	+						

注：表中空白为未见相关报道。

2. 犬、猫支原体的血清学特征　犬支原体之间未发现有明显的血清学交叉反应,与其他动物的支原体也没有交叉。发酵葡萄糖的支原体与分解精氨酸的支原体之间存在共同抗原,但仍然没有血清学上的交叉反应。随着科学技术的不断发展,这点需要使用更多新技术手段如基因杂交等试验来进一步证实。猫支原体之间及其与其他动物支原体均无明显的交叉反应。

犬脲原体通过代谢抑制试验证实至少可以分成两个血清型,这两个血清型与其他动物脲原体无血清学关系,猫脲原体已被分成两个明显的种。

3. 犬、猫支原体种间血清学变异　泡沫支原体有两个血清型(Ⅰ型和Ⅱ型),Ⅱ型根据生长抑制试验、代谢抑制试验与精氨酸支原体有很强的交叉反应,可以归于精氨酸支原体。犬分解精氨酸的几个支原体与猫支原体有交叉。犬支原体某些菌株可能存在血清学的变异,但未得到进一步的证实。

(四)犬、猫支原体的鉴定

1. 分离菌株的初步鉴定　未经纯化的固体培养基菌落,通过表面免疫荧光法进行初步鉴定,可快速得知是否存在支原体以及是否存在不同种支原体。

2. 已纯化菌株的鉴定

(1)生化反应:鉴定犬、猫支原体生化特性见表25-3。以对毛地黄皂苷是否敏感来区分无胆甾原体属和支原体属。如果被测菌株能抵抗毛地黄皂苷,即在固体培养基纸片边缘的抑制带宽度小于2mm,那么即为无胆甾原体属;对毛地黄皂苷敏感则属于支原体属。具有尿酶活性的支原体属于脲原体属。在检测发酵葡萄糖、水解精氨酸、磷酸酶活性后,再进行血清学鉴定。

(2)血清学鉴定:按照生化反应初步分组的结果来选择合适的抗血清。血清学试验一般有生长抑制试验和免疫荧光试验,当二者均为阳性时,则结果更为可靠,如果只有一个阳性可用代谢抑制试验来证实。

(3)分子生物学鉴定:Varanat M 等人将 Gen Bank 中 12 种嗜血支原体的 16S rRNA 基因序列进行比,包括 *M. coccoides* mouse isolate(AY171918)、*M. haematoparvum*(GQ129113)、*M. haemobos* cow isolate(EF616468)、*M. haemocanis*(AY529641)、*M. haemofelis* cat isolate H83(EF198144)、*M. haemofelis strain* USP-24(EU442639)、*M. haemominutum*(AM691834)、*M. haemovis*(EU828581)、*M. hominis*(NC_013511)、*M. ovis*(from human)(GU230144)、*Mycoplasma* sp. from deer(AB558899)、*M. turicensis* caturicensiscat isolate(EU789559)和 *M. wenyonii* isolate cattle(EU367964),选取了 *16S rRNA* 基因中一段 600bp 的序列制定了通用检测引物 Myco 322s 和 938as(表 25-4),通过 PCR 方法检测,将阳性扩增序列与 GenBank 比较,进行分子生物学检测。

三、犬、猫支原体在体内的分布

健康犬的鼻腔、口腔和咽喉部支原体的分离率几乎达 100%,阴道中经常能分离到支原体,分离率 23%~75%,主要集中在子宫颈,子宫内很少见。约 50% 的犬包皮中能分离到支原体,前列腺的分离率大约为 4%。少量犬的眼结膜中也可分离到支原体。偶尔可以从肝、肾、脾、肠、心和关节中发现支原体。支原体感染与肺炎关系密切,95% 患有包皮炎的犬包皮中能分离到支原体,远高于健康犬的分离率。Koshimizhi 比较了患病犬和健康犬不同器官的分离率,发现患病犬 10%~15% 的病料中可分离到支原体,而健康犬内脏器官均未分离到,这说明支原体可以通过血液循环侵入内脏。

猫支原体在体内分布广泛,结膜、上呼吸道、肺、耳道、尿生殖道中均可分离到。从口腔中仅能分离到狸猫支原体,从喉头可分离到精氨酸支原体、莱氏无胆甾原体和脲原体。约有 20% 的健康猫眼结膜能分离到支原体,有结膜炎的猫几乎 100% 能分离到。约 10% 猫的尿生殖道常

表 25-4　检测引物 Myco 322s 和 938as

引物	DNA 序列(5′~3′)	目标基因
Myco 322s	GCCCATATTCCTACGGGAAGCAGCAG	Hemotropic *M.* sp. 16S
Myco 938as	CTCCACCACTTGTTCAGGTCCCCGTC	Hemotropic *M.* sp. 16S

有支原体存在,从有生殖道疾病的猫中分离率可达 42%。无论健康或患病猫喉头均有很高的支原体分离率。健康猫气管的分离率约 30%。Ten和 Mile 发现,呼吸道和生殖道感染的猫,有 27%的气管和 7% 的肺能分离到支原体。但分离率影响因素较多,采用不同分离方法也导致结果不同,如组织匀浆后会释放出可损伤支原体的成分。

宿主特异性是否存在已逐步引起人们的注意。猫支原体和狸猫支原体既可以感染犬、也可以感染猫。精氨酸支原体是啮齿类动物体内广泛存在的一种支原体;莱氏无胆甾原体宿主范围更为广泛,且在外界环境中也能生存,因而能经常从犬和猫体内分离到。

四、犬、猫支原体病

(一)犬支原体病

Rosendal 研究了 5 种犬支原体的病原性,即狗支原体、牛生殖道支原体、犬支原体、猫支原体和泡沫支原体,这些支原体均从具有瘟症的犬肺中分离得到,经纯培养后注入 1 周龄犬的气管内。狗支原体能引起肺局部损伤,并有严重的气管炎,伴有炎性细胞的浸润,以中性粒细胞占多数,电镜下可见上皮细胞被严重毁坏,纤毛脱落,支气管、气管周围淋巴细胞浸润,小叶中充满了中性粒细胞,感染 3 周后可分离到狗支原体。牛生殖道支原体接种后能引起轻度的气管炎及邻近组织的病变;犬支原体、猫支原体和泡沫支原体接种后不引起形态病理学变化;仅有泡沫支原体被重新分离到。分布在泌尿生殖道的支原体则可引起泌尿生殖道感染,如附睾炎、前列腺炎和膀胱炎等。

(二)猫支原体病

1. 嗜血支原体(Hemotropic *M.suis*, Hemoplasmas)**感染**　嗜血支原体是附红细胞寄生虫(eperythrocytic parasites),是一种附着在红细胞表面的小的无细胞壁的革兰氏阴性菌,可引起多种哺乳动物贫血,包括猫嗜血支原体、预设小猫嗜血支原体和猫血巴尔通体。以前称为血巴尔通体属(*Haemobartonella* spp.)和附红细胞体(*Eperythrozoon*),列为立克次体,目前将其归属于更密切相关的支原体目(*M.tales*)。这种隶属关系基于缺乏细胞壁,使用密码子 UGA 编码色氨酸和 *16S rRNA* 基因序列,

虽然重新分配附红细胞体和血巴尔通体属支原体目仍在争论,它们通常被称为嗜血支原体,新描述 hemoplasmas 给出名称"暂定"("*Candidates*")。嗜血支原体感染全世界各种脊椎动物,包括人类。它们具有相似的特征和形态特征,例如杆状、球状和环状结构,由于缺乏细胞壁而在红细胞中发现,并且革兰氏染色为阴性。不能在其宿主外培养。猫嗜血支原体感染也称为猫血巴尔通体病、猫嗜血支原体感染,是引起猫再生性贫血最常见的传染源之一,常与猫免疫缺陷症病毒(feline immunodeficiency virus,FIV)混合感染,使贫血症状加剧。预设小猫嗜血支原体是世界范围内流行病学调查中最常见的病原,这可能是因为与其他血巴尔通体相比,预设小猫嗜血支原体的感染和繁殖率更强,毒力也偏低,宿主可以无症状长期带毒。

临床症状:临床表现各不相同,有些表现出急性溶血性贫血症状,患猫苍白、抑郁、嗜睡、再生障碍性贫血、衰弱、体重减轻、厌食、脱水和间歇性发热,严重的猝死;而有些患猫几乎无症状。

传播方式:跳蚤、虱子等虫媒叮咬,动物互相攻击的撕咬抓伤和输血直接传播。

检测方法:全血推片染色镜检和基于 16S rRNA 测序的 PCR 分子诊断。

治疗方案:多西环素(口服 10mg/kg)治疗最长 28 天以清除支原体,并通过 PCR 监测细菌量。当再次发生菌血症时,改用马波沙星(口服 2mg/kg)治疗 14 天,彻底清除菌血症。

2. 狸猫支原体感染　可引起家猫结膜炎和肺炎,狸猫引起严重的呼吸道疾病如肺脓肿,和关节炎、腱鞘炎,临床症状包括四肢肿胀、关节疼痛、对触摸敏感、跛足和发热。病理为慢性坏死性纤维蛋白性化脓性腱鞘炎和关节炎伴骨和软骨糜烂。

检测方法:主要用培养方法,在支原体固体培养基表面,可形成典型的支原体菌落。生理生化特征是:发酵葡萄糖,不水解精氨酸,不水解尿素,对毛地黄皂苷敏感,磷酸酶活性阳性,种的鉴定可用特异性抗血清进行生长抑制试验和表面免疫荧光法进行鉴定。临床感染的诊断,可用免疫学方法检测血清抗体来证实,如间接血凝试验。也可用基于 *16S rRNA* 基因种特异性的 PCR 方法进行

检测。狸猫支原体 *16S rRNA* 基因与其他支原体种高度类似，而 16S/23S rRNA 间隔区（IGS）则有高度差异，用 IGS 种系发生法分析的结果与 *16S rRNA* 分析的结果完全一致。

已从犬、猫体内分离到 20 余种支原体，主要属于支原体属、血巴尔通体属、脲原体属和无胆甾原体目成员。大多数犬猫支原体是结膜、上呼吸道、下生殖道的正常定植菌，当宿主抵抗力下降后，支原体也可引起疾病。

（倪　博）

第三节　鼠支原体病

一、肺支原体病

肺支原体（*M. pulmonis*，Mpul）可引起鼠呼吸道支原体病（murine respiratory mycoplasmosis，MRM），主要感染实验大鼠和小鼠，表现为急性或慢性鼻炎、中耳炎、支气管肺炎和喉气管炎，特征是慢性炎症和类淋巴细胞增生。大鼠较小鼠症状明显，雌鼠上呼吸道支原体很可能传播至阴道，随后感染子宫，引起卵巢炎、输卵管炎，有时导致中度子宫炎甚至子宫积脓。公鼠感染后偶尔见有附睾炎和尿道炎。

（一）病原学

Mpul 是支原体属的一个种，在标准支原体培养基上很容易生长，固体培养基上的菌落呈颗粒状，很少能渗入琼脂内形成典型的支原体菌落形态，培养适应后可形成"油煎蛋"样菌落，多数菌株的菌落能吸附红细胞。能发酵葡萄糖，不水解精氨酸及尿素。在标准支原体液体培养基中培养 3～4 天，培养基颜色由红变黄。菌体呈多形态结构，大多数为球形或卵圆形或丝状体，直径为 300～800nm，致病性菌株经钌红染色，细胞表面可见有细胞外荚膜样物质，其结构类似于正黏病毒的刺状物，对感染的宿主细胞起黏附作用。肺炎支原体新分离菌株有运动性，有两种运动形式，即滚动和细胞延伸。Mpul 模式株 PG34 株（NCTC10139）基因组大小为 951kb，G+C（%）含量约为 26.5%。有报道发现 Mpul 的膜蛋白 V-1 抗原有分子量大小的变异，其变异与毒力及致病性有关。

（二）发病机制

1. 黏附　支原体与细胞接触是关键，生殖支原体和人肺炎支原体细胞膜表面有一类称为黏附素的蛋白质，这种黏附素蛋白与吸附作用有关，Mpul 细胞膜表面也有类似的刺突结构，可以黏附到气管上皮及其他许多细胞表面，在局部大量繁殖并造成病理损伤。进行超微结构研究时发现，Mpul 黏附于宿主细胞表面，有些菌株可见到刺突结构，有些菌株则不明显，很可能随细胞类型、感染形式以及 Mpul 株系不同而异。Beyers 等证实能拮抗胰蛋白酶的一种 46kDa 膜蛋白是其黏附于大鼠气管上皮的关键因子。表面蛋白 Vsa 也是 Mpul 的黏附因子，Vsa 分子重复区的串联重复数量与其黏附能力有关，短链 Vsa 要比长链 Vsa 黏附鼠 MLE-12 细胞的能力强。

与其他支原体感染相比，Mpul 与细胞接触并没有神经氨酸受体的参与，电镜下这种微生物周围有一层黏多糖包绕，构成细胞表面的刺状物或荚膜，这种多糖物质与黏附有关。尽管黏附是感染的前提，但仅凭在宿主细胞表面有限的附着而引起广泛的细胞病变是不可能的，如纤毛脱落、细胞质空泡、线粒体崩解、上皮组织增生及变形、形成巨细胞等，这种变化很可能是支原体利用了宿主细胞的成分和/或释放毒性代谢产物，这两种可能性与 Mpul 的一些生理特征是相吻合的，如 Mpul 和其他许多种支原体一样，能利用宿主 DNA 及 RNA 作为合成核酸材料，导致细胞营养耗竭；在吸附过程中，支原体在局部大量繁殖，摄取细胞的营养成分，释放出有毒的代谢废物如 H_2O_2，对宿主细胞造成毒性损伤。

2. 抑制气管纤毛运动及肺清除作用　像其他许多支原体一样，Mpul 在气管培养中对纤毛运动具有抑制作用。大鼠和小鼠抵抗一般细菌引起的肺炎主要依赖于肺内非特异性清除和纤毛运动。在体内，如果纤毛受到损伤，则宿主不能清除呼吸道的炎性渗出物。Mpul 黏附于呼吸道黏膜表面柱状上皮细胞膜上，使宿主细胞发生变性、黏膜下层淋巴细胞增生，使纤毛结构严重变形或脱落，干扰了气管黏液及纤毛清除机制的正常发挥。

3. 免疫反应　小鼠自然感染 Mpul 后补体结合反应抗体可随着年龄和病理损伤程度的增加而升高。即病情在加重的同时，抗体滴度也随着病情的加重而升高。但 Mpul 在低浓度抗体环境下仍然能生长繁殖，而且，抗体产生似乎与急性肺泡炎向慢性支气管炎转移有关。由抗体介导的巨噬细胞在吞噬肺泡病原微生物中起重要作用，但对已经黏附到呼吸道上皮表面的病原似乎作用不大。抗支原体抗体能增强巨噬细胞对支原体的摄入，而补体对此过程无作用，这与人肺炎支原体被豚鼠巨噬细胞吞噬时补体对此有作用刚好相反。

经鼻腔接种 Mpul 后，局部淋巴结产生的 IgM、IgG1、IgG2、IgA 进入血液及气管分泌液中，5～10 天后可用补体结合试验（CFT）查到抗体，10 个月后开始下降；1 个月后可用间接血凝试验（IHA）测到抗体，保持高滴度达 1 年；代谢抑制试验（MIT）抗体滴度稍低于 CFT 和 IHA，但持续时间可达 12 个月或者更长，MIT 抗体水平还依赖于接种途径及鼠的品系。抗体对重复感染有抵抗力，鼠免疫后可以抵抗实验感染。免疫鼠血清经鼻腔或静脉注入正常鼠，可使后者获得被动保护。

细胞介导的免疫反应在 Mpul 感染中并无作用，因而免疫作用不能由免疫细胞被动传递，切除胸腺鼠与正常鼠一样可因感染引起肺炎。然而，T 淋巴细胞对浆细胞在肺部的浸润繁殖最后产生抗 Mpul 抗体是必须的。此外，限制支原体扩散，必须依赖于这种细胞免疫反应，鼻腔接种无胸腺小鼠导致关节炎，而正常小鼠不产生关节炎，给无胸腺小鼠注入同种动物 T 淋巴细胞能恢复产生抗支原体抗体的能力和淋巴细胞在肺部的浸润，但临床发病和肺部损伤更为严重。

无胸腺小鼠感染后肺部有未分化的淋巴细胞浸润，它们既不是 B 淋巴细胞，也不是 T 淋巴细胞，而是 Nul-l 细胞，具有细胞毒性作用，大鼠和小鼠 MRM 免疫病理学特征是两种不同的类型。在大鼠中最常见的是淋巴细胞增生而小鼠是浆细胞增生。大鼠 MRM 仅产生很低或不产生代谢抑制抗体，CFT 及 IHA 抗体滴度亦很低，而小鼠 CFT 抗体随感染加重而上升。二者之间的局部免疫反应也不相同，如支气管相关淋巴组织（BALT）的成团繁殖。BALT 在呼吸道免疫中的作用未定，但在兔体内，它含有产生 sIgA 的前体细胞，BALT 的繁殖与上呼吸道上皮清除支气管败血波氏杆菌有关系。在大鼠的 Mpul 感染中，可能与产生局部免疫力有关。然而，淋巴细胞的繁殖不一定直接针

对 Mpul，因为这种支原体具有一种非特异性的有丝分裂原的作用。免疫荧光研究显示，MRM 鼠中 BALT 的繁殖常伴有 T 淋巴细胞和 NK 细胞的明显增加，产生 IgA 的 B 淋巴细胞也增加，其他类 B 淋巴细胞未增加，表明免疫反应是特异性的。

大鼠非特异性免疫机制比小鼠更为有效，大鼠肺泡中的巨噬细胞在缺乏细胞因子的情况下就能清除肺泡中的 Mpul，但支原体仍然能滞留在呼吸道上皮细胞中，并终生保持带菌。显然，这种非特异性免疫机制对 Mpul 的免疫保护作用并不完全。用有免疫保护作用的疫苗免疫，一定时间后攻毒并不加重疾病的程度。用脾细胞免疫后可使大鼠获得对肺部损伤的抵抗力，而免疫血清无此作用，这一结果说明，大鼠对 Mpul 的免疫反应主要是细胞免疫而不是体液免疫，与小鼠的免疫机制不同。

4. 免疫逃逸　小鼠、大鼠对 Mpul 均能产生免疫反应，理论上能清除这种微生物，但实际上 Mpul 能在有免疫力的鼠体内存活数周甚至数年。可能的解释为：支原体本身对宿主的免疫机制，包括支原体能在局部隐蔽下来，避免免疫攻击；无效的吞噬作用；可溶性抗原的释放；淋巴细胞反应性的改变；抗原变异与抗原隐蔽等。

局部位点上的支原体不容易触发宿主免疫效应机制，如它们能吸附在呼吸道上皮细胞纤毛之间可以防止纤毛的清除作用，它们部分被宿主细胞质膜包绕，可以防止吞噬细胞的吞噬，甚至有抗体结合也是如此。

释放可溶性抗原及形成免疫复合物可以促进 Mpul 在宿主体内的存活，可能是细胞或体液免疫机制阻滞，或者改变巨噬细胞与免疫反应的关系，或者是引起 T、B 淋巴细胞的耐受性，或者是激活了抑制性 T 细胞。然而，对于 Mpul 抗原性方面的研究还很不够，其他支原体已经证实了能释放可溶性抗原，且能产生保护性的支原体抗体。免疫复合物在人类支原体感染中已经证实，也观察到了在小鼠 Mpul 慢性感染中免疫复合物引起的损伤。

致敏淋巴细胞反应性改变具有很重要的作用，Mpul 对鼠和小鼠淋巴细胞具有丝裂原效应，这种作用干扰了免疫调节机制，从而引起了免疫反应，结果优先刺激了对支原体无效的效应机制。例如，

Mpul 感染能产生大量的既无 CFT 活性,也无调理效应的 IgG,它可能作为一种阻滞性抗体,保护支原体免受宿主防御机制的杀伤。

抗原变异和/或抗原隐蔽所引起的抗原免疫逃避亦是研究热点,在由 5 个 Mpul 克隆进化而来的支原体中发现有 51 种不同的血清型,这表明,Mpul 在感染过程中抗原标记是在不断变化的。最近的研究表明,Mpul 细胞表面有一种被称为 V1 的蛋白质抗原,在不同的感染时期内可发生明显的抗原性变化,用 Mpul 感染小鼠,再从呼吸道重新分离 Mpul,每天的分离物用 V1 单克隆抗体中和 Mpul 的 V1 位点,结果,92% 的再分离菌株有 V1 变异模式。而且,单个鼠的肺损伤程度明显与这种变异程度相关,研究证实:发生在体内的这种变异,其程度与肺损伤有关,也就是说,V1 膜抗原的这种变异,可能是 Mpul 适应体内环境并造成持续感染的一种重要机制,致使 Mpul 能逃避宿主免疫系统的监视与杀伤。Mpul 能通过隐蔽自身抗原而避免宿主免疫机制的杀伤,也能导致宿主自身免疫病的发生。

Mpul 含有依赖于牛血清白蛋白的膜联溶血素(membrane-associated hemolysin)。膜联溶血素的活性能被二硫苏糖醇和 β-巯基乙醇激活,也能被某些氧化型物质、巯基抑制剂以及加热所抑制。胆固醇和其他甾醇类对 Mpul 的膜联溶血素活性也具有抑制作用,但不能干扰 Mpul 与红细胞的结合,Mpul 膜联溶血素可识别胆固醇,导致红细胞溶解,由于对胆固醇的敏感性,支原体膜联溶血素可能是一类独特的细菌毒素。

5. 环境、营养及混合感染 在一定条件下,Mpul 单独经鼻腔接种大鼠能引起 MRM,最常引起的是显微镜下才能见到的损伤如鼻炎、气管炎和中耳炎。一个关键的问题是,大鼠的肺炎进展很慢,有时可长达 265 天,这对许多实验感染的大鼠来说显得过长。此外,经研究,许多内部或外部因素都可以明显地影响到大鼠呼吸道病的发展,尽管这些因素在其他传染病中也起作用,但对 MRM 的作用特别明显,如外界环境中氨的浓度达 25~250mg/L 时可以明显地增加鼠群 MRM 发病率及发病的严重程度。其他因素如温度、湿度和不同程度的拥挤都可影响 MRM。

不同年龄的小鼠对 Mpul 的敏感性是否相同未见报道,但老年大鼠更敏感,可能是免疫功能降低所致,性成熟时免疫力最强,随后则逐步下降。

Mpul 与其他病原微生物混合感染可以加重 MRM。在小鼠,可与嗜肺巴氏杆菌协同感染;在大鼠,Mpul 经常与肺炎球菌同时被分离;在仓鼠,已证实与肺炎巴氏杆菌有协同作用。Schocb 等用灌注培养大鼠气管的方法研究不同因素影响下 Mpul 的吸附能力。结果来源于大鼠涎泪腺炎病毒感染或维生素 A 缺乏的气管,Mpul 的吸附量显著增加;而仙台病毒感染、氨接触和大鼠年龄(8 或 40 周龄)对吸附量无明显影响。这可能是由于涎泪腺炎病毒和维生素 A 缺乏可使大鼠呼吸道黏膜发生改变,从而使 Mpul 易于吸附。

(三) 流行病学

实验大鼠慢性呼吸道病在一些实验室是常见的,在小鼠中也很严重,早在 1937 年,Nelson 等就报道过这种疾病,并分离到支原体,这种支原体后来由 Edward 和 Freundt 命名为 Mpul,确认它能引起鼠呼吸道支原体病以及小鼠、大鼠的生殖道感染。该病呈世界范围性分布,是啮齿类实验动物慢性呼吸道病的主要病原体。它广泛存在于大鼠和小鼠生产群中。Lindsey 等对美国 7 个大鼠群、13 个小鼠群进行流行病学调查发现,Mpul 感染率分别为 86% 和 85%。我国实验鼠群中,Mpul 流行非常严重。吕国贞等报道,开放环境中饲养的普通 BALB/c 小鼠的感染率为 40%;屏障系统中饲养的清洁级 BALB/c 小鼠的感染率为 12.5%;周翠堤、刘兆铭及李善如等报道我国普通大鼠群中的感染率分别为 98.1%、97% 和 73.3%。

Mpul 的自然宿主是大鼠和小鼠。不同品系、年龄的动物对 Mpul 的易感性有所不同。从野生大鼠的鼻咽部常可分离到 Mpul,因此,加强实验大、小鼠的饲养管理,严防野鼠进入非常重要。从棉鼠、地鼠、豚鼠、家兔和马体内也分离到 Mpul,在兔可引起关节炎和葡萄膜炎。有报道从接种人的癌组织材料的组织培养液中也分离到 Mpul,用 PCR 方法从与鼠有密切接触史的人口咽拭子检测到 Mpul(24.42%~76.32%),且有 59.09% 的人抗体阳转,但其对人的潜在性危害尚不得而知。

本病的传染源主要是患病鼠和 Mpul 隐性带菌鼠,经呼吸道分泌向外排毒,污染饲料、垫料、用具和周围环境。Mpul 主要是通过直接接触和空气传播,也可经胎盘垂直传播。另外,动物的运输、调运也可能是重要的传播方式。

Mpul 是小鼠和大鼠体内固有的病原体,未感染动物与带菌动物同笼饲养时容易感染。由于鼻道是最易受 Mpul 自然感染的部位,因此,上呼吸道成为感染其他动物和动物本身下呼吸道和生殖道的传染源。在气管上皮细胞表面,细胞增殖的同时,Mpul 从上部向下部气管呈波状蔓延,但不一定侵入肺组织。此时气管上皮的纤毛活动减弱,甚至停止。继续发展时,会侵入与这些部位有联系的中耳和脑部,形成中耳炎和脑炎。阴道和子宫也可常分离到 Mpul,但肝、脾、肾、心等通常不能检出。由于在生殖器上常有 Mpul 存在,所以常感染胎鼠和新生仔鼠,在剖宫取胎时容易造成污染。

Mpul 是大、小鼠肺炎的病原体之一,但在外观正常的大、小鼠中 Mpul 的分离率也很高。说明 Mpul 感染是否发病,除不同菌株之间的毒力存在差异之外,尚有宿主本身和饲养管理方面的影响因素。

(四)临床症状和病理变化

1. 呼吸道疾病

(1)自然感染发病:感染母鼠生下的仔鼠几周内能通过气溶胶而感染,甚至能从子宫感染。一旦感染,即引起缓慢的呼吸道病,并可持续终生,带菌鼠通过气溶胶将支原体传给其他动物,也可污染饮水、食物或通过粪便传播,其他动物可能作为一种传染源,Mpul 能经常从野生啮齿类动物如仓鼠、豚鼠中分离,偶有从兔中分离的报道。

鼠呼吸道支原体病是一种缓慢的亚临床感染,尽管出现临床症状很少,但发病率有时很高,并呈地方流行性,死亡率在几个月内逐渐增加。病鼠体重下降、被毛粗乱,鼠眼有浆液性分泌物,由于鼻炎引起鼻塞,经常擦脸,不断打喷嚏,呼吸困难。偶尔出现由中耳炎引发的头颈歪斜。

病理学损伤缺乏一致性是本病的特征。最初的损伤是急性或慢性鼻炎、中耳炎、支气管肺炎和喉气管炎,特征是类淋巴细胞增生和慢性炎症。鼻腔中有脓性渗出物,鼻黏膜上有广泛的淋巴细胞和浆细胞聚集,鼻腔上皮增生,形成融合性巨细胞,纤毛脱落,杯状细胞增多。肺部损伤表现为支气管肺炎症状。特征为肺膨胀不全、实变和支气

管扩张。最早的病变为气管、支气管和细支气管中的黏液脓性渗出。随后肺实变,因支气管阻塞而膨胀不全,形成许多界限分明的实变病灶。实变区坚实、暗红,呈鹅卵石样。随着病情发展,气道中炎性碎屑积聚,支气管扩张,在肺表面形成许多膨胀的黄色结节样脓肿。这些损害可能只限于某一肺叶,也可能涉及整个肺实质。

(2)实验感染:小鼠经鼻腔接种 Mpul,用不同的剂量很可能产生不同的临床病理变化。用少于 10^4CFU 感染时,可导致两种结局,一是急性坏死性疾病,特征是肺泡中有水肿液及大量中性粒细胞累积,肺部充血、出血,偶尔有胸膜炎,二是存活者呈慢性支气管肺炎。

与小鼠的结果截然相反,在大鼠中的实验感染是否引起疾病不依赖于剂量的大小,即使用大剂量感染也不引起肺泡的急性炎症,这种差异的解释是,小鼠及大鼠鼻腔接种 Mpul 以后在肺泡中沉积,大鼠可以迅速清除这种微生物避免了急性肺炎的发生,到后来则形成慢性肺炎。相反,小鼠不能清除肺泡中的支原体,就导致了急性和慢性的肺部损伤,这两种类型都是致命的。在大鼠的感染过程中,Mpul 逐步从上呼吸道侵入有纤毛的下呼吸道,支气管周围淋巴组织繁殖,黏液增加,支气管中的中性粒细胞增加,逐渐出现鼠呼吸道支原体病的各种症状。这一发病过程如果无其他因素影响可以持续达 265 天。

从量上来看,大鼠支原体感染呼吸道上皮鳞状化和增生更严重,支气管袖套现象更常见,但炎性细胞浸润以淋巴细胞为主,中性粒细胞较少。小鼠感染后,引起支气管淋巴细胞袖套更厚,含有更多的浆细胞。同样,小鼠淋巴结细胞增生并含有更高比例的浆细胞。上述资料限于 F344 系大鼠及 CD-1 系小鼠,种或株系不同结果也不尽相同。

2. 生殖道疾病

(1)大鼠自然感染:与呼吸道类似,生殖道是极易被感染的部位,在大多数情况下,雌鼠上呼吸道支原体很容易传播至阴道,随后感染子宫,引起大鼠繁殖力下降、流产和死胎。自然病例还可经胎盘垂直感染。最常见的是卵巢炎、输卵管炎。组织学检查,输卵管腔可见有炎性渗出物,伴有上皮细胞增生和黏膜下层淋巴细胞浸润。子宫大体

剖检并无变化。偶尔见有胎儿发育不全，或部分被吸收，有时可见中度子宫炎至明显的子宫积脓或子宫内膜炎。公鼠感染后偶尔见有附睾炎和尿道炎。

（2）大鼠实验感染：静脉接种 10CFU 的 Mpul 给 SPF 大鼠可以复制出与自然病例类似的疾病，与自然病例一样，最常见的损伤是输卵管炎、卵巢囊扩张，还发现具有输卵管炎、卵巢外周炎的子宫通常正常，尽管在上皮细胞表面有很高浓度的支原体。

（3）小鼠实验感染：未报道过小鼠生殖道的自然病例，但从阴道及尿道的冲洗物中分离到 Mpul，实验感染后的组织损伤类似于大鼠，可引起流产，部分引起不孕。

3. 其他发病形式 Mpul 经静脉接种小鼠和大鼠可引起关节炎。大鼠通常表现为腱鞘滑膜炎，10～12 天达到高峰，通常 49 天后消失。小鼠呈急性暴发，2～4 周达到高峰。主要是关节周围软组织肿胀，伴有单核细胞及中性粒细胞的浸润，随后转为慢性，持续达 12 个月，其特征是单核细胞浸润和滑膜组织增生，小鼠株系不同其关节炎的程度也不同。如 CD-1 系小白鼠，可致后肢软弱无力轻瘫，伴有脑脊髓及肝、心等实质器官的炎症。这些损伤很明显，类似于人肺炎支原体感染人及中国仓鼠，将 Mpul 接入新生鼠脑组织能引起脑积水。

如上所述，大、小鼠感染 Mpul 的临床表现与 Mpul 不同菌株的毒力强弱，动物的品系、年龄、营养状况、饲养环境中的氨浓度以及是否与其他病原微生物混合感染等因素密切相关。因此，不同感染群中临床症状和病理变化差异较大。

（五）诊断与鉴别诊断

1. Mpul 的分离培养与鉴定

（1）分离培养：标本取鼠的气管中段或生殖道、尿道、中耳病变组织制成洗脱液，接种于水浴融化后冷却至 50℃的半固体培养基中。培养基中应含有马血清、青霉素及醋酸铊。混匀后置于（36±1）℃、5% CO_2 温箱中培养，待半固体培养基中出现砂粒状或彗星状菌落时，转种于含 0.5% 葡萄糖的液体培养基进行纯培养。对初代培养阴性者，于接种 7 天后盲传半固体培养基，共 2 次，如仍无可疑菌落出现，即判为阴性。转种的液体培

养基由红变黄时，取 0.1ml 培养液接入固体平皿上，培养后进行菌落形态观察。

（2）分离物鉴定：新分离的培养物经过纯化、细菌回复试验、生理生化性状鉴定后，再进行血清学鉴定。通常用生长抑制试验或代谢抑制试验、免疫荧光法进行鉴定，最常用的是生长抑制试验，用直径为 6mm 的纸片浸透 0.02ml 已知的 Mpul 标准抗血清，干燥后低温保藏，取浸有抗血清的纸片放入已接种过的平皿表面，放入（36±1）℃、5% CO_2 温箱中培养 3～5 天后观察结果，滤纸片周围的抑菌带宽度达 2mm 或 2mm 以上时，表明新分离的菌株为 Mpul。

2. 血清学诊断

（1）ELISA：感染血清的阳性率及抗体效价是评价鼠群 Mpul 感染的有用指标。用 ELISA 方法监测抗体比分离培养的阳性率高，但 Mpul 与人肺炎支原体有相关抗原成分，可出现交叉反应，明确区分二者比较困难。为此，刘斌等建立了 3 株稳定分泌抗 Mpul 单克隆抗体的杂交瘤细胞，与其他种类的支原体均无交叉反应，为进一步建立特异、敏感的 Mpul 抗体检测方法提供了条件。Cassell 等建立了检查大、小鼠血清中 Mpul IgG 和 IgM 抗体的 ELISA 方法，并与分离培养法比较了 19 个系统 2 000 余只不同饲养设施及研究所的大、小鼠群中 Mpul 的感染状况。结果饲养在屏障系统的大鼠群中，分离培养结果与 IgG-ELISA 或 IgM-ELISA 的一致性分别为 100% 和 94%。小鼠分别为 87% 和 69%。贺争鸣等在我国首次建立了实验大鼠 Mpul 感染的 ELISA 检测方法。与常规分离培养法相比较，ELISA 阳性检出率高，敏感性、特异性和重复性均较好。据报道，在鼠龄较小时，分离培养比 ELISA 检出率高，而鼠龄较大时，则正好相反。因此在实际检测中，两种方法配合使用可有效地提高检出率。

（2）免疫荧光法：用分离培养法鉴定 Mpul 需时 3 周，多数情况下用免疫荧光法检查感染组织比较快速可靠。将呼吸道或生殖道的冲洗液离心浓缩，点一小滴于玻片上，风干，用 95% 乙醇固定，然后用标准间接免疫荧光法染色。

（3）生物素 - 亲和素复合物（ABC）法：ABC 法是抗原检测的一种敏感而可靠的方法，近年来应用 ABC 法已鉴定了多种支原体。Kohn 等用间接

免疫过氧化物染色法检测人工感染初生及 8 周龄 SD 大鼠时引发的多发性关节炎部位的定位情况。结果发现，在初生大鼠 Mpul 抗原主要定位于关节软骨，8 周龄主要见于滑膜组织。

3. PCR 诊断　Harasawa 研究了 Mpul、关节炎支原体、溶神经支原体基因组中种特异性区段，设计出 Mpul DNA 专一序列的引物，扩增产物用琼脂糖凝胶电泳测定并经斑点杂交验证，证实此方法对 Mpul m53 株有特异性。Sanchez 将 PCR 检测 Mpul 感染与其他常规方法检测 Mpul 的结果进行了比较分析，证实 PCR 检测方法的敏感性更高。Brunner 对感染 Mpul 后制成的石蜡包埋组织切片比较了 PCR 法和 ABC 法检测 Mpul 的敏感性，结果 PCR 法阳性率达 96.8%，而 ABC 法仅为 27.4%。说明 PCR 法在检测石蜡包埋组织切片中 Mpul 的敏感性也很高，在缺乏新鲜或冰冻组织时可采用此方法。Van Kuppeveld 研究了基于 16S rRNA PCR 法检测 Mpul 的可行性，并与分离培养方法进行了比较，分离培养 Mpul 阳性的样本，用 PCR 法检测也均为阳性，而培养阴性（3.7%）和长满杂菌（9.9%）的一些样品，PCR 法也检测到 Mpul。国内建立了小鼠 / 大鼠多种常见病原的多重 PCR 或多重定量 PCR 方法，包括 Mpul。总之，PCR 法检测 Mpul 既敏感又特异，且可在数小时内完成，是快速检测 Mpul 非常有用、很有推广应用价值的方法。

4. 组织病理学　由 Mpul 引起的鼠呼吸道支原体病一般不出现大体病变，而且动物被少量 Mpul 感染后也不出现或很少出现显微病变。轻度感染很容易被漏检，因此应将动物的呼吸道和生殖道的各个器官制成切片仔细检查。在普通级大、小鼠群中如发生严重感染或暴发性流行，可见 Mpul 所致典型的病理损害，如小鼠鼻腔和支气管上皮有时出现合胞体巨细胞，具有一定的特征性，可证实 Mpul 存在。

5. 鉴别诊断　有些病毒和细菌的感染所引起的病变与 Mpul 感染类似，如仙台病毒、大鼠涎泪腺炎病毒、嗜肺巴氏杆菌、肺炎链球菌、棒状杆菌和纤毛相关呼吸道杆菌（CAR）等。如肺炎链球菌感染可使大鼠出现鼻分泌物；涎泪腺炎病毒感染也会使鼻孔和眼周围沉积红色卟啉。棒状杆菌诱发的肺部大体病变与 Mpul 病相似。

通过组织病理学和血清学试验可将 Mpul 病与仙台病毒、大鼠涎泪腺炎病毒区分。细菌感染的鉴别诊断则用分离培养的方法。近年来发现的 CAR 杆菌可产生与 Mpul 病相似的病变。将组织切片做镀银染色，可在呼吸道纤毛处发现大量杆菌。也可用 ELISA 方法检查 CAR 杆菌抗体。

（六）治疗与预防

实验用大、小鼠感染 Mpul 后，在饮水中加入抗生素，可抑制感染和临床症状，体外试验证实，四环素和泰乐菌素对 Mpul 有较强的抑制作用。例如盐酸四环素 5mg/ml，用蒸馏水每天现配，饮用 5 天以上，可抑制临床症状的出现。但对已感染 Mpul 的鼠群，通过药物彻底净化 Mpul 是不可能的。

剖宫取胎是建立无 Mpul 种群的唯一方法。由于 Mpul 可通过胎盘垂直传播，因此需连续剖宫取胎数代才可确认无 Mpul 感染。检测时，除检查新生仔鼠外，还应检查子宫和胎膜。建立无 Mpul 种群后，必须饲养在屏障系统中，饲料、垫料、饮水均需消毒灭菌，人员进入必须严格按照操作规程洗澡、更衣。另外要保持动物房通风良好，动物密度适当，严防野鼠进入，坚持定期检测。

据报道，只要对直接接触动物的人手、用具、器材进行充分消毒，就可以防止笼具间传播。因此，同一饲育室内把笼架分开时，也有可能同时维持污染动物和非污染动物，这是由于被感染动物排出的病原体即使污染了粪便、饲料、垫料和饮水等。不同株 Mpul 的传播性和肺病灶的形成能力不尽相同，特别是不同宿主来源的支原体更为显著，因此，在饲养管理上，要避免将大鼠和小鼠混养，减少交叉感染的机会。

近年来，国外花巨资研究 Mpul 的特异性疫苗问题，虽然有些实验性菌苗能使大、小鼠产生对 Mpul 产生一定的抵抗力，但目前尚无商品化的疫苗可供使用。如用福尔马林灭活疫苗静脉注射可以保护肺组织，但不能保护上呼吸道不受损害。鼻腔接种可以减低鼻炎的严重程度，但对其他各段呼吸道无保护效力。当用 Mpul 弱毒疫苗免疫时，虽可对整个呼吸道皆有明显保护性作用，鼻炎、中耳炎和喉炎的发生率和严重程度均明显下降，但不能达到彻底清除 Mpul 的目的。

（储岳峰）

二、关节炎支原体病

关节炎支原体（*M. arthritidis*）是大鼠关节炎最常见的病原。其自然宿主是实验大鼠和野生大鼠，常栖居在鼠咽、中耳和肺部，并常与 Mpul 共同存在。近年来也有小鼠自然感染的报道。此外也有从红毛猴、大猩猩和人的生殖道分离出关节炎支原体的报道。

（一）病原学

关节炎支原体在常规支原体培养基上，厌氧或有氧条件下均能良好生长，菌落形态典型，中心面积小，长入琼脂内，周边生长区域较大，形成"油煎蛋"样菌落。不发酵葡萄糖，不水解尿素，能水解精氨酸。PG27（Camp 株）原称为人支原体 2 型，后来根据血清学鉴定重新分类为关节炎支原体，后又经核酸杂交、酶切分析、蛋白图谱分析及病原性测定等方法证实。基因组大小为 840kb 左右，DNA 中 G+C（%）含量约为 31%。

已报道关节炎支原体有毒力株和无毒力株在菌落形态上有差异，毒力小的菌株在培养基上生长快。菌株之间的差异可通过补体结合试验及琼脂扩散反应测出，但不能通过生长抑制试验和代谢抑制试验测出。

（二）发病机制

关节炎支原体引起啮齿类动物慢性关节炎，类似于人类的类风湿性关节炎。其原因是可产生一种 25kDa（213AA）、被称为关节炎支原体有丝分裂原（*M. arthritidis* mitogen，MAM）的超抗原毒素。MAM 最先由 Cole 报道，研究表明，在连接 TCR 和 MHCⅡ类分子时，MAM 可识别两个不同的位点，它能与 TCR Vβ 位点连接，也能与 TCR 中心处的 CDR3 区结合。MAM 可形成二聚体，形成的二聚体可交叉连接到两个 TCR 分子和两个 MHC 分子上，形成 TCR2-MAM2-MHC2 构型，这种模型是以 MAM 介导的，表明 MAM 可借其高亲和力与 MHC 分子相连接，以此高效激活 T 淋巴细胞。MAM 对 B 淋巴细胞也有很强的刺激作用，并被认为是自身免疫病的一个触动器，像耶新氏菌超抗原一样。关节炎支原体 MAM 与葡萄球菌、链球菌超抗原没有共同抗原性，所有关节炎支原体菌株均含有 *MAM* 基因，而这种 *MAM* 基因在其他所有人的病原性支原体基因组中（肺炎支原体、人支原体、唾液支原体等）均未发现，说明 *MAM* 基因是种特异性的，在遗传学上是稳定的。

MAM 在啮齿类动物中的致病机制仍不十分清楚，用关节炎支原体毒力株关节腔接种，可引起大鼠暂时性关节炎，其淋巴细胞可与 MAM 反应，但无毒力株经静脉接种小鼠则不引起关节炎，说明支原体的其他成分参与了关节炎的致病过程。因此，即使 MAM 对关节炎的形成起了重要作用，但其他细菌因子和宿主成分也参与了发病过程。

关节炎支原体的 MAM 在表达 TLR2 和 TLR4 的小鼠中诱导 2 型 T 淋巴细胞因子，而在缺乏 TLR4 功能的小鼠中诱导 1 型细胞因子。MAM 与 TLR2 或 TLR4 的相互作用导致产生不同的细胞因子，主要分别由 IL-1β 或 IL-6/IL-17 信号通路介导。MAM 与不同 TLR 的差异相互作用，可能在关节炎支原体致病结局中发挥重要作用。

某些高毒力的关节炎支原体菌株含有温和噬菌体，被称为 MAV1，其基因组大约为 16kb，线性双链 DNA。早期的研究证实，MAV1 携带有引起大鼠、小鼠严重关节炎的毒力因子，含有 16 个 ORF，其中 15 个编码功能性蛋白，包括噬菌体的结构、整合、删除、阻遏、限制性修正、转位等功能性蛋白。而 ORF 的互补链则编码噬菌体的毒力因子 - 膜脂蛋白（Vir 因子）。

在致关节炎过程中，这种支原体能产生明胶酶。被感染动物产生能降低或抑制 DNA 修复的抗 DNA 抗体。此外，关节炎支原体与大鼠组织有可能发生交叉反应的共同抗原，可能导致自身免疫反应。

（三）流行病学

Wolgol 和 Warren 从野鼠和实验鼠具有关节炎的渗出液中分离到该支原体，Kliene-berger 从大鼠肿大的颌下腺中分离出与 Mp 不同的支原体 L4 株。后来由 Finlay 等将其命名为关节炎支原体。伊藤等在日本从患多发性关节炎的大鼠关节中分离到关节炎支原体，说明关节炎支原体在普通大鼠群中广泛存在。我国尚未见有从大鼠群中分离到关节炎支原体的报道，但血清流行病学调查证实普遍存在关节炎支原体感染。

关节炎支原体的自然宿主是实验大鼠和野生大鼠。3 月龄以内的大鼠较常发生。近年来也有小鼠自然感染的报道。本病的传染源主要是患关节炎鼠和外观健康的关节炎支原体隐性带菌鼠。除发炎的关节外，从颌下腺、口腔、鼻腔、中耳、腮腺和喉头也可分离到关节炎支原体，说明大鼠的呼吸道可能是关节炎支原体侵入和潜伏的正常部位。自然发病仅在青年大鼠中，与性别关系不大，关节炎支原体似乎在一般情况下处于潜伏状态或者正常寄生于呼吸道，偶尔侵入关节，导致严重的关节炎暴发。因为关节炎经常发生于前肢，而大鼠习惯性地舐食此处，因而从口传至关节是可能的，但按这种方式实验传播并未获得成功。

患鼠与健康鼠之间的直接传播是不容易的。可能需要一些外源性辅助因素，包括不合适的、易引起外伤的笼具，某些应急因素如注射、捕捉等。

（四）临床症状与病理变化

1. 多发性关节炎 在实验鼠或野鼠中经常见到由关节炎支原体引起的自发性、多发性关节炎，这种感染常在一个群内流行，但仅有少数呈现临床症状。自然感染病例可见前肢和后肢均可发生关节炎。常见于跗关节发红、肿胀，为正常关节的2～3倍，周围皮肤呈现青紫色溃疡。有时可见发生断肢的严重病例。从关节腔内的脓性分泌物中可分离到关节炎支原体。关节炎症状在持续约2周后消退，部分动物遗留有后肢迟缓性麻痹。其他临床表现包括尿道炎、鼻炎、结膜炎、角膜混浊和尾部肿瘤等。

2. 大鼠实验性关节炎 静脉或脚掌注入关节炎支原体后可引起支原体血尿，持续大约125天，经静脉大剂量注射（10^7CFU），3～5天后可产生关节炎，关节充血、肿胀。低毒力株接种后经过7～9天，主要损伤是急性关节炎，约2周后又自行恢复，少数鼠后肢软弱无力，也可见到鼻炎、结膜炎、角膜混浊、尿道炎。这些损伤不一定完全由关节炎支原体引起。病理变化主要表现为关节及其周围组织中性粒细胞浸润，滑膜细胞轻度增生。随着病情发展，滑液膜逐渐肥大，伴有大量淋巴细胞、浆细胞和巨噬细胞浸润。关节软骨的侵蚀可导致关节的严重破坏。

3. 小鼠实验性关节炎 小鼠自然感染关节炎支原体少见，但经静脉接种后能产生慢性关节炎，其病理特征是，最初呈急性，关节及周围软组织有多形核白细胞浸润及滑膜的轻度增生，以后则转为慢性增生。

4. 其他发病形式 从MRM大鼠中经常与Mpul同时分离到，从健康大鼠鼻咽部也能经常分离到关节炎支原体，尽管经静脉注射后对大鼠和小鼠均有毒性，注射后几小时之内能致死，但并未涉及中枢神经系统，也未发现产生内毒素，小剂量静脉注入妊娠鼠能引起胎儿死亡，并从胎儿组织中能重新分离到支原体。

关节炎支原体偶尔能从人的生殖道及关节中分离到，已从类风湿性关节炎患者的滑液中分离到，但流行病学意义还不明确。

（五）诊断与鉴别诊断

从患病鼠肿大的关节中取分泌物进行分离培养是诊断本病的可靠方法。具体与Mpul分离培养步骤相同。监测抗体可用补体结合试验和ELISA。静脉内大剂量接种关节炎支原体后，48～72小时即可检出补体结合抗体。

PCR可用于关节炎支原体的鉴定。通过设计特异性引物对，进行PCR扩增MAM超抗原基因检测Ma，目的片段大小为203bp，研究提示该方法适用性和准确性良好，对参考DNA模板的敏感性可达1ng/ml。

临床上须与细菌性感染相区别，特别是棒状杆菌，在菌血症后期也可引发多个关节的炎症。鉴别诊断的方法是进行细菌的分离与鉴定。只有从关节渗出物中分离到关节炎支原体，方可认为是该支原体引起的关节炎。

（六）治疗与预防

四环素可用于支原体关节炎的治疗。文献上未见有更多的使用抗生素控制自然发病的相关报道。同Mpul一样，预防的根本措施是剖宫取胎，加强严格的卫生消毒和饲养管理措施，建立和维护无支原体鼠群。

（储岳峰）

三、溶神经支原体病

溶神经支原体（*M. neurolyticum*）的自然宿主是小鼠，对小鼠易感。常栖居于小鼠的鼻黏膜、眼结膜和肺脏中，自然感染仅引起结膜炎，实验感染可导致小鼠的滚转病（rolling disease），临床表现为头伸直、前爪抬起、打滚、跳动、快速运动等神经症状。

（一）病原学

营养要求及生物学特性与其他鼠支原体相同，

菌落亦为"油煎蛋"状。生长条件要求不高，在含有1%马血清的培养基或者含有2%无γ-球蛋白的马血清的培养基中即能生长。能酵解葡萄糖，不水解精氨酸和尿素，在含有高浓度马血清和糖的条件下发酵糖类，然后迅速失活，另外一个特征是，溶神经支原体在含有中等浓度的青霉素G（40IU/ml或者稍高）时生长能被抑制，但逐步加大青霉素浓度又能生长，青霉素对该种支原体的作用似乎是抑菌而不是杀菌作用，菌株之间很少有抗原变异。溶神经支原体在pH 8.0时稳定性最好，pH 9.0、7.0、10.0和6.0其生存力依次降低。溶神经的糖脂抗原与人肺炎支原体抗原有交叉反应。有些菌株产生外毒素，主要侵袭小鼠脑神经和中枢神经，引起小鼠滚转病。外毒素为一种对热敏感的蛋白质。50℃、10～30分钟或45℃、15～90分钟即可失活。在0.05mg/ml胰蛋白酶中10分钟内失活。外毒素具有抗原性，可被相应的抗毒素所中和。

（二）致病机制

溶神经支原体产生的外毒素的受体结合位点位于神经胶质细胞层的足突，连接点在毛细血管内，因此特急性死亡的小鼠见不到明显的组织学损害。接种后存活8小时以上的小鼠，可见脑中星形胶质细胞内积液而呈海绵样变性。液体运输障碍以及肿胀的星形胶质细胞压迫神经元，可能是出现神经症状的原因。

溶神经支原体的 A^T 型菌株具有神经氨酸酶活性（neuraminidase enzymatic activity，NEAC），其能够在接种的幼鼠和大鼠中诱导神经系统症状。洗涤的支原体细胞NEAC相对较弱，在Mnl肉汤培养物的上清液中也检测到弱的NEAC。

（三）流行病学

1. 发生与分布　Sabin和Findlay分别从接种了弓形体和淋巴细胞性脉络丛脑膜炎病毒的小鼠脑组织中分离到溶神经支原体。Nelson检查了8个品系的42只小鼠，发现其中4只有溶神经支原体感染；Tamura检查了来源于日本的5个单位的73只小鼠，从其中11只动物的脑内分离到溶神经支原体。目前我国尚未见有溶神经支原体分离鉴定的报道。

2. 易感动物　溶神经支原体的自然宿主是小鼠，不同年龄的小鼠均可感染。常可从感染小鼠的鼻黏膜、眼结膜、肺和其他脏器组织中分离到溶神经支原体。人工接种幼龄大鼠也可感染。豚鼠、地鼠和鸡无感受性。隐性带菌母鼠产仔后，很快将溶神经支原体传染给仔鼠，成为潜在的带菌动物。虽然也有水平感染，但多数是隐性感染，不显症状。

（四）临床症状与病理变化

1. 自然感染　在常规小鼠中，溶神经支原体的感染如Mpul一样常见，但自然感染仅与一种疾病有关，即结膜炎。幼龄鼠的眼部损伤更为严重并通过接触或者患眼冲洗物接种正常眼而发病。从持续感染小鼠的许多组织中也能分离到。此外，结膜和泪腺、鼻咽部及中枢神经系统是经常被感染的部位。结膜中常与溶神经支原体同时分离到的其他病原微生物还有Mpul、金黄色葡萄球菌、嗜肺巴氏杆菌等，与Mpul混合感染后的分离率比溶神经支原体单独感染时分离率要低，这可能是由于这两种支原体在体内的竞争或者是菌落生长更快的Mpul大量繁殖后遮蔽了溶神经支原体的生长。自然感染溶神经支原体后可以降低由Mpul引起的关节炎的发病率和严重程度。溶神经支原体也可从与小鼠有过接触的大鼠中分离到。

2. 实验感染

（1）结膜炎：小鼠用新分离物经结膜或鼻咽部接种时很容易被感染。1周后能从接种部位及泪腺中分离，2～3周后能从脑、脊索、鼻咽及泪腺中分离，并持续达6周。没有补体结合或代谢抑制抗体产生，很难引起结膜炎。用无胸腺鼠感染所得到的结果与此类似。

（2）滚转病：溶神经支原体最为人们所熟知的疾病是小鼠的滚转病，用感染组织、含有活微生物的液体培养物、甚至无细菌滤液，通过静脉接种、腹腔接种或者脑脊液接种均能产生滚转病，其特征是突然发生不停的滚动，并持续几小时直至死亡。滚转病是由于溶神经支原体产生了外毒素，小鼠、大鼠是仅有的易感动物，静脉接种毒性最强，主要经血流到达大脑，引起脊索水肿，严重程度和发病速度与接种剂量直接相关。当给小鼠经静脉内接种溶神经支原体外毒素1小时后即可出现神经症状。小鼠头部痉挛性过度伸展，一侧前肢抬起。身体沿长轴间断地旋转。随后，这种旋转持续不停，偶尔跳跃或快速运动。1～2小时后动物昏迷，常于4小时内死亡。幼龄大鼠发病后

3～4小时死亡，可见虚弱、动作不协调等症状。严重时可见卧倒和强直痉挛。外毒素接种后8小时内死亡的小鼠没有任何可见的组织学变化。存活8小时以上的小鼠，可见局灶性海绵状变性及星形细胞组成的小泡。此类病变在额顶皮质的深部、白质底部以及小脑皮质分子层最明显。电镜观察证实，主要的细胞变性是由于细胞内液体的积聚所引起的星形细胞极度膨胀。

用活菌经静脉内、腹腔内或大脑内接种小鼠，均可诱发与外毒素接种相同的症状。但接种活菌的数量必须大于10^9个CFU。

（五）诊断与鉴别诊断

从鼠体内特别是病鼠脑组织中分离到溶神经支原体即可确诊。溶神经支原体在常规支原体培养基上生长良好。采用生长抑制试验和表面免疫荧光技术即可做出最后鉴定。一般不进行血清学诊断。Sung等2006年建立了可以检测包括溶神经支原体在内的13种常见支原体的多重PCR。基质辅助激光解吸电离飞行时间质谱（MALDI-TOF MS）是一种新的细菌鉴定的方法，Goto等开发了支原体物种MALDI-TOF MS谱的数据库，可以鉴定溶神经支原体、Mpul等。

铜绿假单胞菌感染动物的中耳和内耳，也可出现类似的临床症状，应通过细菌分离培养加以鉴别。

（六）治疗与预防

目前尚未见有试用药物治疗或试用疫苗预防的研究报道。建立和维持无支原体种群是唯一有效的预防措施。

（储岳峰）

四、暂定灰肺支原体病

暂定灰肺支原体（*Candidatus* M. ravipulmonis）是引起小鼠灰肺病的新的支原体种。

灰肺病因子（grey lung agent，GLA）最初被认为是灰肺病毒，引起实验小鼠的肺炎，这种肺炎是由于用不同哺乳动物呼吸道材料在小鼠中继代时所引起的，其病原性仅限于小鼠，其他啮齿动物可实验感染。GLA仅能引起肺炎，不引起其他器官的病变。该病因可导致肺的肿胀、增生、实变呈现特征性的淡灰色而得名。组织学特征是肺组织小气管、小血管周围由于大量单核细胞增生而形成

"袖套"。用病肺组织涂片，Giemsa染色，低倍镜下可见有大量直径300～600nm的多形性颗粒出现。灰肺病在自然条件是否会出现还不得而知。但类似的疾病在实验大鼠和野生大鼠中可见到，而且明显是由一种类似于GLA的致病因子所引起。最初根据致病因子的可滤过性、可抵抗青霉素、磺胺和氯霉素等抗生素的作用、在细菌培养基中不能生长等特性而被认为是一种病毒。Marmion后来认识到GLA可能是一种支原体。从病肺组织中企图分离培养出GLA，持续了近30年仍未获成功。抽取灰肺病小鼠、实验感染小鼠、实验感染兔的血清，用标准的血清学方法进行检查，均未查出任何抗原、抗体反应。用酶联免疫吸附试验（ELISA）、菌落免疫荧光试验检查GLA因子、肺炎支原体、关节炎支原体的抗体均未检出，这与大鼠的慢性、地方流行性肺炎的实验感染一样，不能激发感染动物的免疫反应。灰肺因子在英国伦敦国家公共卫生实验室通过小鼠连续继代保存了50多年。除了麻风杆菌（leprosy）和梅毒螺旋体（syphilis）以外，GLA是不能人工培养的保存时间最久的病原菌之一。

自然环境中有许多不能培养的细菌，有的为病原菌，有的为共生菌，在动物、植物中均存在。虽不能培养，但可用分子方法进行确定，如用PFGE方法分离不能培养的微生物染色体，进行杂交、扩增和克隆等分析。Neimark, H.等（1998）利用该方法分析，GLA染色体约650kb，在支原体染色体大小范围内（580～2 000kb）；经16S rRNA系统发育分析，GLA与人型支原体组最为紧密，相似度达85%以上，但仍不能人工培养。根据16S rRNA预测和系统发育分析，Neimark将GLA命名为一个支原体的新种：暂定灰肺支原体（*Candidatus* M. ravipulmonis）。

（刘茂军）

第四节　兔肺炎支原体

一、概述

兔作为一种常用的实验动物，常用于病原的致病性实验、免疫血清制备等多种实验。在支原体研究中，已用于解脲支原体在母兔生殖道中的致病性研究、解脲支原体对兔输卵管黏膜上皮细

胞致病性研究，但支原体感染对实验动物兔的健康和相关实验具有一定影响。

目前从兔分离的支原体有疑似兔肺炎支原体和肺支原体变种（*M. pulmonis* Variants）。对家兔危害严重的是疑似兔肺炎支原体。兔支原体肺炎作为兔的一种慢性呼吸道传染病，在我国某些兔场有流行，危害较大，随着气候变化，常引起兔死亡。兔支原体肺炎是以侵害兔的呼吸器官为主的慢性呼吸道传染病，其病原主要存在于肺组织和鼻道内，不同日龄和不同性别的毛兔都可以感染。本病的传染源为排菌病兔和带菌兔，主要通过呼吸道传染，病原通过呼吸或打喷嚏的飞沫传播，即可使健康兔感染致病。

二、病原学

兔肺炎支原体于 1991 年由江苏省农业科学院毛洪先等首次报道。从临床表现流鼻液、打喷嚏等慢性呼吸道疾病症状，剖检有可疑病肺灶的长毛兔，共采集 7 份疑似兔支原体肺炎病肺和 1 份兔鼻腔黏液拭子，分别接种牛肝汤培养基盲传 3 代，可见培养基中呈悬浮云雾状生长，经涂片镜检可见大量的多形态菌体生长，传至 32 代，生长稳定。菌体呈圆形、椭圆形、西瓜子等多形态，直径一般 1.4～4.2μm，最大可达 6μm。固体培养接种 4 天后，可检查到菌落生长，一般直径 20～40μm，最大的可达 100μm。菌落边缘整齐，微隆起，有致密的小颗粒，中央微凹，呈肚脐状。培养物可通过 0.45μm 滤膜，去除抑菌剂培养 15 代以上分离培养物仍为支原体的多形态，没有返祖成为细菌形，说明分离的菌株不是细菌 L 形变种。通过感染兔实验建立了人工发病模型，并从中分离到了具有典型支原体特性的菌体。

在 1997 年毛洪先等报道采集濒死长毛兔具有胰样（或肝样）实变的病肺与健康肺交界处的肺组织和临床症状流浆液性鼻液的病兔的兔鼻道内的浆液性鼻液，分别接种牛肝汤培养液，支原体分离培养物两次克隆化后，经牛肝汤培养，共分离出疑似兔肺炎支原体 38 株。按国际 ICSB 支原体分类委员会建议的有关内容初步进行了鉴定，该菌株不分解葡萄糖、可吸附鸡红细胞，具有微粒凝集特性、抗血清可抑制生长。接种分离菌株 3～5 天后，试验兔先后表现出流浆性鼻液、打喷嚏、有时呼吸

加快、无体温反应。试验至 46 天，临床症状有所减轻。捕杀剖检，所有试验兔肺的左右心叶和膈叶缘、右尖叶和中间叶都有轻重不等的肝样实变病灶，并从病灶中分离到了具有兔肺炎支原体特性的菌体。初步证明其是兔致病性的肺炎支原体。

三、流行病学

本病经呼吸道传播，也可通过内源感染，各种年龄与品种兔都可感染，幼龄兔发病死亡率高，长毛兔易感性最强。一年四季均可发生，多发于早春和秋冬寒冷季节。兔舍及环境污染、空气污染、天气变冷、受寒感冒等都可诱发本病发生。

1978 年底，我国从国外大量引进的德系和法系长毛兔，在集约化饲养条件下普遍发生呼吸道疾病。临床症状主要表现为流浆液性或黏液性鼻液、打喷嚏，重者呼吸急促等。在早春和秋、冬寒冷季节发病率高，临床症状更为明显。气温骤变、饲料原料频繁更换易诱发该病，2～3 月龄仔兔突然出现无症状死亡，继而出现种兔零星死亡，怀孕母兔出现流产、早产、产死胎等。成年兔发病率高达 52.1%，死亡率可达 15%。乳兔发病率为 21.68%，死亡率可达 85%。兔肺炎支原体在实验动物中可通过空气等方式水平传播，并与环境中氨浓度密切相关，在开放系统中，兔群密度大、换气次数少、氨浓度高、饲料质量不稳定、粉尘浓度高等均可促进支原体的感染和传播。

四、临床症状及病理变化

临床症状主要表现为流浆液性或黏液性鼻液、打喷嚏，重者呼吸急促等。感染初期，病兔眼鼻分泌物增多，表现出结膜炎和化脓性鼻炎症状，鼻端附着血性凝固物。初期症状消失后，多数病例表现上呼吸道感染，呼吸急促；另外，家兔被毛失去光泽，弓背，消瘦，后肢瘫软、不能站立，最后衰竭死亡。

临床感染兔剖检病变主要在肺、肺门淋巴结和纵隔淋巴结。典型病变为肺部有不同程度的水肿和气肿，主要表现肺心叶、尖叶、中间叶和膈叶前缘的水肿、气肿和肝变，病变部位界限明显，颜色多为淡灰红色、半透明状，呈"肉变"或"虾肉样变"；切面湿润致密，挤压可从小支气管中流出乳白色的稀薄液体，常混有气泡；肺门淋巴结增大，

为正常的 5～10 倍，切面湿润多汁呈髓样变。支气管内有带泡沫的黏液。其他器官病变不明显。用分离培养兔肺炎支原体接种试验兔，一般 5 天以后表现流鼻液而黏湿鼻腔周围毛，打喷嚏，呼吸加快，一般没有体温变化。

五、诊断检测

根据流行病学、临床症状、病理变化可进行初步诊断，实验室支原体分离及鉴定可进行确诊。血清学检测可用于流行病学调查。

临床诊断本病可采取以下方法：在兔安静时，注意观察呼吸次数、有无咳嗽、打喷嚏等异常现象。注意鼻腔内的分泌物，如一直分泌浆液性或黏液性鼻液比较多，基本上可以判为疑似本病。必要时，对重症病兔捕杀剖检，可见患病兔在肺的特定部位有肝样实变，而且病肺与健康肺交界处明显。有条件的饲养场，可以采集病肺进行分离培养病原。

2000 年吕立新等报道建立了一种兔肺炎支原体间接血凝试验可快速检测疑似兔肺炎支原体抗体，该方法具有较高特异性和检出率、简易、便于推广。作者用自行分离、培养、鉴定的 RM17 株接种牛肝汤培养液和江苏 2 号培养液，37℃恒温培养 48 小时，将培养物用高速离心机 8 000r/min 离心 15 分钟，弃去上清留沉淀，用 0.11mol/L pH7.2 的磷酸缓冲液冲洗沉淀物，再用 8 000r/min 离心 15 分钟，共洗 2 次，留沉淀，将沉淀物加 0.11mol/L pH7.2 的磷酸缓冲液制成 1/20 浓缩菌体悬液，冻融 3 次，用超声波（400mA）处理，间歇裂解 15 分钟，即成抗原，冰冻保存。取 10% 双醛固定的绵羊红细胞悬液 1ml，以 3 000r/min 离心，弃去上清，用 0.1mol pH4.0 醋酸缓冲液洗一次，以 3 000r/min 离心，弃去上清，沉淀红细胞加入 0.5ml 浓缩裂解抗原和 9.5ml 0.1mol pH4.0 醋酸缓冲液，37℃水浴 1h，3 000r/min 离心，弃去上清，用 0.11mol/L pH7.2 的磷酸缓冲液洗 5 次，3 000r/min 离心，弃上清，加入 10ml 5% 小牛血清磷酸缓冲液，获得兔肺炎支原体抗原致敏的红细胞，置 4℃备用。兔肺炎支原体阳性血清，由兔肺炎支原体用 0.4% 甲醛灭活后，与等量灭菌氢氧化铝胶充分混合，接种于兔背部，分多点皮内注射，2ml/ 只，1 周后加注一次，再过 1 周，用兔支原体培养物 2ml 接种兔肺部，再过 10 天后采血，分离血清，置 −20℃保存，作为阳

性兔血清。经条件摸索和测试，试验确定凝集价 ≥1∶16 为阳性，=1∶8 为可疑，≤1∶4 为阴性。用兔支原体致敏血球测定兔巴氏杆菌免疫的兔血清和兔波氏杆菌免疫的兔血清，结果均为阴性，表明本试验无交叉反应，特异性较强。

六、治疗

在临床治疗中发现：泰乐菌素和支原净治疗有良好效果，青链霉素、诺氟沙星、磺胺类药疗效不佳；血清治疗与组织灭活苗接种比较，血清治疗效果较差；治疗时，可用卡那霉素 10～20mg/kg，肌内注射，每日 2 次，连续 5 日。同时应用 0.006%～0.01% 土霉素，拌料或饮水。四环素 30～50mg/kg，肌内注射，每日 2 次，连用 5 日。应用支原净、泰乐菌素、林可霉素、2.5% 恩诺沙星与环丙沙星注射液治疗，也有良好效果。

吕立新等 1999 年的试验中用恩诺沙星注射液采取皮下注射治疗患病兔，并辅以滴鼻剂，试验证明是有效的。

七、综合防治措施

目前，国内外尚未研制出有效的防治菌苗。建立 SPF 兔净化场是根本出路。一般商品场应采取有效的药物治疗和综合的防治措施，控制和净化有病兔场疫情，逐步建立无病的健康兔群。

1. 选择健康种兔，把好引种关　引进种兔时要求做到：观察兔在安静状态下的呼吸形式、次数、有无咳嗽，特别注意观察鼻腔内有无浆液性或黏液性分泌物，是否污染鼻腔周围的兔毛。有以上症状的兔不宜作为种兔引进。然后再结合兔的体形外貌、生产性能，决定是否选用。被选定的兔要一兔一笼隔离运回，并且一兔一笼隔离饲养观察 20 天以上，对可疑兔剔出，进行隔离治疗。

2. 建立良好的隔离条件，采用单笼饲养　病兔是主要的传染源。在建造兔场时，兔舍之间要用水泥预制板隔开，不留缝隙，笼门关闭严，防止兔鼻腔互相接触，切断呼吸道传染途径。特别是生产母兔一定要采用一兔一笼饲养。生产母兔在哺育仔兔期间，仔兔也极易感染，一旦发现仔兔出现咳嗽、打喷嚏等霉形体肺炎临床症状，证明因母兔有本病而传染给哺乳仔兔，应将母兔和仔兔都同时剔出，进行隔离治疗。兔群必须进行调动

时，兔笼应严格消毒后方可进兔。

3. 实行三固定管理制度　三固定是固定饲养员、固定笼舍、固定饲用工具。饲养人员不应互相串舍，防止带菌传染。

4. 改进饲养管理，实行科学养兔，增强兔群抗病力　在日常饲养工作中，坚持做到"三净"，即兔舍环境干净、饲槽干净、兔笼干净。根据兔场的实际情况，制定严格的消毒制度，减少疫病发生。在深秋和冬天注意兔舍保暖和适时通风，夏季高温期间要做好降温防暑工作。

5. 推广人工授精技术，杜绝病原传播　在公母兔自然交配时，只要公兔或母兔有病，都可能通过鼻腔接触，呼吸传播病原。通过自然交配，公兔就是重要的传染源。因此，人工授精是切断兔支原体肺炎传播的重要措施。

6. 病兔处理　在临床上要注意观察兔的症状，及早确诊病兔，并剔出到隔离兔舍进行治疗，防止本病继续扩散、蔓延。根据多种抗生素抑制病原生长试验，选用敏感药物治疗。死亡兔排泄物一律烧毁或消毒后深埋。

7. 培育无病后备兔群　观察临床症状，把兔群分为三种类型：健康群、可疑群、有病群。对病兔按规定疗程进行治疗；对可疑兔可按实际情况进行药物治疗；对健康兔群，要严密观察，发现病兔应立即剔出进行隔离治疗。对健康兔群和治愈的康复兔群，对其断奶后的仔兔，应注意仔细观察，选定健康公、母兔，更换病兔，逐步净化兔场，建立无本病的健康兔场。

（刘茂军）

参 考 文 献

1. 毛洪先，邵国青，钱建飞，等. 兔致病性肺炎支原体分离培养和鉴定. 江苏农业学报，1997，13（2）：106-109.
2. 吕立新，钱建飞，吴叙苏. 用间接血凝试验快速检测兔肺炎支原体病抗体. 中国养兔，2000（01）：7-8.
3. Díaz R D, Villaescusa A A T, Rodríguez F F, et al. Epidemiological study of hemotropic mycoplasmas（hemoplasmas）in cats from central Spain. Parasit Vectors, 2018, 11（1）：140.
4. Ceballos V A. Concomitant feline immunodeficiency virus（FIV）and *Mycoplasma haemofelis* in a barn cat. Can Vet J, 2018, 59（3）：307-310.
5. Novacco M, Sugiarto S, Willi B, et al. Consecutive antibiotic treatment with doxycycline and marbofloxacin clears bacteremia in *M. haemofelis*-infected cats. Vet Microbiol, 2018, 217：112-120.
6. Ackermann A L, Lenz J A, May E R, et al. *Mycoplasma* infection of the middle ear in three cats. Vet Dermatol，2017, 28（4）：417-e102.

第四篇　植物和昆虫支原体病

第二十六章
植原体概述

第一节　研究历程

人们对植物支原体病害的记载可以追溯到我国明代对桑萎缩病的描述。日本明治维新时期及韩国在 20 世纪初也有对该萎缩病的报道。椰子致死性黄化病最早于 1834 年在加勒比地区被报道；葡萄黄化病在 1949 年法国波尔多地区被报道。早在 1943 年就有关于用四环素处理病树得以恢复的报道，但直到 1969 年日本东京大学 Doi 和 Asuyama 发现类似动物支原体的桑萎缩病等新病原之前，人们一直认为该类病害是由植物病毒或是生理病害引起的。

Doi 采用电子显微镜持续观察桑萎缩病组织超薄切片寻找病毒颗粒体的过程中发现了植物支原体。当时日本的桑萎缩病已成为威胁该国蚕桑与缫丝产业的最严重问题，寻找病因成为迫切的课题。由于该病害能通过嫁接传病，因而推断为病毒引起。然而，Doi 利用电子显微镜观察过程中始终未发现病毒粒子，后来在该大学兽医学院从事动物支原体研究的学者 Koshimizu 博士的启发下，终于发现了存在于发病组织韧皮部筛管内的类似动物支原体的新病原——类菌（支）原体（Mycoplasma-like organisms，MLO）。该重大发现很好地诠释了不同学科领域相互交流的重要意义。

在 1970—1979 年间，研究者通过病变组织超薄切片电镜观察和抗生素治疗试验在世界各地陆续发现了众多不同种类植物感染类菌原体。许多原来被归为病毒引起或不明病因的病害后来均被鉴定为 MLO 所致病害。建立了基于 DAPI 等核酸染色的荧光显微镜病原原位检测技术。而 Saglio、Davis 等分别对柑橘僵化和玉米矮缩病等植物病害的病原——螺原体（Spiroplasma）的发现是该领域的又一重大进展，其中柑橘僵化病螺原体成为首个被成功人工培养且完成柯赫氏法则鉴定的植物螺原体病原，并成为了新建螺原体属的模式菌株。

进入 20 世纪 80 年代，人们开展了植物螺原体培养、从染病植物或媒介昆虫组织部分纯化 MLO 病菌制备抗血清（多克隆抗体和单克隆抗体）、血清学检测和分类鉴定等一系列研究。血清分型成为了植物螺原体分类鉴定的一个重要依据。1987 年 Kirpatrick 等对桃 X 病植原体基因片段的随机克隆研究，推进了核酸杂交等分子技术在植原体研究上的应用；对许多其他植原体 DNA 片段的克隆、探针制备和核酸杂交技术的应用研究为植原体的检测和鉴定开辟了一条新的途径。Lim 和 Sears 将植原体与动物支原体和无胆甾原体的 16S rDNA 和核糖体蛋白等保守基因序列进行了比较分析，奠定了植原体进化、系统发育关系及分类研究的基础。广泛开展的对植原体宿主范围、病理生理、代谢变化、抗病性、传病介体昆虫种类、传病方式的研究探索也推动了植物支原体病害传播、发病规律及病害综合防治措施的研究。

20 世纪 90 年代，Lee 和 Schneider 等学者通过对植原体 16S rDNA 等保守基因进行 PCR 扩增、RFLP 和序列分析，创立了基于 16S rRNA 等保守基因扩增分析的分组体系，奠定了植原体系统分类鉴定的研究基础，进一步明确了植原体在柔膜体纲的系统发育地位，1994 年第十届国际支原体组织年会（IOM）上正式启用植原体（Phytoplasma）

这一新名称取代了原来的 MLO，并用其作为属名，开始采用拉丁双名法命名植原体候选种（candidatus species）。在一系列生理生化变化与致病机制的研究中发现了激素代谢变化与致病性的密切联系。在植原体病害诊断和防治方面，普通和巢式 PCR 检测技术已广泛用于检疫、种苗带菌检验、病菌在植物体分布、昆虫带毒、品种自然和嫁接接种抗病性测定等研究；张锡津和田砚亭等建立了采用温度处理结合茎尖培养脱除植原体技术和组培快繁技术体系并得到推广应用。

21 世纪初期，是植原体（包括螺原体）研究的快速发展期。我国廖永兰等率先建立了实时荧光 PCR 检测植原体技术。实时荧光 PCR 技术从定性到定量的开发应用，带动了病原浓度检测、抗病性鉴定和病害诊断技术水平的不断提高。介体昆虫鉴定、宿主范围、传播模式、分布范围、遗传变异、抗病品种筛选鉴定等各研究领域的不断深入，推动了植原体病害防治理念的变革和技术水平的提高。日本学者首先测定了洋葱黄化植原体的全基因序列，之后又有美国的翠菊丛枝、德国的苹果簇叶及澳大利亚的葡萄黄化等 4 个相关植原体全基因组测序结果陆续公布；同时也发现并测定了几十个植原体质粒完整序列；植原体基因成功在大肠埃希菌中的原核表达，使制备的抗体纯度得到提高、专化性得到增强；在植原体致病机制方面，植原体一些致病相关基因被鉴定和遗传转化验证；如日本 Namba 研究组报道了洋葱黄化植原体效应子蛋白 TENGU 能够分泌到宿主植物体内调控丛枝和矮化症状形成。

近年来，基因组、转录组、蛋白质组学、小 RNA 等分析技术的发展和应用，为植原体与宿主植物和媒介昆虫之间关系研究提供了新的海量信息与线索；更多重要植原体基因组被测序和草图注释，根据植原体编码基因预测代谢途径与网络、阐释特有症状如花变态等专化症状形成机制及宿主抗病机制，利用酵母双杂交技术对宿主植物和媒介昆虫与植原体互作基因进行筛选研究等。在此期间，我国植原体相关研究也有了长足发展——对众多植原体进行了系统分子鉴定：开展桑萎缩病相关植原体的蛋白质学研究，进行了小麦蓝矮病和水稻橙叶、花生丛枝等病害相关植原体基因组的测序及草图注释，泡桐丛枝、枣疯植原体的小 RNA 分析、多位点序列分析及环介导等温扩增技术的建立等。特别是山东省果树研究所王洁等首次测定了枣疯植原体完整基因组序列，使我国植原体研究进入了快速发展阶段。这些研究成果将会极大地提高我国植物与节肢动物支原体研究水平、推动植物病害防治技术手段的革新与突破。

在植物与节肢动物支原体的研究历程中，对病原性支原体离体培养的探索，可以折射出该领域研究者们前行的艰辛。虽然具有培养螺原体的早期经验，但对植原体人工培养方法一直在不断探索。已经建立的植物宿主 - 植原体共生培养体系，作为一种保存和繁殖植原体的替代方法给一些植原体研究带来了很多便利（图 26-1，见文末彩插）。而经过多年的沉寂，意大利学者 Contaldo 等重新探索植原体离体培养，给这一领域的研究带来新的期望。

第二节　种类、宿主范围与分布

自 1967 年开始对植原体这类新病原认识至今，在世界范围内所发现的能够感染这类病原的宿主植物种类不断增加。从最初的几十种、至 20 世纪 80 年代初的百余种、至 90 年代末达到 700 余种，至今已突破 1 000 余种；涵盖了木本植物、草本植物、被子植物和裸子植物；也有个别报道显示藻类如海带及真菌如蘑菇等也能被植原体感染。植原体病原根据系统分类可被划分 38 个 16S r 组，不同组的划分标准是 16S rRNA 序列同源性小于 97.5%。每一个组内又可根据保守基因 RFLP 相似系数和系统进化关系被进一步划分不同的亚组。2016 被国际细菌委员会认可命名的植原体候选种为 38 个，2018 年文献报道增至 41 个候选种。

已报道发生植原体病害的国家遍布亚洲、非洲、美洲、欧洲和大洋洲五大洲。在温带至热带地区皆发生普遍。从不同 16S r 组植原体的分布范围来看，一些组或亚组种类分布更广泛，而另一些植原体组、亚组或不同株则仅在特定地区发生。翠菊黄化组（aster yellows group，16S r Ⅰ组）植原体为分布范围最广、危害宿主植物最多、传病介体多样的植原体种群。在美国该组植原体引起莴苣、胡萝卜、洋葱、甘蓝、芹菜、马铃薯、番茄、蓝莓、草莓、翠菊、月见草、长春花、葡萄、三叶草、玉米的黄化和矮化病，在古巴引起甘蔗黄叶病，在欧洲，该组植原体可侵染莴苣、洋葱、马铃薯、番茄、草莓、唐菖蒲、绣球、报春、绣球藤、毛莨、杨树、小麦等，在亚洲沙特感染椰枣、在以色列引起葡萄黄化，在澳大利亚引起葡萄、番木瓜、草莓病害等，在日本和韩国引起泡桐丛枝和桑萎缩病，在伊朗引起油菜、菠菜、芝麻菜等病害，在印度引起胡椒变叶病，在我国引起泡桐丛枝、桑树萎缩、苦楝丛枝、长春花绿变丛枝、莴苣黄化、桉树小叶、小麦蓝矮、槟榔黄化等病害。花生丛枝组（peanut witches' broom group, 16S rⅡ）植原体在亚洲的阿曼、阿联酋、印度和伊朗引起酸莱檬致死，在澳大利亚引起番茄巨芽、甘薯小叶，在中国引起花生、甘薯、猪屎豆、臭矢菜等丛枝，在非洲苏丹引起蚕豆变叶，在西非引起棉花变叶。X-病组（16S rⅢ）在美国引起桃、樱桃、核桃和山核桃病害，该病害也发生在意大利、巴西，在南非引起甘蔗黄化。椰子致死黄化组（coconut lethal yellows group, 16S rⅣ）发生在椰子和椰枣及其他棕榈科植物上，分布于加勒比岛国、美国、墨西哥、西非和坦桑尼亚；在中国被列为入境检疫对象。榆树黄化组（elm yellows group, 16S rⅤ）植原体侵染欧洲的法国、西班牙、意大利、斯洛文尼亚和塞尔维亚的葡萄、榆树、桤木、黑莓、鹰爪豆等，在美国感染榆树等木本植物，在亚洲的日本和韩国侵染枣树，在印度侵染桃树，在中国引起枣疯、重阳木丛枝、刺槐、黄金槐和国槐丛枝、樱桃致死黄化等病害。其中我国发生的重阳木丛枝类型主要为 H 亚组。

从感染宿主和所属亚组角度看，多数植原体和 3 种植物病原螺原体都可同时感染植物和媒介昆虫两种不同的生物。一些螺原体则仅感染昆虫或其他节肢动物，而另一些螺原体则为非病原菌。一种宿主植物或昆虫可被不同组植原体感染，多种植原体也会同时混合感染单一植株；同一组内不同亚组或株系混合感染状况更为普遍。在澳大利亚葡萄黄化病可由三种植原体引起，其中属于 16S rⅫ-B 的澳大利亚葡萄黄化（CPA）会与属 16S rⅡ-D 的番茄巨芽植原体混合感染葡萄；而在欧洲发生的葡萄金黄化植原体可由 16S rⅤ-C 和 D 亚组引起，其中 C 亚组仅发生在意大利北部，而 D 亚组则在欧洲广泛分布。

据耿显胜和林彩丽对发表文献统计，截至 2019 年 3 月我国已报道的植原体病害有 169 种，约 134 余种已经做过病原分子鉴定测定（详见本书第三十五章）。其中，泡桐丛枝、枣疯、桑萎缩病是分布范围广、危害严重的三大植原体病害。泡桐丛枝在我国 18 个省（区、市）发生；枣疯病在 25 个省（区、市）发生；桑萎缩病在 11 个蚕桑生产省份发生。苦楝丛枝、重阳木丛枝、花生和甘薯丛枝等在我国南方地区危害较重；樱桃致死黄化、板栗黄化皱缩、槟榔黄化、水稻橙叶病、小麦蓝矮、莴苣黄化和辣椒丛枝等在我国局部栽培区也危害较重。从已鉴定的植原体组与亚组频率来看，16S rⅠ-B、16S rⅡ-A 和 16S rⅤ-B 亚组危害宿主种类最多和分布范围最广。仙人掌丛枝病被鉴定出 16Ⅱ-G/H/J/K/I/L 等不同亚组植原体，显示出丰富的遗传多样性。从不同组植原体的地理环境、分布区域和株系丰富度与多样性来看，海南省以 16S rⅠ组和 16S rⅡ组植原体为主，且存在丰富的宿主和遗传多样性；如被鉴定的 16S rⅠ组植原体可引起槟榔黄化、苦楝丛枝、长春花黄化/绿变/丛枝等，16S rⅡ组可引起花生丛枝、番茄巨芽及猪屎豆、灰叶、木豆、臭矢菜、笔花豆等药用植物、牧草、绿肥作物丛枝等。除 16S rⅠ组和 16S rⅡ组植原体外，台湾还报道了属于 16S rⅢ组的一品红丛枝、16S rⅧ的丝瓜丛枝及 16S rⅩ 的梨衰退等植原体病害；属于 16S rⅪ组的甘蔗白叶病植原体在台湾、福建、广西和云南等局部甘蔗区都有发生。

第三节　症　状

一、症状类型

（一）丛枝/簇生

丛枝是指感病株上大、小枝干上腋芽或不定芽非正常萌发导致的枝条丛生，也被称为丛生。丛枝上的叶片变小、变薄、变淡或褪绿黄化而表现为小叶；或因组织坏死、失水而枯叶；嫩枝叶秋冬季不能正常落叶休眠，细枝梢多在冬季受冻枯死。根系也会产生丛生毛状根。

（二）花变态与果实畸形

植原体引起的花变态症状包括花变叶（phyllody）、绿变（virescence）、肥大（gigantism）等类型，花变叶是指花器官变为叶片或枝状结构，原花瓣颜色变为叶色、子房和雄蕊逆向发育为小枝叶，也被称为返祖（reversion）现象。而绿变是指花器变绿，多是花瓣变绿，但其结构与形状变化较小。有时花发育早期会引起花梗的延长（bolting）。后期感染或抗病植株能正常开花结果，但常导致开花减少、果实变小、畸形、不成熟（青果或花脸）、果实产量品质下降、种子不实等症状。在个别宿主植物如泡桐丛枝病树上会出现越季开花现象，即正常要到次年春季（4～5月份）开花的花蕾提前至当年晚秋（10～11月份）开放，这种现象多发生在一大病枝上的尚无症、且花蕾正常发育的小枝上，或靠近病枝边的无症枝上。

（三）叶片变色与畸形

早期人们往往把由植原体引起的病害通称为黄化病（yellows disease）。叶片黄化常表现为叶片脉间绿色变淡，呈黄绿色、淡绿色或金黄色，严重时完全褪绿呈灰白色，呈褪绿（chlorosis）或白叶（white leaf）状，也会伴随局部坏死、褐化、黑斑、穿孔、卷叶、变脆、枯萎等症状，严重时叶片提早脱落而导致枯梢或仅留顶端一簇病叶。白叶症状多与单子叶植物感染有关。个别植物种类感染植原体后还出现明显红叶（red leaf）、紫顶（purple top）、褐化、叶卷、托叶增大等症状，如重阳木丛枝、苹果丛生、玉米丛矮等。虽然叶片黄化是植原体侵染引起的常见症状，但并非特异症状。

（四）韧皮部坏死/变色与增生

感染植原体的根皮、茎皮、叶柄和叶脉的韧皮部会出现坏死现象，粗的根和茎部横切面会出现明显肉眼可见的韧皮部局部或环状变色，叶片局部叶脉或全部以及毛细根坏死等。韧皮部坏死症状多与叶片黄化、卷叶、树体衰退、枯死等症状相关，而丛枝类症状较少出现韧皮部坏死。在嫁接接口处常出现坏死组织线。有时也会出现韧皮部筛管及薄壁细胞的增生与肥大现象。个别报道植原体感染会引起植株枝条扁化（带化）（fasciation）、扭曲（branch twisting）及偏上生长（epinasty）等现象。泡桐丛枝组培苗会出现田间很少出现的顶芽与腋芽膨大白化现象。

（五）矮化、萎缩

植株节间缩短导致整株或染病枝的矮小称为矮化或萎缩（stunt/dwarf），其上叶柄缩短至退化；同时叶片明显减小、褪绿变淡、表面皱缩不平，而表现为典型的黄化皱缩（yellow crinkle）、顶梢部位矮化或萎缩更明显，也称为束顶（bunchy top）。

（六）衰退与枯死

在上述各种症状单独或多重作用下会导致植株生活力下降、生长和结果降低、提早落叶、枝梢枯（dieback），最终导致植株衰退死亡。在多年生植物、特别是木本植物上，这种衰退或是缓慢和逐渐加重的过程，从表现症状至全株死亡需要几年时间。但不同种或品种间可存在差异，比如，当感病梨树品种嫁接到抗病砧木上时会导致快速死亡；在某些枣树抗病品种上也观察到病菌感染导致树体坏死休克反应。其他生物、生态环境胁迫可进一步加重衰退症状，木本植物多年感染的累加效应与其他胁迫因子的综合作用也会加速衰退死亡过程。

二、不同症状成因研究

植原体侵染引起的症状多样性与病原、宿主、侵染时期和环境都有密切联系，特别是丛枝、花变态、畸形生长被认为与病菌产生的毒素或毒性因子导致植物代谢、信号转导及生长调节物质代谢失调有关，比如生长素吲哚乙酸、细胞分裂素、赤霉素等的变化。其中染病部位细胞分裂素和生长素比值（C/A值）的升高导致丛枝症状产生的观念，已得到一些研究的支持，包括生长素氧化分解、细胞分裂素增加等不同的假说。日本Hoshi等和英国Hogenhout等学者研究发现洋葱黄化植原体效应子（effector）基因编码小分子蛋白TENGU能够分泌到宿主植物体内诱导产生丛枝和矮化症状，而翠菊黄化丛枝植原体另一种效应子蛋白SAP54能通过降解宿主植物的调控开花时间的转录因子组分MADS BOX引起植物花变态。

螺原体引起的叶片黄化、矮化等症状与韧皮部葡萄糖和果糖不平衡相关。而植原体病原可能导致植物韧皮部物质运输不畅、碳水化合物等代谢紊乱、活性氧暴发、韧皮部组织细胞坏死等，比如，叶部可溶性碳水化合物与淀粉积累增加而根部淀粉含量下降。Lindner等研究发现马铃薯黄化感染的块茎还原糖含量明显增加。一些研究发现，钠、钾、钙等增加，铝、锌、硅、磷、氮等减少，叶片叶绿体类囊体和叶绿素含量减少、花青素苷增高；

筛管内淀粉、胼胝质（callose）和自发荧光物质积累；筛管瓦解或次生韧皮部组织细胞增生、肥大或变形等。这反映了病菌导致光合作用的下降，而淀粉在根部减少和在叶片的积累也可能是由于韧皮部功能破坏而导致光合产物从枝条至根、从成熟叶片至幼嫩叶片转运能力受损所致。

日本学者 Oshima 等和德国学者 Seemüller 等分别对洋葱黄化和苹果丛生植原体进行毒性研究，发现二者都存在与致病性及毒性基因变异相关的菌株，不同菌株可引起不同症状。枣疯病在感病品种上可引起丛枝、花变叶症状，而在抗病品种上则表现仅为单纯黄叶、卷叶等症状或表现为隐症。因此我们认为，丛枝和花器变态部位的病原浓度较高，应该被看作宿主与病原适应与共进化过程中的感病反应，而叶片黄化、韧皮部坏死乃至植株的休克性枯死是宿主植物的抗病反应，这些部位往往病原繁殖被抑制、运转被限制或被杀死，从而降低病害的扩展与流行。而侵染桑树的 16S rⅠ-B 植原体所引起的萎缩型症状与黄化萎缩型症状可能也与不同品种的症状反应差别有关。

第四节　传　染

一、传染方式

（一）带菌营养繁殖材料与嫁接传病

携带植原体的营养繁殖体包括接穗、砧木、种根、种条、块茎、块根、鳞茎、球茎及种苗等。营养繁殖材料的调运是病害远距离传播的主要途径，这种方式可以突破地理、气候的边界及国界传入新的国家和地区，是一种主要的人为传播方式。接穗与砧木的嫁接是很重要的植原体病害的传播途径，接穗带菌会将砧木感染，而砧木带菌也会将健康接穗感染。Sinclair 等对白蜡树黄化病的调研发现检测到植原体感染的树体通常 1～2 年后才表现症状，而有 23% 的植株 3～4 年内一直处于无症状带菌状态。

野生宿主也是病害传播的重要来源。Angelini 等研究发现欧洲发生葡萄金黄病的葡萄园周围 40 余种下层灌木及杂草的病原检测结果显示只有铁线莲（clematis vitalba）被感染，是葡萄金黄植原体的野生宿主。种子、汁液摩擦和修剪、土壤、水流等皆不传病。一些研究表明从带病果实的果肉和种子内能检测到植原体，但种子传病能力的证据不足；而且病菌易导致繁殖器官的不育或种子不实，即使存在传病的概率，对病害的传播流行作用似乎也不大。

（二）介体昆虫取食传播

1. 介体昆虫种类　植原体和植物致病螺原体是植物和昆虫的共栖生物。在多数情况下，需要媒介昆虫来完成病害传播与循环。能传播植原体和螺原体的介体昆虫主要为刺吸取食韧皮部汁液的半翅目昆虫（Hemiptera），包括叶蝉、木虱、飞虱等昆虫；其中叶蝉传病最为普遍，其次是木虱和飞虱；在我国许多植原体病害的传病媒介昆虫尚待鉴定。泡桐丛枝病能够由蝽科（Pentatomidae）的茶翅蝽（brown marmorated stink bug, *Halyomorpha halys*）传播似为稀有特例。一般认为，蚜虫、粉虱及咀嚼性昆虫不能传播植原体，蚜虫不能传播植原体可能与植原体需要在虫内繁殖、循环有关。

2. 介体昆虫传播过程　传播植原体的叶蝉、木虱、蝽蟓在染病植株上取食获菌后，需要在昆虫体内繁殖和循回，通过血腔、中肠最后进入唾腺，然后在健康植物上取食时将唾腺内的病菌接种注入宿主植物的筛管内。介体在病株上取食获取植原体所需时间称为获毒期（acquistion access period, AAP）；获毒效率受宿主植物品种感病性、介体龄期和季节影响；AAP 可短至几分钟，一般需几小时。从介体取食获得植原体至具有传毒能力所经历的时期称为潜育期（latent period, LP, 或 incubation period），此时期为 10 天～3 周。带菌媒介昆虫具有终生传毒能力，个别媒介昆虫可经卵传毒。

从昆虫口针刺吸传毒至植物筛管中的植原体也要经过繁殖和运转的过程。从病原接种至表现症状的潜伏期的长短同样受病菌、宿主和环境条件的影响。一般草本植物潜育期短；而木本植物潜育期较长，往往在当年传毒至第 2 年后才发病；但在温室内人工接种幼苗条件下可缩短至几十天，多数当年发病。感病宿主潜育期短，抗病宿主潜育期长，乃至长期处于无症状带菌状态。用携带洋葱黄化植原体的紫菀叶蝉（*Macrosteles striifrons*）定位取食茼蒿叶片，然后采用多种分子检测方法对病原在植株体内的繁殖与运转时空动态进行研究，结果发现接种第 1 天病原到达主茎、第 2 天抵达根部和冠顶部叶片，7～21 天后扩展至其他叶片；14～28 天期间接种叶和根部植原体浓度每周增加 6 倍；第 14 天根部和茎部病原定植部分筛管组织，至 21 天则遍布所有筛管细胞。

3. 介体昆虫传毒专化性 介体昆虫存在着取食宿主专化性和传播病原种类的专化性。窄宿主范围会导致专一性传播循环，而多食性介体具有使多种植物被感染和多病原感染同一宿主植物的可能性。介体宽广的取食范围会将病原传播到与常见宿主症状不同的其他宿主或非适宜生长繁殖宿主上；这种结果有时也会导致该宿主的严重病害问题，但对病害传播作用却减弱。

某些植原体如翠菊黄化、X 病等植原体可由 10 种以上的叶蝉传播，但多数植原体仅由 1 种或者几种介体昆虫传播。介体昆虫传毒专化性与植原体或螺原体膜蛋白、质粒编码蛋白、螺旋素等有关，也与昆虫肌动蛋白和微管蛋白相关；但在螺原体和动物支原体存在的与宿主细胞结合的专化性顶端结构并未在植原体上发现。病菌也会通过分泌大量毒性因子参与与昆虫和宿主植物的相互作用过程。柑橘僵化和玉米矮缩螺原体能通过叶蝉消化道表皮细胞识别螺原体膜蛋白［如螺旋素（spiralin）］并以细胞内吞方式影响介体专化性。传播柑橘僵化螺原体的甜菜叶蝉（*Circulifer haematoceps*）也是油菜变叶植原体（16S rⅠ-B）传播媒介，叶蝉接种会导致芝麻、油菜、芝麻菜、长春花、紫罗兰、白芥和辣根感染发病；翠菊黄化茼蒿黄化株系（CYP）的膜蛋白可能参与植原体穿透介体叶蝉中肠表皮细胞和在唾液腺的定植。通过叶蝉传毒的洋葱黄化毒性株系（OY-W）在嫁接传病 2 年后分化出质粒变异 OY-NIM 株系因不能穿透中肠或在血腔中存活而丧失了叶蝉的虫传能力。柑橘僵化螺原体在不同条件下会分化出不能通过甜菜叶蝉传播的株系，比如通过培养基连续继代培养和通过嫁接传病。

4. 植原体和螺原体对介体昆虫的影响 植原体在媒介昆虫体内繁殖和循回多数对昆虫的正常生长和繁殖影响较小，但也发现一些植原体能够影响昆虫的寿命和繁殖能力。Beanland 等报道感染翠菊黄化植原体的叶蝉其寿命更长，这可能是二者长期共生、协同进化的结果。植原体引起的病枝嫩绿、浅黄、丛枝、小叶等症状部位更吸引刺吸式昆虫的取食危害，这种趋性与营养或倍半萜类化学趋性有关。

5. 介体昆虫生活取食特性对植物病害发生的效应 昆虫的生活史、生存、扩散特性、取食范围等特性的不同皆会影响传病能力和病害的发生与流行。传病介体昆虫可分为多食性昆虫（polyphagous）、寡食性昆虫（oligophagous）、单食性昆虫（monophagous species）及机会取食昆虫（occasionally fed species）。植原体的地理分布范围既与植原体的宿主范围有关，又与昆虫的取食行为相关，宿主范围广、由多食性昆虫传播的植原体病害的分布范围更广。翠菊黄化组植原体能侵染 60 个科的植物，引起百余种单子叶和双子叶植物病害。一些植物被鉴定存在不同组或亚组植原体混合感染现象与多食性昆虫取食不同植物或多种传病昆虫取食一种感病宿主传毒密切关系。传播枣疯病的中华拟菱纹叶蝉主要在枣树上生活，属于寡食性昆虫，而凹缘菱纹叶蝉则是多食性昆虫，且前者传病效率高于后者。

（三）根系自然传病

病株与健株根系的自然嫁接也可传病，主要是木本植物，比如苹果。但对这种自然嫁接传病能力缺乏了解。病株根系萌生的无症带菌根蘖苗也是重要传病方式。

（四）菟丝子传病

菟丝子能够通过桥接将病健植株的韧皮部筛管连通而传病。但在自然条件下，多数菟丝子危害不重或并非是受害植物的适宜宿主，因而很少成为植原体病害自然传播的途径。但在实验条件下，可作为一种接种传病实验的方式之一。通过南方菟丝子（*cuscuta australis*）易于将泡桐丛枝、枣疯等多种植原体传染到通用宿主植物长春花上；中国菟丝子（*C. chinensis*）能够传播甘薯丛枝、丝瓜丛枝、花生丛枝等；德国报道单柱菟丝子（*C. monogyma*）可以传播欧洲翠菊黄化；法国和德国报道欧洲菟丝子（*C. europaea L*）能够传播苹果丛簇、杏褪绿叶卷、翠雀花绿变、薰衣草衰退、番茄黄化及菟丝子本身丛生病。

二、病害循环

当作物本身为主要侵染源，而传病昆虫完

全在感染作物上完成生活史时，病害在植株间或不同地块作物间的传播被称为多循环流行（polycyclic epidemics），这类病害发生在没有种植间隔期的周年植物，特别是多年生的木本植物上，且多为检疫性病害。当植原体侵染源为野生植物，并且传病昆虫也在野生宿主而不是在栽培植物上生活，带毒昆虫仅仅偶尔在栽培植物上取食传病（机会取食昆虫），此为单循环病害流行（monocyclic epidemics）；这类病害多为非检疫性病害，此类病害发病率高低与传毒昆虫数量和传毒效率密切相关。海南省作为我国独特的热带岛屿地区，所报道的感染植原体的宿主与植原体的多样化特性可能存在不同的病害循环模式，进一步探明寄生不同植物上的植原体株系间的系统进化关系、媒介昆虫种类和取食传病行为将有助于揭示区域病害侵染关系、生态适应与流行规律。

Maixner 归纳了三种不同植原体病害的流行系统：①植原体病害在自然野生植物上循环，当栽培作物定植在此环境下，病害通过昆虫取食而发病，但介体昆虫不能通过在作物上取食而传播病害，故这种作物被称为终点宿主（dead-end host），欧洲发生的由 16S rⅫ植原体引起的葡萄黄化（BN）即属此类型。②野生宿主与作物形成两个病害循环系统，通过媒介昆虫可将两个系统串联起来。欧洲苹果丛生和核果黄化病属于此类病害。我国南方地区发生的 16S rⅠ和Ⅱ组植原体或许具有此类特性。③作物病害循环系统已从原来的植物介体昆虫系统分离而成为一个独立的流行系统。葡萄金黄化（FD）即为此类病害。我国广泛发生的枣疯病、泡桐丛枝、桑萎缩病等也应属于此类病害循环系统。

越冬和越夏是病害循环的重要环节。在温度较低的冬季或高温干燥的夏季，侵染多年生植物的病原均可在植物上存活，夏季高温会影响病菌的繁殖和浓度，而冬季会影响病菌的分布。在木本植物，比如苹果，丛生植原体会出现冬季病菌运转至根部越冬，次年再运转至地上部致病的规律。但我国对枣疯病和泡桐丛枝病的研究却发现，在未枯死的休眠丛枝部位仍存活植原体，而不必运转至根部越冬。对于草本植原体病害，其他观赏植物、蔬菜与杂草都会是病菌越冬或越夏的重要场所，在这些植物上可表现类似或迥异的症状，也可能无任何症状产生。谢双大等报道在广东茂名晚季稻田存活再生稻和落粒自生稻感染株及带菌电光叶蝉是水稻橙叶病菌的越冬和初侵染源。携带枣疯病菌的凹缘菱纹叶蝉和携带苹果丛生和梨衰退病菌的木虱成虫都会迁飞至松柏树上越冬，次年飞回果树上传病，但松柏树本身并不被感染。

第五节　诊　断

植原体病害的诊断不同于真菌病害，也有别于普通的有壁细菌病害。在某些诊断方法上类似于植物病毒病，但也有其自身的特点和难点。

一、生物学方法

（一）症状识别

植原体引起的最典型症状是丛枝和花器变态。螺原体不引起丛枝和花变态症状。植原体病害症状表现的多样性，与病菌、宿主种类、感染植物生长发育状态及环境条件都有关系，需要在实践中谨慎识别。樱桃致死性黄化侵染初期仅表现为单纯的叶片黄化皱缩，后期才出现丛枝和小叶症状。花变叶症状是在结果树的开花期才能观察到。当仅表现为叶片黄化、皱缩、矮化、枯梢、衰退等非典型症状，乃至红叶或花叶症状类型时，症状鉴别作用明显降低，而且还会给病害的诊断带来干扰，就需要更多其他诊断手段的配合。

（二）传病实验

通过砧木和接穗间的各种方式的嫁接传病是确定植原体病害系统传染特性的必要手段。在实验条件下，可将病皮或病枝嫁接到健康的植物上接种传病；反之，也可在病树上嫁接健康接穗，观察接穗是否发病。其中前者因接种病原强度低而潜育期较长，而后者则潜育期较短。草本植物潜育期短、木本植物潜育期长，温室幼苗接种可缩短潜育期。

介体昆虫传毒实验也可作为系统性感染植原体的依据。但该方法相对烦琐，对繁育昆虫、饲毒、传毒等一系列技术条件要求较高。也可将纯化植原体或培养螺原体通过微注射方式接种植物或介体昆虫进行传毒实验。通过菟丝子（Cuscuta spp.）桥接方式可将植原体在不同植物间传播，应用更为成功的是将各种植原体通过菟丝子传播到长春花上繁殖和长期保存。

（三）抗生素处理

植原体无细胞壁，对青霉素等抑制细胞壁合成类抗生素不敏感，而对四环素类抗生素敏感，对报道的新植原体病害应将抗生素处理结果作为诊断植原体和螺原体而排除有壁细菌的必要诊断指标。对田间发病的粗大木本植物可以通过重力输液方式施药，而草本植物和小灌木可以通过叶片喷施或根部吸收方式施药。但这种处理的疗效是暂时的，停药一段时间后病害会复发。

二、显微镜观察

（一）光学显微镜观察

螺原体可以用暗视野或相差显微镜观察，并且能够观察活菌体的运动性。组织学和生物化学检测技术曾被用于植原体的诊断，具有简便、快速的优点，但也存在灵敏度、特异性或准确性低等不足。比如，迪纳氏染色作为动物支原体培养菌落染色方法，早期也用于检测染病组织深蓝色反应来诊断植原体；而苯胺兰染色植原体侵染引起的植物筛管内胼胝质的积累，与苯胺兰结合后胼胝质在紫外光下发出金黄色荧光；上述方法皆为间接诊断方法，受各种因素影响大，故在病害诊断上的价值较低。基于 DNA 染色剂 DAPI（4,6′-diamidino-2-phenylindole-HCl）的组织化学技术是唯一能通过荧光显微镜直接观察筛管内植原体 DNA 的方法，DAPI 与富含 AT 碱基的植原体 DNA 有亲和性，具有简便、准确的特点，在各种植原体病害的初步诊断上有价值；而且可以用于了解组织内植原体的相对浓度（图 26-2，见文末彩插）。但在植原体浓度很低的情况下，其检测效果则不理想。其他报道核酸染料像硫酸黄连素等也具有类似 DAPI 颜料的效果。

（二）电子显微镜观察

取染病根、茎、叶柄和叶脉组织进行固定和超薄切片，然后通过透射电镜直接观察筛管中的植原体形态，是确定植原体病菌侵染的最直接证据，在植原体的发现和病害的诊断中发挥了至关重要的作用，特别是首次报道通过分子鉴定的植原体病害，最好有电镜观察结果的验证。在电镜下看到的从 60～1 100nm 范围（多数在 80～800nm）的无细胞壁菌体和所含核糖体及 DNA 纤丝，表明植原体细胞球状或椭圆形菌体大小差异较大，也反映了在自然状态下存在线状或分支状态（图 26-3）。这决定了电镜下观察到的植原体形态和大小不仅在植原体分类鉴定上的价值不大，而且可能会给结果的判断带来困难和混淆；如植物的某些细胞器，如线粒体、液泡、膜状结构等都会被误判为植原体的形态结构，需要特别注意加以区分。在最佳季节、选择最佳部位组织进行制样和切片观察对试验的成败至关重要。同时也要注意鉴别韧皮部定植的其他病原物，比如韧皮部杆菌、类立克氏体等。一般草本植物、丛枝部位植原体含量高、幼嫩丛枝枝条和组织培养后的植原体含量更高；仅表现黄化症状的组织内，特别是木本植物体内的植原体含量一般较低；夏季高温（持续的 35℃以上）也会影响植原体的繁殖而使植原体含量下降；置于 40℃ 1 周后植原体细胞质内核糖体等内含物凝聚、瓦解至消失。通过扫描电镜观察到冰冻断

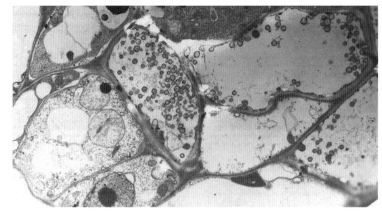

图 26-3 泡桐丛枝植原体电镜观察（田国忠提供）

裂筛管内的植原体表面三维结构，但该技术在病害诊断上的作用有限。

三、病原血清学检测

螺原体的血清学研究目前已较系统且深入，已很好地用于螺原体的分类鉴定，而且与植原体抗原无交叉反应存在。由于植原体尚难离体培养，早期主要通过组织匀浆、差速离心等方式获得的植原体粗提物，其中混杂植物细胞成分，比如线粒体、叶绿体等细胞器及碎片，导致所制备的抗体特异性较差，须用健康宿主抗原吸收后才可用于血清学反应。用带菌叶蝉、木虱提取植原体抗原制备的抗体可以避免宿主植物抗原的干扰，昆虫体内植原体的浓度也相对较高。单克隆抗体制备技术为制备高质量的特异性抗体发挥了重要作用。Loi 等用苹果丛生植原体单抗建立的 ELISA 可以达到 PCR 检测灵敏度，且比 PCR 更快速简便。但单克隆抗体的特异性高，也往往因不能诊断某些菌株而限制了其在病菌检测上的应用范围。近些年来基因产物原核表达技术在植原体研究上的成功应用，为植原体特异性抗体的制备技术开辟了新的途径。用洋葱黄化植原体 *secA* 基因原核表达蛋白制备的抗体能够检测 4 个不同 16S r 组的 8 种植原体。牟海青等采用泡桐丛枝植原体膜蛋白原核表达蛋白制备的抗体进行免疫印迹、点印迹、ELISA、间接免疫荧光和免疫捕获 PCR 技术都能够检测发病泡桐组织中的植原体。

四、核酸检测技术

（一）DNA 杂交和芯片技术

初期植原体 DNA 克隆，多是对未知基因功能的植原体 DNA 片段的克隆，包括染色体 DNA 和染色体外 DNA（质粒）片段；但多数克隆 DNA 片段的功能并不清楚。尽管如此，通过病菌专化性探针的 Southern 印迹和点印迹方法可以对染病组织体内的植原体进行检测，同时也可以对不同植原体的遗传关系进行分析，从而为植原体分类鉴定提供新的有力证据。进一步根据已知功能基因序列设计合成的探针可提高植原体的检测特异性。在此基础上开展的芯片技术可实现对植原体的高通量和多病原的同时诊断。

（二）*16S rRNA* 等保守基因扩增技术

1. 直接 PCR 和巢式 PCR 植原体 *16S rRNA* 等保守基因扩增（PCR）、产物克隆和序列测定分析技术的建立和发展，是植原体研究的突破性进展，其灵敏度高于血清学和核酸杂交检测技术，为病害诊断、病菌检测、鉴定与分类研究提供了强大的工具。直接 PCR 比普通的核酸杂交检测灵敏度提高近 1 000 倍，而且使用扩增片段较短的引物会提高扩增与检出灵敏度。在 DNA 提取过程中，常常会遇到抑制物质不能被有效去除或植原体 DNA 浓度过低，而导致不能从此样品中扩增出目标基因片段。季节变动和不同植物种类、器官和组织内的植原体浓度会有差异。单子叶木本植物（比如椰子等）幼树很少得病，感病成株高大、树体内病原分布不均、浓度低，往往给病原检测带来极大困难。Harrison 等发现单子叶植物的幼叶、发育中的花序、幼根，双子叶植物的芽、幼枝、叶柄、中脉、花梗、边材皮（sapwood scraping）和根更易于检测到病原。需要在抽提液中加入强去污剂、抗氧化剂（巯基乙醇、抗坏血酸等）、除多酚物质 PVP 等。并可以通过增加抽提和纯化次数或稀释模板 DNA 的方式排除或降低抑制物质对 PCR 的干扰，而组织中植原体浓度低则可以通过病原富集、增加抽提样品数量或合并多次提取 DNA 样品等方式加以克服。丛枝、小叶、变态花等部位植原体浓度高，而单纯叶片黄化、坏死组织部位病原浓度低。除了 *16S rRNA* 等保守基因外，植原体基因组中特有基因序列也是研发灵敏、特异、高效检测技术的重要候选靶标库。

巢式 PCR（nested-PCR）是将第一次 PCR 产物稀释 20～40 倍后，用该产物序列内侧引物进行第 2 次 PCR，可以大大提高植原体检测准确性和灵敏度，比直接 PCR 灵敏度提高约 100 倍，能够检测无症带菌、黄化病叶中很低浓度的植原体，因而在休眠枝条、种根、块根、鳞茎等组织的带菌检测与检疫、单纯黄化皱缩类症状植原体检测与诊断等方面有更大价值。但要注意避免因巢式 PCR 灵敏度过高和其他植原体的污染而导致假阳性结果。设置足够不同组植原体和空白对照和重复样本不失为排除假阳性结果的必要措施。同时需有嫁接传病、四环素处理、DAPI 荧光显微镜或电镜观察等实验证据支持。

2.植原体鉴定方法 美国 Lee 等和德国 Schneider 等学者都对基于 16S rDNA 的植原体分类鉴定方法的建立与发展做出了关键贡献。通过全世界学者多年的共同努力,现已构建了系统分类和命名依据的规范,并在公共数据库 GenBank 等中积累了多达 1 000 余条 16S rDNA 及其他保守基因序列信息。国际比较支原体委员会植原体/螺原体工作组(The IRPCM Phytoplasma/Spiroplasma Working Team)规定,鉴定植原体到组的 16S rDNA 至少大于 1.2Kb,最常用的是 1.5Kb 片段,包含了 16S rDNA 几乎完整的序列。当然,仅用于特异病菌检测、鉴别不同植原体或研究植原体变异时可以允许设计不同引物来扩增更小的特异性片段,甚至很短的 16S~23S 间区序列、启动子序列等。

美国农业部分子植物病理实验室的 Zhao 等研究组根据植原体 16S rDNA 序列信息,建立起了 iPhyClassifier 在线植原体分类鉴定平台,将所测定的待鉴定株系 16S rDNA 序列与在线数据库参考菌株序列进行比对,可实现基于对 16S rDNA 序列的一致性比对和虚拟 PFLP 分析,做到在线鉴定候选种、组和亚组。该平台设定:当与比对的参考候选种序列一致性达 100% 时,判定为与参考候选种相同或近似株系;当序列一致性大于 97.5% 而小于 100% 时,判定为与候选种相关株系(*Candidatus* Phytoplasma-related strain);当测定序列大于 92% 而小于 97.5% 时则应鉴定为新的候选种。当序列一致性小于 91% 时则可能不是植原体。用序列虚拟 RFLP 相似系数可以划分组和亚组,当相似系数(similarity coefficient)大于 0.97 而小于 1.00 时判定为与参考菌株同属一个亚组;当大于等于 0.85 而小于 0.97 时应属不同亚组;当待鉴定菌株与参考菌株的相似系数小于 0.85 时则为不同的新组。值得注意的是,植原体基因组含有较多的多拷贝基因,不同拷贝之间存在的碱基差异,可能在植原体进化上具有重要意义,比如一些植原体 16S rDNA 有两个拷贝,胸苷酸激酶有两个以上的拷贝。在选择多拷贝基因序列作为分类鉴定依据和指标时,要注意这类变异对测序结果的影响,设置一定的重复测序次数。同时,受植原体基因多拷贝现象和不能获得单一纯培养菌株的限制,不同的测序方法所获得的测序结果也会出现差别。用 PCR 扩增产物直接测序测得的往往是菌群中的优势菌株的基因序列,数量少的变异基因序列往往不容易被检测到。为了获得菌群中的不同拷贝或不同菌株的基因序列信息,需要采用对 PCR 产物克隆然后再测序的方法。由于植原体未能离体培养成功,很难获得理想的纯培养株,因而迄今为止所有的研究报道都只是从自然感染植物组织的植原体群体中随机扩增 DNA 序列,这些遗传信息直接用于分类鉴定必然存在天然的不足,这也是迄今被命名的植原体种都被冠之以候选种的重要原因之一。

植原体鉴定趋势采用多基因比较分析方法以做到相互验证,像 23S rRNA、tuf、rp、secY 等基因,一些研究显示 16S~23S rDNA 具有分类鉴定意义,可以作为分类鉴定的辅助靶标。基于植原体的管家基因(house keeping gene)建立起的多位点序列分析(MLSA)技术不仅可以作为候选种、组、亚组鉴定的可靠方法,也可对同一亚组内植原体株系及其地理分化变异加以区分。我国同属于 16S r I -B 组的桑树萎缩和苦楝丛枝,用 16S rDNA 序列无法区分,而用该技术则能够鉴别,同时我国不同地区苦楝丛枝株系可以被划分为不同的地理变异菌株。其他植原体分类鉴定方法比如 T-RFLP、异源双链迁移率分析(HDMA)、单链构象多态性分析(SSCP)、DNA 条码(DNA Barcode)等也被用于植原体的分类鉴定研究,但因各种原因而未被广泛采纳,仅作为辅助鉴定手段。

3.实时荧光 PCR 我国廖晓兰等首先报道用实时荧光 PCR 检测植原体,该方法根据植原体 16S rDNA 保守区设计了 1 个 TaqMan 广谱探针和三个植原体组间点突变探针。广谱性探针能够检测包括 16S r I 组(马铃薯巨芽、三叶草变叶、翠菊黄化、泡桐丛枝)、16S rⅢ 组(三叶草边缘黄化、加拿大桃黄化)、16S rⅣ组(椰子致死黄化)、16S r V 组(樱桃致死黄化和枣疯)和 16S r X 组(苹果丛簇)植原体。而针对 16S rⅣ组的探针 PCLYProbe 仅能检测椰子致死黄化;针对 16S r V 组的探针 PEYProbe 能检测樱桃致死黄化和枣疯,但不能检测 16S r I 组泡桐丛枝;16S r X 组探针 PAPProbe 能检测梨衰退但不能检测其他组植原体。其检测灵敏度是直接 PCR 的 100 倍,接近或超过巢式 PCR。该方法因在封闭的反应管内进行,减少了污染,提高了病害诊断和病原检测的准确度和自动化水平。

在此基础上建立的实时荧光定量分析技术为植原体浓度测定提供了准确手段,可选用 TaqMAN 或 SYBR Green I 作为荧光染料;其中前者的灵敏度和特异性明显高于后者。通过检测转录 RNA 靶标进行葡萄金黄植原体反转录实时荧光 PCR 诊断,与巢式 PCR 相比,其灵敏度相当,但检测时间缩短,避免了有毒的氯仿、酚、巯基乙醇、EB 染料等试剂,且可同时检测植原体与病毒的感染。

(三)环介导等温扩增

环介导等温扩增(LAMP)技术在植原体诊断上的应用是基因扩增技术向基层和田间应用迈出的一大步。该技术不需要 PCR 仪,仅需要一台恒温水浴锅或便携式保温杯即可实现植原体样品的田间实时检测。其检测灵敏度高于直接 PCR、接近或超过巢式 PCR。已报道的分子靶标包括 *16S rRNA*、*23S rRNA*、*tuf*、*groEL*、*secA* 等基因及 16S~23S rDNA 区间序列等。以 *tuf* 基因为靶标的 *tuf*-LAMP 已用于 16S rI组的泡桐丛枝等和 16S rV组的枣疯等植原体的检测,且有组或亚组特异性;其中 16S rI-*tuf*-LAMP 引物组能检测该组的泡桐丛枝、苦楝丛枝、长春化绿变等 B 亚组和 D 亚组植原体,而 16S rV-*tuf*-LAMP 引物组能检测该组 B 亚组的枣疯、樱桃致死黄化、槐树丛枝,而不能检测 H 亚组的重阳木丛枝植原体。Lu 等成功用此技术检测昆虫体内和其取食叶中的椰子致死黄化植原体。Kogovsek 等开展了直接在田间用 LAMP 检测葡萄叶片和浆果汁液植原体实验和对田间病样的快速诊断应用。

五、鉴别诊断

需要注意的是许多其他病原菌也会引起类似植原体侵染的丛枝等症状,如有报道真菌会引起竹子丛枝,枫杨丛枝病由真菌核桃微座孢菌(*Microstroma juglandis*)或类细菌(BLO)引致,病毒引起荔枝鬼帚病、木薯丛枝、扶桑黄化萎缩、香蕉束顶病害。由韧皮部细菌引起的黄龙病症状也与某些宿主感染植原体病害类似。生理性缺素(如缺氮、缺铁会引起叶片黄化、缺锌会引起小叶),某些虫害、药害及环境污染乃至植物芽变等也会产生类似症状。在经济作物上,许多地方广泛、过量施用各种植物生长调节剂、除草剂、杀菌剂等也常导致栽培作物及邻近灌木及杂草上产生小叶、黄叶、皱缩乃至丛枝等类似植原体病害症状,需要在病害调查过程中加以分析鉴别。即使土壤中铁等元素充足,可能会因可溶性元素不足,或植物根系吸收能力差而出现缺素症状,如南方香樟树因土壤偏碱性导致的可溶性铁不足引起黄叶和小叶症。所以准确鉴别这些病害的首选技术是用植原体通用或组专化性引物进行 PCR,并对 PCR 产物进行序列分析。

早期报道植原体常与类细菌和类立克氏体(RLO)混合感染。后来证明木质限制的细菌多为像葡萄皮尔氏病的木质部杆菌引起。而韧皮部限制细菌像我国及东南亚柑橘黄龙病原位韧皮部杆菌(*Candidatus* Liberibacter asiaticus)引起。但 Chen 等报道柑橘黄龙病也存在 16S rI组植原体感染状况。虽然早期曾将植原体误鉴定为病毒病害,但实际上,同一宿主植物上存在植原体与螺原体、病毒单独或混合感染状况并非少见,比如在中国部分地区感染枣疯病株常伴随着花叶病毒的复合感染(参见枣疯病章节);在美国和巴西玉米丛矮植原体与玉米矮缩螺原体存在混合感染状况。

第六节 防 治

一、病害检疫

植原体易通过营养繁殖材料传播,因此对营养繁殖材料的检验检疫对于降低随引种和种苗调运而导致的病害人为传播具有至关重要的作用。许多国家把一些有重要经济价值作物上的植原体列为检疫对象,仅欧盟就有 12 种植原体被列为入境检疫对象。早期我国被列为入境检疫植原体的仅有椰子致死性黄化植原体,后来增加到 13 种,涵盖了国外主要危险性经济作物、果树和林木植原体病害(参见其他植原体病害章节)。这对于应对不断增加的国际贸易、植物种苗和产品进出境带来的风险,阻止危险性植原体病害传入我国发挥了关键作用。对口岸截获、局部定植的疑似外来植原体病害及可能的传病媒介昆虫的快速鉴定、科学及时的除害,能够杜绝外来植原体病害的扩展和危害。随着我国一带一路和自贸区贸易的不断扩大,需要更加关注沿线国家和地区病害的检疫工作。葛泉卿等对我国入境检疫对象葡萄金黄化病及传播媒介昆虫葡萄带叶蝉（*Scaphoideus titanus*）在我国的潜在分布区预测显示，在中国十大葡萄产区中，渤海湾产区的胶东半岛、甘肃、云南高原葡萄产区是葡萄带叶蝉的适生区域，而葡萄金黄化病的潜在分布区和适生区与葡萄带叶蝉一致；随着全球气候变暖，病害和媒介叶蝉在中国的潜在分布区有向北移动的趋势，在渤海湾葡萄产区的潜在分布区会进一步扩大。对近些年来我国报道的疑似检疫性植原体病害也需要加强追踪调查研究。比如我国台湾等地有疑似进境检疫对象梨衰退病的报道。

目前检疫与病害防控理念倡导对造成严重经济损失、已在某些地区甚至广大地区定植危害的限定性非检疫有害生物（regulated non-quarantine pest）也要采取官方的检疫措施。我国发生的许多重要植原体病害，如枣疯、泡桐丛枝、桑树萎缩、甘薯丛枝、板栗黄化皱缩、樱桃致死黄化、甘蔗白叶病等都是易通过无性繁殖材料带菌传播的病害，都应被列为国内重要的检疫对象，将对调运种苗的检验检疫作为控制病害蔓延流行的有效措施之一。

建立灵敏、准确、高效、便捷的植原体检测、鉴定和诊断技术体系是检疫实施的前提和提高病害检疫质量和水平的关键环节。在美国早期的植原体检测需要通过在指示宿主品种上进行3年嫁接传病实验过程。后来巢式PCR已被接受作为一种替代的检测手段用于入境果树休眠繁殖材料的植原体检测，大大提高了检验检疫效率。现在灵敏、准确、特异性好的单克隆抗体ELISA、常规PCR、巢式PCR、实时荧光PCR及LAMP等分子检测技术及不同技术的组合应用可以满足对营养繁殖材料和媒介昆虫带菌的检测与检疫要求。

二、脱除植原体技术与无菌苗的繁育与应用

为了防止携带病菌随种苗和营养繁殖材料的传播，早期用温水、热空气或四环素类药剂处理繁殖材料，起到了一定的防控效果。因存在植物损伤、药害而影响繁殖材料生活力和抗病性，同时受当时植原体检测灵敏度局限，处理材料究竟是钝化了植原体活力还是完全杀灭体内的植原体，有待重新验证与评估。

对于无性系繁殖方式植物采用病原检测和组培脱毒快繁技术相结合可以实现无病种苗规模化、工厂化、规范化生产。针对植原体病害，早期有报道通过愈伤组织培养、茎段连续继代培养、微茎尖培养、抗生素、超低温或电流处理组培苗途径获得脱毒苗。而采用温度处理结合茎尖培养方法被证明是更有效的途径。国外有针对葡萄黄化、扁桃丛枝、甘薯丛枝和长春花绿变病的脱毒技术的研究报道。我国也报道了枣树、甘薯、泡桐、柑橘、桑树等脱毒技术。针对我国黄河流域泡桐丛枝病发生普遍、人工林以根繁育为主、种苗传病严重的问题，张锡津和田国忠等建立了温度处理结合茎尖组织培养脱除植原体技术，并研发出一套选优、组培、脱毒、检测、扩繁、营养钵苗生产、大田育苗与造林等环节构成的有效、实用的无病苗生产技术规程。经过河南、山东、江西、北京和河北等地多年的田间试验和示范，证明了这是一条切断种苗传播途径的适用技术措施。Chalak等对葡萄和扁桃脱毒技术的研究结果也证明温度处理结合茎尖培养技术是脱除植原体的最佳途径。

针对植原体的脱毒快繁技术可作为无病采穗圃、苗圃、种苗繁育基地建设、无病区新园（林）建立的首选措施，也可作为从国外引进无病繁殖材料的保障措施之一。该技术在无相应的植原体病害区域的应用效果最佳；在轻病区结合清除毒源等卫生措施与阻止介体昆虫传播等生态措施更好。在重病区，能解决因当地高比例营养繁殖体带菌导致的苗木带菌与苗期危害问题，杜绝种苗作为初侵染菌源、延缓病害流行和减轻经济损失；然而要在病害流行区从根本上控制病害危害，还需配合抗病耐病品系选用、多遗传背景种源搭配及减少介体昆虫传播等配套措施。同时也要避免在重病区、非保护地经营脱毒种苗繁育和大面积推广单一遗传背景、高感品种或无性系。

三、选用抗病和耐病品种（系）

选用抗病品种是控制各种植原体类病害的重要措施与目标。国外针对椰子致死黄化、葡萄黄化、苹果丛簇病、白蜡黄化、翠菊黄化等病害抗性研究和应用已有许多相关报道。我国的泡桐、枣树、桑树等植物栽培历史悠久，种质资源丰富，为通过抗病性鉴定、选育和利用抗病品系措施防控

植原体病害提供了良好的基础和条件。如选育出湖桑 7 号、育 2 号和黄芯采桑等抗桑萎缩病桑树品种，在生产推广应用中已产生了良好的效果。在抗枣疯病研究方面，温秀军等从婆枣中选出了有应用价值的 3 个抗性无性系单株；刘孟军和赵俊等从骏枣选育出高抗品种星光；田国忠等鉴定了洪赵小枣、蜂蜜罐等生产上栽培品种的不同抗病能力；王合等从北京古枣树单株中选育出多个抗病、鲜食枣树品系（详见枣疯病章节）。除了利用植物自身的抗病原特性外，抗介体昆虫生长、繁殖、取食与传毒的能力也是值得关注的抗性指标。毛泡桐的抗病性可能与叶片表面表皮毛浓密和大量分泌黏性物质影响茶翅蝽等传毒效率有关。抗病品种的作用不仅表现为症状与危害轻，而且能降低介体昆虫传播效率与病害流行速度。对于像苹果丛生等病原在根部越冬的植原体病害，选用抗病的根砧能降低接穗的发病和促进染病株的康复。

利用抗病品种控制植原体病害并非一劳永逸或是适用于所有作物病害。在泰国针对甘蔗白叶病原几乎所有的甘蔗种源皆不抗病。品种的抗病能力也会因病菌突变和适应性变异、存在不利于抗病基因表达的环境胁迫而导致抗性衰退或丧失。某些垂直抗病品系可能会对一些变异毒性菌株丧失抗性；光照不足、水肥失调、土壤与空气污染等逆境因素都可能会影响抗性能力，反之则会提高植株抗病性。椰子矮化品种 Malayan 和 Maypan 的杂交种对椰子致死黄化病具有高度抗性，在牙买加和美国佛罗里达被推广种植，但这些栽种 30 年后的椰子，特别是在旅游点高尔夫球场附近的椰树已出现了抗性衰退现象。相反，在意大利有百万株酿酒葡萄品种 Prosecco 在感染植原体并发病之后的 1～4 年里症状逐渐消失（remission）甚至康复（recovery），枝条内的病原浓度很低或在地上部分检测不到植原体的存在；这种现象与宿主诱导抗性、活性氧（如 H_2O_2）及氧化酶等活性增强密切有关。Chen 等曾根据玉米矮化螺原体单抗具有对螺原体生长和繁殖的抑制作用原理，尝试将抗体单链可变区片段（scFv）编码基因转移到玉米上，但转基因玉米并未产生对病原螺原体的明显抗性，分析或是该片段的抗螺原体作用有限，也可能与该基因产物在病原存在部位韧皮部筛管中表达不足有关。Du 等报道转抗菌肽基因的泡桐产生了对

丛枝病的抗性，但尚未见实际应用效果的报道。

四、卫生伐除与健株补植

当发病条件适宜，感病草本植物当年就会暴发流行；而木本植物从发病至暴发流行往往需要几年时间；桑萎缩病为 3～4 年，枣疯病 5～7 年。因而及时识别、早期诊断、彻底清除发病植株及易感染的无症带菌株就成为降低病害流行的关键措施之一；病害发现诊断越早、病株率越低，卫生伐除的效果越好。桑萎缩感病树在冬季进入潜伏期后病症往往不易识别而漏检病株，而在 5～8 月份病害显症期清除病株效果更好。宿主范围较广的植原体病害，要特别注意清除作物周围的其他作物或野生宿主。在美国，清除桃园四周约 150m 范围内的带菌野生酸樱桃是防治桃树 X 病的首要措施，且防效明显。

修除局部发病树木的病枝、环剥及配套涂药等措施也是减少菌原、促进树体康复的重要环节。灵敏准确的病菌分子检测和传播试验结果证实，树体丛枝病部位病原浓度最高，无症状部位及根部病原浓度较低、且分布不均匀。因而修除病枝（丛枝）对于减少侵染来源，降低病菌对染病植物危害的积极作用得到更充分肯定。在某些情况下，修枝过的病树能康复；但多数情况下病树不能被治愈。修枝时间不当或修枝过度也会加重病害发展和树体死亡。确定合适的修枝季节与病原在树体内的随季节运转过程有关。要根据不同病害发生规律选择合理、便捷、有效的方法。

补植因病害导致的缺株，原则上应选抗病或耐病的品种。由于媒介昆虫终生带菌和传病，为了减少补植株被感染，需要有效防止虫传的配套措施的跟进。研究发现清除植原体感染葡萄病株及补植健株措施因病原、品种抗性不同而效果各异；比如伐除补植成本会随葡萄园生产期的增加而减少，对于由 16S rⅫ植原体引起的葡萄黄化病 BN 补植措施并不合算；对于感染金黄病 FD 且具有康复能力的葡萄品种 Merlot 也不适用，只有对于引起致死性的品种 Perera 才合算。

五、病害物理和化学治疗

塑料膜覆盖（mulching）地面或塑料条缠绕树干等可起到阻止媒介昆虫完成生活史、降低虫口

密度的作用；反光膜可以达到趋避昆虫的效果；高岭土、陶土喷施使昆虫窒息、阻止昆虫取食传毒、占据产卵位点等；这些都在实践上被证明是有效的防病措施。特别是在防虫网（insect-excusive screening，IES）内育苗或生产株较矮、经济价值高的作物，比如蔬菜、水果乃至矮化果树防病效果最佳，前提条件是原种繁殖材料必须是不携带植原体的。但这种措施对于通过媒介昆虫传粉授粉的作物如番木瓜可能会导致减产。

喷施杀虫剂控制媒介昆虫虫口密度，对于降低昆虫传毒和病害流行有一定的作用。但因病原种类、病害循环、地域及环境的差异导致防效存在差异。在欧洲适时防治葡萄金黄病媒介叶蝉的效果明显；但在泰国防治甘蔗白叶病媒介叶蝉的效果并不佳。因媒介昆虫为持久性传毒、传毒至发病存在较长的潜育期等特点，虫口密度与传病效率之间并不完全一致。特别是在虫口密度不高、而昆虫传病效率很高时，杀虫剂的防效会减弱。但是作者认为，设法杀灭作物附近一些其他植物上生活、越夏或越冬的卵或初孵若虫及带毒昆虫可能会更经济有效、安全与环保。比如喷药防治枣园附近松柏树上传播枣疯病的越冬带菌叶蝉、防治莴苣和胡萝卜田四周的禾谷类植物及杂草上的介体昆虫等。在清除病株或修除病枝前对病株喷施高效杀虫剂会有效降低带菌昆虫再迁飞至健康株上传病的频率。

用盐酸四环素、土霉素或复配药剂树干输液治疗病树，能使病树当年康复，且多数正常结果，能达到治疗和减少虫传毒源效果。但考虑到施药不当或过量会出现焦叶、树皮坏死等药害症状，且停药1～2年后复发比例很高，以及长期施用产生抗药性、果实残留以及输液伤口病害感染等问题，需要根据不同状况选用，比如对具有重要历史、文化、景观价值的古树名木的保护等。在蔬菜、果树、蚕桑、牧草等作物植原体病害防治上农药的施用更应该慎重。而研发其他新型高效、环境友好杀菌和杀虫药剂尚任重道远。植物源药剂或无毒化合物的开发应用是今后的方向，比如在抗病桑树上提取并鉴定的桑防卫素单体有抗菌功能，中草药雷公藤的浸提成分对植原体有抑制效果，三十烷醇（n-triacontanol）处理染病桑树可缓解萎缩病症状，植物生理调节剂 IBA、NAA、微肥剂和诱导抗病剂水杨酸、茉莉酸、苯并噻二唑（BTH）等都具有潜在的开发利用价值。

六、病害生物与生态控制措施

弱毒或无毒菌株可能发挥免疫抗原、竞争营养与侵染点、具有更强的环境适应性来抑制病菌的侵染与危害，使宿主植物受害较轻或康复。Morvan 等曾尝试利用弱毒菌株的交叉保护作用（cross protection）控制杏褪绿叶卷病。但需注意因病菌的变异、重新获得毒性基因而产生新的风险。针对媒介昆虫的防控，可采用捕食天敌、寄生性天敌或杀虫微生物控制虫口密度，降低传播概率。现代有害生物防治理念更重视从生态系统的调控角度来控制介体昆虫，而不应仅仅归结为消灭传病介体；高大建筑和非宿主植物能阻止或降低昆虫的传毒；清除毒源和宿主、减少和清除昆虫的越冬或越夏场所可降低昆虫传毒频率。

经营作物、果园、林地内或周围的其他植被，包括栽培植物或杂草，可能是植原体的宿主或转续宿主，也可能是媒介昆虫宿主、越冬、越夏、转续场所。在欧洲，杂草田旋花（*Convolvulus arvensis*）是葡萄黄化病（BN）的野生宿主、也是介体麦蜡蝉（*Hyalesthes obsoletus*）赖以生存的宿主，用杜鹃花属植物取代该植物可使传病率由80%降至5%。在葡萄园附近栽植蜡蝉喜食植物穗花杜荆（*Vitex agnus castus*）也可降低果园病害感染概率。在北京城区散植泡桐比行道树和纯林的丛枝病发病率明显降低，是与虫传概率下降有关。

七、合理栽培管理制度和措施

将科学合理的栽培管理制度和手段整合到植原体病害控制措施中包含两方面的含义：①杜绝和减少病菌来源、降低病害的发展和流行；②为植物创造更好的生长环境、减轻各种逆境对植物正常生长的影响和提高植株的抗病性。前者包括采用无病种苗、清除病树或周围的毒源、改变作物种植季节避病、通过各种物理或化学的手段阻止或减缓介体昆虫的传病过程等；后者包括科学合理的水肥管理措施、减少大气、水体、土壤等各种人为污染、避免为过度追求产量而导致植株衰退的措施。将各种有效措施整合到当地栽培制度中、并加以落实，病害的防控效果会自然提高。一旦经营者自觉、有目的地将这些管理措施整合到田间或林间日常管理实践中，会收到任何单一措施达不到的效果。比如合理的栽植密度不仅有利于通风透光、提高抗病性，也会降低虫传播概率；而磷钾肥的使用有利于提高植物的抗病能力。

八、病害的综合治理策略

虽然不同植原体病害引起类似的症状或相似的发病方式，但病害流行会因病原种类、介体昆虫和宿主范围及地理环境的不同而导致发病规律迥异，病害防控策略要因病而异、因地制宜。针对不同植原体病害特点，坚持"预防为主、综合防治"方针，制订切实可行的综合治理方案，是有效和持续控制病害，挽回经济损失的关键。判断一套综合防治措施的实用价值和水平，必须兼顾防治效果、推广可行性及社会、经济、生态环境效益的统一。针对某一特定病害特性的深入全面了解是病害防控的基础。在整个植物支原体学理论、认识、技术的突破与创新成果会对病害防控能力产生深远的影响。其中病原快速灵敏诊断技术的研发与应用成果已经成为病害防治决策的重要依据。

病害预防的目标要明确，综合防治也不仅仅是多种措施和技术的简单组合和叠加，需要根据不同地区、不同情况制定相应的切合实际的主攻方向和辅助手段。比如，结合生态防病措施开展的泡桐脱毒苗木的示范和推广、相关标准的制定和实施将在植原体病害的持续控制实践中发挥越来越重要的作用。加强对病原种类株系鉴定、繁殖材料、其他毒源和宿主植物、传播媒介昆虫传播路径与生活习性的研究，重视治疗药剂与自然选择或基因改良抗病品种筛选、制定区域化病害防治规程等将会促进病害管理水平提高与技术突破。Wongkaew对造成泰国甘蔗生产最严重损失的白叶病研究、防控总结的经验与教训都值得借鉴。病原快速诊断、脱毒育苗、抗病耐病品种及其他适用技术的推广应用涉及农林业相关政策，像苗木规范标准化生产与销售许可证制度，试验示范经费投入、技术培训、技术服务和成果的宣传力度等因素，而不仅仅是单纯的防治技术问题。实践证明，在病区大面积栽种单一遗传背景的感病品种是植原体病害流行的主导因子，而一些重要植原体病害的流行往往又伴随着产业的快速发展，

这就需要做到未雨绸缪，加强相关的管理部门、科研部门和生产单位的密切合作和相互支持，切实落实农林业科技成果推广和技术服务体制改革和对农业科技推广的政策优化，通过检疫法规、国家与地方防治标准制定与颁布、试验示范、科学普及与技术培训、鼓励产业化经营等措施落实保障植物保护和产业的健康发展。

（田国忠）

参 考 文 献

1. Ahrens U, Seemuller E. Detection of DNA of plant pathogenic mycoplasma-like organisms by a polymerase chain reaction that amplifies a sequence of the 16S rRNA gene. Phytopathol, 1992, 82（8）: 828-832.

2. Chalak L, Elbitar A, Rizk R, et al. Attempts to eliminate *Candidatus* phytoplasma phoenicium from infected Lebanese almond varieties by tissue culture techniques combined or not with thermotherapy. Eur J Plant Pathol, 2005, 112: 85-89.

3. Chang C J. Pathogenicity of aster yellows phytoplasma and *Spiroplasma* citri on periwinkle. Phytopathol, 1998, 88: 1347-1350.

4. Chen J, Pu X, Deng X, et al. A phytoplasm related to 'Candidatus Phytoplasma asteris' detected in citrus showing huanglongbing（yellow shoot disease）symptoms in Guangdong, China, P.R.China. Phytopathol, 2009, 99: 236-242.

5. Contaldo N, Bertaccini A, Windsor H M, et al. Axenic culture of plant pathogenic phytoplasmas. Phytopathol Med, 2012, 51（3）: 607-617.

6. Dickinson M, Hodgetts J.Phytoplasma: methods and protocols. New Jersey: Humana Press, 2013.

7. Rao G P, Bertaccini A, Fiore N, et al. Phytoplasmas: Plant Pathogenic Bacteria - I Characterisation and Epidemiology of Phytoplasma-Associated Diseases. Singapore: Nature Singapore Pte Ltd, 2018.

8. Hogenhout S, Oshima K, Ammar E D, et al. Phytoplasmas: bacteria that manipulate plants and insects. Mol Plant Pathol, 2008, 9（4）: 403-423.

9. Hoshi A, Oshima K, Kakizawa S, et al. A unique virulence factor for proliferation and dwarfism in plants identified from a phytopathogenic bacterium. Proc Natl Acad Sci, 2009, 106: 6416-6421.

10. Ishii Y, Kakizawa S, Hoshi A, et al. In the non-insect transmissible line of onion yellows phytoplasma（OY-NIM）, the plasmid-encoded transmembrane protein ORF3 lacks the major promote rregion. Microbiol, 2009, 155: 2058-2067.

11. Lee I M，Davis R E，Gundersen-Rindal D E. Phytoplasma：phytopathogenic mollicutes. Ann Rev Microbiol，2000，54（1）：221-255.

12. Lee I M，Gundersen-Rindal D E，Davis R E，et al. 'Candidatus Phytoplasma asteris'，a novel phytoplasma taxon associated with aster yellows and related diseases. Int J Syst Evol Microbiol，2004，54（4）：1037-1048.

13. Makarova O，Maclean A M，Nicolaisen M. Phytoplasma adapt to the diverse environments of their plant and insect hosts by altering gene expression. Physiol Mol Plant Pathol，2015，91（4）：81-87.

14. Pavan F，Morf N，Bressan S，et al. Control strategies for grapevine phytoplasma diseases：factors influenceing the profitability of replacing symptomatic plants. Phytopathol Medit，2012，51（1）：11-22.

15. Seemuller E，Kiss E，Sule S，et al. Multiple infection of apple trees by distict strains of 'Candidatus Phytoplasma mali' and its pathological relevance. Phytopathol，2012，100：863-870.

16. Sinclair W A，Griffiths H M. Epidemiology of a slow-decline phytoplasmal disease：ash yellows on old-field sites in New York State. Phytopathol，1995，85：123-128.

17. Sugio A，Maclean A M，Kingdom H N，et al. Diverse targets of phytoplasma effectors：from plant development to defense against insects. Ann Rev Phytopathol，2011，49（1）：175-195.

18. The IRPCM Phytoplasma/Spiroplasma Working Team. 'Candidatus Phytoplasma'，a taxon for the wall-less，non-helical prokaryotes that colonize plant phloem and insects. Int J Syst Evol Microbiol，2004，54：1243-1255.

19. Tedeschi R，Ferrato U，Rossi J，et al. Possible phytoplasma transovarial transmission in the psyllids *Cacopsylla melanomeura* and *Cacopsylla pruni*. Plant Pathol，2006，55：18-24.

20. Tian G Z，Raychaudhuri S P. Paulownia witches'-broom disease in China：present status//Raychaudhuri RS，Moromorosch K，eds. Forest Trees and Palms：Diseases and Control. New Delhi：Oxford & IBH Publishing Company，1996：227-251.

21. Walsh K B，Guthbrie J N，White D T. Control of phytoplasma diseases of papaya in Australia using netting. Australasian Plant Pathol，2006，35（1）：49-54.

22. Wei W，Kakizawa S，Suzuki S et al. In plants dynamic analysis of onion yellows phytoplasma using localization inoculation by insect transmission.Phytopathol，2004，94：244-250.

23. Yang Y，Jiang L，Che H Y，et al. Molecular identification of a 16SrⅡ-A group-related phytoplasma associated with cinnamon yellow leaf disease in China. J Phytopathol，2016，164（1）：52-55.

24. Shao Shuai Y，Yong L，Zheng Guang R，et al. Multilocus sequence analysis for revealing finer genetic variation and phylogenetic interrelatedness of phytoplasma strains in 16SrⅠ group in China. Sci Silv Sin，2017，53（3）：105-118.

25. 葛泉卿，温孚江. 葡萄金黄化病和葡萄带叶蝉在中国的潜在分布区. 植物保护学报，2006，33（3）：51-58.

26. 蒯元璋. 桑树病原原核生物及其病害的研究进展（Ⅱ）. 蚕业科学，2012，38（5）：898-913.

27. 刘孟军，赵锦，周俊义. 枣疯病. 北京：中国农业出版社，2010.

28. 田国忠，徐启聪，李永，等. 野生酸枣疯病与栽培大枣疯病发生的关系. 植物保护学报，2009，36（6）：529-536.

29. 田国忠，张志善，李志清. 我国不同地区枣疯病发生动态和主导因子分析. 林业科学，2002，38（2）：83-91.

第二十七章
桑萎缩病

第一节 概　述

我国桑萎缩病按症状分为黄化型、萎缩型和花叶型。其中黄化型和萎缩型萎缩病的病原按柯赫氏原则（Koch's postulates）鉴定为类菌原体（mycoplasma-like organisms，MLO）即植原体（Phytoplasma），而花叶型萎缩病的病原确定为病毒。由于花叶型萎缩病的病原、传播方式、发病规律与黄化型和萎缩型萎缩病明显不同，有学者建议把桑萎缩病分为黄化型和萎缩型两种病型，而将花叶型萎缩病另外定病名。因此，本章中桑萎缩病仅指黄化型和萎缩型萎缩病。

桑萎缩病是桑树的一种毁灭性传染病，发病桑树表现为侧枝丛生，形如扫帚，叶片萎缩黄化，产叶量低，叶质差，2～3 年后枯死。早在北宋末年温革著的《琐碎录》中就有对该病的记载，俗称"癞桑""猫耳朵""塔桑"等。20 世纪 50 年代初期，桑萎缩病只是在我国少数老蚕桑产区发现，随着 1958 年蚕桑生产大发展，病区生产的带病苗木不断输往全国各地，引起病害大流行，至 60 年代中期开始成为我国桑树最主要的危险性病害，曾经给我国蚕业生产造成严重危害。目前，该病在我国主要蚕区均有发生，其中，在江苏、浙江、四川、安徽、陕西、山东、湖南和湖北等省蚕区危害严重。在国外，日本、韩国、乌兹别克斯坦、阿塞拜疆、法国和意大利也有分布。经过多年的系统研究，桑萎缩病的传染途径、发病规律、诊断技术和抗病品种培育等方面的研究取得了较大的进展，制订出了较为完善的防治技术体系，并在生产上推广，该病对蚕业生产的危害程度已明显降低。由于植原体离体培养困难，长期以来其致病机制研究进展较慢，桑萎缩病发病的分子机制还不清楚，目前仍未发现经济、高效、环保的防治药物。未来在桑树与植原体的相互作用、植原体的生物学特性、高效农药研制等方面还需要更广泛深入地研究。

第二节 症　状

桑萎缩病为系统性病害，发病桑树表现为枝短、叶小和叶色黄化，枝条腋芽萌发，侧枝丛生。常先由一根枝条发病，后蔓延到多根枝条，乃至全株发病，病株逐年枯死。

萎缩型病程可分为初期、中期和末期三个阶段。初期：叶片稍缩小，叶面皱缩，枝条短小，叶序乱，节间短缩；中期：枝条顶部或中下部腋芽早发，生出多数侧枝，侧枝较长，叶黄化，质粗硬，秋叶早落，春芽早发；末期：枝条生长显著不良，徒长瘦枝如帚状，病叶更小，最后枯死。但通常在当年发病后，并不立即进入末期，而是逐年衰弱，有时甚至进入末期的病树还有康复现象。

黄化型病程也可以分为初、中和末三个时期。发病初期病症：病症一般从 1 根或 2～3 根枝条的顶端开始出现，表现为叶片黄化、卷曲、变小，节间缩短，病小叶呈菊花状丛生。枝条下部叶片发育正常，叶序规则。枝条上部病叶与下部健康叶大小悬殊。发病中期病症：随着病情加重，发病枝条从 2～3 根发展到多根乃至整株，枝条中下部开始表现出病症。枝条上部病叶黄化卷缩加剧，节间变短，腋芽萌发，侧枝短，丛生；但枝条中下部叶片，节间仍生长正常。发病后期症状：病株整株叶片黄化，叶片卷缩形似猫耳状，枝条细弱，腋芽萌发，侧枝丛生成簇，如扫帚状，症状逐年加重，树势衰败，一般 2～3 年内枯死。严重的病株夏伐后在桑拳上萌发出丛生的猫耳状的黄小叶，不久后病株枯死，更为严重的病株夏伐后不能发芽而枯死。

第三节　病　原　学

桑萎缩病病原体曾经被认为是一种病毒。1967年土居养二等在桑树韧皮部筛管细胞中检测到形态结构和大小类似于菌原体（mycoplasmas）的微生物，因其不能用菌原体培养基离体培养，且不能感染动物，将之称为类菌原体。1994年在第十届国际菌原体组织大会上把类菌原体改称为植原体。根据16S rRNA进行分类，桑萎缩病植原体属于翠菊黄化组（Aster yellows group，16S rⅠ）中的16S rⅠ-B亚组。植原体具有多态型，电子显微镜下观察，桑萎缩病植原体呈球形、椭圆形及纤维状等多种形态，大小为50～1 100nm，也可见到呈串珠状和二均裂形态的植原体。植原体无细胞壁，被单位膜包裹，膜内有核质样纤维状物组成的核区。植原体单位膜厚度大约为10nm，由两层蛋白膜及中间脂肪膜组成，膜中不含固醇，对洋地黄皂苷有抵抗力。桑萎缩病植原体对四环素类的抗生素敏感，而对青霉素不敏感，对营养物质、渗透压、pH等条件的要求非常苛刻，寄生于桑树韧皮部筛管细胞以及媒介昆虫的肠道、淋巴、唾液腺等组织内，离体培养困难，很难对其进行生理生化特性、代谢需求、致病机制以及与宿主相互作用等方面的研究。

由于植原体离体培养困难，制约了其全基因组测序的进程，直到2004年才测定了首个植原体基因组的全序列。迄今，已经测定了6个植原体基因组的序列，但还未见有桑萎缩病植原体基因组测序的报道。胡佳续等利用PCR技术扩增到2段桑萎缩病植原体质粒DNA片段，测序后拼接得到长度为3 833bp的完整环状质粒，质粒编码5种蛋白，为植原体的快速检测和鉴定、质粒基因结构和功能以及致病机制等研究奠定了基础。冀宪领等将桑萎缩病病桑的嫩梢捣碎后利用纤维素酶、半纤维素酶和果酸酶酶解，进行差速离心，然后进行不连续珀可（Percoll）密度梯度离心，收集30%～60% Percoll层间部分，制备了高纯度的桑萎缩病植原体。采用三氯醋酸-丙酮沉淀法提取植原体蛋白质组，通过SDS-PAGE电泳与毛细管液相色谱-串联质谱分析，鉴定了209种植原体蛋白，包括参与氨基酸合成、细胞膜、中间代谢、细胞过程、能量代谢、不饱和脂肪酸和磷脂的代谢、核苷及核苷酸代谢、复制、转录、翻译、运输和结合蛋白以及其他功能的相关蛋白质。除了上述已知功能的蛋白外，还鉴定了70多种假定蛋白和功能未知蛋白。初步揭示了植原体独特的生理生化特性、代谢特征的分子机制以及基因组的简约进化，同时推测了植原体潜在的毒力因子，为更好地理解植原体生物过程的功能和机制奠定了基础。目前在其他植原体中已鉴定到SAP11、SAP54、PHYL1和TENGU等多种效应子蛋白，并阐述了其致病的分子机制。由于缺乏基因组信息，桑萎缩病植原体效应子蛋白的研究相对滞后。目前仅有卢宝云等关于TENGU效应子蛋白和溶血素基因MDPH的研究报道。因此，获得植原体全基因组序列，是研究桑树与植原体相互作用及植原体致病机制的重要基础，也是植原体研究的热点与难点。

第四节　诊　断　方　法

一、田间诊断

桑萎缩病是系统性病害，该病有低温隐症现象，春季气温在20℃以下时没有明显症状，一般在5～10月间表现出病症，夏伐后的6～8月发病最重。初期的菊花状病稍和末期簇状丛枝、猫耳状黄小叶是本病的特有症状，也是识别本病的主要依据。

二、电镜观察

在桑树体内，植原体只局限于维管束的筛管细胞内。利用电子显微镜技术检测桑树病变组织浸出液或超薄切片，是检测诊断植原体的经典方法。电子显微镜结合荧光染色检测，可以提高检测效率和可靠性。电子显微技术是检测植原体的经典方法，也是确定桑树黄化型萎缩病的一种必要的辅助方法。但电镜检测需要先进的设备和技术，检测费用高、时间长，容易产生假阳性等，是一种费时、费力的方法，难以用于生产实际病害的诊断。

三、抗生素处理检测

由于植原体无细胞壁，对抑制细胞壁合成类的抗生素，如青霉素等不敏感，但对四环素类药剂，如土霉素、氯霉素、盐酸四环素等敏感。可以通过选择用这两类抗生素处理疑似症状的桑树后观察症状的消失情况，其中四环素类药剂能够抑制黄化型萎缩病症状发展，而青霉素处理则无效。

四、组织化学检测

根据植原体的寄生特性，结合光学显微镜，目前已建立了多种针对植原体的组织化学检测技术。已报道的用于桑萎缩病植原体检测的方法主要有瑞氏染色法、迪纳氏染色法、苯胺蓝染色法、DAPI（4,6-二脒基-2-苯基吲哚）荧光染色法等，以上组织化学检测方法可以进行植原体的组织定位和定量分析，检测结果比较可靠，但都不是对植原体的特异性染色，容易造成假阳性。

五、血清学检测

血清学检测是利用抗原抗体的反应来判断桑树中植原体的存在与否、存在部位以及数量。目前已成功制备了桑树黄化型萎缩病植原体单克隆抗体和多克隆抗体，并用于桑树体内植原体的检测和鉴定。目前已报道的用于桑萎缩病植原体检测的方法有双向免疫扩散法和对流免疫电泳法两种。由于植原体在植物体内含量低、分布不均匀且不能人工培养，制备高效价的抗血清困难，所以限制了此类方法在植原体病害诊断中的应用。

六、核酸杂交技术

以植原体 DNA 随机克隆片段作为探针，建立的核酸杂交技术已成功用于植原体的检测。目前已应用于桑萎缩病植原体检测的核酸杂交技术主要是基因芯片技术。虽然基因芯片技术比血清学分析方法更加灵敏，检测的准确性和特异性都有明显提高，还可用于大量样品和多种植原体的快速检测鉴定。但由于桑树体内植原体浓度偏低且纯化困难，使该技术使用范围受到了一定的限制。

七、PCR 技术诊断

PCR 技术的应用使植原体的检测技术水平有了极大的提高。除常规的 PCR 外，近几年发展迅速的 PCR 技术还包括巢式 PCR、实时荧光 PCR、环介导恒温扩增 PCR 技术等。与传统的检测诊断方法相比，PCR 技术检测方法具有简单、快速、灵敏、准确的特点，在植原体的检测工作中具有广阔的应用前景，目前已有商业化的植原体通用 PCR 检测试剂盒销售。

第五节　发病规律

一、介体昆虫及传染介体规律

桑萎缩病主要通过嫁接和昆虫介体传播，媒介昆虫有两种，即拟菱纹叶蝉（*Hishimonoides sellatiformis* Ishihara）和凹缘菱纹叶蝉（*Hishimomus sellatus* Uhler）。两种菱纹叶蝉的成虫和若虫在病树上取食一定时间后就可获毒，其中凹缘菱纹叶蝉一般需 1 天以上的时间才能获毒，而拟菱纹叶蝉有些个体只要几个小时即可获毒，取食时间延长会增加虫体获毒率，且雄虫获毒率高于雌虫，成虫高于若虫。虫体获毒需要经过一个循回期才能传毒。在自然情况下，循回期为 13～55 天，多数为 20 天左右。在此期间内，植原体在虫体内不断增殖，最后进入叶蝉唾液腺，此时虫体就具备了传毒能力，并能终身传毒。叶蝉传毒为持续性，持续期为 27～60 天，其中有间歇传病现象，但不能经卵传至下一代。桑树经媒介昆虫传毒后，要经过 20～300 天的潜伏期才能表现症状，潜伏期的长短取决于感染季节的迟早、虫口密度和带毒率。凡 7～8 月间被传毒的桑树，一般当年即可发病，9 月以后被传毒的，多数要到第二年夏伐以后才会发病。桑萎缩病属于积年流行病害，少量植原体经过连续积累，几年后可达到流行程度。桑树长势旺盛、秋叶较嫩、肥培管理水平较高的桑园，有利于叶蝉滋生繁殖，虫口相对集中，成为病害传播发生的因素之一。除拟菱纹叶蝉和凹缘菱纹叶蝉外，桑树斑翅叶蝉（*Tautoneura mori* Matsumura）和小绿叶蝉（*Chlorita flavescens* Fabricius）也可能具有传毒能力。桑萎缩病除了自然传播外，也可以通过无性繁殖苗木或无性繁殖材料调运而跨区和远距离传播。

二、接木传染与苗木传带发病关系

病桑（包括处于潜伏期的桑树）在生长季节各部位都带有植原体。在休眠季节，长江以南地区气温较高，桑树越冬病枝条内仍可以检测出植原体，长江以北蚕区，只有在 2～3 月病枝条内才检测不到植原体存在,但是植原体在病株根中可以整年持续存在。以带毒桑树枝条为接穗、插穗或以带毒桑树为砧木繁育的苗木都有发病的可能性。虽然一般认为植原体不能通过种子传递至后一代,但目前对此仍存有争议。据大量调查,病区培育的苗木具有一定的带病危险性,苗木带病率达到 0.1% 左右,高的可达 1%~5%。因此,未经严格的检疫,严禁从病区采集繁殖材料和苗木,防止病害向无病区蔓延。

三、田间病源积累与发病的关系

研究表明植原体可以通过复杂多样的方式去劫持和利用宿主植物的代谢、防卫和其他的途径,改变介体昆虫的定向偏好、取食偏好性及能力。植物被植原体侵染后能够更强地引诱介体昆虫,且介体昆虫在侵染的植物上能够产生更多的后代个体,有助于植原体的传播和扩散。因此,在桑园内出现少量病树时,如果不能立即清除,会招致介体昆虫聚集和大量繁殖,致使病原迅速传播,病源(树)每年以倍数级增加,3~4年即可达到病害暴发的程度。

四、桑树品种、树龄与抗病力关系

植原体侵入桑树体内至发病的潜伏期长短、发病率高低、严重程度与桑品种抗病力强弱有关。不同桑种间抗病性差异显著,在现有的桑树种质资源中广东桑种(*Morus atropurpurea*)和蒙桑(*M. mongalica*)种抗萎缩病比例高于其他桑种,其抗性品种比例高低为:广东桑 > 蒙桑杂交种(未定) > 鲁桑(*M. multicaulis*) > 白桑(*M. alba*) > 瑞穗桑(*M. mizuho*)。其中瑞穗桑种无高抗、中抗类型品种。另外,不同的生态区域的桑树种质其抗性亦有一定差别。其中,珠江流域的种质资源中高抗种质的比例最高;其次是长江中上游地区,东北地区、黄河流域的种质资源中,中抗、感病和易感的桑种质比例较高;国外引进的种质中抗病种质很少,易感的种质比例最高。近年来随着抗病良种的推广,原来的当家品种,易感的湖桑 32 号种植面积逐渐减少,现行的桑树品种中强桑 1 号、盛东 1 号、农桑 12 号、农桑 14 号、海宁桑、嘉陵 16 号、大十、塘 10× 伦 109 及沙 2× 伦 109、抗青 10 号、粤桑 2 号等对黄化型萎缩病都具有较强的抗性。这些抗病品种的推广为我国主蚕区桑树黄化型萎缩病的控制起到了重要的作用。桑树黄化型萎缩病的发生程度与桑树树龄也有一定关系,在幼树、壮龄树上发生较多,而老桑树发病少。

五、桑树管理不当影响树体抗病力

桑萎缩病的发生程度与桑树及桑园管理非常密切。栽桑的主要目的是采叶养蚕,连年的采叶伐条会影响桑树的生理功能,降低桑树对病原菌的抵抗能力,不合理的剪伐更会造成树势衰败,诱发萎缩病的发生。实验证明采伐的桑树比不采伐的发病率高,潜育期短。一般春伐桑园比夏伐桑园发病轻,夏伐迟的桑园比夏伐早的桑园发病重;秋叶采摘过度的桑树发病率较高;春秋兼用的夏伐桑园比春伐桑园和春、夏轮伐桑园发病率高。蚕期采叶过度,用叶不合理,也会影响树势。另外,肥培管理差、夏季干旱而不能及时浇水、地下水位高、氮磷钾肥及有机肥施用量不合理,也会降低桑树的抗病能力,增加桑树发病的可能性。特别是偏施氮肥的桑园,桑树枝叶组织柔嫩,抗病能力低,增加感病机会。另外,桑萎纹叶蝉喜欢吸食柔嫩组织的汁液,会增加吸毒传毒的机会,更容易诱发该病。相反,科学管理的桑园桑树树势强健,发病率低、病害轻。轻病株在实施科学管理后,症状会暂时消失或恢复健康。因此,对桑园实施科学的管理措施,增强桑树的抗病能力,对防控桑萎缩病的发生具有重要意义。

六、气候、气温与桑树发病的关系

桑萎缩病发生受气候和气温影响。冬季不冷、夏季高温、干旱的气候条件有利于传毒介体——萎纹叶蝉的猖獗发生,易于病原传播,而导致病害流行。春季气温在 20℃ 以下时,桑树呈现隐病或发病症状不明显,夏季随气温升高,病桑陆续出现病症。气温在 30℃ 左右时,症状急剧显现。因此,桑树黄化型萎缩病发生期在 6~9 月,以 7、8 月发病最为严重,春季发病轻而少。

第六节 防 治

一、植物检疫

桑萎缩病发生和蔓延的主要原因之一是带病

桑苗的传播。桑萎缩病为国内植物检疫对象，应严格实行检疫法规，定期进行桑苗木产地检疫，保证桑苗健壮无病；严格把好桑树苗木调运检疫关，不到病区调运桑苗，严禁把带病苗木及接穗、插穗、砧木运进无病区和新植桑区。凡检测到带病的苗木或繁殖材料，一律就地处理，严禁运往无病区，以防人为传播。

二、彻底挖除病树，消灭传染源

及时彻底挖除发病桑树病株，消灭传染源是桑萎缩病防治工作的核心。如果桑园病树挖除不及时、不彻底，病树不断增多，会提高介体昆虫的带毒率和传病概率，桑树的发病率每年会以倍数级增加，很容易造成大面积暴发。桑树夏伐后的6～9月是桑萎缩病的盛发期和介体昆虫吸毒、传毒的高峰期，也是防治该病的关键时期。在这一时期内应每半个月检查挖除一次病株，彻底清除田间发病桑树（包括仅少数枝条发病的轻病株，发病的乔木桑、篱笆桑和行道树）。发病率超过30%的重病桑园宜成片挖除重栽建园。

三、治虫防病

消灭介体昆虫，切断植原体传播途径是控制桑萎缩病蔓延的有效方法。应根据拟菱纹叶蝉和凹缘菱纹叶蝉的生物学特性和传毒规律采取有效的防治措施。春季在桑树开4～5片叶时，用80%敌敌畏乳剂800～1000倍稀释液或10%吡虫啉4000～6000倍稀释液，杀灭两种叶蝉第1代若虫。夏伐后1～4天内立即进行喷药。用50%辛硫磷乳剂稀释液（1:1000）与80%敌敌畏乳剂稀释液（1:1000）混合液（1:1）或40%毒死蜱喷洒桑拳、树干，防治第一代成虫。夏蚕上蔟后和中秋蚕结束时及时用80%敌敌畏乳剂1000倍稀释液或10%吡虫啉4000～6000倍液，防治第三、四代成虫，减少其越冬基数。菱纹叶蝉喜欢在桑树嫩梢产卵越冬，冬季应结合桑园冬季管理，剪去枝条1/4～1/3的条梢，可剪除50%～70%的越冬卵，降低次年第一代虫口密度。疫区应统一防治，全面治虫，彻底消灭传毒媒介昆虫，切断传染途径。

四、药物防治

植原体对四环素类抗生素敏感，对处于发病初期的桑树使用抗生素处理，可以减轻病害症状，延缓病害的发生。但四环素类抗生素仅能抑制植原体扩散，减轻病害症状，并不能从根本上治愈病株，一旦停止使用，症状会逐渐恢复。山东省日照市研制出治疗桑萎缩病药物——桑萎灵，采用中西药加植物生长调节剂等成分复配而成，在桑树休眠期将药液注入病桑根部，治愈率达90%以上。近年来许多学者在新药剂筛选、药剂配方及处理方法等方面进行了有益的探索，发现用三十烷醇处理发病桑树可缓解病症。中草药雷公藤的浸提成分对植原体也有一定的抑制效果。范国强等用5-氟尿嘧啶和150mg/L的利福平处理泡桐丛枝病幼苗后，病苗丛枝病症状消失，并且用PCR扩增也检测不到植原体的存在。曹喜兵等发现用DNA甲基剂——甲基磺酸甲酯和硫酸二甲酯处理泡桐丛枝病幼苗可使丛枝病幼苗转变为健康幼苗，且处理的幼苗内检测不到植原体的存在。另外，据报道有益微生物如丛枝菌根真菌和根际细菌也可用于植原体病害的防治，但以上方法和药剂目前还未见有用于防治桑萎缩病的报道。所以筛选和开发对桑萎缩病病害治疗有特效、对桑树药害轻的新型治疗药剂是桑萎缩病病害防治研究的重要课题之一。

五、推广抗病品种

不同桑品种对桑萎缩病抗性不同，选栽抗性强的桑树品种，是控制桑萎缩病最有效、最经济的方法。各栽桑区应根据当地的气候特点和养蚕习惯，从抗病性、桑叶产量和质量等方面综合考虑，选择合适的栽培品种。农桑12号、农桑14号、强桑1号等对桑树黄化型萎缩病具有较强的抗性，桑叶产量、叶质及其他综合性状较优。各地在品种选择时应优先选择当地的优良品种，注意不同品种间的搭配，避免品种过于单一。

六、利用基因工程手段培育抗病品种

Monique Gamier等将植原体的免疫膜蛋白抗体 scFV 基因片段通过基因工程技术在番茄韧皮部表达，得到了抗植原体的工程植株，为植原体病害的防治提供了新的方法。利用基因工程手段将抗病基因导入桑树中，增强桑树对植原体的抗性，成为培育抗植原体桑品种的潜在的技术手段。近年来已报道了多种桑树相应植原体侵染的抗病性相关蛋白基因，有些基因的抗病性能也得到了验证。但由于桑树的高频再生体系与遗传转化体系尚未建立，限制了基因工程技术在桑树抗病品种培育领域的应用，目前生产上还未见有桑树转基因品种的应用。

七、加强桑园肥培管理

加强桑园肥培管理、增强树势、提高桑树抗病能力可以降低桑萎缩病的发病率，减轻病害危害程度。要科学施肥，氮、磷、钾比例适当，注意补充微量元素，增施有机肥，防止过多施用化肥，推广配方施肥，合理灌溉。夏伐要及时，合理利用夏、秋叶，防止采叶过度，做到采养结合，加强对其他病虫害的防控，维持强健树势。

八、建立桑苗无病培育基地

带病桑苗是桑萎缩病远距离传播的根源，新蚕区或无病区栽桑应坚持"自播、自接、自栽"的原则，建立无病商品苗培育基地，基地距离病区应不少于20km。从无病区引进的桑苗要经过严格的检疫，不得从病区购买桑苗或繁殖材料，切实保护无病区不受感染。桑苗的繁育应采取系列配套技术措施，确保苗木无毒。

（一）脱毒

育苗基地所用的桑树接穗、插穗和砧木均应经过严格的检疫，要确保不带有植原体。长江以北地区对嫁接或扦插所用的接、插穗条，可采用越冬自然脱毒法，或用 0.1% 硫代硫酸钠溶液于 55℃ 中处理接穗 10 分钟的脱毒法。所用的实生苗（砧木）应遵循"自采、自播、自培、自用"的原则，以确保实生苗（砧木）无毒。

（二）隔离

应在育苗基地周围 20 公里范围划定隔离区，清除区内病桑及其媒介昆虫，防止病原进入育苗基地。

（三）检验

育苗基地所培育的商品苗木需严格检验，确保苗木无病优质。在 6～8 月间病苗症状开始显现时进行全面调查。在苗木收获出售之前，抽取不少于 0.1% 的桑苗进行检验。检验可用瑞氏色素染色法、血清学法和 PCR 扩增技术等检验办法。检出的带病苗木批次，应严格按照检疫法要求进行销毁、禁运或进行消毒处理，以防止通过苗木人为传播病原。病苗消毒处理可采用 2 000IU/ml 的土霉素溶液，浸泡苗木根部 4 小时，可以使病苗康复，苗体内不带病原。

（冀宪领）

────────── 参 考 文 献 ──────────

1. 张和禹，汪泰初，鲍先巡. 桑树萎缩病的研究进展. 中国蚕业，2010，31（1）：9-12.
2. Rao G，Bertaccini A，Fiore N，et al. Phytoplasmas: Plant pathogenic bacteria-I//Characterisation and Epidemiology of Phytoplasma-Associated Diseases. Singapore: Springer Nature Singapore Pte Ltd，2018.
3. Bertaccini A，Duduk B. Phytoplasma and phytoplasma diseases: a review of recent research. Phytopathol Mediterr，2009，48（3）：355-378.
4. Ji X L，Gai Y P，Zheng C C，et al. Comparative proteomic analysis provides new insights into mulberry dwarf responses in mulberry（*Morus alba* L.）. Proteomics，2009，9（23）：5328-5339.
5. Bai X D，Zhang J H，Ewing A，et al. Living with genome instability: the adaptation of phytoplasma to diverse environments of their insect and plant hosts. J Bacteriol，2006，188（10）：3682-3696.
6. 于少帅，徐启聪，林彩丽，等. 植原体遗传多样性研究现状与展望. 生物多样性，2016，24（2）：205-215.
7. Ji X L，Gai Y P，Lu B Y，et al. Shotgun proteomic analysis of mulberry dwarf phytoplasma. Proteome Sci，2010，8：20.
8. Hoshi A，Oshima K，Kakizawa S，et al. A unique virulence factor for proliferation and dwarfism in plants identified from a phytopathogenic bacterium. Proc Natl Acad Sci USA，2009，106（15）：6416-6421.
9. MacLean A M，Sugio A，Makarova O V，et al. Phytoplasma effector SAP54 induces indeterminate leaf-like flower development in Arabidopsis plants. Plant Physiol，2011，157（2）：831-841.
10. Sugio A，Kingdom H N，Maclean A M，et al. Phytoplasma protein effector SAP11 enhances insect vector reproduction by manipulating plant development and defense hormone biosynthesis. Proc Natl Acad Sci USA，2011，108（48）：1254-1263.
11. 蒯元璋. 桑树病原原核生物及其病害的研究进展（Ⅱ）. 蚕业科学，2012，38（5）：898-913.
12. 王圣洁，王胜坤，林彩丽，等. 以 tuf 基因为靶标的 5 种 16 S r I 组植原体环介导恒温扩增技术. 林业科学，2017，53（8）：54-63.
13. Gai Y P，Yuan S S，Liu Z Y，et al. Integrated phloem

sap mRNA and protein expression analysis reveals phytoplasma-infection responses in mulberry. Mol Cell Proteomics，2018，17（9）：1702-1719.

14. Jiang H，Saiki T，Watanabe K，et al. Possible vector insect of mulberry dwarf phytoplasma，*Tautoneura mori* Matesumura. J Gen Plant Pathol，2005，71（5）：370-372.

15. 耿显胜，舒金平，王浩杰，等. 植原体病害的传播、流行和防治研究进展. 中国农学通报，2015，31（25）：164-170.

16. 戴群，刘秉胜，何放亭，等. 温度周年变化与桑树植原体消长的关系. 林业科学，1998，34（5）：74-78.

17. 范国强，张胜，翟晓巧，等. 抗生素对泡桐丛枝病植原体和发病相关蛋白质的影响. 林业科学，2007，43（7）：138-142.

18. 曹喜兵，范国强，翟晓巧. 甲基磺酸甲酯处理毛泡桐丛枝病幼苗的形态变化及 SSR 分析. 植物病理学报，2012，42（2）：214-218.

19. Wei Z，Wang Z，Li X Y，et al. Comparative proteomic analysis of *Paulownia fortunei* response to phytoplasma infection with dimethyl sulfate treatment. Int J Genomics，2017，2017：6542075.

20. Malembic-Maher S，Le Gall F，Danet J L，et al. Transformation of tobacco plants for single-chain antibody expression via apoplastic and symplasmic routes，and analysis of their susceptibility to stolbur phytoplasma infection. Plant Sci，2005，168（2）：349-358.

21. Gai Y P，Li Y Q，Guo F Y，et al. Analysis of phytoplasma-responsive sRNAs provide insight into the pathogenic mechanisms of mulberry yellow dwarf disease. Sci Rep，2014，4：5378.

第二十八章
枣 疯 病

第一节 概 述

枣疯病（Jujube witches'-broom disease），别称枣丛枝病、扫帚病、癃病等，是枣树生产上的一种毁灭性病害，由于染病树结枣减少、品质下降或不结枣，感病枣树小树1～2年、大树5～6年即全株死亡，因而造成巨大的经济损失。该病在我国、印度、韩国、朝鲜都有发生，其中我国和韩国感染宿主为大枣（Z. jujuba）和酸枣（Z. spinosa），而在印度主要感染毛叶枣（Z. mauritiana）。我国北京、天津、河北、山西、辽宁、江苏、浙江、安徽、江西、山东、河南、湖北、湖南、广西、四川、重庆、贵州、陕西、甘肃、宁夏、新疆、广东等23个省（区、市）皆有分布，其中宁夏、新疆和广东是新报道的发生地区，以河北、河南、山东、山西、陕西等省部分传统枣产区发病和危害较重。其中河北玉田小枣，保定地区、太行山区婆枣（阜平大枣），辽宁朝阳铃枣，河南豫北枣区的内黄、濮阳、清丰、浚县、淇县等地的扁核酸等主栽品种都曾遭受过严重的损失。位于陕北黄土高原的清涧县是传统木枣栽培区，20世纪90年代调查平均病株率已达5%，重病枣园发病率达30%～50%。因枣疯病的严重危害，北京名产"密云金丝小枣"生产曾遭受过严重的毁灭性破坏；房山区原传统枣产区也因此病的传播蔓延而使枣树毁减大半。枣疯病不仅是限制北京市郊区枣产业化发展的重要因子，而且对北京城区内古枣树生存构成威胁。随着枣树引种、栽培范围和面积的扩大，某些地区病害会有蔓延和加重的趋势。

枣疯病的研究经历了早期对病害发生危害、病程描述与传播方式的初步认识阶段（1973年前）、病原确认阶段（1973—1981年）到之后对病原检测、传播媒介与传病规律和病害防治技术的深入研究阶段。近20年来在病原宿主相互作用、分子检测与诊断、脱毒组培苗繁育、病害流行规律、抗病品系鉴定、利用及抗病机制、治疗药剂研发及综合防治对策等研究方面又有了新的进展。特别是近些年来我国在病原环介导等温扩增（LAMP）和实时荧光检测技术、植原体全基因组测序、染病枣树转录组、小RNA分析、优质抗病品种筛选、相关转录因子筛选等研究方面取得许多新的突破。这些研究成果将对进一步提高枣疯病防控水平、杜绝或减少危害和损失、保障我国红枣产业健康发展和保护生态环境产生重要的作用。

第二节 症 状

枣树幼苗和成年树皆可染病，染病株地上和地下部分都可发病。枝叶丛生（丛枝）、花器返祖（花变叶）或果实畸形等变化是典型症状（图28-1，见文末彩插）。丛枝条顶芽部位的顶端优势被解除，侧芽萌生，侧芽伸长后又萌发次级腋芽，从而使丛枝各枝条细弱、节间缩短而呈扫帚状，其上叶片小而薄、黄化或边缘上卷，部分叶片秋季不易正常脱落，枝梢或整个疯枝冬季枯死。花器变态在染病初期表现为花梗明显延长（可达4～5倍），后期萼片和花瓣变为深绿色肥大小叶；雄蕊变态类型多样，圆形、拳状叶片形、完整小叶形或各种过渡态，柱头退化成一次枝或枣头。严重丛枝和花变叶部位一般不结果，而在感染但未显症部位所结的枣果小、皱缩、表皮凹凸不平、青果或斑果（红绿或红白斑驳花脸状）、果肉疏松、糖分低或味苦。地下部分则主要表现为根系丛生和侧根上的不定芽萌发成丛生根蘖苗。

植原体侵染会导致枣树一系列生理代谢发生改变，特别是在典型的丛枝、花变叶与黄化叶片部位。包括钾元素增加，钙、镁、锰等元素下降，可水解鞣质（pyrogallol tannin）、绿原酸降低、过氧化物酶和多酚氧化酶活性升高、体液酸化和激素代谢紊乱等。其中细胞生长素比值（C/A）变化可能与丛枝症状形成密切相关。病株叶绿素和类胡萝卜素含量降低；4 个光合作用相关的基因（*ZjGluTR*、*ZjCBP*、*ZjRubisco* 和 *ZjRCA2*）在抗病品种上调表达；而在感病品种则下调表达。Ye 等研究发现植原体侵染导致生长素含量下降，茉莉酸含量增加；12 个与生长素信号相关的基因在传病后 37 周被下调。付冰等分析枣 *WRKY* 转录因子对枣疯病植原体及外源水杨酸和茉莉酸甲酯有响应。张舒怡等和 Wang 等对染病枣树转录组分析结果也显示了病菌侵染、发病与激素、氧化酶、光合作用等代谢调控之间有密切联系。Shao 等对染病枣树枝条植株小 RNA（microRNA）的研究发现植原体侵染会导致与丛枝等症状相关的靶标基因的小 RNA（miR156、miR172、miR159 等）的上调或下调表达。

第三节 病 原 学

枣疯病病原为类菌原体（mycoplasma-like organism，MLO），现称为植原体，是维管束韧皮部筛管专性寄生和系统侵染性原核生物，能在多种传病媒介叶蝉体内增殖。普通光学显微镜下不可见，电镜下可观察到大小为 80～720nm 的椭圆形、哑铃形甚至不定形的多形性菌体，无细胞壁，仅三层单位膜包围，内含纤维状染色质及颗粒状核糖体等细胞器，膜厚度为 7.2～9.2nm。山东省果树研究所王洁和高瑞等已测定该植原体的完整基因组序列；其基因组为环状 DNA、大小为 750 803bp、G+C（%）含量 23.3%、含 694 个编码基因、2 个 rRNA 基因操纵子、31 个 tRNA 基因、4 个可能的移动单元（PMUs）、预测有 13% 的毒性相关基因。

植原体对四环素类等抗生素敏感，而对青霉素不敏感。该病菌尚不能人工培养，但可用枣树病茎段组织培养方法在实验室长期保存和繁殖病菌，且组培苗丛枝小叶症状典型稳定（图 28-2，见文末彩插）。

依据 16S rRNA 等保守基因序列的系统发育关系，枣疯植原体被划分为榆树黄化植原体组（elm yellows group，16S rV）内的一个暂定种（*Candidatus* Phytoplasma ziziphi）。分子系统进化分析结果显示我国、韩国和印度枣疯病植原体皆属于 16S rV-B 亚组成员，能侵染枣属的大枣、酸枣和毛叶枣三个种。不同地区、不同种的染病宿主分离物存在一些明显的分子变异，包括保守基因、持家基因、可移动单元（PMUs）及非编码区域等。该植原体与我国的樱桃致死黄化、印度桃树黄化、韩国北拐枣丛枝植原体等同属于一个亚组。近年来我国新鉴定的国槐（*Sophora japonica*）、刺槐（*Robinia pseudoacacia*）、紫苜蓿（*Medicago sativa*）、桃叶卫矛（*Euonymus bungeanus*）等丛枝植原体与枣疯植原体亲缘关系很近，且常与病枣树处于同一生境中，故推测可能为枣疯植原体的宿主。

何放亭等和韩国 Lee 等都报道称 16S rⅠ组植原体可侵染枣树，如泡桐丛枝、桑萎缩病等与 16S rV 组植原体混合感染状况，但这种情况并不普遍。蒯元璋报道能通过媒介昆虫将桑萎缩病传染到枣树上，但症状与由 *Candidatus* Phytoplasma ziziphi 引起枣疯病典型症状不同。

长期以来，对枣花叶病病原是否为植原体的争论一直未断。而作者根据文献报道、病害观察与调查、病原检测、最新病毒鉴定结果认为单纯的花叶症状是由病毒引起的，而表现典型丛枝和花变态症状的枣疯病是由植原体所致；其中单独植原体侵染、植原体与病毒复合感染及单独的病毒感染状况在我国不同地区、不同果园、不同品种、不同枣树个体间皆存在。比如在一些地区枣树上仅出现花叶症状，能检测到病毒，但检测不到植原体感染。张本利等报道从枣树上检测到啤酒花矮化类病毒，但是否引起症状尚不清楚。

第四节 诊 断 方 法

一、田间症状识别

丛枝、小叶、花梗延长或花变叶（枝）、秋冬季未脱落残存病枝上是枣疯病最明显、最重要的识别特征。部分抗病或耐病品种上仅表现为叶片黄化，而丛枝症状不典型，或后期才表现为节间缩短、小叶、丛生等症状。枣疯病症状需与枣树病毒病加以区分。在一些地区或品种上所发生的枣头新梢单纯叶片凹凸不平、黄绿不均、褪绿、斑驳等典型花叶类症状多是病毒引起，而非植原体所致。但植原体和病毒共感染同一植株、两类症状并存状况也常见。金立平报道枣树枝条带化可能是传染性病害，但与枣疯病不同，且二者可能有拮抗作用。

二、DAPI荧光显微镜观察

经核酸荧光染料 4′, 6- 二脒基 -2- 苯基吲哚盐酸（DAPI）染色在荧光显微镜下可观察到筛管内的病菌聚集发出的蓝绿色荧光云。韩国 Bak 和 La 报道硫酸黄连素也可用作核酸颜料。用于观察的组织部位包括叶柄、叶脉、花梗、幼茎、细根、树皮、根皮等。新鲜的组织用 5% 戊二醛固定后切片（厚度在 20～100μm），切片经 PBS 缓冲液洗涤后 DAPI 染色，将其置载玻片上用落射荧光显微镜观察韧皮部筛管部位蓝绿色植原体荧光，激发滤光片波长 365nm，阻断滤光片波长为 420nm。

三、血清学技术

早期报道采用粗提的病原作为抗原制备抗血清，因抗原不纯，需用健康组织抽提液进行吸收，所采用的奥氏琼脂双扩散法检测枣疯病的灵敏度不高。利用抗枣疯病植原体的单克隆抗体，采用间接 ELISA 法能较好地检测枣疯病植原体。

四、基于核酸的检测技术

随着分子生物学技术的发展，基于 16S rDNA 靶标的直接 PCR 检测技术已广泛用于枣疯病的诊断，与组织化学和血清学技术相比，PCR 检测技术具有更高特性、灵敏度和准确性。进一步对 PCR 产物进行序列测定或用异源双链迁移率分析（heteroduplex mobility assay, HMA）可以诊断和鉴别不同植原体的组别及可能的混合感染状况。高通量管芯片技术也可用于该病原的诊断。在直接 PCR 产物内侧设计巢式 PCR 引物再次进行 PCR 扩增检测，比直接 PCR 的灵敏度提高 100 倍以上，能够检测潜伏侵染和无症带菌状况。

廖永兰等建立了基于植原体 16S rDNA 的 TaqMan 实时荧光检测体系，设计了能检测枣疯病的 TaqMan 探针。该方法减少了染色和电泳环节，只需 1 小时即可完成检测，大大提高了检测效率，且检测过程闭管进行，避免了交叉污染。而后建立的定量检测枣树病植原体浓度的 SYBR-Green I 和 TaqMan 实时荧光定量 PCR 技术进一步拓展了该技术的应用潜力和范围。任争光等建立的 SYBR-Green I 技术检测灵敏度超过巢式 PCR，其检测限度可达 317 拷贝 /μl，能够检出无症状和潜伏侵染或抗病组织中低浓度的植原体（每克鲜材料中 $10^5 \sim 10^6$ 个），而严重病组织中的植原体浓度可达 $10^9 \sim 10^{10}$ 个 /g；侯立华和韩剑等都采用 TaqMan 实时荧光定量方法检测枣疯植原体，各自检测限度分别达 85 拷贝 /μl 和 60 拷贝 /μl，明显高于 SYBR-Green I 方法。其中韩剑的方法能特异性检测枣疯病，可检出的无症带菌最低量为 10^4 个 /g。

王圣洁首次以蛋白延伸因子基因（tuf）为靶标建立检测枣疯病的环介导等温扩增技术（16S rVb-LAMP），该方法具有高效、特异、简便及成本低等优点，很适合在基层推广。该检测体系是 16S rV-B 亚组植原体的特异性检测体系，在 63℃恒温条件下，40 分钟即可以完成枣疯病及同一亚组的槐树丛枝和樱桃致死黄化植原体的检测；与普通 PCR 检测相比，其检测灵敏度提高了 128 倍。

第五节　发病规律

一、传播途径

在自然条件下，病菌通过介体昆虫传播，明确的传病介体为凹缘菱纹叶蝉（Hishmonus sellatus U.）和中华拟菱纹叶蝉（Hishimonoides chinensis A.）（图 28-3，见文末彩插）；叶蝉在病树上刺吸韧皮部取食获毒后，病菌在虫体内循环和增殖后即可传毒，虫体终生带毒。有报道橙带菱纹叶蝉（H. aurifaciales K.）、红闪小叶蝉（Typlilocyba sp.）和片突菱纹叶蝉（H. lamellatus C.）也能传病，但也有报道认为橙带菱纹叶蝉与中华拟菱纹叶蝉是同种异名，而后两种叶蝉及其他种类刺吸性昆虫的传毒能力尚待进一步确证。

无症状、带菌营养体繁殖材料（根蘖苗、砧木、接穗、嫁接苗等）是此病害人为传播的主要途径。砧木带菌可引起无病接穗发病，带菌接穗也会导致健康砧木感染。嫁接传病方式可作为植原体接种和抗病材料筛选的有效手段。其中在待鉴定植株上贴病皮、接病枝方式更接近媒介昆虫自然传病方式,但其潜育期较长;而在重病树砧木上高接被鉴定种质方式接种强度大,可更高效快速地筛选高抗和免疫种质材料。在实验条件下,可通过菟丝子将病害传染至长春花。汁液摩擦、修剪、空气、土壤、流水及种子皆不能传播此病。

二、病害循环

图28-4展示了枣疯病发生关键因子与病害循环。病菌主要在染病枣树、酸枣树体内和越冬叶蝉成虫体内越冬。早期的观点认为枣树休眠期病株的地上部病菌会完全运转至根部越冬,次年再运转至地上部繁殖致病。但后来的越冬病枝水培处理和组织培养后病菌检测结果证实,尚未枯死的部分枝条内有存活植原体;枣疯植原体可以在冬季气温低于−10℃时存活病枝内越冬。

枣园附近的野生酸枣病树也是重要毒源。在凹缘菱纹叶蝉分布区,秋季成虫会迁飞至附近的松、柏等常绿树上越冬,带毒的越冬成虫次年飞回枣树上取食传毒。近些年来,采用分子检测手段发现有些枣疯病发生地区,同时在刺槐、红花槐、黄金槐、软枣、丁香、榆树、苜蓿植物等上检测到16S rV-B同亚组植原体,但是否为同一种植原体尚待传播实验证实。

三、病害发生与流行因素

枣疯病的发生、流行和危害与枣树品种的易感性、带病繁殖材料人为调运、传播介体昆虫种类和发生、枣园环境条件和栽培制度与管理方式等因素都有密切的关系。

(一)品种的易感性是病害暴发流行的关键因子

我国是枣树原产地,枣树品种资源丰富,栽培品种在900个以上。通过田间自然发病调查、人工嫁接接种等抗性鉴定,证明不同枣树品种间的抗性差异明显。在曲泽洲和王永蕙编著的《中国枣树志》(1993)中提及的易感品种有密云小枣、相枣、大致枣、郎枣、猪笼枣、冷枣、湖南沙枣、苦楝枣、

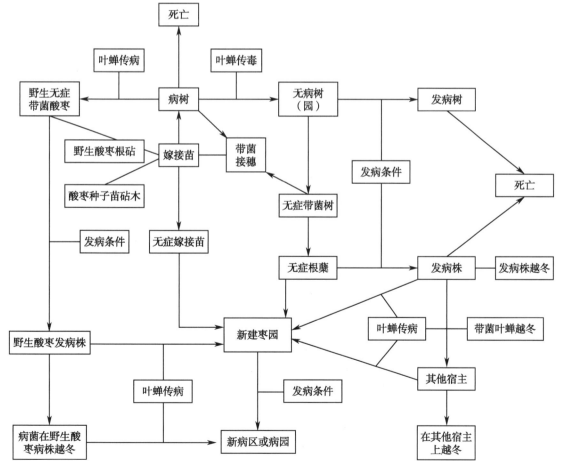

图28-4 枣疯病发生关键因子与病害循环图(田国忠制作)

涪陵鸡蛋枣、菱枣、滋味枣、郎溪牛奶枣、繁昌长枣、金州牛奶枣、歙县马枣、宣城尖枣、骏枣、洛阳夏白枣、保德油枣、端子枣、太谷墩墩枣、耀县吊吊枣等。通过枣园自然发病、嫁接传病等方式鉴定出的易感品种有笨疙瘩枣、河北屯屯枣、砘子枣、永城长红枣、江西甜瓜枣、襄汾崖枣、婆枣、金芒果枣、冬枣、梨枣、赞皇大枣、新郑红 2 号、晋枣、襄汾圆枣、尖枣、金丝小枣、泗洪大枣等，且实验鉴定结果与以往的自然抗性调查结果也基本吻合。值得关注的是许多已经广泛栽培或产业化开发、优质丰产的品种，如冬枣、梨枣、金丝小枣、铃枣、赞皇大枣、扁核酸、灰枣、木枣、婆枣等都属易感种类；有些属于高度感病品种，比如冬枣、梨枣、金丝小枣等。在病区栽植这类单一、高度感病品种，会导致病害暴发流行乃至毁园。

某些品种表现出对枣疯病不同程度的抗病性或耐病性，像杂杂枣、马牙枣、悠悠枣、灵宝大枣、蛤蟆枣、蜂蜜罐、交城甜酸枣等；某些品种则表现为高度抗病品种，如骏枣、壶瓶枣、洪赵小枣、清徐圆枣、秤砣枣等。抗病品种表现为感染后发病迟、症状轻或无症状、后期症状消失、病菌浓度低或检测不到、能够正常开花结果等。在病区栽种抗病和耐病品系能降低病害发病率和严重程度、延缓乃至限制病害的传播、降低病害造成的经济损失。

（二）未经检疫无症带菌繁殖体是病害重要初侵染源

我国多数传统枣树栽培区多用根蘖分株和接穗嫁接繁殖方式，带菌的根蘖苗或接穗不仅会加速果园病害流行，也是病害远距离传播的主要途径，是远离疫区的无病区和新枣区（园）病害发生的最初侵染源与流行主导因子。用高灵敏度的巢式和荧光定量 PCR 技术检测病原在树体内的分布规律，发现丛枝部位植原体的浓度最高，而在病树上未显症的枝条叶片病菌浓度明显降低或未被感染，无症带菌检出比例在 36.4%～50%，病树附近"健康树"的被感染率为 10%～33.3%。将接穗嫁接到无症根蘖苗 4 年后的发病率达 56%，远高于嫁接于不带病的种子苗后的发病率（1%）。

（三）介体叶蝉种类、虫口密度、生活史

传病媒介中华拟菱纹叶蝉分布于我国的北纬 40°43′～32°38′ 区域内，主要分布于河北、河南、山东、山西和辽宁；其宿主范围窄，除已知的枣树和

酸枣外，只在榆树上能繁衍后代，但也能在泡桐、桑树和刺槐上短期取食；以卵在枣树和酸枣枝条上越冬。在山东泰安一年发生 4 代，越冬卵孵化的第 1 代若虫和成虫是当年传播枣疯病的主要媒介。传病昆虫喜聚集在疯树的幼嫩病枝上。

凹缘菱纹叶蝉分布范围更广，在 40°43′～24°44′ 区域内，涵盖了我国从辽宁至广东的大部分地区。该叶蝉食性较杂，喜食枣树、酸枣、芝麻、月季，偶见在大豆、豇豆、绿豆、花生、苹果等植物上取食；秋季成虫迁飞至附近的松、柏树上取食并越冬。带菌越冬成虫春季可直接迁飞到附近枣树上取食传病，因而常出现靠近越冬植株的枣园发病严重的现象。

中华拟菱纹叶蝉一般在田间分布量较小，但传毒效率高（69%），凹缘菱纹叶蝉宿主较为庞杂、田间分布量大但传毒率居次（28.6%）；在中国枣主产区的山东、山西、河南、河北和陕西都有中华拟菱纹叶蝉分布，而在无此种叶蝉的地区，凹缘菱纹叶蝉可能是枣疯病的主要传病昆虫。在病区老重枣园内通过叶蝉传播导致发病率年递增，速度一般为 2%～3%，高者达 4%～7%。韩国研究发现苗木定植后的前 5 年的年发病率增长一直比较稳定，但 6 年后发病进程明显加速。

有研究认为在我国河北沧州金丝小枣产区，枣疯病之所以发生很轻，可能与当地为盐碱化土壤不利于介体叶蝉生活有关。

（四）野生酸枣是植原体重要宿主和传染源

酸枣是栽培中国枣的原生种，适生性强、耐旱、耐盐碱、耐瘠薄，因而在中国分布广泛。而且野生酸枣种类和遗传多样性丰富，部分种源表现出对枣疯病有一定抗性，另一些表现为感病。病害生态调查、传病实验、分子检测鉴定和遗传变异分析皆证实，侵染酸枣的植原体与栽培大枣植原体是能相互传染的相同或不同株系。田国忠等明确野生酸枣疯病与栽培大枣疯病发生和流行的关系，采用随机野外调查、挖根和接穗嫁接法对我国野生酸枣、栽培大枣及大枣接穗嫁接野生酸枣的枣疯病进行了田间调查，并取样检测病菌及比较不同菌株的保守基因序列。结果显示，我国野生酸枣疯病发生范围广，且地区间自然发病率差异很大，在 0～40% 之间；病株呈明显的团簇状分布，团簇通过母株根蘖苗或通过介体昆虫传播到后代

种子苗上。在枣疯病流行区，栽培大枣发病与枣园周围分布的野生酸枣发病程度有关；用感病品系的接穗或带菌接穗嫁接到野生酸枣砧木上易导致嫁接苗发病和病害流行，而采用抗病的壶瓶枣和婆枣抗病品系 JL24 等接穗嫁接野生酸枣则发病率明显下降。

在生产上，以当地野生的酸枣苗作为砧木就地嫁接优良品种枣树接穗的方式，是一种简便且快捷的枣业推广方式，曾在全国许多地区大面积推广。但根据多年推广效果和调研结果推断，曾导致我国许多地区，如安徽省淮南市，河北省唐山市、邯郸市、石家庄市赞皇县，河南省安阳市、焦作市，以及辽宁省凌源市、葫芦岛市等地枣疯病暴发性流行与用大量感病大枣品种接穗就地嫁接酸枣有密切关系。原因涉及以下几个方面：①当地有酸枣疯病发生时，接穗和酸枣砧木同为易感体的情况下，树体极易染病并成为新的传染源，通过介体昆虫迅速传播，病情指数成倍增加；或通过无症带菌酸枣砧木进入感病接穗后而引起接穗发病，在感病接穗中积累的高浓度植原体，又成为进一步传播的毒源；②病原随感病接穗带入酸枣无病区，随着嫁接规模的扩大以及酸枣砧木染病后积累高浓度植原体，病害不断扩展蔓延；③在水肥条件比较差的瘠薄山地或地堰，嫁接苗木营养不良，特别是进入盛果期后，枣树抗病性迅速降低，病害迅速扩展。

（五）枣园环境卫生影响病害发生与流行

病源潜在风险下，一般土壤瘠薄、管理粗放、树势衰弱的低山丘陵枣园发病重；容易滋生媒介昆虫的环境，如杂草丛生，周围有松柏树及间作芝麻的枣园发病重；土壤酸性、石灰质含量低的枣园发病重；周围土壤、水体或空气污染重的地块也发病重。

（六）不合理的栽培管理方式会加重病害的发生与危害

一般在田间管理水平高的平原沙土地、定期使用有机肥、农家肥、复合肥的地块病害轻，而在偏施氮肥、干旱、水涝、短期承包和过度经营、疏于管理或弃管枣园发病重。

第六节 防 治

枣疯病防治的着力点是有效切断病菌的侵染循环，并坚持防重于治和因地制宜原则。从无病种苗和繁殖材料入手，采取措施保护无病区（园）和易感枣树群体，铲除零星病株并隔离新病区；隔绝侵染来源和降低侵染概率；对老重病区，采用抗病和耐病品种、加强水肥和栽培管理、及时防控媒介昆虫、合理修剪和药剂治疗等综合防治措施。刘孟军等曾提出了以"择地筛苗选品种、去幼清衰治成龄、疗轻改重刨极重、综合治理贯始终"的综合治理理念，对病害防控具有原则性指导作用。考虑到我国幅员辽阔、地理气候迥异，而枣树适生性强、自然和栽培区域广泛，枣树遗传背景与栽培品种多样，病害发生程度、发病主导因子和发病规律有差异，需要根据当地的枣树生境和病害发生的特点制定具体的综合防治措施。制定相应的病害防治技术和规范，如河北省和北京市制定和发布的枣疯病防治地方标准，对于指导当地病害的有效防控具有重要意义。

一、无病种苗和繁殖材料获取途径与检疫措施

1. 在无病区发展枣业尽量采用当地种苗或其他繁殖材料，鼓励建立无病苗木繁育基地或采穗圃，杜绝直接从病区调运苗木和繁殖材料。

2. 大规模的苗木采购和新品种引进前，应对种源地进行病害调查和检查检疫合格证明。苗木和繁殖材料的植原体检测可采用巢式和实时荧光 PCR 及 LAMP 检测技术。

3. 苗圃地和采穗圃要与外界隔离，新品种入圃需经待检区隔离 2～3 年并检测无毒后才可入圃，上述过程最好在防虫环境下进行。病区育苗要避免采用重病枣园的繁殖材料。

4. 采用 50℃热水浸泡带菌枣树茎尖材料 10～20 分钟，可脱除材料中植原体。通过温度处理结合组培脱毒技术，用枣树组培苗微茎尖做接穗嫁接到无菌种子苗胚轴砧木上能够获得脱毒苗。经过超低温玻璃化处理后的枣树茎尖叶原基组培与微嫁接结合可脱除组织中的植原体。李云等对脱毒苹果枣组培工场化育苗的成本核算结果显示，年产 50 万株枣树组培苗规模的工厂从组培苗育成容器苗的总成本为每株 0.623 1 元，这些研究可作为枣树和其他树种组培工厂化育苗计算成本、分析经济效益、制订商品苗价格、提高经营管理水平和降低生产成本的参考。

二、无病区枣园管理与病害预防

在主栽枣树为易感品种地区,杜绝将带菌苗木和其他繁殖材料及媒介叶蝉传入该地区至关重要,严格的检疫制度与措施是根本保障。这既包括带病营养繁殖材料,也包括可能的带菌叶蝉的传入。检验出携带病菌及叶蝉的种苗无论有无症状都应立即销毁,不得在当地栽植。若田间出现零星发病株或带菌传病叶蝉传入,应及时清除病株和捕杀介体叶蝉。在拔除病株前为避免病株上带菌叶蝉迁飞至其他健株上传毒,可先用强触杀杀虫剂喷洒病株灭虫,然后再清理病株,较小枣树或根蘖苗可用不透叶蝉的麻袋或防虫网罩病株后再清病株。

在传统的抗病品种分布与栽培区,要注意保护和利用好当地的抗病资源,同时也可适度发展抗病种苗繁育产业,向其他地区供应优质健康种苗、接穗。杜绝从疫区引种,以免传入强毒性株系或因不同株系间基因重组、适应性进化而导致现有品种的抗性衰退与丧失。一旦发现零星病株也应果断采取清除病株毒源的措施。

通过对我国现有尚无枣疯病危害问题的枣树栽培区域的综合考察和调研,也可以从不同侧面总结出更有针对性的枣疯病防控关键环节与经验。据文献报道和实地调查,我国一些枣树栽培区之所以未发生枣疯病或未造成暴发流行,可能有不同的因素或措施在发挥关键作用,值得加以总结和推广应用。在传统的无病区,如河北沧州、山东乐陵金丝小枣产区可能与当地缺乏枣疯病传播媒介及少量病源被及时清除有关;山西交城骏枣产区、太谷壶瓶枣栽培区枣疯病无或很轻可能与品种的抗性强有关;陕西佳县油枣、木枣产区主要是该地区的枣疯病侵染源少或无侵染源;优质冬枣产业发展区,比如河北黄桦、无棣冬枣产区,陕西大荔冬枣产区之所以枣疯病问题较少与当地重视、投入、产业化、标准化精细管理及温棚集约栽培有关;新疆红枣发展新区等的健康发展得力于这些地区外地调运无病苗木、检疫措施得力或引种抗病品种及本地化苗木繁育有关。

三、轻病区枣园的建立与病害防控方案

1. 选择非病区建园,并远离松、柏树林。合理间作,不与芝麻、月季等传病叶蝉嗜食和产卵繁殖的植物间作。尽量选用抗病、优质、适生品种。

2. 把好种苗关,采用脱毒苗或经病菌分子检测检验不携带植原体的繁殖材料。

3. 建议采用酸枣种子归圃育苗;鼓励采用抗病大枣或酸枣作为砧木;慎重开展用野生酸枣做根砧原地嫁接大枣建园。

4. 一旦枣园内发现零星发病株,立刻连根挖除并异地销毁。特别是在未进入结果盛期的幼林、轻病枣园(病株率低于5%),一经发现病株就立即挖除,最好在挖除前全园喷布一次杀虫剂,比如菊酯、吡虫啉、噻嗪酮等,以免病枝上的过多的带菌叶蝉逃逸到健康树上刺吸传毒。若枣园附近有零星的发病枣树或野生酸枣树也应一并彻底清除。控制中华拟菱纹叶蝉传病越冬后的第一代若虫和成虫是防治的关键。在以凹缘菱纹叶蝉为主和附近有松柏树栽植的枣园要及时喷药预防带菌的越冬虫迁飞回枣园传毒。通过连续坚持2~3年清除毒源和媒介叶蝉防治能有效压低发病基数和控制病情。

5. 补栽抗病和耐病品种,或用抗病优质品种接穗高头换接感病品种,丰富枣树遗传多样性,阻止病害流行。

6. 加强水肥管理、增施有机肥和磷钾肥,清除杂草,提高树势和抗病能力;避免增加枣树易感性的环境与栽培措施,比如水涝、干旱、密植等导致的光照不足、传播概率增大,除草剂、整形、提高坐果等植物生长调节剂的过度使用等。

四、老重病(区)枣园(树)综合治理对策

1. 及时清除染病严重的幼树和其萌生的根蘖苗以及发病严重、失去结果价值的成年树和已衰亡的老年病树。

2. 及时修除轻病树上当年新发病枝条,做到小枝发病修除所在的大枝。

3. 补栽抗病或耐病品种,或利用高抗优质的枣树品种接穗或根砧,比如新品种"星光"、骏枣、壶瓶枣等品系,高接改造病树,一般抗病接穗当年秋冬季能正常落叶和越冬,第2年正常萌芽和开花结果,且树体内的病菌浓度大大降低或检测不到。

4. 加强肥水管理、增施有机肥和磷钾肥,清除杂草,适时适量浇水,对土质条件差的枣园要深翻扩穴,并增施有机肥和碱性肥料比如草木灰、羊粪、鸡粪、饼肥等,提高树势和抗病能力。

5. 早期用四环素类药剂输液治疗枣疯病，能够获得确切的疗效，但也认为因持效期、药害、停药后易复发等而应用范围有限。用大体积（700ml）土霉素溶液重力输液法（Macro-injection）治疗效果要好于微量（20ml）压力输液器输液（micro-injection），且药害也轻些，这可能与后者的药剂在病株的分布不均有关。作者也曾在河南濮阳和陕西清涧枣疯病区开展过药剂治疗试验，取得类似的结果，也认为在未有新型药剂突破、抗生素滥用、果品无公害生产规范趋严的情况下，应将药剂治疗的应用范围适当限定，比如，重点对有重要历史、文化、生态价值的古树的保护等。近些年来，刘孟军等研发的祛疯1号（3g/L 盐酸土霉素 +1% 硫酸镁 +2% 柠檬酸）添加了促进叶绿素合成的 Mg 元素和用柠檬酸作为酸化助溶剂可提高抗生素的治疗效果；经过连续多年多点大样本试验，在不同发病程度的成龄病树上的有效率达到 95% 以上，当年治愈率为 80%~85%；特别是经过第二年进一步的巩固治疗，部分康复病树 3 年均未出现病症。

6. 对栽种的已发病严重、产量低、品质差且为感病枣树品种的枣园，可改种其他非植原体感染作物或果树。

（田国忠　王　合　张文鑫）

参 考 文 献

1. Du K, Liu S, Chen Zh, et al. Full genome sequence of jujube mosaic-associated virus, a new member of the family Caulimoviridae. Arch Virol, 2017, 162（10）: 3221-3224.

2. Kamala-Kannan S, Han S S, Lee K J, et al. Association of elm yellows subgroup 16Sr V-B phytoplasma with a disease of *Hovenia dulcis*. J phytopathol, 2011, 159: 171-174.

3. Khan M S, Raj S K, Snehi S K. Natural occurrence of 'Candidatus phytoplasma ziziphi' isolates in two species of jujube trees（Ziziphus spp.）in India. Plant Pathol, 2008, 57: 173.

4. Lee S, Kim C, Cha B. Migration and distribution of graft-inoculated jujube witches' broom phytoplsma with a *Canthanranthus roseus* plant. Plant Pathol J, 2012, 28（2）: 191-196.

5. Li Z N, Zhang L, Man J Y, et al. Detection and identification of elm yellows group phytoplasma（16Sr V）associated with alfalfa witches' broom disease. J Phytopathol, 2012, 160: 311-313.

6. Liu Z, Zhao J, Liu M. Photosynthetic responses to phytoplasma infection in Chinese jujube. Plant Physiol. Biochem, 2016, 105: 12-20.

7. Pandey P K, Singh A B, Nimbalkar M R, et al. A witches'-broom disease of jujube from India. Plant Disease Reporter, 1976, 60（4）: 301-303.

8. Park J I. Production of mycoplasma-free jujube trees through in vitro micrografting. J Korean Forestry Society, 1993, 82（3）: 254-259.

9. Ren Z G, Zhao X Y, Dong Y R, et al. Molecular characterization of phytoplasma associated with *Euonymus bungeanus* witches' broom in China, Forest Pathology, 2017, 47（6）: 1-6.

10. Tian J B, Guo H P, Bertaccini A, et al. Molecular detection of jujube witches' broom phytoplasmas in micropropagated jujube shoots. Hortic Sci, 2000（35）: 1274-1275.

11. Wang J, Song L, Jiao Q. Comparative genome analysis of jujube witches'-broom Phytoplasma, an obligate pathogen that causes jujube witches'-broom disease. BMC Genomics, 2018（19）: 689-690.

12. Wang H, Ye X, Li J, et al. Transcriptome profiling analysis revealed co-regulation of multiple pathways in jujube during infection by 'Candidatus Phytoplasma ziziphi'. Gene, 2018（665）: 82-95.

13. Wang R R, Mou H Q, Guo X X, et al. Cryopresevation for eradication of jujube witches' broom phytoplasma from Chinese jujube（Ziziphus jujube）. Ann Appl Biol, 2015（166）: 218-228.

14. Yu Z C, Cao Y, Zhang Q, et al. 'Candidatus phytoplasma ziziphi' associated with *Sophora japornica* witches' broom disease in China. J Gen Plant Pathol, 2012（78）: 298-300.

15. 李正刚，佘小漫，汤亚飞. 广东枣疯病植原体的鉴定. 植物病理学报，2018，14（41）: 32-34.

16. 刘孟军，赵锦，周俊义. 枣疯病. 北京: 中国农业出版社，2010.

17. 孙淑梅，张风舞，田旭东. 枣疯病的媒介昆虫——凹缘菱纹叶蝉生物学和防治研究. 植物保护学报，1988，15: 173-177.

18. 田国忠，李志清，胡佳续. 我国部分枣树品种（系）的枣疯病抗性鉴定. 林业科技开发，2013，27（3）: 19-25.

19. 田国忠，徐启聪，李永. 野生酸枣疯病与栽培大枣疯病发生的关系. 植物保护学报，2009，36（6）: 529-536.

20. 田国忠，张志善，李志清，等. 我国不同地区枣疯病发生动态和主导因子分析. 林业科学，2002，38（2）: 83-91.

21. 赵锦，刘孟军，周俊义. 抗枣疯病种质资源的筛选与应用. 植物遗传资源学报，2006，7（4）: 398-403.

22. 赵京芬，胡佳续，宋传生. 北京市丰台区主栽枣品种对枣疯病抗性试验. 中国森林病虫，2011，30（3）: 6-9.

23. 张舒怡，张钟，张春梅. 基于转录组水平的枣疯病发病机理研究. 园艺学报，2017，44（7）: 1287-1298.

第二十九章
泡桐丛枝病

第一节 概　述

泡桐丛枝病（Paulownia witches'-Broom，PWB）被划分于翠菊黄化 16S rⅠ组，16S rⅠ-D 亚组。泡桐起源于中国，泡桐丛枝病最早 1880 年发现于日本九州。目前主要分布在河南、河北、山东、山西、安徽、陕西、台湾等省，长江以南湖北、湖南、江西、江苏、浙江、四川等省部分地区也有，以华北平原危害最为严重。日本泡桐丛枝病发生很普遍，韩国也有发生。泡桐属（Paulownia）易感品种有兰考泡桐、楸叶泡桐和毛泡桐等，几乎所有品种都能感病。泡桐丛枝病的危害严重地影响着泡桐生产的发展和立木材积的增长，仅河南省栽植泡桐 4 亿多株，病株率在 40%～70%。每年因丛枝病的危害，减少木材生长量 52.4 万立方米，价值 1 亿多元。通过病害分布及危害性调查得到在泡桐 20 年的整个生长期间，苗圃发病率一般为 5%，丛枝病的感染率随着树龄的增长而增高，6～7 年生大树发病率可达 50%，10 年以上累积发病率达 70% 左右。影响胸高直径生长在 7.5%～17.3% 之间，树高在 5.6%～20.8% 之间，材积在 22.0%～29.2% 之间，植株年龄越小影响生长量越大。目前认为防治的主要年龄阶段是幼树期。

第二节 症　状

泡桐丛枝病是一种侵染性病害，在病树枝、干、根、花果部都表现出症状。常见为丛枝型，即侧芽大量萌发，侧枝丛生，叶片黄而小，状似扫帚，植株矮化（图 29-1，见文末彩插）。幼苗染病是整株发病，幼树常出现在当年新抽出的幼嫩枝干上，较老的植株除全株严重表现症状外，有些病株多年只在一边枝条严重发病，没有扩展到健株一边。另有花变枝叶型，即花瓣变成小叶状，柱头或花柄长成小枝，小枝上腋芽又抽出形成小枝，感病的花蕾变形，有越季开花现象，往往在当年夏季或秋季开花。花变枝叶型及果变枝叶型见于结实多的毛泡桐等品种上，根部须根明显减小，有变色现象。

第三节 病 原 学

泡桐丛枝病的发生原因，过去有生理病、病毒病，又有与真菌炭疽病，疮痂病混同的报道。用电镜观察不同时期大田泡桐丛枝病株和温室内嫁接发病植株叶的超薄切片中，在韧皮部输导组织筛管中发现大量形态、结构相同的泡桐丛枝植原体（Paulownia witches-Broom Phytoplasma，PWBP），圆形或椭圆形，直径为 200～820nm（图 29-2），一

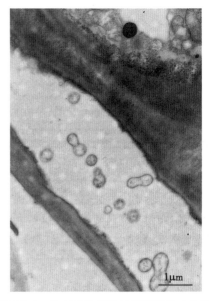

图 29-2　泡桐丛枝病病株筛管细胞内植原体，示芽殖，二分裂形态
（图片来源：金开璇，中国林业科学研究院）

些质粒具有清晰的单位膜，厚度为 10nm，其内部有核糖体蛋白颗粒和脱氧核糖核酸的核质样纤维。同一筛管内有大小粒子，通过筛板孔移动，从而侵染整个植株。丛枝病树上花变枝叶症状经超薄切片亦发现有植原体病原。曾从泡桐感病植物中扩增植原体 16S rRNA 片段及其 RFLP 分析，并进行了分类，发现了泡桐丛枝植原体为翠菊黄化组（aster yellows group），16S rⅠ-D 亚组，与枣植原体有明显区别。在田间有此两种植原体混合感染现象。采用病株组织培养再生苗在室内活体大量繁殖和长期保存泡桐丛枝病植原体，能为深入研究带来极大的方便。

第四节　诊断方法

泡桐丛枝病和枣疯病是我国北方地区最严重的病害，由于植原体至今未能人工培养并完成柯赫氏法则的要求。目前诊断植原体病害的主要依据有电镜技术、传染性试验、抗生素治疗、组织化学技术、血清学技术及病症特点作为参考等。

一、病状特点

植原体病害症状表现主要有丛枝、黄化、花冠变绿、花器不育及畸形带化等，综合植株外部症状，可初步了解病害是否与植原体或类细菌病害有关。

二、电镜观察

应用超薄切片技术证明植原体的存在与病害症状的相关性，在电镜下病株韧皮部筛管细胞内能观察到植原体，而在健株中找不到。还可应用病树韧皮部组织的冰冻断裂制样，用扫描电镜观察筛管中是否存在植原体。

三、传染性试验

通过嫁接、媒介昆虫、菟丝子等进行传染性试验，证明该病有传染性。

四、抗生素治疗

植原体能被四环素类抗生素抑制，利用这一特点对病株进行治疗，来判断是否因植原体致病。

五、组织化学技术

用病、健株组织切片，经各种染料染色，于显微镜或荧光显微镜下观察病组织细微结构的变化，能快速检测到植原体反应的方法，有迪纳氏染色法、苯胺兰染色法、DAPI（4, 6- 二脒基 -2- 苯基吲哚）染色法及间接免疫荧光染色法。

六、血清学技术

应用植物病毒病的研究方法，将感病植物提纯的植原体粒子为抗原，免疫动物产生特异性抗血清，利用特异性抗血清可以诊断带毒的苗木和传病媒介带毒情况等。

七、分子生物学技术检测

应用聚合酶链反应（PCR）、核酸限制性酶谱（RFLP）分析及核酸杂交等技术成为植原体检测、分类和鉴定的重要手段，对泡桐丛枝植原体的 16S rDNA 基因应用 PCR 技术扩增能快速、准确地检测该病原。

第五节　发病规律

一、传病途径

泡桐丛枝病在华北平原泡桐栽植区是一种普遍而且很严重的病害，发病率逐年增高的原因之一是长期采用无性繁殖而传播。用病树或带毒树的根育苗，幼树当年发病或定植 1～2 年后发病。

（一）嫁接传病

用病树皮、病根嫁接于实生苗，半年后实生苗出现典型的丛枝病，用电镜观察发现病株新稍叶脉和叶柄韧皮组织中有大量植原体病原。

（二）昆虫传病

试验证实了烟草盲蝽（*Cyrtopeltis tenuis*）、茶翅蝽[*Halyomorpha halys*（Stål）]、中华拟菱纹叶蝉（*Hishmonoides chinenis Anufriev*）能传播泡桐丛枝病。烟草盲蝽以危害苗木、幼树为主，而茶翅蝽多在农桐间作病树上危害。在室内用吸枣疯病病原的中华拟菱纹叶蝉传播泡桐丛枝病获得成功。在泡桐丛枝病发生严重的华北地区，枣树、槐树常有疯病，泡桐间作或相近地区枣叶蝉可能传播泡桐丛枝病。

（三）菟丝子传病

泡桐丛枝病病原可由南方菟丝子传递到长春花，表现丛枝黄化及花变叶病状。并在感病长春花韧皮部筛管细胞内电镜观察到数量较多植原体，应用长春花大量繁殖、保存泡桐丛枝病植原体病原，为该病病原的提纯、制备抗血清和纯培养等提供了较理想的菌源植物。

二、发病和流行条件

泡桐丛枝病的发生与流行明显受到生态环境、品种与栽培管理措施等多种条件的影响和相互制约。

（一）生态环境的影响

泡桐丛枝病在河南、山东等省发生普遍而严重，南方各省较少或局部发生，这与各地气温、雨量、湿度和土壤类型的差异有关。如从华北平原栽种泡桐的河南省商丘市民权县、山东省济宁市兖州区、山东省菏泽市成武县及山东省荣成市四个地区不同发病程度比较，平均最高气温与发病之间呈正相关，相对湿度、降水量与发病呈负相关。

（二）发病与育苗技术及造林密度的关系

留根苗、平茬苗、埋疙瘩苗发病率均高于当年插根苗。实生苗一般不发病。营造的片林比农桐间作林发病率高。栽植越密，病株率和每年增长也较高。

（三）发病与品种的关系

北方栽种的兰考泡桐、楸叶泡桐发病率较高，南方的白花泡桐、川泡桐和山明泡桐发病率较低。

（四）与媒介昆虫的关系

河南、山东等省泡桐丛枝病发病区，凡是受叶蝉、蛴象危害的苗木发病率均较高。

第六节　防　　治

一、选择和培育抗病品种

泡桐的不同种、杂交种和无性系之间抗病能力有明显差异。南方的白花泡桐、川泡桐较北方的兰考泡桐抗性强。大量杂交种中也表现较高抗性品系，在病区注意挑选抗病无性系苗木。

二、严格实行种苗检疫

保护新区，禁止种植来自病区的种根和苗木。必须从病区引种则应以种子为主。自育苗木，有条件地区，可采用泡桐组培脱毒苗。

三、培育无病苗木

在与病区隔离的地方建立无病良种基地，选择无病树采根或从实生苗根采根繁殖，不育留根苗、平茬苗、埋疙瘩苗。

四、修除病枝

对定植大树，采用春季环剥病枝，夏季修除病枝，合理的环剥可阻止病原在树体内扩散，随着环剥部位上部枝条的枯死，节约了病枝的营养消耗，促进树木的生长；修除病枝，可减少宿主体内病原，以达到防治的目的。

五、药剂、温水处理种根

育苗根采用四环素类抗生素或硼酸钠溶液浸根 12 小时，晾根 2 天后育苗，或用 40～45℃温水浸根 30 分钟，有良好防病效果。

六、加强栽培管理

根据泡桐苗木发病规律应加强苗期、幼树前 3 年的防治，对一年生埋根苗、二年生平茬苗和移栽后发病严重的植株均应及早铲除。还应适时防治叶蝉、蛴象等昆虫以减少病原的传播。在成片栽植时，以营造混交林为好。

（林彩丽　范国强）

───────── 参 考 文 献 ─────────

1. Cao Y，Sun G，Zhai X，et al. Genomic insights into the fast growth of paulownias and the formation of Paulownia witches' broom. Molecular Plant，2021，14（10）：1668-1682.

2. Fan G，Cao X，Niu S，et al. Transcriptome，microRNA，and degradome analyses of the gene expression of Paulownia with phytoplamsa. BMC Genomics，2015，16（4），896.

3. Lin C，zhou T，Li H，et al. Molecular characterisation of two plasmids from paulownia witches'-broom

phytoplasma and detection of a plasmid-encoded protein in infected plants. European Journal of Plant Pathology, 2009, 123(3), 321-330.

4. Liu R, Dong Y, Fan G, et al. Discovery of Genes Related to Witches Broom Disease in Paulownia tomentosa × Paulownia fortunei by a De Novo Assembled Transcriptome. PLoS ONE, 2013, 8(11): e80238.

5. Mou H, Lu J, Zhu S, et al. Transcriptomic analysis of Paulownia Infected by paulownia witches'-broom phytoplasma. PLoS ONE, 2013. 8(10): e77217.

6. 李永, 田国忠, 朴春根, 等. 我国几种植物植原体的快速分子鉴别与鉴定的研究. 植物病理学报, 2005, 35(4): 293-299.

7. 蔡红, 杨根华, 孔宝华, 等. 应用分子生物学方法检测植原体研究进展. 云南农业大学学报, 2002, 17(2): 188-190.

8. 邱并生, 李横虹, 史春霖, 等. 我国20种感病植物中扩增植原体16S rDNA片段及其RFLP分析. 林业科学, 1998, 34(6): 67.

9. 李江山, 金开璇, 汪跃, 等. 用PCR扩增16S rDNA检测泡桐组培苗丛枝病类菌原体. 林业科学研究, 1996, 32(6): 110.

10. 林木兰, 张春立, 杨继红, 等. 用核酸杂交技术检测泡桐丛枝病类菌体. 科学通报, 1994, 39(4): 376-379.

11. 张春立, 林木兰, 胡勤学, 等. 泡桐丛枝病类菌体DNA的分子克隆与序列分析. 植物学报, 1994, 36(4): 278-282.

12. 金开璇, 田国忠, 汪跃, 等. 组织化学技术快速检测泡桐丛枝病研究. 植物病理学报, 1989, 19(3): 185-188.

13. 金开璇. 泡桐丛枝病类菌原体(MLO)病原传染长春花研究初报. 林业科学研究, 1988, 1(1): 106-108.

14. 王利美, 邓敏捷, 张艳芳, 等. 泡桐丛枝病相关microRNAs测序及其靶基因预测. 森林与环境学报, 2021, 41(2): 180-187.

第三十章
小麦蓝矮病

第一节 概　述

小麦蓝矮病（wheat blue dwarf，WBD）是我国小麦（Triticum aestivum L.）生产上的一种重要病害。早在 20 世纪 50 年代，该病首次在陕西报道，其后扩展到甘肃陇南、陇东、宁夏和山西等地。该病在陕西已先后大规模发生过 10 余次，1957 年此病在甘肃天水、武都和平凉三个地区大规模发生，发病面积达 283.4 万亩，造成小麦损失 1.15 亿公斤，1967 年受灾面积就达到 135.4 万亩，绝收 43 万亩，小麦损失达 5 000 万公斤。该病害由 WBD 植原体侵染引起，经条沙叶蝉（Psammotettix striatus）传播危害。20 世纪 90 年代以来，随着小麦间作套种和麦草覆盖面积扩大，为传播介体提供了有利的越冬场所，造成介体越冬基数增加，使该病害逐渐扩展到黄河中下游干旱区，周期性发生，危害严重。WBD 已经成为西北干旱麦区的一个重要病害。由于目前对该植原体病害的介体传播专化性与病原 - 介体识别相互作用分子机制还不清楚，导致病害随介体暴发迁飞大范围传播，引起大面积流行危害。

第二节 症　状

WBD 是小麦上一种重要的植原体病害，目前仅在我国有报道，严重威胁我国西北地区小麦生产。WBD 的症状早在 3 月初就可以在田间表现，感病小麦植株表现为不同程度的叶片黄化和卷曲以及整个植株的矮化。有时一些发病严重的小麦植株分蘖会明显减少，甚至不分蘖。之后感病小麦植株症状进一步加剧，在 3 月底至 4 月初，有时会有一些绿色或蓝绿色的条形区域随着小麦叶片

的黄化出现。到 4 月中旬，这些条形区域会逐步变黄，最后造成整个小麦叶片的黄化（图 30-1，见文末彩插）。同时可以发现感病的小麦植株严重矮化，其高度大概只有健康小麦的 1/3～1/2。之后健康的小麦开始孕穗、抽穗和开花。而感病的小麦抽穗较少，严重的甚至不抽穗；即使有些感病小麦能够正常的抽穗，但不会正常开花；绝大部分感病麦穗不结籽粒，即使有其籽粒也发育不良，比健康的籽粒小且空秕。

第三节 病　原　学

一、形态特征与分类地位

WBD 病株叶片组织经超薄切片电镜观察，在韧皮部筛管细胞中充满了典型植原体，其形态主要为圆形和椭圆形，菌体长为 80～150nm，双层单位膜清晰可见，厚度为 7～8nm，而在健株韧皮部筛管细胞中未发现植原体。对接种传毒实验证明的带毒条沙叶蝉和无毒条沙叶蝉，在解剖镜下剥取其附唾液腺和后肠组织进行超薄切片电镜观察，结果发现，在带毒虫体的后肠组织中可见植原体，而无毒虫体则无植原体（图 30-2）。该植原体属于 16S r I 组 C 亚组。

二、WBD 植原体基因组结构

WBD 植原体基因组草图大小为 611 462bp，共编码 525 个蛋白，编码构成 Sec 分泌系统（secreted system）的 SecA、SecE 和 SecY 蛋白，在细胞膜上形成一个蛋白输出的通道。植原体膜 Sec 分泌系统直接将分泌蛋白分泌到胞外的宿主细胞质中发挥作用。在编码的 37 个分泌蛋白中，分泌蛋白 SWP1 引起宿主丛枝症状，SWP11 激发子调控宿主

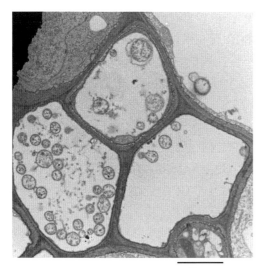

2μm

图 30-2　感染小麦蓝矮病植原体的小麦叶片组织超微结构观察

防御反应。对 WBD 植原体基因组所编码基因的分析明确了 WBD 植原体的代谢途径。WBD 植原体拥有 DNA 复制、转录、翻译和蛋白的转移等基本的代谢途径，缺失了蛋白质和脂类的生物合成、氧化磷酸化、ATP 合酶、磷酸戊糖和三羧酸循环等许多重要的代谢途径。WBD 植原体的基因组编码了许多转运蛋白，可以从宿主细胞中吸收氨基酸、无机盐离子和糖类等物质。另外，WBD 植原体有 3 个质粒 pWBD1、pWBD2 和 pWBD3，它们的长度分别为 3 449bp、3 844bp 和 3 601bp，共编码 15 个蛋白。定量分析表明 pWBD2 质粒在感染 WBD 植原体植物中的拷贝数最高，而且其根部含量要明显高于叶片和花的含量。

三、代谢途径

基于 WBD 植原体编码的蛋白序列，采用 KAAS 对 WBD 编码的代谢途径进行预测。和其他已公布基因组的植原体类似，WBD 植原体也同样缺失许多代谢途径，这说明 WBD 植原体的自身代谢能力已经高度退化。

（一）糖代谢

WBD 植原体基因组中没有编码 ATP 合酶的基因，这说明 WBD 植原体的 ATP 来源可能有两种情况：吸收外源的 ATP 或者依靠糖酵解产生 ATP。目前在植原体中没有发现从外界转运 ATP 的机制，但是发现了糖酵解途径相关的酶。

WBD 基因组编码 13 个参与糖酵解和糖异生相关的蛋白。这些蛋白的氨基酸序列有明显的 16S r 组的特异性。这些蛋白的氨基酸序列在 WBD 与不同组的植原体（*Candidatus* P. mali 和 *Ca.* P. australiense）之间的一致性不超过 85.8%，平均值为 54.79%；在 WBD 与同组的植原体（OY-M 和 AY-WB）之间的一致性介于 89.2% 和 97.9% 之间，平均值为 94.49%。在 WBD 与同组的植原体之间，编码这些蛋白的基因有着不同的排列方式。WBD 基因组和 OY-M 基因组中，编码这 13 个蛋白的基因排列顺序正好是相反的。在 WBD 基因组和 AY-WB 基因组中，只有 *lpd*、*aceF*、*acoB* 和 *acoA* 这 4 个基因的排列顺序是相反的。

尽管许多参与糖酵解的酶的基因都可以在 WBD 基因组中找到，但是植原体是如何获得糖酵解所需的糖类也是另外一个需要考虑的问题。在一些其他的细菌中存在蔗糖磷酸转移系统，这一系统可以将胞外的蔗糖转移到胞内，同时将其磷酸化，作为糖酵解的原料，而这一系统也并未在 WBD 基因组中发现。在 WBD 基因组和其他植原体基因组中发现了麦芽糖的 ABC 转运系统，这一系统可以将胞外的蔗糖、麦芽糖和海藻糖转运到胞内，提供糖酵解的糖类。但在 WBD 基因组和其他植原体的基因组中，尚未发现编码催化葡萄糖磷酸化成为 6- 磷酸葡萄糖的己糖激酶基因。除了蔗糖外，苹果酸也是 WBD 植原体潜在的碳源，为 WBD 植原体提供 ATP。WBD 植原体基因组可编码 1 个以苹果酸为底物催化生成丙酮酸的酶及 4 个可催化丙酮酸生成乙酰辅酶 A 的酶，另外还可编码 1 个以乙酰磷酸为底物生成乙酸盐，同时产生 ATP 的酶。尽管 WBD 植原体没有编码能够催化乙酰辅酶 A 形成乙酰磷酸的酶，但是 WBD 植原体中含有 *pduL* 基因，它编码 1 个可以使丙酰辅酶 A 形成丙酰磷酸的蛋白酶，该蛋白酶可能在植原体中能够催化乙酰辅酶 A 形成乙酰磷酸。与糖酵解途径相比，这条途径更可能是植原体 ATP 产生的通用途径，因为糖酵解途径中只有以三磷酸甘油醛为底物催化生成丙酮酸这一过程中才会产生 ATP，而在 *Candidatus* P. mali 并没有发现编码催化这些反应的酶基因。

（二）脂肪酸代谢

和其他植原体一样，WBD 植原体脂肪酸代谢是不完整的，WBD 基因组中只有 8 个基因编码的蛋白参与了甘油酯和甘油磷脂代谢。

（三）蛋白代谢

WBD 植原体的蛋白代谢途径也是不完整的，缺乏大量的参与必需氨基酸合成酶的基因。在 WBD 基因组中只有 8 个与氨基酸代谢相关的基因，这些基因参与丙氨酸、天冬氨酸、谷氨酸、丝氨酸、苏氨酸、缬氨酸、亮氨酸、异亮氨酸和赖氨酸的代谢。

（四）其他物质代谢

WBD 基因组还编码一些蛋白参与了硫胺素、烟酸盐、烟碱、泛酸盐、辅酶 A、硫辛酸和叶酸的代谢。与 OY-M 相比，WBD 基因组缺少了编码维生素 B_6 代谢的相关基因。在 OY-M 基因组中，有 4 个参与叶酸生物合成的基因：*folK*、*folP*、*folA* 和 *folC*，而在 WBD 基因组中，则缺少了 *folC* 基因。

第四节　诊断方法

一、电镜超微结构观察

取感病和健康小麦的叶片，切成小块。经 4% 戊二醛及 1% 锇酸双重固定，丙酮逐级脱水，环氧丙烷置换，Epon812 渗透包埋，用 LKB-2188 型超薄切片机切片，经饱和醋酸双氧铀和柠檬酸铅双重染色后，在 JEM-1200EXII 型透射电镜下观察。WBD 病害小麦组织经超薄切片电镜观察，在韧皮部筛管细胞中充满了典型植原体，其形态主要为圆形和椭圆形，菌体长为 80～150nm，双层单位膜清晰可见，厚度为 7～8nm。

二、PCR 扩增技术诊断

WBD 植原体属于植原体属 16Sr I-C 组。利用直接 PCR 扩增和巢式 PCR 可对 WBD 植原体进行检测。

直接 PCR 扩增（directed-PCR）：根据植原体 16S rDNA 序列设计的引物对 R16mF2/R16mR1 进行扩增。引物序列如下：

R16mF2: 5′-CATGCAAGCGAACGGA-3′

R16mR1: 5′-CTTAACCCCAATCATCGAC-3′

PCR 反应条件：94℃预处理 3 分钟，变性温度 94℃，复性温度 52℃，延伸温度 72℃，共 30 次循环。其中前 5 个循环变性 1 分钟，复性 1 分钟，延伸 2 分钟；后 25 个循环变性 30 秒，复性 1 分钟，延伸 2 分钟，最后 72℃延伸 10 分钟。

巢式 PCR 扩增（nested-PCR）引物序列如下：

R16F2: 5′-ACGACTGCTAAGACTGG-3′

R16R2: 5′-GCGGTGTGTACAAACCCCG-3′

PCR 反应模板：将 1μl 直接 PCR 产物稀释 50 倍后，取 1μl 作为模板。

PCR 反应体系与条件同直接 PCR 扩增。

第五节　发病规律

WBD 植原体由条沙叶蝉传播危害。将经卵孵化的无毒的条沙叶蝉成虫和若虫移至小麦病株饲毒 5～6 天，转接于健康的三叶期小麦（*T. aestivum* L.）和其他植物上，传毒 15 天，在防虫状态下 45～50 天后观察发病情况。接种小麦叶片首先出现褪绿斑点，后呈黄绿相间的条纹症状，接着植株生长缓慢矮化，叶片变宽变硬。接种翠菊（*Callistephus chinensis* Nees）、长春花（*Catharanthus roseus* GDon）、三叶草（*Trifolium repens* L）、谷子（*Panicum milaiceum*）、冬牧（*Secale cereale*）、白菜（*Brassica oleracea* var.*capitata*）后，均可发病。

第六节　防治

WBD 的防治采取预防为主，防治结合的方针。根据 WBD 的病原及其发生特性，防治 WBD 主要有以下措施：

一、种植抗病品种

抗病品种的推广应用成为防治 WBD 的有效途径。生产上选用抗病品种，如小偃 22 等。

二、控制初侵染源

要清除田间地头带毒杂草，田间零星病株出现时，及时拔除病株，控制初侵染源。春季，要及时喷施药物控制病害蔓延。

三、切断传播途径

WBD 由介体条沙叶蝉传播，喷施 10% 的吡虫啉可湿性粉剂等杀虫剂，控制条沙叶蝉，避免介体传播病害，能有效预防 WBD 的流行。

（吴云峰）

参 考 文 献

1. 顾沛雯，安凤秋，杨栋，等. 小麦蓝矮病植原体 16S rDNA 基因片段的比较分析. 植物病理学报，2005，35（5）：403-411.
2. 顾沛雯，吴云锋，安凤秋. 小麦蓝矮植原体寄主范围的鉴定及 RFLP 分析. 植物病理学报，2007，37，390-397.
3. Chen W, Li Y, Wang Q, et al, Comparative genome analysis of wheat blue dwarf phytoplasma, an obligate pathogen that causes wheat blue dwarf disease in China. PLoS One, 2014, 9（5）：e96436.
4. Li Y, Chen W, Wang Q, et al. Assessment of reference genes for quantitative real-time PCR gene expression normalization in periwinkle during Wheat Blue Dwarf phytoplasma infection. Australasian Plant Pathology, 2014, 43：477-485.
5. Wang N, Li Y, Chen W, et al, Identification of wheat blue dwarf phytoplasma effectors targeting plant proliferation and defense responses. Plant Pathology, 2018, 67, 603-609.
6. Wang N, Yang H Z, Yin Z Y, et al, Phytoplasma effector SWP1 induces witches' broom symptom by destabilizing the TCP transcription factor BRANCHED1.Molecular plant pathology, 2018, 19（12）：2623-2634.
7. Wu Y F, Hao X A, Li Z N, et al. Identification of the *Phytoplasma* associated with wheat blue dwarf disease in China. Plant Disease, 2010, 94（8）：977-985.
8. Zhao L, Chen Y J, Yang W, et al, Polysaccharide-peptide induced virus resistance depends on Ca^{2+} influx by increasing the salicylic acid content and up-regulating the LRR gene in *Arabidopsis thaliana*. Molecular Plant-Microbe Interactions. MPMI, 2018, 319（5）：516-524.

第三十一章
槟榔黄化病

第一节 概　　述

槟榔黄化病（arecanut yellow leaf disease，AYLD）是槟榔种植的一种毁灭性病害。该病在中国海南、印度、斯里兰卡等部分槟榔种植区危害严重，已给各槟榔发病地区造成巨大的经济损失和环境危害。印度学者 Varghese 在其著作《椰子病害》中最早描述此黄化病。1914 年，在印度的喀拉拉邦、马哈拉施特拉邦、泰米尔纳德邦以及卡纳塔克邦的部分地区首次发现该病害。1949 年，印度喀拉拉邦中部几个地区发生槟榔黄化病，至 20 世纪 60 年代，该病已经遍及整个喀拉拉邦。1987 年，该病在印度 Sullia 和 Dakshina Kannada 地区流行，发病 3 年后槟榔产量降低了 50%。目前，该病已扩展至印度其他槟榔种植区，给印度槟榔产业造成了巨大损失。在我国，槟榔黄化病于 1981 年在海南省屯昌县首次发现，发病面积约为 100 亩。槟榔黄化病通常发病率为 10%～30%，重病区高达 90% 左右，由于槟榔黄化病造成槟榔果减产率达到 70%～80%，严重时甚至绝产。槟榔黄化病已成为中国槟榔生产上的头号威胁。为了保护当地的槟榔产业，部分市县采取了各种防病、控病措施，对大面积染病槟榔进行了砍伐，如三亚市政府 2009 年专门拨款用于槟榔黄化病病株的铲除工作，给予农民经济补贴。

第二节 症　　状

在印度，槟榔黄化病发病初期心叶上出现直径为 1～2mm 的半透明斑点，在未展开的叶片上产生与叶脉平行的褐色坏死条纹；叶片自叶尖开始黄化，并逐渐扩展到整叶，黄化部分与正常绿色组织的界限明显，槟榔黄化病的典型症状是在叶脉部位有清晰的绿色带，缺素等引起的黄化叶片没有明显的界限，可根据此症状将黄化病与生理性黄化区分开来。槟榔黄化病的叶片短小、变硬，呈束状，叶片皱缩，最后完全脱落；节间缩短，树干缩小，花序停止发育；病树茎干松脆，输导组织变黑碎裂，侧根少，根尖褐色并逐渐腐烂；果实开始脱落，核仁褐色，不宜食用。

在我国，根据症状将槟榔黄化病分为黄化型和束顶型两种类型。黄化型黄化病在发病初期，植株下层 2～3 片叶叶尖部分首先出现黄化，花穗短小，无法正常展开。结有少量变黑的果实，不能食用，常提前脱落。随后黄化症状逐年加重，逐步发展到整株叶片黄化，干旱季节黄化症状更为明显。整株叶片无法正常展开，腋芽水渍状，暗黑色，基部有浅褐色夹心。感病植株常在顶部叶片变黄 1 年后枯死，大部分感病株开始表现黄化症状后 5～7 年内枯顶死亡。束顶型槟榔黄化病的病株树冠顶部叶片明显变小，萎缩呈束顶状，节间缩短，花穗枯萎不能结果；叶片硬而短，部分叶片皱缩畸形，大部分感病株表现症状后 5 年内枯顶死亡，槟榔黄化病典型症状如图 31-1（文末彩插）所示。

第三节 病　原　学

槟榔黄化病的病原体为槟榔黄化植原体（arecanut yellow leaf Phytoplasma，AYLP）。印度学者 Manimekalai 等的研究结果表明印度的槟榔黄化病植原体属于 16S rXI 组，其 *16S rRNA* 基因序列与甘蔗白叶病植原体和椰子枯萎病植原体序列相似性达 99%，而与中国的槟榔黄化植原体序列相似性仅为 91%。我国对槟榔黄化病的研究始于 20

世纪 80 年代初。1986 年，俞浩等对万宁、屯昌等地进行调查后认为槟榔黄化病是由于缺钾引起的，但在屯昌药材场的染病槟榔园追施钾肥后未见症状减轻，且病害仍继续不断蔓延。1995 年，金开璇等通过电镜观察发现，在患黄化病的槟榔薄壁细胞和韧皮部筛管细胞内存在类细菌和类菌原体，而健康植株中没有类细菌及类菌原体，从而初步认为槟榔黄化病是由类细菌及类菌原体复合侵染引起的一种新病害。2001 年，罗大全等进行了电镜观察和四环素类抗生素注射实验，发现在病株的叶脉、叶鞘基部幼嫩花苞组织内的筛管细胞和伴胞部位均存在植原体颗粒；同时，抗生素注射后病株病情可不同程度地受到抑制，从而指出植原体是引起海南槟榔黄化病的一种病原。车海彦等根据 *16S rRNA* 基因序列将我国槟榔黄化植原体归为 16S r I-G 亚组，周亚奎等在我国槟榔黄化病发病组织中检测到 16S r I-B 亚组植原体。于少帅等在发病槟榔的叶片、花穗和心叶等组织部位中均检测到植原体，序列分析表明我国槟榔黄化植原体在分类上属于 16S r I-B 亚组。但截至目前，未发现两种及以上植原体混合侵染引起病害的情况。

第四节　诊 断 方 法

一、PCR 扩增技术诊断

对 *16S rRNA* 基因序列 PCR 扩增测序和遗传变异分析，我国槟榔黄化病由 16S r I 组植原体引起。利用巢式 PCR 和实时荧光 PCR、环介导等温扩增和微滴式数字 PCR 等方法可对槟榔黄化病植原体进行检测。

PCR 通用引物 R16mF2: 5′-CATGCAAGTCG-AACGGA-3′；

R16mR1: 5′-CTTAACCCCAATCATCGAC-3′；

巢式 PCR 引物 R16F2n: 5′-ACGACTGCTAA-GACTGG-3′；

R16R2: 5′-GCGGTGTGTACAAACCCCG-3′。

实时荧光 PCR 的引物及探针：

上游引物 PbLF: 5′-GCGAAGGCGGCTTGCT-3′；

下游引物 PbLR: 5′-TTTGCTCCCCACGCTTTC-3′；

探针序列 bFprobe: 5′-FAM-CTTTACTGACG-CTGAGGCA-MGBNFQ-3′。

实时荧光 PCR 具有灵敏度高、省时、自动化程度高等特点。

环介导等温 PCR 的引物组：

正向外引物 16SrDNA-F3-2: 5′-GCATGGTTG-TCGTCAGCT-3′；

反向外引物 16SrDNA-B3-2: 5′-GCCAAAAA-CTTGCGCTTCA-3′；

正向内引物 16SrDNA-FIP-2: 5′-GGCAGTC-TTGCTAAAGTCCCCACGATGTTGGGTTAAGT-CCCGC-3′；

反向内引物 16SrDNA-BIP-2: 5′-ACGACGT-CAAATCATCATGCCCCGCTACCCTTTGTAAC-AGCCAT-3′；

正向环引物 16SrDNA-LF-2: 5′-AATAAGGG-TTGCGCTCGTT-3′；

反向环引物 16SrDNA-LB-2: 5′-ATGACCTG-GGCTACAAACGT-3′。

建立的针对槟榔黄化植原体的环介导等温 PCR 扩增技术操作简便、快捷，检测反应 40min 内可完成，适用于该病害田间诊断与推广应用。

微滴式数字 PCR 的引物及探针：

上游引物 Atf: 5′-AAATTTATACGAAACAA-ACCGCATTTA-3′；

下游引物 Atr: 5′-ACGTGAGCATAGTGACG-TTTTTC-3′；

探针序列 AtProbe: 5′-VIC-AGCAGCTATTA-CCCAAGTTTTGTCTAC-BHQ1-3′。

建立的针对槟榔黄化植原体的微滴式数字 PCR 检测灵敏度可达 0.07copies/μl，与现有槟榔黄化植原体检测技术相比，该技术灵敏度提高了约 1 000 倍。

二、电镜诊断

将患槟榔黄化病的槟榔植株组织制成超薄切片，在透射电镜和扫描电镜下均可以观察到韧皮部筛管组织中存在许多各种形状的植原体，而在健康植株组织则不存在。电镜结果显示槟榔黄化植原体分布于筛管壁附近，呈球形、卵圆形或长芽状，直径 250～500nm。

三、血清学诊断

Rajeev 等利用琼脂双扩散、酶联免疫吸附试验进行槟榔黄化病检测研究。将病株组织进行密度梯度离心获得纯化植原体，然后将这些纯化后的植原体注射兔子获得多克隆抗体，进而开展双向免疫扩散试验（agar gel double diffusion）和酶联免疫吸附试验（enzyme linked immunosorbent assay，ELISA）。结果显示培养 48 小时后，在抗原（来自病株）和植原体特异的抗体间可以看到一条清晰的沉淀线，实验还发现只有未稀释的抗血清实验效果最好。但是，ELISA 显示 1：10 稀释的抗原和 1：400 稀释的植原体特异抗体均可检测到植原体，健康植株和病株的吸收值相差 43.5 倍。这表明制备的抗血清能区分健康植株和染病植株，该结果还显示 ELISA 法可以有效地诊断槟榔黄化病植原体。

四、抗生素试验诊断

植原体对青霉素不敏感，但对四环素十分敏感。研究表明，四环素可以减缓或抑制槟榔黄化病的发病程度。因此，常用植原体的这一特性作为诊断植原体病害的一种方法。

第五节 发 病 规 律

一、国内槟榔黄化病暴发的原因分析

我国海南槟榔黄化病的暴发、危害原因是多方面的，既与槟榔产业迅速扩展有关，又与当时科研水平以及人们对该病认识不足以及未引起政府部门足够重视有关。1981 年在海南省屯昌发现槟榔黄化，当时仅有局部小面积槟榔发病。由于槟榔果实价格较高且槟榔具有耐贫瘠、省工、易管等特点，广受农民欢迎。1983 年开始海南各地槟榔种植发展加快，1985 年种植面积为 4.97 万亩，1987 年种植面积超过 10 万亩，1995 年后发展速度更快，每年新种面积均在 2.4 万亩左右。2013 年，海南槟榔种植面积达到 130 万亩。随着槟榔种植面积的迅速扩大，大量的种子、种苗从我国当时槟榔品种最优良的屯昌县药材场引向屯昌、琼海、万宁、陵水等地区，再向三亚、定安等市（县）输送扩展，槟榔黄化病也随之在各槟榔种植地区扩展，并逐渐成为海南槟榔产业的最大威胁。

二、槟榔黄化病的发生规律

槟榔黄化病可危害槟榔的各龄植株。在干旱季节开始时，槟榔黄化病的黄化症状会有隐退现象。同时，槟榔黄化病在我国不同种植区发生情况具有差异性且与地形和树龄有关。周亚奎等对三亚、陵水、万宁、屯昌等 6 个市县的黄化病发生情况进行的调查表明 6 个市县平均发病率为 23.81%，其中危害最严重的地区为陵水，达到了 37.81%，发病率较低的是琼中地区，平均发病率 15.02%，其他地区的发病率也在 20% 左右。10 年树龄以下的槟榔发病率较低，其次是 10～20 龄的，超过 20 龄的发病率较高，陵水地区的发病率超过 50%。按坡地、平地和低洼地 3 种地形划分，平地槟榔发病率最低，其次是低洼地；坡地发病率最高，达到 30.47%。随着发病年限的延长，槟榔产量迅速下降，大多数槟榔园在感病 3 年以后，产量很低，部分植株已不能结果或果实没有食用价值。生长 10 年的槟榔产量下降最明显，也容易死亡，树龄较大的植株在发病初期产量下降较慢，2 年以后也迅速下降，最终不能结果。

三、槟榔黄化病的传播

槟榔等棕榈科植物不能嫁接，因此，槟榔黄化植原体及其病害的传播扩散仅有种苗带毒传播和媒介昆虫传播两种方式。Ponnamma 等通过电子显微镜在印度槟榔园中的常见昆虫甘蔗斑袖蜡蝉的唾液腺中观察到了植原体的存在，用该虫接种槟榔幼苗 21～32 个月后，槟榔表现出典型的黄化症状。由此表明甘蔗斑袖蜡蝉是印度槟榔黄化病的媒介传播昆虫。在我国，槟榔黄化植原体的传播媒介昆虫尚未明确，有待进一步研究。

第六节 防 治

一、检疫措施

加强检疫，切断病源传播。严禁从疫区引进槟榔种子种苗，禁止从印度疫区引进种质材料，若用于抗病育种目的则需经过严格检疫，并切实做好种子种苗温热去毒措施。积极开展疫情普查，完善疫情上报机制。

二、农业措施

加强田间管理,提高植株的抗耐病能力是控制黄化病中非常重要的一个环节。目前,槟榔黄化病的防治尚无有效的化学和生物药剂,因此通过加强水肥管理,提高槟榔植株的抗性显得尤为重要。应尽快改变过去槟榔种植中粗放的管理模式,重视水肥管理,施足基肥,及时追肥,提高树体的抗病能力。多施磷肥可以延迟黄化病的发生并显著提高产量;在施氮、磷、钾肥的同时辅施含锌、硼和镁的肥料也可减少病害发生;土壤施用氮、磷、钾肥、石灰和硫酸锌可显著地缓解叶部黄化症状;叶面喷施镁和锰可以减轻黄化症状。虽然目前 AYLD 无法治愈,但通过改良营养条件、改善水分供应可提高患病槟榔园的产量并在一定程度上缓解病情。此外,在海南发生的槟榔黄化病存在明显的发病中心。因此,在无病区一旦发现有零星植株发病,应尽快砍除、深埋或烧毁。对于疫区发生槟榔黄化病且植株结果能力显著下降的槟榔园,应全园更新。

三、控制媒介昆虫

植原体病害通常通过媒介昆虫进行近距离传播,更为重要的是一些带毒媒介昆虫常在苗圃中取食幼苗的汁液从而将植原体接种到健康的种苗上,一旦人为引种带毒种苗将使得病害扩散显著加快。因此,媒介昆虫的控制尤为重要。在印度,槟榔黄化病可通过甘蔗斑袖蜡蝉进行传播。在我国海南槟榔、椰子和油棕上发现了该虫,尽管尚未证实该虫与我国的黄化病有关,但可采取在槟榔抽生新叶期间及时喷施氰戊菊酯、溴氰菊酯等拟除虫菊酯类农药杀灭甘蔗斑袖蜡蝉及其他刺吸式口器潜在媒介昆虫的措施,从而延缓病害蔓延。

四、抗生素治疗

罗大全等用有效浓度为 1g/ml 的盐酸四环素和有效浓度为 112mg/ml 的土霉素衍生物盐酸多西环素处理染病幼苗和成龄植株,每株注射药液3ml,3 个月注射 1 次,共注射 5 次,以不注射任何药物的病株为对照,每次注射后第 3 个月进行病情观察。结果发现在第 1 次注射 3 个月后,病株心叶均能正常抽出,而对照病株不抽叶。在第 2 次注射3 个月后(即第 6 个月)病株黄叶减少,病情减轻。

第 3 次注射后第 3 个月观察(即第 9 个月),注射药物的病株均能开花结果,而对照病株从新叶至老叶全株黄化,植株生长缓慢,不能开花。实验还发现,注射盐酸四环素的病株生长势较注射盐酸多西环素的好些,但差异不太明显。

（于少帅　唐庆华　覃伟权　宋薇薇）

---参　考　文　献---

1. Khandige S B, Patel G I, Bavappa K V A. Preliminary observations on the yellow leaf disease of arecanut palm. Arecanut Journal, 1957, 8: 61-62.
2. Manimekalai R, Sathish K R, Soumya V P, et al. Molecular detection of Phytoplasma associated with yellow leaf disease in areca palms (*Areca catechu*) in India. Plant Disease, 2010, 94(11): 1376-1376.
3. Nayar R. Etiological agent of the yellow leaf disease of *Areca catechu* L. Plant Disease, 1971, 55: 170-171.
4. Ponnamma K N, Rajeev G, Solomon J J. Detection of mycoplasma-like organisms in *Proutista moesta* (Westwood) a putative vector of yellow leaf disease of arecanut. Journal of Plantation Crops, 1991, 19(11): 63-65.
5. Rajeev G, Prakash V R, Mayil V M, et al. Microscopic and polyclonal antibody-based detection of yellow leaf disease of arecanut (*Areca catechu* L.). Archives of Phytopathology and Plant Protection, 2011, 44(11): 1093-1104.
6. Yu S S, Che H Y, Wang S J, et al. Rapid and efficient detection of 16SrⅠ group areca palm yellow leaf Phytoplasma in China by loop-mediated isothermal amplification. The Plant Pathology Journal, 2020, 36(5): 459-467.
7. 车海彦, 吴翠婷, 符瑞益, 等. 海南槟榔黄化病病原物的分子鉴定. 热带作物学报, 2010, 31(1): 83-87.
8. 金开璇, 孙福生, 陈慕容, 等. 槟榔黄化病的病原的研究初报. 林业科学, 1995(6): 556-558.
9. 罗大全, 陈慕容, 叶沙冰, 等. 海南槟榔黄化病的病原鉴定研究. 热带作物学报, 2001, 22(2): 43-46.
10. 罗大全, 陈慕容, 叶沙冰, 等. 多聚酶链式反应检测海南槟榔黄化病. 热带农业科学, 2002, 22(6): 13-16.
11. 俞浩. 海南岛槟榔"黄化病"问题调查报告. 热带作物研究, 1986(3): 45-49.
12. 周亚奎, 甘炳春, 张争, 等. 利用巢式 PCR 对海南槟榔 (*Areca catechu* L) 黄化病的初步检测. 中国农学通报, 2010, 26(22): 381-384.
13. 周亚奎, 战晴晴, 杨新全, 等. 海南槟榔黄化病发生及对产量的影响调查. 中国森林病虫, 2014, 33(2): 24-25.
14. 于少帅, 宋薇薇, 覃伟权. 海南槟榔黄化植原体分子检测及其系统发育关系研究. 热带作物学报, 2021, 42(11): 3066-3072.

第三十二章
重阳木丛枝病

第一节 概 述

重阳木丛枝病（*Bischofia Polycarpa* Witches'-Broom，BiWB）主要分布在我国东部、中部和南部省份，如上海、江苏、浙江、安徽、江西、湖北、湖南、广西等省市发生较为普遍，在安徽、江西和浙江的一些地区危害严重，成为重阳木栽植的主要病害。据报道，1982 年，安徽农业大学校园内重阳木丛枝病发病率达 50%；江西赣州市绿化树重阳木因丛枝病危害严重，全部砍伐改种其他树种；江西南昌至靖安，高安至宜丰的公路旁，200 多公里的重阳木成片发生丛枝，病株率一般为 20%～30%，严重地段发病率达 80% 以上；浙江台州某些地段，发病率高达 100%。2000 年后的调查发现，在江苏南京、徐州、泗洪、福建南平、河南郑州、商丘、江西南昌等城区和郊区的绿地、公园及道路两旁的成年大树和新移栽树上都有发生与危害。目前，尚未见国外关于此病害的报道。

第二节 症 状

感病重阳木通常因树龄不同症状略有差异，发病的大树常在新枝顶端、腋芽处大量萌发簇生小枝，树干和老枝上的不定芽也发生丛枝；枝条节间变短发脆，叶序紊乱，叶片小而薄，明脉；叶片、叶柄常呈淡紫色，偶有黄色；大树发病后树势变弱，病情逐年加重，病枝或整株逐渐枯死。发生在 3～5 年生平茬萌蘖条上的丛枝病，常常全株发病，叶序十分紊乱，病枝叶呈红紫色；1～3 年生幼树感病较重，病叶多呈紫红色。未出圃的 1～2 年生幼苗通常不发病。

第三节 病 原 学

重阳木丛枝病的病原体为重阳木丛枝植原体。早在 1980 年，我国学者金开璇等和陈永萱等分别通过电镜观察到重阳木韧皮部筛管中的植原体细胞，病原呈球形、椭圆形、哑铃形等多形性，直径为 200～800nm，有典型的三层膜结构，膜厚 10nm 左右，有时可看到出芽生殖现象。

1998 年邱并生等对我国发生的 20 种感病植物中扩增植原体的 16S rDNA 片段及其 RFLP 分析认为，重阳木丛枝病植原体应划为三叶草簇生组（16S rⅥ）。2007 年，赖帆等对 BiWB 植原体的分子鉴定开展了详细的研究，基于 1 529bp 的 16S rDNA 序列的相似性分析表明，重阳木丛枝植原体与榆树黄化组（elm yellows-16S rⅤ）植原体的序列相似性为 98.82%～99.32%，与 16S rⅥ、Ⅶ、Ⅷ 组植原体的相似性为 86.9%～97.0%，与 16S r 其他组植原体的相似性低于 95%。61 种植原体 16S rDNA 构建的进化树中，BiWB 与 16S rⅤ 的所有成员聚为一个大的分支；在该分支内，分别来自安徽 BiWB-AH、浙江 BiWB-ZJ、江西 BiWB-JX 三个株系区别于 16S rⅤ组的其他亚组而单独聚为一个小的分支，是一种不同于其他亚组的新的植原体，进一步对序列进行的虚拟 RFLP 分析，可将其鉴定为一个新的亚组，即 16S rⅤ-H 亚组。目前，在 NCBI 中登录的植原体基因序列中，以 16S rDNA 序列居多，还有部分植原体的 23S rDNA、IRS、*rp*、*tuf* 等基因序列。基于有限的 *rp*、*tuf*、IRS 基因序列的相似性分析和构建的进化树，BiWB 都表现出与其他植原体较大的差异，这和基于 16S rDNA 序列相似性以及进化树的结果相吻合，从多基因角度证明了 BiWB 区别于 16S rⅤ 其他亚组植原体。

根据 IRPCM（2004）植原体 / 螺原体工作小组提出的植原体候选种的描述规则，由于其与 16S rV 组的同源性在 98.3%～99.1% 之间，所以暂时被划为该组的株系之一。同组内已有 4 个候选种被命名（*Candidatus* Phytoplasma ziziphi，*Candidatus* P. ulmi，*Candidatus* P. rubi，*Candidatus* P. balanitae）。从系统发育比较来看，BiWB 植原体更接近 B 亚组的 *Candidatus* P. ziziphi，但由于 BiWB 属于单独的新亚组 H，成为已鉴定的该组中 9 个亚组之一；且仅发生在我国的部分地区，与枣疯病的发生存在生态隔离，传病介体昆虫种类可能也不同，所以存在被划分和命名为新的候选种的可能性。

为了长期保存染病菌株，可以通过组织培养带菌病枝，发病组培苗表现典型丛枝症状，且也出现红叶症状。

第四节 诊 断 方 法

重阳木丛枝病是重阳木种植中危害最严重的病害。目前对该病害的诊断方法主要有症状诊断、传病实验、组织化学技术检测、电镜观察、分子生物学技术检测与鉴定等。

一、症状诊断

在田间，可对重阳木丛枝病进行初步症状诊断，该病害症状表现为小叶、叶片黄化或变红色、节间缩短、侧芽丛生和丛枝等，重阳木出现这些症状，可初步怀疑植原体侵染。

二、传病实验

植原体可以通过嫁接、媒介昆虫、菟丝子等进行传毒，目前已有利用菟丝子对重阳木丛枝病进行传毒的报道。1987—1989 年，金开璇以重阳木丛枝病株为接种源，南方菟丝子实生蔓为媒介，长春花、重阳木实生健康苗为供试植物进行了传病实验，传毒后，健康的长春花表现出丛枝、叶片黄化细小、顶部叶片簇生等症状。以菟丝子为媒介，利用发病的长春花对健康重阳木实生苗进行回接试验，重阳木表现出丛枝、黄化和叶片变小等症状。在传毒发病的长春花和回接发病的重阳木韧皮部电镜切片中都观察到了植原体细胞。

三、组织化学检测

用病、健株组织切片，经 DAPI 染色，通过荧光显微镜观察，茎段、叶脉等横切片的韧皮部呈现斑点状荧光，纵切片中筛管细胞内呈现间隔（筛板）的条带状荧光，而健康组织切片韧皮部无特异性荧光，可推断有植原体侵染。赖帆等通过该方法检测了重阳木丛枝植原体。

四、电镜观察

电子显微镜技术是检测有无植原体侵染非常直观的手段。在电镜下，病株韧皮部筛管内可观察到植原体细胞，而健康植株筛管中无植原体细胞。电镜检测若发现韧皮部植原体细胞无细胞壁、三层膜结构以及出芽增殖等特征，可断定为植原体侵染。

五、分子生物学技术检测与鉴定

赖帆利用植原体通用引物 P1/P7、P23S5F3/A23S3R3、fTufu/rTufu、rp（v）F1/rpR1、rp（v）F2/rpR1、FolF1/FolR1 分别扩增了 BiWB 植原体的 16S rDNA、23S rDNA、*rp*、*tuf*、*folP*、*folK* 等基因的部分片段并测序，基于 *16S rDNA*、*rp*、*tuf* 基因序列和进化树分析对 BiWB 植原体进行了鉴定，明确了 BiWB 植原体的分类地位。而且所鉴定出的属于 16S rV 组的植原体是引起我国重阳木丛枝病的主要病原或优势菌群。未发现其他组植原体感染的现象，也未鉴定出过去报道的三叶草簇生组（16S rVI）植原体的存在。

重阳木组织中多含有对 PCR 有抑制作用的物质，在提取 DNA 时去除叶肉、只留叶脉和将 DNA 比常规方法稀释 5～10 倍作为模板进行 PCR 能有效提高 PCR 扩增效果。而当检测重阳木丛枝组织培养苗时，体内的抑制物质降低，DNA 不需要稀释也能出阳性结果。

王圣洁用针对枣疯植原体设计的 JWBII 环介导等温扩增引物组可以用于检测重阳木丛枝及同组内 B 亚组的枣疯病等植原体，而且管芯片技术（array tube）也能用于该病的诊断。

第五节 发 病 规 律

迄今，关于重阳木丛枝病发病规律的研究很

少。于勇根等在重阳木主要病虫害发生规律及综合防治技术研究中对重阳木丛枝病发病规律进行了简单描述，认为病原菌入侵宿主后有长期潜育现象，一般可达 2～15 个月；病原菌在宿主体内呈季节性运动，秋季随树液流动到韧皮部并向根部回流，累积在根部越冬，翌年初春，随树液流动回升；病枝、叶浸出液以摩擦、注射等方法接种均不发病；不同地理、立地及生态环境条件与该病的发生蔓延关系密切，病害的发生有一定的地域性，高海拔地区往往较轻；依靠昆虫取食、南方菟丝子、带病种苗等方式传播。从某些地区新建公园、绿地刚移栽的中幼龄重阳木发病状况来看，带病的移栽苗木是重要的病菌初侵染来源。迄今只证明该病菌能够通过菟丝子人工传染长春花，并表现典型症状，但是否存在其他感病的草本和木本宿主尚不得而知。

从重阳木适生范围和病害的发生地区来看，重阳木丛枝病发生区与我国发生严重且同属于 16S rⅤ组的枣疯病植原体发生区域有一定重叠，但枣树分布和枣疯病发生严重地区以北方为主，而重阳木丛枝在黄河至长江流域及以南地区更普遍，在病害田间调查中较少发现两种病害同时发生的状况。就传播的介体而言，枣疯病可由两种叶蝉传播，曾推测本病可能的媒介昆虫有烟草盲蝽、茶翅蝽、叶蝉等，但并未见详细的研究数据支撑。而枣疯病植原体和重阳木丛枝植原体属于不同的亚组，二者互相传染的可能性比较小。

第六节　防　治

由于对该病害发生发展规律和病害防治的研究报道有限，迫切需要加强系统的防控技术与综合防治对策研究。根据这类病害普遍的发生特点，重阳木丛枝病的一般防治措施有培育无病苗木、四环素药剂防治、控制媒介及病树处理等措施，春季树液流动前环剥树皮，秋季树液回流前修除病枝等。今后需要加强病菌专化性分子检测技术研发，提高检测准确性和灵敏度，实施对种苗的检验和检疫，避免将发病和检测带菌营养繁殖材料作为绿化苗木移栽定植，杜绝病菌随种苗调运传播至无病区。弄清该病害传播媒介昆虫种类和传病特性，控制病害的自然传播。

（宋传生　田国忠）

———————— 参 考 文 献 ————————

1. 金开璇，汪跃. 重阳木丛枝病类菌原体（MLO）传染长春花的研究. 林业科学，1993，29（1）：96-96，98.
2. 于永根，钟潮亮，张春桃. 重阳木主要病害发生规律及综合防治技术研究. 宁夏农林科技，2011，51（01）：22-24.
3. 程伯如，罗晋灶. 江西植物类菌原体［MLO］病害简报. 江西植保，1989，1：15-17.
4. 陈永萱，叶旭东. 重阳木（*Bischofia javanica* Bl.）丛枝病的电镜诊断. 南京农业大学学报，1986，2：126.
5. 金开璇. 中国发生的木本植物类菌原体（MLO）病害. 林业科技通讯，1992，7：21-24.
6. 金开璇，高志和，徐红. 重阳木丛枝病中发现类菌原体（MLO）. 林业科技通讯，1983，10：19-19.
7. 邱并生，李横虹，史春霖. 从我国 20 种感病植物中扩增植原体 16S rDNA 片段及其 RFLP 分析. 林业科学，1998，34（6）：67-73.
8. Lai F，Song C S，Ren Z G，et al. Molecular characterization of a new member of the 16SrⅤ group of Phytoplasma associated with *Bischofia polycarpa*（Levl.）Airy Shaw witches'-broom disease in China by a multiple gene-based analysis. Australasian Plant Pathology，2014，43：557-569.
9. Bertaccini A，Lee I M. *Phytoplasmas*：An Update// Govind Pratap R，Assunta B，Nicola F，et al. Liefting：*Phytoplasmas*：Plant Pathogenic Bacteria - I Characterisation and Epidemiology of Phytoplasma-Associated Diseases. Singapore：Springer Nature Singapore Pte Ltd，2018：1-29.

第三十三章
樱桃致死黄化病

第一节 概　述

1980 年前后，四川省西昌市有百年樱桃种植历史的樟木乡发生樱桃（中国樱桃，*Prunus pseudocerasus* L.）毁灭性病害，病害一般从个别枝条开始发生，迅速遍及全株，具有新生枝条丛枝、叶片黄化等症状。从 1983—1987 年，病害迅速发展，病株率上升到 60%，死株率达 12%，樱桃年产量从 1984 年的 20 吨降至 1987 年的 1 吨。1988 年，整个果园近于毁灭，采用各种施药施肥措施均无效。值得注意的是，果园内桃树、李树也有类似症状，有的出现丛枝，有的死亡。类似症状的病害在四川省其他地区也陆续发生。1992 年，朱水芳等在对该病病原研究的报道中，将其命名为樱桃致死黄化病（cherry lethal yellow，CLY），通过电镜技术及四环素治疗试验确定病原为类菌原体（MLO）。同年，我国金开璇报道的中国木本植物类菌原体、类细菌（BLO）病害名录中记载了 1980 年前后发现于山东、四川的樱桃丛枝病，宿主为中国樱桃，病原为类菌原体。

随后，我国又有多例樱桃植原体病害的报道，病害主要分布在四川、山东两省，侵染中国樱桃和欧洲甜樱桃（*Prunus avium* L.），多数植原体的 16S rDNA 也被测序。1996 年，陶玲珠、李横虹等分别报道了北京郊区、北京中以示范农场引自以色列的欧洲甜樱桃嫁接苗发生带化病（cherry fasciated disease，CFD）；经多次调查发现，樱桃带化病病株率达 3%，呈现典型的侵染性病害发病特点；一株发病苗周围几株樱桃同时发病，在发病扁茎和叶柄的电镜切片中观察到了植原体细胞，经 PCR 检测及 PCR 产物的 RFLP 分析，初步判断病原为 16S

rⅦ-A 亚组植原体。据以色列来华专家介绍，此病在以色列就有发生，但未见以色列方面的文献报道。2011 年，Gao 等报道了山东烟台甜樱桃花变绿植原体病害（cherry virescence，ChV-YT）。2012 年，郑晓慧等报道了四川冕宁县中国樱桃花变绿病（ChV-MN），该病也由植原体侵染导致，自 2009 年发现樱桃花变绿症状，随后发病面积逐渐扩大，严重的年份发病率可达 10%~40%，给冕宁县樱桃产业造成了潜在威胁。2014 年，王甲威等报道了植原体导致的山东泰安、临沂等地的甜樱桃丛枝病（sweet cherry witches'-broom，SCWB），病害虽然处于发生初期，尚未大规模暴发，但在个别果园发病率高达 40%。

在国外，欧洲甜樱桃和酸樱桃（*Prunus cerasus* L.）的植原体病害发生更加普遍和严重，迄今，美国、加拿大、立陶宛、捷克、意大利、匈牙利、波兰、保加利亚、斯洛文尼亚和伊朗等国均有报道。

比较发现，我国的樱桃植原体病害在病害名称、主要症状和病原等方面存在很多差异。由于依据重要病状对植原体病害命名，这给我们分析国内不同地区的樱桃植原体病害带来较大困扰。在国内，有些病害名称相同，但病原植原体差异较大，有些病害名称不同，但病原植原体差异较小。而在国外的很多报道中，研究者并未给樱桃植原体病害确定特定的名称，而是描述为植原体侵染樱桃或樱桃植原体病害。为了方便与我国四川西昌的樱桃致死黄化病区分，有学者从病害名称、主要症状、宿主、病害分布和病原分类地位等方面对国内外报道的樱桃植原体病害与樱桃致死黄化病进行了比较和总结（表 33-1），并针对发生在我国的樱桃致死黄化等植原体病害的症状、病原等方面做较为详细的介绍。

表 33-1　国内外樱桃植原体病害信息一览表

病名缩写	疾病	宿主	16Sr 分组	序列登录号	病害分布	参考文献
—	樱桃丛枝病	中国樱桃	—	—	中国山东、四川	金开璇, 1992
CLY	樱桃致死黄化病	中国樱桃	16 SrⅤ-B	AY197659	中国四川	Zhu et al, 1998
ChV-YT	樱桃花变绿病	甜樱桃	16SrⅠ-S	HQ148153	中国山东	Gao et al, 2011
ChV-MN	樱桃花变绿病	中国樱桃	16 SrⅤ-B	JN607240	中国四川	郑晓慧等, 2012
SCWB	甜樱桃丛枝病	甜樱桃	16 SrⅤ-B	—	中国山东	王甲威等, 2014
CX	樱桃 X 病	甜樱桃	16SrⅢ	—	美国	Uyemoto and Luhn, 2006
ChBL	樱桃束叶病	酸樱桃	16SrⅠ-C	—	立陶宛克莱佩达	Jomantiene et al, 2011
ChD	樱桃衰退病	酸樱桃	16SrⅢ-T	FJ231728	立陶宛考纳斯	Valiunas et al, 2009
ChP	樱桃增生病	甜樱桃	16SrⅠ-B	FJ231729	立陶宛考纳斯	Valiunas et al, 2009
CherLL	樱桃小叶病	甜樱桃	16SrⅠ	AY034089	立陶宛	NCBI
	甜樱桃植原体病	酸樱桃	16SrⅩ-B		捷克波西米亚	Ludvíková et al, 2011
	甜樱桃植原体病	甜樱桃	16SrⅠ-B、Ⅲ、Ⅴ-B、Ⅹ-B、Ⅹ-C、Ⅻ-A、ⅩⅢ、Ⅻ-A		意大利	Paltrinieri et al, 2001
	甜樱桃植原体病	甜樱桃	16SrⅫ-A		保加利亚	Avramov et al, 2011
SC-D365-04	甜樱桃植原体病	甜樱桃	16SrⅩ-A	EF025917	斯洛文尼亚西南部	Mehle et al, 2006
PCh7	甜樱桃植原体病	甜樱桃	16SrⅠ	FJ204397	伊朗中部	Zirak et al, 2010
PCh8	甜樱桃植原体病 e	甜樱桃	16SrⅡ	FJ204398	伊朗中部	Zirak et al, 2010
SwC-Kord	甜樱桃植原体病	甜樱桃	16SrⅩ	HM149263	波兰罗兹省	Cieślińska et al, 2011
SwC-Reg	甜樱桃植原体病	甜樱桃	16SrⅩ	HM149266	波兰罗兹省	Cieślińska et al, 2011
ChD	樱桃衰退病	樱桃（种不详）	16SrⅢ-A		意大利维诺拉	Landi et al, 2007
CCX	苦樱桃 X 病	苦樱桃	16SrⅢ		美国纽约	Gundersen et al, 1996
CCW	苦樱桃 X 病	苦樱桃	16SrⅢ		美国南达科他州	Gundersen et al, 1996
	酸樱桃植原体病	酸樱桃	16Sr I-B、Ⅹ-B		捷克	Navrátil et al, 2001
	甜樱桃植原体病	甜樱桃	16Sr I-B、Ⅹ-A、Ⅹ-B		捷克	Navrátil et al, 2001
	酸樱桃植原体病	酸樱桃	16Sr I-B、Ⅹ-B		匈牙利	Varga et al, 2001

注:—. 无; 空白格表示内容不详。

第二节　症　状

四川西昌 CLY（图 33-1，见文末彩插）、ChV-MN 的症状为：初期病树叶片黄化，春季出芽晚，新生枝条丛枝；花瓣变为绿色，落花，不结果或结果小而少，僵果，不能成熟，颜色一直为黄色或部分变成紫色，果实无味或苦涩；秋季病树提早落叶，植株幼芽明显矮化，很快死亡；大树在发病三四年后，枝条枯死，严重时全株枯死。

山东 ChV-YT 的症状为白色花瓣呈浅绿色，而其他花完全呈绿色，有些花瓣变成叶状；这些花变绿症状仅发生在一些枝条上，而相邻的其他枝条花色正常；很多病枝不结果。

发生在山东泰安和临沂樱桃丛枝病的症状为：幼树和成龄树上均有发生，症状与泡桐丛枝病类似，多表现为局部发病；在发病部位，枝条顶端优势减弱，侧芽大量萌发，枝条节间缩短，形成丛枝；叶片发育受阻，变小、卷曲、失绿，病树丛枝部位失去结实能力，其他部位开花时出现花变绿现象。

第三节　病　原　学

CLY 最早被怀疑是病毒侵染引起的，但几个研究小组经过多年努力都未能分离到病毒。

1986—1989 年，朱水芳等利用电镜技术在樱桃病树筛管细胞中观察到球状、哑铃状、椭圆形的细胞，大小为（132～321）×（168～520）nm，无细胞壁，具有典型的双层膜，细胞质较为均一，没有真核细胞具有的细胞核和细胞器。这些细胞结构只在有症状的樱桃叶脉中被发现，在导管和其他维管束细胞中未被发现，在无症状的樱桃叶脉维管束细胞中也未被找到。通过抗生素治疗试验发现，四环素治疗的樱桃致死黄化病株表现出明显的治疗效果，病情指数显著下降，而青霉素对该病害无治疗效果。综合电镜和抗生素治疗试验，认为该病由类菌原体侵染导致。

随后的 1995—1996 年，朱水芳、Lee 等通过 PCR 扩增我国 CLY 植原体 16S rDNA 和 rp 基因、序列测定与系统进化分析、rp 基因扩增产物 RFLP 分析、染色体 DNA 杂交和血清学比较等系统地研究了 CLY 病原，发现 CLY 是当时国际上从未报道过的新植原体。rp 基因扩增产物经 AluI、MseI 和 HpaII 酶切的 RFLP 显示，CLY、JWB、榆树黄化（elm yellows，EY）的三种酶切图谱都非常相似，而与樱桃 X 病（cherry X-disease，CX）酶切图谱差异很大，表明 CLY 与 JWB、EY 的关系较近，与 CX 关系很远；16S rDNA 的进化树显示，CLY、JWB、EY 聚为一个大的分支，在该分支内，CLY 与 JWB 单独聚为一小分支，EY 和其他植原体聚为另一小分支，而 CX 距离 CLY、JWB、EY 很远，这也表明 CLY 与 JWB 的亲缘关系比 EY 更近，CLY 和 CX 的关系非常远。序列相似性分析结果显示，CLY 与 JWB、EY、CX 相似性分别为 99%（仅两个核苷酸差异）、98%、92%，同样表明 CLY 与 JWB 关系最近，EY 次之，都属于同一 16S r 组植原体，与 CX 最远，属不同组的植原体；利用美国 Chen 提供的樱桃 X 病类菌原体抗血清反应结果判断，CLY 与美国樱桃 X 病不相关。依据上述试验结果，CLY 被划入 16S rV-B（rp-B）亚组。郑晓慧将 ChV-MN 植原体同归入 16SrV-B 亚组；王甲威将山东泰安和临沂的 SCWB 植原体也鉴定为 16S rV-B 亚组。

对于我国其他已报道的樱桃植原体病害，研究人员依据 16S rDNA 片段 RFLP 或计算机软件模拟 RFLP、16S rDNA 序列相似性、16S rDNA 进化树、rp 基因 RFLP 等，鉴定并明确了各植原体的分类地位。李横虹等将北京中以示范农场 CFD 植原体归入 16S rⅦ-A 亚组，由于病苗是从以色列引进，且来华的以色列专家表示该病在以色列就有发生，以及我国之前无 16S rⅦ组植原体病害分布的研究报道，该植原体应该是随进口苗传入我国的；而 Gao 等将 ChV-YT 植原体划为翠菊黄化组一个新的亚组，即 16S rⅠ-S 亚组。

相比于中国的樱桃多由 16S rV-B 亚组植原体引起，国外樱桃植原体的多样性非常丰富，在 16S rⅠ、Ⅱ、Ⅲ、V、X、Ⅻ、ⅩⅢ组都有分布。在美国，樱桃 X 病属于西方 X 病的范畴，樱桃 X 病植原体和桃树 X 病（peach X-disease）、桃树黄化叶卷病（peach yellow leaf roll，PYLR）植原体高度同源，都隶属西方 X 病植原体组（X-disease group），即 16S rⅢ组；在欧洲，樱桃衰退病（cherry decline）与苹果丛生病（apple proliferation，AT）、欧洲核果黄化病（European stone fruit yellows，PPER）、梨衰退病（pear decline，PD）植原体关系很近，同属于苹果丛生植原体组，即 16S rX组，欧洲国家调查欧洲核果黄化病时，也通常将樱桃、苹果、梨、李等核果类果树一并调查研究。

为了进一步分析和比较我国 CLY、ChV-YT、ChV-MN、CBWB、CFD 以及国内外重要病害植原体之间的关系和差异，宋传生等构建了 1 171bp 的 16S rDNA 进化树（图 33-2），分析了 16S rDNA 序列相似性，但一些文献中报道的樱桃植原体 16S rDNA 未被测序或序列未被公布，如 CFD、CBWB 等株系缺失。在系统进化树中，我国的 ChV-MN、CLY、JWB 聚为一支，即 16S rV-B 亚组，ChV-MN 与 CLY、JWB 的关系最近，序列相似性分别为 99.52% 和 99.60%，分别有 6、5 个碱基差异；CLY 与 JWB 序列相似性为 99.87%，有 2 个碱基差异。我国 ChV-YT 隶属 16SrⅠ组，与我国分布广、发病重的 16S rⅠ组泡桐丛枝病（PaWB）等植原体同组。在国外，有多个樱桃植原体分布在 16S rⅠ组，如 ChP、CherLL、Cherry XVI.12、PCh8 植原体。非常值得关注的问题是，如何确认这些植原体的亲缘关系以及 ChV-YT 是由我国 PaWB 植原体变异而来还是由引进外国樱桃苗带入我国的。对 ChV-YT、PaWB、ChP、CherLL、Cherry XVI.12、PCh8 的 16S rDNA 序列相似性分析发现，ChV-YT 与我国

PaWB-PY、波兰 Cherry XVI.12 序列相似性最高，都为 99.5%，由于缺少 ChV-YT、PaWB-PY、Cherry XVI.12 等植原体更多基因序列信息，现在尚难以

判断山东烟台发生的 ChV-YT 植原体传播与进化来源。

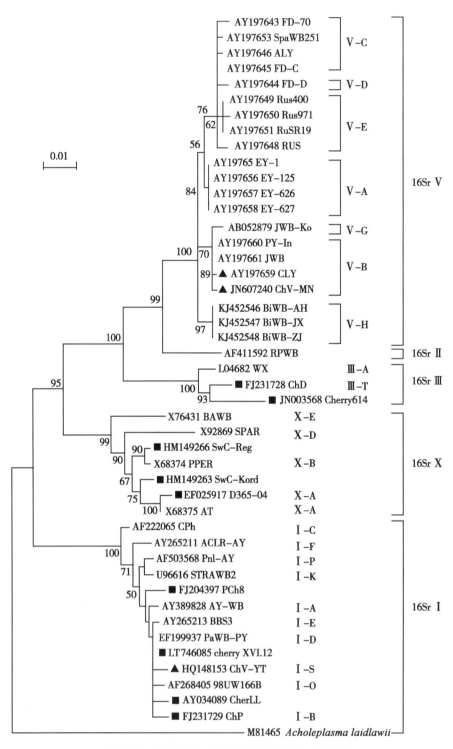

图 33-2 基于 16S rDNA 序列构建的系统进化树
▲表示分布在我国的樱桃植原体，■表示分布于国外的樱桃植原体

第四节　诊 断 方 法

对于樱桃致死黄化等樱桃植原体病害，可从症状诊断、传染性试验、组织化学检测、电镜观察、分子生物学技术检测与鉴定等方面开展。

樱桃出现黄化、丛枝、小叶、花变绿和花变叶等症状，可初步怀疑由植原体侵染导致。植物病害症状是病原、宿主和环境三者相互作用后的外在表现，因此，植原体不同、宿主樱桃的种或品种不同都会导致樱桃植原体病害症状的差异。北京中以示范农场引进的以色列甜樱桃发生带化病，其区别于我国其他地方发生的樱桃植原体病害的不同病状为新梢顶端变扁呈现弯曲带状。我国四川、山东等地樱桃植原体病害大部分属于16S rV-B 亚组，而 CFD 植原体为 16S rⅦ-A 亚组，带化症状是否因病原差异引起值得研究。另外 CFD 也会表现出与其他植原体症状相似的枝顶簇状小枝、小叶等。比较我国发生的樱桃植原体病害 CLY、ChV-YT、ChV-MN、SCWB 的病状发现，这些樱桃植原体病害都表现为局部发病、小叶、节间变短、丛枝、花变绿、严重者枯死等典型植原体病害特征，但不同的病害之间的病状存在差异。

嫁接传毒可进一步确认是否为侵染性病害。有学者在诊断樱桃花变绿病（ChV-YT）时，将带病接穗嫁接到健康甜樱桃品种红灯上，两年后红灯樱桃出现花变绿症状；也有研究发现将 CLY 接穗嫁接到健康樱桃植株上，虽然接穗没有成活，但砧木接口下部新发的枝条节间缩短、叶片变小，并通过 PCR 检测到了 CLY 植原体。

电镜技术是检测植原体的直观、有力手段，朱水芳等和李横虹等分别利用电镜技术观察到了 CLY 和 CFD 植原体。

目前，PCR 等分子生物学技术是诊断植原体病害的最常用手段。朱水芳针对 CLY、JWB 植原体设计了特异的 PCR 引物 CJF/R1。植原体通用引物 P1/P7、R16mF2/R16mR1、R16F2/R16R2 等都可用于 CLY、CFD、ChV-YT、ChV-MN、CBWB 等植原体的检测。为了进一步鉴定植原体的种类可以通过测定 16S rDNA 序列，然后用 iPhyClassifier 在线植原体分类鉴定平台与在线数据库参考菌株序列进行比对鉴定归类。除

了通用引物，国内外检测不同樱桃植原体病害的 PCR 引物有些具有差异。林彩丽等根据已报道植原体的 16S rDNA 序列，设计合成了扩增片段为 317bp 的实时荧光定量 PCR 引物（R16SnF：5'-GGTCTTTACTGACGCTGA-3'/R16SnR：5'-CTGACGACAACCATGCAC-3'）和特异性探针（5'FAM-TCGGGGCAACTCGGTACTGAAGT-ECLIPSE3'）进行实时荧光定量 PCR，可用于樱桃致死黄化植原体检测和含量测定。利用此引物和探针对嫁接 CLY 接穗的樱桃树不同部位、田间采集的 CLY 病害样品及 CLY 组培苗进行了植原体检测和定量测定，发现嫁接部位附近新发叶片 CLY 植原体载量最高，CLY 组培苗次之，田间采集的 CLY 样品最低。

第五节　发 病 规 律

目前，国内对于樱桃植原体病害的发生流行规律研究较少。该病主要分布在我国的四川西昌、冕宁，山东泰安、临沂、烟台等樱桃栽培地区。1980 年前后，四川樱桃致死黄化病发病非常严重，一般从个别枝条开始发病，并迅速遍及全株，发病 3~4 年后全株枯死，病原还可侵染桃树、李树；而山东多地报道的樱桃植原体病害多为零星发病，没有造成大面积传播。

樱桃植原体主要通过嫁接、媒介昆虫等方式传播。国内学者通过嫁接方式，可将接穗中的植原体传播到健康砧木中。目前，关于樱桃植原体病害的昆虫媒介种类研究报道很少。刘庆忠研究组对山东甜樱桃丛枝病调查发现，取食甜樱桃叶片的叶蝉主要为桃一点叶蝉（*erythroneura sudra*），其体内携带的植原体与甜樱桃丛枝植原体一致，推测桃一点叶蝉是甜樱桃丛枝植原体的主要媒介昆虫。

第六节　防　　治

樱桃植原体病害防治应当遵循以防为主、防治结合的原则，从加强检验检疫、化学控制、培育抗病品种、加强栽培管理等方面进行综合防治。

酸樱桃和甜樱桃原产欧洲和亚洲西部，我国栽植的甜樱桃和酸樱桃均为国外引进。樱桃植原

体病害在美洲和欧洲分布较为广泛，因此，我国应加强入境检疫检验，特别要加强对桃 X 和苹果丛生植原体等危险性进境检疫对象的检疫，防止带毒樱桃苗或带菌媒介昆虫入境、在我国樱桃及核果类果树主产区或新发展区定植危害。近年来，甜樱桃栽培生产在我国发展迅速，很多省份、地区在积极试种，区域间苗木调运频繁，然而国内植原体检疫却未受到重视，各级检验检疫部门应该严格按照相关检疫条例实施检疫，最大程度降低尚在局部地区发生的樱桃植原体病害传播蔓延。

在发病区，媒介昆虫、嫁接是植原体在不同植株间传播的重要途径，加强田间栽培管理可在一定程度上控制病害传播流行。严禁从疫区采集接穗、苗木；通过及时清除果园内杂草和化学药剂控制媒介昆虫等可有效防止植原体病害在不同果园、不同植株间传播。对于已经发生樱桃植原体病害的果园，更应加强管理，及时清除销毁病枝叶甚至病树，严禁从病区输出苗木、接穗，积极控制媒介昆虫，防止病原扩散。对于病树，可使用四环素、土霉素控制植原体在樱桃树中繁殖，但是只能缓解病情，一旦停药，症状第 2 年又开始发生，因此，樱桃植原体病害应当以防为主。朱水芳等在田间调查时发现，重病区有些樱桃树不感病或感病症状能恢复，因此，从抗病品种选育角度培育抗性品种值得深入探索。

（宋传生　林彩丽　田国忠）

───────── **参 考 文 献** ─────────

1. 谭钺，王甲威，魏海蓉，等. 甜樱桃丛枝病的发生与防控. 中国果树，2018（2）：73-74.
2. 谭钺，魏海蓉，王甲威，等. 丛枝病植原体侵染对甜樱桃叶片矿质营养和游离态氨基酸的影响. 山东农业科学，2018，50（3）：94-97.
3. 王甲威，朱东姿，魏海蓉，等. 甜樱桃丛枝病的形态及分子鉴定. 果树学报，2014，31（增刊）：153-158.
4. 郑晓慧，朱国翔，王连春，等. 樱桃花变绿病植原体的分子鉴定. 植物病理学报，2012，42（5）：546-550.
5. Avramov Z，Nicoletta Contaldo N，Bertaccini A，et al. First report of stolbur Phytoplasmas in *Prunus avium* in Bulgaria. B Insectol，2011，64（Supplement）：S71-S72.
6. Cieślińska M，Morgaś H. Detection and identification of *Candidatus* Phytoplasma prunorum，*Candidatus* Phytoplasma mali and *Candidatus* Phytoplasma pyri in stone fruit trees in Poland. J Phytopathol，2011，159：217-222.
7. Fialová R，Navrátil M，Válová P. Epidemiology of european stone fruit Yellows Phytoplasma in the Czech Republic. Acta Hort（ISHS），2004，657：483-487.
8. Gao R，Wang J，Zhao W，et al. Identification of a Phytoplasma associated with cherry virescence in China. J Plant Pathol，2011，93（2）：465-469.
9. Jomantiene R，Zhao Y，Lee I-M，et al. *Phytoplasma*s infecting sour cherry and lilac represent two distinct lineages having close evolutionary affinities with clover phyllody Phytoplasma. Eur J Plant Pathol，2011，130：97-107.
10. Landi F，Prandini A，Samanta Paltrinieri，et al. Detection of different types of Phytoplasmas in stone fruit orchards in northern Italy. B Insectol，2007，60（2）：163-164.
11. Lee I M，Zhu S F，Gundersen D E，et al. Detection and identification of a new Phytoplasma associated with cherry lethal yellows in China. Phytopahology，1995，85：1179.
12. Ludvíková H，Fránová J，Suchá J. *Phytoplasma*s in apricot，peach and sour cherry orchards in East Bohemia，Czech Republic. B Insectol，2011，6：4（Supplement）：S67-S68.
13. Mehle N，Brzin J，Boben J，et al. First report of 'Candidatus Phytoplasma mali' in *Prunus avium*，P. *armeniaca and P. domestica*. New Disease Reports，2006，14：42.
14. Paltrinieri S，Bertaccini A，Lugaresi C. Phytoplasmas in declining cherry plants. Acta Hort（ISHS），2008，781：409-416.
15. Uyemoto J K，Luhn C F. In-season variations in transmission of cherry X-Phytoplasma and implication in certification programs. J Plant Pathol，2006，88（3）：317-320.
16. Varga K，Kölber M，Nemeth M. Identification of Phytoplasma infecting sour cherry in hungary. Acta Hort，2001，550：383-388.
17. Zhu S F，Hadidi A，Gundersen，et al. Characterization of the Phytoplasmas associated with cherry lethal yellows and jujube witches'-broom diseases in China. Acta Hort（ISHS），1998，472：701-714.
18. Zirak L，Bahar M，Ahoonmanesh A. Characterization of Phytoplasmas related to *Candidatus* Phytoplasma asteris and peanut WB group associated with sweet cherry diseases in Iran. J Phytopathol，2010，158：63-65.

第三十四章
长春花绿变病

第一节 概 述

长春花（*Catharanthus roseus*；*Vinca rosea*）又名五瓣梅、日日春、日春花、日月草、四时春等，为夹竹桃科长春花属多年生草本植物，既是观赏花卉，也是一种药用植物，可提取长春花碱作为抗肿瘤药物。长春花株型整齐、叶片对生、翠绿具光泽，花瓣有玫瑰红、黄或白色，花期长。在我国的广东、云南、海南、广西和台湾等省区有自然分布与大量栽培。由植原体侵染引起的长春花绿变病（periwinkle virescence），又称为长春花变叶病、长春花小叶病、长春花黄化（叶）病等。在美国，该病害在20世纪40年代即有报道，之后世界各地的报道证明有众多不同种类植原体能够通过菟丝子、嫁接等人工接种感染传病。该病害在印度一些地区发病率接近100%。迄今已报道长春花自然感染植原体的国家有巴西、印度、古巴、苏丹、牙买加、法国、秘鲁、布基纳法索、美国、日本、科特迪瓦、马来西亚、孟加拉国、阿根廷、意大利、埃及和墨西哥等；在我国已报道自然感染植原体长春花并表现症状的地区有海南、福建、云南和台湾等，其中以海南发病较普遍。

第二节 症 状

染病株顶芽生长受阻，腋芽大量萌发丛生，节间缩短、植株明显矮化，叶片变小、黄化，花变小，花瓣由正常的白色或红色逐渐变成绿色或变成叶片，严重病株最后逐渐枯死（图34-1，见文末彩插）。

染病株筛管内胼胝质有过度积累；成熟叶片内可溶性碳水化合物和淀粉含量增高，而幼叶糖含量下降，根部淀粉含量下降。Maharaj-Patil 等（1989）报道病株钠、铁、氯元素增加，镁、钙、磷、钾、锰含量下降，叶绿素、多酚、总氮、碳水化合物下降，而脯氨酸增加。Choi 等（2004）采用磁共振和多变量数据分析技术对感染不同组植原体的长春花的代谢谱进行研究，结果显示苯丙酸和类萜吲哚生物碱相关的生物合成增强，绿原酸含量增加2~4倍，成熟叶片葡萄糖、没食子单宁和丁二酸的积累会阻断叶绿素的合成而导致叶片褪绿。Davey 等的研究发现，成熟叶片和根部细胞分裂素含量下降，而在绿变花部位含量增高。外用生长素类植物生长调节剂能减轻病害症状，因而推断症状的产生也可能与体内生长素短缺有关。

第三节 病 原 学

海南长春花病株叶脉和根部韧皮部超薄切片在电镜下均能观察到筛管内植原体，这些植原体具有多形性，大小80~800nm，其中叶脉内病原浓度高于根部。

除车海彦等（2009）报道来自海南儋州地区表现叶片黄化、簇生病样被鉴定为16S rV组植原体自然感染长春花外，我国其他报道自然感染长春花的植原体多被鉴定为16S rI-B 亚组。于少帅（2017）等采用多位点序列分析技术（MLSA）对16S rI组植原体的分析显示，海南海口长春花绿变植原体属于16S rI-B 亚组，与我国发生的桑树萎缩、苦楝丛枝、莴苣黄化、泡桐丛枝以及日本的洋葱黄化植原体聚为同一个大的进化支，与发生在美国的翠菊黄化丛枝植原体关系较远。胡佳续等测定了海南长春花绿变植原体的一个质粒完整序列，大小为3 943bp，预测编码5个蛋白，包括复制相关蛋白（RepA）和单链结合蛋白（SSB）。陈泠伶发现台湾长春花黄叶植原体具有 2 个以上的不同质粒。

世界范围内自然感染长春花的植原体分属于 16S r I、VI、IX、XII、XIII 等不同组、亚组或不同株系。印度、埃及和意大利的植原体均被鉴定为 16S r I 组植原体。在巴西已报道包括 16S r II、III、IX、XV 组植原体可自然感染长春花。现已有两种长春花植原体被命名为单独的候选种，一个为马来西亚长春花绿变植原体（*Candidatus* P. malaysianum），属于 16S rXXXII 组，感染马达加斯加长春花，分布于马来西亚；另一个候选种为拉丁美洲长春花绿变植原体（*Candidatus* P. hispanicum），属于 16S rXIII-A 亚组，发现于墨西哥，对该种的进一步研究发现在同一样品中检测到两个不同的 16S rDNA 序列，而伴侣蛋白基因（*cpn60*）和 *rpoB* 基因为单一序列，因而划分出一个新的亚组：异源性亚组（heterogeneous subgroup）：16S rXIII-（A/I）I。

第四节　诊断方法

在田间症状鉴别方面，花瓣由白色、粉色或红色变为部分绿色或完全绿色是植原体感染的最典型症状，某些株系会产生花变叶症状；伴生的症状包括叶片脉间褪绿、黄化、叶片变小、卷叶、偏上生长、矮化、丛枝等症状。而且感染植原体种类、株龄及生长环境都会影响症状表现。翠菊黄化组 16S r I 的不同亚组植原体感染长春花所引起的症状会不同，而且低毒株系感染或许不产生明显的症状。在台湾自然感染长春花黄叶植原体属于 16S r I 组，其主要症状为花褪色、变小、花瓣变绿，而属于 16S r II 组的花生丛枝植原体感染长春花会引起花变叶和丛枝症状；花部症状的严重度与病原浓度密切相关。螺原体（*Spiroplasma citri*）感染长春花会引起叶与花变小、植株枯萎、死亡等症状，但不引起花绿变或变叶症状。

在田间常常发生由黄瓜花叶病毒引起的长春花花叶病，可单独发生或与植原体混合感染，但二者的症状有明显区别。长春花感染病毒病的典型症状是叶片花叶、不规则皱缩、畸形，可导致花变小、畸形，但不引起花绿变和丛枝。

由于长春花是草本植物，其体内植原体浓度相对较高，因而病害诊断的方法更多样、准确且可靠。在研发木本植物植原体病害诊断技术时，常常将长春花作为繁殖宿主接种植原体，用来提取病原和模板 DNA。有效的诊断方法有：DAPI 荧光显微镜观察；用制备的单克隆抗体进行点印迹血清检测；基于 *16S rRNA* 基因的 PCR 检测（引物：P1/P7 1 800bp，PF2/PR2 700bp）及其他保守基因分析；探针点杂交和管芯片检测；多位点序列分析（MLSA）以及环介导等温扩增（LAMP）诊断等。

第五节　发病规律

长春花是对各种植原体都易感病的植物，不同组的植原体可以通过媒介昆虫、嫁接和菟丝子的方法接种传病。感染株龄越小，症状越重。已报道通过实验接种有超过 40 余种感染木本和草本植物的植原体（株系）可被传染至长春花上，并表现各种不同的症状。我国发生的枣疯、泡桐丛枝、重阳木丛枝、花生丛枝等植原体都能实验感染长春花。因而长春花是各种植原体的理想的保存和繁殖宿主，也是研究病菌侵染、繁殖、运转、致病的良好材料，可以把长春花作为植原体病害的指示植物。特别是在一些木本植物，如苹果和葡萄上往往植原体的载量很低，而传到长春花上会繁殖更高的载量。感染白蜡丛枝植原体的长春花的丛枝部位和花器绿变部位病原检出率最高，靠近病枝的无症枝和无症部位病菌检出率较低。地上部枝叶的症状与病原载量密切相关，地下根部浓度低。白蜡树黄化（Ash yellows，AshY）植原体侵染长春花后，早期会导致气孔关闭，并且通过在病株组织中的增殖引起宿主代谢紊乱、光合作用降低等现象。

实验接种几乎所有的植原体都易感染长春花。长春花组培苗在感染植原体后，培养 3～4 周会出现丛枝、叶片黄化等症状。在印度一些地区发病率几乎达 100%。在巴西属于 16S r IX 组的植原体能够通过嫁接和菟丝子在长春花病健株间传播，而且也能通过菟丝子将长春花病株的植原体传染到黎檬上（*Citrus limonia*），引起类似黄龙病的叶片黄化症状；进一步对黄叶样品进行巢式 PCR，检测到了植原体的感染，分析得出长春花可能是柑橘黄龙病的草本宿主植物。在孟加拉国,分子鉴定结果显示长春花小叶和茄子小叶植原体同属于三叶草丛生组(16S rⅥ),而且二者 16S rDNA 和 16S～23S rDNA 间区序列的同源性都为 100%,而与印度茄子小叶株系的同源性分别为 99% 和 100%,推断为感染不同宿主的相同植原体。

第六节 防 治

一、及时清除病株及周围染病杂草

在福建、广东和海南等地长春花绿变病区,同时是其他植物黄化病害如甘薯丛枝病、花生丛枝病、巴西苜蓿丛枝病等病害的流行区,这些黄化病害可能与长春花绿变病的发生有关。因此,为了防止病原传播,在长春花植株发生绿变病或其他黄化病状时,均需及时铲除销毁,以保护其他作物免受黄化病危害。

二、防治媒介昆虫

尽早在生长期用杀虫剂防治田间和附近杂草上的介体叶蝉,有助于减少植原体传播,从而降低发病率。

三、四环素类抗生素和生长素类药剂的使用

印度 Singh 等(2007)报道使用浓度为 75mg/L 的土霉素处理植原体感染的长春花病组培苗,症状恢复效果最佳,可获得约一半的脱毒苗。适量浓度的 IAA 和 IBA 两种生长素连续继代培养,均能诱导发病的长春花组培苗恢复,其中 IBA 处理后更有效。

(田国忠 林彩丽 孔德治)

参 考 文 献

1. Ayman F O, Kumar Y, Hallan V, et al. Molecular characterization of the Phytoplasmas associated with toon trees and periwinkle in India. J Gen Plant Pathol, 2010, 76: 351-354.

2. Chang C J. Pathogenicity of aster yellows Phytoplasma and *Spiroplasma citri* on periwinkle. Phytopathology, 1998, 88: 1347-1350.

3. Choi Y H, Tapias E C, Kim H K, et al. Metabolic discrimination of *Catharanthus roseus* leaves infected by Phytoplasma using ^{1}H-NMR spectroscopy and multivariate data analysis. Plant Physiol, 2004, 135: 2398-2410.

4. Favali M A, Musetti R, Benvenut S, et al. Catharanthus roseus L. plants and explants infected with Phytoplasmas: alkaloid production and structural observations. Protoplasma, 2004, 223: 45-51.

5. Hodgetts J, Crossley D, Dickinson M. Techniques for the maintenance and propagation of Phytoplasmas in glasshouse collections of *Catharanthus roseus*. Methods Mol Biol, 2013, 938: 15-32.

6. Jagoueix-Eveillard S, Tarendeau F, Guolter K, et al. *Catharanthus roseus* genes regulated differentially by mollicute infections. Molecular Plant-Microbe Interactions, 2001, 14: 225-233.

7. Nejat N, Vadamalai G, Davis R E, et al. 'Candidatus Phytoplasma malaysianum', a novel taxon associated with virescence and phyllody of Madagascar periwinkle (*Catharanthus roseus*). Int J Syst Evol Microbiol, 2013, 63: 540-548.

8. Parrella G, Paltrinier S, Contaldo P, et al. Characterization of 'Candidatus Phytoplasma asteris' strains associated with periwinkle virescence in Southern Italy. Phytopathol Mollicutes, 2014, 4(2): 53-58.

9. Pati P K, Kaur J, Singh P. A liquid culture system for shoot proliferation and analysis of pharmaceutically active constituents of *Catharanthus roseus* (L.) G. Don. Plant Cell Tissue Organ Cult, 2011, 105: 299-307.

10. Perez-Lopez E, Dumonceaux T J. Detection and identification of the heterogeneous novel subgroup 16Sr XⅢ-(A/I) I Phytoplasma associated with strawberry green petal disease and Mexican periwinkle virescence. Int J Syst Evol Microbiol, 2016, 66: 4406-4415.

11. Perica M. Auxin-treatment induces recovery of Phytoplasma-infected periwinkle. Journal of Applied Microbiology, 2008, 105(6): 1826-1834.

12. Su Y T, Chen J C, Lin C P. Phytoplasma-induced floral abnormalities in *Catharanthus roseus* are associated with Phytoplasma accumulation and transcript repression of floral organ identity genes. Molecular Plant-Microbe Interactions, 2011, 24(12): 1502-1512.

13. Tan P Y, Whitlow T. Physiological respons of *Catharanthus roseus* (periwinkle) to ash yellows Phytoplasma infection. New Phytologist, 2001, 150: 757-769.

14. Yu S S, Li Y, Ren Z G, et al. Multilocus sequence analysis for revealing finer genetic variation and

phylogenetic interrelatedness of Phytoplasma strains in 16SrⅠ group in China. Scientia Silvae Sinicae, 2017, 53 (3): 105-118.

15. 曹言勇, 施艳, 范在丰, 等. 长春花花叶病病原物的分离和鉴定. 林业科学, 2008, 44(4): 60-68.

16. 车海彦, 罗大全, 符瑞益, 等. 海南长春花黄化病植原体的 16Sr DNA 序列分析研究. 植物病理学报, 2009, 39(2): 212-216.

17. 陈作义, 沈菊英, 彭宝珍, 等. 类菌原体引起的长春花变叶病. 植物病理学报, 1984, 14(4): 233-234.

18. 胡佳续, 宋传生, 林彩丽, 等. 四种植物病害植原体病原质粒全序列测定及分子特征. 林业科学, 2013, 49 (4): 90-97.

19. 田国忠, 金开璇, 汪跃. 长春花感染泡桐丛枝病原 (MLO) 后过氧化物同工酶的变化. 林业科学研究, 1990, 3(2): 146-150.

第三十五章
其他植原体病害

第一节　国内其他植原体病害

一、苦楝丛枝病

（一）分布与危害

苦楝丛枝病（Chinaberry witches'-broom，CWB）又名苦楝簇顶病，分布在江苏、湖北、湖南、广东、广西、海南、福建、浙江、江西、安徽等省的苦楝种植区，发病率 50% 以上，严重地区发病率几乎达到 100%，死亡率 30% 以上（刘仲健等，1999）。另外在南美洲的阿根廷和玻利维亚也有苦楝黄化病（Chinaberry yellows，CbY）发生。苦楝丛枝病的病症表现为枝、干、叶和根均能形成典型的黄化型丛枝状，初发病株症状多出现在当年幼嫩枝梢，顶芽生长受阻，腋芽和不定芽大量萌生呈层叠，徒长成纤弱枝叶，最后形成球状小丛枝状，叶序紊乱，叶片黄化，明脉卷曲或皱缩，后期丛枝生长萎缩，冬季落叶后丛枝枯死且直立呈扫帚状，病枝上不结实。继发病株症状多出现在苦楝展叶时期，逐年继发时，植株各枝条发生丛枝，当植株由局部发展到全株侵染时，一般在 2～3 年出现由上而下的枯死。

（二）研究现状

中国的苦楝丛枝植原体属于 16S rⅠ翠菊黄化组，阿根廷的苦楝黄化丛枝植原体则属于 16S rⅢ组 B 亚组（X-disease group，X 病组），还发现 16S rⅩⅢ组 C 亚组植原体侵染苦楝以及 16S rⅩⅢ组 B、C 亚组的混合侵染现象。在玻利维亚表现黄化、小叶、顶枯的不同苦楝病样中分别检测到 16S rⅩⅢ组 C 亚组、16S rⅢ组植原体的存在。染色质外 DNA 检测发现 CWB 植原体细胞中存在 4 个大小不同的质粒，其中之一 pCWBFq 除了编码复制相关蛋白

（replication associated protein，Rep）和单链 DNA 结合蛋白（single-stranded DNA binding protein，SSB）外，还编码 4 个膜蛋白或分泌蛋白。接种实验表明苦楝丛枝病传播介体昆虫为斑叶蝉（erythroneura sp）。

（三）存在问题与研究方向

苦楝作为我国南方造林优良树种之一而广为栽培，植原体感染后导致苦楝最终枯死，植株发病率和致死率高。和其他植原体病害一样，苦楝丛枝病的土霉素药剂治疗效果并不理想，药量难以掌握，药量过多会引起植株死亡。苦楝丛枝病的防治应培育抗病苦楝品种和防治介体昆虫斑叶蝉，采取"预防为主，综合防治"策略。另外随着分子生物学的发展，不少植原体的基因组序列已经测序，根据基因序列预测其蛋白功能，开展植原体致病和传播机制的研究也将有助于从分子水平进行植原体病害的防治。

二、板栗黄化皱缩病

（一）分布与危害

板栗黄化皱缩病（chestnut yellow crinkle，CnYC）1990 年首次在北京怀柔区发现，长期以来被认为是生理性或病毒性病害；之后利用荧光显微镜技术和超薄切片透射电镜观察以及 PCR 扩增 16S rRNA 基因等方法证实了发病板栗中植原体的存在。用盐酸四环素治疗能够使栗树发病症状减轻、果实量增加，进一步证实板栗黄化皱缩病是植原体引起的。目前北京密云、河北兴隆、迁西和遵化的板栗树均有大面积的植原体病害发生。另有文献报道，如广西的板栗缩叶病是由外囊菌属（Taphrina sp）引起，安徽的板栗簇顶病被认为是生理性病害，湖北种植的板栗表现空苞、粗皮、裂皮、丛枝症状且导管及筛管组织出现坏死现象是由同

时缺少磷和硼造成的，到底是生理性或病原真菌还是植原体引起的，有待进一步开展植原体检测。日本和韩国亦有板栗植原体病害发生，目前板栗植原体病害仅在亚洲有报道。

植原体侵染板栗初期外观症状不明显甚至不表现症状，难以被及时发现，往往在侵染几年后随着病原体的积累对宿主植物的影响才会显现。植原体在板栗上引起的症状为叶片变小、叶片沿叶脉黄化、皱缩，枝条变脆，节间明显缩短，严重时导致板栗果皮褶皱、瘦小乃至空壳甚至整株不结果实，导致板栗产量降低甚至绝产，造成严重经济损失，威胁着板栗产业的发展。感病板栗树的病害发展大体可分为五个阶段（图35-1，见文末彩插），第一阶段是5月之前的正常板栗萌芽期至展叶期，症状最先出现在幼嫩枝梢正在伸展的叶片，与健康叶片相比病叶脉间褪绿皱缩。第二阶段为6月份前后板栗迅速生长期及开花期，为发病盛期或严重发生期，表现为病叶皱缩畸形和脉间褪绿黄化加重，树基部和干部非正常萌生病枝。第三阶段为7~8月份的果实发育期，整园内表现出明显的下部遮荫枝条、遮荫幼树或伐桩抽条症状严重，而光线充足的树冠部症状减轻或消失。第四阶段9~10月中旬为稳定发展期，果实成熟期采收，该时期症状以叶片下卷、皱缩最为典型，不同品种间症状分化明显；严重发病枝不能开花结实。第五阶段为10月下旬之后病枝枯黄落叶期，染病枝上的病叶脉间褪绿黄化更为典型，但比健康叶片失绿和叶片脱落时间均推迟。

（二）研究现状

1954年首先在日本板栗上发现板栗黄化病（chestnut yellows disease），后通过电镜观察确定为植原体引起的病害。异源双链分析表明韩国的板栗小叶病（chestnut little leaf，CLL）植原体与翠菊黄化植原体组（16S rⅠ）较为接近。Jung等人将引起日本板栗丛枝病（chestnut witches'-broom，CnWB）的植原体鉴定为一个新的候选种 *Candidatus* Phytoplasma castanea。根据植原体16S rRNA基因序列限制酶切片段长度多态性将 *Candidatus* Phytoplasma castanea 单独划分为16S rⅩⅨ组，CnYC与CnWB的16S rDNA序列相似性为99.72%，为同一种 *Candidatus* P. castanea。通过对16S rDNA进化分析结果显示中国板栗黄化

皱缩植原体与其他植原体进化距离较远，和日本板栗丛枝植原体关系最近，应为相同的植原体组。对介体昆虫的调查研究发现CnYC的传播介体为石原脊翅叶蝉（*Parabolopona ishihari* Webb）。

（三）存在问题与研究方向

板栗作为我国重要的经济林树种之一，种植历史悠久，分布广泛，北起辽宁凤城、河北青龙的北纬40°26′，南至海南岛约北纬18°30′，包括26个省（区、市）均有种植。植原体的传播方式主要靠介体昆虫和无性繁殖材料嫁接，尤其是板栗植株生长量的提高和品种改良主要靠嫁接，因此板栗植原体病害传播迅速。由于目前缺乏治疗植原体的有效药物，板栗又作为食品深受人们喜爱，因此病害的防治只能以预防为主，防治结合。为了有效地控制植原体病害在板栗上的进一步传播，减少化学农药的过量使用，围绕植原体传播介体昆虫鉴定，植原体在介体昆虫中的传播机制、植原体致病机制以及在板栗植株中的分布规律等关键问题，植原体基因组和蛋白功能研究，以及建立灵敏高效的植原体检测方法是今后研究的重点。

三、竹子丛枝病

（一）分布与危害

竹子丛枝病（bamboo witches' broom，BWB）是竹类植物的重要病害，发生普遍，危害严重，造成竹子长势衰弱、出笋减少、重病植株逐渐枯死，竹林常因病而衰退，严重影响竹子生长和竹林的可持续经营。竹子丛枝病发生的范围广泛，在中国、日本、印度、韩国的竹产区均有丛枝病发生的报道；竹子丛枝病的宿主范围也十分广泛，已在刚竹属（*Phyllostachys*）、倭竹属（*Shibataea*）、业平竹属（*Semiarundinaria*）、苦竹属（*Pleioblastus*）、赤竹属（*Sasa*）、短穗竹属（*Brachystachyum*）、牡竹属（*Dendrocalamus*）、茶秆竹属（*Pseudosasa*）和巴山木竹（*Bashania*）属9个属的竹子上发现有丛枝病发生。

（二）研究现状

竹子丛枝病病害症状描述多见于真菌引起的竹子丛枝病，而植原体引起的竹子丛枝病症状的描述没有真菌引起的症状描述详细具体。植原体在不同竹种上引起的丛枝病的症状略有不同，但有相似之处，如枝条细弱、小枝丛生、叶片变小、

叶片黄化等。陈作义和蔡红等观察植原体引起的竹子丛枝病，发现病枝细弱，节间缩短，小枝丛生，叶子变小，叶片黄化。发病时，往往一枝或数枝先发生丛枝症状，严重时整株表现丛枝，病株往往早衰枯死，严重时造成整个竹林衰败。Jung 等在观察韩国发病的毛金竹（*Phyllostachysnigra* var. *henonis*）时，发现病竹小枝丛生、叶片变小、黄化，严重侵染时导致病竹产生细小而坚硬的小枝。

引起竹子丛枝的原因众多，有病原菌侵染造成的，有昆虫取食造成的，也有自然发生的。早在1908 年，日本学者就鉴定到竹子丛枝病的病原真菌竹针孢座囊菌（*Aciculosporium take*）。我国和韩国的学者使用电镜观察表现丛枝症状的淡竹、毛金竹和刚竹小枝的超薄切片，在病枝韧皮部筛管细胞中观察到球形、椭球形的植原体，而在健康的小枝中不存在植原体，也不存在真菌的菌丝，因此可以确定其丛枝病由植原体引起。2006 年，Jung 等通过电镜观察结合分子诊断的方法，进一步证实植原体能够引起竹子发生丛枝病。

使用植原体通用引物对感染丛枝病样品 DNA 进行巢式 PCR 扩增、测序、序列分析及植原体分类地位的确定，发现不同竹种引起丛枝病的植原体不同，甚至同一竹种上也有不同植原体侵染的报道。例如，Jung 等将毛金竹丛枝病（henon bamboo witches' broom，HBWB）植原体鉴定为 16SrⅡ组的 *Candidatus* P. asteris；Wang 等将中国刚竹属一种竹子丛枝病的病原鉴定为 16S rⅤ组；Suryanarayana 等将印度南部班加罗尔的牡竹丛枝病植原体鉴定为 16S rⅩⅣ组，而 Yadav 等将印度牡竹丛枝病植原体鉴定为 16S rⅡ组。

植物病害流行的要素包括侵染源、易感的宿主植物和利于发病的环境条件，因此植物病害的防治可以采取减少病原菌的数量、削弱其致病性、切断病原菌的传播途径、优化宿主植物的生存环境、提高宿主植物的抗病性等手段，达到控制病害的目的。竹子丛枝病的防治可以通过以下四种途径：①在病原菌由病枝向下扩散越冬之前，剪除病枝，清除病害的侵染源；②新建竹林时，避免在有丛枝病发生的竹园引种，避免使用病竹或病苗做种竹；③使用四环素类抗生素和 IBA 等生长素类物质，采用竹腔注射和断根吸收等方法处理发病竹株，抑制病原菌的生长或者扭转竹子内部激素代谢的紊乱状态，使病竹恢复健康；④病竹接种丛枝菌根真菌、根际细菌等有益微生物，促进病竹的生长，改变病竹体内激素平衡，延缓病害症状的产生，增强竹子对丛枝病的耐受和抵御能力。

（三）存在的问题与研究方向

竹子丛枝病是广泛发生于亚洲东部竹产区的重要病害，截至目前已鉴定的竹子病原菌有植原体、竹针孢座囊菌、竹暗球腔菌、竹异香柱菌等，并且不同病原菌还会以混合侵染的形式存在于某一竹种上，仅依据症状观察无法确定竹子丛枝病的病原菌。而采用植原体 16S rDNA 和真菌 rDNA-ITS 序列特异性引物对竹子丛枝病材料进行病原菌的分子鉴定，能够全面而准确地鉴定竹子丛枝病病原菌。研究发现不同竹种引起丛枝病的植原体不同，甚至同一竹种上也有不同植原体侵染，这暗示竹丛枝植原体存在很高的多样性，因此系统地调查和评价我国竹丛枝植原体的生物多样性，明确竹丛枝植原体的物种多样性和遗传多样性，可为竹子丛枝病病原菌的鉴定、种群遗传结构确定和病害的科学防控提供基础。传播竹丛枝植原体的介体昆虫尚未被鉴定，对发病竹林中刺吸式口器昆虫进行带菌检测和传播试验，有助于阐明植原体引起的竹子丛枝病的传播机制。

（耿显胜）

四、花生丛枝病

（一）分布与危害

花生丛枝病（peanut witches' broom，PnWB），也称花生簇叶病，分布于中国、泰国、印度和印度尼西亚等地，是国内外热带和亚热带地区发生的重要病害。我国于 20 世纪 50 年代在广东和海南始有报道，现分布于海南、广东、广西、福建、湖南、山东和台湾等省份。在广东湛江及珠江三角洲、海南全岛、福建泉州和厦门、云南元谋和台湾澎湖岛等地发生也较普遍。病害引起茎蔓分支多成丛枝状，叶变小、花器变成叶片状、子房柄伸长，子房不膨大或向上反卷如秤钩；根部萎缩、荚果很少或不结实（图 35-2）。20 世纪 80 年代初在湛江地区春花生发病率为 10%～20%，重病田块达

60%。在海南南部热带地区的三亚等地发病也较重，一般发病率为 5%～20%，重病区也达 60% 以上。2014 年报道该病在云南发生，发病率为 5%～6%，在与枣树或其他经济作物间作套种地块发病率可达 10%。

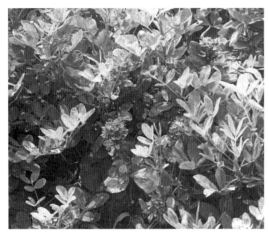

图 35-2 花生丛枝田间症状
（图片来源：田国忠，中国林业科学研究院）

（二）研究现状

超薄切片电镜观察到病株韧皮部筛管内无细胞壁、多形性的植原体。花生丛枝植原体属 16S rII 组 A 亚组（16S rII-A），是该组的代表植原体，因而该组植原体被称为花生丛枝组（peanut witches' broom group），与该组的候选种来檬丛枝和番木瓜黄化皱缩植原体（*Candidatus* P. aurantifolia、*Candidatus* P. australasiae）相关。我国云南株系与海南和台湾株系相比，其 16S rDNA 序列有一个碱基变异，rpsC 有一个氨基酸变化。在我国台湾用 16S～23S 间区序列分析将其与甘薯丛枝台湾株系和大陆株系、细花牵牛簇叶植原体聚为一支，而与丝瓜丛枝、水稻黄萎和甘蔗白叶植原体关系较远。该植原体感染长春花表现花变叶症状，转录组测序比较分析显示叶状花与健康花部位的防卫和成花相关基因表达有明显差异。Chung 等测定了该植原体基因组草图，并对水平转移基因和效应子进行了分析。现已克隆、测序和分析过植原体 δ 因子、膜蛋白、gyrA/B、recA 等基因。

花生丛枝病病原菌的检测与鉴定方法包括血清反应、16S rRNA 等保守基因的扩增和序列分析、多位点序列分析等。用 PnWB 病株提纯物免疫小鼠，制备的小鼠腹水抗体效价为 1/1280，间接 ELISA 除与 PnWB 外还与豇豆丛枝有血清学反应，而与番茄丛枝、芝麻丛枝、苦楝丛枝、竹丛枝皆无反应。

在我国广东、海南已报道小绿叶蝉（*Empoasca flavescens*）传播此病害，最短获毒期在 24 小时以内，循回期 9～11 天，成虫和若虫终生带毒；台湾报道东方褐叶蝉（*Orosius orientalis*）传病。此病可传播至番茄、山土豆（*Alysicarpus nummularifolius*）、千日红、长春花等植物。病害的发展呈一持续上升的 S 形曲线，发病越早受害和减产越严重。秋花生较春花生发病重，不同品种抗性有差异，但未发现高抗或不发病品种。1988 年黄玉璋等在山东滕州市发现零星类似花生丛枝病株，病株比健株瘦弱、呈黄绿色常在侧枝上串生小丛枝，但病株未出现南方地区典型的扫帚状和子房上卷症状。电镜观察到病株叶片筛管内植原体大小为 85～750nm。因田间植被有泡桐丛枝病严重发生，因而推断病原可能来源于此。

病害防治包括种植抗病或耐病品种，如粤油等；加强肥水管理，提高抗病性；春花生适时早播，秋花生适时晚播；避免间种其他感病宿主，发病初期及时拔除病苗，减少侵染源；及时阻隔和防治传病叶蝉，在春秋花生地，可种植木薯或橡胶苗做活绿篱阻隔传病叶蝉的活动和传病。

（三）存在问题与研究方向

我国南方花生栽培普遍，有重要的经济价值；但与本病相关的后续研究报道并不多。与 20 世纪 50 年代至 90 年代花生丛枝病危害状况相比，对当前的全国病害发生与危害状况也缺乏新的调查研究数据。作者就近些年海南三亚、福建泉州和厦门的局部调查结果看，该病仍是当地较普遍的病害问题，因而需要做针对性的调研和加强病害防控相关技术研究。比如分子比较鉴定结果显示，该病与甘薯丛枝及国内报道的其他植原体像海南臭矢菜、灰叶和猪屎豆等丛枝植原体属于同一亚组，且多位点序列分析显示它们之间亲缘关系很近；而生态调查显示这些病害也存在于相同或相近的生境中，推断可能存在相关感染的可能，但需要进一步的传毒实验证据的支持。比如在台湾地区曾开展将花生丛枝和长春花黄叶植原体通过嫁接方式感染柠檬品种，用巢式 PCR 能检测到柠檬的感染，但一直表现为无症带菌，且浓度很低。同时需要关注的是,除了已报道的传病叶蝉种类外是否还有其他种的传病昆虫,准确灵敏的分子检测技术将为传病昆虫鉴定研究提供更有效的手段。另外,北方地区发生的花生丛枝植原体是否不同于南方株系也需要分子证据的支持。北方花生丛枝病是与传播媒介昆虫种类相关,还是与毒源、气候条件或品种抗性有关,值得我们深入研究,以便更好地揭示病害发生规律和制定病害综合防控对策。

(田国忠)

五、甘薯丛枝病

(一)分布与危害

甘薯丛枝病(sweet potato witches'-broom,SPWB)也称为甘薯小叶病,该病害在 1947 年首次在琉球群岛的阿格尼岛被报道。随后在孟加拉国、中国、印度、印度尼西亚、日本、韩国、菲律宾、巴布亚新几内亚、所罗门群岛、汤加、澳大利亚、美国等亚洲和太平洋地区的甘薯种植区均有甘薯丛枝病发生的报道。我国于 1969 年首次报道甘薯丛枝病在台湾澎湖列岛发生。目前,该病已经在福建省的 50 多个县市发生。

甘薯丛枝病发生时,常常造成植株矮化,叶片变小,节间缩短,侧枝丛生和小叶簇生(图 35-3)。早期感病的植株大部分不结薯或结薯小,严重影响薯块的数量和甘薯的产量。陈孝宽等发现,植株在定植初期发病的不结薯,薯块形成期发病的减产 95.3%,而薯块膨大初期发病的减产 77.6%。

(二)研究现状

甘薯丛枝病是由植原体引起的系统侵染性病害。在 1970 年,有报道表明甘薯丛枝病与植原体侵染相关。随后,美国、英国和中国的研究者通过电子显微镜观察、荧光染色、昆虫传病实验、嫁接传病实验、抗生素敏感性试验、热敏感性试验,并结合植原体侵染时产生典型的黄化、矮化、丛枝等症状,证明甘薯丛枝病的病原菌为植原体。

Gundersen 等使用 *16S rRNA* 基因序列对 30 个不同的植原体进行系统发育分析,将来自于台湾的甘薯丛枝植原体归类到花生丛枝植原体组即 16S rⅡ组。Gibb 等使用植原体通用引物对扩增甘薯小叶 SPLL(sweet potato little leaf,SPLL)植原体的 16S rRNA 基因序列,并采用 3 个限制性内切酶(*Mse*I,*Rsa*I 和 *Hpa*Ⅱ)进行限制性片段长度多态性(restriction fragment length polymorphism,RFLP)分析,将来自于澳大利亚北部的 SPLL 植原体归类到 16S rⅡ组。使用 *16S rRNA* 基因序列进行 RFLP 分析,Lee 等将澳大利亚的 SPLL 归为 16S rⅡ-D 亚组,将我国的 SPWB 归为 16S rⅡ-A 亚组。编者对来自汤加、乌干达、澳大利亚和我国的 SPWB 植原体和 SPLL 植原体的 *16S rRNA* 基因序列进行系统发育分析,发现尽管来自澳大利亚的不同宿主植物,但是这些植原体(EU003536、DQ777762、AJ289193、EU003537、EU170353、JQ868446、JQ067649、DQ777760、AM180882、AM180883)的亲缘关系很近,它们聚在同一支上,并且 SPWB 植原体(DQ452417)也与它们的亲缘关系很近,

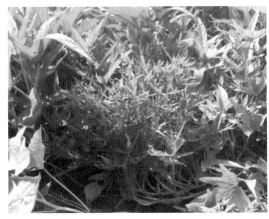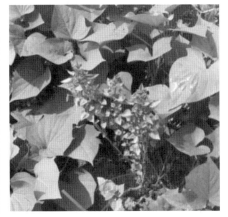

图 35-3 甘薯丛枝病症状
左:裂叶品种,右:圆叶品种
(图片来源:田国忠摄于福建泉州)

也聚在同一支上（图 35-4）。相反，来自乌干达和汤加的甘薯小叶植原体（AY204548、DQ387050、DQ387049）与 SPWB 植原体及 SPLL 植原体的亲缘关系较远（图 35-4）。

甘薯丛枝病在田间的主要传播方式是通过韧皮部取食的刺吸式口器的昆虫传播，已经证实琉球网室叶蝉（*Nesophrosyne ryukyuensis*）和甘薯黑斑叶蝉（*Orosius lotophagorum ryukyuensis*）是甘薯丛枝病的介体昆虫。Padovan 等在澳大利亚北部发生丛枝病的番木瓜（papaya）林下的叶蝉 *O. argentatus* 和 *O. lotophagorum* 混合样本中检测出 SPLL 植原体，它们是传播 SPLL 植原体的可疑介体昆虫。此外，甘薯丛枝病也可以通过带病的无性繁殖材料如薯块、薯苗和扦插枝条进行传播，而甘薯种子不能够传播丛枝病。

甘薯丛枝病的防治有过大量研究，归纳起来主要包括以下三个方面：①清除初侵染源。甘薯是无性繁殖作物，生产中多利用种薯薯块的萌芽特性育苗，采用垄作扦插移栽种植。这种无性繁殖方式极易造成植原体的积累和大范围传播，严重威胁部分主产区的甘薯增产。因此需对无性繁殖材料进行脱毒处理，清除初侵染源，防止丛枝病的扩散和流行。常用的脱毒方法有茎尖培养、微芽嫁接、热治疗、冷冻治疗、使用抗生素处理繁殖体等方法。由于甘薯丛枝植原体宿主广泛，薯田中杂草携带的病原菌也是病害发生的重要初侵染源，因此铲除薯田中的杂草，可防止病害在甘薯上发生和流行。②防治介体昆虫。我国甘薯丛枝病的介体昆虫为琉球网室叶蝉，大田病害的传播蔓延以虫传为主。故可采用杀虫剂、粘板、种植和利用抗虫植物品种或抗虫基因等方法控制介体昆虫，以达到防治甘薯丛枝病的目的。③推广种植抗病良种。利用甘薯自身抗病性，大力推广种植福薯 2 号、金山 57 号、龙薯 9 号、鲁薯 3 号、汕头红等抗病品种，是控制丛枝病的有效措施。

（三）存在的问题与研究方向

已报道的甘薯病毒有 30 多种，其中甘薯褪绿矮缩病毒和甘薯黄矮病毒常造成甘薯植株矮化、节间缩短、薯块变小等症状，这些症状与甘薯丛枝植原体造成的症状相似，采用症状观察法容易造成病害的误诊，而进行病原菌快速准确的鉴定，是甘薯丛枝病科学诊断的关键。随着分子生物学的快速发展，DNA 条码技术、巢式 PCR 技术、环介导等温扩增技术、寡核苷酸管芯片技术等新技术已经广泛应用于植原体病害的快速诊断和病原菌的鉴定。我国已经进行过甘薯丛枝病病原菌的鉴定和病害的诊断方面的探索，如制备用于检测 SPWB 植原体的单克隆抗体、采用寡核苷酸管芯片技术

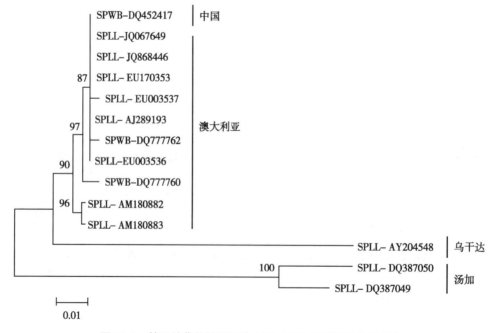

图 35-4　基于甘薯丛枝植原体 16S rDNA 序列构建的 NJ 树

（绘图：耿显胜）

检测甘薯丛枝植原体等。然而，这些工作仅处于实验室的研究阶段，今后需要进一步加强病原菌的鉴定和病害快速诊断的技术研究，研制出病害快速诊断的试剂盒或相关的技术规程，对甘薯丛枝病病害和病原菌进行快速、高效和规范化的鉴定和诊断。国外报道 SPLL 植原体宿主广泛，除了寄生甘薯外，还寄生长春花、一点红、羽芒菊、紫花苜蓿、木瓜、烟草、决明、芝麻等 27 种花卉、药材、牧草和经济作物，造成巨大的经济损失。而甘薯丛枝植原体在我国除了寄生甘薯之外，是否还有其他的宿主植物尚未知，未来的研究需要分析甘薯丛枝植原体的宿主范围，并对其潜在风险和危害进行分析。

（耿显胜）

六、莴苣黄化病

（一）分布与危害

莴苣黄化病（lettuce yellows）发生在美国、日本、意大利、印度、德国、中国等国家。最早于 1916 年在美国报道此病害，早期被看作翠菊黄化病毒病，后来称为莴苣翠菊黄化植原体病，分布于加利福尼亚、得克萨斯、纽约和俄亥俄等州莴苣种植区，引起叶片褪绿、畸形、花变叶、植株矮化、枯死等症状，是美国中北部莴苣、胡萝卜和芹菜等蔬菜作物上的常见病害。在我国仅福建和新疆局部地区有报道。飞桥莴苣是福建永安市当地选育的地方特色品种，2005 年在田间开始发现零星病株，病株先是心叶叶片出现褪绿或褪红，叶色变淡变白，随后顶部叶片挺直变细拔高，之后停止生长，嫩叶基部流胶，后期植株矮小至心腐死株，因而被称为莴苣褪绿心腐病（chlorotic leaf rot）（图 35-5，见文末彩插）。2008 年秋季该病在永安市暴发，造成许多田块病株率达 20% 以上。该市各莴苣种植区、邻近的大田县、三明市三元区以及江西、广西和福建武平、福清等地种植该品种的田块也有该病危害，严重影响了莴苣产量和农民收益。

（二）研究现状

该病病原属于翠菊黄化植原体（aster yellows）16S rⅠ组 A 或 B 亚组。在美国德克萨斯州引起莴苣黄化的植原体有 7 个株系，其中 6 个株系属于 16S rⅠ-B，1 个 AY-WB 属于 A 亚组株系；不同株系所引起的症状不同，AY-WB 株系引起莴苣黄化和枯萎，而 AY-BD2 和 AY-BD3 株系在莴苣上仅引起轻度叶片和茎畸形。美国俄亥俄州莴苣黄化 16S rⅠ-A 株系较早被测定全基因组序列，其染色体 DNA 大小为 706 569bp，含 4 个环状质粒，大小分别为 3 972bp、4 009bp、5 104bp 和 4 316bp，编码 693 个蛋白，含 35 个 RNA 基因。我国福建永安莴苣褪绿心腐病菌被分子鉴定为 16S rⅠ-B，多位点序列分析揭示该株系与同一亚组的日本洋葱黄化植原体关系最近，但与该亚组的长春花绿变、桑树萎缩和苦楝丛枝株系关系较远。由于我国发生该病与美国报道的莴苣黄化多数株系属同一亚组，因而也可用此名称代替莴苣褪绿心腐病。

莴苣黄化植原体的宿主范围很广，在美国能感染和危害胡萝卜、芹菜、菠菜、豌豆、洋葱、蒜、南瓜属、芸薹属十字花科植物等，也能系统感染拟南芥和本生烟。传病介体叶蝉种类包括点叶蝉（Macrosteles quadrilineatus）等。印度芝麻变叶病能够通过实验传病至莴苣并产生症状。日本报道柴胡黄化病（Bupleurum falcatum yellows）植原体能够通过黑尾叶蝉（Nephotettix cincticeps）和点叶蝉（M. orientalis）传播至莴苣上引起黄化、矮化和坏死症状，也能感染属于 21 个科的 62 种植物。意大利北部莴苣黄化也为 16S rⅠ-B 亚组株系，能够通过点叶蝉传播至长春花上。因感病莴苣体内病原浓度高，因而是植原体纯化的理想材料。该病也易于通过症状鉴别、DAPI 荧光显微镜观察、多克隆抗体、单克隆抗体和 PCR 技术检测病原和诊断病害。

有研究显示，介体昆虫远距离扩散方式和宿主植物与非宿主植物的栽种方式直接影响病害的流行和产量损失。在莴苣田内有发病源时，杀虫剂防治可保护后栽植田的病害传播，而且植株感染越早造成的产量损失越大。因而清除莴苣田周围的带菌小麦、燕麦、大麦及一些杂草，不在病田附近种新的莴苣，防治叶蝉或罩防虫网避免叶蝉传病都是有效的措施。在福建永安市采用防虫网（30 目）育苗，可推迟和减轻病害发生，移栽大田后喷施杀虫剂可使发病率从 20% 降低到 5%～9%，而全程在防虫内栽培的则无病害发生。

（三）存在问题与研究方向

在福建永安市莴苣植原体病害发生田块栽种

的黄椒上也发生丛枝病，表现为小叶、黄化、丛枝、簇芽等症状，经分子鉴定也为 16S r I -B 亚组植原体；而且调查发现周边有莴苣田其辣椒丛枝病发病重，且当地黄椒为春夏秋作物，而莴苣为秋冬作物，推断二者可能互为中间宿主。同时该地也发生同为该亚组的苦楝丛枝病，但多位点序列分析结果显示与莴苣黄化存在着持家基因的明显变异。所以要确定上述三种植物植原体的侵染关系尚需通过介体昆虫传病实验的验证。在我国新疆莴苣黄化病病原被鉴定为榆树黄化组（16S r V-B），对该组植原体感染莴苣的状况及与 16S r I 组植原体感染莴苣的差异尚待探讨。

在美国得克萨斯州已发现带菌介体叶蝉会随风暴而远距离扩散，从其他作物比如小麦、燕麦上远距离迁移到莴苣上取食传病。我国福建莴苣植原体是当地原生还是通过风媒带毒昆虫传入或是营养繁殖材料传入尚不得而知；且当地已检测到几种叶蝉携带植原体，但是否为传病媒介也需要传病实验证据支持。另外，我国其他莴苣、辣椒等产区是否也有未诊断的类似病害问题都需要开展系统的病害普查、诊断与针对性的防治技术研究。从无公害防治和有机产品生产角度出发，防虫网内莴苣生产全程栽培技术规范的建立和推广可能是病区预防该病害发生和生产高品质绿色蔬菜的最佳途径。

（田国忠）

七、水稻橙叶病

（一）分布与危害

水稻橙叶病（rice orange leaf disease，ROLD）是由水稻橙叶植原体（rice orange leaf Phytoplasma，ROLP）引起的一种严重的细菌性病害。该病于 1960 年在泰国被首次发现，随后在中国、菲律宾、马来西亚、印度、印尼、斯里兰卡等亚洲国家均有该病发生的报道。水稻橙叶病在我国分布广泛，该病于 1978 年首次在云南省发生，随后在福建、广东、广西和海南也有该病大面积发生的报道，其中尤以广东省的茂名市、云浮市和肇庆市发病最为严重。

水稻橙叶植原体侵染的水稻生长缓慢、分蘖减少、根系发育不良。水稻植株在早期被侵染，很快死亡，而晚期侵染会造成抽穗困难，严重影响水稻的产量。该病曾于 20 世纪 80 年代末至 90 年代初在我国华南局部稻区暴发成灾，造成水稻产量严重减产。近年来，该病害再次在我国广东、广西、福建和海南的稻产区发生，并且呈扩大蔓延的趋势。据统计，2013 年和 2015 年广东罗定市发病面积均超过 50 公顷，发病田一般减产 10%～30%，重病田减产 50%～80%。

（二）研究现状

水稻橙叶病是由植原体引起的系统侵染性病害。该病于 1960 年被首次发现，当时被认为是病毒性病害。1976 年，斋藤康夫从泰国和马来西亚的水稻橙叶病样本中观察到植原体。随后，我国学者和菲律宾学者从感病的水稻及介体昆虫电光叶蝉（*Inazuma dorsalis*）体内也观察到大小为 100～623nm 的形态多样的植原体，而在健康水稻样本中未观察到植原体，并且病株中也未观察到或检测出其他病原菌，证明水稻橙叶病由植原体引起。2013 年，印度学者 Valarmathi 等采用巢式 PCR 法从 4 个感病的品种中获得 1.2kb 的水稻橙叶植原体 16S rRNA 基因片段，序列分析表明该植原体隶属于 16S r I 组。此后，泰国、中国和菲律宾的学者也测定了水稻橙叶植原体的 16S rRNA 基因序列，系统发育关系分析表明，不同国家的水稻橙叶植原体的 16S rDNA 序列变异小，并且亲缘关系的远近与地理位置之间的联系不紧密（图 35-6）。

植原体侵染的水稻植株，最初出现的症状是基部叶叶尖橙黄色，并由叶尖向下或从叶缘向中脉扩展，最终导致全叶变橙黄色，变色的叶片逐渐向内卷纵，最终枯萎。随着病情发展，病株中、上部叶片也逐渐变成橙黄色。病株生长缓慢，分蘖减少，根系不发达。早期感染的植株很快死亡，而晚期感染往往导致抽穗困难；或虽能抽穗，但穗少，空粒多。

稻田内有多种叶蝉和飞虱取食水稻，但能够传播水稻橙叶病的介体昆虫只有电光叶蝉和黑尾叶蝉（*Nephotettix cincticeps*）两种，并且这两种叶蝉能够以持续增殖的方式传播水稻橙叶植原体。电光叶蝉在田间的自然带菌率和室内的传病率均高于黑尾叶蝉，表明电光叶蝉的传病效率高于黑尾叶蝉。室内传播实验表明，电光叶蝉 3～4 龄若虫仅需要 2 分钟的获毒期，就能使 50% 的若虫获毒，并且饲育时间延长获毒率提高；获毒的电光叶

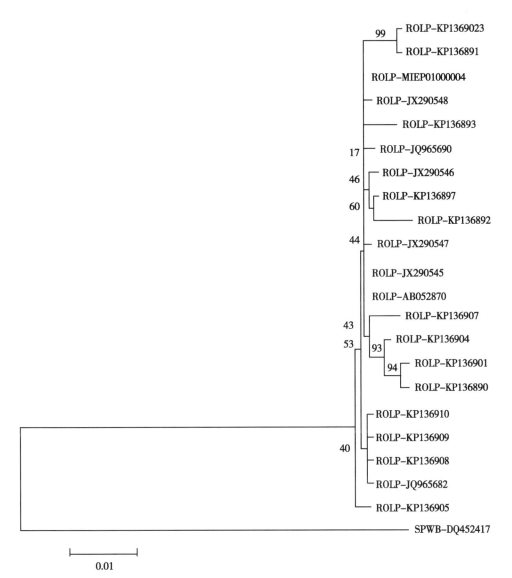

图 35-6 基于水稻橙叶植原体 16S rDNA 序列的 NJ 树
（绘图：耿显胜）

蝉在 7～26 天的潜伏期之后就具有传病能力。据统计，1 只获毒的电光叶蝉能够持续传毒 50 天，致使 44 株水稻苗发病。另外，水稻橙叶病也可以通过带菌种苗的移栽而在田间传播，但是水稻种子不能够传播该病害。

稻苗被水稻橙叶病侵染，具有 8～36 天的潜伏期，在潜伏期内带菌稻苗不表现病害的症状，肉眼难以判断是否感病，生产上容易将带菌苗当成健康苗移栽种植，从而造成病害的扩散和蔓延。因此，在苗期及早诊断出病害、及时拔除病株，能够有效防止病害的发生和蔓延。张松柏等（2008）针对植原体的 16S rDNA 序列设计特异性引物，并优化 PCR 反应条件，建立了水稻橙叶病的 PCR 检测方法。

水稻橙叶病是由介体叶蝉传播的病害，其侵染循环快，可在一些地区或局部田块流行，该病一旦流行，水稻将大幅度的减产，造成严重的经济损失。然而，目前尚无针对水稻橙叶病防治的高效药剂。陈怡光（2015）建议该病的防控应采取"加强农业防治，切断侵染源，治虫防病，治秧田保大田，治前期保后期"的综合防治措施。

（三）存在的问题与研究方向

有多种病毒能够侵染水稻，并且他们产生的症状与水稻橙叶植原体造成的症状很相似，采用症状观察法容易造成病害的误诊，而进行病原菌快速准确的鉴定是水稻橙叶病科学诊断的关键。然而，我国对于水稻橙叶植原体的鉴定技术研究较少，今后的研究可以将 DNA 条码技术、巢式 PCR 技术、环介导等温扩增技术、寡核苷酸管芯片技术等新技术应用于水稻橙叶植原体的检测，对水稻橙叶病进行快速、准确和高效的诊断。水稻是分子生物学研究的模式植物，水稻全基因组序列已经测定完成，并且水稻生长周期短，栽培种植技术和遗传转化技术成熟。这些优点为我们今后开展水稻橙叶植原体的致病机制、水稻 -ROLP 相互作用和水稻 -ROLP- 介体昆虫三者间的相互作用研究提供便利和基础。

（耿显胜）

八、我国已报道植原体病害名录

自 1964 年首次报道植原体病害以来，全世界已报道 1 000 多种植原体病害，而我国已报道的植原体病害有 203 种（截至 2021 年），其中 159 种病害已经开展过病原菌的分子鉴定和分类地位确定（表 35-1、表 35-2）。在 203 种植原体病害中有 202 种高等植物病害和 1 种低等植物病害，这些病害既包括枣疯病、泡桐丛枝病、小麦蓝矮病、柑橘黄龙病、梨衰退病等重要的经济作物和果树病害，也

包括苍耳带化病、芦苇丛枝病、牛筋草丛枝病、狗尾草丛枝病等杂草病害。在已开展病原菌的分子测定和分类地位确定的病害中，有 158 种病害发表于 2000 年以后，并且随着时间推移发表植原体病害的速度也加快，如在 2002 年和 2004 年各只有 1 篇论文发表，而到 2021 年则有 15 篇论文发表，表明我国植原体病害的研究水平在不断提高，研究的方法和技术手段日趋成熟（表 35-1）。在已报道植原体病害但未开展过病原菌分子测定和分类地位确定的 44 种病害中，仅有 2 篇发表于 2000 年以后，另外的 42 篇发表于 2000 年以前（表 35-2）。从病害分布的地理位置来看，这些病害主要分布于陕西、山东、海南和云南 4 个省份，这可能是由于部分病害的调查和采样工作仅局限于报道者工作单位所在的省份，并未针对特定病害在全国范围内开展调查和采样工作。从病原菌的分类地位来看，我国发现的植原体隶属于 16S r I、16S r II、16S r III、16S r V、16S r VI、16S r X、16S r XI、16S r XII、16S r XIV、16S r XIX、16S r XXX 和 16S r XXXII 这 12 个组，其中尤以 16S r I、16S r II 和 16S r V 组的植原体最多（表 35-1）。

表 35-1　我国已开展分子测定鉴定的植原体种类

病害名称	植原体	16rRNA 分组	分布	GenBank 登录号	报道者及参考文献
细圆藤丛枝病	*Pericampylus glaucus* witches' broom Phytoplasma	Aster yellows group（16S r I）16S r I -B	海南	MT872515	Yu et al（2021）
澳洲坚果丛枝病	*Macadamia ternifolia* witches' broom Phytoplasma	Aster yellows group（16S r I）16S r I -B	云南	MW89281、MW89282、MW892821	Chen et al（2021）
滇朴丛芽病	*Celtis kunmingensis* plexus bud Phytoplasma	Aster yellows group（16S r I）16S r I -B	云南	MT160417	陈健鑫等（2021）
金莲花绿变病	*Trollius chinensis* virescence Phytoplasma	Aster yellows group（16S r I）16S r I -B	河北	MK880149	王蓉等（2020）
菊花绿变病	*Chrysanthemum* virescence Phytoplasma	Aster yellows group（16S r I）16S r I -B	内蒙古	MN685199	李正男等（2020）
油菜丛枝病	*Brassica napus* witches' broom Phytoplasma	Aster yellows group（16S r I）16S r I -B	湖北、内蒙	MG599467、MG599471	Tang et al（2019）
车桑子丛枝病	*Dodonaea viscosa* witches' broom Phytoplasma	Aster yellows group（16S r I）16S r I -B	四川	MG470796	李龙等（2019）
赛葵花变叶病	*Malvastrum coromandelianum* phyllody Phytoplasma	Aster yellows group（16Sr I）16S r I -B	海南	MF490802	杨海中等（2018）

续表

病害名称	植原体	16rRNA 分组	分布	GenBank 登录号	报道者及参考文献
石榴带化病	Pomegranate fasciation Phytoplasma	Aster yellows group（16SrⅠ）16SrⅠ-B	山东	KR559040、MF196186	Gao et al（2018）
苍术丛枝病	*Atractylodes lancea* witches' broom Phytoplasma	Aster yellows group（16SrⅠ）16SrⅠ-B	湖北	MG257945	Wan et al（2018）
盐肤木丛枝病	Chinese sumac witches' broom Phytoplama	Aster yellows group（16SrⅠ）16SrⅠ-B	湖北	KU529759	Cai et al（2017）
马松子变叶病	*Melochia corchorifolia* phyllody Phytoplasma	Aster yellows group（16SrⅠ）16SrⅠ-B	海南	KX150461	Chen et al（2017）
木瓜黄化卷曲病	*Broussonetia papyrifera* leaf yellowing and curling Phytoplasma	Aster yellows group（16SrⅠ）16SrⅠ-B	江苏	KP209315	Mei et al（2016）
橡胶树扁茎病	Rubber tree stem fasciation Phytoplasma	Aster yellows group（16SrⅠ）16SrⅠ-B；Peanut witches' broom group（16SrⅡ）16SrⅡ-A	海南	KT890348、KT890349	Yang et al（2016）
辣椒丛枝病	Pepper witches' broom Phytoplasma	Aster yellows group（16SrⅠ）16SrⅠ-B	福建	KJ140784、KJ140785、KJ140786	刘建密等（2015）
细序柳丛枝病	*Salix guebriantiana* witches' broom Phytoplasma	Aster yellows group（16SrⅠ）16SrⅠ-B	云南	KC117308、KC117309、KC117310	Mou et al（2014）
莴苣黄化病	Lettuce chlorotic leaf rot Phytoplasma	Aster yellows group（16SrⅠ）16SrⅠ-B	福建	KJ668578	Lin et al（2014，2021）
丁香卷叶病	lilac leaf roll Phytoplasma	Aster yellows group（16SrⅠ）16SrⅠ-B	陕西	FJ445224	李正男等（2012）
栀子黄化病	Aster yellows Phytoplasma	Aster yellows group（16SrⅠ）16SrⅠ-B	重庆	JQ675713	Sun et al（2012）
土荆芥小叶病	Aster yellows Phytoplasma	Aster yellows group（16SrⅠ）16SrⅠ-B	重庆	JN836942	Li et al（2012）
甘蓝丛枝病	Cabbage witches' broom Phytoplasma	Aster yellows group（16SrⅠ）16SrⅠ-B	北京	JF837596	Mou et al（2012）
长春花变叶病	Periwinkle phyllody disease Phytoplasma	Aster yellows group（16SrⅠ）16SrⅠ-B	海南	GU113146	车海彦等（2011）
竹小叶病	Bamboo little leaf Phytoplasma	Aster yellows group（16SrⅠ）16SrⅠ-B；Aster yellows group（16SrⅠ）16SrⅠ-D	陕西	FJ501958、HQ646367	张春平等（2011）Li et al（2011）
榆树丛枝病	Elm witches'broom Phytoplasma	Aster yellows group（16SrⅠ）16SrⅠ-B；Elm yellows group（16SrⅤ）16SrⅤ-B	山东、新疆	GU356332、GU356333、KC331048	Gao et al（2011）；李成亮等（2014）
苋菜扁茎病	*Amaranthus hypochondriacus* cladode Phytoplasma	Aster yellows group（16SrⅠ）16SrⅠ-B	广东	JF323034	Long et al（2011）
桑黄化型萎缩病	Mulberry yellow dwarf Phytoplasma	Aster yellows group（16SrⅠ）16SrⅠ-B	浙江、安徽、江苏、山东	EU999736	刘永光等（2009）
荆条丛枝病	Chaste tree witches' broom Phytoplasma	Aster yellows group（16SrⅠ）16SrⅠ-B	山东	EU709819	崔廷涛等（2009）
茼蒿扁茎病	Chrysanthemum flattened stem Phytoplasma	Aster yellows group（16SrⅠ）16SrⅠ-B	陕西	FJ543467	Min et al（2009）

续表

病害名称	植原体	16rRNA 分组	分布	GenBank 登录号	报道者及参考文献
柑橘小叶病	Orange little leaf Phytoplasma	Aster yellows group（16S r I）16S r I -B	云南	AY283183	邵权等（2008）
绣线菊丛枝病	Spiraea witches' broom Phytoplasma	Aster yellows group（16S r I）16S r I -B	山东	EF176608	高瑞等（2007）
桃红叶病	Peach red leaf Phytoplasma	Aster yellows group（16S r I）16S r I -C	云南	AY635144	Zhang et al（2013）
中华小苦荬带化病	*China ixeris* fasciation Phytoplasma	Aster yellows group（16S r I）16S r I -C	陕西	HM990973	Li et al（2013）
柳树黄化病	Willow yellows Phytoplasma	Aster yellows group（16S r I）16S r I -C	山东、北京	FJ179166	魏婷等（2009）
小麦蓝矮病	Wheat blue dwarf Phytoplasma	Aster yellows group（16S r I）16S r I -C	陕西	DQ489535	张荣等（2006）
黄刺玫丛枝病	*Rosa xanthina* witches' broom Phytoplasma	Aster yellows group（16S r I）16S r I -D	山东	JX094044	Liu et al（2018）
棣棠丛枝病	Kerria witches' broom Phytoplasma	Aster yellows group（16S r I）16S r I -D	山东	JN031513	常文程等（2012）
鸡爪槭丛枝病	Japanese maple witches'-broom Phytoplasma	Aster yellows group（16S r I）16S r I -D	陕西	JQ015183	Li et al（2012）
牛筋草丛枝病	*Eleusine indica* witches' broom Phytoplasma	Aster yellows group（16S r I）16S r I -D	山东、河南	FJ263620	王洁等（2010）
辣椒皱叶病	*Capsicum annuum* winkle leaf Phytoplasma	Aster yellows group（16S r I）16S r I -D	山东、河南	FJ263617	王洁等（2010）
狗尾草丛枝病	*Setaria viridis* witches' broom Phytoplasma	Aster yellows group（16S r I）16S r I -D	山东、河南	FJ263625	王洁等（2010）
山药黄化小叶病	*Dioscorea opposita* yellows Phytoplasma	Aster yellows group（16S r I）16S r I -D	山东、河南	FJ263630	王洁等（2010）
灯笼泡小叶病	*Physalis angulata* little leaf Phytoplasma	Aster yellows group（16S r I）16S r I -D	山东、河南	FJ263624	王洁等（2010）
泡桐丛枝病	Paulownia witches' broom Phytoplasma	Aster yellows group（16S r I）16S r I -D	陕西、山西、河南、河北、山东、甘肃、北京、天津	DQ851169	史英姿等（2007）
杜鹃花小叶病	Azalea little leaf Phytoplasma	Aster yellows group（16S r I）16S r I -T	云南	HQ285917	Wei et al（2011）
羽脉山黄麻丛枝病	*Trema levigata* witches' broom Phytoplasma	Aster yellows group（16S r I）16S r I -X	云南	MN513329	万琼莲等（2021）
迎春花丛枝病	*Winter jasmine* witches' broom Phytoplasma	Aster yellows group（16S r I）16S r I -AE	山东	JX094040	Xu et al（2018）
长梗紫麻丛枝病	Purple woodnettle witches' broom Phytoplasma	Aster yellows group（16S r I）16S r I -AH	台湾	KF923394、KF923395、KF923396	Tseng et al（2016）
苍耳带化病	Cocklebur fasciation Phytoplasma	Aster yellows group（16S r I）16S r I -A I	吉林	JX035904、MK026739	Zhang et al（2019）

续表

病害名称	植原体	16rRNA 分组	分布	GenBank 登录号	报道者及参考文献
向日葵带化病	Sunflower fasciation Phytoplasma	Aster yellows group（16S rⅠ）16S rⅠ-AⅠ	吉林	JX035903、MK026738	Zhang et al（2019）
辣椒黄化皱缩病	Pepper yellows crinkle disease	Aster yellows group（16S rⅠ）16S rⅠ	海南	MT760793	Yu et al（2021）
紫檀带化病	*Pterocarpus indicus* fasciation Phytoplasma	Aster yellows group（16S rⅠ）16S rⅠ	海南	MH727702	Xuan et al（2018）
柳树变叶病	Willow phyllody Phytoplasma	Aster yellows group（16S rⅠ）16S rⅠ	新疆	MG738364	Luan et al（2018）
水稻橙叶病	Rice orange leaf Phytoplasma	Aster yellows group（16S rⅠ）16S rⅠ	广东、广西、云南	KR061356	何园歌等（2016）
柑橘黄龙病	Chinese Huanglongbing Phytoplasma	Aster yellows group（16S rⅠ）16S rⅠ；Peanut witches' broom group（16S rⅡ）16S rⅡ-A	台湾、广西、广东	KJ847723、EU544303	Feng et al（2015）；Chen et al（2009）
樱桃李黄叶病	Plum yellows leaf Phytoplasma	Aster yellows group（16S rⅠ）16S rⅠ	陕西	HM131809	Li et al（2014）
苦豆子黄化病	*Sophora alopecuroides* yellows Phytoplasma	Aster yellows group（16S rⅠ）16S rⅠ	新疆	JF412711	Chen et al（2013）
槟榔黄化病	Arecanut yellow leaf Phytoplasma	Aster yellows group（16S rⅠ）16S rⅠ	海南	FJ694685	车海彦等（2010）
玉兰黄化病	*Magnolia denudata* yellows Phytoplasma	Aster yellows group（16S rⅠ）16S rⅠ	北京	—	高佳等（2009）
文冠果卷叶病	Shinyleaf yellowhorn leaf roll Phytoplasma	Aster yellows group（16S rⅠ）16S rⅠ	陕西	FJ459913	Zhang et al（2009）
苦楝丛枝病	Chinaberry tree witches' broom Phytoplasma	Aster yellows group（16S rⅠ）16S rⅠ	广东、海南、福建、江西、安徽、贵州	EF990733	罗大全等（2008）
长春花小叶病	Periwinkle little leaf Phytoplasma	Aster yellows group（16S rⅠ）16S rⅠ	海南	EU375834	车海彦等（2008）
玫瑰丛枝病	Rose witches' broom Phytoplasma	Aster yellows group（16S rⅠ）16S rⅠ	山东	EF199938	Gao et al（2008）
矮牵牛矮化病	*Petunia hybrida* stunt Phytoplasma	Aster yellows group（16S rⅠ）16S rⅠ	云南	AY283185	蔡红等（2005）
矮牵牛扁茎病	*Petunia hybrida* flat stem Phytoplasma	Aster yellows group（16S rⅠ）16S rⅠ	云南	AY283186	蔡红等（2005）
桉树黄化丛枝病	Eucalyptus yellows and witches' broom Phytoplasma	Aster yellows group（16S rⅠ）16S rⅠ	广东	AY685054	周国辉等（2005）
香石竹黄化病	Carnation yellows Phytoplasma	Aster yellows group（16S rⅠ）16S rⅠ	云南	AY971669	蔡红等（2005）
竹子丛枝病	Bamboo witches' broom Phytoplasma	Aster yellows group（16S rⅠ）16S rⅠ	云南	AY635145	蔡红等（2005）
枫杨丛枝病	Chinese wingnut witches'-broom Phytoplasma	Aster yellows group（16S rⅠ）16S rⅠ	山东	AY831966	Liu et al（2005）

续表

病害名称	植原体	16rRNA 分组	分布	GenBank 登录号	报道者及参考文献
小驳骨丛枝病	*Gendarussa vulgaris* witches' broom Phytoplasma	Peanut witches' broom group（16S rⅡ）16S rⅡ-A	云南	MN535183	许杏萍等（2021）
芝麻丛枝病	Sesame witches' broom Phytoplasma	Peanut witches' broom group（16S rⅡ）16S rⅡ-A	云南	MT782330	苏帆等（2021）
萝卜变叶病	*Raphanus sativus* phyllody phytoplasm	Peanut witches' broom group（16S rⅡ）16S rⅡ-A	云南	MH187866	刘俊男等（2020）
卵叶山蚂蝗丛枝病	Beggarweed witches' broom Phytoplasma	Peanut witches' broom group（16S rⅡ）16S rⅡ-A	海南	MK956144	段雅雯等（2019）
蔓草虫豆丛枝病	*Cajanus scarabaeoides* witches' broom Phytoplasma	Peanut witches' broom group（16S rⅡ）16S rⅡ-A	云南	MF193348、MF193349、MF193350、MF193351、MF193352	王柱华等（2018）
甜麻变叶病	*Corchorus aestuans* phyllody Phytoplasma	Peanut witches' broom group（16S rⅡ）16S rⅡ-A	海南	KX645865	Li et al（2018）
马铃薯紫顶病	Potatoes purple top Phytoplasma	Peanut witches' broom group（16S rⅡ）16S rⅡ-A；Clover proliferation group（16S rⅥ）16S rⅥ-A	广东、内蒙古	KM212951、HQ609490	Cheng et al（2018）；Cheng et al（2011）
青葙丛枝病	*Celosia argentea* phyllody and witches' broom Phytoplasma	Peanut witches' broom group（16S rⅡ）16S rⅡ-A	海南	KX426374	Chen et al（2016）
花椰菜变叶病	Cauliflower phyllody Phytoplasma	Peanut witches' broom group（16S rⅡ）16S rⅡ-A	云南	KC953000	Cai et al（2016）
肉桂黄叶病	Cinnamon yellow leaf Phytoplasma	Peanut witches' broom group（16S rⅡ）16S rⅡ-A	海南	KM408762	Yang et al（2016）
丹参红叶病	*Salvia miltiorrhiza* red leaf Phytoplasma	Peanut witches' broom group（16S rⅡ）16S rⅡ-A	陕西	KT844643	Yang et al（2016）
黄灯笼辣椒小叶病	*Capsicum chinense* jacquin little leaf disease Phytoplasma	Peanut witches' broom group（16S rⅡ）16S rⅡ-A	海南	JQ957928	郑文虎等（2014）
花生丛枝病	Peanut witches' broom disease Phytoplasma	Peanut witches' broom group（16S rⅡ）16S rⅡ-A	海南、广东、广西、福建、湖南、山东、台湾	JX871467	万琼莲等（2014）
葡萄柚斑驳病	Citrus blotchy-mottle Phytoplasma	Peanut witches' broom group（16S rⅡ）16S rⅡ-A	广西	JQ359013	Lou et al（2014）
番茄黄化病	Tomato yellows Phytoplasma	Peanut witches' broom group（16S rⅡ）16S rⅡ-A	云南	JX162603、JX162604、JX162605、JX162606	Dong et al（2013）
番茄巨芽病	Tomato big bud Phytoplasma	Peanut witches' broom group（16S rⅡ）16S rⅡ-A；Clover proliferation group（16S rⅥ）16S rⅥ-A	云南、新疆	JQ923433、JQ923434、JQ923435、JQ923436、JQ811215、JQ811216、JQ807736	Du et al（2013）；Xu et al（2013）

续表

病害名称	植原体	16rRNA 分组	分布	GenBank 登录号	报道者及参考文献
假臭草丛枝病	*Praxelis clematidea* witches' broom Phytoplasma	Peanut witches' broom group (16S rⅡ) 16S rⅡ-A	海南	GU133620	李光明等（2012）
紫锥菊丛枝病	Purple coneflower witches' broom Phytoplasma	Peanut witches' broom group (16S rⅡ) 16S rⅡ-A	台湾	JN885460、JN885461、JN885462	Tseng et al（2012）
圭亚那笔花豆丛枝病	*Stylosanthes guianensis* with witches' broom Phytoplasma	Peanut witches' broom group (16S rⅡ) 16S rⅡ-A	海南	GU113160	Che et al（2012）
柱花草黄化病	*Stylosanthes capitata* yellows Phytoplasma	Peanut witches' broom group (16S rⅡ) 16S rⅡ-A	海南	GU113161	Che et al（2012）
灰叶丛枝病	Tephrosia witches' broom Phytoplasma	Peanut witches' broom group (16S rⅡ) 16S rⅡ-A	海南	JF441271	李永等（2011）
野茼蒿变叶病	*Gynura crepidioides* phyllody Phytoplasma	Peanut witches' broom group (16S rⅡ) 16S rⅡ-A	海南	GU113158、GU113159	车海彦等（2011）
银胶菊丛枝病	Common parthenium witches'-broom Phytoplasma	Peanut witches' broom group (16S rⅡ) 16S rⅡ-A	海南	EU779826	Li et al（2011）
猪屎豆丛枝病	Crotalaria witches' broom Phytoplasma	Peanut witches' broom group (16S rⅡ) 16S rⅡ-A	海南	EU650181	李永等（2010）
臭矢菜丛枝病	Cleome witches' broom Phytoplasma	Peanut witches' broom group (16S rⅡ) 16S rⅡ-A	海南	EU513212	李永等（2009）
甘薯丛枝病	Sweet potato witches' broom Phytoplasma	Peanut witches' broom group (16S rⅡ) 16S rⅡ-A Elm yellows group (16S rⅤ) 16S rⅤ-B	台湾、福建、河南	L33770、DQ452417、MW990090	Lee et al（1998）; Li et al（2021）
茄子变叶病	Eggplant phyllody Phytoplasma	Peanut witches' broom group (16S rⅡ) 16S rⅡ-D	广东	MH667642	Li et al（2019）
竹柏扁枝病	*Podocarpus nagi* fasciation Phytoplasma	Peanut witches' broom group (16S rⅡ) 16S rⅡ-U	海南	KJ848639	杨毅等（2016）
番木瓜小叶病	Papaya little leaf Phytoplasma	Peanut witches' broom group (16S rⅡ) 16S rⅡ-U	海南	KP057205	Yang et al（2016）
芒果变叶病	Mango phyllody Phytoplasma	Peanut witches' broom group (16S rⅡ) 16S rⅡ	云南	JX294514	尹跃艳等（2014）
田旋花丛簇病	*Convolvulus arvensis* cluster Phytoplasma	Peanut witches' broom group (16S rⅡ) 16S rⅡ	新疆	KC414725	石宝萍等（2013）
木豆丛枝病	Pigeon pea witches' broom Phytoplasma	Peanut witches' broom group (16S rⅡ) 16S rⅡ	海南、台湾	EF990734	车海彦等（2010）
菜豆小叶病	Kidney bean little leaf Phytoplasma	Peanut witches' broom group (16S rⅡ) 16S rⅡ	云南	GQ336993	Dong et al（2010）
蟹爪兰丛枝病	*Christmas cactus* witches' broom Phytoplasma	Peanut witches' broom group (16S rⅡ) 16S rⅡ	云南	AY647459	Cai et al（2007）
仙人掌丛枝病	Cactus witches' broom Phytoplasma	Peanut witches' broom group (16S rⅡ) 16S rⅡ	云南	AJ293216	蔡红等（2002）
乌桕黄化病	Chinese tallow tree yellows Phytoplasma	X-disease group (16S rⅢ) 16S rⅢ-Y	山东	KF040448	Gao et al（2015）

续表

病害名称	植原体	16rRNA 分组	分布	GenBank 登录号	报道者及参考文献
一品红丛枝病	Poinsettia branch-inducing Phytoplasma	X-disease group（16S rⅢ）16S rⅢ	台湾、北京	AF190223、HQ589205	Chen et al（2008）；董雅容（2018）
暴马丁香丛枝病	Syringa reticulate witches' broom Phytoplasma	Elm yellows group（16S rⅤ）16S rⅤ-B	北京	MK599275	Yang et al（2020）
甜樱桃绿变病	Sweet cherry virescence Phytoplasma	Elm yellows group（16S rⅤ）16S rⅤ-B	山东	MF848957、MF848958、MF848959、MF848960、MF848961、MF848962、MF848963、MF848964、MF848965、MF848966、MF848967	Wang et al（2018）
柿树带化病	Persimmon fasciation disease Phytoplasma	Elm yellows group（16S rⅤ）16S rⅤ-B	山东	KP174135、KF995724、KF995725	Wang et al（2015）；王洁等（2017）
丝棉木丛枝病	Euonymus bungeanus witches' broom Phytoplasma	Elm yellows group（16S rⅤ）16S rⅤ-B	北京	KX669030	Ren et al（2017）
山茶黄化病	Camellia yellows Phytoplasma	Elm yellows group（16S rⅤ）16S rⅤ-B	山东	KJ093389	Gao et al（2015）
诸葛菜黄矮病	Violet orychophragmus yellow dwarf Phytoplasma	Elm yellows group（16S rⅤ）16S rⅤ-B	江苏	KP019257	Wang et al（2015）
甜樱桃丛枝病	Sweet cherry witches' broom Phytoplasma	Elm yellows group（16S rⅤ）16S rⅤ-B	山东	—	王甲威等（2014）
小叶白蜡丛枝病	Fraxinus sogdiana witches' broom Phytoplasma	Elm yellows group（16S rⅤ）16S rⅤ-B	新疆	KF061042	李成亮等（2014）
国槐丛枝病	Sophora japonica witches' broom Phytoplasma	Elm yellows group（16S rⅤ）16S rⅤ-B	北京、山东	KC795914	Ren et al（2014）
凤仙花变叶病	Rose balsam phyllody Phytoplasma	Elm yellows group（16S rⅤ）16S rⅤ-B	河北	KC993832	Li et al（2014）
樱花衰退病	Flowering cherry decline Phytoplasma	Elm yellows group（16S rⅤ）16S rⅤ-B	山东	JN153096	Wang et al（2014）
苹果衰退病	Apple decline Phytoplasma	Elm yellows group（16S rⅤ）16S rⅤ-B	陕西	GU586972	Li et al（2014）
刺槐丛枝病	Robinia pseudoacacia witches' broom Phytoplasma	Elm yellows group（16S rⅤ）16S rⅤ-B	安徽、北京	KC795915	Ren et al（2014）
桃黄化病	Peach yellow disease Phytoplasma	Elm yellows group（16S rⅤ）16S rⅤ-B	陕西	KF523369、KF523370、KF523371、KF523372	Li et al（2014）
苦豆子丛枝病	Sophora alopecuroides witches' broom Phytoplasma	Elm yellows group（16S rⅤ）16S rⅤ-B	新疆	KC331044	李成亮等（2013）
三刺皂荚黄化病	Honeylocust yellows Phytoplasma	Elm yellows group（16S rⅤ）16S rⅤ-B	新疆	KC242233	都业娟等（2013）
莴苣黄化病	Lactuca sativa yellows Phytoplasma	Elm yellows group（16S rⅤ）16S rⅤ-B	新疆	KC414724	石宝萍等（2013）

续表

病害名称	植原体	16rRNA 分组	分布	GenBank 登录号	报道者及 参考文献
芦苇丛枝病	Reed witches' broom Phytoplasma	Elm yellows group（16S rⅤ）16S rⅤ-B	新疆	KC331052	Li et al（2013）
紫花苜蓿丛枝病	Lucerne witches' broom Phytoplasma	Elm yellows group（16S rⅤ）16S rⅤ-B	新疆、云南、陕西	JQ343221	Li et al（2012）
樱桃花变绿病	Cherry virescence Phytoplasma	Elm yellows group（16S rⅤ）16S rⅤ-B	四川	JN607240	郑晓慧等（2012）
鹅掌楸黄化病	Chinese tulip tree yellow Phytoplasma	Elm yellows group（16S rⅤ）16S rⅤ-B	河北	JQ585925	Li et al（2012）
菊苣扁茎病	*Puna chicory* flat stem Phytoplasma	Elm yellows group（16S rⅤ）16S rⅤ-B	陕西	JN582266	Li et al（2012）
黄槐决明扁茎病	*Senna surattensis* stem fasciation Phytoplasma	Elm yellows group（16S rⅤ）16S rⅤ-B；Stolbur group（16S rⅫ）16S rⅫ-C	云南	JN192454、JN192455、JN192456、JN192462	Wu et al（2012）
杏褪绿卷叶病	Apricot chlorotic leafroll Phytoplasma	Elm yellows group（16S rⅤ）16S rⅤ-B	新疆、北京、河北、山西	JN903768	韩冰（2012）
三叶草绿变病	Clover phyllody Phytoplasma	Elm yellows group（16S rⅤ）16S rⅤ-B	陕西	FJ436792	李正男等（2011）
樱桃李黄化病	Plum yellows Phytoplasma	Elm yellows group（16S rⅤ）16SrⅤ-B	陕西	FJ459914	Hong et al（2011）
反枝苋植原体病	*Amaranthus retroflexus* Phytoplasma	Elm yellows group（16S rⅤ）16SrⅤ-B	北京	HQ660580	Yang et al（2011）
皂荚丛枝病	Honeylocust witches' broom Phytoplasma	Elm yellows group（16S rⅤ）16SrⅤ-B	安徽、陕西	FJ457095	Min et al（2009）
榆树黄化病	Elm yellows Phytoplasma	Elm yellows group（16S rⅤ）16SrⅤ-B	山东	EU305730	朱天生等（2008）
枣疯病	Jujube witches' broom Phytoplasma	Elm yellows group（16S rⅤ）16S rⅤ-B	陕西、山东、河北、河南	DQ919060	王海妮等（2007）
大麻丛枝病	Hemp fiber witches' broom Phytoplasma	Elm yellows group（16S rⅤ）16S rⅤ-B	山东	EF029092	Zhao et al（2007）
构树丛枝病	Paper mulberry witches' broom Phytoplasma	Elm yellows group（16S rⅤ）16S rⅤ-B	山东	AY576685	Liu et al（2004）
油菜扁茎病	*Brassica napus* stem fasciation Phytoplasma	Elm yellows group（16S rⅤ）16S rⅤ-H	湖北	MG599468	Tang et al（2019）
重阳木丛枝病	*Bischofia polycarpa* witches' broom Phytoplasma	Elm yellows group（16S rⅤ）16S rⅤ-H	上海、江苏、浙江、安徽、江西、湖北、湖南、广西	KJ452546、KJ452547、KJ452548	Lai et al（2014）
香石竹白叶病	Elm yellows Phytoplasma	Elm yellows group（16S rⅤ）16S rⅤ	陕西	GQ433362	Zhang et al（2010）
长春花黄化病	Periwinkle yellows Phytoplasma	Elm yellows group（16S rⅤ）16S rⅤ	海南、云南	EU375835	车海彦等（2009）
三叶草黄化病	Elm yellows Phytoplasma	Elm yellows group（16S rⅤ）16S rⅤ	陕西	FJ436792	Li et al（2009）

续表

病害名称	植原体	16rRNA 分组	分布	GenBank 登录号	报道者及参考文献
酸枣丛枝病	Wild Jujube witches' broom Phytoplasma	Elm yellows group（16S rⅤ）16S rⅤ	陕西、河北	DQ886426	王海妮等（2007）
黄槐丛枝病	Sunshine tree witches' broom Phytoplasma	Elm yellows group（16S rⅤ）16S rⅤ	云南	AY283184	蔡红等（2005）
芥菜变叶病	*Brassica juncea* phyllody Phytoplasma	Clover proliferation group（16S rⅥ）16S rⅥ-A	内蒙古	MK660148、MK660149	Zhang et al（2020）
梨衰退病	Pear decline Phytoplasma	Apple proferation group（16S rⅩ）16S rⅩ-C	台湾、四川	DQ011588	Liu et al（2007）
甘蔗白叶病	Sugar cane white leaf Phytoplasma	Rice yellow dwarf（16S rⅪ）16S rⅪ	云南、福建、广西、台湾	KR020685、KR020686、KR020687、KR02068、KR02069、KR020690、KR020691	Zhang et al（2016）
南瓜丛枝病	Pumpkin witches' broom Phytoplasma	Stolbur group（16S rⅫ）16S rⅫ-A	新疆	MH731275	Wang et al（2021）
黄蒿丛枝病	*Artemisia scoparia* witches' broom Phytoplasma	Stolbur group（16S rⅫ）16S rⅫ-A	山东	KT899994	Yu et al（2016）；余贤美等（2017）
牡丹黄化病	Tree peony yellows Phytoplasma	Stolbur group（16S rⅫ）16S rⅫ	山东	JQ241788	Gao et al（2013）
狗牙根白化病	Bermuda grass white leaf Phytoplasma	Bermuda grass white leaf group（16S rⅩⅣ）16S rⅩⅣ-A	河南、江苏、福建、台湾	EU377477、EU409293	谭卫军等（2008）
板栗黄化皱缩病	Chinese chestnut yellow crinkle Phytoplasma	Japanese chestnut witches' broom group（16S rⅩⅨ）16S rⅩⅨ	北京	EU599362	Lin et al（2011）
柽柳丛枝病	Salt cedar witches' broom Phytoplasma	Salt cedar witches' broom *Phytoplasma* group（16S rⅩⅩ）16S rⅩⅩ-A	新疆、西安	MW447513、FJ432664	Zhao et al（2009）；Li et al（2021）
山黄麻丛枝病	*Trema tomentosa* witches' broom Phytoplasma	Malaysian periwinkle virescence group（16S rⅩⅩⅫ）16S rⅩⅩⅫ-D	海南	MW138004	Yu et al（2021）
喜树丛枝病	*Camptotheca acuminate* witches' broom Phytoplasma	Malaysian periwinkle virescence group（16S rⅩⅩⅫ）16S rⅩⅩⅫ	云南	MH141805、MH141806、MH141807	王柱华等（2021）

注：表中"—"代表未找到序列登录号。

表 35-2　我国已报道的植原体相关病害名录

病害名称	病原体	分布	报道者及参考文献
花椰菜丛枝病	Cauliflower witches' broom Phytoplasma	云南	万琼莲等（2016）
石榴枯梢病	Pomegranate withered branch tip Phytoplasma	四川	郑晓慧等（2004）
香蕉束顶病	Banana bunchy top Phytoplasma	广东、福建	李横虹等（1999）
凤尾竹丛枝病	Fernleaf hedge bamboo witches' broom Phytoplasma	北京	邱并生等（1998）
刺竹丛枝病	Chinese thorny bamboo witches' broom Phytoplasma	广东	邱并生等（1998）
假花生丛枝病	Groundnut witches' broom Phytoplasma	海南	邱并生等（1998）

续表

病害名称	病原体	分布	报道者及参考文献
栲树丛枝病	Evergreenchinkapin witches' broom Phytoplasma	湖南	邱并生等（1998）
扶桑扁枝病	Hibiscus fascinated Phytoplasma	北京	邱并生等（1998）
小叶朴丛枝病	Hackberry witches' broom Phytoplasma	北京	邱并生等（1998）
樟树黄化病	*Cinnamomum camphora* yellows Phytoplasma	湖南、江西、湖北、浙江、上海、广西、广东	谢宝多等（1989）
草莓丛枝病	Strawberry witches' broom Phytoplasma	辽宁	韦石泉等（1994）
葱兰黄化病	*Zephyranthes candida* yellow Phytoplasma	浙江	陈集双等（1994）
南洋楹丛枝病	*Albizia falcataria* witches' broom Phytoplasma	广东	张景宁等（1994）
三叶芹丛枝病	*Cryptotaenia canadensis* var. *japonica* witches' broom Phytoplasma	江苏	陈永萱等（1994）
山楂丛枝病	Large Chinese hawthorn witches' broom Phytoplasma	北京	汪跃等（1994）
紫穗槐带化病	*Amorpha fruticosa* fasciation Phytoplasma	河北	金开璇等（1994）
扁柏黄化病	Chinese arborvitae yellows Phytoplasma	上海	丁正民等（1990）
倒挂金钟小叶病	*Fuchsia hybrida* little leaf Phytoplasma	吉林	朱平等（1990）
菊花黄化病	Chrysanthemum yellows Phytoplasma	陕西	魏宁生等（1990）
茶黄化病	Tea yellows Phytoplasma	云南	喻盛甫等（1988）
三七坏死病	*Panax pseudoginseng* var. *notoginseng* necrotic Phytoplasma	广西、云南	史素琴等（1988）
香椿带化病	*Toona sinensis* fasciated Phytoplasma	陕西	金开璇等（1987）
凤仙花绿瓣病	*Impatiens balsamina* phyllody Phytoplasma	上海	郭惠民等（1986）
胡椒黄化病	*Piper nigrum* yellows Phytoplasma	海南	郑冠标等（1986）
夹竹桃丛枝病	*Neriun indicrm* witches' broom Phytoplasma	广东	刘仲健等（1986）
烟草扁茎簇叶病	Tobacco witches' broom Phytoplasma	福建	林奇英等（1986）
粗糙笔花豆丛枝病	*Stylosanthes scabra* witches' broom Phytoplasma	海南	陈作义等（1986）
豇豆丛枝病	Cowpea witches' broom Phytoplasma	海南	唐伟文等（1985）
万寿菊丛枝病	*Tagetes erecta* witches' broom Phytoplasma	吉林、黑龙江、海南	沈菊英等（1985）
翠菊黄化病	Aster yellows Phytoplasma	上海	孙光荣等（1984）
马尾松丛枝病	Pinus massoniana witches' broom Phytoplasma	广东、广西、福建	容向东等（1984）
罗汉果疱叶丛枝病	*Momordica blister* leaf witches' broom Phytoplasma	广西、福建	林国光等（1984）
木麻黄丛枝病	*Casuarina equisetifolia* witches' broom Phytoplasma	广东	张景宁等（1983）
补骨脂变叶病	*Psolaria corylifolia* phyllody Phytoplasma	云南	陈作义等（1983）
金鱼草丛枝病	*Antirrhinum majus* witches' broom Phytoplasma	山东	陈作义等（1983）
人参坏死病	*Panax ginseng* necrosis Phytoplasma	吉林	李北辰等（1983）
文冠果萎缩病	*Xanthoceras sorbifolia* dwarf Phytoplasma	辽宁、吉林、内蒙古	冯继臣等（1983）
月季绿瓣病	Rose phyllody Phytoplasma	上海、北京	丁正民（1982）；田国忠等（1999）
芝麻变叶病	Sesamum phyllody Phytoplasma	广东	陈作义等（1982）
巴西苜蓿丛枝病	*Stylosanthes gracilis* witches' broom Phytoplasma	海南	陈作义等（1982）
暗紫菜豆丛枝病	*Phaseolus atropurpurous* witches' broom Phytoplasma	海南	陈作义等（1982）
爪哇大豆丛枝病	*Glycine javanica* witches'-broom Phytoplasma	海南	陈作义等（1982）
杉树黄化丛枝病	*Cunniughamia lanceolata* yellows witches'-broom Phytoplasma	广东、广西、湖南、江西、福建、浙江	张景宁等（1981）
海带叶卷病	Kelp leaf roll Phytoplasma	辽宁	王祈楷等（1980）

（耿显胜　林彩丽）

第二节　进境检疫性植原体病害

植原体是农业上重要的病原微生物，它所引起的病害已遍布世界各地。近年来随着人们生产和生活需要，我国每年都要从国外引进大量水果及其苗木，由于植原体病害能潜伏侵染及人们对该病害认识不足，一些危险性植原体随农产品传入我国的风险性很大。

在《中华人民共和国进境植物检疫性有害生物名录》中，包括桤树黄化植原体、白蜡树黄化植原体、蓝莓矮化植原体、马铃薯丛枝植原体、葡萄金黄化植原体、澳大利亚植原体候选种、榆树韧皮部坏死植原体、苹果丛生植原体、梨衰退植原体、桃X病植原体、杏褪绿卷叶植原体、椰子致死黄化植原体和来檬丛枝植原体在内的13种植原体已被列入检疫对象（表35-3），它们对我国农业生产威胁巨大。

植原体病害虽然没有有效的治疗方法，却能在检疫上有效控制，因为它们不能种传，只能通过无性繁殖材料、种苗或介体昆虫传播。带病种苗又能非常有效地通过高温或抗生素处理而脱掉病原。因此，只要对进口种苗进行有效隔离和监测，就能将检疫性植原体病害拒之国门之外。

表35-3　我国进境检疫性植原体

序号	种名	分类地位	地理分布	主要宿主
1	桤树黄化植原体 （Alder yellows Phytoplasma）	16S rV-A	欧洲、美国	桤木属
2	苹果丛生植原体 （Candidatus Phytoplasma mali）	16S rX	叙利亚、土耳其、欧洲	苹果
3	杏褪绿卷叶植原体 （Candidatus Phytoplasma prunorum）	16S rV-B	欧洲	杏、桃、李
4	白蜡树黄化植原体 （Ash yellows Phytoplasma）	16S rVII-A	北美洲	白蜡树、绿蜡树、丁香
5	蓝莓矮化植原体 （Blueberry stunt Phytoplasma）	16S rI	北美洲	高灌木蓝莓
6	澳大利亚植原体候选种 （Candidatus Phytoplasma australiense）	16S rXII-B	以色列、大洋洲、南美洲	葡萄、草莓、番木瓜、南瓜、桃
7	椰子致死黄化植原体 （Candidatus Phytoplasma palmae）	16S rIV	美洲、非洲	槟榔科
8	榆树韧皮部坏死植原体 （Candidatus Phytoplasma ulmi）	16S rV	欧洲、北美洲	榆属
9	葡萄金黄化植原体 （Grapevine flavescence doree Phytoplasma）	16S rV	欧洲	葡萄属
10	来檬丛枝植原体 （Candidatus Phytoplasma aurantifolia）	16S rII	西亚、印度	来檬、长春花、枳橙、粗柠檬
11	桃X病植原体 （Peach X-disease Phytoplasma）	16S rIII	印度、北美洲	桃、樱桃、李、杏
12	梨衰退植原体 （Candidatus Phytoplasma pyri）	16S rX-C	欧洲、大洋洲、北美洲	梨、苹果
13	马铃薯丛枝植原体 （Potato witches'-broom Phytoplasma）	16S rVI	亚洲、欧洲、大洋洲、北美洲	荷包牡丹、紫苜蓿、烟草、马铃薯

一、苹果丛生植原体

苹果丛生植原体（*Candidatus* Phytoplasma *mali*, apple proliferation Phytoplasma, AP），属于苹果丛生组（apple proliferation group）16S rX。主要分布于奥地利、捷克、斯洛伐克、法国、罗马尼亚、西班牙、瑞士、英国、俄罗斯、克罗地亚、印度和南非等地区。

苹果（*Malus domestica*）是该植原体的主要宿主，各种栽培品种对病菌的反应不同，但大多数（包括幼苗）表现感病。此外，山荆子（*Malus baccata*）、野香海棠（*M.coronaria*、*M.domestica*、*M.floribunda*、*M.fusca*、*M.gloriosa*、*M.ionensis*、*M.platicarpa*、*M.purpurea*、*M.robusta*）、日本李（*Prumus salicina*）、长春花（*Catharanthus roseus*）、欧洲榛子（*Corylus avellana*）、欧洲梨（*Pyrus communis*）、葡萄（*Vitis vinifera*）、田旋花（*Convolvulus arvensis*）和百慕大草（*Cynodon dactylon*）也是该植原体的宿主。

该植原体引发症状为枝梢丛枝，叶片变小，且叶托不正常增大；果实较小，常扁平，花序梗变长。早期症状为叶片发红，冬季苗圃中植株的毛状根系可能是症状之一，有时有隐症现象。该植原体主要由取食植株韧皮部的介体昆虫传播，如木虱（*Cacopsylla melanoneura*）、叶蝉（*Fieberiella florii*）等。染病苹果种苗、接穗等调运可以使植原体病原远距离传播。苹果植株之间的嫁接可以传播，另有报道嫁接能够将植原体从苹果树传到梨树上。

对于进口的苹果、梨等植株和无性繁殖材料应尽量来自无病区。对于来自苹果丛生病发生国的繁殖材料，应严格按照有关检疫法规进行检疫。该植原体检疫方法参考行业标准《苹果丛生植原体检疫鉴定方法》（SN/T 2398—2010），苹果丛生植原体特异引物：AP5: 5′-TCT TTT AAT CTT CAA TGG C-3′；AP4: 5′CCA ATG TGT GAA ATC TGT AG-3′。扩增产物经琼脂糖凝胶电泳出现 483bp 片段可以判定为阳性。

对于该植原体的防治应选用抗病的砧木繁殖无毒的栽植材料，培育抗、耐病的品种以替代感病的品种在病害流行地区，可以阻止病害的流行。病原物对温度和四环素类抗生素敏感，带菌材料可以用化学处理方法得到无菌个体。芽接之前，将接穗在 1%～2% 四环素溶液处理 5～15 分钟，或用 50℃水浴处理 2 小时，可以消除枝条中的植原体。

二、白蜡树黄化植原体

白蜡树黄化植原体（*Candidatus* Phytroplasma *fraxini* ash yellows Phytoplasma）属于 16S rⅦ 组，主要分布于北美洲。白蜡树（*Fraxinus chinensis*）是主要宿主，部分丁香属植物也是白蜡树黄化植原体的宿主，接种宿主包括胡萝卜（*Daucus carota*）、红三叶草（*Trifolium pratense*）、长春花等。

该植原体病害最典型症状为枝梢丛枝，叶片变小，边缘卷曲，颜色变浅绿，后期变黄萎蔫，造成白蜡树等宿主植物生长衰退。以美国白蜡树为例，植原体危害症状有：幼苗和小树发育迟缓，韧皮部呈现微黄色，根部坏死，严重者在树木发育早期就会枯黄死亡。在病害晚期，靠近树干基部上有幼嫩枝条生长。随着树龄的增长对植原体病害的抵抗能力会逐渐增强。该植原体近距离传播主要由取食植株韧皮部的介体昆虫传播，如叶蝉等，白蜡属和丁香属苗木的移栽调运可以使该植原体远距离传播。

检疫方法参考行业标准《白蜡树黄化植原体检疫鉴定方法》（SN/T 3686—2013）。采用 DAPI 荧光染色的方法来确证是否感染了白蜡树黄化植原体；将 16S rDNA 进行限制性内切酶消化，根据 RFLP 分析酶切图谱及相似系数对植原体进行组或者亚组的划分；通过 DNA 特异性探针和单克隆抗体检测及利用广谱引物进行 PCR 检测植原体已成通用方法。

三、葡萄金黄化植原体

葡萄金黄化植原体（*Grapevine flavescence dorée* Phytoplasma），属于 16S rV 组，最早于 1957 年发生于法国西南部，目前已知分布于克罗地亚、法国、意大利、西班牙、葡萄牙、塞尔维亚、斯洛文尼亚、美国、加拿大和以色列。

该植原体一般只危害葡萄属植物，特别是欧洲种的葡萄属植物（*Vitis vinifera*）以及北美洲的野生河岸葡萄（*V. riparia*）。最近发现，欧洲铁线莲（*Clematis vitalba*）也是葡萄金黄化植原体的野生宿主。在人工接种条件下，花环菊（*Chrysanthemum carinatum*）、白车轴草（*Trifolium repens*）和蚕豆（*Vicia faba*）等植物也是宿主。

葡萄金黄化与其他引起葡萄黄化的植原体病害不易区分，症状为叶片褪绿，朝下反卷，花序枯死，浆果凋萎；被侵染的藤条极度下垂，生长严重不良，树势衰退迅速。在染病品种上，病枝茎部树皮会出现纵向裂缝。受侵染的植株产量下降，果实酸度提高，含糖量下降，严重影响品质。该病害的近距离传播主要为介体传播，葡萄带叶蝉（*Scaphoideus titanus*）能够传播 5～10km；远距离传播主要靠苗木调运。

现场检疫应尽可能检查所有待检疫材料，待检疫材料如为整株苗木或组培苗，可选取可疑病叶的叶脉或可疑病枝的韧皮部组织；如苗木处于休眠期，可选取病株根部或者可疑病枝的韧皮部组织，如为切条或接穗应首先将表皮的木栓层清除，再切取韧皮部组织。

实验室检测方法参考行业标准《葡萄金黄化植原体检疫鉴定方法》（SN/T 4874—2017），主要包括症状鉴别、DAPI 荧光染色、电镜观察、血清学检测、PCR-RFLP 等分子生物学方法。

四、桃 X 病植原体

桃 X 病植原体（peach X-disease Phytoplasma）属于 16S rⅢ组，主要分布于美国、加拿大、印度。桃 X 病植原体以桃为主要宿主，同时也侵染油桃（nectarine）、甜樱桃（*Prunus avium*）、酸樱桃（*P.cerasus*）、扁桃（*Amygdalus communis*）、日本李（*P.salicina*）、杏（*P. dulci*）和李（*P.domestica*）等蔷薇科植物，经人工接种能感染芹菜（*Apium graveolens*）和长春花（*Catharanthus roseus*）。

该植原体侵染桃树后，首先表现出叶片黄色斑点、叶卷，然后遍布全树，叶片掉落，嫩枝顶部轻微丛生。从症状出现开始的 1～3 年，发病小植株开始枯死，老树可能存活的年数较多，且结果较小或者无果实。

带病繁殖材料作为插条进行贸易可能造成该病害的远距离传播。在自然条件下，桃 X 病植原体主要由介体叶蝉传播和扩散，如 *Paraphlepsius irroratus*、*Scphytolius acutus* 和深山叶蝉（*Colladonus montanus*）。在美国东部桃 X 病植原体主要来源于野樱桃（*P. virginiana*），而在美国西部，桃 X 病植原体可以从感病桃树传播到健康桃树。研究还表明，禾本科植物杂草是桃 X 病植原体的中间宿主，越冬后在来年的夏季再传播到果树上。

美国学者测定了桃 X 病植原体部分染色质 DNA 的 246 046bp 序列，包括 20 个基因，其中 19 个基因已获得全长序列。检疫方法可参考行业标准《桃 X 病植原体检疫鉴定方法》（SN/T 3687—2013）。

五、马铃薯丛枝植原体

马铃薯丛枝植原体（*Potato witches' broom* Phytoplasma）属于三叶草丛簇组（clover proliferation group）16S rⅥ，分布于印度、日本、乌兹别克斯坦、保加利亚、俄罗斯、意大利、波兰、乌克兰、澳大利亚、加拿大和美国。主要宿主为马铃薯（*Solanum tuberosum*）、荷包牡丹（*Dicentra spectabilis*）、紫苜蓿（*Medicago sativa*）、烟草（*Nicotiana tabacum*）、红车轴草（*Trifolium pratens*）、白车轴草（*Trifolium hybridum*）和长春花（*C. roseus*）等。

染病马铃薯植株徒长，顶部叶片变紫色并卷曲，花变绿色、僵化；露出地表的部分长出枝芽和匍匐枝，地表以下的块茎长出许多气生根，茎秆细小，产生的马铃薯块小、产量低；病害后期植株维管束坏死，植株枯死。研究表明马铃薯丛枝植原体侵染的马铃薯块微小，每株薯块总重不足 500g，造成马铃薯严重减产。马铃薯丛枝植原体的自然传播介体主要是叶蝉（*Peragallia sinuate*、*Scleroracus flavopictus*），也可以通过马铃薯病薯块传播。

检疫方法可参考行业标准《马铃薯丛枝植原体检疫鉴定方法》（SN/T 2482—2010）。症状识别是病害诊断的第一步，马铃薯丛枝植原体可以在许多植株上引起黄化类型症状，可在不同的马铃薯品种上引起丛枝症。被感染的马铃薯有些品种表现出尖块茎症状，这与丝核菌引起的症状相似，但丝核菌产生白色肉质薯块，而马铃薯丛枝植原体侵染的植株产生厚褐色壁薯块。

分子生物学检测方法被认为是识别和分类马铃薯中植原体分离物的一种非常可靠的方法，包括使用通用引物 P1/P6、R16R2/F2n 的 PCR 方法，而限制性片段长度多态性分析技术可确定未知马铃薯植原体与已知植原体分离物间的遗传关系。

（胡佳续）

参 考 文 献

1. 李永，田国忠，朴春根. 我国几种植物植原体的快速分子鉴别与鉴定的研究. 植物病理学报，2005，35（4）：293-299.

2. Arneodo J D，Marini D C，Galdeano E，et al. Diversity and geographical distribution of phytoplasmas infecting China-tree in Argentina. Journal of Phytopathology，2007，155：70-75.

3. Lin C L，Li H F，Zhang G Z，et al. Molecular identification and characterization of a new phytoplasma strain associated with Chinese chestnut yellow crinkle disease in China. Forest Pathol，2011，41：233-236.

4. Jung H Y，Sawayanagi T，Kakizawa S，et al. 'Candidatus Phytoplasma castaneae'，a novel phytoplasma taxon associated with chestnut witches' broom disease. Systn Evol Microbiol，2002，52（5）：1543-1549.

5. Oshima K，Kakizawa S，Nishigawa H，et al. Reductive evolution suggested from the complete genome sequence of a plant-pathogenic phytoplasma. Nat Genet，2004，36（1）：27-29.

6. 朱晓清，林彩丽，李志朋. 北京怀柔区板栗黄化皱缩病害调查. 中国森林病虫，2011，30（5），24-26.

7. Jung H Y，Chang M U，Lee J T，et al. Detection of "Candidatus Phytoplasma asteris" associated with henon bamboo witches' broom in Korea. Journal of General Plant Pathology，2006，72（4）：261-263.

8. Suryanarayana V，Kumar H P，Reddy M K. Detection of phytoplasma associated with witches broom of Dendrocalamusstrictus Nees by polymerase chain reaction. Indian Phytopathology，2009，62（2）：245-248.

9. Yadav A，Thorat V，Shouche Y. Candidatus Phytoplasmaaurantifolia（16SrII group）associated with witches' broom disease of bamboo（Dendrocalamusstrictus）in India. Plant Disease，2016，100（1）：209.

10. Li Y，Piao C G，Tian G Z，et al. Multilocus sequences confirm the close genetic relationship of four phytoplasmas of peanut witches'-broom group 16SrII-A. J Basic Microbiol，2014，54（8）：818-827.

11. Liu C T，Huang H M，Hong S F，et al. Peanut witches' broom（PnWB）phytoplasma-mediated leafy flower sympotoms and abnormal vascular bundles development. Plant Singal Behav，2015，10（12）：e1107690.

12. Liu L Y D，Tseng H I，Liu C P，et al. High-throughput transcriptome analysis of the leafy flower transition of Catharanthus roseus induced by peanut witches' broom phytoplasma infection. Plant Cell Physiol，2014，55（5）：942-957.

13. 黄玉璋，陈子文，朱忠堂. 山东花生丛枝病研究初报. 植物病理学报，1993，23（3）：229-230.

14. 谢联辉，林奇英，刘万年. 福建甘薯丛枝病的病原体研究. 福建农学院学报，1984，13（1）：85-88.

15. Gundersen D E，Lee I M，Rehner S A，et al. Phylogeny of mycoplasmalike organisms（phytoplasmas）: a basis for their classification. Journal of Bacteriology，1994，176（17）：5244-5254.

16. Padovan A C，Gibb K S. Epidemiology of phytoplasma diseases in papaya in Northern Australia. Journal of Phytopathology，2001，149（11）：649-658.

17. Streten C，Gibb S. Phytoplasma diseases in sub-tropical and tropical Australia. Australasian Plant Pathology，2006，35：129-146.

18. Tran-Nguyen L T T，Smith S H，Liberato J R. Sweet potato little leaf strain V4 phytoplasma associated with snake bean in the Northern Territory，Australia. Australasian Plant Disease Notes，2012，7（1）：147-150.

19. Bai X D，Zhang J，Ewing A，et al. Living with genome instability: the adaptation of phytoplasmas to diverse environments of their insect and plant hosts. Journal of Bacteriology，2006，188（10）：3682-3696.

20. Beanland L，Madden L V，Hoy C W，et al. Temporal distribution of aster leafhopper sex ratios and spatial pattern of aster yellows phytoplasma disease in lettuce. Ann Entomol Soc Am，2005，98（6）：756-762.

21. Lin J X，Mou H Q，Liu J M，et al. First report of lettuce chlorotic leaf rot disease caused by phytoplasma in China. Plant Disease，2014，98（10）：1425.

22. Vibio M，Bertaccini A，Lee I M，et al. Etiology of lettuce yellows in Italy: genetic characterization of associated mycoplasma like organisms. Phytopathol Mediterranea，1994，33（3）：179-186.

23. Yu S S，Li Y，Ren Z G，et al. Multilocus sequence analysis for revealing finer genetic variation and phylogenetic interrelatedness of phytoplasma strains in 16S r I group in China. Scientia Silvae Sinicae，2017，53（3）：105-118.

24. Zhou X，Hoy C W，Miller S A，et al. Spatially explicit simulation of aster yellows epidemics and control on lettuce. Ecological Modelling，2002，151（2-3）：293-307.

25. 陈怡光. 广东省罗定市水稻橙叶病发生原因分析及其防控对策. 安徽农业科学，2015，43（19）：87-88.

26. 何园歌，李舒，郝维佳. 水稻橙叶病分子检测及其在华南地区的发生与分布研究. 中国植保导刊，2016，36（2）：9-12.

27. Li S，Hao W J，Lu G H，et al. Occurrence and identification of a new vector of rice orange leaf phytoplasma in South China. Plant Disease，2015，99（11）：1483-1487.

28. Valarmathi P，Rabindran R，Velazhahan R，et al. First report of rice orange leaf disease phytoplasma（16 Sr I）in rice（Oryza sativa）in India. Australasian Plant Disease Notes，2013，8（1）：141-143.

29. 赵文军，冯建军. 中国进境植物检疫性有害生物—细菌卷. 北京：中国林业出版社，2017.

30. Whitlow T T. Physiological responses of Catharanthus roseus（periwinkle）to ash yellows phytoplasmal infection. New Phytologist，2001，150（3）：757-769.

第三十六章
螺原体病

第一节 概　述

螺原体是 20 世纪 70 年代发现的一类比较独特的微生物，其宿主范围主要包括陆生昆虫、植物以及水生甲壳动物，大部分都具有很强的致病性。最初的研究认为螺原体是一种特殊的螺旋形的支原体类微生物，因为其菌落形态、抗青霉素的特性以及遗传物质当中鸟嘌呤（G）和胞嘧啶（C）含量较低等几个特征与支原体类似。但是，1972年 Davis 等人对引发玉米严重病害的一种病原体进行了形态结构、超微结构以及血清型分析等全面的研究，最终证实它是一类新型的微生物，由于其具有独特的螺旋结构，所以称其为螺原体，并将其命名为玉米矮缩螺原体（*Spiroplasma kunkelii*）。后续的研究中，越来越多的学者利用相似的方法相继在柑橘、果蝇以及蜱螨等生物体内发现该类新型微生物，并分别命名为柑橘僵化螺原体（*S. citri*）、果蝇螺原体（*S. poulsonii*）、非凡螺原体（*S. miru*）和蜱螺原体（*S. ixodetis*）。由于前期发现的螺原体全部是从陆生昆虫或植物体内分离得到，很长的一段时间内人们认为螺原体只寄生在陆生生物体内。但是，近年来王文等在对水生甲壳类动物中华绒螯蟹的"颤抖病"进行研究时，发现引起河蟹颤抖的真正病原是一类新型的螺原体类微生物，并命名为中华绒螯蟹螺原体（*S. eriocheiris*）。这一新的发现从此改变了人们对螺原体类微生物宿主范围和分布范围的认识。王文等在后续的研究当中，又相继在其他的水生甲壳动物体内分离出了该螺原体，例如南美白对虾（*Penaeus vannamei*）、克氏原螯虾（*Procambarus clarkii*）、罗氏沼虾（*Macrobrachium rosenbergii*）及日本沼虾（*M. mipponensis*）等。

一、一般性状

螺原体的基本特性与支原体类似，它的菌体没有细胞壁，而是由单位膜所包围，主要形态是螺旋形（图 36-1），但在某些生长阶段或某种环境条件下也可呈圆形、椭圆形、线条形分支和球状突起等多种形态，直径一般为 100～250nm，菌体长度 2～4μm。

螺原体没有鞭毛等其他附属结构，但在液体培养基中能以旋转、波动和屈伸的方式运动。用暗视野显微镜直接观察菌体的生长过程，可以见到螺原体在对数生长期，有大量活动能力很强的、较短的螺旋形的菌体，长度从短于 1μm、2～3 个螺旋圈到 10μm、20～30 个螺旋圈；之后菌体生长很快，最后螺旋形丧失呈线条形，菌体上出现不规则的圆形体。它的繁殖方式是从丝状体的菌体上分裂出 2 个或 2 个以上的短螺旋形子细胞。

螺原体都能分离培养，其能在人工琼脂培养基上形成典型的"油煎蛋"形光滑透明菌落，有时也形成颗粒状菌落。分离用的培养基种类较多，基本成分有牛心提取液干粉（PPLO Broth）、马血清、蔗糖和酵母浸出液。

螺原体生长所需的基本条件，如培养温度、酸碱度和渗透压等对培养有很大影响，一般螺原体的培养温度是 30～32℃，pH 7.2～7.4，高渗透压（加入 10% 的蔗糖）。引起植物病害的螺原体都寄生于韧皮部的筛管组织内，虽然在植物体内的分布不均匀，但一般有维管束分布的组织就有螺原体存在。如柑橘僵化病和玉米矮缩病的螺原体能从宿主叶、茎、根和果实上分离到。在实际工作中，常选用幼嫩多汁的部位分离，因为这些部位含有较多的螺原体，表面受其他杂菌的污染较小，而且榨出汁液中抑制螺原体生长的物质也少。分离方法是切取小块带有螺原体的病组织，表面消毒后放入消毒培养皿内，加培养液，用镊子挤压或刀片切碎，使螺原体由组织内释出，然后将培养液通过细菌滤器，即可置入新鲜的培养液内生长。螺原体也可以从许多植物花表面分离到。此外，与植原体一样，引起植物病害的螺原体都由媒介昆虫传播，而且可以在昆虫体内增殖，并引起昆虫的病害。目前，已经从多种昆虫体内分离到螺原体，如蜜蜂螺原体病引起蜜蜂的大量死亡，造成严重的经济损失。

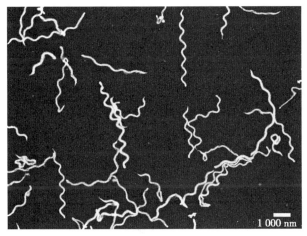

图36-1 中华绒螯蟹螺原体的形态（透射电镜负染照片）

二、特殊生物学特性

经过长期大量的研究以及总结，得出螺原体类微生物具有以下几个特征：

（一）细胞形态多样性

螺原体由于缺乏细胞壁，形态的可塑性很强，例如能在不同的生长期表现出不同的形态，也能在不同的渗透压的水体环境中发生形态改变。

（二）可滤过性

螺原体是最小的单细胞生物之一，其直径非常小，一般为 0.1～0.2μm，长度为 1～5μm，可塑性强，能通过孔径为 0.22μm 的滤器。

（三）螺旋性

螺原体在不同的生长时期具有不同的形态，在对数生长期呈典型的螺旋状，这也是其被称为螺原体的原因。在其他的生长期如平台期与衰亡期具有多种不同的形态，例如梨形、哑铃状、球形或不规则形等。

（四）独特的运动性

螺原体是在柔膜体纲中有着独特运动特性的细菌，其螺旋形态依靠其细胞内部的细胞骨架支撑，其内的细胞骨架也被认为是螺原体的运动马达，直接为螺原体的运动提供动力来源并保持其螺旋形态。此外，螺旋形的结构以及非对称性的手型运动成为螺原体运动性的另一重要原因。有鞭毛的细菌依靠其鞭毛运动，而螺原体无鞭毛，其本身的螺旋状结构发挥类似鞭毛的功能，在其身体内部的细胞骨架所形成的马达驱动下运动，表现为绕着自身身体中心轴旋转前行。螺原体在运动过程中前进的推动力来自从身体后端向前端传送的一对扭结"kinks"，在螺原体扭结的前后分别进行不同方向的绕着自身旋转的手性运动（左手螺旋和右手螺旋），从身体的后部传送至前部，从而将螺原体向前 Z 字形推行。由于螺原体具有特殊的运动方式，所以对其运动方式的研究已经成为当前的热点。

（五）人工培养基中生长

螺原体类微生物都可以在人工配制的 M1D 或 R2 培养基中生长繁殖，处于对数生长期的螺原体按照 1∶10 接种，在 30℃培养箱中培养 18h 左右就可以重新达到对数期。此前有报道称在鸡胚中培养螺原体，其生长速度更快。

（六）基因组组成

螺原体的基因组比其他大多数细菌的基因组要小很多。组成其基因组 DNA 的 4 种脱氧核糖核酸所占的比例与其他细菌不同，其鸟嘌呤（G）与胞嘧啶（C）的含量较其他细菌要低。螺原体作为柔膜体纲微生物，其使用的密码子为第 4 套密码子，其中 UGA 在螺原体中编码的是色氨酸而不是终止密码子。

（七）代谢

螺原体类微生物由于其基因组较小，与其他微生物相比，其编码的蛋白质较少，进而与代谢相关的蛋白种类也相对较少，所以螺原体的生物合成以及代谢能力有限。

三、分类

螺原体在分类上归属于细菌域，厚壁菌门，柔膜体纲，虫原体目（Entomoplasmatale），螺原体科（Spiroplasmataceae），螺原体属（*Spiroplasma*）。到目前为止世界上已经发现并报道的螺原体类微生物中，有 56 种被详细描述并命名，其余的物种也做了相应的描述。关于一些重要的螺原体物种的详细信息见表 36-1。最初，螺原体与支原体同属于支原体目，后来因为螺原体与支原体的宿主差异（支原体主要寄生于人类和高等脊椎动物，而螺原体主要寄生于植物和低等无脊椎动物）和螺原体独特的螺旋结构，2004 年后螺原体从支原体目中分出，与虫原体和中间体共同组成了虫原体目。

表 36-1　螺原体种类和其代表菌株血清学分类

名称	发现者	发现年份	模式菌株参考号	血清簇	宿主
S. citri	Saglio	1973	R8A2 = ATCC 27556	I-1	柑橘类植物
S. melliferum	Clark	1985	BC-3 = ATCC 33219	I-2	蜜蜂
S. kunkelii	Whitcomb	1986	E275 = ATCC 29320	I-3	玉米
S. sp. 277F	Stalheim	1978	277F = ATCC 29761	I-4	兔扁虱
S. sp. LB-12			LB-12 = ATCC 33649	I-5	绿叶虫
S. insolitum	Hackett	1993	M55 = ATCC 33502	I-6	花/蜂蝇
S. sp. N525			N525 = ATCC 33649	I-7	椰子/棕榈
S. phoeniceum	Saillard	1987	P40 = ATCC 43115	I-8	长春花植物
S. penaei	Nunan	2005	SHRIMP^T = ATCC BAA-1082^T	I-9	海水南美白对虾
S. poulsonii	Williamson	1999	DW-1 = ATCC 43153	II	果蝇
S. apis	Flies	1984	B31 = ATCC 33834	IV	蜜蜂
S. sp. CR-1	Chen	1990	CR-1	未确定	油菜花
S. sp. M10	Chen	2006	M10	未确定	蜜蜂
S. sp. CNR-1	Kang	2006	CNR-1	未确定	油菜花
S. sp. CNR-2	Kang	2006	CNR-2	未确定	油菜花
S. sp. CRW-1	Kang	2006	CRW-1	未确定	红花酢浆草
S. mirum	Tully	1982	SMCA = ATCC 29335	V	兔壁虱
S. ixodetis	Tully	1995	Y32 = ATCC 33835	VI	蜱
S. monobiae	Whitcomb	1993	MQ-1 = ATCC 33825	VII	黄蜂
S. syrphidicola	Whitcomb	1996	EA-1 = ATCC 33826	VIII-1	苍蝇
S. chrysopicola	Whitcomb	1997	DF-1 = ATCC 43209	VIII-2	甲虫
S. sp. TAAS			TAAS-1 = ATCC 51123	VIII-3	马蝇
S. clarkii	Whitcomb	1993	CN-5 = ATCC 33827	IX	甲虫
S. culicicola	Hung	1987	AES-1 = ATCC 35112	X	沼泽区蚊
S. velocicrescens	Konai	1995	MQ-4 = ATCC 35262	XI	黄蜂
S. diabroticae	Carle	1997	DU-1 = ATCC 43210	XII	甲虫
S. sabaudiense	Abalain-Colloc	1987	Ar-1343 = ATCC 43303	XIII	法国伊蚊
S. corruscae	Hackett	1996	EC-1 = ATCC 43212	XIV	萤火虫
S. cantharicola	Whitcomb	1993	CC-1 = ATCC 43207	XVI-1	甲虫
S. cantharicola	Whitcomb	1993	CC-1 = ATCC 43207	XVI-1	甲虫
S. sp. CB-1			CB-1 = ATCC 43208	XVI-2	甲虫
S. sp. Ar1357			Ar-1357 = ATCC 51126	XVI-3	甲虫
S. turonicum	Hélias	1998	TAB4c = ATCC 700271	XVII	马蝇
S. litorale	Konai	1997	TN-1 = ATCC 43211	XVIII	虻蝇
S. lampyridicola	Stevens	1997	PUP-1 = ATCC 43206	XIX	萤火虫
S. leptinotarsae	Hackett	1996	LD-1 = ATCC 43213	XX	土豆甲虫

名称	发现者	发现年份	模式菌株参考号	血清簇	宿主
S. sp. W115			W-115 = ATCC 43260	XXI	樱桃花
S. taiwanense	Abalain-Colloc	1988	CT-1 = ATCC 43302	XXII	台湾雌库蚊
S. gladiatoris	Whitcomb	1997	TG-1 = ATCC 43525	XXIII	虻科昆虫
S. chinense	Guo	1990	CCH = ATCC 43960	XXIV	常春藤花
S. diminutum	Williamson	1996	CUAS-1 = ATCC 49235	XXV	台湾库蚊
S.allegenense	Adams	1997	PLHS-1 = ATCC 51752	XXVI	蝎子苍蝇
S. lineolae	French	1997	TALS-1 = ATCC 51749	XXVII	马蝇
S.platyhelix	Williamson	1997	PALS-1 = ATCC 51748	XXVIII	蜻蜓
S. sp. TIUS	David	1998	TIUS-1 = ATCC 51751	XXIX	黄蜂
S. montanense	Whitcomb	1997	HYOS-1 = ATCC 51745	XXXI	马蝇
S. helicoides	Whitcomb	1997	TABS-2 = ATCC 51746	XXXII	虻科昆虫
S. eriocheiris	Wang	2004	TDA-040725-5^T	XLIII	中华绒螯蟹
S. sp. strain. crayfish	Wang	2005	crayfish	未确定	克氏原螯虾
S. sp. strain shrimp	Wang	2005	shrimp	未确定	淡水南美白对虾
*S.sp.*strain prawn	Liang	2010	Freshwater prawn	未确定	罗氏沼虾
S. Gryllus	Wang	2014	field cricket	未确定	双斑蟋
S.orius	M. Watanabe	2014	ThegeniusOrius	未确定	花蝽属
*S.sp.*strain prawn	Xiu	2015	Freshwater prawn	未确定	日本沼虾

螺原体属主要按血清学方法分类，将已发现的螺原体区分为不同的血清簇。同一个血清簇的螺原体在遗传上表现一致，因此每个血清簇至少代表一个种。然而有的血清簇内的不同菌系在血清学上存在着不同程度的异源性，它们之间有一定的血清学交叉反应，根据血清学交叉反应的程度又将不同菌系分成若干亚组。同组内的不同亚组是存在着一定差异的复合体。血清簇内的不同亚组亦可根据其他性状定为不同的种。如血清簇根据血清反应和 DNA 同源性程度分成 8 个血清亚组，其中 4 个亚组已定名为种并给予正式学名。根据以上原则，目前螺原体共有 24 个血清簇和 8 个血清亚组。

血清簇和血清亚组的分类，仅是将现有的螺原体分离菌株按血清学上的区别将其区分，并按测定的先后顺序排列，并没有系统分类学的意义。从植物上和昆虫上分离到的菌株可以是属于相同血清簇的成员，同一种昆虫上的分离菌株也可能是属于不同血清簇的成员，这些螺原体能引起植物和昆虫的病害，但它们之间的关系、致病性和宿主范围都还不完全清楚。

以下列出一些主要的螺原体血清簇和血清亚簇名称：

第 I 血清簇

　　I -1 亚组：柑橘僵化螺原体

　　I -2 亚组：蜜蜂螺原体

　　I -3 亚组：玉米矮缩螺原体

　　I -5 亚组：绿盲蝽象螺原体

　　I -8 亚组：长春花黄叶螺原体

第 II 血清簇　果蝇螺原体

第 III 血清簇　花螺原体

第 IV 血清簇　蜜蜂五月病螺原体

第 VII 血清簇　黄蜂螺原体

第 XII 血清簇　黄瓜叶甲螺原体

第 XV 血清簇　叶蝉螺原体

第 XX 血清簇　马铃薯甲虫螺原体

第 XXIV 血清　簇小旋花螺原体

目前对一部分血清簇或血清亚簇的螺原体研究已比较深入，已经对其中的 9 种正式定名，它们的学名分别是：柑橘僵化螺原体（*S. citri*）、蜜蜂螺原体（*S. melliferum*）、玉米矮缩螺原体（*S. kunkelii*）、长春花黄化螺原体（*S. phoeniceum*）、植物花螺原体

（*S. floricola*）、蜜蜂五月病螺原体（*S. apis*）、兔壁虱螺原体（*S. mirum*）、蚊螺原体（*S. culicicola*）、小旋花螺原体（*S. chinense*）。

四、血清学测定

血清学方法已广泛应用于螺原体的诊断、鉴定和分离工作。用常规方法制备兔抗血清或小白鼠的腹水抗体进行试验。抗原 - 抗体关系的测定方法有：

（一）生长抑制试验

将滴加有已知螺原体抗血清的干燥圆形滤纸片紧贴于已涂布样品的 R2 固体培养基上，于适宜条件下培养一段时间后观察培养基上有无生长抑制圈。若有，则样品菌的生长受到已知抗体的抑制，推测其与已知螺原体的亲缘关系。测量生长抑制圈的距离（纸片边缘至菌落生长边缘的距离），距离越大，说明抗体对该螺原体的抑制性越强，反之越弱。

（二）代谢抑制试验

在液体培养基中测定生长抑制的情况，抑制作用以培养液中酸度指示剂颜色的改变来确定。特异性抗体能影响甚至阻止螺原体代谢，将已知抗血清进行 10 倍稀释后，滴入样品培养液，并以不加血清的样品试验管和不加样品的培养基试验管作为对照。于适宜条件下培养一段时间后，以对照组培养液颜色为标准，观察含各稀释倍数抗血清的培养管内培养液颜色变化情况，未发生颜色变化的最高稀释度为代谢抑制试验的抗血清效价。根据抗血清效价的不同来判断样品螺原体与产生抗体的已知螺原体的亲缘关系。

（三）变形试验

菌体变形试验是专门用于螺原体的血清学研究方法。用血清学反应板的小孔对抗血清进行稀释，螺原体在不同稀释小孔内以 50% 菌体发生变形为标准，确定效价的终点。螺原体与抗体接触，细胞表面发生抗原抗体反应，使螺原体形态发生改变。可根据形态改变的程度来鉴定不同螺原体的血清学关系。用 8×12 孔微量测定板的小孔对已知抗血清进行 2 倍梯度稀释，另取一孔不加抗血清为对照。在每个试验小孔内加入适量的检测样品和 R2 液体培养基，于适宜条件下培养 30 分钟后，以对照组菌体形态和数量为标准，50% 以上的菌

体死亡或变形的稀释度作为抗血清的效价，以效价的差别来比较螺原体的血清学关系。

（四）酶联免疫吸附试验

不仅可以比较纯培养螺原体之间的关系，而且可以应用于植物组织的检测。通过间接 ELISA 法检测螺原体，其原理是将受检样品吸附于固相载体表面，然后加入已知螺原体抗体与样品中可能存在的抗原（螺原体）发生反应，再加入酶标抗抗体（二抗）。洗涤使固相载体上形成的抗原抗体复合物留在固体表面，而其他物质被洗脱掉。加入酶反应的底物，底物被酶催化变为有色产物，有色产物的量与样品中受检螺原体的量直接相关，因而可以定性或定量检测螺原体。用 ELISA 法检测螺原体，具有灵敏、特异、简单、快速等优点，但有时稳定性差。如果应用单克隆抗体及合成多肽抗原，诊断的特异性及敏感性可以进一步提高。

第二节　植物螺原体病

一、柑橘僵化病

柑橘僵化病（citrus stubborn disease）是由柑橘僵化病螺原体感染所引起的一种柑橘病害，常发生于地中海沿岸国家，以及美国西南部、巴西、澳大利亚等地区，是甜橙和葡萄柚生产的最大威胁。尽管病害症状发展缓慢，病树可长期存活，但病害不易察觉加之检疫也较困难，导致病树果实很小且结果少，影响产量而丧失市场价值。

（一）病原螺原体分离与基本生物学特性

柑橘僵化病螺原体是第一个正式定名的螺原体，基因组大小为 1 599kb，含有两个质粒，能用牛心浸出液干粉、蔗糖和马血清配制的培养基从柑橘体内分离和培养。寄生在病株韧皮部筛管内的螺原体大部分呈圆形、椭圆形或长形，亦有少数呈螺旋形。而在液体培养基中，病原菌主要呈现能运动的螺旋丝状体，有时螺旋体连接着一个不规则的菌体。在液体培养的后期或固体培养基中，病原菌可以丧失螺旋结构和运动能力，而呈现不规则的丝状和泡状体。螺原体与革兰氏染色阳性菌有同源关系，具有一层表面有突起的原生质膜。生长的最适温度为 30～32℃，在 20℃时生长缓慢，37℃时不能生长。

（二）螺原体的致病性及检测

柑橘僵化病螺原体寄生于僵化病柑橘韧皮部筛管内。柑橘僵化病的传播常常是由于在苗木嫁接时选用了病株上的接穗，通过嫁接方式传染到苗木上。在柑橘园中的传播，则是由几种叶蝉传播的，即 *Neoaliturus tenellus*、*Scaphytopius nitridus* 和 *S.acutusdelongi*，而 *Macrosteles fascifrons* 可能是辣根和其他草本宿主上最常见的传病媒介。已经发现柑橘螺原体可以传染20多个科的双子叶植物和一些单子叶植物，包括十字花科和多种核果类植物，如桃和樱桃。有的宿主如豌豆、菜豆和长春花受到侵染后表现为萎蔫和死亡，然而在多数其他宿主上症状不明显。僵化病症状表现在叶片、果实和茎部，与砧木无关。症状的变化很大，但在同一时间内病树的全株或部分表现少数几种症状，一般病树枝条直立，节间缩短，常常长出过多的芽和枝条。部分小枝枯死，树皮增厚。病树从轻微到严重矮化，树冠常平顶。叶片变小或变形，或两者都表现，并常出现斑驳或失绿。病树在冬季普遍过度落叶，在所有季节，特别是冬季都可能开花，但结果少而小或一端变小呈畸形。这种果实从顶端到果实中部的果皮表现正常，而从果实中部到末端的果皮变薄，果皮外表紧密呈干酪状。有些果实的末端呈绿色或先在果实末端表现成熟的颜色。病果在成熟前易掉落，许多果实变为僵果，果味通常酸苦。

柑橘僵化病在田间能以柑橘树的症状来确定和诊断，甜橙、葡萄柚和其他柑橘树的一些品种苗木，一般在温室生长2~8个月，在田间生长则15~24个月内表现症状。近年来用血清学技术，特别是酶联免疫吸附试验（ELISA）、分子生物学技术，可有效地检测病树中的柑橘僵化病螺原体。

柑橘僵化病的防治可使用无螺原体的接穗和砧木，挖除病树，将根部长时间浸于四环素抗菌液中，保护幼柑橘树或使其恢复。

二、玉米矮缩病

玉米矮缩病（corn stunt disease）发生在美国南部、中美洲、南美洲北部。自从1945年发现开始，病害在发生的大部分地区都造成严重损失。发病的严重性因品种和侵染时宿主的发育阶段而不同，同时也被证明在自然界中能与玉米发育障碍植原体和玉米雷亚多非纳病毒相互作用而致病。症状初期在幼叶上有不明显的淡黄色条纹，成熟的植株上条纹更为明显，并分布整个叶片。随之叶片的大部分特别是上部的叶片变为红色至紫色。病株尤其是侵染后的部分由于节间缩短而矮化，使得病株顶部呈现丛生状。通常病株长出的玉米穗比健康得多，但穗头较小，而且结籽很少或不结籽，在严重发病时根蘖和根亦增生。

（一）病原螺原体分离与基本生物学特性

玉米矮缩病螺原体（*S. kunkelli*）是导致玉米矮缩病的病原菌，也属于柔膜体纲的原核生物，其形态类似引起柑橘僵化病的螺原体。菌体呈螺旋形，能在人工培养基 M1A 或者 M1D 培养基中生长，适宜生长温度为20~31℃，生长代谢过程中需要胆固醇、发酵葡萄糖和水解精氨酸。

（二）螺原体的致病性及检测

玉米矮缩病螺原体的致病性是通过回接试验证明的，采用纯培养的螺原体注射叶蝉传病介体，或让传病介体吸食，然后移到健康的玉米苗上饲养取食，接种后的植株能产生典型的玉米矮缩病症状，从发病株上可以再分离培养到螺原体。

在自然界，玉米矮缩病由叶蝉等传病。叶蝉必须在病株上吸食数天才能获得螺原体。从吸食开始到能够将螺原体传到健康株之间有2~3周的循回期。叶蝉将螺原体接种到健康株上也需要几分钟到几天的吸食时期。接种后4~6周，玉米才能表现出症状。玉米矮缩病螺原体已知的宿主主要是禾本科植物，如高粱和一些禾本科杂草。微量注射纯培养螺原体到叶蝉体内，再转接植物，也能将病原螺原体传染到双子叶植物上，如传到蚕豆和长春花植物。玉米螺原体可以在两年生或多年生植物体内越冬，在热带也可以在连续种植的玉米上存在。

种植杂交玉米抗病品种，以及喷药治虫是防治玉米矮缩病的主要途径。

第三节　蜜蜂螺原体病

1976年，Clark TB 首次在美国马里兰州发现蜜蜂螺原体死亡病（spiroplasmosis），以后在法国发现一种螺原体引起的蜜蜂五月病，其后在世界其他地区也分离到蜜蜂螺原体。1985 年，Clark 将美国分离到的蜜蜂螺原体命名为 *S. melliferum*，为蜜蜂螺原体死亡病的病原菌，而在法国引起蜜蜂五月病的螺原体则属于不同的血清组，命名为 *S. apis*，目前这两种蜜蜂螺原体的全基因组序列都已经发布。20 世纪 80 年代以来，在我国的华东、华北、中南和西南广大地区蜜蜂螺原体病普遍发生。病害流行的年份蜂业经济损失严重，经分离鉴定，证实我国发生的蜜蜂螺原体大部分都属于 *S. melliferum*，也有少量 *S. apis* 的报道。

一、病原、分离与诊断

蜜蜂患螺原体病后，即爬出风箱，跌落地面，并在蜂箱前后爬行，行为呆滞，翅微卷并抖动，后腿卷缩抽动，不能起飞，蜂腹部稍胀大，较坚硬。病蜂爬至蜂箱四周，在地面凹处或草丛边逐渐死亡。死蜂双翅展开，喙伸出。发病严重时，成年蜂、青年蜂，甚至幼蜂都大量爬出蜂箱外爬行，蜂箱附近一片死蜂。根据病蜂的症状可以做初步诊断。用暗视野显微镜检查病蜂的体液，直接观察螺原体的存在，是螺原体病的可靠诊断方法。

（一）病原螺原体分离

所采用培养基的主要成分是牛心浸出液干粉、蔗糖、马血清和指示剂酚红。固体培养基可加 0.8%～1.0% 琼脂，pH 调至 7.2～7.4。分离时，将采集的病蜂用次氯酸钠表面消毒，灭菌水洗涤 2～3 次，将病蜂置于灭菌培养皿内，用镊子扯开蜂的腹部，取出内脏放入培养液中碾碎或洗涤，用微孔滤膜（0.45μm 孔径）加压过滤，将滤液滴入培养液内，在 30℃ 下培养，逐日观察。螺原体正常生长的培养液颜色变黄而透明。若用暗视野显微镜检查，可见到大量生长的螺原体。碾碎的蜜蜂体液对螺原体的生长有抑制作用，分离时要注意接种到培养液中的虫体榨出液不宜过多。一般在装有 2ml 培养液的小试管中滴入数滴虫体榨出液，否则在培养几天后，培养液逐渐变为棕色至黑色，使螺原体死亡而导致分离失败。分离物经过固体培养基平板三次单菌落纯化而获得纯培养菌株。

（二）形态和培养特性

在暗视野显微镜下观察，蜜蜂螺原体为螺旋形的丝状体，并做旋转式的运动。菌体直径约 0.17μm，长度随不同生长期而有很大变化，一般生长初期较短，菌体逐渐变长，螺旋圈数增多，活动性强，有时生长后期分支，菌体上有泡状结构，菌体聚集成团，螺旋形松散。在固体培养基上，形成典型的煎蛋形菌落，或圆形的颗粒形菌落，菌落直径为 75～210μm。

蜜蜂螺原体在 20～37℃ 都能生长，其中以 28～32℃ 时生长最快。20℃ 以下很少生长，37℃ 时仍能生长，而在 40℃ 时则不能生长。pH7.0～7.4 时生长良好，以 pH7.0 时生长量最高，pH 低于 6.2 或高于 7.8 生长较差，pH5.4 时几乎无生长。

根据我国从江苏扬州地区分离到的蜜蜂螺原体分离物的测定，它能利用果糖、葡萄糖、麦芽糖和海藻糖，而不能利用测定的其他 10 余种糖。它还能利用精氨酸，但不能利用尿素，也不能水解明胶，对甲基蓝无还原能力。

二、致病性研究

为了证明分离到的螺原体是蜜蜂生病的病原物，测定螺原体致病性强弱，以及确定疾病治疗的效果等，需要进行螺原体的回接试验。

（一）回接试验

将培养至对数生长期的螺原体制备成悬浮液，接种健康的蜜蜂。接种方法有饲喂接种和微量注射接种。为提高接种效率，可将捕捉的健康蜜蜂饥饿 4 小时，然后移到零度环境几分钟，使蜜蜂冻僵后再进行接种。

饲喂接种：用微量移液器吸取螺原体悬浮液，定量滴到供试蜜蜂的吻部，然后按不同处理，分别放入饲养的小纱笼内，置于正常条件下饲养，并定时观察蜜蜂发病症状和记载死亡情况，对照处理是以相同方法饲喂磷酸缓冲溶液。

微量注射接种：将吸取了螺原体悬浮液的玻璃毛细管注入蜜蜂腹部背板第二节间膜。逐个蜜蜂注射后，分组放入饲养的小纱笼内，置于正常条件下饲养，并定时观察蜜蜂发病症状、记载蜜蜂死亡情况。对照组以相同方法微量注射磷酸缓冲溶液。

不同研究者的回感试验结果都证实，蜜蜂螺原体分离物对蜜蜂具有致病性，是引起蜜蜂死亡的病原菌。接种后的蜜蜂在 15～25 天内大多死亡。蜜蜂初期发病时表现不安，在笼中乱飞乱爬，最终掉落爬行并逐渐死亡。

（二）致病机制探究

螺原体对宿主细胞的黏附是侵入、寄生和感染的首要条件，其传播也包括对宿主细胞的黏附和侵入。有研究报道，在我国分离得到的蜜蜂螺原体（*S. melliferum* CH-1）中鉴定到一种黏附素样蛋白（ALP609），体外试验表明抗 ALP609 抗体对蜜蜂螺原体的侵袭有明显抑制作用，证实该蛋白在螺原体入侵蜜蜂肠细胞中具有重要作用。

比较基因组学和蛋白质组学研究发现，蜜蜂螺原体（*S. melliferum*）存在两种特有的基因——几丁质酶和几丁质脱乙酰酶基因。几丁质作为结构内容物，是昆虫表皮、肠上皮细胞和围食膜的重要组成成分。几丁质脱乙酰酶是几丁质降解酶系成员之一，能够催化几丁质中 β-1, 4- 糖苷键连接的 N- 乙酰基葡糖胺中乙酰氨基的水解。围食膜是大多数昆虫肠细胞分泌的一层厚薄均匀的长管状薄膜，主要由蛋白质和几丁质微纤丝网格构成。几丁质酶和几丁质脱乙酰酶对昆虫肠道内的围食膜可能起到了破坏作用。由于在其他几种借助昆虫传播但对昆虫无致病性的螺原体中没有发现这两种基因，因此推测其为致病相关基因，在蜜蜂螺原体侵入蜜蜂肠道过程中起关键作用。

三、病害的发生和流行

蜜蜂螺原体在我国地理分布广泛。每年先从我国南部省份开始发生，随着放蜂，病害由南向北蔓延。在江浙一带每年 4 月油菜开花期前后是蜜蜂螺原体病的发病高峰，随着油菜花期的结束，病情逐渐减轻。在华北一带的发病高峰在 6～7 月，此时正值刺槐花和荆条花期，8 月以后逐渐好转。发病严重程度在每年间的变化差别很大。这与发病期间的温度高低变化频繁，或气温偏低、雨水偏多等外界环境影响蜂群的抗病能力有关。疾病严重流行年份，蜂群大量死亡，造成蜂场的损失严重。

蜜蜂螺原体与植物花螺原体之间有着密切的关系。蜜蜂发病期都与蜜源植物的开花期有关。从江浙一带开花盛期的油菜、紫云英、三叶草等植物花和北京洋槐、荆条花上都分离到螺原体，这些螺原体的血清学试验和聚丙烯酰胺凝胶电泳研究表明都与蜜蜂螺原体相近，而与其他螺原体关系较远。经鉴定它们都属于螺原体血清Ⅰ型 1-2 亚组，种名为 *S. melliferum*。这些植物花上的螺原体接种健康蜜蜂也都能使其生病致死，进一步证明了它们可能就是同一种螺原体。至于花表面分离的螺原体是否是蜜蜂采蜜时留下的，它们在蜜蜂发病和侵染循环中的作用等都有待于进一步的研究。

目前已经从多种植物花表面分离出各种不同的螺原体，从我国各地花上分离到的螺原体多数与蜜蜂螺原体有密切关系。这一结果可能受限于分离范围和分离时间、次数等。扩大分离工作必然会发现更多植物花表面的螺原体和昆虫螺原体之间的密切关系。

四、蜜蜂螺原体病的防治

蜜蜂螺原体病大多与其他蜂病混合发生感染，虽然已确定螺原体为本病的主要病因，但由于对蜜蜂螺原体病的传染、侵染循环、侵染来源等都还不够了解，如螺原体在越冬等不发病季节所存活的场所是在植物上还是在蜜蜂体内或其他昆虫体内等都不清楚，所以缺少有效的预防和治疗措施，通常以预防为主、治疗为辅的方针，采用选育抗病品种、选择放养场地、加强饲养管理以及病群药物治疗等。

目前较多的研究工作是筛选有效的抗生素，如泰乐菌素、四环素及氟哌酸等作为预防和治疗药剂。

第四节　水生甲壳动物螺原体病

中华绒螯蟹（*Eriocheir sinensis*）俗称河蟹，是具较高经济价值的水产甲壳类动物。20 世纪 90 年代初河蟹"颤抖病"在我国大面积暴发并流行至今，江苏为高发区，从体重 3g 的蟹苗至 300g 以上的成蟹均可患病，5～9 月为主要发病季节。"颤抖病"发病率约 30%，死亡率近 100%，对河蟹养殖业危害巨大，是当前危害河蟹最严重的疾病之一。2008 年农业部 1125 号公告将该病列入水生动物三类疫病名录中。2003 年王文等首次从病蟹体中分离得到一种螺原体微生物并证实其为"颤抖病"的致病菌，该菌为螺原体的一个新种——中华绒螯蟹螺原体（*S. eriocheiris* sp. nov），它属于一个新的螺原体血清簇——*Spiroplasma* group XLⅢ,

这是首个被命名的淡水甲壳动物螺原体。这一发现改变了研究者们对螺原体宿主范围的认定，第一次将人们对螺原体的关注范围从陆地扩大到水域。2005 年美国学者 Nunan 等在海水养殖的患重大流行病的南美白对虾体内分离到另一种水生螺原体（*S. penaei*）。在随后的几年内，王文等陆续在患病的克氏原螯虾（*Procambarus clarkii*）、罗氏沼虾、淡水南美白对虾和日本沼虾等甲壳动物体内发现了中华绒螯蟹螺原体。2018 年泰国养殖的罗氏沼虾也发现该病原体引起的病害，可见螺原体在水生甲壳动物中的传播有逐步扩大的趋势。

一、河蟹螺原体的分离培养及生物学特性

河蟹患螺原体病后，病蟹反应迟钝、行动迟缓，螯足握力减弱，吃食减少以致不吃食，腮排列不整齐、呈浅棕色、少数甚至呈黑色，血淋巴稀薄、凝固缓慢或不凝固，最典型的症状为步足颤抖、环爪、爪尖着地、腹部离开地面，甚至蟹体倒立。病蟹的颤抖症状可以作为初步的诊断。用相差显微镜检查病蟹的血淋巴，直接观察螺原体的存在，是螺原体病的可靠诊断方法之一。

（一）病原螺原体分离

所采用培养基的主要成分是牛心浸出液干粉、蔗糖、胎牛血清和指示剂酚红。固体培养基可加 1%～1.5% 琼脂，调至 pH7.2～7.4。分离时，将采集的病蟹体表用 70% 的酒精消毒，1ml 一次性注射器从步足基部抽取河蟹血淋巴与无菌 PBS 缓冲液等体积混匀，用微孔滤膜（0.22μm 孔径）加压过滤，将滤液接种至螺原体液体培养基，30℃恒温培养并逐日观察。螺原体正常生长的培养液颜色由红变黄且澄清透明。用相差显微镜检查，可见到螺原体的大量生长。分离培养出的菌种可经过固体培养基平板三次单菌落纯化而获得纯培养菌株。

（二）形态和培养特性

在相差显微镜下观察，河蟹螺原体呈螺旋形的丝状体，除最常见的旋转式的运动外，还可见屈伸式、折叠式等多种运动形式。菌体直径 0.1～0.2μm，长度随不同生长期而有很大变化，一般生长初期较短，对数期菌体逐渐变长，螺旋圈数增

多，活动性强，电镜下观察可见菌体形态各异，多数呈典型的螺旋结构（图 36-2），少数呈球形、蝌蚪形、不规则分支样等，进入平台生长期后河蟹螺原体多数聚集成团，团状外围可见螺旋状细丝。

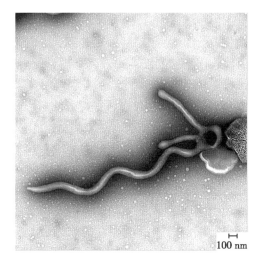

100 nm

图 36-2　中华绒螯蟹螺原体标准菌株 TDA-040725-5[T]（=CCTCC M 207170[T] =DSM 21848[T]）（电镜负染照片）

河蟹螺原体在 22～40℃ 都能生长，其中以 28～32℃ 时生长最快。22℃ 以下很少生长，37℃ 时仍能生长，而在 40℃ 时则不能生长。热灭活温度为 58～60℃，60℃ 水浴半小时即能 100% 被灭活。低温可延长河蟹螺原体的存活时间，30℃时河蟹螺原体仅能存活 2～3 个月，4℃ 下可存活 6～8 个月，−20℃ 存活时间长于 2 年。在 pH7.0～7.4 时生长良好，pH 低于 5.4 或高于 9.2 生长较差，能耐受的最酸及最碱 pH 分别为 5.0 和 10.0。低渗条件下，菌体会变圆。河蟹螺原体对盐度的耐受范围较广，0～10‰ 范围内生长周期无明显差异，30‰ 条件下也能生长增殖。

在营养物质需求方面，河蟹螺原体必须依赖血清培养基，能利用果糖、葡萄糖、甘露糖及蔗糖，不能利用木糖、鼠李糖及山梨醇，能水解利用精氨酸，但不能水解尿素。

二、河蟹螺原体的检测标准

除了肉眼观察河蟹颤抖的症状（图 36-3）来初步诊断河蟹颤抖病外，河蟹的螺原体病害还可以通过以下实验室手段来进一步确诊，其中分子检测手段应参照《SC/T 7220—2015 中华绒螯蟹螺原体 PCR 检测方法》。

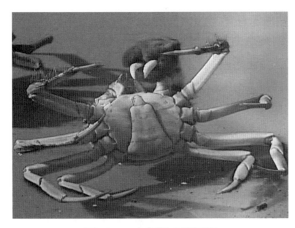

图 36-3 患颤抖病的河蟹

（一）光学显微镜快速诊断

根据螺原体主要侵染河蟹血淋巴细胞并能形成包涵体，以及螺原体类微生物本身具有的螺旋形和运动性的特点，可以在不染色的情况下直接观察血液滴片，对螺原体进行相差显微镜镜检，该法能直观地发现侵染到血细胞的病原体，方法便捷、快速，准确，能在 5 分钟之内对还未表现出典型颤抖症状的早期感染河蟹作出诊断，同时为分子生物学和免疫学检测结果的可靠性提供了一个验证方法。

（二）分子生物学检测技术

采用 Chelex-100 试剂提取环境样本（底泥）、分离培养的病原菌以及被检测组织（包括宿主肌肉、内脏组织、血液等）中的模板 DNA，进行 PCR 扩增和电泳分析，该法能检测出来底泥中极微量的病原菌，具有敏感、便捷、快速，经济的优点，能在 2～4h 内作出诊断，是进行大批量检测虾蟹螺原体感染的有效手段。

（三）螺原体的微生物学培养及电镜检测技术

利用螺原体可以在 M1D 或 R2 特殊培养基中生长繁殖的特性，将病蟹血淋巴或组织进行碾磨后用 220nm 孔径滤膜滤过，然后接种到含有酚红的 M1D 或 R2 培养基中，3～5 天后如果培养基由红色变为橘黄色则表明这些病蟹体内含有螺原体病原，对该培养物进行电镜负染观察如能看到具有典型螺旋结构的螺原体，则可进一步准确判定。

（四）ELISA 快速诊断技术

ELISA 检测技术是利用抗原抗体的特异性反应，通过显色来检测抗原。首先需要制备出该病原高效价的多克隆抗体，南京师范大学研制的水产动物螺原体 ELISA 快速检测试剂盒，可在一般工作条件下，采集一滴河蟹淋巴液加入酶标条孔中，经过温育、洗涤、孵一抗、孵二抗、显色、终止显色等一系列步骤，约 2 小时，就可以直接通过肉眼比较颜色反应判断、是否感染及感染程度。

三、其他水生甲壳动物螺原体病

2004 年，与河蟹同养于一个池塘的克氏原螯虾也发现了大量死亡，在病虾的肌肉、神经、血淋巴细胞及各器官的结缔组织中发现了与河蟹"颤抖病"病原类似的病原体，其感染特性也极为相似。用培养螺原体的两种常规培养基 M1D 和 R2 都获得了纯培养物，通过光镜验证其其运动性，电镜显示出其典型的螺旋结构，同时进行了科赫氏法则的验证，结合分子生物学鉴定，结果证实该病原菌确为螺原体类病原微生物，是克氏原螯虾的致病微生物。这是继河蟹之后在淡水甲壳类中发现的第二个螺原体类病原微生物。

凡纳滨对虾（*Penacus vannamei*），又名南美白对虾，是世界公认养殖产量最高的三大优良养殖经济对虾之一，自 1988 年由中国科学院海洋研究所引进后，目前已形成了以海水养殖为主、海淡水养殖并存的格局，淡水养殖主要以浙江、江苏、山东等省份为主。在发生河蟹"颤抖病"养殖池塘附近凡纳滨对虾也发病，且发病迅速、发病期长、多反复、死亡率高。通过实验室 PCR 检测，病虾肌肉和虾塘底泥中都能检测到螺原体 16S rDNA 特异序列，并用螺原体培养基从病虾体内分离培养出了螺原体，从而证实螺原体为引起淡水养殖的凡纳滨对虾暴发性流行病的病原体。无独有偶，美国学者 Nunan 用螺原体鉴定方法对他们之前认为的类立克次氏体引起的凡纳滨对虾大量死亡疾病进行重新验证，证实该病的致病原也是一种螺原体（*S. penaei*），该疫病在南美海域养殖的凡纳滨对虾中非常严重，导致大量养殖企业倒闭。这表明螺原体病原在水生甲壳动物中的地域分布广泛，是世界水产病害研究遇到的新课题，值得密切关注。

2010 年夏季，江苏省高邮市罗氏沼虾发生重大疫病，现场取样后进行了病理学研究，在病虾的肌肉、神经、血淋巴细胞及各器官的结缔组织中发现了与河蟹螺原体类似的病原,其感染特性也极为相似。用螺原体培养基分离培养病原后进行电镜观察,结果显示出螺原体典型的螺旋结构,用螺原体 16S rDNA 特异序列的引物进行验证也得到了阳性结果。之后又进行了科赫氏法则的验证,确定引起这次罗氏沼虾疫病的病原是螺原体。

2011—2012 年连续两年夏季,在江苏省宝应县一些发生河蟹"颤抖病"的养殖塘中发现与河蟹混养的日本沼虾(俗称青虾)出现死亡,经过 PCR 检测发现螺原体为阳性。随后进行了光镜和电镜取样以及病原的分离,分离出的病原显示螺原体的典型特征,而且超微病理学结果也显示该病原的侵染部位与螺原体侵染其他虾蟹宿主的部位完全相同。

至此,已经在河蟹和 4 种不同类型的淡水养殖虾类(克氏原螯虾、凡纳滨对虾、罗氏沼虾、日本沼虾)和海水养殖的凡纳滨对虾中发现了螺原体病原,揭示螺原体对水生甲壳动物的普遍侵染性和广泛的分布性。螺原体病原已经在主要养殖虾蟹类之间传播,必须引起高度重视。此外,近期泰国养殖的罗氏沼虾中也发现了由河蟹螺原体侵染引发的重大病害。

四、水生甲壳动物螺原体病害的防控

药物是治疗虾蟹螺原体病最直接有效的手段。吴霆等结合生产实际,开展了河蟹螺原体对水产常用清塘剂、消毒剂、杀菌驱虫药、抗微生物药及部分中草药的体外药敏试验、药效试验,筛选出对虾蟹螺原体敏感的药物,结果发现螺原体对国家公布的无公害食品水产用药中的抗微生物药氟苯尼考(FF)和土霉素(OTC)最为敏感。封琦等针对上述两种药物开展了药理及药代动力学研究,证明 FF 和 OTC 是治疗水产螺原体疫病的有效药物。在此基础上,南京师范大学建立了包括苗种检疫、清塘、苗种消毒、营造良好养殖环境、科学用药等综合防控螺原体疫病的关键技术。

水产动物病虫害的防治原则是坚持以防为主、以治为辅。实际养殖过程中,应该重视日常检测工作,利用前文中涉及的各种检测技术对水产动物进行螺原体病害的实时监测。一旦检测出一定螺原体阳性率,即便养殖过程中虾蟹尚未出现典型病症,也预示着养殖具有较高螺原体病发病风险,应尽早采用药物预防。

随着有机农业理念的引入和保护环境意识的增强,仅靠药物的单一水产病害防治技术迫切需要拓展和改进。水产病害防治技术最新发展趋势是在病害防治方面注重消除水产品质量安全的隐患和对环境的危害,尽量降低使用农药的安全风险,尽量降低破坏生态的风险。基于改善宿主健康状况和养殖生态环境的免疫制剂、绿色生物渔药、绿色生态制品,在水产中的开发和应用将逐步取代目前药物滥用的局面。以健康养殖技术为基础的水生动物病害综合防疫体系是目前国际上普遍认可和接受的渔业病害防治技术系统。所以今后虾蟹螺原体疫病的防控需要进一步提升,应用生物、免疫、生态技术,建立一个对宿主和环境都有利的绿色综合防控技术。

第五节　螺原体与部分人类疾病的关系

一、螺原体的嗜神经侵染特征

从 1973 年首个螺原体(*S. citri*)发现后的很长一段时间,螺原体的宿主被认为只有陆生植物和无脊椎动物(昆虫),并且能引起植物和昆虫的一些疾病。值得注意的是,1976 年从美洲兔壁虱上分离的非凡螺原体(*S. mirum*)不仅能感染无脊椎动物,而且还能感染脊椎动物,如感染鸡胚并引起鸡胚的死亡,也能感染新生啮齿动物(如大鼠、仓鼠、兔、小鼠等)。该螺原体能使被感染的动物出现实验性白内障,是螺原体中除中华绒螯蟹螺原体外,唯一被证实能够感染脊椎动物的种类。Bastian 等报道非凡螺原体与人和动物海绵状脑病(如人的克亚氏病,疯牛病,羊瘙痒病,鹿、绵羊、山羊的眼病)相关,并证明非凡螺原体对神经系统尤其是视神经系统有一定的损害。目前这种螺原体对高等脊椎动物的侵染在组织病理学上得到了证实,虽然其致病机制还不清楚,但这种螺原体独特的嗜神经性感染特性是可以肯定的。

近年来发现与非凡螺原体在 *16S rRNA* 基因序列上非常相近(>98%)的中华绒螯蟹(简称河蟹)螺原体也具有这种对脊椎动物的嗜神经感染特性。

将河蟹螺原体接种到鸡胚的尿囊膜或卵黄囊膜中，它们不仅会在尿囊膜或卵黄囊膜中大量增殖，还会在其脑组织中大量增殖。将该螺原体接种到刚出生的小鼠颅内也可以引起小鼠白内障的病症，这种感染特性与非凡螺原体引起的啮齿类新生个体（包括新生小鼠）患白内障的病症非常相似，而这种嗜神经的特征也表现在其对无脊椎动物的侵染上。王文等发现河蟹螺原体是通过表皮和腮进入到宿主蟹血淋巴系统，而血淋巴细胞、肌肉和神经都是该病原重要的靶细胞和靶组织。它们首先感染河蟹血淋巴的小颗粒细胞，在其内大量增殖，并随血淋巴将病原带至机体各器官的结缔组织中，形成宿主机体的系统性感染，引起病蟹无力、不食，到了后期病原大量侵染神经组织，引起病蟹附肢的颤抖，最终导致河蟹死亡。附肢颤抖在河蟹发病后期表现得非常明显，河蟹"颤抖病"名称也由此而来。病理学特征显示，该螺原体对富含磷脂的神经系统和组织有向性（偏爱性），在感染后期可以发现大量的螺原体聚集在河蟹的中枢神经系统（胸神经节）及神经与肌肉细胞连接处，这些组织及超微病理学证据揭示了患病蟹附肢会颤抖的原因。为什么螺原体会特异性侵染富含磷脂的神经和结缔组织？刘鹏等通过趋化性实验证实河蟹螺原体对磷脂类物质有很强的趋化性，从而进一步揭示了螺原体的嗜神经机制。

二、螺原体与相关疾病的关系

有研究报道显示，人和动物海绵状脑病（如人的克雅氏病，羊瘙痒病，疯牛病，绵羊、鹿、山羊的眼病）与非凡螺原体有关，主要是对神经系统特别是视神经系统有一定程度的损害。最初，Bastian 等运用电镜技术对患克雅氏病（Creutzfeldt-Jakob disease，CJD）的患者脑部进行活检和尸检时发现了螺原体，从而推测螺原体可能与 TSE 相关。之后他们从患有克雅氏患者及海绵脑病的动物（瘙痒病羊及慢性消耗性疾病的鹿）中扩增出螺原体相关的核糖体 DNA（rDNA）。他们还发现瘙痒病相关纤维（scrapie-associated fibrils，SAF）与螺原体内部的特异性纤维（与其运动相关）很相似，而 SAF 被视作是 TSE 感染的超微病理标记物。他们用免疫方法证实了非凡螺原体内部纤维与 SAF 密切相关。哺乳大鼠接种非凡螺原体 GT-48 菌株后发生

神经退行性病变，表现为海绵状脑病、CJD 等 TSE 的神经病理学特征。从大鼠脑组织中再次提取的非凡螺原体 GT-48 菌株显示明显的剂量反应关系。从乳鼠白内障组织分离出的非凡螺原体菌株经颅内接种于新生鹿 3 个半月后，与自然发生的慢性萎缩性脊髓侧索硬化症相同，在鹿的脑组织中可见坏死的海绵状脑病。Bastian 等尝试从 TSE 感染的脑组织中分离螺原体，但困难的是在螺原体常用的 SP4 培养基中，很难将脑组织中的螺原体分离及传代培养。经过不断摸索，他们近期用布鲁氏菌培养基成功地从瘙痒病和慢性消耗性疾病患病鹿的大脑和淋巴结中分离出一种新型螺原体。这是因为 TSE 螺原体生长需要低氧张力的培养基，而布鲁氏菌培养基含有降低氧张力的亚硫酸氢钠添加剂。

除了 Bastian 等报道螺原体与人和动物的海绵状脑病有关外，很少有关于这类螺原体的研究报道，而 Bastian 的研究也遭到一些学者的质疑，毕竟与海绵状脑病相关的朊粒（Piron）理论已被授予了诺贝尔奖并被大多数人接受。不过最近 Bastian 等研究从脑部扩展到眼部，并继续挑战海绵状脑病朊粒致病机制的传统观点。

螺原体感染的主要为低等的无脊椎动物和植物，到目前为止，其能引起高等脊椎动物感染的病例报道非常少，目前只有非凡螺原体、河蟹螺原体及最近从感染海绵状脑病的脑和淋巴结中分离的待命名的螺原体，而螺原体感染人的报道就更少。关于螺原体感染人的报道仅有 8 篇，它们分别是活检和尸检病例、早产儿白内障合并螺原体感染、类风湿关节炎用药治疗后患者、免疫缺陷的肝炎病患者和低丙球蛋白血症感染螺原体病例，目前推测这些感染可能与自身免疫缺陷相关，但具体感染机制尚需深入探讨。螺原体感染人类的病例虽然很罕见，但这一现象引起了临床和微生物学家的重视，用细菌 16s rRNA 基因广谱引物结合螺原体培养基培养及形态学观察是确定螺原体感染的最有效的方法。用多西环素、左氧氟沙星及阿奇霉素可以治愈这种螺原体感染。螺原体是人类感染病理学中的一个新属。它是否可能是一种与免疫缺陷人群感染相关的新出现的病原体，还有待观察。临床医生和微生物学家应该了解这种病原体，它需要特定的培养基和分子生物学方法来识别和消灭目标抗生素治疗。

1. 螺原体与克雅氏病　1980 年 Gray 等在《柳叶刀》(*Lancet*)上首次报道了从 CJD 中发现了螺原体。该患者是一名 51 岁妇女，在 11 周的病史中，步态逐渐不稳，精神状态恶化，最初表现为偏执妄想，后处于轻度昏迷状态。脑电图高度提示 CJD，右脑额叶活检显示典型海绵状脑病。该篇论文发表之后第二年，Bastian 等又在 *Lancet* 报道了两例 CJD 患者脑部超微病理研究结果中发现了螺原体。一名 43 岁男性临床表现为 CJD，发病前 1 年多情绪不稳定，精神逐渐退化。尸检脑组织进行电镜检查，该男性尸检的大体和显微切片显示典型的海绵状脑病。对这些脑组织的电镜检查显示神经鞘内有一螺旋状膜样包裹物，长度为 5 000nm，直径为 80～100nm。这种螺旋结构显示了大约 9 个螺旋，一个钝端。另一名 60 岁的女性患者在接受胃癌腹部探查手术后，出现了 CJD 症状，其特征是精神逐渐恶化和肌痉挛。大脑组织检查是诊断 CJD 的重要手段。脑部活检组织的电子显微镜观察结果显示一个扭曲的膜性结构，扩张突触前终端长为 700nm，宽为 40～80nm。以上两例报道意味着 CJD 是人类中枢神经系统植物源性感染的表现，为克雅氏病中螺原体的侵染提供了进一步的超微病理证据。

2. 早产儿白内障　1996 年一新生女童由于胎盘分离和膜破裂而导致急性产妇出血，于 27 周早产（胎生体重 945g）。4 个月后，其左眼罹患一种复杂的完全白内障。左眼显示前静脉炎的迹象，虹膜充血，角膜内皮羊脂肪沉淀，大的白色骨料集中在中央前腔室，瞳孔极其不正常。其脑磁共振成像未见异常，血清学检查（补体结合反应、支原体 IgM 和 IgG、HSV-1 和 -2、CMV 和 VZV）未见异常。局部抗炎治疗 2 周后炎症症状减轻。部分白内障已经发展完全，在 4.5 个月时进行了平坦部晶状体切除术和前玻璃体切除术。经透射电镜观察，在受损的晶状体纤维细胞内发现了多个丝状的、弯曲的、圆形的和螺旋状的微生物，结合 PCR 分析确定这些微生物为一种从未在人眼中发现的螺原体类微生物。16S rDNA 扩增物的 PCR 扩增和序列分析显示其与螺浆体Ⅵ（ixodid tic host）的同源性最高。这是第一个记录在案的螺原体造成的人类感染。

非凡螺原体，也称为乳鼠白内障病原（MCA），具有高度的白内障形成率。由于在常规的实验室、微生物学和光显微镜检查中没有发现感染迹象，所以很难发现螺原体是导致婴儿，尤其是早产儿白内障感染的病原。螺原体感染从未在脊椎动物中自然发生过，尽管多项实验证明，非凡螺原体与许多啮齿动物和雏鸟中白内障相关全眼炎的发生有关。在兔晶状体细胞 AG-4676 中也对非凡螺原体进行了研究。*S. mirum* 在该细胞系中生长迅速，但在最低必需培养基，即 10% 的 Dulbecco 胎牛血清（AG-4676 的培养基）中未生长，表明其生长依赖于细胞或细胞产物。这些数据解释了为何在标准的真菌或细菌培养基中感染源无法生长。由于上述实验中螺原体的结果完全出乎意料，晶状体材料没有被保存下来以接种其他任何特殊的培养基。目前尚不清楚妊娠期间是否发生螺原体感染。此外，母亲在怀孕期间接受了抗生素治疗，这可能改变了婴儿患病的进程。由于需要复杂的细胞培养程序或添加特定细胞产物的培养基，自然发生的螺原体感染可能在过去未被发现或通过血清学方法被误诊为支原体感染。随着 PCR 技术越来越多地应用于临床相关组织的检测，螺原体等生物可以在基因组水平上直接检测和识别。将 PCR 结果与 TEM 结合可以进一步鉴定特定的感染因子并在细胞水平上精确定位。有作者提出对于有炎性征象的获得性婴幼儿白内障，建议应在晶状体/玻璃体切除术材料中进行 PCR 和 TEM 检测，以发现常规实验室和微生物检查不明显的感染因子。随着这些技术的应用，到 2021 年已经有 6 例与螺原体病原相关的先天性白内障病例被报道，可见由螺原体引起的疾病越来越受到关注。

3. 类风湿关节炎用药治疗后螺原体感染　2015 年，Aquilino 等在美国《临床微生物学》上报道，一位长期接受生物疾病治疗类风湿药的低丙球蛋白血症患者感染了螺原体。采用分子生物学方法对患者的几种血液培养样品进行了分析，发现分离物与马蝇螺原体（*S. turonicum*）非常相近。最终使用多西环素加左氧氟沙星治疗成功。

这名 73 岁的白人妇女有类风湿性关节炎的病史，在过去的 10 年里，一直在接受持续的生物药物治疗。后来被诊断为选择性 IgM 缺乏症，血清 IgM 水平检测不到，以及病因不明的长期胆汁淤积性肝病。该患者生活在城市环境中，她否认接触过植物、动物或昆虫叮咬。患者入院后进行了一系列的微生物筛查，在军团菌、支原体（A7固体培养基）、弯曲杆菌、厌氧菌、真菌等多种培养基中，血培养亚种均为阴性。血液也在巯基乙酸盐培养基中进行再培养，并在上述所有培养基中培养2天后再次进行处理。此外，在这些培养基中还对血琼脂平板溶血区的盲品进行了再培养。除血琼脂溶血区固体A7琼脂上的亚型培养外，其余培养均为阴性。HACEK微生物（嗜血杆菌、放线菌聚集杆菌、人心杆菌、埃肯氏杆菌、双歧杆菌）和益生菌相关微生物（芽孢杆菌、乳酸菌、酵母菌、双歧杆菌）在不同的培养环境和培养基（血琼脂、巧克力琼脂、MacConkey琼脂、Wilkins-Chalgren琼脂、Sabouraud琼脂）中培养后均未恢复。A7琼脂是一种高营养生长培养基，含有蛋白胨、马血清、生长因子（半胱氨酸，PolyVitex、精氨酸和尿素），有益于支原体和脲原体菌落的生长。该培养基含有抑制革兰氏阳性和革兰氏阴性细菌的抗生素混合物。采用PCR法对A7琼脂培养基分离的菌落进行测序，结果显示最高的匹配（*S_abscore* 0.995）对应于马蝇螺原体（*S. turonicumt*，ATCC34211）。通过以上步骤，最终在5组血液培养中鉴定出螺原体，分离的螺原体菌株也通过了螺原体参考实验室的鉴定。

支原体与螺原体有着许多相似的属性，包括需要添加血清及其他营养物质的特殊人工培养基及典型的菌落形态。但螺原体也显示出不同于支原体的螺旋形态和在液体中的特殊游动方式。

第一次在人体里发现螺原体感染的病例是在一名患有单侧白内障并伴有前葡萄膜炎的早产儿，通过分子和血清学研究，确定该螺原体为非凡螺原体，但从这位长期接受抗风湿剂生物治疗的患者血液里分离出的螺原体为马蝇螺原体。螺原体可能是一种与生物制品相关的机会致病菌。同样，低丙球蛋白血症与支原体和脲原体感染的易感性增加有关，也可能是导致该患者感染螺原体的原因之一。四环素被认为是治疗螺原体感染的首选药物。但四环素在支原体感染中的治疗变得不可靠，其抑菌活性也是导致慢性全身性感染的一个重要原因。该螺原体感染患者均接受了多西环素和左氧氟沙星的联合治疗，结果表明该方案可能

是严重全身感染的一种合适的治疗方案，但还需要进一步的临床经验来证实。

4. 免疫缺陷的肝炎患者　一位70岁的女性肝移植患者出现发热、恶心、腹痛、外周水肿等病症，初步化验结果显示白细胞增多和血小板减少，但未检出任何病原。肝组织活检病理学显示嗜碱性包涵体，透射电镜（TEM）进一步观察包涵体中有大量不规则形态的病原微生物，用*16S rRNA*基因细菌广谱引物扩增，结果显示与蜱的螺原体*S. ixodetes*有98.2%相似度，最终确定病原为螺原体*Spiroplasma* sp. Zurich（KJ639831）。患者经多西环素和阿奇霉素治疗完全恢复。这是首例人体系统性感染及肝脏感染螺原体的病例。患者是如何感染上螺原体的目前还不清楚。患者来自瑞士乡村，有感染蜱传播疾病的可能性，如莱姆疏螺旋体病和蜱传播脑炎。患者的确从事过户外活动，但否认被蜱刺伤或曾经有过皮疹。另外一种可能性是通过食物感染，因患者初次来就医是因为腹痛伴有腹泻，但腹泻并非明显的临床特征。

5. 丙种球蛋白缺乏症患者感染螺原体病例　Etienne等报告了一例X连锁丙种球蛋白缺乏症病患感染蜜蜂螺原体（*S. apis*）的病例。2017年2月，法国一名40岁男子在接受免疫球蛋白替代疗法治疗时出现了移行性非瘙痒性丘疹。皮肤活检显示非特异性淋巴细胞性皮炎。1个月后，他患上了远端指间关节炎。滑膜活检标本组织学发现非特异性淋巴细胞肿大，细菌培养呈阴性。2017年4月出现左踝关节、右膝关节发热性关节炎。由于最初的细菌培养和革兰氏染色直接检查结果均为阴性，因此很难确定其病因，该患者不明原因的脓毒症需要进一步调查。作者分别取左踝、右膝滑膜液和血液进行培养基培养（改良后的SP4琼脂培养基），并对其进行鉴定。用暗视野显微镜直接检查滑膜液和血液培养物以鉴别螺原体状形态；利用生物信息学细菌鉴定工具进行系统发育分析对细菌进行鉴定；采用特异性PCR技术，分别对左踝、右膝滑膜液和血液培养物进行鉴定。通过回顾性研究发现，在远端指间关节标本的滑膜活检中，特异性PCR检测到*S. api*阳性。抗菌药敏试验显示，其对大环内酯、四环素、氟喹诺酮类药物敏感，对利福平、复方新诺唑、青霉素G耐药。

据报道，低球蛋白血症患者中有人型支原体（*M. hominis*）和解脲脲原体（*Ureaplasma urealyticum*）感染报道，如心内膜炎和感染性关节炎。而该类型患者感染蜜蜂螺原体还是首次报道。蜜蜂螺原体是引起美国蜜蜂和欧洲蜜蜂五月病的相关致病菌。该患者经昆虫叮咬很可能是感染的一种途径。总之，临床医生和微生物学家应注意鉴别免疫功能低下患者非典型感染的致病微生物。上述例子的检测结果表明，需要采用特异性琼脂培养基对所有关节液进行长时间的培养，并采用靶向分子方法鉴定原生菌。

（刘　鹏　王　文　孟庆国　顾　伟）

参 考 文 献

1. Liu P, Du J, Zhang J, et al. The structural and proteomic analysis of *Spiroplasma eriocheiris* in response to colchicine. Sci Rep, 2018, 8（1）: 8577.

2. Liu P, Zheng H, Meng Q, et al. Chemotaxis without Conventional Two-Component System, Based on Cell Polarity and Aerobic Conditions in Helicity-Switching Swimming of *Spiroplasma eriocheiris*. Front Microbiol, 2017, 8: 58.

3. Trachtenberg S, Gilad R, Geffen N. The bacterial linear motor of *Spiroplasma melliferum* BC3: from single molecules to swimming cells. Mol Microbiol, 2010, 47（3）: 671-697.

4. Davis R E, Shao J, Zhao Y, et al. Complete Genome Sequence of *Spiroplasma citri* Strain R8-A2（T）, Causal Agent of Stubborn Disease in Citrus Species. Genome Announc, 2017, 5（16）: e00206-e00217.

5. Drais M I, Kubaa R A, Ghezli C, et al First molecular identification and characterization of *Spiroplasma citri*, the causal agent of citrus stubborn disease in Algerian citrus groves. J Plant Pathol, 2019, 101（3）: 783.

6. Alfarofernández A, Hernándezllópis D, Ibáñez I, et al. First report of *Spiroplasma citri* in celery in Spain. Plant Dis, 2015, 99（8）: 1175.

7. Lo W S, Chen L L, Chung W C, et al. Comparative genome analysis of *Spiroplasma melliferum* IPMB4A, a honeybee-associated bacterium. Bmc Genomics, 2013, 14（1）: 22.

8. Zha G D, Yang D H, Wang J J, et al. Infection Function of Adhesin-Like Protein ALP609 from *Spiroplasma melliferum* CH-1. Curr Microbiol, 2018, 75（10）: 1-8.

9. Liu P, Du J, Zhang J, et al. The structural and proteomic analysis of *Spiroplasma eriocheiris* in response to colchicine. Sci Rep, 2018, 8（1）: 8577.

10. Wang W. Bacterial diseases of crabs: A review. J Invertebr Pathol, 2011, 106（1）: 18-26.

11. Xiu Y, Wu T, Meng X, et al. Identification and isolation of a spiroplasma pathogen from diseased oriental river prawn, *Macrobrachium nipponense*, in China: A new freshwater crustacean host. Aquaculture, 2015, 437: 270-274.

12. Bastian F O. The case for involvement of spiroplasma in the pathogenesis of transmissible spongiform encephalopathies. J Neuropathol Exp Neurol, 2014, 73（2）: 104-114.

13. Ana A, Mar M, Pilar L, et al. First human systemic infection caused by *Spiroplasma*. J Clin Microbiol, 2015, 53（2）: 719-721.

14. Etienne N, Bret L, Le Brun C, et al. Disseminated *Spiroplasma apis* infection in patient with agammaglobulinemia, France. Emerging Infect Dis, 2018, 24（12）: 2382.

15. Mueller N J, Tini G M, Weber A, et al. Hepatitis From *Spiroplasma* sp. in an Immunocompromised Patient. Am J Transplant, 2015, 15（9）: 2511-2516.

16. Bastian F O, Boudreaux C M, Hagius S D, et al. Spiroplasma found in the eyes of scrapie affected sheep. Vet Ophthalmol, 2011, 14（1）: 10-17.

17. Bastian F O, Lynch J, Hagius S, et al. Novel *Spiroplasma* Spp. Cultured from Brains and Lymph Nodes From Ruminants Affected With Transmissible Spongiform Encephalopathy. J Neuropathol Exp Neurol, 2017, 77（1）: 64-73.

18. Wen W, Wei G, Gasparich G E, et al. *Spiroplasma eriocheiris* sp. nov., associated with mortality in the Chinese mitten crab, *Eriocheirsinensis*. Int J Syst Evol Microbiol, 2011, 61（Pt 4）: 703-708.

19. Matet A, Le Fleche-Mateos A, Doz F, et al. Ocular Spiroplasma ixodetis in Newborns, France. Emerg Infect Dis, 2020, 26（2）: 340-344.

20. Farassat N, Reich M, Serr A, et al. Spiroplasma species as a rare cause of congenital cataract and uveitis: a case series. BMC Ophthalmol, 2021, 21（1）: 434.

第五篇 支原体的实验室诊断

第三十七章
支原体的分离培养、鉴定及菌种保存

第一节 支原体的培养条件及培养基

支原体是一类大小和结构的复杂程度均介于细菌与病毒之间、能在人工培养基上生长和增殖的最小原核微生物。支原体对培养基的营养要求较高，生长缓慢，较一般细菌难培养。培养基中除基础营养物质外，尚需人或动物的血清，以提供支原体不能合成的胆固醇和长链脂肪酸。由于支原体无细胞壁，因此对环境的影响更为敏感，易被灭活。

一、培养条件

支原体基因组分子量小，DNA 的 G+C（%）含量低，为 23%～40%。生物合成及代谢能力有限，细胞中的主要成分需从外界摄取。多数支原体的培养基是以牛心浸液作基础，添加 10%～20% 动物血清（常用小牛血清或马血清）及 10% 新鲜酵母浸液。血清提供胆固醇、脂肪酸和蛋白质，酵母浸液提供核苷前体、维生素及刺激生长的某些成分。支原体的生长需要葡萄糖、精氨酸或尿素。多数支原体的 pH 适应范围较广，在 pH 7.0～8.0 条件下能生长良好。解脲脲原体（*Ureaplasma urealyticum*，Uu）生长的最适 pH 为 6.0。一般支原体在有氧和无氧情况下均可生长，但大多数支原体在有氧时生长良好，仅个别种类支原体为专性厌氧。在含 5%～10% CO_2 环境中，60%～80% 湿度以及 36～37℃ 条件下支原体生长良好。在琼脂含量较少的固体培养基上，孵育 3～5 天后出现菌落。生殖支原体（*M. genitalium*，Mg）需要更长的

时间才能生长出菌落，整个培养过程应注意保湿。菌落的直径为 50～200μm，在低倍显微镜下典型的支原体菌落呈"油煎蛋样"，即核心部分较厚，向下长入培养基，周边较薄。培养环境中的湿度、温度、氧浓度及培养基的 pH 等因素对支原体的生长、增殖有重要影响。

二、培养基

支原体的培养基除基础营养物质外尚需要丰富的胆固醇、血清蛋白和酵母浸液，以提供支原体不能合成的营养物质。

（一）液体培养基

1. 牛心浸液 牛心浸液为传统支原体基础培养基，制作方法为：新鲜牛心 2 000g 搅碎，加蒸馏水 2 000ml，4～10℃冰箱浸泡 18～20 小时后，加热、搅拌，煮沸半小时（或牛心粉 50g 溶于 1 000ml 水），过滤后加入蛋白胨 10g、氯化钠 5g，均匀混和后，高压 121℃，15 分钟灭菌，冷却至 60℃后作为基础培养基，添加下述成分配制支原体液体培养基：

马血清或小牛血清	100ml
酵母浸液	100ml
10% 尿素（为培养解脲脲原体）或	
10% 精氨酸溶液（为培养人型支原体）5～15ml	
0.4% 酚红溶液	5ml
青霉素钠盐	500～2 000U/ml

混匀后，调 pH：培养解脲脲原体，pH 为 5.5～6.5；培养人型支原体 pH 为 6.5～7.0。分装于小瓶或小试管中，每支为 1.5～2.0ml。一周内使用可 4℃保存，长期保存需贮存于 -20℃（半年内使用为佳）。

2. 商品化试剂　目前多采用商品化基础培养基替代传统的牛心浸液。

（1）PPLO 培养基（pleuropneumonia-likeorganism，PPLO）：肺炎支原体的液体培养基主要以 PPLO 为基础培养基成分进行配制，具体配方如下：以配制 100ml 为例：加入 PPLO 基础成分 2.1g，1% 酚红溶液 0.2ml，蒸馏水 70ml，混合均匀，高压 121℃，灭菌 15 分钟，冷却至 50℃后添加下述成分：25% 新鲜酵母浸出液 10ml，胎牛血清 20ml，50% 葡萄糖溶液 2ml，青霉素 G（10 万单位 /ml）1ml。

（2）SP-4 培养基：主要用于分离植物或昆虫支原体，用于肺炎支原体的分离培养时可较常规培养基提高临床标本阳性率 30%～40%。

配方：每 1 000ml 培养基中加牛心粉（基础培养基）3.5g、蛋白胨 5.3g、大豆胨 10g、L- 精氨酸 2.0g、1% 酚红溶液 2.0ml、鱼精 DNA（鲱鱼精 DNA）0.2g、琼脂 15g（液体培养基时不添加此项）、去离子水 560ml，调 pH 至 7.8～7.9，121℃，30 分钟高压灭菌，室温冷却至 50℃（1～2 小时），无菌添加新鲜配制的 CMRL-1066 组织培养物 50ml、25% 新鲜酵母浸出液 35ml、2% 酵母提取物 100ml、胎牛血清 170ml、50% 葡萄糖溶液 10ml、L- 谷氨酰胺（15mg/ml）0.33ml、青霉素 G（10 万单位 /ml）10ml、醋酸铊（1∶50）50ml、多黏菌素 B（10 万单位 /ml）5ml，最后调 pH 至 7.4～7.6。

（3）U9B 尿素酶颜色试验培养基

1）基础培养基：胰酶消化肉汤（粉剂）0.75g，NaCl 0.50g，KH_2PO_4 0.02g，ddH_2O 100ml。用 1mol/L HCl 调 pH 至 5.5。经 121℃，15 分钟高压灭菌后备用。

2）完全培养基：基础培养基（pH 5.5）95ml，添加不加热马血清 5ml，10% 尿素贮存液 0.5ml，2% L- 半胱氨酸（盐酸盐）0.1ml，1% 酚红溶液 0.1ml，青霉素 G 钾盐（10 万单位 /ml）1.0ml，调 pH 至 6.0。培养基贮存于 −20℃，用前分装。

（二）固体培养基

1. 常规固体培养基　在 100ml 支原体基础培养基中，加入琼脂 1.2～1.4g，高压灭菌后冷却至 50℃左右，再以无菌操作逐一加入上述添加剂。摇匀，倒入（分装）灭菌平皿中，待凝固后放 4℃冷藏备用。

2. 鉴别琼脂培养基

（1）基础培养基：胰酶黄豆肉汤（粉剂）4.8g，硫酸锰（$MnSO_4 \cdot H_2O$）0.031g，去离子水 165ml，溶解后用 1mol/L HCl 调 pH 至 5.5，琼脂 2.1g，经 121℃、15 分钟高压灭菌后，在水浴中降温到 56℃，立即制成基础培养基。

（2）鉴别琼脂培养基：基础培养基（pH 6.0）160ml，添加不加热马血清 40ml，增菌剂 1.0ml，酵母提取液 2ml，2% 尿素溶液 2.0ml，4% L-半胱氨酸（盐酸盐）0.5ml，青霉素 G 钾盐（10 万单位 /ml）2.0ml。混匀，倾注直径 9cm 平皿，每个平皿约 20ml。

（三）双相培养基

固体斜面在底部，上盖为液体培养基。同时观察液体颜色变化与固体中支原体菌落生长情况。

第二节　临床标本的采集与运输

一、采集

支原体常侵袭人和动物的黏膜表面，一般可用灭菌的棉拭子取样。呼吸道标本可采集痰、咽拭子、鼻咽拭子或洗液 / 吸液、支气管肺泡灌洗液、胸腔积液等，肺组织、血液、脑脊液等组织液也可用于检测；咽拭子的采集主要用于检测肺炎支原体，采集前最好先用盐水漱口，再用无菌拭子擦拭两侧腭弓、咽、扁桃体及咽后壁上的分泌物。采集泌尿生殖道标本，男性患者应在尿道前 2～4cm 处，女性患者应在宫颈内 1～2cm 处。在取宫颈标本时，应先用一个拭子将宫颈口揩干净，再用另一个拭子取材。应将拭子稍转动，并停留 10～30 秒，使拭子充分吸附分泌物。根据患者病情的需要，亦可取患者前列腺液、精液及病灶部位的分泌液、组织匀浆及清晨初次尿沉淀物等接种。采集标本时，应注意避免接触抗菌剂、镇痛药或润滑剂，因为这些药剂可杀死支原体。从人类泌尿生殖系统分离出的主要支原体见表 37-1。支原体不耐干燥，取材后需尽快接种（需放置数小时后才接种的标本，应在液体环境中予以冷藏）。

二、运输

1. 对痰、肺泡灌洗液等标本用防漏螺旋盖无菌杯收集标本，贴好标本信息（条码）后，在 1～2 小时内运送到微生物实验室，并于 1 小时内接种。

表 37-1　从人类泌尿生殖系统分离出的主要支原体

支原体	尿道拭子	膀胱穿刺尿标本	尿常规标本	肾	精液	输卵管	宫颈或阴道	羊水
人型支原体	+	+	+	+	+	+		+
解脲脲原体	+	+	+	+	+	+		+
发酵支原体	+		+				+	
穿透支原体			+					
生殖支原体	+							

注：表中空白部分表示目前未检测到对应病原体。

2．对拭子等标本应将拭子头浸入含 3ml 采样液的螺口管中，尾部弃去，旋紧管盖，贴好标本信息（条码）后，在 1～2 小时内运送到微生物实验室进行处理。

3．不能及时送检的标本应冷藏，室温保存时间应≤2 小时。

第三节　支原体的分离培养及形态学检查

一、分离培养

（一）临床标本的接种

1．接种液体培养基　可将棉拭子标本或液体标本直接洗涮于液体培养基中，摇匀，置 36～37℃温箱中，直至液体培养基发生颜色变化。阴性结果的观察时间需根据不同种类支原体而定。

2．接种固体培养基　倾斜转动标本使标本尽量由拭子挤出，用无菌毛细吸管取 1～2 滴（约0.2ml）接种于固体培养基上，盖好，倾斜转动使均匀平铺于平皿上。放烛缸内，36～37℃温箱中培育。多数支原体可于 3～5 天观察结果。

3．双相培养基接种法　与液体培养基相同。

4．穿刺接种法　半固体培养基冷却凝固后，将欲传代的菌液用毛细滴管吸取 0.2～0.5ml 垂直插入培养基底部，然后缓缓抽出。抽出时轻轻将菌液挤出，使成直线状接种，盖以灭菌橡皮塞。置 36～37℃温箱中培育。支原体沿穿刺线生长，便于收获。

5．分离培养支原体的注意事项

（1）标本采集后应尽快接种，不能让拭子干燥。若暂时不能接种，则将标本放入 1ml 运送培养

基中，4℃保存。

（2）标本经培养后，若培养基变混浊，需用微型过滤器（滤膜微孔为 0.45μm）过滤后接种新的培养基，以排除污染，并根据需要再作鉴定试验。

（3）SP-4 培养基质量对分离阳性率影响很大，应注意以下几点：①基础培养基质量要好，不能有任何混浊或沉淀，若出现混浊应弃去不用；②新生小牛血清需要 56℃、30 分钟灭活，以杀灭携带的支原体，加入量要足够，最好为 20%；③新鲜酵母浸液最好以超滤方式除菌，以防止有效成分因高温高压而被破坏；④配制好的 SP-4 培养基最好于−20℃保存，以减少青霉素等抗菌药物失效。

（二）支原体的分离培养

将接种好的标本置 36～37℃孵育 1～5 天，每日观察液体培养基颜色变化情况。培养基颜色由红变黄（pH 下降）、无明显混浊可初步考虑肺炎支原体或生殖支原体生长；培养基颜色由黄变红（pH上升），可初步诊断为解脲脲原体或人型支原体。肺炎支原体阳性需 3～7 天或更长时间，解脲脲原体阳性需 24～48 小时，人型支原体阳性需 48～72 小时。生殖支原体生长需观察 2～4 周，甚至长达数月。进一步诊断需要将培养液接种在固体平皿上，置于 5%～10% CO$_2$ 和 90%～95% N$_2$ 环境中（或用烛缸代替）。36～37℃孵育 3～5 天（解脲脲原体及人型支原体），在低倍显微镜下观察菌落生长情况；肺炎支原体和生殖支原体需培育更长时间才能生长成油煎蛋状支原体菌落。还可采用免疫学和核酸检测进行进一步确诊鉴定。

二、形态学检查

支原体是没有细胞壁的原核细胞型微生物，其形态呈高度多形性，基本形态有球形、双球形及

丝状，有时可呈棒状、星状、环状、哑铃状等。支原体大小一般在 $0.3\sim0.5\mu m$ 之间，其大小、形态除了与支原体种类和生长状况等有密切关系外，还与其寄宿的细胞或体外培养条件及繁殖期有关。

支原体用姬姆萨染色常被染成淡紫色。仅从多形性菌体的粗略形态不能确诊为支原体，但是，支原体的形态学检查对于支原体的诊断和鉴定具有较大的意义。

（一）暗视野显微镜检查

暗视野显微镜是一种普通的光学显微镜，其聚光系统已经过改造，中央有一圆盘以阻挡直接光照，使投射到标本上的光线来自侧面，因而看到的光线仅仅是被标本所散射的光，这样使标本在一个暗背景下显现亮的物像。暗视野显微镜的分辨率远较普通显微镜的分辨率高，提高了观察效果，多用于活细菌和螺旋体不染色标本的检查，是评价在液体培养基中的支原体和螺原体的形态学特征是较为有用的方法。现已广泛用来观测螺原体培养的生长情况，以便评价各种螺原体对培养基的适应性，以及快速建立新分离的螺原体的血清群。

1. 材料　暗视野显微镜（带有可调光圈的油浸物镜），载玻片，盖玻片，香柏油。

2. 方法与步骤

（1）将普通聚光器取下，换上暗视野聚光器，转动螺旋上升聚光器。

（2）将约 $5\mu l$ 支原体液体培养物滴于载玻片的中央，并在其上盖一块清洁的盖玻片。

（3）将载玻片放在显微镜载物台上，在暗视野聚光器的顶部滴一滴香柏油，抬高聚光器直至香柏油和聚光器接触到载玻片的下表面，注意切勿产生气泡。

（4）用低倍物镜调焦直到物像清晰，调节聚光器的高低，直到出现一个光环，最后出现一个光点，光点越小越好。

（5）调节聚光器的调中螺旋，尽量使光点位于视野的中央。

（6）滴一滴香柏油于盖玻片的顶部，旋转油镜头对准载玻片，调节焦距使图像清晰。适当地进行调焦和调中使暗视野照明处于最佳状态。转动粗细调节螺旋，使菌体更清晰。

在黑暗的视野中，支原体光亮，形状清晰，从

球形到丝状等多形性，其形态在很大程度上取决于不同种支原体的特性。在暗视野显微镜下，支原体与细菌和酵母菌较容易分辨。

（二）相差显微镜检查

由于活的微生物多为无色透明，光波通过时，波长和振幅均不发生变化，故普通显微镜检查很难观察清楚，用暗视野检查也只能看到发光的菌体外形，看不清内部结构。相差显微镜能弥补这两种方法的不足，可以提高菌体细胞与其周围介质的对比度。其原理是：细胞与其周围环境有不同的折射率，使穿过它的光线发生折射而改变方向。当光线通过介质而穿过样品时，由于折射率的不同而受到阻碍，这种阻碍效果可通过相差显微镜物镜上一个特殊的环而被放大，导致在一个亮的背景下形成一个暗的物像。相差显微镜通常用单一波长为 $550nm$ 的绿色滤光片，高档油镜相差 NA 为 1.25，其最高有效分辨力为 $0.27\mu m$。

由于支原体缺乏细胞壁，常规的固定与染色方法容易损害其细胞形态，因而不经染色的相差显微镜观察法是一种较好的观察方法。由于固体培养基上支原体形态受到琼脂 - 空气界面作用力的影响，而在液相培养基中，支原体易于吸附在玻璃的表面，这样为支原体形态学的研究，特别是为连续观察支原体的生长过程提供了方便，因为细小的支原体细胞受到布朗运动的影响而快速移动，仅仅只有吸附在玻璃表面的支原体细胞才适合观察。

1. 材料

（1）玻璃小室：由两块盖玻片（22mm×22mm、18mm×18mm）、一个 10～12mm 外径的聚四氟乙烯环以及硅胶组成。环的上下面应该平行以避免发生光折射。

（2）相差显微镜。

2. 方法与步骤

（1）将待检支原体接种在用液体培养基填满的无菌小室内。在小室的上面放一块无菌的盖玻片（18mm×18mm），并轻轻按压使硅胶完全封住小室。按压时尽量避免可能溢出的培养基形成气泡，将小室放置于平皿中，于 $37^{\circ}C$、5% CO_2 环境中培养，以便让支原体吸附在盖玻片上。

（2）取下原有聚光器和物镜，分别装上相差聚

光器和相差物镜（作相差观察时,选用物镜放大倍率必须与相差聚光器环形光栏直径相匹配),在光路上加绿色滤光片。

(3) 将吸附有支原体的盖玻片在高倍镜和油镜下观察。

3. 注意事项　使用相差显微镜观察支原体时,应注意以下几点:

(1) 按以上方法观察,要求支原体必须具有黏附性。有些支原体在人工培养基上传代多次后可能失去黏附性,可以通过增加培养基的黏性(如加3% 明胶)或者减少培养基中血清的量以增强支原体的黏附性。但如果该菌株完全失去了黏附性,这两种方法都不能产生明显效果。

(2) 接种量应该少,以便支原体易于黏附在玻璃上生长,否则随着培养时间的延长,小室内培养基 pH 可能发生改变而影响支原体的生长和吸附,可以通过移开小盖玻片而打开小室,以便更换培养基,也可以将吸附有支原体的大盖玻片转移到另一个含有新鲜培养基的小室中继续培养。

(3) 如果没有长距离聚光器,黏附有支原体的盖玻片可以直接放在玻片上进行观察,但这种方法不能进行连续观察。

上述方法能很好地对支原体进行连续和间歇性观察,并常用于新分离株和已鉴定但形态学研究较少的支原体株的形态学和繁殖模式的观察研究,但一般要连续观察至少几个小时才能较好的观察支原体的形态。

（三）普通染色

支原体经革兰氏染色后镜下呈多形性的微小体,但由于其着色很浅,不容易被观察到,故用得较少。一般用姬姆萨染色法对含支原体的涂片标本进行染色,支原体常被染成淡紫色,但着色很浅。

1. 标本采集

(1) 阴道和宫颈标本:使用达克龙拭子、细胞刷或其他专用器材采集标本。采集前需用另一根棉签小心擦去外部黏液。由于有些支原体强有力地黏附在黏液细胞上,采样时必须保证拭子中含有足够多的黏液细胞。

(2) 尿道标本:清洁尿道口后,用拭子刮取尿道壁上细胞。

(3) 尿液和精液的采集:用无菌小瓶或试管收集精液和首段尿,离心后取沉渣进行涂片。

2. 姬姆萨（天青 - 伊红）染色

(1) 姬姆萨染料是伊红(AzurII Eqsin)和天青(蓝)2 号合成的。伊红为酸性染料,是一种很好的细胞质染料,常用作苏木精的衬染剂。天青(蓝)2 号则为碱性染料,能和细胞内带负电荷的(酸性)物质相结合。

(2) 姬姆萨染液的配制

姬姆萨染料(粉末)0.5g

甲醇(AR)33ml

甘油(AR)33ml

先将姬姆萨染料放入乳钵中,逐渐向乳钵中倒入甘油并研磨使染料溶于甘油中,于 56℃ 水浴 90～120 分钟,然后加入甲醇,摇匀后放置数天,过滤或不过滤均可使用。此染液用棕色瓶装并放置于室温阴暗处。

(3) 染色步骤

1) 先用甲醇固定经干燥的支原体涂片 2～3 分钟。

2) 向固定好的涂片上加入用缓冲液稀释 10～20 倍的姬姆萨染液几滴使其盖满涂片,染色 15～30 分钟。

3) 涂片用自来水冲洗,在室温中干燥后镜检。

（四）DNA 荧光染色法

DNA 荧光染色法主要用于细胞培养中支原体污染的检测。其基本原理是利用荧光染色剂双苯咪唑(Bisbenzimide)Hoechst 33258 检测培养细胞中支原体的污染。此染色剂会结合到 DNA 中富含 A-T 的区域,因为支原体的 DNA 中 A-T 含量占多数(55%～80%),所以可将其染色而被检测到。被支原体污染的细胞经染色后,在细胞核外与细胞周围可看到许多大小均一的荧光小点,即为支原体的 DNA,证明有支原体污染。本法检出率达 98%,现已广泛被采用。而且 DNA 荧光染色法操作简单,快速、敏感,可作为例行检测步骤,且可以检测不易培养的支原体,例如猪鼻炎支原体(*M. hyorhinis*),较直接培养法快,约 1 周即可知道结果。

如果结合使用指示细胞(indicator cell)培养,效果更好。目前使用的指示细胞有 3T6(小鼠胚胎纤维母细胞,ATCC CCL-96 或 CCRC 60070)

和 Vero 细胞(非洲绿猴肾细胞, ATCC CCL-81 或 CCRC 60013)。

该方法的主要缺点是实验中可能出现假阴性或假阳性。产生假阳性的原因可能有:①DNA 荧光染色液污染了细菌;②指示细胞污染了支原体或细胞本底太高;③细胞增殖生长太快或细胞培养物太酸,致使细胞核受损。假阴性的产生可能由于:①指示细胞对被检的支原体生长不利;②被检支原体不能黏附细胞或盖玻片,如精氨酸支原体(*M. arginini*)和口腔支原体(*M. orale*)的细胞黏附能力较差。

1. 材料

(1) DNA 荧光染色液:称取 5.0mg Hoechst 33258 和 10.0mg 乙基汞硫水杨酸钠(thimersol)溶于 100ml 无菌 Hank's 平衡液(HBSS)中,置于棕色瓶中,室温下以电磁搅拌器搅拌 30 分钟至完全溶解后,以 1ml 分装至 1.5ml 小离心管中,贮存于 −20℃。

取 1ml 以上配制的贮存液,用无菌的 Hank's 平衡液稀释 100 倍,用前室温下搅拌 45 分钟后使用,当日用完。也可置于棕色瓶中并以铝箔纸包覆,避免光照,贮存于 4℃。

(2) 固定溶液:冰醋酸与甲醇以 1:3 之体积比例混合,使用前配制,4 小时内用完。

(3) 封固液:0.1mol/L 枸橼酸 22.2ml 和 0.2mol/L 磷酸氢二钠 27.8ml 于 50ml 甘油中混合,以 1mol/L NaOH 调整 pH 至 5.5,过滤除菌,贮存于 4℃。

(4) 指示细胞:3T6(小鼠胚胎纤维母细胞)或 Vero 细胞(非洲绿猴肾细胞),细胞须先测试无支原体污染。

2. 方法与步骤

(1) 细胞培养:用无抗生素培养基(含 10% 小牛血清的 199 培养基)培养指示细胞 1~2 代,在接种测试样品前 1 天,用胰酶消化细胞,制成细胞悬液,以(1~2)×10⁴cells/ml 培养于放有盖玻片的培养瓶中,在 37℃、5% CO_2 环境中培养。

(2) 接种测试样品:确定细胞生长良好后,即可接种测试样品。将指示细胞和待检样品 0.2~0.5ml 加入培养瓶内,于 37℃、5% CO_2 培养箱中培养 3~4 天。同时以莱氏无胆甾原体(*Acholeplasma laidlawii*)感染的 Vero 细胞(或是已

感染支原体的细胞培养液或冷冻细胞液)作为阳性对照组,以 Vero 细胞的新鲜培养基作为阴性对照组。

(3) DNA 荧光染色:取出贴有细胞的盖玻片将其放入固定液中浸染 10 分钟,弃固定液,换上新的固定液重新固定 10 分钟。取出盖玻片放于滤纸上风干后浸泡于 DNA 荧光染色工作液内,避光染色 30 分钟。弃染色液,盖玻片用蒸馏水冲洗 3 次,滤纸吸干。

(4) 封固:滴一滴封固液于干净的载玻片上,将盖玻片的细胞面朝下,置于载玻片上,轻压使盖玻片固定在载玻片上。

3. 结果观察 用 10~400 倍的荧光显微镜观察至少 10 个视野。阴性对照(无支原体感染的细胞)只见细胞核有荧光。阳性对照除细胞核可见荧光外,在细胞核外也可见荧光。若在细胞核外与细胞周围可看到许多大小均一的荧光小点(其形状一致,应与细胞残片染成的不规则点状物相区别),即为支原体的 DNA,表明待检标本的细胞有支原体感染。若仅见细胞核荧光,未见核外荧光,表明待检标本无支原体感染。

4. 注意事项

(1) 由于实验中可能产生假阳性或假阴性,实验时必须设有阴、阳性对照。

(2) 所选指示细胞必须确保无支原体感染,应适宜于各种支原体繁殖,且细胞经荧光染色液染色后本底清晰无非特异荧光染色反应。

(3) 荧光染色时尽量避光以免荧光衰减。

(五)其他显微镜检查

由于支原体体积微小,且呈多形性,为了能更清楚地看清支原体的形态及其超微结构,可用放大率和分辨率比普通光学显微镜更高的电子显微镜来观察其形态。目前,用于支原体研究的有透射电子显微镜和扫描电子显微镜。随着科学的发展及对支原体研究的深入,近年来人们开始用原子力显微镜和超高倍显微镜来研究支原体的形态或对支原体做出快速诊断。

1. 透射电子显微镜检查 透射电子显微镜是以电子束透过样品经过聚焦与放大后所产生的物像,投射到荧光屏上或照相底片上进行观察。透射电镜的分辨率为 0.1~0.2nm,放大倍数为几万~几十万倍。为了从透射电子显微镜获得最佳

的大小、形态及表面特征等形态学信息，最直接、简单和快速的方法是对支原体进行负染色。由于电子易散射或被物体吸收，故穿透力低，因此为了分辨细胞膜和支原体的内部结构，必须制备更薄的超薄切片（通常为50～100nm）。负染色技术和超薄切片能提供有关细胞内部结构，为支原体的分类提供了重要的方法。

（1）负染色：负染色也叫阴性反差染色，基本方法是用电子密度高、本身不显示结构且与样品几乎不反应的重金属盐（如磷钨酸、醋酸双氧铀）对铺展在载网上的样品进行染色。这些重金属盐不被样品成分所吸附，而是沉积到样品四周及其凹陷处使其铺了一薄层重金属盐，而凸出的地方则没有染料沉积，从而出现负染效果。该技术具有分辨率高（达1.5nm左右）、简单易行和快速方便等优点，通过负染色可以显示样品的形状、大小和表面结构特征，因此在生物学研究中被广泛应用。

1）材料：待检的支原体培养物，pH 7.4的PBS缓冲液，2%的磷钨酸，200目有膜的铜网，滤纸。

2）方法与步骤

①取1ml待检的阳性培养液12 000r/min离心10分钟，弃去上清液。

②用50μl PBS缓冲液（pH 7.4）重悬沉淀，取混悬液一滴滴在蜡板上，将200目有膜的铜网翻扣插入悬液中，静置20分钟。

③用滤纸吸干滤网周围水分，用2%磷钨酸（pH 7.0）固定2～5分钟，将载样铜网进行电子显微镜观察。

生殖支原体的电镜形态：标准株G-37传代培养后的群体形态和临床分离株的负染形态可见生殖支原体外观呈多形性，但以鸭梨形、烧瓶形、纺锤形或球形为多见，尤以烧瓶形及鸭梨形为主。菌体有突出的颈部，末端略膨大或钝圆呈小帽状。另一明显特征为可见从膨大头端向下延续占其全长40%～60%的膜外披样结构。在负染制片上表现为密度较一致的染色带。多数支原体帽处或颈部有一电子密度较深部位。支原体胞质淡染，其核内结构清晰可见。

（2）超薄切片：一般的透射电镜电子束的穿透能力较弱，尽管微生物的个体通常都极其微小，但除病毒外，微弱的电子束仍无法透过一般微生物如细菌的整体标本，因此，大多数标本无法直接在

电镜下观察，必须切成厚度为50～70nm的超薄切片方能看清其内部的细微结构。此外，对细菌、支原体、病毒等病原体与宿主细胞的关系及对宿主细胞引起的超微形态的改变，以及支原体和病毒等对宿主细胞的吸附、穿入等机制的研究，也需要将宿主的组织或培养细胞制成超薄切片后才能用透射电镜观察。因此，超薄切片技术是生物学中研究细胞及组织超微结构的最常用、最重要的电镜样品制备技术，其基本操作步骤如下：取样→固定→脱水→块切除、修剪→切片→染色→观察。

1）材料 支原体液体培养基，戊二醛，醋酸苯巴比妥缓冲液，四氧化锇，Noble培养基，醋酸铀，胰酪胨大豆（tryptone或trypticase soy）液体培养基，试管，包埋剂（或平衡液），乙醇，脱水剂，干燥炉等。

2）方法与步骤

①固定：向培养时间较长、生长到对数期的支原体培养液中加入戊二醛，使其终浓度为2.5%，也可先将支原体培养液离心，再用含2.5%戊二醛的培养基溶液重悬沉淀。于室温固定2～4小时。

离心以上混合物并用醋酸巴比妥缓冲液重悬沉淀并洗涤沉淀两次，每次洗涤之后离心。

用含1%四氧化锇（本品有毒，应使用头罩、眼镜和呼吸道面具保护眼睛和呼吸道并在通风橱中操作）的醋酸巴比妥缓冲液重悬上述沉淀6～16小时，离心，用醋酸巴比妥缓冲液重悬并洗涤沉淀，再离心。

用醋酸巴比妥缓冲液配制2%琼脂，冷却至45℃用无菌移液管加2～3滴琼脂至沉淀中并快速混匀。

用移液管快速将悬浮液吸至经乙醇消毒的载玻片上，并让其凝固，当凝固后将包埋支原体的琼脂切成1mm³的琼脂块。用0.5%醋酸铀溶液悬浮琼脂块在4℃放置16小时。

②脱水与固定：将用醋酸铀处理过的琼脂块依次放入70%（15分钟×2次）、80%（15分钟）、95%（15分钟）、100%（30分钟）的乙醇溶液中。

用1ml 100%新鲜乙醇溶液替换原液，加1ml完全包埋剂，轻轻混匀，静置30分钟直至琼脂块沉淀至试管底部。加1ml包埋剂入试管，重复上述步骤。

用2ml包埋剂替换上述混合液，静置1～2小

时，直至琼脂块沉淀至试管底部。

将打印好的标签插入已加 0.5ml 完全包埋剂的小盖室，用一个木制的尖棒，将已经浸润过的琼脂方块，加入每个装有培养基的小盖室中。方块应在 1 分钟内沉到底部。

去掉小盖室的盖，让剩余溶液挥发掉，再将小盖室放入 70℃的干燥炉中约 16 小时。当液体挥发完后，小盖室有点松软，在室温放置 2～4 小时使方块变硬有利于切片。

③块切除、修剪、切片及染色：从小盖室中取出变硬的方块，修剪末端以形成适当的大小和形状，经切片和染色后在电子显微镜下观察。

2. 扫描电子显微镜检查　扫描电子显微镜（scanning electron microscope，SEM）是用极细的电子束在样品表面扫描，将产生的二次电子用特制的探测器收集，形成电信号运送到显像管，在荧光屏上显示物体（细胞、组织）表面的立体构象，且可摄制成照片。

扫描电镜能观察到支原体的表面以及支原体与宿主细胞和组织的相互作用，是研究支原体形态学的一个有力工具。在载玻片或琼脂上以及支原体感染的组织器官上生长的支原体必须经过戊二醛和锇酸等固定，经脱水和临界点干燥等过程，且必须在其表面上覆盖一层金属薄膜（即覆膜），以免在电子束扫描的过程中，标本因高温而遭到破坏。这里描述的扫描电镜技术适用于支原体形态学评价的实验研究。

（1）材料与试剂

1）生长在玻璃或塑料上的支原体。

2）组织、活检组织或器官培养（面积不超过 5mm²，厚度不超过 3mm）。

3）固定液：戊二醛，四氧化锇缓冲液。

4）0.1mol/L 和 0.2mol/L 的 PBS 缓冲液。

5）脱水剂：系列浓度梯度（35%、50%、70%、95%、100%）的乙醇水溶液。

6）媒介液：系列浓度梯度（35%、50%、70%、100%）的氟利昂 -113 醇溶液。

7）氟利昂 -13。

（2）仪器设备

1）扫描电子显微镜。

2）临界干燥池和真空干燥器。

3）银导电胶。

（3）方法与步骤

1）初固定：固定前用 PBS 缓冲液稍微冲洗支原体标本，以便去除黏附在支原体细胞上的其他物质。将标本放入戊二醛固定液中浸泡。初固定的时间各异，但是大多数标本至少要固定 1 小时。取出标本放入 0.1mol/L PBS 缓冲液中浸泡 10 分钟。

2）后固定：用 1% 四氧化锇固定标本 1～2 小时，用 0.1mol/L PBS 缓冲液浸泡标本约 10 分钟。

3）转移标本至液体标本保存器中，依次用 35%（10 分钟）、50%（10 分钟）、70%（10 分钟）、95%（10 分钟 ×2 次）和 100%（15 分钟 ×2 次）浓度的乙醇进行系列脱水。

4）依次用 35%（10 分钟）、50%（10 分钟）、70%（10 分钟）和 100%（10 分钟 ×2 次）浓度的氟利昂 -113 进行系列媒染。

5）将标本放入含有液态氟利昂 -13 的临界干燥池中，进行临界干燥之后，取出标本后用银导电胶安装在扫描电镜的标本架上，将标本放在真空干燥器中贮存过夜，以便银导电胶干燥。

6）转移标本至真空蒸发器中，用金或金与锇的合金包被标本，厚度约 20nm，也可先在碳极中进行短暂的预包被。

7）用扫描电镜对标本进行观察和摄影。

（4）注意事项

1）标本需进行双固定以使电子束的热损害最小化，联合醛和锇固定液比单固定液对标本的固定更有效。

2）在转移标本及液体的交换过程中，注意不要让标本在空气中干燥。支原体细胞膜特别易于变形，尽量使用临界点干燥，以减少表面张力对细胞的压力。

3）包被浓缩金属时应该充分，以免受到电子束的损害。但是，包被的厚度不要太厚，以平均 20nm 为宜。

3. 冷冻电子扫描电镜或电子冷冻断层显微镜检查　冷冻电子断层扫描是于 20 世纪 70 年代提出的，在 80 年代趋于成熟。它的研究对象非常广泛，包括病毒、膜蛋白、肌丝、蛋白质核苷酸复合体、亚细胞器等。一方面，冷冻电子断层扫描技术所研究的生物样品既可以是具有二维晶体结构的，也可以是非晶体的；而且对于样品的分子量没有限制，突破了 X- 射线晶体学只能研究三维晶体样品和磁共振波谱学只能研究小分子量（小于 100kDa）样品的限制。另一方面，生物样品是通过快速冷冻的方法进行固定的，克服了因化学固定、染色、脱水、金属镀膜等过程对样品构象的影响，很好地保护了生物样品结构的完整性；平均分辨率在 4～5nm，可达到 2～3nm，可实现蛋白质和细胞相互作用可视化，具有强大的优势。近年来，研究人员也开始使用冷冻电子扫描电镜（cryo-electron tomography，Cryo-ET）对支原体领域进行研究。

（1）快速冷冻制样：对于支原体，可以采用快速冷冻（plunge-freezing）的方法准备样品并进行冷冻电子断层成像研究。快速冷冻制样法将保持在自然状态缓冲液中的样品加入覆盖在电镜铜网上的带孔碳膜上，用滤纸吸去多余样品，然后将样品快速浸入处于液氮温度环境的液态乙烷冷冻剂中。由于样品层非常薄，冷却速度很快，样品中的水会形成一种非晶态的冰，样品分子即悬浮在这层玻璃态的冰中，保留了样品的原始结构信息及构象状态，并在利用液氮保持低温的条件下送入冷冻电镜观察。

（2）数据收集：电子断层成像的数据收集从找到合适的成像区域开始。在起始位置成像后，样品倾转到下一个角度，对同一区域进行成像。电子断层成像的数据收集的大概过程如下：

1）寻找（search）合适区域，一般在较低放大倍数下进行。

2）调节样品台倾转中心高度（eucentric height），使样品台倾转时样品维持在成像中心范围。

3）调焦（focus）。

4）找到同一成像区域的精确跟踪（tracking）。

5）照相（exposure）。

6）样品倾斜到一个更高角度后，重新找到样品的位置中心，然后重复以上模式。

在数据收集过程中，对不同倾转角度图像的精确跟踪是通过互相关运算来完成的。为了提高图像衬度和跟踪的准确性，可以在样品中加入胶体金颗粒。样品倾转的角度范围取决于样品杆类型、铜网类型、感兴趣区域在铜网处的位置和样品的厚度。数据收集方式可以从 0 度角开始向两端倾转，也可以从最大负面倾斜角度开始到最大的正面倾斜角。

（3）系列投影图像的配准：电子断层成像三维重构要经过两个步骤，首先是不同角度的投影图像的配准，其次是配准后图像的反向投影进行断层的三维重建。对一个倾斜系列投影的图像进行配准是获得高质量重构的重要基础。图像配准主要是计算倾转过程中由于样品台等的移动使得图像中心的移动；其次，还需对由于不完美的成像条件导致的倾转角度，图像自身的旋转、扭曲以及放大倍数等进行修正。这种修正将显著提高三维重建的质量。图像配准有两种最常用的方法：即基于标记点的方法与基于图像互相关匹配的方法。

（4）断层图像的三维重构：电子断层图像的三维重构是由所有配准的倾转投影图重新反向投影到一个 3D 体积中形成的。最常用的方法是加权背投影（weighted back projection，WBP），将每个二维投影图像背向其记录时的倾斜角方向投影到三维空间中，所有背投影图像在三维空间中叠加形成样品的三维结构。为了防止对低频信号的过采样，引入了一个权重滤波器进行调节。其他的重建方法包括 20 世纪 70 年代早期发表的迭代重构方法，如代数重建技术（algebraic reconstruction technique，ART）和联合迭代重建技术（simultaneous iterative reconstruction technique，SIRT）等。迭代重构方法基于一个前提：重构样品沿着投影角的反向投影应该与原图像一致。据此，通过此方法将原始投影图和重构的投影图进行循环比较和优化。迭代方法的一个优势是具有一致的权函数，但计算量很大，得到三维重构结果要花费很长时间，GPU 和并行处理算法的采用对此有所帮助。

（5）重建结果的去噪、分割和理解：重建结果要进行适当的降噪处理以突出研究对象。常用的去噪处理方式包括中值滤波、非线性滤波等。其中，各项异性扩散的非线性滤波方法用得比较多。为了进一步将对象从背景和噪声中区分开，要对重建结果进行分割渊（segmentation），以分开对象和背景。最简单的方法是使用手动分割，它需要用户绘制对象和背景的边界轮廓。分割完成后可以利用表面渲染技术渊（surface rendering）对图像进行可视化，也有专门的软件帮助进行该过程。

（6）注意事项：由于电子断层方法需要对同一个区域反复成像，对样品局部区域可能造成较大幅度的辐照损伤，因此必须严格控制样品台的精确倾转，保持对成像区域的自动跟踪，以及控制每次成像的电子束剂量等。为了减少对成像区域的电子辐照损伤，一般利用低剂量模式的数据采集方案：即"search"模式采用较低的放大倍数，而"focus"和"tracking"模式时的照相区域稍微偏离样品中心"exposure"模式位置以减少对样品的辐照。

4. 原子力显微镜检查 原子力显微镜（atomic force microscope，AFM）是 1985 年由 Binnig 与 Quate 发明。AFM 的基本原理是利用细小的探针对样品表面进行恒定高度的扫描，通过一个激光装置来监测探针随样品表面的升降变化来获取样品表面形貌的信息，从而对样品进行"观察"。AFM 的放大倍数能高达 10 亿倍，比电子显微镜分辨率高 1 000 倍，可以直接观察物质的分子和原子。AFM 可以用于对不具导电性，或导电能力较差的样品进行观察，且其样品制备简单，无需对样品进行特殊处理。近年来，研究人员开始用 AFM 来研究支原体的形态。

（1）制样

1）取阳性培养物 200μl，14 000r/min 离心 15 分钟。

2）吸去上清液，用 500μl 生理盐水以 12 000r/min 漂洗 5 分钟，共洗 2 次。

3）用生理盐水 50μl 重悬沉淀。单层分离载样云母，置于光滑载玻片上，用微量移液管加样 2～4μl 于云母上。

4）按 2:1 比例滴加 3% 戊二醛液（pH 7.4，4℃保存）进行固定，自然风干 1～1.5 小时后进行扫描观察。

（2）扫描观察：生殖支原体标准株的 AFM 观察形态与电镜结果类似，大多数生殖支原体仍以鸭梨形或烧瓶形为主，在头颈与菌体之间多有一明显切迹或狭窄的收缩环，菌体大小的三维尺度为：长 0.9～1.2μm，最宽处为 0.4～0.8μm，顶部宽 0.1～0.3μm，颈体交界处尺度变化较大，宽 0.08～0.4μm。

（3）注意事项：固定标本时间不宜过长，以 1.5～2 小时为宜，过长者易出现样品皱缩变形，易受作用力影响出现划痕破裂。

1）样品浓度不宜过高，否则易出现支原体堆积而难以观察。

2）尽量纯化样品，或对样品所处微环境进行对照采样观测，以排除微环境中其他生物体系的影响，如对支原体培养液亦需同时进行采样观测。

5. 大气扫描电子显微镜检查 标准电子显微镜（EM）具有亚纳米或纳米分辨率，但必须在真空中观察样品。这需要耗时的预处理并且不适合用于快速诊断。新型大气扫描电子显微镜（atmospheric scanning electron microscope，ASEM）以薄膜技术为基础，可在 8nm 分辨率的开放式溶液中显示样品。ASEM 的开放式 35mm 培养皿实现了高通量染色和 / 或标记。光学显微镜（OM）从上面观察，而可拆卸盘底部的耐压薄膜窗口允许倒置 SEM 从下方扫描样品。凭借其高分辨率、溶液内观察能力，ASEM 非常适合观察小型原核细胞。目前已有研究人员使用 ASEM，直接观察缓冲液中的滑动支原体（M. mobile）。由于其 2～3μm 深的扫描能力，它可以观察用金属溶液染色的支原体细胞的整个内部结构。使用免疫标记使特征性蛋白质定位可视化。在低浓度下观察细胞，因为悬浮细胞通过在几分钟内附着在氮化硅（SiN）膜表面上的唾液酸而集中在可观察区域中。

6. 超高倍多媒体显微诊断仪检查 超高倍多媒体显微诊断仪（multifunction microscopy diagnostic instrument）系 20 世纪 90 年代初由美国学者 R.W. Bradford 最早推出，俗称"布氏显微镜"。最早主要应用于健康评估和疾病诊断的"一滴血检查"。共有相差光源、明视野、中等密度明视野和暗视野光源四种光学模式可供选择，由于应用了多媒体计算机技术，取名"多媒体显微诊断仪"，分辨率可达 0.15μm，且在保持分辨率不变的情况下，可无级共轭变倍放大 8 000～30 000 倍，通过大屏幕显示屏显示出来，能快速存贮、回放、测量、检索和打印，它是显微放大技术与数字化图像处理系统的完美结合。

国内最早由宋若渠等人研制开发成功后，于 1997 年批准生产。保留了一滴血亚健康检查的功能，同时又开发了"性病病原微生物检查"和"妇科疾病检查""脱落细胞检查"等多种用途，其中包含有泌尿生殖道衣原体、支原体感染的检查。

（1）检查方法

1）在清洁无菌玻片上加无菌生理盐水 0.1ml，用无菌棉签沾标本均匀涂置于无菌盐水中，加盖玻片。

2）尿液则取新鲜中段尿 10ml 置无菌试管中，1 500r/min 离心 5 分钟，弃去上清液，取试管底部一滴尿沉渣置无菌清洁载玻片上，加盖玻片。

3）将制作好的标本在多功能超高倍显微镜下观察（根据需要可选择暗视野相差视野）。

（2）注意事项

1）超高倍显微诊断系统用于支原体等性病病原体的诊断，虽然为临床实验室提供了一种方便、快速、符合率较高的检测手段，但由于支原体的高度多形性，超高倍显微镜并不能对每份标本做出准确的判定，更不能确定是何种支原体感染。

2）超高倍显微镜只能是一种简便快速的筛查手段，因此应结合其他检查手段（如支原体培养、PCR 荧光定量检测等）来确定有无及是何种支原体感染。

第四节 支原体的计数法

支原体菌体小，其生长浓度不能用比浊法计算，常用的支原体计数方法有以下两种：

一、菌落形成单位计数法

以支原体在琼脂培养基上生长形成菌落的数量来计算。将被检液标本用肉汤或液体培养基作 10 倍梯度稀释 8～10 管，每个浓度滴 2 滴在表面稍干的琼脂平皿上，以每滴为 0.1ml 铺成直径约 1.5cm 的圆形，有利于在显微镜下计数。置 37℃ 温箱孵育，待支原体菌落生长后，计算每毫升内生长的菌落数（CFU/ml）。

二、颜色变化单位测定法

此法简单易用，即以支原体在液体培养基中的代谢活力为指标，测定支原体的浓度。试验时要根据支原体的特性来决定，如为测定发酵糖类支原体则培养基中需添加 1% 葡萄糖，若为人型支原体或解脲脲原体，则培养基中需添加 0.5% 精氨酸或 0.5% 尿素，尚需加 0.02% 酚红作指示剂，培养基 pH 应按不同种类支原体的需要调整。

方法：将上述培养基分装于小试管中，每管

1.8ml，于第 1 管加被检液 0.2ml，混匀后吸取 0.2ml 至第 2 管，依次顺序作 10 倍梯度稀释 8～10 管，最后 1 管可不加被检液以作为阴性对照。置 37℃ 温箱孵育 2 周，以培养基不再发生颜色改变为判断结果的终点，发生颜色改变的最高稀释度为颜色变化单位（CCU）。

第五节 菌 种 保 存

一、支原体的传代

1. 液体→液体 传代时，被传的菌液与液体培养基的比例一般为 1:10。

2. 液体→固体 取 0.1ml 菌液在直径为 6cm 琼脂平皿上，轻轻转动平皿或用无菌 L 形玻璃棒涂布使菌液分布均匀。

3. 固体→液体 用无菌小刀切下一小块含有菌落的琼脂块放入液体培养基中捣碎。

4. 固体→固体 用无菌小刀切下一小块含有菌落的琼脂块，翻转使面向下置新鲜平皿一侧，稍加压使菌落黏在新鲜培养基表面，并滑动至平皿另一侧，放置在该处即可。

二、支原体菌种的纯化

在放大镜或显微镜下挑选平皿上单个支原体菌落，标记后用无菌小刀切取该处琼脂块，移入液体培养基中孵育，待培养基中支原体生长增殖后，用液体培养基稀释 10^{-3}、10^{-4}，取 0.1ml 接种于琼脂上，使成单个菌落生长，再将单个菌落切下，置液体培养基中生长。如此反复纯化 3 次即可保留菌种进行各种鉴定或制作免疫血清。

三、支原体菌种的保存

由于支原体的型别不同以及培养基质量不同，支原体存活时间也有差异。一般在琼脂平皿上 37℃ 菌落存活时间为 7～10 天，在液体培养基中 37℃ 可存活 5～7 天。培养基中如含葡萄糖，发酵葡萄糖的支原体可使培养基变酸，促使支原体死亡。在 4℃ 可存活 15～30 天，-20℃ 至少可存活半年以上，在半固体培基中 -20℃ 可保存 1 年，-80℃ 保存可存活数年，长期保存应冻干。

（李少丽 孙红妹）

参 考 文 献

1. Distelhorst S L, Jurkovic D A, Shi J, et al. The Variable Internal Structure of the *Mycoplasma penetrans* Attachment Organelle Revealed by Biochemical and Microscopic Analyses: Implications for Attachment Organelle Mechanism and Evolution. J Bacteriol. 2017, 199（12）: e00069-17.

2. 王荷英, 施美琴, 赖伟红. 非淋菌性尿道炎（宫颈炎）患者中穿通支原体、梨支原体、发酵支原体和其他致病性支原体的检测. 中华皮肤科杂志, 2002, 35（3）: 303-305.

3. 叶顺章. 性传播疾病的实验室诊断. 北京: 科学技术出版社, 2001.

第三十八章
支原体的基因诊断

诊断支原体感染的方法主要为分离培养、血清学检测和核酸检测。尽管培养目前是诊断支原体感染的"金标准"，但对于生长缓慢的部分支原体而言培养比较费时，如临床标本中的肺炎支原体（Mp）通常需要培养2~4周才能形成菌落，生殖支原体（Mg）需要培养4~8周才能使选择性液体培养基颜色由红变黄（显示培养阳性）。此外，支原体培养营养要求高，培养环节复杂，从临床标本中分离支原体难度大，阳性率较低。血清学诊断以IgM和IgG抗体检测为主，肺炎支原体急性期感染检测IgM更敏感，但特异性较低，尤其是在成年人血清中往往缺乏IgM。二十世纪七八十年代以来，以特异核酸检测为基础的基因诊断技术在支原体诊断中开始使用，随后DNA探针杂交技术和基因扩增（PCR）技术得到快速发展和应用。

DNA探针杂交检测方法是利用核酸分子的复性原理，用特定的标记探针检测标本中的靶核酸。克服了支原体培养费时、费力、阳性率低等弊端，也解决了在血清学上不同支原体之间的交叉反应问题。与分离培养相比，DNA探针杂交反应迅速，特异性高，但敏感性低。虽然探针有自动化和一次可检测大量标本的优点，但此法成本高、步骤烦琐及采用放射性同位素标记探针，很难满足临床的快速诊断要求。随着PCR技术在支原体诊断中的应用，支原体基因检测的灵敏度和特异性大大提升，随着方法改进，建立了多重PCR（multiplex PCR）、巢式PCR（nested PCR）、实时PCR（real-time PCR）、反转录PCR（reverse transcriptase PCR）、高分辨率熔解曲线分析（high resolution melting analysis，HRMA）、数字PCR（digital PCR）等一系列方法，使得PCR技术成为目前支原体感染较为理想和常用的诊断方法。相对于PCR为代表的变温扩增技术，核酸等温扩增技术对检测仪器要求进一步降低。其中核酸序列依赖性扩增（nucleic acid sequence-based amplification，NASBA）、环介导等温扩增（loop-mediated isothermal amplification，LAMP）和重组聚合酶等温扩增（recombinase polymerase amplification，RPA）等方法也在支原体诊断中得到应用。

支原体基因诊断技术的迅猛发展和应用，对正确使用抗生素、降低患者或病畜的发病率和死亡率以及流行病学调查具有十分重要的意义。

第一节 基因诊断的分类和方法

目前用于支原体基因水平检测的方法众多，依据扩增条件可分为变温扩增技术和等温扩增技术；依据检测靶标可分为DNA检测技术和RNA检测技术；依据检测技术类型可分为杂交技术和核酸放大技术（NAATs）。本章节重点介绍核酸杂交技术、PCR相关技术以及等温扩增技术在支原体检测中的应用。

一、核酸杂交技术

基于核酸探针的快速诊断方法于20世纪80年代早期出现，其原理是将已知核苷酸片段用同位素或其他方法标记，加入已变性的被检样品中，在一定条件下即可与该样品中有同源序列的DNA区段形成杂交双链，从而达到鉴定样品中DNA的目的。其优点是不依赖于病原体的生长繁殖，而且其实验结果很少受到非特异因素的干扰。根据核酸探针中核苷酸成分的不同，可将其分成DNA探针或RNA探针，一般大多选用DNA探针。由于DNA探针直接检测支原体DNA片段，不像检测抗体和抗原那样受宿主及抗原变异的影响，比免疫血清学方法更可靠、稳定。用于支原体检测的探针有种特异性的克隆 DNA 探针、全基因组 DNA 探针及人工合成的寡核苷酸探针。

（一）克隆 DNA 探针

克隆化的各种基因是最广泛采用的核酸探针。由于该类探针与目的基因片段具有较高的同源性，因此杂交效率相对较高，且一次制备可以长期使用。通过从载体构建的基因组文库中筛选制备出特异的 DNA 探针，经斑点印迹杂交法跟标本中的支原体 DNA 进行杂交，有报道称此方法可以检测到 0.1ng 的特异生殖支原体（Mg）DNA 或 10^5 菌落形成单位（CFU）。用生物素标记的探针杂交检测的敏感性低，并且易与非同源性 DNA 产生非特异性的背景反应。以磺化法标记的探针检测 Mg 的敏感性与生物素标记的探针相似，但产生的背景反应更少。

（二）全基因组 DNA 探针

有学者用缺口翻译法制备 ^{32}P 标记的全基因组 DNA 探针检测门诊男性患者尿道感染的 Mg，测定时将标本 100μl 点加于硝酸纤维素膜，将膜与放射性标记的探针在 30℃ 杂交过夜，室温洗脱，40℃ 洗脱后干燥并暴露于 X 线底片置 −70℃ 5～7 天。这样的探针可迅速检测每个斑点上至少 50～100pg DNA（$6×10^4$～$1.2×10^5$ 基因组）。该法特异性强，与人类生殖道中其他支原体及细菌无交叉反应。

（三）寡核苷酸探针

近年来随着 DNA 合成技术的发展，越来越多的研究者采用人工合成的寡核苷酸片段作为分子杂交的探针。其优点是可根据需要灵活合成相应序列，避免了天然核酸探针中存在高度重复序列所带来的不利影响。由于寡核苷酸分子小，序列复杂性低，穿透性好，因此杂交复性所需时间也相对短。但特异性相对克隆探针有所降低，且所带标记物较少，特别是非放射性标记时，其敏感性有所降低。致使许多学者应用放射性核素或非放射性标记物如生物素等标记探针，与 PCR 阳性扩增产物进行 DNA 印迹法来鉴定 PCR 扩增产物的特异性。

核酸探针的发展克服了支原体培养费时、费力、阳性率低等缺点，也解决了血清学上的交叉反应问题。但核酸探针的敏感性较差，采用放射性核素标记，不便于一般实验室常规检测，更难以在临床上推广使用。随着 PCR 技术等的广泛应用，

核酸杂交已较少用于支原体感染的诊断。

二、PCR

PCR 是一种模拟生物 DNA 复制的体外扩增法，1985 年由美国人 Kary Mullis 发明。用于扩增位于两端已知序列之间的 DNA 片段，以扩增的 DNA 分子为模板，以一对分别于模板 5′ 末端和 3′ 末端互补的寡核苷酸片段为引物，在 DNA 聚合酶作用下，按照半保留复制的机制沿着模板链延伸直至新的 DNA 链合成，解链后重复这一过程，使目的 DNA 片段完成指数扩增。20 世纪 90 年代，PCR 技术开始应用于支原体领域，PCR 技术可检测到皮克（pg）甚至飞克（fg）级的支原体 DNA，其方法快速、简便、特异且敏感。特别是对于难以培养的支原体，PCR 技术是有效可行的检测方法，同时对支原体感染的早期诊断有极其重要的意义。PCR 检测支原体感染的步骤主要包括标本的收集、核酸提取、引物的设计、核酸扩增和扩增产物检测等。

（一）标本的收集及保存

用于检测支原体感染的标本主要包括呼吸道感染的痰液、支气管肺泡灌洗（bronchoalveolar lavage，BAL）标本、口咽拭子、鼻咽拭子、气管抽吸物、胸腔积液、经胸腔抽吸物等；泌尿生殖道感染的中段尿液、尿道拭子、宫颈拭子等；以及其他部位感染标本，例如创口拭子、脑脊液、关节腔液、绒毛、羊膜、胎盘或死产动物胎儿的脏器组织等。

标本的采集质量对核酸诊断影响较大。对鼻咽、尿道、宫颈等部位进行采样前，应先用干棉球擦除病灶表面的污垢和分泌物，然后用干棉签或生理盐水浸润过的半干棉签采样。对于脏器组织的采样，先将镊子和剪刀在酒精灯火焰上烤 15 秒（炭化镊子和剪刀上可能存在 DNA 污染）。然后剪取直径大小 1～2mm 的组织，置入 0.5ml 离心管内。有些比较难于获取标本的部位，有时因为拭子没有刮到黏膜的表面，可能引起 DNA 量的相对不足或缺失从而导致假阴性结果。因此有学者建议在支原体标本检测中引入内参基因，常用的内参基因有 *β-globin*、*GADPH*、*RNPase* 等。内参基因的加入对标本采集以及核酸提取质量可进行有效控制，对于提高临床标本检测的灵敏度具有重要意义。采样后标本应及时送检，若来不及处理，可置于 −20℃ 冰箱保存，但检测 RNA 的标本应置

于专用 RNA 保存液中，并立即置于 -70℃保存，防止 RNA 降解。

（二）**标本的核酸提取**

自 1869 年，Friedrich Miescher 首次成功提取了核酸以来，众多研究者在核酸的提取方法上进行了不懈的探索，对核酸提取的各种材料和试剂进行了改进，形成了多种经典的核酸提取技术，以应对不同类型的实验需求。目前最常用的几种核酸提取方案包括裂解法、酚氯仿抽提法、磁珠法、柱膜提取法和一步提取法等。不同的核酸提取方法适用于不同类型的支原体样品，其提取核酸浓度、纯度以及提取烦琐程度也各不相同。无论采用何种具体的方法来分离和提取核酸，其核心原则主要可分为以下三个部分：一是破碎细胞，释放核酸；二是将释放的核酸与其他的生化组分如蛋白质、多糖、脂类等分离；三是针对性地收集核酸。用直接裂解法可省略第二步和第三步，节约提取时间，简化核酸分离与纯化过程，但可能会因标本中抑制物存在影响后续核酸检测。目前商品化的核酸提取试剂盒非常多，考虑到支原体缺乏细胞壁的特性，适用于普通细菌性标本的核酸提取试剂盒均可以用于提取相应标本中的支原体。

目前有关核酸不同提取方法对实验结果影响的报道较少，有学者用苯酚 - 氯仿处理标本（细胞）后再用乙醇沉淀核酸模板，与仅用蛋白酶 K 处理相比，敏感性大大降低且显得更为费时。有学者比较了一步提取法与纯化试剂盒提取法对肺炎支原体纯菌以及临床标本的提取效果，发现改良的一步提取法和水煮法操作简便，可用于纯菌培养的 DNA 提取，但试剂盒提取法对临床咽拭子标本中肺炎支原体检测更加灵敏。

（三）**靶序列的选择与引物设计**

PCR 等核酸扩增技术（nucleic acid amplification techniques，NAATs）是以特定核酸片段为检测目标，选择合适的靶序列是决定扩增特异性和敏感性的关键。肺炎支原体的黏附蛋白 *P1* 基因、*CARDS* 基因、*16s rRNA* 基因和 *RepMP* 重复序列；生殖支原体黏附蛋白 *MgPa* 编码基因、*mg219* 基因和 *MgPar* 重复序列；解脲脲原体的尿素酶基因；猪肺炎支原体的 *mhp183* 基因、*p46* 基因；牛支原体 *oppD* 基因、*uvrC* 基因等目前均用于特异性检测。其中设计在多拷贝基因序列（如肺炎支原体 *RepMP* 和生殖支原体 *MgPar* 重复序列）检测体系上的检测限高于单拷贝基因。在确定特异性靶基因序列后，可设计 PCR 引物及荧光 PCR 引物探针。目前支原体属中的微生物种类已超过 100 种，一些基因在不同种间高度相似，因此用软件设计出的 PCR 引物其检测的灵敏度和特异性必须经过大量标本和菌株的验证。

（四）**PCR 扩增方案**

1. 普通 PCR 普通 PCR 是最早应用于支原体检测的 PCR 技术，几乎每种报道的支原体都有相对应的 PCR 检测方法。在 PCR 扩增的基础上集合其他技术，如限制性内切酶多型性分析（restriction fragment length polymorphism，RFLP）与变性梯度凝胶电泳（denaturing gradient gel electrophoresis，DGGE）等，可完成多种支原体的核酸诊断。与人类疾病密切相关的主要支原体 PCR 检测的引物以及方法简要介绍如下：

（1）肺炎支原体：用于诊断肺炎支原体感染的普通 PCR 靶基因引物序列与产物的相关信息见表 38-1。

（2）生殖支原体：检测生殖支原体的引物有生殖支原体种属特异性的 *16S rRNA* 基因引物和黏附蛋白基因引物，其引物序列、产物的相关信息见表 38-2。

表 38-1 肺炎支原体 PCR 引物及相关资料

DNA 靶基因	引物对	序列 5′→3′	参考文献
P1 基因	1	CAATGCCATCAACCCGCGCTTAACC	PMID: 2511905
		CGTGGTTTGTTGACTGCCACTGCCG	
ATP 酶操纵子基因	2	GAAGCTTATGGTACAGGTTGG	PMID: 2509513
		ATTACCATCCTTGTTGTAAGG	
tuf 基因	3	TACTCGTTACGACCAAATCGATAAG	PMID: 8501208
		GTTCAACTGTAATCGAGGTATTG	

表 38-2　生殖支原体 PCR 引物及相关资料

DNA 靶基因	引物对	序列 5′→3′	参考文献
MgPa	1	AGTTGATGAAACCTTAACCCCTTGG	PMID: 1993766
		CCGTTGAGGGGTTTTCCATTTTTGC	
16SrRNA 基因	2	TACATGCAAGTCGATCGGAAGTAGC	PMID: 12517858
		AAACTCCAGCCATTGCCTGCTAG	

（3）解脲脲原体（Uu）：Uu 有两个生物型，即 1 型和 2 型，前者已划分为微小脲原体（*U. parvum*），后者即 Uu，目前认为 Uu 才是非淋球菌尿道炎的病因之一。检测 Uu 的引物有：*16S rRNA* 基因引物，尿素酶基因引物和多条带抗原（*MB*）基因引物，详见表 38-3。

（4）人型支原体（Mh）：由于 Mh 基因组具有高度的异质性，因此目前对 Mh 的检测主要是针对 *16S rRNA* 基因为靶基因而设计相应的引物，见表 38-4。

2. 巢式 PCR　PCR 扩增时，部分起始模板量较低的 PCR 实验不易成功。因此有学者在第一对引物（外套引物，outer primers）扩增区域内另行设计第二对引物（内套引物，inner primers）并进行扩增。结果发现不仅提高了反应的灵敏度，特异性也随之增强。这种应用外套、内套引物分别作二轮 PCR 扩增的方法称巢式 PCR（nested PCR）。1993—2000 年，欧美学者相继报道了采用支原体通用引物 nPCR 法检测细胞培养中的各种支原体污染，发现在相同条件下 nPCR 检测支原体的灵敏度是普通 PCR 灵敏度的 $10^4\sim10^5$ 倍。

巢式 PCR 引物主要针对支原体 *16S rRNA* 与 *23S rRNA* 基因保守区设计，参考表 38-5～表 38-7。

表 38-3　解脲脲原体 PCR 引物及相关资料

DNA 靶基因	引物对	序列 5′→3′	备注
尿素酶基因	1	TCTGCTCGTGAAGTATTAC	产物为 429bp
		ACGACGTCCATAAGCAACT	
	2	CAGATACATTAAACGAAGCAGG	扩增产物为 460bp，然后可用内探针与
		GTGGTGACATACCATTAAC	之杂交
		CAGCACCTTCTGTATGGTAAGCTG（内探针）	
16S rRNA 基因	3	GTAATACATAGGTCGCAAGCGTTATC	扩增后通过微滴定板杂交实验可检测
		生物素 -CACCACCTGTCATATTGTTAACCTC	小于 10 拷贝数的 *16S rRNA* 基因。其
		GTCTGCCTGAATGGGTCGGT（捕获探针 1）	中捕获探针 1 用来鉴定微小脲原体，
		GGCTCGAACGAGTCGGTGT（捕获探针 2）	捕获探针 2 用来鉴定 Uu
	4	CGCCCGCCGCGCGCGGCGGGCGGGGCGGG	结合 DGGE，可以检测并区分包括 Uu
		GGCACGGGGGGCCTACGGGAGGCAGCAG	在内 67 种支原体
		ACCTATGTATTACCGCGC	
MB 抗原基因	5	GTATTTGCAATCTTTATATGTTTTCG	产物为 403bp 或 448bp
		CAGCTGATGTAAGTGCAGCATTAAATTC	

表 38-4　人型支原体 *16S rRNA* 基因引物序列

DNA 靶基因	引物对	序列 5′→3′	备注
16S rRNA 基因	1	CAATCGCTGATGCCGGATACGC	产物为 334bp，有 *Hind* I、*Rsa* I 和
		GGTACCGTCAGTCTGCAAT	*Taq* I 三个酶切位点，利用内探针与之
		CGCTGTAAGGCGCACTAAA（内探针）	杂交可提高特异性
	2	GTAATACATAGGTCGCAAGCGTTATC	结合微滴定板杂交实验可检测小于 10
		生物素 -CACCATCTGTCACTCTGTTAACCTC	拷贝数的 *16S rRNA* 基因
		GACACTAGCAAACTAGAGTTAG（捕获探针）	

表 38-5　13 种支原体的巢式 PCR 引物

引物名称	序列 5′→3′	备注
F1	ACACCATGGGAG（C/T）TGGTAAT	F1 和 R1 分别为 16S rRNA 和 23S rRNA 间区的
R1	CTTC（A/T）TCGACTT（C/T）CAGACCCAAGGCAT	正反向外套引物
FN2	ACCTCCTTTCTACGGAGTACAA	此内套引物用于检测 Mf、Mg、Mp、Mh、Uu、关
R2	GCATCCACCA（A/T）A（A/T）AC（C/T）CTT	节支原体、牛支原体、唾液支原体、微小脲原体、猪肺炎支原体、口腔支原体
FN3	TATTTGCTATTCAGTTTTCAAAGAAC	此内套引物用猪肺炎支原体和溶神经支原体的
RN3	GGGGTGAAGTCGTAACAAGGTAT	检测

注：13 种支原体包括生殖支原体、人型支原体、解脲脲原体、发酵支原体、肺炎支原体、关节支原体、牛支原体、唾液支原体、微小脲原体、猪肺炎支原体、口腔支原体、猪肺炎支原体和溶神经支原体。

内套引物扩增后，经琼脂糖凝胶电泳以及 *Sau*3AI 酶切后，结合表 38-6 可以对产物进行鉴定。

表 38-6　巢式 PCR 以及限制性核酸内切酶 *Sau*3AI 酶切结果

支原体名称	内套引物扩增产物大小 /bp	*Sau*3AI 酶切后产物 /bp
关节支原体	261	170，90
牛支原体	332	332
发酵支原体	353	353
生殖支原体	280	160，120
人型支原体	223	160，63
猪鼻支原体	165	120，45
溶神经支原体	233	190，43
口腔支原体	275	155，120
梨支原体	315	315
肺炎支原体	280	160，120
猪肺炎支原体	329	210，119
唾液支原体	266	180，86
解脲脲原体	332	182，150

也可设计针对 *16S rRNA* 基因引物，检测生殖道常见的 7 种人致病性支原体（生殖支原体、人型支原体、解脲脲原体、发酵支原体、梨支原体、穿透支原体和肺炎支原体），见表 38-7。

对于肺炎支原体，可以采用表 38-8 中的引物扩增黏附蛋白 *P1* 基因。该方案能在 1 小时内完成对该基因的扩增，若同时需要对肺炎支原体分型鉴定，包括标本的制备以及电泳在内，整个基因诊断的全过程可以在 1 天内完成，实现了真正的快速诊断。

3. 多重 PCR　普通 PCR 仅应用一对引物，通过 PCR 扩增产生一个核酸片段，主要用于单一病原体的鉴定。但在临床上，如呼吸道疾病通常是由多种病原菌引起的混合感染，如肺炎支原体合并肺炎衣原体（*Chlamydia pneumoniae*）、肺炎链球菌（*Streptococcus pneumoniae*）、流感嗜血杆菌（*Haemophilusinfluenzae*）等，在某些泌尿生殖道患者当中，Mg 合并 Mh、Uu 感染也很常见。因此多重 PCR（mPCR）在基因诊断中具有重要意义。mPCR 又称多重引物 PCR 或复合 PCR，其反应原理、反应试剂和操作过程与普通 PCR 相同。由于能在同一反应试管内同时检出多种病原体，大大节省了时间和经费开支，因而可为临床提供更多更准确的诊断信息。

（1）mPCR 检测肺部常见病原菌：肺炎球菌、肺炎支原体、肺炎衣原体和流感嗜血杆菌等是引起肺部感染常见的病原菌，也是引起社区获得性肺炎（community-acquired pneumonia，CAP）的病因之一。检测这些病原菌的相关 mPCR 信息见表 38-9。

（2）mPCR 检测生殖道支原体：Uu、Mg 与 Mh 等支原体常引起生殖道感染、不孕不育以及新生儿发病甚至死亡等严重并发症。因此及时对患者给予全面的诊断对防治妇科疾病和优生优育具有重要意义。表 38-10 是检测这 3 种支原体的 mPCR 方案。

（3）mPCR 诊断山羊、绵羊接触传染性无乳：接触传染性无乳（contagious agalactia，CA）是一类在山羊和绵羊中的严重传染病，在全世界范围内分布广泛，主要特征是能引起这些动物的乳腺炎、关节炎和角膜炎，给畜牧业带来严重危害。该病的病原体主要是无乳支原体（*M. agalactiae*），蕈状支原体簇（*M. mycoides cluster*，M.m.cluster）如

表 38-7　生殖道 7 种常见支原体引物

引物对	引物序列 5′→3′	备注
1	GAGTTTGATCCTGGCTCAGG ATTACCGCGGCTGCTGGCAC	支原体 16S rRNA 特异性外套引物, 扩增产物为 535bp
2	GCGGCATGCCTAATACATGC CTTATTCAAATGGTACAGTCAA	Uu 内套引物, 产物为 435bp
3	CAATGGCTAATGCCGGATACG GGTACCGTCAGTCTGCAA	Mh 内套引物, 产物 335bp
4	GCCATATCAGCTAGTTGGT CTCCAGCCATTGCCTGCTA	Mg 内套引物, 产物 242bp
5	GCAAGTCGATCGAAAGTAG GTCTAGCAATTACCTGCTA	Mp 内套引物, 产物 417bp
6	GAAGCCTTTCTTCGCTGGA ACAAAATCATTTCCTATTCTG	Mf 内套引物, 产物 272bp
7	CATGCAAGTCGGACGAAGCA AGCATTTCCTCTTCTTACAA	Mpe 内套引物, 产物 410bp
8	ATACATGCAAGTCGATCGGAT ACCCTCATCCTATAGCGG	梨支原体(Mpi)内套引物, 产物为 180bp

表 38-8　巢式 PCR 检测肺炎支原体黏附蛋白 *P1* 基因引物

引物对	引物序列 5′→3′	备注
P1~40 MPAW1 MPAW2	TTGGATTCTCATCCTCACCGCCACC GCGCGCATAAGGCGCATCGTACAGAATC TCAACGCGGTCAATGGCGGTACGGTTGC	P1~40(正向)和 MPAW1 或 MPAW2(反向)为外套引物
P1~178 P1~331	CAATGCCATCAACCCGCGCTTAACC CGTGGTTTGTTGACTGCCACTGCCG	用此内套引物对检测 Mp 的存在, 其中 P1~178 为正向引物, 产物为 154bp
PnG1S MPI-A2	ACACTTCACAAGTACCACGACGCTCAA CCCGGTGGTGGAAGTATTTTGACCACTC	此内套引物用来鉴定 1 型 Mp, PnG1S 为正向引物, 产物为 607bp
PnG2S PnG2A	GGGAGTTCGTCAGGCTCAGACAGCACTAA CCACCTGTTCGGTGCCTTGGTCACCGGAG	此内套引物用来鉴定 2 型 Mp, PnG2S 为正向引物, 产物为 265bp
MPSW2 MPAW	GTGAAACGAGGTCAAAAACAAGG ATAAGGCGCATCGTACAGAATC	*P1* 基因测序, 用来分析该基因的变异情况以及对分型的确认。扩增引物用 P1~178 和 MPAW1, 产物为 972 或 986bp 测序引物用 MPSW2(正向)和 MPAW

注: 扩增方案第一步, 96℃ 1 秒, 70℃ 1 秒, 74℃ 10 秒; 第二步, 96℃ 1 秒, 70~72℃ 1 秒, 74℃ 1~10 秒(根据扩增子的长短而定)。每步 25~30 循环。

表 38-9　肺部常见病原菌的 mPCR 检测方案

病原体	靶基因	引物序列 5′→3′	扩增产物大小
肺炎球菌	*lytA*	CGGACTACCGCCTTTATATCG GTTTCAATCGTCAAGCCGTT	229bp
肺炎衣原体	*ompA*	ACACGATGCAGAGTGGTTCA TGTTTACAGAGAATTGCGATACG	368bp
肺炎支原体	*P1*	ACTCGGAGGACAATGGTCAG CAAACCCGGTCTTTTCGTTA	483bp
流感嗜血杆菌	*16SrRNA*	TCCTAAGAAGAGCTCAGAGAT TGATCCAACCGCAGGTTCC	583bp

注: 具体扩增方案为 94℃变性 10 分钟, 然后 94℃ 30 秒, 58℃ 30 秒, 72℃ 1 分钟, 共 40 循环。最后 1 循环, 72℃延伸 7 分钟。

表 38-10　mPCR 检测生殖道 Uu、Mg 与 Mh 引物信息

病原体	靶基因	引物序列 5′→3′	扩增产物大小
Uu	尿素酶基因	ACGACGTCCATAAGCAACT	429bp
		CAATCTGCTCGTGAAGTATTAC	
Mg	*MgPa*	AGTTGATGAAACCTTAACCCCTTGG	282bp
		CCGTTGAGGGGTTTTCCATTTTTGC	
Mh	*16S RNA*	CAATGGCTAATGCCCGGATACGC	334bp
		GGTACCGTCAGTCTGCAAT	

注：反应条件 95℃ 10 分钟，1 循环。随后 95℃ 15 秒，60℃ 60 秒，循环 35 次，最后 72℃ 5 分钟。

Mmc、Mmm LC 和 Mcc 等也能引起类似的疾病。接触传染性无乳呈地方性流行，通常以无症状或亚临床症状的乳腺炎形式存在，很少伴随有明显临床症状的角膜炎或关节炎，因此快速有效的诊断方法对发展畜牧业具有重要意义（表 38-11）。

4. 荧光 PCR　荧光 PCR，又称 Real-Time PCR 或荧光定量 PCR 或 qPCR，是一种核酸定量技术。该技术在常规 PCR 基础上加入荧光标记探针或相应的荧光染料来实现其定量功能。其原理为随着 PCR 反应的进行，PCR 反应产物不断累积，荧光信号强度也等比例增加。每经过一个循环，收集一个荧光强度信号，通过荧光强度变化监测产物量的变化得到荧光扩增曲线图，达到实时检测标本的效果。与普通 PCR 相比，荧光 PCR 兼具 PCR 技术的核酸高效扩增、探针技术的高特异性、光谱技术的高敏感性和高精确定量的优点，其通过直接探测 PCR 过程中荧光信号的变化以获得定量的结果。与传统 PCR 技术相比，它具有操作简便、快速、高效的优点；在完全封闭的体系中完成扩增，无需凝胶电泳，实现了实时监测，消除交叉污染，省时省力；定量结果准确，重复性好。目前荧光 PCR 已成为包括支原体在内的多种病原微生物检测的主流技术。

依据荧光产生的原理分类，荧光 PCR 可分为染料法和探针法。染料法与常规 PCR 类似，区别为在反应体系中加入了 SYBR Green 荧光染料分子。SYBR Green 处于游离状态时荧光本底很低，当反应体系中存在 dsDNA 时，SYBR Green 能特异性地与之结合并激发荧光。染料法的优点为无需设计、合成探针，实验成本低。缺点为 SYBR Green 除了能与特异性的靶序列扩增产物结合外，还能与在 PCR 扩增过程中形成的引物二聚体、非特异性扩增产物结合，从而造成扩增效率的降低、结果的不准确；无法进行多重目的基因检测。探针法荧光 PCR 除上、下游引物外，加入了具有序列特异性的荧光标记探针，探针的引入提高了实验的特异性。目前市场上的探针主要类型有：TaqMan、Molecular Beacon 与 Hybirdization 等，其中以 TaqMan 探针为代表的荧光 PCR 目前在微生物检测中应用最广泛。探针法荧光 PCR 的优点在于特异性更好，且可通过标记不同荧光进行多重检测，但对于引物和探针要求更高。

TaqMan 荧光 PCR 引物探针设计的建议：

（1）扩增产物的长度最好在 50～200bp 之间。

（2）探针的解链温度应该在 68～70℃之间，G+C（%）含量在 30%～80%。

表 38-11　mPCR 诊断山羊、绵羊的接触传染性无乳

病原体	引物名称	引物序列 5′→3′	扩增产物大小
无乳支原体	MA1	AAAGGTGCTTGAGAAATGGC	扩增产物为375bp
	MA2	GTTGCAGAAGAAAGTCCAATCA	
蕈状支原体簇	CL1	TATATGGAGTAAAAAGAC	不同亚种产物有所不同，Mmc 亚种产物为257bp，MmmLC 亚种为259bp，Mcc 亚种为260bp
	CL2	AATGCATCATAAATAATTG	

注：反应条件 95℃变性 5 分钟，然后进行 30 个扩增循环，包括 94℃变性 1 分钟，46℃退火 1 分钟，72℃延伸 1 分钟。最后 1 循环为 72℃ 10 分钟。

（3）探针的长度最少 20bp，否则容易发生非特异性结合。

（4）尽量避免在探针的 5′ 端出现 dG，其为一个较弱的淬灭剂。

（5）探针序列避免出现多个重复碱基，特别是 4 个或者多于 4 个 G。

常见支原体的荧光 PCR 检测方法见本节第四部分。

5. 支原体的耐药基因检测

（1）四环素耐药基因检测：Uu、Mh 一旦获得携带 *tetM* 基因（四环素耐药决定子）的 Tn1545、Tn916 转座子即可表现为对四环素耐药。对 Uu、Mh 的培养物进行 *tetM* 基因 PCR 扩增可进行快速检测。引物序列：

P1: 5′-GTGTGACGAACTTTACCGAA-3′

P2: 5′-GCTTTGTATCTCCAAGAACAC-3′

（2）喹诺酮类耐药基因检测：喹诺酮类药物作用于微生物的 DNA 回旋酶。当该酶的编码基因（*gyrA*）序列发生突变后即可表现为耐药。PCR 扩增 *gyrA* 基因，并对扩增产物进行 DNA 测序分析即可。Mh *gyrA* 基因巢式 PCR 引物序列如下：

P1: 5′-CGTAGAATTTTATATGGTATGAG-3′

P2: 5′-AATTAGGGAAACGTGATGGC-3′

P3: 5′-TATGGGTATGAGTGAACTTGG-3′

P4: 5′-CAGTTGCGTCATAGTTGTCCA-3′

其中，P1、P2 为外套扩增引物；P3、P4 为内套扩增引物，P3 为测序引物。

（3）大环内酯类耐药基因检测：大环内酯类抗生素作用于微生物的 23S rRNA，当 *23S rRNA* 基因发生突变时即可表现为耐药。PCR 扩增支原体的 *23S rRNA* 基因，并对扩增产物进行 DNA 测序分析即可。肺炎支原体 *23S rRNA* 基因巢式 PCR 引物序列如下：

P1: 5′-CGAGTGAAGAAGAACGAGGGG-3′

P2: 5′-CACACTTAGATGCTTTCAGCG-3′

P3: 5′-TAACTATAACGGTCCTAAGG-3′

P4: 5′-TAACTATAACGGTCCTAAGG-3′

其中 P1、P2 为外套扩增引物；P3、P4 为内套扩增引物，P3 为测序引物。

三、等温扩增技术

等温扩增技术（isothermal amplification technology）始于 20 世纪 90 年代，指在恒定温度下，通过一些特殊的蛋白酶使 DNA 双链解旋，并促使特异性核酸片段扩增，以达到核酸体外扩增的效果。相比 NAATs，等温扩增技术大大缩短了反应时间、降低了对仪器的依赖。在临床和现场快速诊断中显示了其良好的应用前景。目前主要的等温技术有 NASBA、链替代扩增（strand displacement amplification，SDA）、LAMP、解链酶扩增（helicase-dependent amplification，HAD）、重组酶介导的等温扩增技术（recombinase aided amplification，RAA）、转录依赖的扩增系统（transcriptionbased amplification system，TAS）、滚环扩增（rolling circle amplification，RCA）、交叉引物等温扩增（crossing priming amplification，CPA）、连接酶链反应（ligase chain reaction，LCR）和 RPA 技术等。许多等温扩增技术已经在支原体核酸检测中应用，以 LAMP 和 NASBA 技术最常见。

（一）LAMP

LAMP 是由 Notomi 等建立的一种等温扩增技术，利用 Bst DNA polymerase 和两对特殊引物，特异地识别靶序列上的 6 个独立区域，在等温条件下几十分钟即可完成核酸扩增反应。反应结果可直接通过扩增副产物焦磷酸镁的沉淀浊度进行判断，也可以通过添加 SYBR Green I、溴化乙啶或其他核酸染剂进行显色观察。该方法成本低，操作便捷，有在线的引物设计网站，方便科研工作者自行设计相关病原体的 LAMP 扩增引物。该技术目前已应用于肺炎支原体、生殖支原体以及动物支原体感染的检测。

（二）NASBA

NASBA 是一项以 RNA 模板进行等温核酸扩增并能实时观测结果的检测方法。该技术在 1991 年由 Compton J 首先报道，检测反应依赖 AMV 逆转录酶、噬菌体 T7RNA 多聚酶、核糖核酸酶 H、特异性寡核苷酸引物和分子信标探针共同完成。NASBA 技术已经被用于多个单链 RNA 基因组的病原性病毒的快速检测实验中。其检测特异性强，灵敏度高，最重要的是其扩增产物 RNA 分子易于降解，不易造成核酸污染。Loens 等利用该技术建立了肺炎支原体以及肺炎衣原体的检测技术。

四、常见支原体基因检测技术汇总

（表 38-12～表 38-16）

表 38-12　肺炎支原体常用基因检测技术

检测方法	靶基因	参考文献
普通 PCR	ATPase operon	PMID: 2509513
普通 PCR	16S rRNA	PMID: 8070453
普通 PCR	p1	PMID: 2511905
普通 PCR	tuf	PMID: 8501208
巢式 PCR	p1	PMID: 9542959
多重 PCR	p1	PMID: 10474515
多重 PCR	ATPase operon	PMID: 10579089
多重 PCR	16S rRNA	PMID: 15191040
荧光 PCR	CARDS	PMID: 18614663
荧光 PCR	p1	PMID: 22424630
荧光 PCR	RepMP1	PMID: 17537933
多重荧光 PCR	CARDS	PMID: 21397428
多重荧光 PCR	p1	PMID: 20495268
PCR-HRMA	23s rRNA	PMID: 18644962
LAMP	CARDS	PMID: 26179304

表 38-13　生殖支原体常用基因检测技术

检测方法	靶基因	参考文献
PCR	16S rRNA	PMID: 12560459
PCR	MgPa	PMID: 1993766
PCR	16S rRNA	PMID: 12517858
多重 PCR	MgPa	PMID: 21798683
多重 PCR	MgPa	PMID: 22446590
多重 PCR	gyrB	PMID: 26299582
荧光 PCR	16S rRNA	PMID: 11923372
荧光 PCR	pdhD	PMID: 22230235
荧光 PCR	23s rRNA	PMID: 27271704
PCR-HRMA	23s rRNA	PMID: 22532861
LAMP	pdhD	PMID: 26072150
DNA 芯片	16S rRNA	PMID: 26208181

表 38-14　猪肺炎支原体常用基因检测技术

检测方法	靶基因	参考文献
PCR	16S rRNA	PMID: 7540629
PCR	16S rRNA	PMID: 7540629
PCR	p36 间区	PMID: 16411913
PCR	16S rRNA	PMID: 17459839
多重 PCR	16S rRNA	PMID: 16437299
巢式 PCR	MHYP1-03-950 重复片段	PMID: 9464391
巢式 PCR	16S rRNA	PMID: 10973704
巢式 PCR	假定 ABC 转运蛋白基因	PMID: 10925039
巢式 PCR	16S rRNA	PMID: 16141667
荧光 PCR	mhp165	PMID: 18524960
荧光 PCR	mhp183	PMID: 18524960
荧光 PCR	ABC 转运基因	PMID: 15288927
荧光 PCR	MHY-03-095 重复片段	PMID: 15288927
荧光 PCR	P46	PMID: 19811567
荧光 PCR	P97	PMID: 19811567
荧光 PCR	P102	PMID: 19811567

表 38-15　牛支原体常用基因检测技术

检测方法	靶基因	参考文献
PCR	uvrC	PMID: 9664578
PCR	oppD/F	PMID: 15727920
多重 PCR	P81	PMID: 15797822
PCR-RFLP	P81	PMID: 15797822
荧光 PCR	16S rRNA	PMID: 16475511
荧光 PCR	oppD	PMID: 10639433
荧光 PCR	uvrC	PMID: 20561921
LAMP	P1	PMID: 16192434

表 38-16　山羊肺炎支原体常用基因检测技术

检测方法	靶基因	参考文献
PCR	arcD	PMID: 15530747
PCR-REA	16S rRNA	PMID: 8815084
荧光 PCR	arcD	PMID: 15530747

第二节 基因检测技术可能存在的问题及评估

一、基因检测技术可能存在的问题

（一）核酸污染

以 PCR 为代表的 NAATs 最大的特点是具有相当强的扩增能力和极高的敏感性，即使体系中污染了痕量的靶基因片段，也会通过扩增检测出来，因此核酸污染成为困扰检测者最重要问题。污染可能出现在核酸检测过程中的任意环节，污染原因主要有核酸提取时标本间交叉污染、试剂的污染和扩增产物污染等。标本污染如收集标本的容器被污染，或标本放置时由于密封不严溢于容器外，或容器外黏有标本而造成相互间交叉污染。核酸模板在提取过程中被移液器污染也是导致假阳性的原因之一。扩增产物污染是 NAATs 反应中最主要最常见的污染问题。因为 NAATs 扩增产物拷贝量大（可超过 10^{12} 拷贝 /ml），因此，极微量的产物污染就可造成假阳性。上述污染在实际操作过程中主要以直接接触或者以气溶胶的形式存在。接触式污染会造成批次实验的失败，可及时发现，并可通过更换新试剂消除污染，但是气溶胶造成的污染可能长期存在于环境中，且难以发现和清除，对于后续的实验危害更加严重。操作时剧烈地摇动反应管、开盖以及反复吸样时，空气与液体界面的摩擦可形成气溶胶，扩增产物或某些微生物标本如病毒可随气溶胶或形成气溶胶而扩散。据计算，一个气溶胶颗粒可含 48 000 拷贝，因而由其造成的污染是一个值得特别重视的问题。目前，市面上有多种商品化的核酸清除产品，可去除各种物体表面核酸污染，且不会抑制后续的酶反应。所有的污染核酸均可被降解成核苷，从而防止任何假阳性扩增的可能性。建议有条件的实验室在从事核酸检测操作后，可使用类似的核酸清除产品进行台面及仪器清洁，降低污染风险。

经过长期的实践与摸索，以 PCR 技术为代表的 NAATs 技术提出了实验物理分区的要求，操作分为四个独立的物理区域，进入各工作区域必须严格按照单一方向进行。四区域分别为：试剂配制区、样品处理区、核酸扩增区与产物分析区。如使用实时荧光或者染料技术对检测结果进行判定，无需电泳检测，核酸扩增区与产物分析区可合并为扩增产物分析区。

（二）假阳性结果

不同实验室对同一标本进行 PCR 扩增结果往往不同，因此有必要对 NAATs 进行质量控制。假阳性是 NAATs 最常见的问题之一，最常见的原因主要是核酸的非特异性扩增以及污染。选择的扩增靶基因与非目的基因存在同源性时，PCR 扩增产物会出现非特异性扩增，针对上述情况的解决办法是重新设计引物。在荧光 PCR 扩增时，扩增循环数一般为 40 个或者更多，质量较差的荧光 PCR 扩增试剂可能会形成非特异扩增，这种非特异性扩增产生的原因尚不完全清楚，但可以通过更换高质量的试剂消除。另外一个造成假阳性结果的原因就是核酸污染，上面进行了分析，此处不再赘述。合格的核酸检测实验室，应时刻注意污染的监测，每次实验都应该依照需求设立多种对照，如阳性对照、阴性对照、无模板对照和模拟标本提取对照等，严格遵守实验的操作流程，最大限度避免核酸污染。

（三）假阴性结果

相对于假阳性结果，NAATs 的假阴性问题更为复杂和严重。NAATs 的假阴性结果常见的原因有仪器、试剂和操作等因素，但可以通过改善实验条件等来降低假阴性的概率。然而，临床检测中有些假阴性的原因更为复杂，如目的基因的拷贝数低，扩增时抑制物的存在，目的基因在引物位点发生变异导致引物错配以及其他技术或方法错误等。抑制物的存在通常很难去除，常见的抑制物有血红素复合物、多糖、黏液溶解剂以及拭子柄中的藻酸钙、铝离子等。因此，标本器械以及运输器皿等都必须严格处理以减少抑制物的存在。

为了区分 NAATs 的假阴性和真阴性，我们可以设定不同的参照来加以区分。常用的参照有：同源外参、异源外参和异源内参。同源外参指的是野生的含有非目的基因插入序列的外参。在核酸提取前加至标本当中，进行 PCR 扩增时由于该外参的引物与目的基因相同，因此减少了不同引物之间的抑制效应，外参的拷贝数也能得到有效的监控。但该类外参的缺陷在于它不能区分阴性结果形成原因。异源外参指的是与目的基因没有同源性的参照。与同源外参一样，在核酸抽提前加至标本中。由于它与目的基因使用不同的引物，因此需要进行双重反应分别扩增目的基因和外参。在使用异源外参的同时应充分优化反应条件以防止外参在扩增过程中对目的基因发生抑制。异源内参主要是人的一些管家基因，如人 *β-globin*、*GADPH*、*RNPase* 等基因。异源内参可以作为临床标本中总 RNA/DNA 完整性的标志。异源内参的缺点类似于异源外参。

二、基因检测技术的评估

NAATs 可以通过对模拟标本或临床标本的检测来评估其分析特异性、分析灵敏度和重复性。分析特异度指的是通过 NAAT 方法从临床标本中检测出的支原体在种系发生上与目的支原体的相符情况；分析灵敏度指的是获得阳性结果时标本中支原体的最低数目，通常情况下可以通过倍比稀释来确定；重复性主要通过多次重复同一标本而获得。比较分析上述指标得到的最佳 NAAT 方法，通过对大量阳性和阴性临床标本的检测，并与临床微生物实验室采用的常规诊断方法（通常需要结合培养，血清学或其他方法）进行对比，从而评估其诊断效果。以 PCR 为主的 NAATs 通过在支原体检测中的不断完善和优化，对于难以培养的支原体检测，已逐渐成为新的检测"金标准"。尽管目前许多不同 PCR 检测技术在多种支原体检测中得到应用，但以 TaqMAN 探针技术为代表的荧光 PCR 是目前支原体核酸检测的主流技术。

第三节　支原体基因检测技术展望

随着分子生物学技术飞速发展，越来越多的新技术将应用于不同需求的支原体核酸检测中，尽管这些技术目前不是支原体核酸检测的主流技术，多数仅应用于支原体的基础研究，但在不久的将来，这些技术很可能成为未来的核心检测技术。除了方法学的改进和更新，检测的时效性、便捷性和检测通量也备受关注，未来检测的发展趋势一定是基于高灵敏度核酸检测技术的多病原组合微流体全自动快速检测系统。

一、数字 PCR

数字 PCR（digital PCR，dPCR）是一种核酸分子绝对定量技术。通过将一个样本分成几十到几万份，分配到不同的反应单元，每个单元包含一个或多个拷贝的目标分子（DNA 模板），在每个反应单元中分别对目标分子进行 PCR 扩增，扩增结束后对各个反应单元的荧光信号进行统计学分析。相较于传统的荧光 PCR 技术，数字 PCR 不依赖于 Ct 值，因此不受扩增效率影响，扩增结束后通过直接计数或泊松分布公式来计算每个反应单元的平均浓度（含量），能够将误差控制在 5% 以内，数字 PCR 可以不需要对照标准样品和标准曲线来实现绝对定量分析。因此特别适用于传统荧光 PCR 的 Ct 值不能很好分辨的应用领域，如拷贝数变异、突变检测以及基因相对表达等研究。其今后还可能在支原体的精准定量、耐药基因突变等检测中应用。

二、高分辨率熔解曲线分析

高分辨率熔解曲线分析（high resolution melting analysis，HRMA）是一种新型检测单核苷酸多态性（single nucleotide polymorphism，SNP）的技术。HRM 利用双链核苷酸（double strand DNA，dsDNA）的热稳定性受其长度和碱基组成的影响，序列变化会导致升温过程中 dsDNA 解链行为的改变。利用实时 PCR 技术，通过实时检测 dsDNA 熔解过程中荧光信号值的变化，就可以生成不同形状熔解曲线的方式将 PCR 产物中存在的差异直观地展示出来，并借助专业性分析软件对测试标本实现基于不同形状熔解曲线的基因分型或归类。HRM 的优势在于操作简单、分析时间短、灵敏度和特异性高、PCR 产物无需后处理、降低污染风险、通量高，非常适合大量样品的分析。已发展成为 SNP 基因分型、点突变筛查等的重要手段。目前在支原体 23s rRNA 基因点突变导致的大环内酯类抗生素耐药检测中得到应用。

三、重组酶聚合酶扩增

重组酶聚合酶扩增（recombinase polymerase

amplification，RPA）技术依赖于结合单链核酸（寡核苷酸引物）的重组酶、单链 DNA 结合蛋白（SSB）和链置换 DNA 聚合酶，可在常温下进行 DNA 模板的快速有效扩增。其中重组酶与引物结合形成的蛋白 -DNA 复合物，能在双链 DNA 中寻找同源序列。一旦引物定位了同源序列，就会发生链交换反应形成并启动 DNA 合成，进而对模板上的目标区域进行指数式扩增。被替换的 DNA 链与 SSB 结合，防止进一步替换。相对于 LAMP 技术，RPA 检测时间更短，对于仪器要求更低，目前已经应用在包括肺炎支原体在内的多种病原体快速检测中，相信在不久的将来 RPA 技术会在更多支原体检测中得到应用。

四、测序技术

以二代测序（主要包括 Illumina 测序仪和 Ion Torrent 测仪序）为代表的高通量测序技术兴起，使得宏基因组学（metagenomics）的方法成为病原体检测的全新模式。依照建库方法不同，宏基因组测序主要可分为两大类：其一，以通用引物扩增出某一个特定基因的序列（目前主要包括细菌的 16S rDNA 序列和真菌的 ITS 序列），对所得扩增子序列进行测序；其二，以样本的 DNA 总和直接测序。前者成本相对较低，但只能针对性检测出细菌和真菌，不能检测病毒等；后者原则上可有效检测出样本中所有的 DNA 序列，成本相对较高。宏基因组测序相比于常规分子检测方法，可更全面地提示样本中的病原微生物情况。目前，针对部分特殊病例，临床上宏基因组测序技术已经用于包括支原体在内的多病原分析，但由于成本高、周期长且对标本质量要求相对较高，目前宏基因组测序技术仍不是病原微生物检测的主流技术。

第四代测序代表技术的纳米孔测序技术，是最近几年兴起的新一代测序技术，目前测序长度（读长）可达 900kb。这项技术开始于 20 世纪 90 年代，经历了单分子 DNA 从纳米孔通过、纳米孔上的酶对于测序分子在单核苷酸精度的控制和单核苷酸的测序精度控制三个主要的技术革新，通过对信号处理技术的改进和定型，2017 年已实现商品化，可实现实时测序监控以及超长读长测序。第四代测序系统对设备硬件的要求低，便携电脑配合即可；从样品放置机器到初步识别致病菌只需数分钟到数十分钟，给支原体研究者提供了重要的分析手段，应引起特别关注。

五、CRISPR 技术

规律间隔性成簇短回文重复序列（clustered regularly interspaced short palindromic repeats，CRISPR）是大多数细菌及古细菌中抵御病毒入侵的一种获得性免疫方式。由 CRISPR/Cas 系统改造而成的技术已成为一种强大的基因编辑工具，广泛用于基因功能研究和基因修饰。除了作为高效的基因编辑工具，研究发现 II 类 Cas 蛋白具有附属切割的特性，被开发成一种低成本、快速、高效的核酸检测工具，目前已经成功应用于寨卡病毒和人乳头瘤病毒 16 和 18 亚型的检测。CRISPR/Cas 系统在分子诊断领域有重要的应用价值，结合等温扩增技术，其不需依赖贵重设备和医护人员经验，将给缺乏先进设备和训练有素人员的发展中国家带来很大便利，在 POCT 领域有重大应用前景。

（赵 飞 张建中）

─────── 参 考 文 献 ───────

1. Nübling C M，Baylis S A，Hanschmann K M，et al. World Health Organization International Standard To Harmonize Assays for Detection of Mycoplasma DNA. Appl Environ Microbiol，2015，81（17）：5694-5702.

2. Parker A M，Sheehy P A，Hazelton M S，et al. A review of mycoplasma diagnostics in cattle. J Vet Intern Med，2018，32（3）：1241-1252.

3. Gaydos C A. *Mycoplasma genitalium*：Accurate Diagnosis Is Necessary for Adequate Treatment. J Infect Dis，2017，216（suppl2）：S406-S411.

4. Maes D，Sibila M，Kuhnert P，et al.Update on *Mycoplasma hyopneumoniae* infections in pigs：Knowledge gaps for improved disease control.Transbound Emerg Dis，2018，65 Suppl 1：110-124.

5. Waites K B，Xiao L，Liu Y，et al. *Mycoplasma pneumoniae* from the Respiratory Tract and Beyond.Clin Microbiol Rev，2017，30（3）：747-809.

6. Peuchant O，Ménard A，Renaudin H，et al. Increased macrolide resistance of *Mycoplasma pneumoniae* in France directly detected in clinical specimens by real-time PCR and melting curve analysis.J Antimicrob Chemother，2009，64（1）：52-58.

7. McAuliffe L，Ellis R J，Lawes J R，et al. 16S rDNA PCR and denaturing gradient gel electrophoresis：a single generic test for detecting and differentiating Mycoplasma species. J Clin Microbiol，2005，54（Pt 8）：731-739.

8. Stellrecht K A，Woron A M，Mishrik N G，et al. Comparison of multiplex PCR assay with culture for detection of genital mycoplasmas. J Clin Microbiol，2004，42（4）：1528-1533.

9. Petrone B L，Wolff B J，DeLaney A A，et al. Isothermal Detection of *Mycoplasma pneumoniae* Directly from Respiratory Clinical Specimens.J Clin Microbiol，2015，53（9）：2970-2976.

10. Gautier-Bouchardon A V. Antimicrobial Resistance in Mycoplasma spp. Microbiol Spectr，2018，6（4）：1.

11. Maes D，Sibila M，Kuhnert P，et al. Update on *Mycoplasma hyopneumoniae* infections in pigs：Knowledge gaps for improved disease control.Transbound Emerg Dis，2018，65 Suppl 1：110-124.

第三十九章
支原体抗体的制备

抗体是机体受抗原刺激后，由 B 淋巴细胞产生的可与特定抗原结合的免疫球蛋白。抗体在疾病诊断、免疫防治及其他基础医学研究中发挥重要作用。人工制备抗体是获得抗体的有效途径之一。抗体一般可分为多克隆抗体和单克隆抗体（单抗），前者由多个 B 淋巴细胞克隆产生，可识别多个抗原表位，而后者由单一 B 淋巴细胞克隆产生，仅识别某一个特定抗原表位。本章将分别介绍两者的制备方法。

第一节　抗原的准备

支原体的抗原成分主要包括细胞膜中的蛋白质、糖脂和脂多糖。蛋白质和脂多糖可以诱导机体产生抗体；糖脂与蛋白质结合后，也能诱导机体产生抗体。制备抗支原体抗体可使用支原体菌体、纯化的膜抗原、重组蛋白、合成多肽等。

（一）支原体菌体

在需要制备支原体全菌抗体时，可以从体外无细胞培养的支原体菌液中离心收集菌体作为抗原。离心后应弃去培养基并用无菌 PBS 洗涤菌体 2～3 次，避免培养基中血清等成分的非特异性干扰。另外，由于支原体在培养时可以吸附培养基中的异源性蛋白，这些异源性蛋白诱生的抗体可能产生交叉反应，因此免疫动物最好采用同源动物血清培养的支原体。

免疫用的支原体菌种须经克隆化，确保只有一种支原体方可使用。根据支原体的种类选择合适的培养基和培养条件，适时收获，避免培养基过酸或过碱而影响支原体生长。

有时需要获得胞内抗原和膜内蛋白抗原的抗体，需要对支原体进行破碎，破碎的方法可以采用物理和化学等方法。物理法包括加压破碎法、高压匀浆破碎法、超声波破碎法、反复冻融法等；化学法包括酶降解法、表面活性剂处理法等。

（二）重组蛋白

有时候需要制备针对某一蛋白的抗体，此时需要将目标蛋白纯化。常用的方法是利用分子生物学技术表达、纯化重组蛋白，即克隆支原体的靶蛋白基因，构建原核表达载体，转入大肠埃希菌诱导表达带有纯化标签的重组蛋白，再经亲和层析等方法纯化重组蛋白。获得的重组蛋白一般具有良好的免疫原性，免疫动物可以诱导产生针对支原体靶蛋白的特异性抗体。

（三）合成多肽

蛋白质抗原并非通过完整分子发挥功能，而是通过抗原表位体现其特异性。通过生物学软件分析基因或蛋白质序列，选择合成表位序列多肽免疫动物，可获得针对完整蛋白分子的抗体。合成多肽易纯化，所具有的抗原表位明确，可以特别有效地提高抗体对抗原某区域的特异性，如新的结构域或同源性最低的区域，尽量避免交叉反应。当所需蛋白在体外培养条件下不表达而只在易感动物体内表达时，可以使用多肽。另外，许多情况下，蛋白因为不能被表达和纯化而不能作为抗原的来源时，也可以采用合成多肽的办法来解决。如对于支原体的跨膜蛋白，对应胞外结构域的短肽可以作为免疫原，生产针对膜外区域的抗体。

利用多肽抗原免疫想要达到良好的免疫效果，设计免疫原性强、亲水性高、表面暴露性好的多肽序列十分关键。合成多肽采用 RP-HPLC 纯化方法，梯度洗脱，收集色谱峰，冻干，进行 MALDI-TOF 质谱分析，确定目的峰，然后纯化样品备用。合成多肽由于长度较短免疫原性弱，需要偶联大分子载体蛋白以增强其免疫原性，常用的载体蛋白有 OVA、KLH、BSA 等。目前利用合成多肽已经成功制备了多种多克隆抗体和单抗。

第二节 支原体多克隆抗体的制备

天然抗原分子中通常含有多种不同的抗原表位，免疫动物可以激活机体多个 B 淋巴细胞克隆，产生针对多种抗原表位的抗体，称为多克隆抗体（polyclonal antibody，pAb）。多克隆抗体来源广泛、制备容易，广泛存在于动物的免疫血清及恢复期血清。多克隆抗体作用较广泛，具有中和作用、免疫调理作用、补体介导的细胞毒作用和抗体依赖性细胞介导的细胞毒性作用（ADCC）等。但因多克隆抗体特异性不高，易发生交叉反应，不同批次产品具有差异，应用受到一定限制。

多克隆抗体的制备包括抗原制备（见本章第一节）、免疫动物、抗体效价检测及纯化等步骤。

一、佐剂及抗原乳化

为了刺激机体产生较强的免疫应答，可在注射抗原的同时加入一种辅助剂，这种辅助剂称为佐剂（adjuvant）。良好的佐剂具备下列条件：第一，增加抗原的表面积，并改变抗原的活性基团构型，从而增强抗原的免疫原性；第二，佐剂与抗原混合能够延长抗原在局部组织的存留时间，使抗原缓慢释放至淋巴系统中，持续刺激机体产生高滴度的抗体；第三，佐剂可以直接或间接激活免疫活性细胞并使之增生，从而增强免疫功能；第四，具有无毒性或低毒性的特点。佐剂本身可以有免疫原性，也可不具备免疫原性。常用的具有免疫原性的佐剂有百日咳杆菌、革兰氏阴性杆菌的内毒素和抗酸杆菌（包括结核分枝杆菌和枯草分枝杆菌）等；非抗原性佐剂有铝乳、磷酸钙、石蜡油、羊毛脂、表面活性剂、藻酸钙和胞壁肽等。

制备抗体常用的佐剂一般是油剂，当与水溶液抗原混合后形成一种油包水、水包油或水包油包水的乳状颗粒，这种颗粒可延缓抗原的吸收，增加局部刺激。应用最多的是弗氏（Freund）佐剂，根据其组分可分为弗氏完全佐剂（complete Freund's adjuvant，CFA）和弗氏不完全佐剂（incomplete Freund's adjuvant，IFA）两种。不完全佐剂由石蜡油和羊毛脂混合组成；完全佐剂由石蜡油、羊毛脂和卡介苗混合组成。一般首次注射时佐剂和抗原的比例为 1∶1 进行乳化，第二次或第三次注射时用不完全佐剂或不用佐剂。如不加佐剂，则抗原量增大 10～20 倍。

由于弗氏佐剂是油剂，注射入动物体内时一定要保持乳化状态，因此加入抗原后要充分混合成油包水型乳剂。混合的方法有研磨法、注射器混合法等。乳化完全与否的鉴定方法是：将一滴乳剂（第一滴应弃去，取第二滴用于检验）滴入水中，如立即散开，则未乳化好；如保持完整不散开，则为乳化完全。乳化过的物质放置一段时间出现油水分层也说明未乳化好。

二、动物的选择

选择合适的动物生产支原体多克隆抗体应考虑以下几点：收集抗体的用途、抗体反应的特性、所需的血清量、动物的年龄和性别、血浆收集的难易程度。

一般首选年轻动物制备多克隆抗体。首先，它们还没有明显的潜在病原体和环境中其他抗原物质的免疫攻击。其次，刚刚成熟的年轻动物能产生较强的体液免疫反应和免疫记忆。动物年龄太小会产生非特异性的 IgM 抗体，动物年龄太大免疫反应的强度和多样性会降低。

动物饲养环境也能够影响免疫反应。首选无特定病原体环境饲养的动物，因为它们不会在传统饲养条件下遭遇免疫攻击。

性别也是考虑因素之一。通常选择雌性动物而不是雄性动物。雌性动物一般攻击性较小，易于处理并可以群养。雌性动物还被报道相比雄性动物在低剂量抗原时有更好的敏感性，对抗原的初次反应和再次反应有较长的持续时间。雌性动物还有更高的循环抗体和较强的免疫反应，因为雌激素增加 B 淋巴细胞反应，而睾酮降低 B 淋巴细胞反应。然而，对于激素在多克隆抗体产生中的作用还有争议。妊娠动物不适合用于制备抗体，因为免疫后妊娠动物有时不产生抗体。

动物的营养状态也能影响免疫反应，蛋白质

缺乏能损害免疫反应,添加维生素 A、维生素 C 和维生素 E 等能够增强反应。

最常用于产生多克隆抗体的物种为兔、小鼠、大鼠、豚鼠、山羊、绵羊和鸡。兔为最常使用的哺乳动物物种。因为兔易于获得,并且兔的大小和寿命使其易于圈养、处理、免疫和收集;另外兔易于产生高亲和力的高滴度抗体,能用作免疫沉淀的抗血清,易于从中央耳动脉收集。

多种啮齿类动物也被用作多克隆抗体的制备,小鼠最为常用。使用小鼠产生大量的抗体需要大量的动物,因为 25g 小鼠仅能在常规采血间隔安全地采集 200μl 血液,注射体积也因为较小的组织块而受限。一些研究中通过使用腹水方法克服了这个限制。这种方法是在啮齿类,尤其是小鼠的腹膜腔产生肿瘤,是腹水细胞生产单克隆抗体的变通。诱导腹水会引起显著的疼痛和应激,因而建议使用替代方法。如果必须使用腹水方法生产多克隆抗体,应该在腹水的发展过程中使用单端穿刺放液管以使动物的疼痛和应激减少到最低。

农场动物,如绵羊、山羊和马相比小型哺乳动物有一些独特的优势。血浆易从颈静脉收集得到,常规基础上实施不会产生并发症。它们较长的生命周期可以允许在较长的时间内收集。相比其他物种,研究者通常可以使用较少的农场动物得到更多量的抗血清。然而,它们价格昂贵并需要特设的圈养设备,因而在多数实验室并不适合。

在免疫后,应该监测动物的免疫反应,特别是当可溶性抗原通过静脉或腹膜内注射时。还应该每日监测动物的不良反应,如肉芽肿形成以及炎症反应。如果不良反应非常严重,动物应该得到人道的处理。

三、动物免疫的剂量、时间和途径

免疫动物需要合适的抗原剂量。剂量过低,不能引起足够强的免疫刺激;剂量过大,有可能引起免疫耐受。在一定范围内,抗体效价随注射剂量的增加而增高。蛋白质抗原所需的免疫剂量比多糖类抗原多。一般来说,小鼠的首次免疫剂量为 50～100μg/ 次,大鼠为 100～1 000μg/ 次,兔为 200～1 000μg/ 次。

免疫剂量与免疫途径有关。免疫途径包括皮下注射、皮内注射、肌内注射、静脉注射、腹腔注射以及淋巴结内注射等。抗原量少,一般多采用加佐剂,淋巴结内、淋巴结周围、足掌、皮内、皮下多点注射;抗原量多,则可采用皮下、肌内或静脉注射。如要制备高度特异性的抗体,可选用低剂量抗原短程免疫法;如需要获得高效价的抗体,宜采用大剂量长程免疫法。免疫周期长者,可少量多次;免疫周期短者,应大量少次。

两次注射的间隔时间应长短适宜,太短起不到再次反应的效果,太长则失去了前一次激发的敏感作用。不加佐剂的皮下或肌内注射,间隔时间一般为 1～2 周;不加佐剂的静脉免疫注射,间隔时间可在 5 天左右;加佐剂者应为 2 周左右。

以免疫家兔为例。常用体重约 2kg 的健康新西兰雄兔,免疫前耳缘静脉采集空腹血,室温凝血,分离血清,备作正常血清对照。抗原乳化后,采用背部皮下、腹股沟皮下或大腿肌肉多点注射。支原体浓缩菌液乳化后每只兔每次注射 1ml;纯化蛋白、重组蛋白、合成多肽(含蛋白载体)每只兔每次注射 0.2mg(乳化后 1ml)。每次免疫间隔 2 周,免疫 4 次后间隔 1 周采血,检测抗体效价。

第三节 支原体单克隆抗体的制备

Burnet 的克隆选择学说认为,每个 B 淋巴细胞只能产生一种针对它能够识别的特异性抗原表位的抗体。克隆是指由一个祖先细胞经分化、增殖所产生的遗传性状完全相同的细胞系或细胞群。来自一个祖先 B 淋巴细胞克隆系的细胞产生的抗体完全相同。大多数抗原分子具有多个抗原表位,每一表位均可刺激一个 B 淋巴细胞克隆产生一种特异性抗体。传统制备抗体的方法是用包含多抗原表位的抗原物质免疫动物,从而刺激多个 B 淋巴细胞克隆产生针对多种抗原表位的不同抗体。所获得的免疫血清称为多克隆抗体,实际上是含有多种抗体的混合物。由单一 B 淋巴细胞克隆所产生的、只作用于某一特定抗原表位的均一抗体称为单克隆抗体(monoclonal antibody,mAb)。1975 年,Kohler 和 Milstein 采用细胞融合技术,使小鼠免疫脾细胞与小鼠骨髓瘤细胞融合，形成杂交瘤细胞，后者即可产生只针对某一特定抗原表位的 mAb。

骨髓瘤细胞在体外培养能大量无限增殖，但不能分泌特异性抗体；而抗原免疫的 B 淋巴细胞能产生特异性抗体，但在体外不能无限增殖。将免疫脾细胞与骨髓瘤细胞融合后形成的杂交瘤细胞，继承了两个亲代细胞的特性，既具有骨髓瘤细胞无限增殖的特性，又具有免疫 B 淋巴细胞合成和分泌特异性抗体的能力。杂交瘤技术建立在杂交瘤细胞的选择培养系统上。经在 HAT 培养基[含有次黄嘌呤（H）、氨基蝶呤（A）和胸腺嘧啶核苷（T）]中进行选择性培养，未融合的脾细胞因不能在体外长期存活而死亡；未融合的骨髓瘤细胞合成 DNA 的主要途径被培养基中的氨基蝶呤阻断，又因缺乏 HGPRT（次黄嘌呤 - 鸟嘌呤 - 磷酸核糖转移酶），不能利用培养基中的次黄嘌呤完成 DNA 的合成过程而死亡。只有融合的杂交瘤细胞由于从脾细胞获得了 HGPRT，因此能在 HAT 培养基中存活和增殖。经过克隆选择，可筛选出能产生特异性 mAb 的杂交瘤细胞，在体内或体外培养，即可无限制地大量制备 mAb。

制备 mAb 要经过几个月的一系列实验步骤。主要步骤包括：抗原制备（详见本章第一节）、免疫动物、免疫脾细胞和骨髓瘤细胞的制备、细胞融合、杂交瘤细胞的选择培养、杂交瘤细胞的筛选、杂交瘤细胞的克隆化、mAb 的检定、分泌 mAb 杂交瘤细胞系的建立、mAb 的大量制备。

一、动物的选择

小鼠、大鼠和兔中分离淋巴细胞的杂交瘤技术已经很成熟。小鼠是极好的免疫接种对象，原因包括：多个纯系株易得到、价格便宜、易操作、有很多试剂可用于检测鼠源免疫球蛋白、小鼠对外来蛋白质能产生良好的免疫应答。另外，小鼠淋巴细胞能够和多种鼠源骨髓瘤细胞系发生有效融合。此外，在免疫系统功能得以保留的情况下，基因打靶小鼠能够产生针对特定靶蛋白的抗体。

大鼠同样是一个好的宿主，尤其是在制备针对小鼠蛋白的抗体时。小鼠和大鼠的骨髓瘤细胞都可以与大鼠的脾细胞融合。

兔的杂交瘤细胞是由免疫兔的脾细胞和兔骨髓瘤细胞系融合得到的。

因此，根据免疫原的来源和抗体的最终用途，有一系列的动物模型可供选择用于制备具有所需特异性和功能的独特的单克隆抗体。

一种替代细胞融合制备单克隆抗体的方法是使用淋巴细胞条件转化鼠。这些转基因小鼠携带 SV40 T 抗原的温度敏感突变体，该基因由 H-2K^b 启动子控制。免疫上述转基因动物后，脾细胞在 33℃ 的培养条件下能够表达热不稳定的 SV40 T 抗原，导致 B 淋巴细胞的转化，从而不需要与永生细胞融合，而且还避免了由于异核体细胞（杂交瘤细胞）的产生而出现的不稳定现象。从这些不断生长的 B 淋巴细胞中能筛选到分泌特异性抗体的细胞株。

二、杂交瘤细胞的制备与筛选

（一）脾细胞的获得

在 mAb 制备中，选择合适的免疫方案对于细胞融合杂交的成功，获得高质量的 mAb 至关重要。一般要在融合前两个月左右确立免疫方案开始初次免疫，免疫方案应根据抗原的特性不同而定。以下是 mAb 制备中常用免疫动物技术路线（以小鼠免疫为例）：

初次免疫，抗原 50～100μg，加弗氏完全佐剂，
腹腔注射
↓ 2 周后
第二次免疫，剂量同上，加弗氏不完全佐剂，
腹腔注射
↓ 2 周后
第三次免疫，剂量同上，加弗氏不完全佐剂或
不加佐剂，腹腔注射
（5～7 天后采血测其效价，检测免疫效果）
↓ 2～3 周后
加强免疫，不加佐剂，剂量 50～100μg 为宜，
腹腔注射
↓ 3 天后
取脾脏准备融合

免疫脾细胞是指处于免疫状态脾脏中的 B 淋巴母细胞。一般取最后一次加强免疫后 3～4 天的脾脏，制备成细胞悬液备用。

脾细胞悬液的制备流程如下：

处死免疫小鼠,浸泡于 75% 酒精,消毒 5 分钟

↓

用无菌剪刀剪开皮肤,暴露腹膜

↓

更换无菌剪镊,剪开腹腔

↓

更换无菌剪镊,取出脾脏,除去相连组织

↓

用 DMEM 或 D-PBS 洗一次

↓

置平皿中不锈钢筛网上,用注射器针芯研磨过筛

↓

细胞悬液转入 15ml 离心管,沉淀 2～3 分钟

↓

上清转入另一离心管,加 DMEM 至 15ml,
170×g 离心 10 分钟

↓

去上清,加 DMEM 再洗一次

↓

重悬,细胞计数,备用

（二）饲养层细胞制备

在制备 mAb 过程中,许多环节需要加饲养层细胞,如在杂交瘤细胞筛选、克隆化和扩大培养过程中,加入饲养细胞是十分必要的。常用的饲养细胞有:小鼠腹腔巨噬细胞(较为常用)、小鼠脾脏细胞或小鼠胸腺细胞。小鼠腹腔巨噬细胞的制备方法如下:

小鼠采用与免疫小鼠相同的品系,常用 6～10 周龄 BALB/c 小鼠

↓

拉颈处死,浸泡于 75% 酒精,消毒 5 分钟

↓

用无菌剪刀剪开皮肤,暴露腹膜

↓

用无菌注射器注入 4～5ml 培养液

↓

反复冲洗,吸出冲洗液

↓

放入 10ml 离心管,1 200r/min 离心 5～6 分钟

↓

用胎牛血清(10% FCS)的培养液混悬,
调整细胞数 $1×10^5$/ml

↓

加入 96 孔板,100μl/ 孔

↓

放入 37℃ CO_2 培养箱培养

一般饲养细胞在融合前一天制备,一只小鼠可获得 $5～8×10^6$ 个腹腔巨噬细胞,若用小鼠胸腺细胞作为饲养细胞时,细胞浓度为 $5×10^6$ 个 /ml,小鼠脾细胞为 $1×10^6$ 个 /ml,均为 100μl/ 孔。若使用脾细胞,操作如免疫脾细胞的制备。

（三）骨髓瘤细胞 SP2/0-Ag14（SP2/0）培养

用于制备杂交瘤的骨髓瘤很多,mAb 制备中常用的小鼠骨髓瘤细胞有 SP2/0、NS-1 或 P3.653 等。其中 SP2/0 细胞本身不分泌免疫球蛋白,是制备杂交瘤最常用的细胞之一。

杂交瘤制备用的骨髓瘤是活体内生长的,也可采用体外培养的骨髓瘤细胞。体外培养骨髓瘤细胞一般采用 RPMI 1640、DMEM(高糖)等培养基,FBS 的浓度一般为 10%,细胞的最大密度不得超过 10^6 个 /ml,细胞的倍增时间为 16～20 小时,为悬浮或轻微贴壁生长,只用弯头滴管轻轻吹打即可悬起细胞,扩大培养一般以 1:5 或更高比例稀释传代,每 2～3 天传代一次。

一般在准备融合前的 2 周就应开始复苏骨髓瘤细胞,为确保该细胞对 HAT 的敏感性,每 3～6 个月应用 HAT 检测一次,若有存活细胞用 8- 氮杂鸟嘌呤(8-AG)筛选一次,以防止细胞的突变。同时,保证骨髓瘤细胞处于对数生长期,形态良好,活细胞计数高于 95%,也是决定细胞融合成功与否的关键。

（四）细胞融合及 HAT 筛选

骨髓瘤细胞与免疫脾细胞的融合及直接筛选过程如下:

1. 取对数生长期的骨髓瘤细胞 SP2/0,1 000r/min 离心 5 分钟,弃上清,用不完全培养液混悬细胞后计数,取所需的细胞数,用不完全培养液洗涤 2 次。

2. 同时制备免疫脾细胞悬液,用不完全培养

液洗涤 2 次。

3. 将骨髓瘤细胞 SP2/0 与脾细胞按 1 : 10 的比例混合在一起，在 50ml 塑料离心管内用不完全培养液洗 1 次，1 200r/min，8 分钟。

4. 弃上清，用滴管尽可能吸净残留液体，以免影响聚乙二醇（polyethyleneglycol，PEG）的浓度。

5. 轻轻弹击离心管底，使细胞沉淀略加松动。

6. 室温下融合：37℃水浴下，1 分钟内缓慢加入预热的 1ml 50% PEG（一般选用相对分子量为 4 000 的 PEG），边加边搅拌；轻轻搅动 90 秒，以每分钟分别加入 1ml、1ml、1.5ml、1.5ml、3ml 的速度逐渐加入预热的不完全培养液，终止 PEG 作用，5 分钟内加入 8ml。

7. 静置 10 分钟，补加不完全培养液至 40ml，800r/min 离心 6 分钟。

8. 弃上清，先用少量 HAT 培养液轻轻混悬，切记不能用力吹打，以免使融合在一起的细胞散开。

9. 将细胞移入准备的 HAT 培养液瓶中。

10. 将融合后细胞悬液加入含有饲养细胞的 96 孔板，100μl/ 孔，37℃，5% CO$_2$ 培养箱培养。

一只小鼠最好能够接种 12 块以上的 96 孔板，这样 80% 以上的杂交瘤生长孔为单克隆，可减少克隆化次数，减少工作量和缩短时间，阳性克隆也不易丢失。

以上是融合后直接加 HAT 筛选，也可在融合 24 小时后加 HAT 选择培养液。HT 和 HAT 均有商品化试剂，用时按比例加入完全培养液中即可。

（五）融合细胞观察及换液

融合后应该每天观察细胞生长情况。骨髓瘤细胞多在融合后 2～3 天内明显退化，细胞缩小，核浓缩碎裂。巨噬细胞增生、肥大，并吞噬细胞碎片。第 4～5 天可见克隆状的小堆杂交瘤细胞生长。观察判断每孔杂交瘤克隆数量和细胞生长情况，做好标记和记录。

当确认骨髓瘤细胞全部死亡后（融合后 4～5 天）可换成 HT 培养液。一般选用 HAT 选择培养液维持培养 2 周后，改用 HT 培养液维持培养两周，再改用一般培养液；或者一直维持 HT 培养。

（六）抗体分泌能力的检测

通过选择性培养而获得的杂交细胞系中，仅少数能分泌针对免疫原的特异性抗体。一般在杂交瘤细胞布满孔底 1/10 面积时，即可开始检测特异性抗体，筛选出所需的杂交瘤细胞系。检测抗体一般在第二次换液的 3 天之后，即融合后的第 10～15 天进行。过早检测易出现假阴性，太迟检测杂交瘤细胞容易死亡。

必须在融合前建立可靠的筛选方法，避免由于方法不当贻误整个筛选时机。检测抗体的方法应根据抗原的性质、抗体的类型不同，选择不同的筛选方法，一般以快速、简便、特异、敏感的方法为原则，如 ELISA 初筛、Western blot 复检。筛选应重复两次均为阳性方可。

检测的阳性孔杂交瘤细胞立即全部转入 24 孔板培养，1 天后观察细胞生长良好即可用于克隆化。

三、杂交瘤细胞的克隆化

克隆化一般是指将抗体阳性孔进行克隆化。经过 HAT 筛选后的杂交瘤克隆不能保证一个孔内只有一个克隆。在实际工作中，可能会有几个甚至数个的克隆，可能包括抗体分泌细胞、抗体非分泌细胞；所需要的抗体（特异性抗体）分泌细胞和其他无关抗体分泌细胞。要想将这些细胞彼此分开，就需要克隆化。

克隆化的原则是，对于检测抗体阳性的杂交克隆应尽早进行克隆化，否则抗体分泌的细胞会被抗体非分泌的细胞所抑制，因为抗体非分泌细胞的生长速度比抗体分泌细胞的生长速度快，二者竞争的后果会使抗体分泌细胞丢失。即使克隆化过的杂交瘤细胞也需要定期的再克隆，以防止杂交瘤细胞的突变或染色体丢失，从而丧失产生抗体的能力。以有限稀释法克隆化为例，程序如下：

1. 制备饲养细胞悬液（同融合前准备），用 HT 培养液接种到 96 孔板，每孔 0.1ml，或克隆当天准备饲养细胞。

2. 阳性孔细胞计数，并调整细胞数在（1～5）× 10^3 个 /ml。

3. 再稀释至细胞数 10 个 /ml、5 个 /ml，100μl/ 孔培养。

4. 培养 4～5 天后，在倒置显微镜上可见到小的细胞克隆，补加完全培养液至 200μl/ 孔。

5. 第 8～9 天时，及时进行抗体检测。

6. 挑选阳性孔转入 24 孔板，1～3 天后做第二次克隆；直到获得的所有亚克隆检测阳性，说明得到了单克隆。

四、杂交瘤细胞的冻存和复苏

及时冻存原始孔的杂交瘤细胞及每次克隆化得到的亚克隆细胞是十分重要的。因为在建立一个稳定分泌抗体细胞系之前，细胞培养过程中随时可能发生细胞污染、分泌抗体能力的丧失等意外。如果没有原始细胞的冻存，则会因上述的意外而前功尽弃。

杂交瘤细胞的冻存方法同其他细胞系的冻存方法，原则上每支冻存管中应含 $1×10^6$ 个以上的细胞，但对原始孔的杂交瘤细胞可以因培养环境不同而改变，在 24 孔培养板中培养，当长满孔底时，一孔就可以冻一支冻存管。

冻存液最好预冷，操作动作轻柔、迅速。冻存时先于 4℃ 冰箱放置 30 分钟，然后放 −70℃ 超低温冰箱，次日转入液氮中。也可以用细胞冻存装置进行冻存。冻存细胞要定期复苏，检查细胞的活性和分泌抗体的稳定性，在液氮中细胞可保存数年或更长时间。

需要复苏冻存的杂交瘤细胞时，将冷冻管从液氮中取出，在 38～40℃ 水浴中迅速融化。然后将细胞移至离心管，用培养液离心洗涤一次，弃上清，加入培养液培养。

五、mAb 鉴定

对制备的 mAb 进行系统鉴定是十分必要的。应对其做如下方面的鉴定：

1. 抗体特异性的鉴定：可用 ELISA、Western blot 法、间接血凝试验、补体结合反应等。

2. mAb 的 Ig 类与亚类的鉴定：常用 ELISA 方法检测，也可以通过琼脂扩散试验鉴定。

3. 当需要大量制备和纯化 mAb 时，应该测定 mAb 的等电点。可用等电聚焦电泳等方法测定。

4. 亲和力分析。

5. 杂交瘤核型分析。

六、mAb 的大量生产

大量生产 mAb 的方法主要有两种：

1. 体外使用旋转培养管大量培养杂交瘤细胞，从上清中获取 mAb。但此方法产量低，一般

培养液含量为 10～60μg/ml，如果大量生产，费用较高。

2. 体内接种杂交瘤细胞，制备腹水或血清。

（1）实体瘤法：对数生长期的杂交瘤细胞按（1～3）×10^7 个 /ml 接种于小鼠背部皮下，每处注射 0.2ml，共 2～4 点。待肿瘤达到一定大小后（一般 10～20 天）则可采血，从血清中获得 mAb 含量可达到 1～10mg/ml，但采血量有限。

（2）腹水制备法：常规是先于 BALB/c 小鼠腹腔注射 0.5ml 降植烷（Pristane）或液体石蜡，1～2 周后腹腔注射 1×10^6 个杂交瘤细胞，接种细胞 7～10 天后可产生腹水，密切观察动物的健康状况与腹水征象，待腹水尽可能多而小鼠濒死之前处死小鼠，用滴管将腹水吸入试管中，一般一只小鼠可获 1～10ml 腹水。也可用注射器抽取腹水，可反复收集数次。腹水中 McAb 含量可达 5～20mg/ml，这是目前最常用的方法。还可将腹水中细胞冻存起来，复苏后转种小鼠腹腔则产生腹水快、量多。

七、mAb 制备注意事项

由于制备 mAb 的实验周期长、环节多，所以影响因素就比较多，稍不注意容易造成失败。其主要失败原因和影响因素有：

（一）污染

污染包括细菌、真菌和支原体的污染。这是杂交瘤工作中最棘手的问题，必须保持严格的无菌环境和严格的无菌操作。

（二）融合后杂交瘤不生长

在保证融合技术没有问题的前提下主要考虑下列因素：

1. PEG 有毒性或作用时间过长。

2. 牛血清的质量太差，用前没有进行严格的筛选。

3. HAT 有问题，主要是 A 含量过高或 HT 含量不足。

（三）杂交瘤细胞不分泌抗体或停止分泌抗体

融合后有细胞生长，但无抗体产生，可能是 HAT 中 A 失效或骨髓瘤细胞发生突变，变成 A 抵抗细胞所致；也有可能是抗原的免疫原性弱，免疫效果不好；对于原分泌抗体的杂交瘤细胞变为阴性，可能是杂交瘤细胞被支原体污染，或非抗体分泌细胞克隆竞争性生长，从而抑制了抗体分泌细

胞的生长；也可能是因为发生了染色体丢失。

Goding 曾提出"三要""三不要"原则，能够较好地防止抗体停止分泌。

三要：要大量保持和补充液氮冻存的细胞原管；要应用倒置显微镜经常检查细胞的生长状况；要定期进行再克隆。

三不要：不要让细胞"过度生长"，因为非分泌的杂交瘤细胞将成为优势，压倒分泌抗体的杂交瘤细胞；不要让培养物不加检查地任其连续培养几周或几个月；不要不经克隆化而使杂交瘤在机体内以肿瘤生长形式连续传代。

（四）杂交瘤细胞难以克隆化

可能与 FBS 质量、杂交瘤细胞的活性状态有关，或由于细胞有支原体污染，使克隆化难以成功。若是融合后的早期克隆化，应在培养液中加 HT，必须添加饲养层细胞或者生长因子。

第四节　抗体滴度测定

在免疫期间，不仅不同动物，而且同一动物在不同的时间内抗血清效价、特异性等都可能发生变化，因而必须经常采血测试。只有在对抗血清的效价、特异性等方面作彻底的评价后，才可使用所取得的抗血清。

一、血清采集

根据免疫动物的种类不同，采用的血清收集方法也不同。一般免疫之前和免疫期间需要先收集少量血清，用于后续抗体滴度测定的对照和免疫期间抗体滴度的监测。免疫前和免疫期间小鼠采用眼眶后静脉丛或尾静脉采血，兔采用耳缘静脉采血。大量收集抗血清时小鼠一般采用眼球取血，兔采用心脏取血和颈动脉放血。

收集的血液可放入玻璃平皿中，室温静置 1 小时，待血液凝固后置 4℃ 过夜，将血清移入离心管中，4 000r/min 离心 10 分钟，收集血清。

二、抗体滴度测定

常用方法有 ELISA、放射免疫法（radioimmuno-assay，RIA）、双向琼脂扩散（double agar diffusion）、凝集试验（agglutination test）及中和试验（neutralization test）等。如果血清达不到要求滴度，

继续加强免疫；如果血清达到要求滴度，加强免疫后 1 周采血，检测抗体效价并纯化。

三、抗体特异性测定

抗体的特异性通常是以交叉反应率来表示。可采用 ELISA、放射免疫法等。以不同浓度的抗原与近似抗原的物质分别做竞争抑制曲线，计算各自的结合律，求出各自在 IC_{50} 时的浓度，按公式 $S=Y/Z×100\%$ 计算交叉反应率。式中，S 为交叉反应率，Y 为 IC_{50} 时抗原浓度，Z 为 IC_{50} 时近似抗原物质的浓度。特异性好的抗血清交叉反应率低，而特异性差的抗血清则交叉反应率高。

四、抗体亲和力测定

抗体亲和力（affinity）是指抗体与相应抗原结合的紧密程度，是评价抗体性质最重要的指标之一。亲和力的高低一般以结合常数（K_a）或解离常数（K_d）表示。K_a 的单位是 L/mol，K_d 的单位是 mol/L，二者互为倒数。K_a 值越大，表示抗体的亲和力越高；相反，K_d 值越大，表示抗体的亲和力越低。放射免疫法是经典的测定方法，但 ELISA 更加方便，无放射污染，且灵敏度高，是目前常采用的方法。

五、抗血清纯化

有的免疫原不纯，含有微量结构性质相似的杂抗原，制得的抗血清就可能出现数种杂抗体。即使用纯抗原，由于一个抗原表面可存在多种不同的抗原表位，由此可能产生多种相应的特异性抗体。还有一种情况，有些目的蛋白和其他蛋白杂合在一起，难以分开。所以，抗体是需要进一步纯化的。

在免疫标记技术、免疫定位分析、免疫生物传感器技术等技术中使用纯化的抗体是非常重要的。例如在免疫荧光技术中，用于结合荧光素的抗体一定要用特异性 IgG，才能保证实验准确性，防止出现假阳性。这是因为全血清中有大量杂蛋白，如不除去会影响实验的可靠性。目前常用的抗血清纯化方法有如下几种：

（一）盐析法

大多数用硫酸铵盐析法或硫酸钠盐析法。硫酸铵盐析需经过多次沉淀，第一次用 50% 饱和

度,第二次用 35% 饱和度,第三次用 33% 饱和度,经三次提取后的 γ- 球蛋白基本是 IgG 成分。硫酸钠法更简便,用 20% 即可将 γ- 球蛋白沉淀出来。经盐析后的 γ- 球蛋白虽大多属于 IgG,但还有少量的其他区带蛋白。因此,在抗体效价不高的抗血清中提取的 γ- 球蛋白只能用于一般的实验。

(二)吸附剂法

用不含特异性抗原的抗原液,即不含用于免疫动物抗原的其他杂抗原液,或用双功能试剂将其交联做成固相吸附剂。例如用不含甲胎蛋白的血清稀释后,加入 0.25% 的戊二醛或丙酮醛,放入 -20℃ 冰箱过夜后,该血清成为胶冻状,用力打碎并用缓冲液洗涤后,则成为颗粒状的凝胶吸附剂。将这种吸附剂直接加到抗血清中,抗原则与杂抗体结合,上清液则为无杂抗体的单价特异性抗体。吸附过的凝胶用 3mol/L 硫氰酸钾洗涤,除去杂抗体,可继续使用。

(三)离子交换层析法

常用的离子交换剂有纤维素、葡聚糖、琼脂糖等。季铵乙基葡聚糖(QAE-sephadex)是其中一种常用的亲水性离子交换剂。取 QAE-sephadex A50 经 0.5mol/L 酸碱室温处理 1 小时,并在 0.05mol/L pH7.5~8.6 的磷酸盐缓冲液中平衡,然后将水分抽干,称湿重 1g 加于 10ml 血清中,室温放置 1 小时后,低速离心或过滤除去离子交换剂。上清液重复处理一次,即获得较纯的 IgG,甚至不含杂蛋白。

(四)亲和层析法

将纯化抗原或粗制抗原交联 sepharose 4B 制成亲和层析柱,将抗血清过柱后洗去未结合的杂蛋白,再用硫氰酸钾洗脱,流出的是纯的特异性 IgG 抗体。因硫氰酸钾对抗体有破坏作用,应及时透析除去。纯化的 IgG 因含量低,容易失去保护作用,应及时使用或冻干保存,亦可 -20℃ 保存并在其内加入甘油可起保护作用。

(五)酶解法

胃蛋白酶作用于铰链区二硫键所连接的两条重链的近 C 端,水解 Ig 后可获得 $F(ab')_2$ 片段和一些小片段 pFc'。$F(ab')_2$ 是由两个 Fab 及铰链区组成,由于 Ig 分子的两个臂仍由二硫键连接,因此 $F(ab')_2$ 片段为双价,可同时结合两个抗原表位,故与抗原结合可发生凝集反应和沉淀反应。而且,由于 $F(ab')_2$ 片段保留了结合相应抗原的生物学活性,又避免了 Fc 段免疫原性可能的副作用,因而被广泛用作生物制品。

六、抗体的保存

抗血清保存通常有 3 种方法。

第一种是 4℃ 保存。将抗血清除菌后,液体状态保存于普通冰箱,可以存放 3 个月到半年。保存时通常要加入 0.1%~0.2% 叠氮化钠(NaN_3)和一定浓度的甘油。前者可作防腐剂,后者可延长保存期。

第二种方法是低温保存。放在 -80~-20℃,一般保存 5 年效价不会明显下降。但应防止反复冻融,应分装低温保存,取出后在短期内用。

第三种方法是冷冻干燥,最后制品内水分不应高于 0.2%,封装后可长期保存,一般在冰箱中 5~10 年内效价不会明显降低。

(丁红雷　熊祺琰)

参 考 文 献

1. 汪世华. 抗体技术[M]. 北京:军事医学科学出版社, 2008.
2. 曹雪涛. 免疫学技术及其应用[M]. 北京:科学出版社, 2010.
3. G. C. 霍华德, M. R. 凯瑟. 抗体制备与使用实验指南 [M]. 北京:科学出版社,2010.
4. 王宁,谨瑾,刘璐,等. 猪肺炎支原体 P97 蛋白单克隆抗体的制备、表位鉴定及其初步应用[J]. 畜牧兽医学报,2020,51(5):1110-1118.
5. 田瑞,熊祺琰,倪博,等. 1 株猪鼻支原体特异性单克隆抗体的制备及鉴定[J]. 中国人兽共患病学报. 2017,33 (11): 962-966.

第四十章
支原体的免疫学诊断

对支原体感染的诊断用得较多的是直接分离培养和形态学检查，但有些支原体（如生殖支原体和穿透支原体）的生长速度缓慢，使支原体的分离、培养和鉴定需要较长的时间。而且由于支原体的高度多形性，形态学检查并不能对每份标本做出准确的判定，更不能确定是何种支原体。因此，为了对支原体的感染做出早期、快速和特异的诊断，可用免疫学方法直接检测支原体的抗原或其相应的特异性抗体。

第一节　支原体的抗原检测

机体感染支原体后产生抗体需要一段时间，因此，检测抗体的方法不能达到早期诊断支原体感染的目的，检测支原体的抗原以诊断支原体的早期感染成为今后研究的发展方向。目前已有用酶联免疫吸附试验、免疫荧光试验、免疫结合试验、反向间接血凝法和免疫印迹试验检测支原体抗原的报道。

（一）酶联免疫吸附试验

酶联免疫吸附试验（enzyme linked immunosorbent assay，ELISA）中，常用双抗体夹心法检测标本中的支原体抗原，先将已知抗体包被于载体表面，然后加入待检标本，再依次加入辣根过氧化物酶标记的特异性抗体和酶的相应底物，如标本中有相应抗原存在，则出现颜色变化，颜色的深浅与标本中受检物质的量呈正相关，故可根据颜色的深浅进行定性或定量分析。

该法敏感性高，用此法可检测出呼吸道分泌物中 $10^5CFU/ml$ 的肺炎支原体。但特异性稍差，若使用抗支原体的单克隆抗体来检测标本中的支原体抗原，则可提高试验的特异性和敏感性。如 Jocobs 用 ELISA 捕获法，以肺炎支原体 170kDa 膜蛋白（P1 蛋白）的单克隆抗体检测患者呼吸道分泌

物中的 P1 蛋白，特异性强，敏感性达 $10^4CFU/ml$。Madsen 用 43kDa 的肺炎支原体膜蛋白制成的单克隆抗体，自 33 例肺炎支原体培养阳性的咽炎患者及 3 例非典型肺炎患者痰中均测出 43kDa 的多肽。

目前，许多生物公司已开发了支原体抗原检测的 ELISA 试剂盒，具有重复性较好、简便、快速，可以定量、定性测定等特点。

（二）免疫荧光试验

使用荧光素标记的抗支原体多克隆或单克隆抗体（McAb），以直接法或间接法检测标本中的支原体抗原，特异性强，敏感性高。主要用于细胞培养时支原体污染的检测。

1. 间接免疫荧光试验

（1）将待检细胞制备成浓度为 $(3\sim5)\times10^5$ cells/ml 细胞悬液，并滴加到镀膜细胞片上，每孔加 $5\sim10\mu l$，如果是非贴壁细胞可直接甩片制备。

（2）细胞片置于湿盒中于 CO_2 孵箱中培养 $6\sim8$ 小时，取出后用 PBS 缓冲液漂洗 $2\sim3$ 分钟，晾干，用丙酮于 $-20℃$ 冰箱中固定 30 分钟。

（3）取出已固定好的细胞片，滴加兔（或鼠）抗支原体的特异性抗体（一抗）以盖满细胞片。放湿盒内 $37℃$ 孵育 30 分钟。

（4）取出细胞玻片，在自来水和 PBS 中各漂洗 $2\sim3$ 分钟，晾干，加经伊文思蓝稀释的荧光素标记的羊抗兔（或鼠）IgG（二抗），置 $37℃$ 孵育 30 分钟。

（5）按步骤（2）洗涤后在荧光显微镜下观察，感染支原体的细胞可见黄绿色颗粒。阴性细胞则被伊文思蓝染为淡红色。

2. 直接免疫荧光试验　将荧光素标记的抗支原体单克隆抗体直接加到待测细胞片上，经适当时间孵育，洗涤后在荧光显微镜下观察结果。该方法具有快速、简便、非特异荧光少的优点。也可用直接免疫荧光试验检测呼吸道黏膜上皮细胞的

肺炎支原体，首先制备上呼吸道脱落上皮细胞片，将适度稀释的肺炎支原体抗 IgM 或抗 IgG 的单克隆抗体滴加在细胞片上，置湿盒内 37℃ 孵育 30 分钟，经漂洗后在荧光显微镜下观察，判断结果。

（三）生长抑制试验

由于特异性抗体能阻止支原体的生长，当把特异性抗体浸湿的滤纸片贴在接种可疑菌落的固体培养基上时，滤纸片中的抗体即向四周扩散，与支原体抗原结合从而阻止支原体的生长，如果有抑菌环的存在则说明可疑菌落是与抗体相应的某种支原体。生长抑制试验（growth inhibition test，GI）可用于支原体的鉴定和分型。

（四）斑点免疫结合试验

目前快速斑点免疫结合试验应用较广的主要是两种技术：斑点免疫层析试验（dot immunochromatography assay，DICA）及斑点免疫渗滤试验（dot immunofiltration assay，DIFA）。

斑点免疫层析试验的原理是将特异的抗体先固定于硝酸纤维素膜的某一区带，当该干燥的硝酸纤维素一端浸入样品（尿液或血清）后，由于毛细管作用，样品将沿着该膜向前移动，当移动至固定有抗体的区域时，样品中相应的抗原即与该抗体发生特异性结合，若用免疫胶体金或免疫酶染色可使该区域显示一定的颜色，从而实现特异性的免疫诊断。

斑点免疫渗滤试验检测抗原的基本原理是双抗体夹心法，固定于膜上的抗体与待检标本中的待测抗原结合后再加入金标记的特异性单克隆抗体显色，根据是否出现颜色可判断待检标本中是否有相应的抗原。

由于斑点免疫结合试验（dot immunobinding assay，DIBA）具有快速、操作简便、不需特殊设备、可单份测定的优点，得到广泛应用。已用于传染病病原的抗原、抗体、激素、肿瘤标志物和心肌梗死生化标志物的检测。在支原体检测方面，最初主要用于对固体培养基上生长的支原体进行鉴定，后来也用于直接检测液体培养基和临床标本中的支原体。具有较高的特异性和敏感性（可以检测 $10^3 \sim 10^4$ CFU/ml）、可以对固体培养基上生长不良的支原体菌落进行鉴定、肉眼观察结果、简便易行、易于普及等优点。其检测方法如下：

1. 将菌落或处理好的待检标本转印于硝酸纤维素膜上并固定。

2. 加入灭活的外源性过氧化物酶以阻断非特异性结合位点。

3. 加入辣根过氧化物酶标记的抗支原体的单抗或多抗（直接法），或加入抗支原体的单抗或多抗（一抗），再加入辣根过氧化物酶标记的二抗（间接法）。

4. 加入底物显色，肉眼观察结果。

（五）免疫印迹技术

免疫印迹（immunoblotting）又称蛋白质印迹（Western blot），是将凝胶电泳的高分辨率与固相免疫测定的特异性和敏感性相结合的技术。可用于病原体检测及病原体抗原成分的分析。其基本原理是首先将病原体的分子量不同的蛋白质经聚丙烯酰胺凝胶电泳（SDS-PAGE）分离后，分离出多区带蛋白抗原，将蛋白条带转移到固相介质硝酸纤维素膜上，再用免疫酶或免疫荧光标记的特异性抗体进行检测（间接法或直接法）。此方法特异性很高，可检出 1pg～1ng 的抗原蛋白。

研究人员用此方法对解脲脲原体蛋白质检测，结果发现 14 个血清型各生物群内有相同的蛋白质组成，且证实了型特异性抗原、群特异性抗原和共同抗原的存在。

第二节　支原体的抗体检测

人体感染支原体后，能产生特异性 IgM 和 IgG 抗体。IgM 抗体出现时间早，一般在感染后 1 周左右出现，3～4 周达高峰，以后逐渐降低。由于多数支原体感染的潜伏期为 2～3 周，当患者出现症状而就诊时，IgM 抗体已达到相当高的水平，因此 IgM 抗体阳性可作为急性期感染的诊断指标。如 IgM 抗体阴性，则不能排除支原体感染，还需进一步检测 IgG 抗体。因 IgG 抗体比 IgM 抗体产生时间晚，故需取双份血清标本进行检测以进行动态观察，如与发病初期相比，恢复期抗体升高 4 倍或 4 倍以上则提示近期感染，如显著降低则说明处于感染后期。

检测血清中的抗支原体抗体除了能用辅助诊断支原体感染外，还可用于血清流行病学调查。测定支原体抗体的血清学试验方法中，有支原体特异性血清学检测和非特异性血清学检测：支原体特异性血清学检测方法包括生长抑制试验和代谢抑制试验、ELISA、间接免疫荧光试验、间接血凝试验、斑点免疫渗滤试验和补体结合试验等。支原体的非特异血清学方法有冷凝集试验，对支原体肺炎具有辅助诊断价值。

（一）生长抑制试验和代谢抑制试验

生长抑制试验的操作步骤和细菌药敏试验的纸片法相似，由于特异性抗体能阻止支原体的生长和代谢，将含有特异性抗体的纸片贴于接种有支原体的固体培养基表面，若两者相对应，则纸片周围生长的菌落会受到抑制。

由于不同的支原体分解底物的能力不一样，产生的代谢产物各异，如肺炎支原体和发酵支原体能发酵葡萄糖产酸而导致培养基 pH 下降；人型支原体能利用精氨酸产碱，解脲脲原体能分解尿素产碱，使 pH 升高；由于在培养基中加了 pH 指示剂，因此 pH 的改变会导致培养基颜色发生变化。将待检的血清加在液体培养基中，如该血清中含有支原体的抗体，则支原体的生长与代谢会受到抑制，培养基的颜色不会发生改变。该方法在液体培养基中进行，培养基内应加入待测支原体能分解的糖类、精氨酸或尿素等底物。

代谢抑制试验（metabolism inhibition test, MIT）也可用于检测感染支原体患者血清中抗体的滴度。即将血清作 10 倍连续稀释后，滴入支原体培养液，并用不加血清的支原体试验管和不加支原体的培养基管作对照。经 37℃ 培养，不加抗血清的培养管支原体应生长良好，培养基发生颜色改变，未加支原体的培养基管颜色不变。未发生颜色变化的最高血清稀释度为代谢抑制试验的抗体滴度。

该试验特异性强、敏感性高，适用于制备支原体抗血清时进行效价测定以及支原体的血清学分型和流行病学调查。但该方法操作较烦琐，且不能区分 IgG、IgM 的抗体类型。

（二）ELISA

ELISA 除了可用来检测支原体的抗原外，也可用来检测支原体的抗体。其基本原理是将溶解的支原体抗原吸附于载体表面，与血清中存在的相应抗体结合后，形成抗原抗体免疫复合物，再与酶标记的抗人 IgG（或 IgM）抗体结合，加入底物后，底物被酶催化而出现颜色变化，可根据颜色反应的深浅进行定性或定量分析。

现有血清学检测诊断试剂盒大多以支原体的全菌或其胞膜成分作为抗原，但支原体胞膜表面的糖脂抗原与其他微生物或人体组织存在非特异交叉反应，使得现有血清学方法的检测特异性较低。近年来有采用抗人 μ-链捕获 ELISA 检测肺炎支原体 IgM 抗体的报道，该法用抗人 μ-链捕获抗体，特异性地结合待检标本中的 IgM 抗体，加入底物后形成了抗人 IgM 的免疫球蛋白（μ链）-待检血清-已知抗支原体抗原-酶标记抗支原体抗体-底物复合物，使 ELISA 反应的非特异性反应减少，其灵敏度和特异性均比间接 ELISA 高。

此外，通过使用支原体种属特异性抗原（如脂质相关膜蛋白、肺炎支原体的 P1 蛋白、生殖支原体的黏附蛋白 MgPa）包被微孔板，以检测较难培养的支原体如生殖支原体、穿透支原体和发酵支原体的特异性抗体，具有高度的特异性，并和种属相近的其他支原体没有交叉反应。但要注意肺炎支原体的 P1 蛋白和生殖支原体的黏附蛋白 MgPa 同源性较高，二者之间具有较强的交叉反应，因此应该选取其特异性高的肽段作为诊断抗原以减少交叉反应。

目前，许多生物公司已开发了支原体 IgG（IgM 或 IgA）抗体检测的 ELISA 试剂盒，操作简便、快速，具有较好的应用前景。

（三）被动凝集反应

被动凝集反应（passive particle agglutination, PPA）又称间接凝集反应，将可溶性的支原体抗原吸附于一种与免疫无关的、适当大小的载体微粒表面，然后与待检血清混合在一起，如待检血清中含有相应抗体，在适宜的电解质存在的条件下，会出现特异的凝集现象。目前的诊断试剂盒采用的就是被动颗粒凝集法，该试剂盒用肺炎支原体（Mac 株）细胞膜成分致敏人工明胶粒子，以检测人血清中的肺炎支原体抗体及其效价，以用于诊断肺炎支原体肺炎，这种明胶粒子对血清成分的吸附性低，因此，很少有非特异性凝集。该方法检测的主要是肺炎支原体的 IgM 抗体。Yoo SJ 等比较了用间接 ELISA 和被动颗粒凝集法检测支原体肺炎患者血清中的抗体情况，结果表明用间接 ELISA 检测 IgM 抗体与 PPA 法检测的结果具有较高的一致性，对于 ELISA 检测阴性但 PPA 法检测阳性的血清标本，需要取恢复期血清进行检测以确诊肺炎支原体感染。PPA 法的简要步骤如下：

1. 材料　血清稀释液、冻干致敏粒子、冻干非致敏粒子和阳性对照。

2. 方法与步骤

（1）向微量滴定板的第一孔中加入 100μl 血清稀释液，第 2～9 孔中各加入 25μl 血清稀释液。

（2）用微量移液器向第 1 孔中滴加 25μl 待检血清样本。

（3）从第 1 孔到第 9 孔进行倍比稀释。

（4）向第 2 孔中滴加 25μl 未致敏粒子。

（5）向第 2 孔到第 9 孔中各滴加 25μl 致敏粒子。

（6）充分振荡混匀后加盖，室温静置 3h 后判定结果。

3. 结果判定

（－）颗粒呈纽扣状凝集，呈现出外周边缘均匀且平滑的圆形。

（+）粒子形成小环状，呈现出外周边缘均匀且平滑的圆形。

（+）粒子环明显变大，其外周边缘不均匀且杂乱地凝集在周围。

（++）产生均一的凝集，凝集粒子在底部整体上呈膜状延展。

样品与未致敏粒子的反应图像判定为（－），而与致敏粒子的反应图像根据如上结果判定的描述判定为（+）或（++），将显示出反应图像为（+）的血清最高稀释倍数作为抗体的滴度。

（四）间接血细胞凝集试验

间接血细胞凝集试验（indirect haemagglutination test，IHA）的原理是将支原体抗原吸附在经过鞣酸处理的红细胞载体表面，使红细胞致敏，当致敏红细胞表面的支原体抗原与其相应的抗体相遇时即可出现肉眼可见的凝集现象。Coombs 等用"不凝集牛红细胞"连接抗人 μ- 链作反向被动血凝试验，建立了红细胞 IgM 抗体捕获法。其原理是通过抗人 μ- 链抗体和 IgM 的结合，消除"不凝集牛红细胞"的凝集。Kok 等建立了改良的间接血凝试验用于检测肺炎支原体的 IgM 抗体，在感染后 1 周左右出现，1 个月达高峰，其特异性达 93%，敏感性为 88%。

1. 材料　致敏的羊红细胞，羊红细胞稀释液，阳性血清和阴性血清，V 型微孔血凝板，稀释棒或移液器，振荡器，37℃水浴箱。

2. 方法与步骤

（1）分别取 25μl 稀释液和 25μl 被检灭活血清于 V 型微孔板中，用稀释棒做倍比稀释。

（2）每孔加入致敏红细胞 25μl，轻轻混匀后置

37℃水浴箱内 1h，观察结果。

以上试验应设以下对照：①稀释液加对照红细胞悬液；②稀释液加致敏红细胞悬液；③阳性血清对照；④阴性血清对照。

3. 结果判断

（－）红细胞全部不凝集，集中沉于孔底呈点状。

（+）红细胞少量凝集，周围有游离红细胞。

（++）红细胞呈较薄层凝集，凝集面积较小，边缘松散。

（+++）红细胞呈薄层凝集，凝集面积较大。

（++++）红细胞呈膜片状凝集，布满孔底，有时皱缩成团。

红细胞凝集程度在（++）或以上判断为阳性，滴度在 1∶32 以上有诊断意义。

（五）间接免疫荧光试验

间接免疫荧光试验除了可用于检测支原体的抗原外，也可用于检测其抗体。基本原理是将待检血清和已知的支原体抗原作用，温育后经洗涤，如果待检血清中含有相应抗体，即与支原体抗原发生特异结合且不会被洗掉，然后再与标记有荧光素的抗球蛋白抗体（二抗）发生结合，在荧光显微镜下观察可发绿色或红色荧光。本试验特异性强，但敏感性稍差。

1. 材料

（1）抗原：将在液体培养基中传代培养 2～3 代的支原体标准株接种到固体平皿，经 37℃、5% CO_2 孵育使其长出菌落（要求菌落生长后较密集，以每个低倍视野内 50～100 个菌落为宜），用无菌小刀将有菌落生长的平皿琼脂切成 0.3cm×0.3cm 小块，菌面向下并列贴附于洁净的载玻片上或用镀膜印片。将玻片呈 45°倾斜于 80℃蒸馏水中，待琼脂块溶解滑下，立即用 80℃蒸馏水轻洗数次，室温干燥后低温保存。

（2）异硫氰酸荧光素（FITC）或罗丹明 B 标记的羊（或兔）抗人 IgM 或 IgG 抗体。

（3）荧光显微镜。

（4）振荡器。

2. 方法与步骤

（1）加经不同浓度稀释的被检血清 1 滴于抗原印片上，放湿盒内置 37℃温箱（测 IgG 抗体时 30 分钟，测 IgM 抗体时 3 小时）。

（2）用 pH 7.2 的 PBS 洗涤 3 次，每次 5 分钟，并不时振荡。

（3）用蒸馏水浸泡 1 分钟脱盐，取出吹干。滴加适宜浓度的 FITC 或罗丹明 B 标记的羊（或兔）抗人球蛋白抗体（IgM 或 IgG），放湿盒内置 37℃ 温箱（测 IgG 时 30 分钟，测 IgM 时 3 小时）。

（4）经洗涤、脱盐、干燥后，即可在荧光显微镜下检查。每次试验宜设阳性和阴性血清对照。

3. 判定结果

（-）阴性，无可见荧光。

（+）可疑，见较弱的荧光。

（++～+++）阳性，见强的或中等度的荧光。

（+++～++++）阳性，见鲜艳闪亮的黄绿色荧光。

特异性荧光染色强度达（++）以上即可判为阳性。恢复期血清的抗体滴度比急性期高 4 倍或 4 倍以上，单份血清滴度 IgG 在 1:16 以上，IgM 在 1:4 以上即有诊断意义。

（六）时间分辨荧光免疫分析法

时间分辨荧光免疫分析法（time-resolved fluoroimmunoassay，TRFIA）又称为解离 - 增强 - 镧系荧光免疫分析（dissociationenhanced-lanthanide fluoroimmunoassay，DELFIA），其原理是以具有独特荧光特性的镧系元素（如铕的三价离子 Eu^{3+}）或其螯合物作为示踪物对抗原进行标记，是一种新型的非放射性微量分析技术，待血清、容器、样品管和其他成分的短半衰期荧光衰变后再用时间分辨荧光计测量样本中抗体的浓度，此时只有 Eu^{3+} 标记物的特异性荧光，通过时间分辨，能够消除非特异性荧光物质的干扰，提高了特异性和灵敏度。其最低检测限可达 10^{-19}mol/L。且属于为原子标记，不会影响被标记物的空间立体结构，既保证了待检物质的稳定性，又可实现多位点标记。基于该技术研制的试剂盒能够同时检测出 2 种或 2 种以上的项目。如 Zhang 等利用该技术同时检测肺炎支原体的 IgM 和 IgG 抗体，并将其结果与 PPA 法进行比较，结果表明二者的一致率达 93.3%，说明 TRFIA 是一种敏感、可靠的用于检测肺炎支原体抗体的新技术，能用于肺炎支原体感染的早期诊断。

（七）斑点免疫结合试验

斑点免疫结合试验用于支原体抗体的检测，目前用得较多的是快速斑点免疫渗滤试验。该试验测定抗体的基本原理是间接法，固定于膜上的特异性抗原与待检标本中的相应抗体结合形成抗原抗体复合物，然后再与金标记的二抗或 SPA 显色，根据是否出现颜色可判断待检标本中是否有相应的抗体。金标免疫斑点法反应速度快，反应步骤少，与其他方法相比具有更高的敏感性和特异性。

应用快速斑点渗滤试验检测肺炎支原体抗体的操作如下：

1. 抽取患者静脉血 2～3ml，分离血清。

2. 在已复温至室温的板条中加试剂 A 2 滴于反应板孔中，待液体充分吸入。

3. 用样品吸管加样品 0.15ml（4 滴）于反应板孔中，待液体充分吸入。

4. 去除蓝色过滤盖，加试剂 B 3 滴于反应板孔中，待液体充分吸入。

5. 加试剂 A 1～2 滴于反应板孔中，待液体充分吸入后观察结果。阳性者孔中央有红色圆斑；阴性者孔中央无红色圆斑。

（八）补体结合试验

补体结合试验（complement fixation test，CFT）是用免疫溶血机制做指示系统，来检测另一反应系统抗原或抗体的试验。早在 1906 年 Wasermann 就将其应用于梅毒的诊断，即华氏反应。这一传统的试验经不断改进，除了用于传染病诊断和流行病学调查以外，还用于一些自身抗体、肿瘤相关抗原以及 HLA 的检测和分析。

本试验采用有机溶剂提取的糖脂抗原，以棋盘滴定法先确定抗原效价，正式试验时用 4 单位抗原和 2 单位补体，按常规补体结合试验方法在微孔血凝板中进行试验。该试验曾是检测肺炎支原体感染的标准方法，主要检测的是 IgM 抗体，对 IgG 不敏感，且整体敏感性较差，一般认为滴度达 1:64 以上即有诊断意义。对于双份血清，如与发病初期相比，恢复期血清呈 4 倍或 4 倍以上升高即判为阳性。由于该试验采用的是糖脂抗原，与人体组织、细菌及某些植物可能出现交叉反应，特异性不高，给鉴别诊断带来困难，且操作烦琐，目前在临床诊断中很少应用。Corona-Vargas J L 等用该法从 30% 患有呼吸道疾病的山羊血清中检测到丝状支原体山羊亚种的抗体。

（九）冷凝集试验

由肺炎支原体感染引起的原发性非典型性肺炎患者的血清中常含有较高的寒冷红细胞凝集素，简称冷凝集素（cold agglutinin），它能与患者自身红细胞或人的"O"型血红细胞于4℃条件下发生凝集，在37℃时又呈可逆性完全散开。据本试验可辅助诊断肺炎支原体肺炎（原发性非典型肺炎）。

冷凝集素是针对红细胞膜上抗原的抗体，属IgM型抗体，产生时间较早，发病2～3周达高峰，随后很快下降，在4个月左右即消失。50%～75%的支原体肺炎患者于发病后第2周血清中冷凝集素效价达1:32以上，单份血清中凝集素的效价＞1:64或取双份血清标本时恢复期血清凝集素的效价比发病初期升高4倍或4倍以上即有辅助诊断意义。某些患冷凝集素综合征的患者，其效价可高达1:1 000以上。绝大多数正常人本试验呈阴性反应，但冷凝集试验的特异性相对较低，在流感病毒、立克次体、螺旋体和腺病毒等感染以及溶血性贫血、肝硬变、疟疾、腮腺炎并发睾丸炎、传染性单核细胞增多症以及肢端动脉痉挛症等疾病时亦可呈阳性反应，但滴度均较低。

1. 方法与步骤

（1）于1～9号试管内每管加入生理盐水0.5ml，第10管内加入红细胞悬液做对照。

（2）向第一支试管内加入0.5ml被检血清，混匀，取0.5ml加入第二支试管，依此做倍比稀释至第9号试管，混匀，弃去0.5ml。

（3）于1～9号试管内每管加入0.5%～1.0%的红细胞悬液，置4℃冰箱2h或过夜。结果判断同间接血细胞凝集试验。

2. 注意事项

（1）应空腹采静脉血，不需抗凝。

（2）采血后如不能立即送检，应将血样保持与体温相近的温度，不必灭活，也不要置于冰箱等寒冷环境。

（曾焱华）

参 考 文 献

1. Lam K M, Damassa A J, Ghazikhanian G Y. Interactions between the membranes of turkey cells and *Mycoplasma meleagridis*. Avian Dis, 2003, 47（3）: 611-617.

2. Bergonier D, De Simone F, Russo P, et al. Variable expression and geographic distribution of *Mycoplasma agalactiae* surface epitopes demonstrated with monoclonal antibodies. FEMS Microbiol Lett, 1996, 143（2-3）: 159-165.

3. Brenner C, Jan G, Chevalier Y, et al. Evaluation of the efficacy of zwitterionic dodecyl carboxybetaine surfactants for the extraction and the separation of mycoplasma membrane protein antigens. Anal Biochem, 1995, 224（2）: 515-523.

4. Surinder K, Indu G, Gulshan S, et al. Detection of immunoglobulin M and immunoglobulin G antibodies to *Mycoplasma pneumoniae* in children with community-acquired lower respiratory tract infections. Indian J Pathol Microbiol, 2018, 61（2）: 214-218.

5. Yoo S J, Oh H J, Shin B M. Evaluation of four commercial IgG-and IgM-specific enzyme immunoassays for detecting *Mycoplasma pneumoniae* antibody: comparison with particle agglutination assay. J Korean Med Sci, 2007, 22（5）: 795-801.

6. Shi W, Zhao L, Li S, et al. Serological diagnosis of *Mycoplasma pneumoniae* infection by using the mimic epitopes. World J Microbiol Biotechnol, 2018, 34（6）: 82.

7. Poumarat F. Identification of mycoplasmas by dot immunobinding on membrane filtration（MF dot）. Methods Mol Biol, 1998（104）: 113-118.

8. Lee S C, Youn Y S, Rhim J W, et al. Early serologic diagnosis of *Mycoplasma pneumoniae* pneumonia: An observational study on changes in titers of specific-IgM antibodies and cold agglutinins. Medicine（Baltimore）, 2016, 95（19）: e3605.

9. Zhanga Y, Yang X, Qian J. Simultaneous detection of *Mycoplasma pneumoniae* IgG and IgM using duallabel time resolved fluoroimmunoassay. Anal Biochem, 2018, 548（2018）: 1-6.

10. Wu Y, Duan G, Cheng M, et al. Comparison of multiple detection methods of *Mycoplasma pneumoniae* antibody for the early diagnosis of pediatric mycoplasma pneumonia. Eur J Inflamm, 2019（17）: 1-4.

11. Ali M Z, Rahman M M, Sultana S. Seroprevalence of *Mycoplasma gallisepticum* antibody by ELISA and serum plate agglutination test of laying chicken. Vet World, 2015, 8（1）: 9-14.

12. Chen K, Xu W, Yang C. Comparison of indirect immunofluorescence and passive particle agglutination for the detection of *Mycoplasma pneumoniae* antibodies. Clin Lab, 2019, 65（3）: 401-405.

13. Corona-Vargas J L, Vicencio-Mallén M A, SalmerónSosa F. Detection of Antibodies against *Mycoplasma mycoides subsp. capri* in Goats with the Complement Fixation Test. Advances in Microbiology, 2016（6）: 959-964.

14. 黎翠翠，李蔼文，苗霞，等. 胶体金法和被动凝集法在肺炎支原体检测中的比较. 实用医学杂志，2017，33（12）: 2036-2038.

第四十一章
支原体的耐药性检测

了解支原体对目前常用抗菌药物的敏感性情况及耐药相关基因变化，进行分子流行病学研究，可为临床支原体感染的合理诊治提供可靠依据。目前用于支原体耐药检测的方法主要有药敏试验和分子生物学检测两大类。

药敏试验（drug susceptible test）是在体外测定抗菌药物或其他抗微生物制剂抑制支原体生长的能力，通过检测支原体对不同抗菌药物的最低抑菌浓度（minimal inhibitory concentration，MIC）来判断其对药物的敏感性，主要包括琼脂稀释法和肉汤微量稀释法。这在临床检验中具有重要的意义：①可预测抗菌药物的治疗效果，为临床提供药物选择的依据，指导临床医生合理使用抗生素；②评价新抗菌药物的体外抗菌活性；③监测支原体耐药变迁情况。但此检测的前提是获得临床分离纯化菌株，耗时较长，主要在科研中开展。

肺炎支原体（M. pneumoniae，Mp）对大环内酯类药物耐药主要与靶位改变有关，用分子生物学方法检测 Mp 中大环内酯类耐药相关突变位点，有助于临床医生初步了解 Mp 对大环内酯类抗生素的耐药性及选择抗生素。

第一节　抗菌药物和培养基的选择

一、目前可开展药敏试验的支原体

目前与人类致病密切相关的支原体有 Mp、人型支原体（M. hominis，Mh）、脲原体（U. urealyticum，Uu）、生殖支原体（M. genitalium，Mg）、穿透支原体（M. penetrans，Mpe）和发酵支原体（M. fermentans，Mf）等，但 Mg、Mpe 和 Mf 培养难度大，耗时较长，一般不开展相关药敏试验。Mp 是公认的病原体，而 Mh 和 Uu 通常被认为机会致病菌，是迄今为止开展药敏试验较多的三种对人致病支原体。

二、抗菌药物的选择

支原体缺乏细胞壁，故对作用于细胞壁的抗菌药物如青霉素、头孢菌素类等天然耐药，而对影响细菌蛋白质合成和 DNA 合成的抗菌药物如大环内酯类、四环素类、喹诺酮类等敏感。因此，常用于支原体药敏试验的药物主要为大环内酯类药物、林可酰胺类药物、四环素类药物和氟喹诺酮类药物。大环内酯类药物的主要特征为含有一个 14～16 元环大环内酯为母核，包括 14 元环红霉素、罗红霉素、克拉霉素等，15 元环阿奇霉素，16 元环麦迪霉素、交沙霉素等。林可酰胺类药物包括克林霉素和林可霉素。四环素类药物包括四环素、米诺环素、多西环素等，可影响骨骼和牙齿的生长，不宜用于 8 岁以下儿童支原体感染的治疗。喹诺酮类药物包括环丙沙星、左氧氟沙星、莫西沙星、奈诺沙星等，此类药物可引起软骨发育异常，所以在儿童群体中也限制使用。

用于药敏试验的抗菌药物标准品或参考品可来自国家权威机构或来自生产厂商，均应标明药品的分析效能，购买的标准品应是纯度很高的粉剂，而不是医疗用的片剂或水剂。

三、培养基的选择

支原体对营养要求高，生长条件较苛刻，需要肉浸液、血清、酵母浸液、氨基酸、代谢底物、缓冲液、生长因子及抗生素等，其中 SP-4 肉汤和琼脂可用于 Mp 的培养，Shepard 10B 肉汤和 A8 琼脂可用于 Uu 的培养，支原体肉汤和琼脂用于 Mh 的培养。用于 Mp 培养的 SP-4 液体培养基中，其代谢底物为葡萄糖，指示剂为酚红，pH 为 7.5～7.6，若 Mp

生长则分解葡萄糖产酸，可使培养液由红变黄；Uu 和 Mh 的液体培养基中，其代谢底物分别为尿素和精氨酸，指示剂为酚红，调节 pH 分别为 5.5～6.0 和 6.5～7.0，若 Uu 或 Mh 生长则分解尿素或精氨酸产碱，可使培养液由黄色变红色。

对于自制的培养基，质量控制十分重要。如果准确配制培养基，几乎所有的支原体标准株都可生长，但面临的问题是能否从临床标本中分离出支原体，因此设置的对照可包括阳性标本中最近分离的临床株。如果使用商品化的培养基，实验室应做室内质控。

第二节　药敏试验的方法

支原体药敏试验操作程序的许多方面类似于细菌，常规用于细菌药敏试验的各种方法已被应用于人致病支原体。支原体的药敏试验需要考虑苛刻的营养成分、培养时间、接种量、生长条件、结果观察及质量控制等多方面因素，在美国临床和实验室标准协会（Clinical and Laboratory Standards Institute，CLSI）和我国的指导文件中，人致病支原体的常规药敏试验推荐使用琼脂稀释法和肉汤微量稀释法。琼脂稀释法和肉汤微量稀释法各有利弊。琼脂稀释法作为一种参考方法得到了广泛的应用；它的判读终点具有随着时间推移相对稳定的优点，且可同时检测多菌株的 MIC，结果重复性优于肉汤稀释法，且易发现污染菌或耐药突变菌，是新药验证时常用的经典体外药敏试验参照标准；然而，这种技术不适用于诊断实验室中可能遇到的少量菌株或偶尔出现的临床分离株的药敏检测。微量肉汤稀释法使用 96 孔板操作简单方便，可用于少量标本的检测，但在部分支原体药敏试验时，此方法观测的终点颜色不稳定。

一、微量肉汤稀释法

（一）原理及相关定义

微量肉汤稀释法，是制备含有不同浓度抗菌药物的液体肉汤培养基，并接种确定浓度的病原菌液，孵育并观察其生长，在含有 pH 指示剂的肉汤中通过颜色变化来确定结果。

MIC：能抑制微生物生长的抗菌药物的最低浓度。

质量控制（quality control，QC）：用于确保微生物检验准确性和重现性的操作技术。

参考菌株（reference strain）：一类细菌中的特定菌株，可从微生物库中获得，具有稳定的遗传特性，在体外特定抗菌药敏试验中，该菌株的最低抑菌浓度具有可重复性。CLSI 推荐使用的 Mh、Mp 和 Uu 的 QC 菌株分别为：*M. hominis* ATCC 23114、*M. pneumoniae* ATCC 29342 和 *U. urealyticum* ATCC 33175。

（二）材料及仪器准备

1）已知纯度的抗菌药物。

2）15ml 和 50ml 锥形离心管（聚丙烯和／或聚苯乙烯材质）。

3）96 孔平底或圆底带盖微量稀释板。

4）聚苯乙烯管（12mm×75mm），用于进行菌落形成单位（colony forming unit，CFU）检测。

5）封板膜，用于封闭微稀释板，防止因干燥而释放影响 MIC 检测的气体。

6）无菌枪头（0～200μl 范围）。

7）可密封塑料袋。

8）立体显微镜或倒置显微镜。

9）多通道移液枪。

10）37℃有氧培养箱和二氧化碳恒温恒湿培养箱。

（三）抗菌药物准备

不同的支原体对抗菌药物的敏感性有差异，应选择不同的抗菌药物。如大环内酯类和林可酰胺类药物活性因物种而异，Mh 对 14 和 15 元大环内酯类药物天然耐药，但通常对林可酰胺类药物如克林霉素敏感，可选大环内酯类药物（红霉素、阿奇霉素、麦迪霉素等）、四环素类药物（四环素、米诺环素、多西环素等）、喹诺酮类（莫西沙星、环丙沙星、左氧氟沙星、奈诺沙星）等。

称出适量的粉末状药物，制备 10ml 药物原液。根据药物稳定性的不同，某些药物原液可以进行 1ml 分装，并可在 ≤-70℃ 储存一段时间；某些药物根据使用要求可能需要在检测当天进行配制。在确保抗菌药物的稳定性和质控菌株的 MIC 检测结果的前提下，也可以将预稀释好的微稀释板保存在 -70℃ 下长达 3 个月。

抗菌药物原液制备所需的粉剂量或溶液量可根据下述两公式进行计算：

$$质量（mg）= \frac{体积（ml）\times 浓度（\mu g/ml）}{分析效能（\mu g/mg）}$$

$$体积（ml）= \frac{质量（mg）\times 分析效能（\mu g/mg）}{浓度（\mu g/ml）}$$

配制各种抗菌药物的溶剂和稀释液应根据药物的性能选择（表41-1），一般原液浓度不低于

1 000μg/ml 或 10 倍于最高测试浓度，原液应贮存于 −70℃以下，保存期不超过 6 个月。制备肉汤微量稀释法药敏试验用药液见表41-2。

（四）临床分离株和质量控制株接种菌液的准备

使用的临床分离株只能是已纯化菌株。已经分离和纯化的 Uu、Mh 或 Mp 临床分离株菌液，分装后于 −70℃冷冻保存。

在试验当天，将冻存支原体小瓶（之前进行过 CFU 检测）解冻，并取适量加至已预热的含培养基的 50ml 聚丙烯锥形管中（由于 Mp 会黏附在聚苯乙烯管上，所以在稀释 Mp 时应使用聚丙烯管）。接种菌液的最终稀释浓度应保持在 $10^4 \sim 10^5$CFU/ml。如果冻存管中支原体菌液浓度为 10^7CFU/ml，要得到 10^4CFU/ml 的菌液需将其稀释 1 000 倍，即将 30μl 的冻存菌液加至约 30ml 的液体培养基中。所需菌液的总体积可根据所测试药物的种类数量，重复性以及药物稀释度范围来计算。如果每种药物 8

表 41-1 抗菌药物储存液的溶解和稀释[#]

抗菌药物	溶剂	稀释液
阿奇霉素	95% 乙醇或冰醋酸 *	肉汤培养基
克林霉素	水	水
红霉素	95% 乙醇或冰醋酸 *	水
左氧氟沙星	1/2 体积水，然后逐滴加 0.1mol/L 的 NaOH 至溶解	水
泰利霉素	冰醋酸 *	水
四环素	水	水

注：[#] 根据美国临床和实验室标准协会 CLSI 人支原体药敏试验标准化方法（M43-A）附件 C 更新；

* 使用冰醋酸，一般是先加 1/2 体积的水，然后逐滴加入冰醋酸直至溶解，不超过 2.5μl/ml。

表 41-2 制备肉汤微量稀释法药敏试验用药液

步骤	浓度 /（μg/ml）	来源	体积 /ml	液体培养基 /ml	稀释后浓度 /（μg/ml）	药敏板终浓度 / 孔（μg/ml）
1	5120	冻存液	1	9	512*	64
2	512	步骤1	1	1	256	32
3	512	步骤1	1	3	128	16
4	512	步骤1	1	7	64	8
5	64	步骤4	1	1	32	4
6	64	步骤4	1	3	16	2
7	64	步骤4	1	7	8	1
8	8	步骤7	1	1	4	0.5
9	8	步骤7	1	3	2	0.25
10	8	步骤7	1	7	1	0.125
11	1	步骤10	1	1	0.5	0.063
12	1	步骤10	1	3	0.25	0.032
13	1	步骤10	1	7	0.125	0.016
14	0.125	步骤13	1	1	0.063	0.008
15	0.125	步骤13	1	3	0.032	0.004
16	0.125	步骤13	1	7	0.016	0.002
17	0.016	步骤16	1	1	0.008	0.001
18	0.016	步骤16	1	3	0.004	0.000 5
19	0.016	步骤16	1	7	0.002	0.000 25
20	0.002	步骤19	1	1	0.001	0.000 125
21	0.002	步骤19	1	3	0.000 5	0.000 063

注：* 512μg/ml 工作药液 0.025ml 加入微孔中，200μl 终体积液体的药物终浓度为 64μg/ml。

个稀释浓度、2 个重复以及对照需要加菌液，则每种药物一般需要稀释后的支原体接种菌液 5ml。

将稀释好的待接种菌液在 37℃环境下有氧培养 2h，使支原体在接种到 96 孔板前恢复良好的代谢活性。对于 Uu，只需提前孵育 1h。

（五）96 孔板加样

一块 96 孔板可用于检测 4 种药物。每一种药物均应进行 2 次平行检测（药物 1：A、B 行；药物 2：C、D 行；药物 3：E、F 行；药物 4：G、H 行）。第 1～8 列在大多数情况下足以检测所需的稀释量。第 9、10、11 和 12 列分别进行溶剂、培养基、药物和生长对照。如果有移液操作错误、变色跳孔、污染或其他质量控制问题，建议进行重复检测。

在 96 孔板中，第 2～8 列、第 10 列和第 12 列每孔各加入 25μl 肉汤培养基。

对于药物 1，将 25μl 最高浓度的药物加入 A、B 行的第 1、2 和 11 列。第 11 列将作为药物对照。其他待测药物将以同样的方式添加在各自相应的孔中。示例：如果要测试的最高药物浓度为 64μg/ml，则添加 512μg/mL 的药液 25μl 至所在行的第 1 和 2 列。

将多通道移液枪设置到 25μl，从第 2 列开始，连续稀释至第 8 列，第 8 列弃去最终的 25μl 抗菌药液。

对于某种药物，将其 0.1ml 溶剂加入到 0.9ml 此药的稀释液中进行 10 倍稀释（表 41-1）。96 孔板在每种药对应的第 9 列中加入 10 倍稀释后的 25μl 对应溶剂。对于某些药物，此步骤是必需的，如大环内酯类药物，因为它们易溶于乙醇 / 甲醇或二甲基亚砜（DMSO）而不是水；如果使用水作为溶剂，则不需要该步骤。

在 96 孔板的第 1～9 列、第 11 和 12 列中均加入 175μl 准备好的支原体接种菌液；第 12 孔为生长对照孔。为了防止加菌液过程中附带药液转移的影响，接种菌液从第 12 列开始依次向前加至第 1 列。将 175μl 无菌液体培养基加入第 10 和 11 列（总共 200μl）中分别作为培养基和药物对照。

（六）96 孔板孵育

96 孔微稀释板可以在 37℃ CO_2 培养箱中孵育。为保持所有板的培养温度相同，96 孔微稀释板的堆叠高度不要超过 4 个。

Mp 需要长时间培养。将 Mp 药敏试验的 96 孔板用石蜡油密封，置于塑料袋中，以防止长时间孵育导致的培养基水分蒸发。Uu/Mh 药敏试验的 96 孔板在盖盖子前，应先用封板膜粘住板面，防止培养过程产生的气体引起其他孔颜色变化。

读取药敏试验结果时，不同支原体 96 孔板的孵育时间不同，通常以生长对照孔变色为孵育终点，即可记录药敏试验结果。对于 Mh 和 Mp，在 96 孔板孵育 18～24 小时后，每天都应关注生长对照孔的颜色变化，Mh 一般孵育 48～72 小时，Mp 一般为 4～6 天或更长时间；对于 Uu，96 孔板在孵育 16～18 小时后，24 小时内应多次观察生长对照孔的颜色变化。由于 Uu 生长迅速、MIC 终点易于迁移，频繁观察生长对照对于正确读取药敏结果非常重要。

（七）确定 MIC 结果读取终点及试验有效性验证

当阳性生长对照孔出现颜色变化时，读取抗菌药物能够明显抑制支原体生长的最低药物浓度（即颜色未变化的最低药物浓度）作为 MIC 值。Uu 第 12 列生长对照颜色由 10B 肉汤的黄色变为粉红色时，即可读取药敏结果；Mh 第 12 列生长对照颜色由支原体肉汤的粉红色变为深红色时，即可读取药敏结果；Mp 第 12 列生长对照颜色由 SP4 肉汤培养基的粉红色变为黄色时，即可读取药敏结果。阅读结果时，颜色变化如果存在 1 个跳孔情况时，则取最高 MIC 值；如果有多个跳孔情况，那么此结果无效。如果一种药物的重复行读取到不同的 MIC 值且为两个连续稀释的药物浓度值，则读取较高值；如果重复行间的 MIC 值差别超过一个稀释度，则需重复药敏试验。任何试验或对照孔出现混浊都表明出现了细菌污染。

对照孔正常预期变化：第 9 列（溶剂对照）应为阴性，第 10 列（培养液对照）应为阴性，第 11 列（药物对照）应为阴性，第 12 列（生长对照）应无混浊生长和颜色变化；微量肉汤稀释法药敏试验不同支原体参考菌株的 MIC 质控范围详见表 41-3（表中有部分药物没有给出参考菌株 MIC 值的质控范围，是因为暂未建立此范围），参考菌株的 MIC 值应在表 41-3 所示的对应区间；接种液 CFU 检测结果在 10^4～10^5CFU/ml 时，满足上述条件的药敏试验结果才有效。

表 41-3　微量肉汤稀释药敏试验支原体参考菌株 MIC（μg/ml）质量控制范围

抗菌药物	*M. hominis* ATCC23114	*M. pneumoniae* ATCC29342	*U. urealyticum* ATCC33175
阿奇霉素	—	≤0.06	—
克林霉素	0.03～0.25	—	—
红霉素	—	0.004～0.03	1～8
加替沙星	0.015～0.12	—	—
左氧氟沙星	—	0.12～1	0.5～2
莫西沙星	0.015～0.12	0.03～0.25	0.5～2
泰利霉素	—	—	0.12～1
四环素	—	0.06～0.5	—

注：表中有部分药物没有给出参考菌株 MIC 值的质控范围，是因为暂未建立此范围。

二、琼脂稀释法

（一）原理

将不同稀释度的抗菌药物加入融化的固体培养基中，制成含不同递减浓度梯度药物的平板，接种待测的支原体培养物，孵育后抑制支原体出现菌落的最低药物浓度，即为待测支原体的 MIC。

（二）材料及仪器准备

1）已知纯度的抗菌药物。

2）锥形离心管（聚丙烯和/或聚苯乙烯材质、15ml 和 50ml）。

3）无菌移液管。

4）无菌枪头（0～200μl 范围）。

5）立体显微镜或倒置显微镜。

6）37℃有氧培养箱和二氧化碳恒温恒湿培养箱。

7）温度可调的水浴锅。

8）多点接种仪，微量加样枪头，每个可移液 1～10μl（首选 Steers 多点接种）。

（三）试验用抗菌药物准备

药物选择、药物粉末称量、准备冻存药液同前；抗菌药物稀释方法详见表 41-4。试验中每种抗菌药物一般有 8 个梯度的稀释浓度，每个稀释度至少需要 2ml。把 2ml 稀释药物分装到 50ml 无菌聚苯乙烯锥形管中备用。

（四）浇注含药琼脂平板

每 2ml 抗菌稀释液中加入 18ml 融化状态的琼脂培养基，小心反复倒置混匀，避免气泡的形成，然后将锥形管放置在 45～50℃的水浴中。将此 20ml 琼脂/抗菌药物组合倒入 100mm×15mm 培养皿中，使其在水平的平整表面上过夜凝固，并防止光线照射。将凝固的平板倒置放置，使其完全干燥。标记平板，包括培养基类型、药物名称、浓度及配制时间。用同样的方法制备不含药物的生长对照琼脂平板，用 2ml 的无菌临床实验室试剂用纯化水代替 2ml 的药液。

琼脂平板应该装在密封塑料袋中，2～8℃最多可保存 3 天。使用前，应将平板从冰箱中取出，并使其达到室温。接种菌液之前，确保琼脂表面干燥；也可将平板倒置在培养箱中约 30 分钟，可加快干燥和达到室温。

（五）临床分离株和质量控制株接种菌液的准备

从 −70℃冰箱中取出临床分离株或 QC 菌株（已检测 CFU），解冻。根据之前确定的 CFU 值，在适当的培养基中稀释至 10^4～10^5CFU/ml（工作菌液）。10ml 的工作菌液足以用于多种药物的药敏试验。丢弃剩余的解冻后菌液。试验前，需将稀释好的工作菌液放于 37℃孵箱，Mh 和 Mp 放置 2h，Uu 放置 1h。

（六）接种工作菌液

将装有工作菌液的试管排列好，取出少量（0.5ml）装入多头接种器的接种孔中。接种亦可用微量移液枪或一次性定量接种环完成。注意标记好每种菌液的接种点在琼脂平板上的位置。

将适量（1～10μl 菌液，以保证在生长对照平板上每个点有 30～300 菌落）支原体工作菌液接种在准备好的含药固体培养基上，从最低药物浓度琼脂平板接种到最高药物浓度琼脂平板；同时接种相应的参考株作为质量控制。

表 41-4 制备琼脂稀释法药敏试验用药液

步骤	浓度 /（μg/ml）	来源	体积 /ml	CLRW*/ml	稀释后浓度 /（μg/ml）	在琼脂平板上 10 倍稀释后终浓度 /（μg/ml）
	5 120	冻存液	—	—	5 120	512
1	5 120	冻存液	2	2	2 560	256
2	5 120	冻存液	1	3	1 280	128
3	5 120	冻存液	1	7	640	64
4	640	步骤 3	2	2	320	32
5	640	步骤 3	1	3	160	16
6	640	步骤 3	1	7	80	8
7	80	步骤 6	2	2	40	4
8	80	步骤 6	1	3	20	2
9	80	步骤 6	1	7	10	1
10	10	步骤 9	2	2	5	0.5
11	10	步骤 9	1	3	2.5	0.25
12	10	步骤 9	1	7	1.25	0.125
13	1.25	步骤 12	2	2	0.63	0.063
14	1.25	步骤 12	1	3	0.32	0.032
15	1.25	步骤 12	1	7	0.16	0.016
16	0.016	步骤 15	2	2	0.08	0.008
17	0.16	步骤 15	1	3	0.04	0.004
18	0.16	步骤 15	1	7	0.02	0.002
19	0.02	步骤 18	2	2	0.01	0.001
20	0.02	步骤 18	1	3	0.005	0.000 5
21	0.02	步骤 18	1	7	0.002 5	0.000 25
22	0.002 5	步骤 21	2	2	0.001 25	0.000 125

注：* 无菌临床实验室试剂用纯化水（clinical laboratory reagent water，CLRW）。

将每个临床分离菌的工作菌液分别接种到无药琼脂平板，作为生长对照；将未接种菌液的培养皿也同时孵育作为培养基无菌质量控制；将用来溶解最高浓度药物的溶剂稀释 10 倍至 2ml 与融化状态的琼脂培养基配成溶剂对照琼脂平板，作为溶剂对照，这对于一些大环内酯类药物是必要的，因为它们易溶于乙醇 / 甲醇或 DMSO 而不是水，如果使用水作为溶剂，则不需溶剂对照。

（七）琼脂平板孵育

接种完液体的琼脂平板在室温放置至接种点水分被吸收，但不要超过 30 分钟。之后将平板倒置放于培养箱。在含 5% CO_2 的恒湿 37℃ 培养箱中孵育接种板（Mh 为 48～72h，Mp 为 4～6 天或更

长时间，Uu 为 24～48h）。在长时间培养过程中，需要保持高湿度以促进微生物的生长。

（八）确定 MIC 结果读取终点及试验有效性验证

借助立体显微镜或倒置显微镜观察菌落。在无药生长对照琼脂平板上应可见菌落生长；将能够抑制菌落形成的抗菌药物最低浓度记录为 MIC 值。微弱的薄雾状生长或单个菌落生长可以被认定为是阴性结果。

生长对照琼脂平板和溶剂对照琼脂平板上应均可见 30～300 菌落，且参考菌株的 MIC 值应呈现在表 41-5 所示的对应区间，满足上述条件时 MIC 值结果有效，否则无效。

表 41-5 琼脂稀释药敏试验支原体参考菌株 MIC（μg/ml）质量控制范围

抗菌药物	*M.hominis* ATCC23114	*M.pneumoniae* ATCC29342	*U.urealyticum* ATCC33175
阿奇霉素	—	—	—
克林霉素	0.06～0.5	—	—
红霉素	—	—	—
加替沙星	0.06～0.25	0.03～0.25	—
左氧氟沙星	0.12～1	0.12～0.5	0.5～4
莫西沙星	0.06～0.25	0.03～0.25	0.25～2
泰利霉素	—	—	0.12～1
四环素	0.12～1	0.06～0.5	≥8

第三节 药敏试验结果的解释

敏感——当使用推荐剂量治疗时，感染部位的抗菌药物浓度通常会抑制病原菌生长。

中介——推荐剂量药物可在感染部位浓缩（如尿液中的喹诺酮类和 β- 内酰胺类）或使用高于正常剂量的药物（如 β- 内酰胺类）时，可发挥临床疗效；此类别还包括一个缓冲区，它应该能够防止小的、不受控制的技术因素对结果解释上造成的较大分歧，尤其对毒性范围窄的药物。

耐药——药物常规剂量所达到的药物浓度不能抑制或杀死细菌，或此 MIC 值在具有特定耐药机制（如 β 内酰胺酶）的病原菌的 MIC 范围内，使用此药抑制此菌可能无临床疗效。

根据 CLSI 标准，不同支原体 MIC 结果解释详细标准见表 41-6～表 41-8。

表 41-6 肉汤微量 / 琼脂稀释法药敏试验 Mh MIC 值解释标准

抗菌药物类型	抗菌药物	MIC（μg/ml）解释标准			备注
		敏感	中介	耐药	
喹诺酮类	左氧氟沙星	≤1	—	≥2	
	莫西沙星	≤0.25	—	≥0.5	
四环素类	四环素	≤4	—	≥8	对四环素敏感的 Mh 也对多西环素敏感
林可酰胺类	克林霉素	≤0.25	—	≥0.5	

表 41-7 肉汤微量 / 琼脂稀释法药敏试验 Mp MIC 值解释标准

抗菌药物类型	抗菌药物	MIC（μg/ml）解释标准			备注
		敏感	中介	耐药	
喹诺酮类	左氧氟沙星	≤1	—	—	
	莫西沙星	≤0.25	—	—	
四环素类	四环素	≤2	—	—	对四环素敏感的 Mp 也对多西环素敏感
大环内酯类	红霉素	≤0.5	—	≥1	大环内酯类 Mp 一般 MIC≥16μg/ml
	阿奇霉素	≤0.5	—	≥1	

表 41-8　肉汤微量／琼脂稀释法药敏试验 Uu MIC 值解释标准

抗菌药物类型	抗菌药物	MIC（μg/ml）解释标准			备注
		敏感	中介	耐药	
喹诺酮类	左氧氟沙星	≤2	—	≥4	
	莫西沙星	≤2	—	≥4	
四环素类	四环素	≤1	—	≥2	对四环素敏感的 Uu 也对多西环素敏感
大环内酯类	红霉素	≤8	—	≥16	对红霉素敏感的 Uu 也对阿奇霉素敏感

第四节　耐药基因检测方法及研究现状

以往研究显示，Mp 对大环内酯类药物耐药主要与靶位改变有关，其 23S rRNA 发生 A2063G、A2064G 的突变是大环内酯类药物耐药的决定因素。检测 Mp 中大环内酯类耐药相关突变位点，有助于临床医生对于大环内酯类抗生素耐药 Mp 株（MRMP）的诊断以及抗生素的选择。在 PCR 基础上发展起来的各种快速检测方法可以直接检测临床标本及临床分离株中的突变位点，除了传统的 PCR 或巢式 PCR 结合测序法，还有实时荧光定量 PCR（real-time PCR）结合高溶解度曲线分析（real-time PCR-HRM）法、聚合酶链反应-毛细管电泳-单链构象多态性分析法（PCR-CE-SSCP）、聚合酶链反应-限制性多态性分析（PCR-RFLP）、Cycleave PCR 法、单核苷酸多态性-聚合酶链反应法（SNP-PCR）、焦磷酸测序法（pyrosequencing）及环介导等温扩增法（loop-mediated isothermal amplification assay）等核酸检测方法。

一、传统 PCR 或巢式 PCR 结合测序法

应用传统 PCR 或巢式 PCR 技术扩增 Mp 23S rRNA、核糖体蛋白 L4 及 L22 中易发生耐药突变的基因片段，并对扩增产物进行测序，将基因序列与 Mp 标准株基因序列进行比较，是最早进行的 Mp 耐药基因检测方法。传统 PCR（以 217bp 为例）反应体系为 25μl，引物浓度为 125nmol/L，模板为 5ng。反应条件为 95℃预变性 2 分钟；95℃、15 秒，60℃、30 秒，72℃、60 秒，45 个循环。巢

式 PCR（以 933bp 为例）外套及内套反应体系均为 50μl，包括 10mmol/L Tris-HCl（pH 8.3）、50mmol/L KCl、1.5mmol/L MgCl$_2$、200mol/L dNTP、10pmol 引物、1U DNA 聚合酶和模板 10μl。PCR 反应条件为 94℃预变性 3 分钟；94℃、30 秒，55℃、30 秒，72℃、1 分钟，35 个循环；最后 72℃延伸 10 分钟。PCR 产物经凝胶电泳观察并测序。

二、实时荧光定量 PCR 结合高溶解度曲线分析

实时荧光定量 PCR 是在 PCR 反应体系中加入荧光基团，利用荧光信号积累实时监测整个 PCR 进程，使每一个循环变得"可见"，通过 Ct 值和标准曲线对样品中的 DNA 起始浓度进行定量的方法。引物浓度为 100nmol/L，模板为 5ng，反应体系为 25μl 。反应条件为 50℃，2 分钟；95℃预变性 10 分钟；95℃、15s，60℃、60s，45 个循环，60℃采光；溶解度曲线分析条件为 74～82℃，间隔 0.03℃。

三、单管 SNP-PCR 法

肺炎支原体 23S rRNA 2063 位点在目前已报道的所有耐药株中其突变率为 90% 以上（A2063G/C/T），针对这一位点设计 3 条引物：上游引物（SNP-F）、下游引物（SNP-R）和特异性引物（SNP-S）。特异性引物的 3′ 端末位位于 2063 位点，且与标准株的 2063 位点完全匹配。在进行临床标本扩增时，如果临床标本的 2063 位点未发生基因突变，即与标准株相同，则可扩增出由引物 SNP-F 与 SNP-R 和引物 SNP-S 与 SNP-R 合成的 2 条 DNA 链，反之，如果临床标本的 2063 位点发生了基因点突变，那么特异性引物 SNP-S 则不能与

SNP-R 合成一条特异性 DNA 链。PCR 反应体系为 50μl，包括 5μl 10× PCR 反应缓冲液、5μl MgCl₂（25mmol/L）、3μl dNTPs（2.5mmol/L）、上下游引物各 1.0μl（10μmol/L）、特异性引物 1.5μl（10μmol/L）、1μl Taq DNA 聚合酶（2.5U）和模板 10μl。PCR 反应条件为 94℃预变性 5 分钟；94℃、30 秒，58℃、30 秒，72℃、1 分钟，35 个循环；72℃延伸 10 分钟。2% 琼脂糖凝胶电泳，紫外灯下观察 DNA 条带，有 2 条 DNA 条带（364bp 与 183bp）表示该标本未发生耐药基因突变，有 1 条 DNA 条带（364bp）表示该标本已发生耐药基因突变。该方法可同时检测出 2063 位点突变伴随其他位点突变的突变类型，而且方法操作简便，不需要基因测序和大型仪器支持。是一种快速、简单、高效而耗费少的 Mp 耐药基因突变检测实用新方法，适合作为临床大样本的初筛方法和在基层单位实验室应用。

四、PCR-CE-SSCP 法

通过 nPCR 法扩增 Mp 23S rRNA V 区易发生基因突变的片段，通过毛细管电泳将单链构象的改变（即使单个核苷酸变异后的 ssDNA 在 CE 图中也会出现明显变化）有效地区分出耐药基因突变株和未突变的野生菌株。CE-SSCP 检测方法为 3μl 342bp 或者 303bp 的巢式 PCR 扩增后的 DNA 片段，与 33μl 去离子甲酰胺、1.0μl 1mol/L NaOH 混合。95℃变性 5 分钟，置于冰上 2 分钟。之后与 10μl SYBR green I（1∶100）及 4μl TBE（pH 8.35）混合进行毛细管电泳检测。与传统 PCR 方法相比，其具有省时、简便、高效、重复性好、敏感性和特异性均很高的优点。

五、PCR-RFLP 法

如果基因突变涉及某个限制性内切酶的识别位点，用此酶酶解 DNA 时便会影响酶切后产生 DNA 片段的长度和数量，进行电泳后可根据酶切片段图谱的不同判断是否有突变位点及碱基突变类型，因此 Mp 耐药基因的检测也可采用 RFLP 分析方法进行检测。利用外套引物 MN23SDVF-MN23SDVR，内套引物 MN23SF1937-MN23SR2128 及 MN23SF2577-MN23SR2664 对 23S rRNA 进行扩增，得到 210bp 及 108bp 片段。利用酶 BbsI（A2063G 突变，1μl PCR 产物 5U 酶）、BceAI（A2063C 突变，1μl PCR 产物 1U 酶）、BsaI（A2064G 突变，1μl PCR 产物 10U 酶）及 BsmFI（C2617G 突变，1μl PCR 产物 2U 酶）对内套产物进行酶切，酶切产物利用 10%～15% 梯度聚丙烯酰胺凝胶进行观察。此技术具有简便、高特异性、重复性好、可同时对多个样本进行检测等优点，但也具有费时、费力、酶切不完全影响准确性、操作不易自动化等不足。

六、循环探针法

循环探针法，又称 Cycleave PCR 法，是将 RNA/DNA 嵌合探针与 RNase H 组合的高灵敏度检测方法，能够高效率地检出目的基因。其原理为探针内部夹有 RNA 部分，5′ 端标记荧光分子，3′ 端标记淬灭分子，当探针与扩增产物中的互补序列杂交后，RNase H 在 RNA 部分将探针切断，淬灭分子抑制作用解除，荧光分子发出荧光，通过测定荧光强度，能够实时监测扩增产物。如果探针的 RNA 部分或与 RNA 部分相邻的 2～3 个碱基与模板不互补，RNase H 就不能在 RNA 部分将探针切断，所以该检出方法是一种即使单一碱基不同也能识别的高特异性检出方法，可对 Mp 耐药菌株 23S rRNA V 区的 SNP 位点基因点突变进行检测。CMP23F 及 CMP23R 可特异性扩增 23S rRNA 区域，探针 PMPS、PMP2063 及 PMP2064 分别用荧光分子 FAM、HEX、ROX 及淬灭分子 Eclipse 标记。反应体系含有 1μl 探针（PMPS、PMP2063、PMP2064 浓度分别为 6μmol、10μmol、10μmol）和 1μl 模板，反应条件为 94℃、30s，61℃、30s，45 个循环。此技术可检出靶序列中单碱基差异，与 real-time PCR 整合，具有快速、特异、灵敏等特点；是一种由 RNA 和 DNA 构成的嵌合 Cycling 探针与 RNase H 组合使用的高灵敏 real-time PCR 检测方法，能够高效地检出目的基因及其突变点。

七、焦磷酸测序法

该方法共包含 4 步：①扩增得到 5′ 端生物素标记的 PCR 产物；②处理 PCR 产物获得单链 DNA（ssDNA）；③测序引物与 ssDNA 结合；④测序及数据分析。PCR（以 23S rRNA 1 及 23S rRNA 2 为例）反应体系为 25μl，包含 0.4～0.8μmol/L 每种引物，0.4mmol/L dNTPs，1～3.5mmol/L MgSO₄，0.02U/μl pfu DNA 聚合酶，1×pfu 缓冲液和 5μl 模板。反应

条件为94℃预变性5分钟；94℃、10s，55℃、30s，72℃、30s，30个循环；72℃延伸10分钟。该技术不需要凝胶电泳，也不需要对DNA样品进行任何特殊形式的标记和染色，具有高通量、低成本、快速、直观的特点。

八、环介导等温扩增技术

环介导等温扩增技术是针对 *23S rRNA* 基因的目标区域设计4种特异引物，在链置换DNA聚合酶的作用下，62℃反应60分钟，在DNA合成时，从dNTPs中析出的焦磷酸离子与反应溶液中的镁离子反应，产生大量焦磷酸镁沉淀，呈现白色。因此，可以通过浊度计实时检测浊度和肉眼观察白色混浊沉淀，鉴定扩增与否，而不需要烦琐的电泳和紫外观察。该测定法具有与浊度计相当的100.0fg DNA的检测极限，并且显示针对54种病原体的特异性，而在2063A和2064A存在点突变的情况下，甚至在每个反应100.0pg的DNA下，扩增被完全阻断。该方法优点是灵敏度高、反应时间短、不需要特殊的仪器、操作简单。反应体系为25μl，包括4pmol引物FIP和BIP，5pmol引物F3和B3，20pmol引物LB（loop primer B），1μl Bst DNA 聚合酶，1μl模板。反应条件为60～64℃。此技术具有灵敏度高、快速、简便的优点，是一种简单快速的单核苷酸多态性基因分型方法，但也有形成气溶胶污染导致假阳性的风险。引物及探针序列见表41-9。

表41-9　Mp耐药基因扩增相关引物及探针

引物名称	引物序列	位置[a]	片段长度	可检测突变位点	参考文献
传统PCR法					
正向引物_1937	5'-AACTATAACGGTCCTAAGGTAGCG-3'	1917-1940	217bp	23 S rRNA Ⅴ区	Wolff BJ, et al, 2008
反向引物_1937	5'-GCTCCTACCTATTCTCTACATGAT-3'	2110-2133			
MN23SDVF	5'-GCAGTGAAGAACGAGGGG-3'	1758-1775	927bp	23 S rRNA Ⅴ区	Matsuoka M, et al, 2004
MN23SDVR	5'-GTCCTCGCTTCGGTCCTCTCG-3'	2664-2684			
23V-F	5'-GCAGTGAAGAACGAGGGG-3'	1758-1775	1 012bp	23 S rRNA Ⅴ区	Guo DX, et al, 2019
23V-R	5'-CACACTTAGATGCTTTCAGCG-3'	2749-2769			
MH23S-11	5'-TAACTATAACGGTCCTAAGG-3'	1916-1935	853bp	23 S rRNA Ⅴ区	Pereyre S, et al, 2004
MP23S-22	5'-ACACTTAGATGCTTTCAGCG-3'	2749-2768			
23V-2F	5'-TAACTATAACGGTCCTAAGG-3'	1916-1935	793bp	23 S rRNA Ⅴ区	Guo DX, et al, 2019
23V-2R	5'-CGCTACAACTGGAGCATAAGA-3'	2688-2708			
MH23S-9	5'-GCTCAACGGATAAAAGCTAC-3'	2427-2446	342bp	23 S rRNA Ⅴ区	Pereyre S, et al, 2004
MP23S-23	5'-ACACTTAGATGCTTTCAGCG-3'	2749-2768			
MP23SF	5'-CAATAAGTTACTAAGGGCTTATGGTGGATGC-3'	1-31	2 905	23 S rRNA 区	Liu Y, et al, 2009
MP23SR	5'-TCCAATAAGTCCTCGAGCAATTAGTATTACTCAG-3'	2872-2905			
MN23SDIIF	5'-AGTACCGTGAGGGAAAGGTG-3'	491-510	816bp	23 S rRNA Ⅱ区	Matsuoka M, et al, 2004
MN23SDIIR	5'-TCCCAAGCGTTACTCATGCC-3'	1287-1306			
MP23S-17b	5'-CGTGCGTTTTGAAGTATGAG-3'	591-610	331bp	23 S rRNA Ⅱ区	

续表

引物名称	引物序列	位置[a]	片段长度	可检测突变位点	参考文献
MP23S-24	5'-TGGCGCCATCATACATTCAG-3'	902-921			
MNL4F	5'-AAAAGCAGCACCAGTTGTAG-3'	218791-218810	722bp	核糖体蛋白L4	Matsuoka M, et al, 2004
MNL4R	5'-GGTTAGAACTGGTTTTAGCA-3'	219493-219512			
MPL4-1	5'-GAACCAGTGAAACTAAGCCC-3'	218878-218897	420bp	核糖体蛋白L4	Pereyre S, et al, 2004
MPL4-2	5'-TTTGTCCAAGAGCTTGGCAC-3'	219278-219297			
MNL22F	5'-GTACATAACGGCAAGACCTT-3'	221200-221219	627bp	核糖体蛋白L22	Matsuoka M, et al, 2004
MNL22R	5'-GCAAGCCGTTGGAGTTTACT-3'	221807-221826			
MPL22-1	5'-CCGTGTGAGAATCTCACCCC-3'	221338-221357	404bp	核糖体蛋白L22	Pereyre S, et al, 2004
MPL22-2	5'-CTGCTTTTTGACGTGCCATC-3'	221722-221741			
巢式PCR法					
外引物-933F	5'-GTGCTGGAAGGTTAAAGAAG-3'	1845-1864	933bp	23 S rRNA V区	Lin C, et al, 2010
外引物-933R	5'-GATAGTTTCACACTTAGATG-3'	2758-2777			
内引物-342F	5'-GAGGTTAGCGCAAGCGAAGC-3'	1865-1884	342bp	2063、2064、2067位点	Lin C, et al, 2010
内引物-342R	5'-ATTAGAACAGCACACAACCA-3'	2187-2206			
内引物-303F	5'-AAGAGTTCATATCGACGGCAG-3'	2474-2494	303bp	2611、2617位点	Lin C, et al, 2010
内引物-303R	5'-ATAGTTTCACACTTAGATG-3'	2758-2776			
MN23SF1937	5'-ACTATAACGGTCCTAAGGTA-3'	1918-1937	210bp	2063、2064位点	Matsuoka M, et al, 2004
MN23SR2128	5'-ACCTATTCTCTACATGATAA-3'	2108-2127			
MN23SF2577	5'-TACGTGAGTTGGGTTCAAA-3'	2577-2595	108bp	2617位点	Matsuoka M, et al, 2004
MN23SR2664	5'-GTCCTCGCTTCGGTCCTCTCG-3'	2664-2684			
1719F	5'-TGGGGTGACACCTGCCCACT-3'	1827-1844	436bp	2063、2064、2067位点	Chan KH, et al, 2013
2154R	5'-CCGCCCCAGTCAAACTGCCC-3'	2243-2262			
单管SNP-PCR法					Li SL, et al, 2012
SNP-F	5'-AGAAGGAGGTTAGCGCAAGCG-3'	1860-1880	364bp[h]	2063、2064位点	
SNP-S	5'-TATATTAGGCGCAACGGGACAGA-3'[c]	2045-2063	183bp		
SNP-R	5'-CTGGATAACAGTTACCAATTAGAACAGC-3'	2195-2223			
Outer F	5'-GGTGGTACAATAGGCAAATCC-3'	1502-1522	1 061bp	23 S rRNA V区	Ji M, et al, 2014
Outer R	5'-GAACAGCCGAACCCTTCGA-3'	2544-2562			
A2063G-F	5'-GCAACGGGACGGGAAGACCCCGTGAAGCTTTAC-3'	2051-2083		2063位点	
A2064G-R	5'-GTAAAGCTTCACGGGGTCTCTCCGTCCCGTTGC-3'	2051-2083		2064位点	

续表

引物名称	引物序列	位置[a]	片段长度	可检测突变位点	参考文献
Real-time PCR-HRM法					
LUX-Forward labeled	5'-gacagtcTGGTGTAACCATCTCTTGACTG"t"C-3rd	1976-1997	158bp	23 S rRNA V区	Wolff BJ, et al, 2008
LUX-Reverse	5'-GCTCCTACCTATTCTCTACATGAT-3'	2110-2133			
Sybr GreenER-Forward_2020	5'-TCCAGGTACGGGTGAAGACA-3'	2021-2040	113bp	23 S rRNA V区	Wolff BJ, et al, 2008
Sybr GreenER-Reverse	5'-GCTCCTACCTATTCTCTACATGAT-3'	2110-2133			
LightCycler-Mpneu S	5'-GCTATAGACTCGGTGAAATCCAGG-3'	2003-2026	140bp	23 S rRNA V区	Chan KH, et al, 2013
LightCycler-Mpneu R	5'-GCATCGATTGCTCCTACCTATTCT-3'	2119-2142			
LightCycler-Probe Mpneu WT	5'-GCGCAXIACGGGACGGAAAGAC-PH-3'	2049-2068			
Duplex real-time PCR-F1	5'-GAAGGAGGTTAGCGCAA-3'	1861-1877	262bp	2063、2064、2067 位点	Peuchant O, et al, 2009
Duplex real-time PCR-R1	5'-TTCTCTACATGATAATGTCCTG-3'	2101-2122			
anchor-probe	5'-CGGGTGAAGACACCCGTTAGGC-fluorescein-3'	2029-2050			
sensor-probe	5'-LC-Red 640-ACGGGACGGAAAGACC-phosphate-3'	2054-2069			
Duplex real-time PCR-F3	5'-GGATAAAAGCTACTCCGGG-3'	2434-2452[g] （122490-122508）	495bp	2617 位点	Peuchant O, et al, 2009
Duplex real-time PCR-R4	5'-CTGCGTATTTCCTACCAAAG-3'	122965-122984			
anchor-probe8	5'-TTCAAACCGTCGTGAGACAGGTT-fluorescein-3'	2590-2612			
sensor-probe8	5'-LC-Red 705-TCCCTATCTATTGTGCCCGTAGGA-phosphate-3'	2615-2638			
Simplex real-time PCR-F1	5'-GAAGGAGGTTAGCGCAA-3'	1861-1877	262bp	2063 位点	Peuchant O, et al, 2009
Simplex real-time PCR-R1	5'-TTCTCTACATGATAATGTCCTG-3'	2101-2122			
anchor-probe1	5'-LC-Red 640-TTGCGCCTAACGGGTGTCTT-phosphate-3'	2035-2054			
sensor-probe1-2063G	5'-TTCACGGGGTCTTCCCGTCC-fluorescein-3'	2057-2076			
焦磷酸测序法					
MpresF1	5'-AGACTCGGTGAAATCCAGGGTACG-3'	2008-2026	194bp	23 S rRNA V区	Chan KH, et al, 2013
MpresR1	5'-AACAGCACACAACCAAGGGTAGTA-biotin-3'	2178-2201			
MpresSeq	5'-AGGCGCAACGGGACG-3'	2047-2061			

引物名称	引物序列	位置[a]	片段长度	可检测突变位点	参考文献
23S rRNA 1-Forward primer	5'-TCGGTGAAATCCAGGTACG-3'	2012-2030	130bp	2063、2064、2067 位点	Spuesens EB, et al, 2010
Reverse primer	5'-CATCGATTGCTCCTACCTATTCTC-biotin-3'	2118-2141			
Sequence primer	5'-AGGCGCAACGGGACG-3'	2047-2061			
23S rRNA 2-Forward primer	5'-TTCAAACCGTCGTGAGACAG-3'	2590-2609	113bp	2617 位点	
Reverse primer	5'-AACTGGAGCATAAGAGGTGTCCT-3'	2680-2702			
Sequence primer	5'-CTACGGGCACAATAGAT-3'	2620-2636			
Cycleave PCR 法					Liu Y, et al, 2014
CMP23F	5'-CTGAAGCCCCAGTGAACGG-3'	1891-1909	316bp	23 S rRNA V 区	
CMP23R	5'-ATTAGAACAGCACACAACCAAG-3'	2185-2206			
PMPS	5'-Eclipse-GACGGAAAGAC-FAM-3'	2058-2068			
PMP2063	5'-Eclipse-GACGGGAAGAC-HEX-3'[e]	2058-2068			
PMP2064	5'-Eclipse-GACGGAGAGAC-ROX-3'[e]	2058-2068			
环介导等温扩增法					Sakai J, et al, 2017
outer primer-F3	5'-AGGTTAGCGCAAGCGAAG-3'	1866-1883	282bp	23 S rRNA V 区	
outer primer-B3	5'-AACTTGCATCGATTGCTCCT-3'	2128-2147			
Inner primer-FIP[a]	5'-TGGTTACACCATTCAAGCGGGAGG CCGTAACTATAACGGTCC-3'				
Inner primer-BIP[b]	5'-CTCGGTGAAATCCAGGTACGGGAG TAAAGCTTCACGGGGTCT-3'				
loop primer B	5'-TTAGGCGCAACGGGACG-3'				
peptide nucleic acids-GA	5'-GGGACGG-GA-AGACCC-3'[f]	2056-2070		A2063G	
peptide nucleic acids-AG	5'-GGGACGG-AG-AGACCC-3'[f]	2056-2070		A2064G	
peptide nucleic acids-CA	5'-GGGACGG-CA-AGACCC-3'[f]	2056-2070		A2063C	

注：引物核酸位置对应 Mp 标准株 M129（GenBank 号：U00089）或者 23S rRNA 序列（GenBank 号：X68422）；F：上游引物，R：下游引物；S：特异性引物。

a. FIP 由 F1 的互补序列 F1c 及 F2；

b. BIP 由 B2 的互补序列 B2c 及 B1 组成；

c. SNP-S 为特异性引物，5′端包含 TATA 序列，2061 位点人为由 G 突变为 A，与 SNP-F 引物可扩增 183bp 片段；

d. LUX-Forward labeled 上游引物 3′端用 6-Carboxyfluorescein 标记，5′端添加"gacagtc"序列；

e. 探针序列中下划线标记的碱基表示被 RNA 取代的核苷酸；

f. 针对 A2063G、A2064G 及 A2063C 位点的肽核酸序列；

g. 引物核酸位置对应 Mp 标准株 M129 中的 122490-122508，23S rRNA 序列中的 2434-2452；

h. 引物 SNP-F 与 SNP-R 扩增片段长度为 364bp。

（刘　杨　萧　丽　辛德莉　闫　超）

参 考 文 献

1. Waites K B，Xiao L，Liu Y，et al. *Mycoplasma pneumoniae* from the Respiratory Tract and Beyond. Clin Microbiol Rev，2017，30（3）：747-809.

2. Waites K B，Talkington D F. *Mycoplasma pneumoniae* and its role as a human pathogen. Clin Microbiol Rev，2004，17：697-728.

3. Li X，Atkinson T P，Hagood J，et al. Emerging macrolide resistance in *Mycoplasma pneumoniae* in children：detection and characterization of resistant isolates. Pediatr Infect Dis J，2009，28（8）：693-696.

4. Chan K H，To K K，Chan B W，et al. Comparison of pyrosequencing, Sanger sequencing, and melting curve analysis for detection of low-frequency macrolide-resistant *Mycoplasma pneumoniae* quasispecies in respiratory specimens. J Clin Microbiol，2013，51（8）：2592-2598.

5. Diaz M H，Benitez A J，Winchell J M. Investigations of *Mycoplasma pneumoniae* infections in the United States：trends in moleculartyping and macrolide resistance from 2006 to 2013. J Clin Microbiol，2015，53（1）：124-130.

6. Guo D X，Hu W J，Wei R，et al. Epidemiology and mechanism of drug resistance of *Mycoplasma pneumoniae* in Beijing，China：A multi-center study. Bosn J Basic Med Sci，2019，19（3）：288-296.

7. Ji M，Lee N S，Oh J M，et al. Single-nucleotide polymorphism PCR for the detection of *Mycoplasma pneumoniae* and determination of macrolide resistance in respiratory samples. J Microbiol Methods，2014，102：32-36.

8. Li S L，Sun H M，Zhao H Q，et al. A single tube modified allele-specific-PCR for rapid detection of erythromycin-resistant *Mycoplasma pneumoniae* in Beijing. Chin Med J（Engl），2012，125（15）：2671-2676.

9. Lin C，Li S，Sun H，et al. Nested PCR-linked capillary electrophoresis and single-strand conformation polymorphisms for detection of macrolide-resistant *Mycoplasma pneumoniae* in Beijing，China. J Clin Microbiol，2010，48（12）：4567-4572.

10. Liu Y，Ye X，Zhang H，et al.Antimicrobial susceptibility of *Mycoplasma pneumoniae* isolates and molecular analysis of macrolide-resistant strains from Shanghai，China. Antimicrob Agents Chemother，2009，53（5）：2160-2162.

11. Liu Y，Ye X，Zhang H，et al. Rapid detection of *Mycoplasma pneumoniae* and its macrolide-resistance mutation by CycleavePCR. Diagn Microbiol Infect Dis，2014，78（4）：333-337.

12. Matsuoka M，Narita M，Okazaki N，et al. Characterization and molecular analysis of macrolide-resistant *Mycoplasma pneumoniae* clinicalisolates obtained in Japan. Antimicrob Agents Chemother，2004，48（12）：4624-4630.

13. Pereyre S，Guyot C，Renaudin H，et al. In vitro selection and characterization of resistance to macrolides and related antibiotics in *Mycoplasma pneumoniae*. Antimicrob Agents Chemother，2004，48（2）：460-465.

14. Peuchant O，Ménard A，Renaudin H，et al. Increased macrolide resistance of *Mycoplasma pneumoniae* in France directly detected in clinical specimens by real-time PCR and melting curve analysis. J Antimicrob Chemother，2009，64（1）：52-58.

15. Sakai J，Maeda T，Tarumoto N，et al. A novel detection procedure for mutations in the 23S rRNA gene of *Mycoplasma pneumoniae* with peptide nucleic acid-mediated loop-mediated isothermal amplification assay. J Microbiol Methods，2017，141：90-96.

16. Spuesens E B，Hoogenboezem T，Sluijter M，et al. Macrolide resistance determination and molecular typing of *Mycoplasma pneumoniae* by pyrosequencing. J Microbiol Methods，2010，82（3）：214-222.

17. Wolff B J，Thacker W L，Schwartz S B，et al. Detection of macrolide resistance in *Mycoplasma pneumoniae* by real-time PCR and high-resolution melt analysis. Antimicrob Agents Chemother，2008，52（10）：3542-3549.

第四十二章
细胞培养中支原体污染的预防和清除

自 1956 年 Robinson LB 等首次从细胞培养物中分离出支原体,之后国内外关于细胞支原体污染的报道屡见不鲜。细胞支原体污染不但影响科研结果和生物制品的质量和可靠性,而且还造成人力、物力的巨大浪费。因此,控制细胞的支原体污染是十分重要的。

支原体无细胞壁,形态上呈高度多形性,大小多在 0.3～0.8μm,约有 1% 可以通过细菌过滤器,因此难以通过过滤除菌。同时,支原体污染细胞不易被发现,支原体污染细胞早期一般不引起明显的细胞形态改变,细胞病理变化轻微,即使组织培养液中支原体浓度高达 10^6～10^8CFU/ml,组织培养液仍不混浊,因此,支原体是细胞培养中最常见、最不易被观察到的一种污染。

据调查,细胞培养物的支原体污染率为 15%～35%,且在部分报道中可高达 65%～80%。另一方面,原始污染的支原体会随细胞的传代培养而大量增殖,因此传代细胞的支原体污染率往往高于原代培养细胞。随着对支原体污染重视程度的不断提高,各国科学家通过建立细胞库、控制细胞质量、规范实验操作、改进检测和清除方法等,获得了明显的效果,使支原体污染率有所下降,但远未杜绝,污染仍时有发生,部分实验室污染情况甚至十分严重。

本章主要介绍细胞培养中支原体污染的来源、检测、预防与清除对策。

第一节 支原体污染的来源

已报道可污染细胞的支原体有几十种,其中最常见的支原体种类包括:发酵支原体(*M. fermentans*)、猪鼻支原体(*M. hyorhinis*)、口腔支原体(*M. orale*)、精氨酸支原体(*M. arginini*)、莱氏无胆甾原体(*Acholeplasma laidlawii*)和人型支原体(*M. hominis*),这几类支原体污染可以占到总污染的 90% 以上,有些细胞株还可同时受到两种以上支原体污染。

污染细胞的支原体来源或污染途径是多方面的,通常来自于原始组织样本、已感染支原体的细胞培养物、用于培养的动物源性材料或实验人员及其操作。

(一)支原体感染组织样本

原代细胞的支原体污染多数来源于感染支原体的原始组织器官样本,但这类型的污染仅占总污染比例的 1% 左右。

(二)培养基、血清或被支原体污染的其他试剂

由于支原体体积小,0.22μm 滤器不能完全截留,因此在培养基、胰酶等试剂中可能由于除菌不彻底而带来污染。培养细胞用的胎牛血清和小牛血清中可能存在精氨酸支原体和莱氏无胆甾原体污染。在 20 世纪 60～70 年代血清是细胞培养物中支原体污染的主要来源,污染率可达 18%～40%。另外,消化细胞用的胰酶中可能含有猪来源的猪鼻支原体。现在随着产品质量的规范,商品化血清和培养基带来的支原体污染已经比较少见。尽管如此,终端使用者也仍有必要自行检测以保证产品充分去除了支原体。特别值得注意的是,压力和滤膜孔径也会影响过滤效果,用 0.1μm 滤器代替常规的 0.22μm 滤器过滤效果会更好。低压(35～70kPa)条件下支原体通过滤膜的概率比高压(>138kPa)时要低。

实验中用到的其他试剂或物品也可能由于灭菌不彻底、包装不严密、使用期限过长等带来潜在的污染危险。

(三)实验人员

操作者本身是非常重要的污染来源。人体内

可能带有多种支原体，有些支原体可引起疾病，如肺炎支原体，而有些则属于正常菌群并不致病。如果操作不当，或无菌观念不强，容易造成人源性支原体对细胞的污染。口腔支原体、发酵支原体和人型支原体是最为常见的人源性支原体污染物，这几种支原体引起的污染可以占到细胞支原体污染的一半以上。

（四）已污染的细胞培养物

在发生支原体污染的实验室中绝大多数的细胞培养物是被同一种支原体所污染，因此已污染的细胞培养物通常是很重要的污染源。支原体可经气溶胶或者仪器设备、培养基、吸管等间接传播给洁净的细胞造成污染的进一步散播。

（五）环境

支原体在自然界分布广泛，人、动物、植物和昆虫均可携带支原体，污水和土壤中也含有腐生性支原体，这些支原体可以通过空气和灰尘进行传播。由于空气流动性大，在操作场地与外界隔离不严或消毒不充分的情况下，外界不洁空气很容易侵入造成污染。另外，净化工作台使用过久、滤器受尘埃阻塞、工作时不戴口罩或外界气流过强等均可引起支原体污染。

第二节　支原体污染对细胞的影响

支原体无致死毒性，可与细胞长期共存，一般不引起明显的细胞形态改变，也不导致液体混浊，仅凭外观难以发现，或有微细变化却由于传代和换液而被缓解，在观察不够细心或缺乏经验时，外观上往往给人以"正常"的感觉。实际上被污染的细胞可能产生一系列生物学变化，包括生长变化、形态变化、代谢变化、染色体异常、细胞膜改变、功能改变等，严重干扰科研实验和生物制品生产。

（一）对细胞生长的影响

不同种类的支原体对不同细胞生长的影响各不相同。一般情况下，轻度的支原体污染对细胞生长无明显的影响，有些支原体污染的细胞可传代多次，甚至支原体污染达到 10^8CFU/ml 的情况下，细胞仍能基本正常地进行传代培养。但有时则可出现细胞生长减慢或完全停止，贴壁细胞出现脱落、裂解等。组织培养液中支原体的存在与增殖，能消耗培养液中的营养成分，特别是氨基酸（如精氨酸等），间接地影响细胞的生长与增殖，甚至诱导细胞凋亡。

（二）对细胞形态的影响

支原体污染细胞后可对形态学产生不同程度的影响，从无明显变化，到引起细胞病变效应（cytopathogenic effect，CPE），甚至出现细胞裂解死亡。其影响程度主要取决于污染的支原体种类和严重程度，但与细胞种类也有一定关系。支原体污染引起的 CPE 与病毒引起的 CPE 基本类似，如细胞颗粒多、圆缩、细胞间隙加大以及细胞成团等。细胞的超微结构也发生一些变化，如在细胞核及胞质内出现大小不等的颗粒或空泡、核内出现异染色质样的深染区域等。这些形态变化可能由于培养液中的精氨酸被支原体消耗而影响细胞 DNA 的合成或支原体竞争性地利用了细胞生长增殖所需的嘌呤或嘧啶库所导致。有学者曾用荧光素标记的抗微管蛋白抗体对支原体污染的细胞进行染色观察，发现纤维状的微管荧光消失，这说明支原体污染可能导致细胞微管解聚，从而导致细胞形态变化。

（三）对细胞代谢的影响

支原体污染可造成细胞代谢严重紊乱。支原体会与细胞竞争性利用培养液中的单糖、氨基酸和核酸前体物质以供其自身繁殖生长。通过消耗各种养分，如核酸前体及必需氨基酸（如利用精氨酸的支原体可迅速消耗精氨酸），以及产生代谢产物（如发酵型支原体降解糖类产生酸性物质），使细胞代谢发生一系列改变，影响细胞内蛋白质和核酸的合成。

（四）对细胞染色体的影响

支原体污染通常可导致细胞染色体断裂、数目减少、出现双着丝点染色体和移位环状染色体等，其原因还不十分清楚，可能与支原体耗用了细胞内的"核苷库"及造成细胞核酸降解有关，也可能与精氨酸的急剧减少导致 DNA 合成障碍有关。

（五）对细胞膜的影响

支原体黏附在细胞膜上，破坏细胞膜的完整性，干扰膜受体的功能，影响正常的信号传递。某些支原体可能会与宿主细胞交换膜抗原成分，随着细胞膜成分的改变，细胞的形态及抗原性也可能发生改变。

（六）对细胞功能的影响

随着细胞生长代谢特性的一系列变化，正常的细胞功能受到影响，同时也可能表现出一些特殊功能。

如有报道发现在利用支原体污染的细胞繁殖腺病毒、麻疹病毒、痘苗病毒等病毒时，由于支原体污染引起的细胞病变和精氨酸缺乏，影响了病毒的合成，不能获得预期的病毒产量；与之相反，支原体感染也能使某些病毒的产量明显增加（如鼻病毒在感染肺炎支原体的 KB 细胞中滴度增加），这种情况可能与支原体的类型和感染量低有关。在用细胞生产病毒疫苗时应特别注意支原体污染问题，确保产品质量。

在制备单克隆抗体的骨髓瘤细胞（如 Sp2/0-Agl4）培养中，支原体污染不仅会抑制细胞的生长，还能降低细胞融合率，如果污染严重细胞融合试验往往不能成功。当生产单抗的杂交瘤细胞受到支原体污染后，生长受到抑制，因而产生单抗的能力可能降低并逐渐丧失。

一些肿瘤细胞被支原体污染后，接种动物后产瘤率低、发展慢、瘤体也较小，致癌能力明显下降。但也有肿瘤细胞受到某些支原体（如猪鼻支原体）污染后，迁移和侵袭能力明显增强。

培养免疫细胞时，若受到支原体污染，细胞会对支原体产生应答，从而在细胞增殖、分化、细胞因子分泌等方面发生改变，影响试验准确性，如有些支原体和螺原体是高效的细胞因子诱导因子，可激活骨髓巨噬细胞分泌大量 TNF-α。

第三节　细胞支原体污染的检测

目前有多种方法可用于检测细胞是否受到支原体污染，如培养法、DNA 染色法、免疫学方法、电镜法、核酸杂交法、PCR 法等。然而，由于特异性或敏感性的问题，大部分的方法不能够保证检出所有的支原体污染，只有一部分的方法适用于常规检查。其中培养法和 DNA 荧光染色法是两种较为经典的检测方法，也是目前多国药典收录的参考方法，但这两种方法主要依赖培养支原体后进行固体克隆观察或 DNA 染色观察，对操作者有较高的技术经验要求而且耗时较长，同时也存在进一步扩大污染的潜在风险。有一些方法不需

要培养支原体，如 ELISA、免疫染色、嘌呤类似物的细胞毒性测试等，但这些方法在敏感性或特异性上有所欠缺或者技术要求较高（如电镜法、色谱法）。在过去的二十年中出现了几种基于分子生物学技术的检测方法，如 PCR、荧光原位杂交（fluorescence in situ hybridization, FISH）等，这些方法在结果判定上更加方便和明确，兼具敏感性和特异性。在实际工作中可以考虑不同方法的结合运用，以增加结果准确性。

以下对三种最常用的方法进行介绍：

（一）培养法

培养法为药典收录的主要参考方法之一[*European Pharmacopeia*（欧洲药典）EP9, 2017 版；《美国药典》（*United States Pharmacopoeia*）UPS42-NF37, 2019 版；《中华人民共和国药典》，2020 版；《中华人民共和国兽药典》，2020 年版]。利用营养丰富的固体琼脂培养基、半固体或液体培养基直接对待检细胞等进行支原体培养。培养法是微生物检测的"金标准"，培养获得支原体菌株是最可靠的阳性指标，但是支原体培养操作相对复杂，培养时间长，一般至少需要 2 周；同时支原体培养难度较大，可能会产生假阴性结果。

（二）DNA 荧光染色

DNA 荧光染色法也是药典收录的主要参考方法之一。利用荧光染料与 DNA 特异性结合的性质进行检测观察，支原体污染的细胞不仅在细胞核而且在细胞核外及细胞膜上均可见散在荧光。最常用的荧光染料为 Hoechst33258，能够结合 DNA 中 A-T 碱基富集区，而支原体 DNA 中 A-T 含量高（55%～80%），因此结合效果较好。此外，DAPI（4′, 6- 二脒基 -2- 苯基吲哚，4′, 6-diamidino-2-phenylindole）染料也较为常用。DNA 荧光染色法操作简便、快速，较培养法缩短了检测周期，因而被广泛使用，但其结果判定有时有一定难度，需要一定的经验。轻度污染时染色结果不易观察可能会造成一定的假阴性，同时可能由于细胞碎片染色被误认为是支原体染色而造成假阳性。为了进一步提高敏感度和特异性，可在无污染的指示细胞（Vero B4, NIH-3T3 或 3T6）中加入待测样品，进行混合培养后再染色，称为指示细胞培养法（间接 DNA 染色法）。

（三）PCR

PCR 是目前比较常用的检测方法，其检测周

期短、灵敏度高、特异性好、操作简单、一次可以检测大量样品。特别是对于难以培养的支原体,PCR技术是可行的方法之一。WHO公布了可用于支原体核酸扩增检测的国际标准参考物质。

PCR引物设计应选择具有支原体种属特征的核酸序列,以16S rRNA最为常用,此外还有16S rRNA和23S rRNA之间的内转录间隔区以及23S rRNA的5′末端。PCR的形式既可以为普通PCR也可以为巢式PCR,后者的灵敏度可以提高至1~2拷贝,但值得注意的是其在提高灵敏度的同时也会增加因操作污染造成假阳性结果的风险。另外也可以采用RT-PCR和荧光定量PCR的方法对支原体进行检测。

大部分的细胞库均提供支原体检测服务,采用的方法包括培养法、DNA荧光染色法、PCR法或三者结合进行。可疑的培养物送检时应注意不要选择恶化晚期的培养物,否则在样本送达时细胞可能已经全部死亡,支原体也可能死亡,导致假阴性结果。

第四节 细胞支原体污染的预防

预防支原体污染的措施应贯穿于整个细胞培养过程。因为细胞一旦被污染,清除是十分困难的,即便将污染清除掉,细胞也可能已发生了生理、生化和遗传等方面的变化,这样的细胞用于实验也很难获得良好的效果。

根据支原体污染的来源及其传播途径,主要可从以下五个方面加以预防:

(一)控制环境污染

控制环境污染是做好组织细胞培养工作的前提。环境包括大环境(如实验大楼、实验室等)和小环境(如无菌室、无菌操作箱、净化工作台等),两者均必须符合细胞培养的要求。

大环境的控制要求实验楼尤其是实验室要干净无灰尘,定期进行消毒,如用紫外线照射或用过氧乙酸熏蒸。

小环境的控制主要是合理使用超净工作台。虽然层流净化室被认为是最理想的净化系统,但因条件限制,采用的单位很少,所以普遍应用的还是一般的净化工作台,关键是如何合理使用,使其达到最佳效果。有以下几方面的问题应特别注意:

1. 选择好净化工作台 根据净化台的风流方向,可分为侧流式、平流式和垂直式净化台三种,其中垂直式净化台最适合作细胞培养工作,因为风向合理,空气过滤效果好,而且对操作者比较安全和舒适。

2. 净化工作台要定期测试过滤效果 刚购买的净化台,在进行彻底擦拭之后要作无菌试验,其方法是先启动净化台30分钟,然后在操作台上放置平板细菌固体培养基(平皿培养基),操作台的四个角和中央部位均放置平皿培养基,待半小时后,将平皿盖盖好,放37℃培养箱中培养24~48h,根据细菌的数目确定净化台是否可用。另外净化台使用6~12个月后,最好再测试一次过滤效果。并按厂家规定,定期清洗或更换超净工作台的空气滤网,请专职人员定期检查超净工作台的空气净化标准。

3. 要保持净化台内清洁和整齐 操作前提前半小时启动超净工作台及紫外消毒灯。每次操作使用后,将工作台面整理好,消毒擦拭工作台面,并最好用紫外线照射15~20分钟。有效的无毒消毒剂是常规使用的70%乙醇,如果怀疑有污染,则可向70%乙醇中加入2%苯酚后使用。净化工作台应定期(每月)彻底清洁。操作台上摆放的器材应越少越好,这样可减少污染的可能性。

(二)严格实验操作

由于支原体在人体内分布广泛,在人的泌尿生殖道、呼吸道尤其是口腔存在多种支原体寄生,操作者本身成为细胞重要的支原体污染源,可通过接触和呼吸道途径污染细胞。因此细胞试验操作人员需严格执行操作规范。

操作者应正确穿戴无菌防护服、手套、口罩,操作前消毒双手,操作时不要交谈、咳嗽,以防唾沫和呼出气流引发污染。不要在离窗口太近的地方操作,因为内外空气交界处污染的可能性很大。尽量避免或减少可产生气溶胶的活动。操作者的双手和器材,尤其是器材的外包装不能在培养瓶口上方经过。在超净工作台面放置的所有培养瓶瓶口不能与超净工作台的风向相逆,不允许用手触及器皿的无菌部分,如瓶口和瓶塞内侧。在安装吸管帽、开启或封闭瓶口操作时要经过火焰烧灼,并在火焰附近工作。吸取培养液、细胞悬液等液体时,应专管专用,防止污染扩大或造成培养物之间的交叉污染。使用培养液前，不宜过早开瓶；开瓶后应保持斜位，避免直立；不再使用应立即封闭瓶口。培养的细胞在处理之前勿过早暴露于空气中。操作完毕后应将工作台面整理好，并消毒擦拭，关闭超净工作台。不能同时操作两种以上细胞，而且每株细胞传代所用培养基和器材均要分开，最好培养基存放的地点也分开。定期清洁消毒 CO_2 培养箱。

（三）保证细胞来源无污染

支原体污染的主要来源之一是从外部带来的已被支原体污染的细胞培养物，因此建议从可靠的供应商处购买细胞，在使用之前隔离并检查支原体污染情况，确认无污染后方可使用。

在怀疑有污染的情况下，应在完成当日所有其他细胞培养工作后再处理可疑细胞，并且使用单独分装的培养基、试剂，带盖或封口的培养瓶、培养皿。

对于污染了支原体的细胞，建议丢弃，因为它将成为污染源，除非细胞非常宝贵或罕见才建议对它进行净化处理。应及早冻存有价值的培养物，重要的细胞系（株）传代工作应由两人独立进行。

（四）保证培养用试剂和器材无污染

新配制的培养液、血清和胰酶等除菌后必须进行无菌检验，确认无支原体污染后方可使用。根据使用量大小，分装保存，每个分装瓶内的培养基最好1～2次用完。

用于细胞培养的器皿应严格清洗，做到真正洁净；应该无菌的物品，要做到消毒严格，真正无菌；器皿在运输、贮藏过程中，要严格操作，谨防污染；根据季节和温度、湿度的不同，标定使用期限；有条件的实验室应尽可能使用一次性无菌器皿。

（五）合理使用抗生素

虽然用于细胞培养的理想抗生素应该可根除所有污染物、对宿主细胞无毒并且不干扰实验，但是目前没有一种可用的抗生素符合上述标准。很多实验室为了预防细菌的污染，把青霉素和链霉素作为常规抗生素使用，事实上，常规大量使用抗生素可能是细胞支原体污染率居高不下的主要原因之一。长时间连续使用抗生素容易诱发耐药，支原体的感染较为隐蔽在早期不容易被发现，当使用抗生素时这种潜伏感染容易造成更大的污染

危害。因此，抗生素在细胞培养中的应用应该是合理的有限度的，非必要时尽可能不用抗生素。另外，很多对支原体效果比较好的抗生素对细胞毒性都较大，所以使用前应选好浓度和剂量，使用时应定期更换新培养基，以减少抗生素降解导致的浓度变化。无论无何，严格规范的细胞培养操作都是预防细胞污染的关键，而不能简单地用添加抗生素代替。

第五节 细胞支原体污染的清除

支原体污染细胞后，其清除工作是耗时的，而且通常是不成功的，并且在清除过程中还存在其他细胞培养物继发感染的风险。即便污染源被清除，也可能已对细胞产生了不同程度的影响。因此有些专家主张细胞被污染后，最好的办法是及时灭活弃之，重新引入没有支原体污染的细胞株。但对于一些无可替代或不可复得的珍贵细胞，清除支原体污染也是很有必要的，可通过及时排除污染物挽救细胞恢复正常。

目前已经开发了多种不同的方法可用于清除污染细胞的支原体，大致可分为物理清除法（如加温处理）、化学试剂处理法（如去污剂、有机溶剂处理）、免疫学清除法（如支原体特异性抗血清处理、裸鼠传代、巨噬细胞吞噬、补体结合和细胞克隆）和化学治疗法（如抗生素处理）。理想的清除方法应该简单、快速、有效、可靠、成本低，且对真核细胞影响小。但是显然没有一种方法是百分之百有效，并满足所有理想的要求，每种方法的清除效果可能受到耐药性、细胞毒性和慢性感染所致的细胞活力下降等因素的影响。综合对比各种方法的优缺点，化学治疗法（主要是抗生素）是目前最常用也是最有效的方法。

（一）抗生素处理方法

由于支原体没有细胞壁，因此对作用于细胞壁的抗生素如青霉素等天然耐药，但对抑制细胞代谢的抗生素具有不同程度的敏感性。大环内酯类、四环素类和喹诺酮类药物是三种可作用于支原体的主要抗生素类别，大环内酯类和四环素类的作用机制是抑制蛋白质合成，区别在于它们与核糖体的不同亚基结合，而喹诺酮类则通过抑制细菌促螺旋酶而影响 DNA 复制。市场上已有许多

用于净化细胞支原体污染的产品，有的产品只包含一类抗生素，如 Ciprobay、Baytril、Zagam、MRA 应用的都是喹诺酮类单一种类，有的产品则将不同作用靶点的抗生素联合应用，如 BM-Cyclin 和 Plasmocin。其他类别的一些抗生素，如氨基糖苷类和林可酰胺类，虽然对支原体也有作用，但通常在其有效剂量下会对细胞产生不利影响。

Hans G 等人汇总了用抗生素清除 712 种支原体阳性细胞系的处理结果，在 66%～85% 的案例中抗生素永久地消除了支原体感染，7%～24% 的案例中观察到支原体耐药的产生，4%～11% 的案例中由于细胞毒性导致细胞死亡。251 个支原体阳性细胞系中的 238 个可以在第一轮抗生素治疗中被至少一种方案治愈。这证明了抗生素处理是一种有效且技术上简单的支原体清除方法。

但在使用抗生素处理时也可能出现两种不良的情况。其一是细胞死亡，通常是由药物的细胞抑制或细胞毒性所引起。尽管通过许多试验已经确定了各种抗生素的最佳浓度，但在不同细胞类型或不同感染状态下细胞的表现可能不同。抗生素的细胞抑制或毒性作用可能由于长期慢性感染支原体导致细胞状态差而进一步增强。有研究发现增加血清浓度和增加细胞培养密度可以一定程度帮助抵抗抗生素的损伤作用。抗生素处理可能产生的另一种不良结果是支原体出现耐药，特别是在使用抗生素持续时间不足或浓度不够时更容易导致耐药的发生。存活下来的支原体可能会产生基因突变使得药物无法对原有靶标发挥抑制作用，或者通过外排机制把药物泵出。目前已有很多关于支原体耐药性的报道。为了减少耐药性的产生，可以几种抗生素联合使用或者几种抗生素交替使用，也可以将抗生素和补体、抗血清等联合使用，以保证更加有效地彻底清除支原体。在使用了足够的时间确保细胞被净化后，应及时撤除抗生素，不建议长期使用。

（二）其他方法

1. 加温除菌　根据支原体耐热性能差的特点，利用支原体和细胞之间的温度耐受差异对支原体进行清除处理。可将污染的细胞培养物于 41℃持续作用 5～10h（最长可达 18h），依据支原体种类的不同，加温时间亦有所不同。41℃对培养细胞本身也有较大影响，但降到正常温度后可复原，不同细胞对热的耐受力有差别，在处理前应先进行预试验，确定出最大限度杀伤支原体而对细胞影响较小的处理时间。

2. 血清及抗体处理除菌　利用血清中的补体、支原体抗体或具有中和活性的单克隆抗体与污染细胞共培养，可以对支原体起到杀伤作用。但抗体只对特定的支原体有损伤作用，支原体的种类较多，制备抗血清和单克隆抗体费用较高，该方法的使用受到一定限制。

3. 动物体内接种　受微生物污染的肿瘤细胞可接种在同种动物皮下或腹腔，借助动物体内免疫系统消灭污染的微生物。如将支原体等微生物污染的骨髓瘤细胞 Sp2/0，注入到 BALB/c 小鼠腹腔，产生腹水，无菌操作吸取腹水培养，可以获得无污染的细胞。

4. 与巨噬细胞共培养　在良好的体外培养条件下，巨噬细胞可存活 7～10 天，并可分泌一些细胞生长因子支持其他细胞的克隆生长。与体内的情况相似，巨噬细胞在体外培养条件下仍然可吞噬微生物并将其消化。利用 96 孔培养板将极少量的培养细胞与巨噬细胞共培养，可以在高度稀释培养细胞、极大地降低微生物污染程度的同时，更有效地发挥巨噬细胞清除污染的效能。本方法与抗生素联合应用效果更佳。

5. 光灭活法　利用 5- 溴尿嘧啶（5-bromouracil）易掺入支原体核酸中、使 DNA 受光照而破坏的原理，可灭活污染的支原体。

细胞培养物的支原体污染是严重而广泛的。支原体污染会干扰细胞试验结果，对科研产生十分不利的影响。不仅如此，用于人和动物用生物制品生产的细胞株也面临支原体污染的威胁。因此，如何检测、预防和清除细胞中的支原体污染引起了各国生物工作者和政府部门的重视，并且已经开展了大量的工作，包括加强细胞库标准化管理和质量监控、加强血清生产和质量控制、改善和规范细胞培养条件等。对于细胞的支原体污染问题应以预防为主，尽量从源头上避免污染的发生。一旦发生污染，彻底灭活后丢弃是最好的处理办法，但是对于一些珍贵或重要的细胞株，开展支原体清除工作也是十分必要的，应继续研究和寻找清除支原体的新药物和新方法。

（熊祺琰　邓仲良）

参 考 文 献

1. 章静波，徐存拴. 动物细胞培养——基本技术和特殊应用指南. 6版. 北京：科学出版社，2014.
2. 谭玉珍. 实用细胞培养技术. 北京：高等教育出版社，2010.
3. 纪其雄. 药学动物细胞培养技术. 杭州：浙江大学出版社，2012.
4. 杜金玲，王丹娜，石磊. 生物制品中支原体污染及清除方法的研究进展. 中国兽药杂志，2012，46（2）：57-60.
5. European Pharmacopeia. Biological Tests-Mycoplasmas，9th ed. Strasbourg：Council of Europe，2016.
6. Nikfarjam L，Farzaneh P. Prevention and detection of mycoplasma contamination in cell culture. Cell J，2012，13（4）：203-212.
7. Callaway E. Contamination hits cell work. Nature，2014，511（7511）：518.
8. Nims R W，Price P J. Best practices for detecting and mitigating the risk of cell culture contaminants. In Vitro Cell Dev Biol Anim，2017，53（10）：872-879.
9. Uphoff C C，Drexler H G. Eradication of mycoplasma contaminations from cell cultures. Curr Protoc Mol Biol，2014，106：28.5.1-12.
10. Uphoff C C，Drexler H G. Detection of mycoplasma contamination in cell cultures. Curr Protoc Mol Biol，2014，106：28.4.1-14.
11. Nübling C M，Baylis S A，Hanschmann K M，et al. World Health Organization international standard to harmonize assays for detection of mycoplasma DNA. Appl Environ Microbiol，2015，81（17）：5694-5702.

中英文名词对照索引

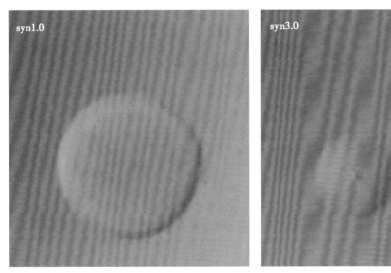

图 4-2　JCVI-syn1.0 和 JCVI-syn3.0 在固体平板上培养 96h 后的菌落形态

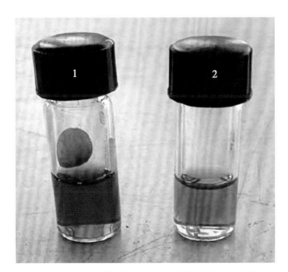

图 14-1　脲原体在 PPLO 液体培养基中培养
1. 培养阳性; 2. 培养阴性

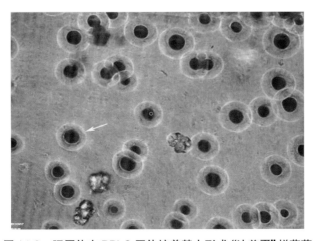

图 14-2　脲原体在 PPLO 固体培养基中形成"油煎蛋"样菌落

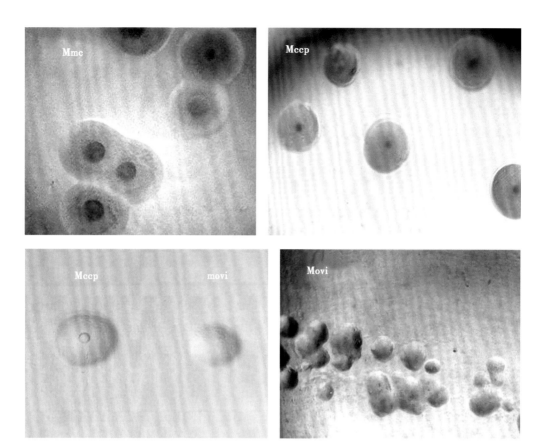

图 24-2　各型山羊支原体在固体培养基上生长的菌落形态（光学显微镜 ×40）

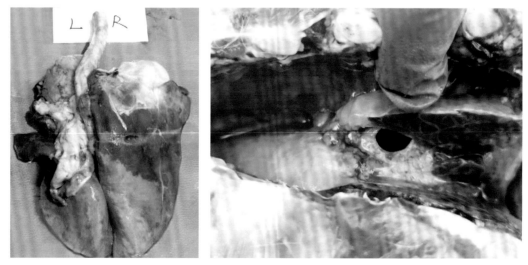

图 24-3　CCPP 人工感染复制的典型病例胸腔和肺部病变
图示肺部肝变、纤维素性渗出和胸腔渗出液

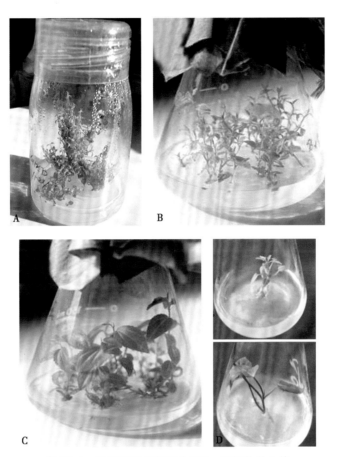

图 26-1 组织培养保存宿主植物 - 植原体共生体
泡桐丛枝病（A）、枣疯病（B）和健康枣树（C）及甘薯丛枝（D 上）和健康（D 下）甘薯组培苗

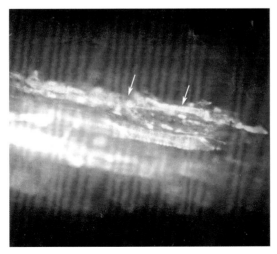

图 26-2 DAPI 荧光显微镜观察筛管中植原体荧光
箭示韧皮部筛管内植原体 DNA 结合 DAPI 后被紫外光激发后所发出的荧光云团

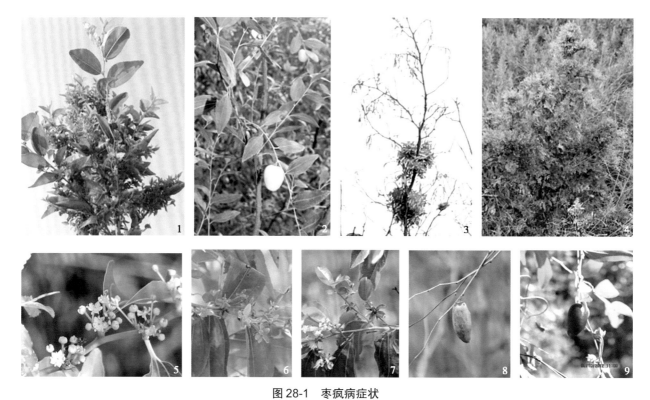

图 28-1 枣疯病症状

（1）丛枝；（2）健枝；（3）疯枝枯梢；（4）野生酸枣丛枝；（5）花梗延长；（6）花变叶；（7）花变枝叶；（8）病果；（9）正常果

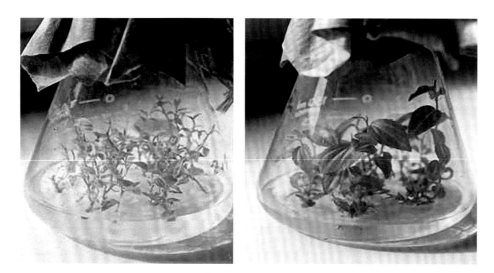

图 28-2 枣疯植原体组织培养繁殖与保存

左：发病枣树组培苗；右：健康枣树组培苗

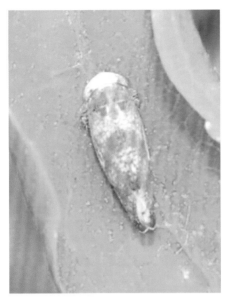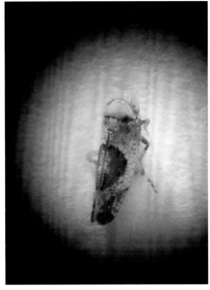

图 28-3　枣疯病传病媒介叶蝉
左：中华拟菱纹叶蝉；右：凹缘菱纹叶蝉

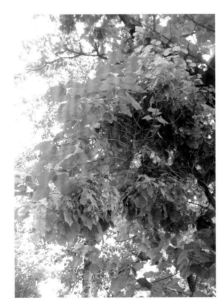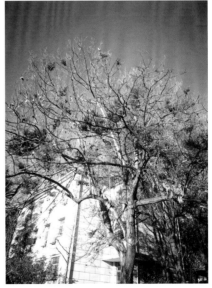

图 29-1　泡桐丛枝病株（林彩丽摄于北京）
左：丛枝泡桐病枝；右：落叶后的丛枝泡桐

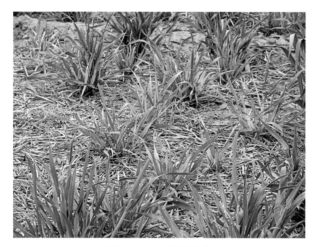

图30-1　小麦蓝矮病

（图片来源：吴云峰）

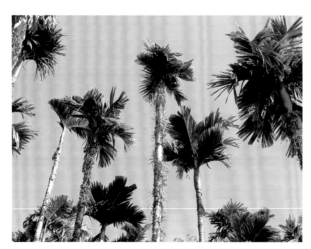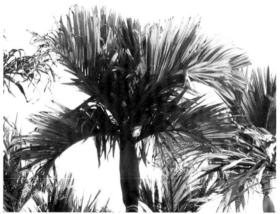

图31-1　槟榔黄化病症状

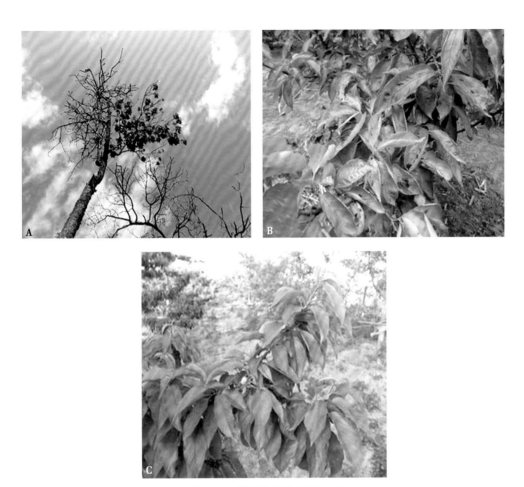

图 33-1　樱桃植原体病害症状
示丛枝、枯梢（A）和叶片黄化、上卷和坏死（B）及健康枝叶（C）
（图片来源：田国忠摄于四川西昌冕宁县复兴镇）

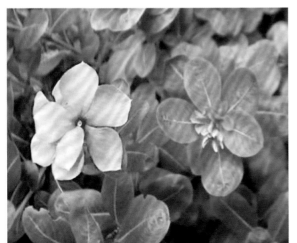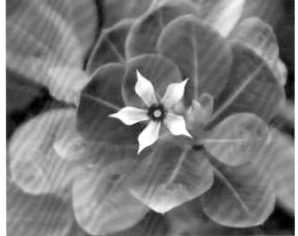

图 34-1　长春花绿变病
左为健康株，右为染病株
（图片来源：田国忠摄于海南博鳌镇）

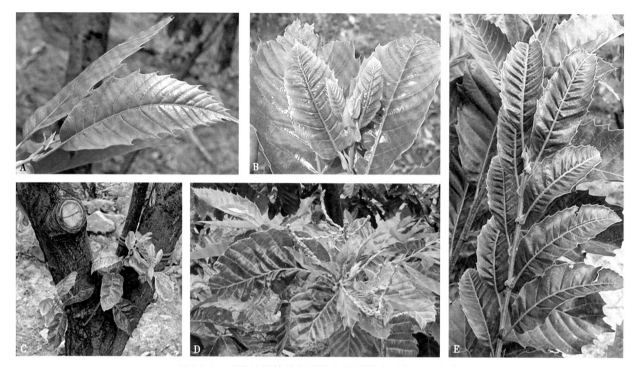

图 35-1　感染植原体的板栗枝条不同发育时期表现症状

A. 健康叶片展叶期；B. 感病叶片展叶期；C. 多年病树树干萌蘖；D. 成熟期结果枝叶片；E. 成熟期不结果枝叶片

（图片来源：林彩丽，中国林业科学研究院）

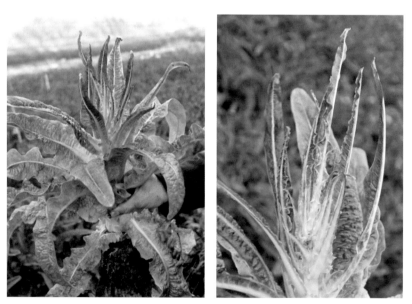

图 35-5　福建永安飞桥莴苣褪绿心腐症状

（图片来源：田国忠摄于福建永安）

55检